国家卫生健康委员会"十三五"规划教材

全国高等学校研究生规划教材│供口腔医学类专业用

口腔颌面部发育生物学与再生医学

第 2 版

主　编　金　岩

副主编　范志朋

编　者（以姓氏笔画为序）

于金华　王松灵　龙　星　田卫东　刘　怡　刘　磊
刘文佳　孙宏晨　李　蓓　轩　昆　肖　晶　何宏文
张勇杰　陈　宁　陈　智　陈发明　范志朋　金　岩
周　峻　周彦恒　段小红　郭维华　蒋欣泉

人民卫生出版社

图书在版编目（CIP）数据

口腔颌面部发育生物学与再生医学/金岩主编. —
2版. —北京：人民卫生出版社，2020
ISBN 978-7-117-26976-6

Ⅰ. ①口… Ⅱ. ①金… Ⅲ. ①口腔内科学-发育生物
学-研究生-教材②口腔内科学-细胞-再生-研究生-
教材 Ⅳ. ①R78

中国版本图书馆 CIP 数据核字（2019）第 005381 号

人卫智网	www.ipmph.com	医学教育、学术、考试、健康， 购书智慧智能综合服务平台
人卫官网	www.pmph.com	人卫官方资讯发布平台

口腔颌面部发育生物学与再生医学
第 2 版

主　　编：金　岩
出版发行：人民卫生出版社（中继线 010-59780011）
地　　址：北京市朝阳区潘家园南里 19 号
邮　　编：100021
E - mail：pmph @ pmph.com
购书热线：010-59787592　010-59787584　010-65264830
印　　刷：三河市潮河印业有限公司
经　　销：新华书店
开　　本：787×1092　1/16　印张：45　插页：8
字　　数：1095 千字
版　　次：2011 年 1 月第 1 版　2020 年 4 月第 2 版
　　　　　2020 年 4 月第 2 版第 1 次印刷（总第 2 次印刷）
标准书号：ISBN 978-7-117-26976-6
定　　价：148.00 元

打击盗版举报电话：010-59787491　E-mail：WQ @ pmph.com
质量问题联系电话：010-59787234　E-mail：zhiliang @ pmph.com

出版说明

根据国家社会事业发展对口腔医学人才的需求,以及口腔医学人才培养规律,人民卫生出版社30多年来,在教育部口腔医学专业指导委员会的指导和支持下,组织全国口腔医学专家陆续规划编辑出版了口腔医学专业的中职(第3版)、高职高专(第3版)、本科(第7版)、住院医师规范化培训教材(第1版)、研究生(第2版)共5个系列教材,广泛应用于口腔医学教育教学的各个层次和阶段。其中,研究生教材是目前口腔医学教育最高水平的临床培训教材,2010年出版了第1版,深受广大研究生培养单位、研究生导师、研究生以及高级临床医师的欢迎。

国家卫生健康委员会全国高等院校研究生口腔医学专业"十三五"规划教材即第2版口腔医学研究生教材是住院医师规范化培训教材的延续,也是口腔医学专科医师培训教材的雏形,更接近临床专著的水平。第2版研究生教材以"引导口腔研究生了解过去,熟悉现在,探索未来"为宗旨,力求对口腔研究生临床能力(临床思维、临床技能)和科研能力(科研思维、科研方法)的培养起到科学的指导作用,着重强调实用性(临床实践、临床科研中用得上)和思想性(启发学生批判性思维、创新性思维)。

本套教材有以下几大特点:

1. 关注临床型研究生需求　根据第1版教材的调研意见,目前国内临床型研究生所占比例较大,同时学习方向更为细化,因此作出以下调整:①调整品种,如针对临床型研究生的实际需求,将《口腔修复学》拆分为《口腔固定修复学》《可摘局部义齿修复学》《全口义齿修复学》;②大幅增加图片数量,使临床操作中的重点和难点更清晰、易懂。

2. 编者权威,严把内容关　本套教材主编均由目前各学科较有影响和威望的资深专家承担。教材编写经历主编人会、编写会、审稿会、定稿会,由参加编写的各位主编、编者对教材的编写进行了多次深入的研讨,使教材充分体现了目前国内口腔研究生教育的成功经验,高水平、高质量地完成了编写任务,确保了教材具有科学性、思想性、先进性、创新性的特点。

3. 教材分系列,内容划分更清晰　本版共包括2个系列17个品种,即口腔基础课系列3种、口腔临床课系列14种。

(1) 口腔基础课系列:主要围绕研究生科研过程中需要的知识,从最初的科研设计到论文发表的各个环节可能遇到的问题展开,为学生的创新提供探索、挖掘的工具与技能。特别注重学生进一步获取知识、挖掘知识、追索文献、提出问题、分析问题、解决问题能力的培养。

正确地引导研究生形成严谨的科研思维方式,培养严肃认真的科学态度。

（2）口腔临床课系列:以临床诊疗的回顾、现状、展望为线索,介绍学科重点、难点、疑点、热点内容,在临床型研究生临床专业技能、临床科研创新思维的培养过程中起到科学的指导作用:①注重学生专科知识和技能的深入掌握,临床操作中的细节与难点均以图片说明;②注重思路培养,提升临床分析问题和解决问题的能力;③注重临床科研能力的启迪,相比上版增加了更多与科研有关的知识点和有研究价值的立题参考。

	教 材 名 称	主 编	副主编
基础课系列	口腔分子生物学与口腔实验动物模型（第2版）	王松灵	叶 玲
	口腔颌面部发育生物学与再生医学（第2版）	金 岩	范志朋
	口腔生物材料学（第2版）	孙 皎	赵信义
临床课系列	龋病与牙体修复学（第2版）	樊明文	李继遥
	牙髓病学（第2版）	彭 彬	梁景平
	牙周病学（第2版）	吴亚菲	王勤涛
	口腔黏膜病学（第2版）	周曾同	程 斌
	口腔正畸学（第2版）	林久祥	王 林
	口腔颌面-头颈肿瘤学（第2版）	俞光岩	郭传瑸、张陈平
	正颌外科学（第2版）	王 兴	沈国芳
	口腔颌面创伤外科学（第2版）	李祖兵	张 益
	唇腭裂与面裂畸形（第2版）	石 冰	马 莲
	牙及牙槽外科学★	胡开进	潘 剑
	口腔种植学（第2版）	刘宝林	李德华、林 野
	口腔固定修复学★	于海洋	蒋欣泉
	可摘局部义齿修复学★	陈吉华	王贻宁
	全口义齿修复学★	冯海兰	刘洪臣

★:新增品种

全国高等学校口腔医学专业
第五届教材评审委员名单

名誉主任委员

邱蔚六　上海交通大学　　　王　兴　北京大学
樊明文　江汉大学

主任委员

周学东　四川大学

副主任委员（以姓氏笔画为序）

王松灵　首都医科大学　　　赵铱民　空军军医大学
张志愿　上海交通大学　　　郭传瑸　北京大学

委　员（以姓氏笔画为序）

王　林	南京医科大学	孙宏晨	吉林大学
王　洁	河北医科大学	许　彪	昆明医科大学
王佐林	同济大学	李志强	西北民族大学
王建国	南开大学	吴补领	南方医科大学
王美青	空军军医大学	何三纲	武汉大学
王晓娟	空军军医大学	何家才	安徽医科大学
王晓毅	西藏大学	余占海	兰州大学
王慧明	浙江大学	余优成	复旦大学
牛卫东	大连医科大学	谷志远	浙江中医药大学
牛玉梅	哈尔滨医科大学	宋宇峰	贵阳医科大学
毛　靖	华中科技大学	张祖燕	北京大学
卢　利	中国医科大学	陈　江	福建医科大学
冯希平	上海交通大学	陈谦明	四川大学
边　专	武汉大学	季　平	重庆医科大学
朱洪水	南昌大学	周　洪	西安交通大学
米方林	川北医学院	周　诺	广西医科大学
刘建国	遵义医科大学	周延民	吉林大学
刘洪臣	解放军总医院	孟焕新	北京大学
闫福华	南京大学	赵　今	新疆医科大学

赵志河　四川大学　　　　　　唐　亮　暨南大学
赵信义　空军军医大学　　　　唐瞻贵　中南大学
胡勤刚　南京大学　　　　　　黄永清　宁夏医科大学
宫　苹　四川大学　　　　　　麻健丰　温州医科大学
聂敏海　西南医科大学　　　　葛立宏　北京大学
徐　欣　山东大学　　　　　　程　斌　中山大学
高　平　天津医科大学　　　　潘亚萍　中国医科大学
高　岩　北京大学

秘　书

于海洋　四川大学

2版前言

随着国内医学研究生培养规模的不断壮大，培养研究生应用的硬件和软件水平相对落后，与培养高素质研究生之间的矛盾日渐突出，如何解决这一矛盾已经成为我国培养医学研究生迫切需要解决的问题之一。

口腔颌面部发育生物学与再生医学是近十年来发展起来的一门新兴学科，它将再生医学的基本理论和方法引入口腔医学领域，以研究口腔颌面部各种组织器官的正常组织特征与功能，发育与疾病发生机制以及创伤修复与再生机制，以此促进机体自我修复与再生，或构建新的组织与器官，以改善或恢复病损口腔组织和器官的结构与功能。随着发育学和再生医学的进展，许多传统概念具有了新的解释，并且涌现出了许多新的概念。然而目前国内还没有此类相关的书籍和教材，广大研究生只能从浩如烟海、良莠不齐的文献中费时费力地寻找、研究相关的进展。

正是基于上述情况，在原卫生部教材办公室组织下，我们编写了本教材。研究生的学习有其自身特点，如果仅仅是总结本领域研究的现状和进展，则只能提供有限的参考价值，甚至可能限制思路，不利于创新。因此，我们在本书中不仅针对研究现状和最新进展进行全面总结，而且邀请了国内外最权威的专家撰写了颌面部以及牙发育、再生的相关研究进展，并且在每一章的最后专门列出相关研究领域的科研方向和选题，使得广大研究生可以直接接触到本领域最新的研究方向和研究思路，从而在巨人的肩膀上更进一步。

本书共分31章，主要介绍口腔颌面部发育学与再生医学的相关概念，颌面部以及牙发育的一般过程和基本规律，干细胞在颌面部以及牙发育过程中的作用，干细胞在全牙、牙髓等再生中的现状以及研究进展等，并且在最后一章有针对性地向本领域研究生介绍口腔相关干细胞的培养方法。

本书作为研究生规划教材，目的主要是为有志于口腔颌面部发育与再生医学的广大研究生，提供一本有重要参考价值的书籍，并填补国内此方面的空白。尽管在撰写过程中，我们尽可能希望把全面的知识和最新的进展纳入其中，并尽可能地避免错误和对研究生可能产生的误导，但是由于该领域研究进展迅速，加之编者水平所限以及编写时间仓促，此外本领域尚有若干概念认识仍有分歧，因而本书难免有错误和遗漏之处，在此恳请读者不吝指正，以利于今后的修订再版。

金 岩

2019 年 12 月

1 版前言

随着国内医学研究生培养规模的不断壮大,培养研究生应用的硬件和软件水平相对落后,与培养高素质研究生之间的矛盾日渐突出,如何解决这一矛盾已经成为我国培养医学研究生迫切需要解决的问题之一。

口腔颌面部发育生物学和再生医学是 21 世纪发展最快、最令人兴奋的领域之一。随着发育学和再生医学的进展,许多传统概念具有了新的解释,并且涌现出了许多新的概念。然而目前国内还没有此类相关的书籍和教材,广大研究生只能从浩如烟海、良莠不齐的文献中费时费力地寻找、研究相关的进展。

正是基于上述情况,在卫生部教材办公室组织下,我们编写了本教材。研究生的学习有其自身特点,如果仅仅是总结本领域研究的现状和进展,则只能提供有限的参考价值,甚至可能限制思路,不利于创新。因此,我们在本书中不仅针对研究现状和最新进展进行全面总结,而且邀请了国内、外最权威的专家撰写了颌面部以及牙发育、再生的述评,并且在每一章的最后专门列出相关研究领域的科研方向和选题,使得广大研究生可以直接接触到本领域最新的研究方向和研究思路,了解前沿专家的科研思路,从而在巨人的肩膀上更进一步。

本书共分两部分 22 章,第一部分为本领域国内外权威专家的述评。第二部分主要介绍口腔颌面部发育学与再生医学的相关概念、颌面部以及牙发育的一般过程和基本规律、干细胞在颌面部以及牙发育过程中的作用、颌面部各个组织器官的再生研究的现状以及研究进展等,并且在附录中有针对性地向本领域研究生介绍美国科学情报研究所(Science Citation Index,SCI)源期刊杂志。

本书作为研究生规划教材,目的主要是为有志于口腔颌面部发育和再生医学的广大研究生,提供一本有重要参考价值的书籍,并填补国内此方面的空白。尽管在撰写过程中,我们尽可能希望把全面的知识和最新的进展纳入其中,并尽可能地避免错误和对研究生可能产生的误导,但是由于该领域研究进展迅速,加之编者水平所限以及编写时间仓促,此外本领域尚有若干概念认识仍有分歧,因而本书难免有错误和遗漏之处,在此恳请读者不吝指正,以利于今后的修订再版。

金 岩

2010 年 4 月

目 录

第一章 发育生物学与再生医学概论

　　再生（regeneration）是一门古老的生物学研究领域。早在 18 世纪初，就有文献描述了龙虾四肢再生的详细过程，此后一直有博物学家描述许多动物的再生现象。直到 19 世纪，德国的动植物学家施莱登（Matthias Jakob Schleiden，1804—1881）和施旺（Theodor Schwann，1810—1882）建立了细胞学说以及组织学相关技术的发展，关于再生的研究才开始慢慢脱离大体的现象描述。英国的达尔文（Charles Robert Darwin，1809—1882）是最早开始涡虫再生研究的生物学家，他还在进化理论中讨论了再生的生物学现象。在孟德尔的遗传学时代到来之前，魏斯曼（Friedrich Leopold August Weismann，1834—1914）是第一个仔细研究四肢再生形态发生理论的科学家。19 世纪末期，著名的遗传学家摩尔根（Thomas Hunt Morgan，1866—1945）在离开他著名的果蝇遗传学领域之前还曾经领导了一个进行再生研究的活跃团队。

　　20 世纪初，许多物种的再生过程都被进行了细致的组织学描述，但几十年后，生物学家们意识到人类的许多组织似乎都缺乏再生的能力，因此人们对再生生物学领域哺乳动物再生的兴趣开始逐渐消退。而关于无脊椎动物再生的研究，代谢梯度理论的创始人 Child（Charles Manning Child，1869—1959）首次将两栖动物的四肢再生研究从简单的描述转向特异组织在再生作用中的实验研究，譬如去分化的作用和形态发生。第二次世界大战期间，可能出于战争医疗的需要，关于蛙类四肢再生的研究异常火热，但好景不长。尽管此时关于胚胎的研究已经开始被用于再生系统，但人们对再生的兴趣逐渐消退。到 20 世纪末期，由于分子生物学的飞速发展，才使得人们对于利用生物工程原理或运用干细胞技术来重建缺失或损伤组织和器官再次产生出相当大的兴趣，并产生了一门独立的学科——"再生医学（regenerative medicine）"。再生医学的发展为解决人类组织器官的再生提供了研究基础。现在，大多数主要的医学研究中心都成立了再生医学研究机构。

　　发育生物学是一门综合性学科，是生物科学重要的基础分支学科之一，包括实验胚胎学、分子胚胎学、分子遗传学、细胞生物学、分子生物学等诸多学科的相关内容，属于二十一世纪的前沿学科之一，是整个生物学中发展最快、最令人兴奋的领域之一。发育生物学的研究内容和许多其他学科内容相互渗透、错综联系，特别是和遗传学、细胞生物学、分子生物学的关系最为紧密。它应用现代科学技术和方法，从分子水平、亚显微水平和细胞水平来研究分析生物体从精子和卵的发生、受精、发育、生长直至衰老死亡的过程及其机制。随着发育生物学研究的进展，人们对一些与胚胎发育有关的概念和口腔颌面部组织器官的发育机制有了新的解释和更深入的认识。

在口腔医学领域,因炎症、外伤、肿瘤等原因造成了大量的牙、颌面骨、唾液腺等口腔颌面部组织器官的缺损缺失。因各种各样原因导致的牙缺失发生率很高,而现有的修复手段离人类梦想中的"第三副牙"尚有很大差距,从而对口腔临床医学提出了很大的挑战。

自 20 世纪 90 年代以来,随着再生生物学、细胞生物学、分子生物学、免疫学以及遗传学等基础学科的迅猛发展,以及干细胞和组织工程技术在现代医学基础和临床方面的应用,使得现代再生医学在多种疾病的治疗和器官组织重建方面初步显示出良好的发展前景,已经成为国际生物学和医学关注的焦点和研究的热点。同样,口腔再生医学作为再生医学的一个分支,也随着整个再生医学领域而不断发展,并在近十年来进入快速发展时期,取得了令人瞩目的突破和发展,特别是在与口腔器官发生发育相关的基因调控、器官形态发生中的细胞相互作用与分化、口腔发育再生相关干细胞的发现等研究进展以及组织工程技术在口腔医学领域的应用等,使得牙及其他口腔器官的再生逐渐接近现实。

第一节 再生医学与发育生物学研究现状与未来

一、再 生 医 学

从定义上来说,再生医学是建立在再生生物学的基础上,主要研究个体乃至机体各种组织器官的正常组织特征与功能、发育与疾病发生机制、创伤修复与再生机制,试图通过这种认识促进机体自我修复与再生,或构建新的组织与器官,以改善或恢复受损组织和器官的结构与功能的一门学科。再生医学治疗的主要方法有:①干细胞疗法:指将替换细胞植于伤处或患处;②克隆技术:指用干细胞克隆技术再生或修复受损组织器官;③药物/基因疗法:指通过抑制因子的药物抑制作用或能刺激再生的支持因子的作用诱导再生;④组织工程技术:指在天然或人工材料上种植细胞,从而在体外生成人造组织,然后利用它们作为附加的体外器械(装置)或将其植入体内(组合器械和生物治疗)。组织工程技术综合了发育重建所必需的三个要素:信号分子、反应细胞和细胞外基质支架。其特点是利用细胞借助工程方法构筑人体组织,核心思想是实现组织再生。

组织工程是再生医学的一部分,从研究内容上看,再生医学涵盖了组织工程的内容,而组织工程则是再生医学具体的实施方法之一。而且由于近年来干细胞移植、治疗性克隆、器官克隆等研究取得了突破性进展,使组织工程曾经一枝独秀的局面也发生了变化。Ueda 认为,组织工程、胚胎干细胞技术和克隆技术均可视为再生医学。可见,再生医学涵盖了组织工程、细胞工程和基因工程的内容,是生物医学工程的主要部分。

二、发育生物学发展史及研究内容

从发展的历史来看,亚里士多德(Macedonian Aristotle,公元前 384—公元前 322 年)是第一个系统从事发育学的研究者。他写了第一本动物学教科书以及有关生殖和发育方面的论文。他对于有机体如何产生提出了四种可能:①自发地产生于腐败物;②出芽产生;③雌雄同体;④两性生殖。在他看来卵子是卵生动物的繁殖工具;而哺乳动物、人以及其他一些胎生动物没有卵,雌性向后代提供均匀物质,雄性提供精液,精液才是后代形体形成的起因。

胚胎学的复兴时期始于 16 世纪。这一时期人们认识了精子与卵子的作用。Volcher Coiter(1514—1576)通过对鸡胚发育的深入研究,提出卵子形成于卵巢的观点,被视为动物胚胎学之父。

从 1860 年以来,随着实验胚胎学、细胞生物学、遗传学时代的开始,在胚胎学研究方面有了大量重要发现。发育遗传学创始人 August Weismann(1834—1914)预见了基因的重要性,提出染色体自我复制决定子假说,并在 19 世纪 70 年代被 Walter Flemming 证实了细胞的有丝分裂,Eduard Strasburger 根据染色体的行为将有丝分裂分为前期、中期、后期和末期。被公认为哺乳动物遗传学创始人之一的美国科学家 William E. Castle,1909 年至 1937 年在哈佛大学期间,促进了在狗、豚鼠、兔、果蝇、大鼠及小鼠等广泛的生物领域内各种遗传特征研究工作的进展。1933 年第一个获得诺贝尔奖的生物学家 Thomas Hunt Morgan(1866—1945)建立了遗传学领先模式生物——果蝇(Drosophila)。1935 年诺贝尔奖获得者 Hans Spemann(1869—1941)分离了两栖动物胚胎并进行了胚胎不同部分间的相互诱导性研究,对发育生物学发展产生重要意义。

1953 年 Watson 和 Crick 提出染色体中 DNA 双螺旋结构,标志着现代发育生物学时期的到来。1956 年 Tjio 和 Lewan 确定人胚胎细胞有 46 条染色体。1966 年 Moore 发现 Down 综合征和 Turner 综合征,证明先天性疾病是由于基因的缺失和变化造成人体发育不良的。

由此看来,发育生物学是在胚胎学的基础上发展起来的,到 19 世纪 70 年代正式成为一个独立的学科,是从叙述胚胎学、比较胚胎学及实验胚胎学发展为化学胚胎学及分子胚胎学的过程中逐渐形成的一门新的学科,也是上述这些学科的综合和进一步的发展。19 世纪 80 年代起,由于遗传学、细胞生物学、分子生物学等学科的发展,大量新的研究方法的应用,发育生物学取得了巨大的进展。

发育生物学又是一门应用前景非常广泛的学科,有关生殖细胞发生、受精等过程的研究是动植物人工繁殖、遗传育种、动物胚胎与生殖工程等生产应用技术发展的理论基础。有关细胞分化机制、基因表达调控与形态模式形成及生物功能的关系研究,是解决人类面临的许多医学难题(如癌症的防治),以及器官与组织培养等新兴的医学产业工程发展的基础,也是基因工程发展为成熟的实用技术的基础。从胚胎学到发育生物学,生物化学、细胞生物学、分子生物学、分子遗传学、转基因动物模型、系统生物学与遗传学等研究均成为影响其发展的重要内容。无论何种水平的发育,追究到底都可以从有关基因的调节、激活去探索。有关基因在何时被激活,它的产物在何时、如何在不同的水平上起作用,导致出现各个水平的形态发生过程,是发育生物学的研究重点(图 1-1)。发育生物学的研究内容发展到:①配子的发生和形成;②受精过程;③细胞分化及形态形成,包括发育过程中不同细胞群如何按照一定的时间顺序及空间关系有序地重新配置、特化,进而产生各种细胞类型,最终器官表型特征的出现和特殊功能的建立;④基因在不同发育时期的表达、控制与调节,基因型和表型表达之间的因果关系;⑤发育过程中细胞核与细胞质的关系、细胞间的相互关系以及外界因素对胚胎发育的影响。其中细胞分化是发育生物学中的核心问题。随着分子生物学技术的发展,新的分子生物学技术被用来揭示基因在不同发育阶段的时空定位,人们了解了诸如肢体发育的调控基因、牙形态及特定位置的控制基因等。真正对胚胎发育过程与机制的认识是近十年的事情,由于分子生物学、细胞生物学以及分子遗传学的迅猛发展,大大推动了对胚胎发育的研究,解答了以往数百年未能解答的一些问题。

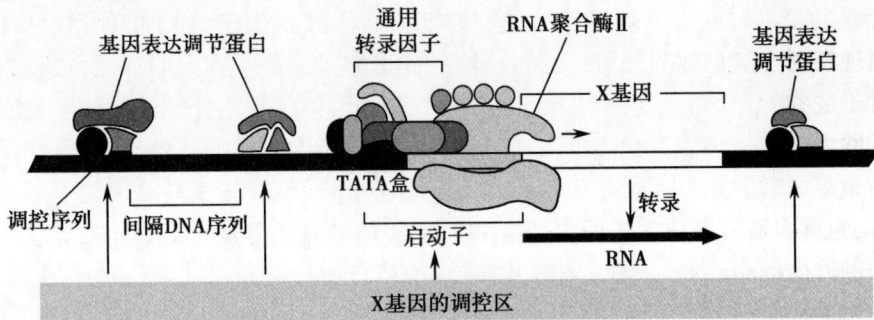

图 1-1　真核细胞的基因表达与调控

　　将细胞在出现特有形态结构、生理功能和生化特性前所发生的细胞分化内在变化过程定义为细胞分化的决定,其受细胞内形态形成的决定子控制。细胞分化是胚胎细胞发育为具有特定结构、特定形态和专一功能细胞的过程,基因表达调控是细胞分化的关键,两者构成早期胚胎细胞分化研究体系。

三、再生生物学的研究内容及其在医学中的应用

(一) 再生中细胞的作用

　　在研究再生中细胞的作用的过程中,我们提出的首要问题是:参与再生的细胞是哪里产生的? 近年来,使用先进的科学研究手段和检测技术,答案已逐渐被揭晓。前期的研究聚焦于参与再生的细胞是否由存在于损伤部位的本地细胞产生,抑或是在某种信号的刺激和诱导下由其他部位迁移而来。结合对两栖类的四肢和涡虫的相关再生研究,得出参与的细胞有四类:①损伤组织中剩余的去分化的成熟细胞;②损伤组织中剩余的增殖细胞;③损伤组织局部被活化的多能干细胞;④受到信号调节而从机体其他部位迁移来的干细胞。

　　放射的方法多见于前期的研究,它的应用使损伤组织的残余功能得到确认。近年来,越来越多的研究集中于损伤组织外来源细胞,研究者期望通过给予一个适当的微环境信号,能够使外源的细胞分化成为所需要的特定细胞。这个环境可以是组织本身,也可以是异位表达的某种物质。随着研究的深入,研究人员发现还有个问题需要解决。迁移的细胞存在两种作用方式:①外源的细胞在组织损伤前就能迁移到该组织,一旦该组织受到损伤,这些迁移的细胞就能参与其再生修复过程;②外源的细胞只有在组织损伤后才能接到指令,然后迁移到靶向组织参与再生。不论是何种作用方式,这些外源来的细胞到底有多少参与到组织再生过程中,仍然是个不乐观的问题。

(二) 再生中细胞外基质的作用

　　再生过程中细胞与细胞之间的相互作用具有十分重要的作用,特别是发挥功能的底物。有意思的是,组织再生和变形再生对于这种细胞相互作用发挥效应的底物需求存在很大的区别。组织再生过程中往往某种特殊的底物是必需的,而相反的是,变形再生则需要去除细胞之间发挥作用的底物联系,以便细胞发生去分化和形成芽基。因此,细胞与底物之间的识别反应在再生过程中就显得尤为重要,这可能是导致组织不能完全再生,发生纤维化,形成

疤痕的重要原因。

　　虽然现在对于这种发挥作用的底物到底是什么,仍然还有争论,但不能否认的是,细胞外基质对于底物的作用发挥至关重要,因为细胞外基质不仅能结合一些譬如生长因子之类的生物活性大分子,也有可能本身就能充当底物的角色。基于细胞外基质如此重要的功能,现在围绕再生医学的组织工程学有相当大一部分是在研究细胞外基质如何作为一种天然的生物材料,为组织器官的再生发挥支架作用。总的来说,细胞外基质的功能主要在于为细胞提供一个可再生的微环境,是再生研究领域不可或缺的部分。

(三) 再生中组织之间的相互作用

　　再生的发生并不是完全独立的一个局部反应,抛开再生的结构特性不谈,从功能特征来讲,再生实质上是一个机体在受到损伤以后,全身动员的过程。这种联系在割处再生中表现尤为突出,譬如一旦两栖类动物的四肢断肢以后,它必须保持好几个月的时间不动来让断肢再生。组织再生的反应可能没有那么大,但也确实依赖周围组织的支持,特别是血供。现有研究普遍认为,无论是机体再生的组织器官,还是外源的组织工程器官,如果不能很好地解决血供的问题,再生的组织器官是无法行使功能的。毕竟组织器官的存活需要血液循环来提供氧气和营养物质。

　　神经对组织再生的支持作用也是十分重要的,但却比血供来得更为复杂。有些再生并不需要神经的支持,有些组织再生却离不开神经的支持,有些再生只需要有足够数量的神经,与神经的类型无关,而有些再生却只依赖于交感神经元。

(四) 再生生物学的医学应用

　　1. 干细胞　干细胞是一类特殊的细胞。它们可以自我更新,并且可以分化成特定类型的功能细胞。根据来源的不同,干细胞一般分为胚胎干细胞(embryonic stem cells)和成体干细胞(adult stem cells)。胚胎干细胞可以分化成体内所有类型的细胞,而成体干细胞可以分化成相应器官的所有类型的细胞(如造血干细胞可以分化成造血系统所有类型的细胞)。因此,可以先将干细胞分化成特定类型的功能细胞(如心肌细胞、胰岛细胞、神经细胞等),再将这些细胞移植到患者体内,替代损伤的组织,这就是再生医学的基本原理。与传统的药物治疗相比,细胞治疗具有以下优势:药物治疗往往通过干预某些信号通路来发挥作用,而细胞治疗则是用健康的细胞替代损伤的组织,更能从根本上治愈疾病;某些疾病尤其是退行性疾病,传统的药物治疗很难发挥作用,只能依赖于细胞治疗。干细胞研究和再生医学给退行性疾病的治疗带来了全新的手段和希望,引起了各国政府的重视和大众的关注,在全球掀起了干细胞研究及应用的热潮。随着全球老龄化的问题日益严重,细胞治疗必将成为未来医学的主流。

　　干细胞是能增殖、自我更新、产生大量分化的后代及组织再生的未分化细胞,但人们对干细胞的认识也是长期以来才逐渐成熟的。最开始由于胚胎的可塑性,通常认为仅 ES 细胞具有多向分化能力,当然,有大量的资料支持这种假设(ES 细胞分化为许多类型的细胞)。后来,研究者又发现成体组织中也存在具有多能性的干细胞群体,它们能局限地分化和再生为它们所栖息的组织细胞,如肝切除后肝细胞的增殖;HSC 重建致死剂量照射的血液系统;卫星细胞修复损伤的骨骼肌;角化细胞祖细胞参与损伤的复原。除了修复损伤外,干细胞在维持如血液、皮肤的动态平衡起着关键的作用。

　　成体干细胞的发现为再生生物学在医学中的应用提供了很好的线索,但起初研究发现它们的分化总是沿着一明确有序地在终末分化细胞终结的路线行进。然而,这种成体干细胞的观念现在已受到挑战。骨髓源干细胞不仅能分化为血细胞,而且还能分化为心肌、骨骼肌、神经细胞、肝组织及血管内皮细胞(图 1-2)。

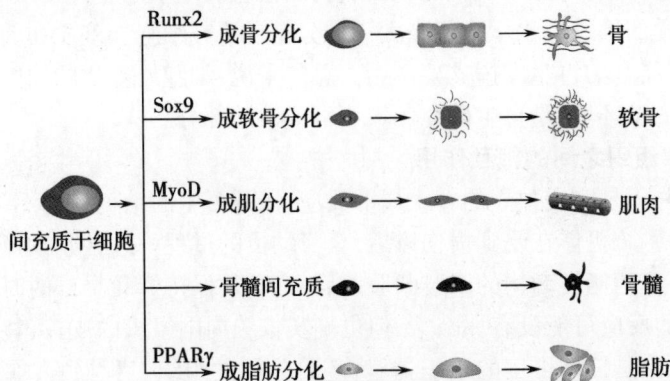

图 1-2　间充质干细胞分化模式图

　　一些研究证明干细胞可沿着相反的方向分化,如肌源、CNS 源干细胞能产生血细胞。骨髓基质细胞也显示出多向分化能力。不仅在组织损伤中已观察到这些细胞命运的转变,而且在没有明显损伤的一些研究中也发现截然不同的组织间的转变。这些最近的研究结果表明干细胞比以前所认识的更为复杂。

　　细胞命运的变化是干细胞的本性,这可能涉及整个生命跨度中组织损伤的生理性修复。尽管在每种组织中这种变化发生的频率相对来说仍是低的,但是近来许多研究结果表明干细胞概念是变迁的,因此支持组织专能成体干细胞的观点也需要扩展了。成体干细胞不仅在它们所栖息的组织表现出作用,而且支持不同组织的再生。根据新的观点,如果在合适的微环境下,至少一些成体干细胞是高度可塑的,并遵从其变化。根据当前的知识状态,一个有力的假设是干细胞的概念是进化的。

　　2. 微环境　干细胞与其周围组织细胞及细胞外基质等相互作用、相互影响。其中基质是由基质细胞成分和非细胞成分组成,后者包括由基质细胞产生分泌的细胞因子和被称为细胞外基质的生物大分子等成分组成的支持和调节干细胞定居、增殖分化、发育和成熟的微环境。

　　虽然目前的研究已提示不同干细胞的微环境在结构、功能上是不同的,但仍有一些共同的组织原则。

　　(1) 基质为干细胞的生存提供不可缺少的物质支柱。

　　(2) 通过基质的黏附结构固定干细胞:如造血干、祖细胞表达的有关细胞黏附分子与细胞外基质中和基质细胞上相应的配体形成"配体-整合蛋白-细胞骨架跨膜系统",从而影响造血主质细胞的形态,调控基因表达、控制细胞的分化、决定细胞的运动。

　　(3) 基质细胞通过产生和分泌多种细胞因子,如干细胞因子、GM-CSF、G-CSF、M-CSF、酸性和碱性成纤维细胞生长因子、胰岛素样生长因子、β 型转化生长因子和其他活性物质,对造血干、祖细胞的增殖、分化和发育起重要的调控作用。这些细胞因子不但直接作用于造血细胞,而且作用于基质细胞,能改变基质细胞的增殖和分泌状态,诱导其他细胞因子生成,同时基质细胞表面有许多细胞因子受体,能结合和聚集游离的细胞因子于局部,当基质细胞表面的各种黏附结构通过特异和非特异的结合把造血干细胞固定于局部时,干细胞的分化方向就受局部高浓度因子的作用而增殖与分化。

（4）基质细胞直接与干细胞相互接触,调控干细胞增殖分化:基质细胞除通过分泌造血生长因子及细胞外基质调节造血外,还通过与造血细胞的相互接触调节造血的增殖、分化以及淋巴细胞的发育成熟。如 Fukushima 等建立了基质细胞与造血细胞的长期共培养体系。另外,基质细胞产生的负调控因子对于维持机体造血的动态平衡起着重要的作用。

（5）干细胞的增殖分化还涉及干细胞之间的相互影响乃至干细胞间的转化,如造血细胞间的相互影响,其中特别是淋巴细胞对造血的调节。

（6）干细胞表面有许多特异的标志,以造血系统为例,干细胞的表面标志有 Sca-1、c-kit 和 CD34 等,最近发现 CD34(−)细胞同样具有造血干细胞的特性。因此 CD34 可能并非造血干细胞的标志,它可能与造血干细胞的功能状态有关,其他各种成体干细胞还有各自独特的标记物,这些特异的标记物可能与其分化调控有关。如上皮细胞中 β1 整合素高表达,而 β1 整合素可介导细胞外基质与黏附,从而抑制其分化。

可见,为实现对干细胞的调控,除了细胞外基质、基质细胞及其产生分泌的因子、干细胞调控基因及其反式作用因子、干细胞之间的交互作用外,各种因子的产生、生物学作用、受体表达、相互调节等均具有网络特性。在微环境中,干细胞所接受的主要信号经常控制着干细胞的活动,这些信号可能来自于特化的细胞。而微环境实际的信号环境比我们已认识的更为复杂。基底膜是大多数微环境的组成部分,细胞外基质也有利于从空间上构建微环境以及从局部调整黏附和信号分子的聚集。

四、未来的展望与挑战

从人类诞生开始,在从事生产与生活过程中组织受伤后就存在自发的修复与再生过程。20 世纪 80 年代以来,科学技术的发展和现代高新技术在生物医学领域的应用,不仅给再生医学注入了新的活力,同时也对再生医学的发展提出了更新更高的要求,即人类要真正实现高等动物受创后组织结构和功能的完全修复和再生。*Science* 和 *Nature* 等许多知名杂志多次出专辑介绍再生医学的需求和发展。*Science* 杂志高级编辑 Davenport RJ 认为,21 世纪的再生医学研究与 20 世纪抗生素的发明具有同等重要的意义。再生生物学、细胞生物学、分子生物学、免疫学、遗传学、药理学及材料科学的发展每天都能给再生医学领域带来大量的惊喜,新的观念、新的发现和新的技术手段层出不穷,为再生医学的未来开拓了一块广阔的天地。

但是,在再生医学的探索中,仍然面临着大量艰巨而困难的挑战。至今为止,我们对于如何由受精卵发育成多细胞生物的过程的认识仍然存在大量的空白,对于再生系统的分子机制的了解仍然是肤浅的。各方面的障碍使得现在仍然没有实现过真正意义上的再生。

第二节 口腔再生医学与发育生物学研究进展

一、口腔再生医学研究发展现状与未来

口腔再生医学(oral regenerative medicine)是近十年来发展起来的一门新兴学科,它将再生医学的基本理论和方法引入口腔医学领域,研究口腔颌面部各种组织器官的正常组织特征与功能、发育与疾病发生机制以及创伤修复与再生机制,以此促进机体自我修复与再生,或构建新的组织与器官,以改善或恢复病损口腔组织和器官的结构与功能。口腔再生医学作为一门交叉学科,随着口腔发育生物学、细胞生物学、分子生物学、遗传学等学科的迅猛发展以及干细胞和组织工程技术在现代口腔医学基础和临床的应用,已显示出良好的发展前景。

从 20 世纪 70 年代开始,对于复杂机体的理解速度是爆炸性的,大量的新观念和新发现不断涌现。作为一门交叉学科,组织工程可以利用细胞生物学、生物化学和分子生物学的发展成果并将其应用于新组织的构建中(图 1-3)。同样,材料科学、化学工程和生物工程的进步也使组织工程原理能够合理地应用于生命系统。此外,基因工程、克隆和干细胞生物学将可能最终与组织工程共同治疗疾病,这些学科的发展互相促进,一同推动再生医学的高速前进。

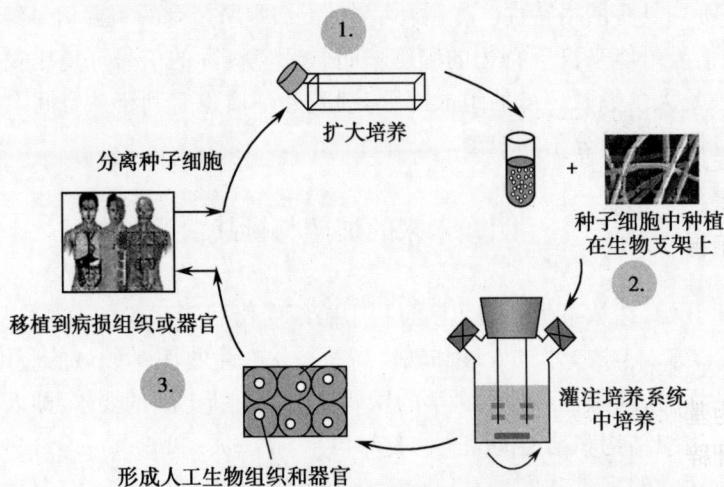

图 1-3 组织工程的基本方法

特别是随着干细胞技术在探索再生医学新方法的基础研究方面取得的令人瞩目的发展,为再生医学开辟了一块崭新的空间,大量新理论、新技术、新成果不断涌现,使得再生医学成为了生命科学最热门的领域之一。

同样,再生医学在口腔医学中的运用也为大量牙缺失、颌面缺损畸形的患者提供了不同于常规疗法的全新的治疗手段。牙再生生物学、牙发育学和近 10 年来干细胞特别是成体干细胞生物学研究的飞速发展,极大地推动了牙再生的研究。在《牙科学研究杂志》(美国)2004 年第 7 期有关牙再生研究的社评中,主编史密斯教授认为牙再生研究的飞速发展为再

生修复缺牙描绘出了美好的前景,尽管目前还有许多障碍需要克服,但是这项研究已经成为基础研究向临床应用转化的典范。同时,有研究机构预测,在未来的数十年内,利用再生医学的方法实现牙的再生已不再是无法实现的梦想。

我国口腔医学界在口腔再生医学领域一直紧跟世界步伐,从研究开展时间、研究内容和研究成果方面都保持与世界同步,并在某些领域形成了自身的优势,已发展成为一个由空军军医大学组织工程研发中心、口腔疾病研究国家重点实验室、组织工程国家工程研究中心、首都医科大学牙再生实验室等为核心的口腔再生医学研究学术群体,先后承担了"863 计划"重大专项、"973 计划"重大专项研究、国家自然科学基金等多项相关的国家科研计划,通过不懈的努力和探索,使我国的口腔再生医学继续保持世界前列。

在口腔再生医学中,亟待解决的难题包括辨别最理想的细胞来源、最适合的生物材料和在三维环境内扩增细胞的可行方法、如何控制再生器官组织的形状和大小、如何利用器官发生基因调控器官再生、如何通过空间和时间依赖性的方法来传递各种因子、如何创造出干细胞再生的合适微环境、如何使生物牙在颌骨内生长并顺利萌出。还有一个主要的问题是在组织工程领域内缺少活跃的、同时具备医学、牙科学、生物学、药理学和材料科学知识的科学家,特别是材料科学家。

但是近十年来口腔再生医学高速发展所取得的成绩仍然使我们对未来充满着信心,特别是对生物牙的构造研究,在未来的数十年内将很可能为口腔医学带来惊喜,创造出一种完全不同于传统临床方法的再生治疗手段,为无数的患者带来福音。

二、口腔再生医学研究进展

（一）口腔医学领域的干细胞研究

干细胞的发现、研究与应用无疑是近十年来生命科学中最令人瞩目的领域之一,因为其广阔的应用前景,"干细胞的研究的新发现"在 1999 年公布的世界十大科技进展中名列榜首,并于 2000 年再度入选世界十大科学进展,2002 年又入选《科学》(Science)杂志列出的值得关注的六大科技领域。诺贝尔奖获得者、美国国立卫生研究院前主任哈罗德·瓦姆斯(Harold Varmus)认为"干细胞研究对医学可能是一场革命,它可以改善生命质量、延长寿命的说法并不是不现实的"。

以干细胞为基础的组织工程学标志着组织重建方法在概念上的一个重大的转折点,为口腔再生医学开辟了一条崭新的道路。自 2000 年首次发现牙髓干细胞以来,干细胞的研究一直是国内外口腔医学领域学者们十分关注的课题,每年都有新的与口腔组织相关的干细胞被发现。

根据分化能力,可以把干细胞分为胚胎干细胞和出生后干细胞。自 1981 年,Martin、Evans 和 Kaufman 发现了胚胎干细胞(ES)之后,胚胎干细胞就成为了干细胞研究的焦点,因为其强大的分化潜能,从而具有广阔的应用前景(干细胞生物学)。在口腔医学领域,也有研究报道胚胎干细胞对于牙源性上皮来源的诱导因子可以产生应答,显示出牙源性基因的表达。我们的研究也表明,小鼠胚胎面突 EMSC 可以被诱导分化为平滑肌细胞、神经胶质细胞、成骨细胞、成牙本质细胞、内皮细胞等终末分化细胞,与牙源性上皮细胞复合后,在体内可发育成典型的牙胚样结构。

虽然胚胎干细胞具有很大的可塑性，但是因为胚胎干细胞来源的争议，并且涉及很多伦理和法律问题，所以现在多数研究人员都集中精力研究用取自患者或其亲属的出生后干细胞来进行干细胞治疗。自 2006 年 8 月 Takahashi 和 Yamanaka 发表的报告宣布可以通过转入 OCT3/4、SOX2、c-Myc 和 KLF4 这四个因子而从成体和胚胎源性细胞中得到诱导多能干细胞(induction of pluripotent stem，iPS)之后，iPS 就被广泛认为是一种符合伦理和有效的胚胎干细胞替代方法。iPS 的发现在干细胞领域引起了极大的震动，期望着能够有力地推动干细胞的研究工作。同样，在口腔医学领域也开始了相关的尝试。

近年来，各种出生后牙干细胞，例如牙髓干细胞(dental pulp stem cell，DPSC)牙周膜干细胞(periodontal ligament stem cell，PDLSC)，根尖牙乳头干细胞(stem cells from apical papilla，SCAP)和脱落乳牙间充质干细胞(stem cell from human exfoliated deciduous teeth，SHED)都因为其明显的自我更新和多向分化能力而从牙和牙周组织中成功分离。实验数据表明 SCAP、SHED、PDLSC、根尖蕾干细胞(apical bud stem cell，ABSC)、骨髓源性干细胞(bone marrow-derived stem cell，BMSC)、根尖乳头含有的间充质干细胞、DPSC 等都具有形成牙体及牙周结构的潜力。因此，出生后阶段的牙干细胞(包括牙源性和非牙源性的干细胞)都可以作为牙重建的候选细胞。所以，为了避免非牙细胞内残留的非牙性质，以及使用胚胎细胞带来的伦理难题，未来牙重建选择出生后的牙干细胞应该比较理想。

随着对干细胞性质研究的深入，研究人员逐渐认识到：干细胞的行为，特别是自我更新和分化的平衡，不是简单的仅仅由干细胞自身完全决定的，而最终是由内在因素和周围微环境的外在影响共同作用控制的，这些起调控作用的周围微环境被称为干细胞龛。干细胞龛是细胞和非细胞介质之间传递和接受信号的一个复杂和动态的结构，一般由干细胞自身、基质细胞、可溶性因子、细胞外基质、神经输入、血管网和细胞黏附成分构成。

对于模式器官的研究揭示了干细胞龛控制干细胞行为的一些重要性质(图 1-4)。第一，龛内释放的信号可以调节干细胞自我更新、存活和保存；第二，干细胞和支持细胞之间的特殊空间关系可以使干细胞产生极性从而促使干细胞的不对称分裂；第三，干细胞与基质细胞和(或)细胞外基质的黏附将干细胞固定在龛内，使其与自我更新和生存信号保持紧密关联。

此外，越来越多的证据提示，干细胞龛的失调可能导致许多与组织退变、衰老和肿瘤发生相关的病变。因为龛对于决定干细胞的命运以及自我更新发挥着重要的作用，对于龛内的信号进行适当的调节可以改变干细胞分化的结果，从而得到需要的细胞类型或者抑制不利的类型。

对于这些问题的回答将推动我们对于干细胞和干细胞龛的复杂、多维的理解，这不仅是在体外重建局部微环境所必需的，也是直接体内操纵干细胞龛以调节内源性干细胞功能所必需的。这样的技术将使我们对于组织功能获得更细致的了解，并将推动新的和改良的干细胞为基础的治疗方法。

（二）牙再生

目前对于牙再生的研究是口腔再生医学中最为活跃的研究领域，近年来也取得了显著的进展，我国在该领域的研究也在国际上有很大的影响。但是，由于牙的结构复杂、发育时间长以及与周围组织的关系密切，仍然需要在一些方面的重大突破才能够真正实现全牙的再生。也正因为这些原因，对于牙再生的研究有不同的策略。

生物牙(bio-tooth)是指能够精确再生并重新整合至牙缺失患者颌骨内的一类生物性牙。

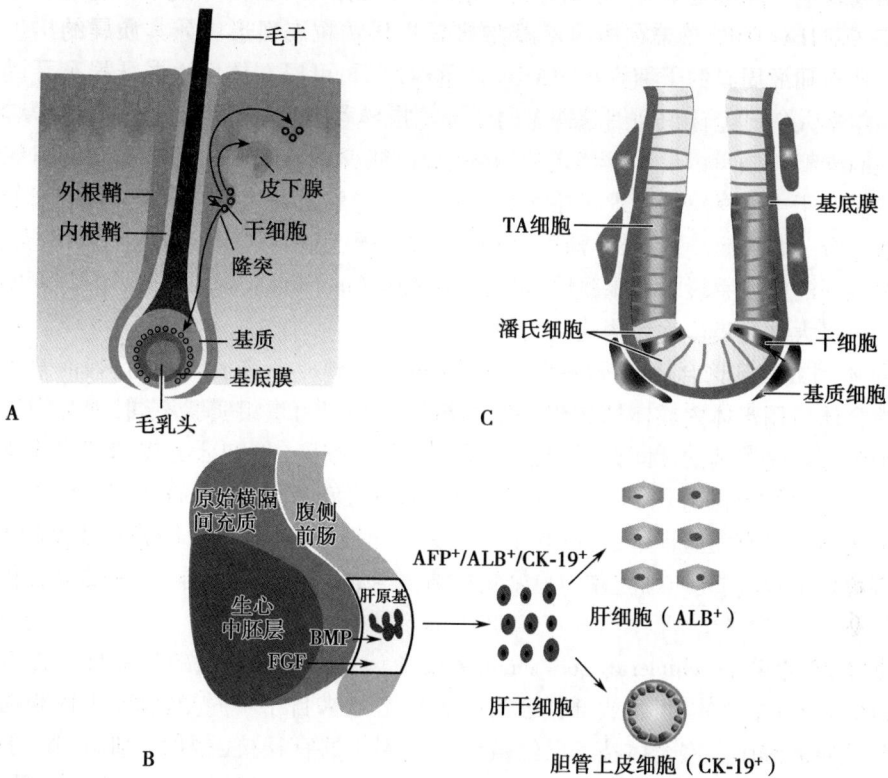

图 1-4　干细胞及干细胞龛定位示例

它能够发挥天然牙的所有功能,包括一定的再生能力和对损伤的反应,将是未来治疗牙缺失的最佳选择。但是在过去几个世纪内仅仅停留在梦想阶段。直到最近,组织工程、干细胞生物学、发育生物学、分子遗传学和仿生学的快速发展才使得生物牙的构想接近于现实。至今,已经发展出多种不同的制造生物牙的方法,包括传统重组实验、支架为基础的牙再生、第三牙列诱导法、不同生物工程成分部件组合法、新的细胞微球工程、嵌合牙工程和基因操控牙再生。虽然这些方法代表了生物牙构建的不同理念和方向,都具有各自的优点和缺点,但尚没有一种方法能够取得真正意义上的生物牙。

1. 重组实验(recombination experiments)　是一种传统的方法,一般用来评估不同器官内细胞分化和组织再生必需的上皮-间充质反应。总的来说,有三种组合上皮和间充质成分的方法:组织和组织、细胞和组织以及细胞和细胞重组。许多研究都表明可以通过多种方式来重建生物牙,包括:出生前牙间充质和上皮细胞的重新结合、骨髓来源细胞和胚胎口腔上皮的重新结合、DPSC 和根尖蕾细胞的重新结合、牙间充质及骨髓来源细胞混合牙源性上皮细胞的重新聚集,甚至胚胎口腔上皮与神经脊细胞重组。然而,因为人类胚胎阶段的细胞/组织来源十分有限,而且从潜在的间充质成分中完全分离胚胎口腔/牙上皮十分困难,所以利用出生后细胞/组织来进行重组实验对于临床牙再生来说更为重要。

2. 以支架为基础的牙工程(scaffold-based tooth engineering)　相关研究也越来越受到重视。作为组织工程的三要素之一,合适的支架材料是构建组织工程牙所必需的。研究表明,利用聚合物支架来进行牙重建似乎是一种理想方法。通过将分离的牙蕾细胞种植到聚乙醇酸纤维网或其他可降解支架上,可以生成复杂的牙样结构。此外,牙髓干细胞结合羟基磷灰石/磷酸三钙(HA/TCP)粉末在体内可以在 HA/TCP 颗粒表面形成牙本质样结构。当把来自于根尖乳头和牙周膜的干细胞与 HA/TCP 重组之后,可以在体内生成牙根和牙周膜样复合物。多年来人们已经认识到细胞寄居的微环境指导着细胞的许多功能。所以,从逻辑上,细胞植入的支架应该考虑设计成特定的微环境,以能够诱导细胞内适于新的组织形成的基因表达。对于支架材料的要求也不再仅仅限于可降解及提供外形和支撑,未来的挑战包括掺入活性分子(生长因子、DNA 质粒、血管生成因子、药物)、表面功能化和 3D 支架构建,都可以提供新的解决手段。而水凝胶、自我组装分子(molecular self-assembly)等新的支架材料的应用也将大大促进生物牙构建的发展。

3. 细胞团或细胞聚合体工程(cell pellet engineering) 不需要支架材料,而是直接让细胞形成聚合体后用于体内或体外构建三维的组织结构。与重组实验不同,细胞团工程使用的候选细胞可以是单纯的牙间充质细胞或混合的牙胚细胞(例如牙上皮和间充质细胞的混合物)。而且,这种方法避免了与生物降解支架相关的许多障碍,从而在牙组织工程表现出了明显的优势。已有实验证明,可以利用牙乳头间充质细胞团、条件培养基处理的 DPSC 细胞团和混合牙上皮/间充质细胞体内重聚集的方式来构建规则的牙本质-牙髓复合体及牙样结构。

4. 嵌合体牙再生(chimeric tooth engineering) 其策略有很大的创新性。在医学科学中,嵌合体是指一个个体、组织或部位含有一种以上的来自于不同受精卵/个体来源的具有不同遗传性质的细胞。嵌合体技术已经被广泛应用于器官移植(例如心脏、肝脏、肾脏和皮肤的置换)。这项技术能否应用于牙再生领域成为了人们感兴趣的问题。Nakao 等人报道,可以通过分别来自于正常和 GFP 转基因小鼠的上皮和间充质细胞来合成嵌合体生物工程牙胚。我们以前的研究也证明从相似发育阶段的多个切牙牙胚来源的分离牙乳头细胞可以在牙上皮成分缺失的情况下形成牙本质-牙髓复合物。嵌合体牙的实现将能够解决生物牙细胞来源和取材的困难,为研究成果的商品化铺平道路。

5. 通过基因操纵牙再生(gene-manipulated tooth regeneration) 也是多年来研究的热点。基因治疗是指将一个特定基因转移至靶细胞,以达到调节受体细胞表型,从而刺激受体细胞向指定的细胞系分化的目的。该手段的一个优点是可以在生理水平持续性地传递生长因子。将牙再生技术与基因治疗相结合,有两种可能的策略:一种是体内的基因操控牙生成,即通过基因转移技术原位激活或抑制内源性牙细胞以生成牙;另一个策略是体外基因操控牙生成,即利用基因转移技术来促进生物牙的制作。多项研究表明,通过诱导四个因子Oct3/4,Sox2,c-Myc 和 Klf4 可以驱使成体成纤维细胞转化为功能性多潜能干细胞。所以,通过转移特异性基因或生长因子进入成体牙细胞,以获得胚胎牙上皮/间充质细胞并启动生物工程化牙生成是可行的。近期的研究证明,通过基因转移生长/分化因子(Gdf11)或骨形成蛋白 2(BMP2)能够诱导 DPSC 在体外向成牙本质细胞转化,并在狗模型上刺激修复性牙本质的生成。更为重要的是,这些发现为使用重新编程的牙上皮和间充质细胞来重现牙形态发生提供了可行的途径。

(三) 生物牙根的构建

生物牙根指的是利用组织工程技术构建出具有正常牙根生理解剖结构及功能的一类在生物材料基础上再生出的具有牙周及牙髓组织的牙根。具体讲,就是既具有正常的包括牙骨质及牙周膜的牙周组织结构，又具有包括牙髓及牙本质或牙髓牙本质复合体结构；既能发挥牙周组织的支持及改建等功能，又能发挥牙髓组织的温度敏感效应及提供营养供应等功能。

根据上述的研究策略，最理想的情况是形状可控性的支架材料，同时具有微环境的诱导作用，种子细胞在这种支架材料上在牙髓一侧能形成牙髓牙本质复合体样结构，在牙周一侧能形成牙骨质及连接牙骨质与牙槽骨的牙周膜样结构。同时，有神经及血管等结构的再生或长入。此外，也需要有免疫调控网络的介入。只有这样，真正的生物牙根再生才有可能。

生物牙根需要理想的种子细胞必须能分化为成牙本质细胞、成牙骨质细胞及牙周膜细胞，并能在体内形成牙本质牙髓复合体样结构、牙骨质样结构及牙周膜样结构。研究人员对于牙髓干细胞、来源于根端牙乳头的细胞（SCAP）、来源于人脱落乳牙的干细胞（SHED）、牙周膜干细胞、牙囊干细胞及骨髓基质干细胞在生物牙根领域中的应用都进行了尝试。

最近研究发现，经过适当处理的牙本质既能充当支架作用又具有诱导牙囊细胞分化形成可控的牙本质样结构。而牙囊细胞是成牙骨质细胞及牙周细胞的前体细胞。因此，它极有可能成为既能分化为成牙本质细胞及牙髓细胞又能分化为牙周细胞的理想种子细胞。而这种种子细胞和经过适当处理的牙本质支架及微环境或许能有助于实现真正意义上的生物牙根。

许多新的手段已经被用来探索生物牙根的再生。Young 等人将牙蕾细胞与骨髓祖细胞和生物支架相结合，分别生成了生物牙和生物骨。接下来将得到的组织结合起来形成含有牙周膜和牙根结构的嵌合牙-骨组织。Hu 等报道了通过牙上皮和间充质细胞相组合，在小鼠耳后皮下区域可以形成牙根、牙周膜和外围骨。Sonoyama 的团队设计了一种包括干细胞牙根再生、生物材料和牙冠修复技术相整合的嵌合体组织工程，将从根尖乳头和牙周组织获得的干细胞与 HA/TCP 陶瓷颗粒相结合，可以在体内形成能够承载牙冠的生物牙根牙周复合体。我们团队研究数据表明，根尖蕾细胞条件培养基和内源性细胞外基质能够最大程度地模拟牙根/牙周发育的微环境，并能加快牙骨质/牙周膜样复合体的生理结构重建。

而我们提出的发育期根端复合体（developing apical complex，DAC）及其与周围组织所构成的微环境对牙根牙周发育的生长调控逐渐被认识。发育期牙根的根端复合体是成体环境中具有"胚胎性"特征的组织，包含形成牙根及牙周组织所必需的所有的前体细胞及成牙的微环境，在体内、外均表现出极强的发育能力及再生牙根、牙周组织的能力，有望成为牙根及牙周组织工程优秀的种子细胞来源。

（四）牙周再生

牙周组织再生是组织形成和生长的关键事件的重演，包括细胞迁移、增殖/凋亡、分化、诱导/抑制作用和牙周组织的模式/形态发生。

总的来说，成功的以组织工程技术为基础的牙周组织再生需要三个要素的精细合作：①适当数量的能够形成新的杂合牙周组织的反应性祖细胞/干细胞；②合适的细胞外基质和载体结构，以作为支持细胞的支架；③合适的信号调节水平和程序，以引导细胞形成牙周的多种组织类型。需要强调的是，成功的牙周膜和牙骨质形成要求这三要素都处在一个能够支持牙周再生的环境之中。

根据体内和体外取得的积极的临床前实验结果，牙周膜来源的细胞（例如 PDL 细胞）是细胞疗法和组织工程牙周再生的最理想的候选细胞。同时，在动物模型上开展的自体牙周膜干细胞治疗牙周缺损的实验证实了使用干细胞(例如 PDLSC 及牙周膜来源的多能干细胞)介导的组织工程来治疗牙周疾病是可行的。

细胞外基质对于牙周再生的支持和保存发挥着重大的作用,作为支架材料的人造细胞外基质成为了大多数组织再生策略的前提。

支架一般都是多孔的、可降解的,由天然材料(胶原、纤维素或合成聚合物如聚乙交酯、聚乳酸化合物和共聚乙交酯)构成。常用的无机生物材料包括羟磷灰石、磷酸钙和生物陶瓷,因其比较脆,所以一般和柔软的聚合物混合形成嵌合支架。

因为传统支架材料的缺陷,探索包括水凝胶(hydrogel)及具备释放生长因子能力的支架在内的未来 3D 支架,将成为未来科研努力的方向之一。近期,我们实验室已经成功研制出一种交联大孔隙甲基丙烯酸缩水甘油酯多聚糖苷(Dex-GMA)/明胶水凝胶支架。支架内含有的可降解小球可以释放 BMP2,从而加快牙周组织再生。

细胞膜片工程不需要支架材料,作为一种新的可选手段在牙周组织工程中展现了巨大的潜力,受到特别的关注和重视。例如 Hasegawa(2005)等人发明了一项利用细胞膜片工程来移植细胞的新方法。

基因送递手段结合组织工程技术拥有巨大的治疗潜力,并可能在牙周损伤中使生长因子取得更大的生物利用度,从而提供更好的再生效果,所以也受到高度的重视。

(五) 颌面部骨及软骨组织再生

口腔颌面骨及软骨组织工程和骨组织工程是紧密联系的。一方面,口腔颌面骨和软骨组织工程运用了骨组织工程的基本理论和方法,都包括三个要素:①骨诱导支架;②骨诱导和血管化的生长因子;③具有成骨潜力的细胞。另一方面,口腔颌面骨和软骨组织工程又具有自身的特点,因为头部的骨骼具有更为复杂的发生来源和成骨方式,所以其修复过程可能存在差异,而且在修复过程中至少有一种关键的细胞成分(颅成骨细胞)在细胞分化上展示出多种明显的特性。

此外,口腔颌面组织工程和骨组织工程也是互相推动的。骨组织工程研究中的理论和成果可以应用于颌面骨的修复中,而颌面组织工程的成果也有助于骨组织工程的发展。颅骨缺损的修复和组织工程化下颌髁突的研究都为骨组织工程研究骨创伤和其他关节修复提供了有价值的模型。而组织工程颅缝和牙周为包含多种细胞成分和复合材料的复杂组织结构的构造提供了依据。口腔颌面骨和软骨的组织工程研究是近十年以来才广泛开展的,直到本世纪初才首次对颅面组织工程的普遍性原则进行论述。但到现在已经取得了一系列的进步。

在下颌髁突的研究中,有研究报道利用一种间充质干细胞来源的软骨层和骨层结合,得到了具有人体颞下颌关节(TMJ)的形状和尺寸的组织工程化下颌髁突。一些团队已开始利用成像技术或计算机辅助设计(CAD)手段设计出具备解剖形状的人工三维支架,然后通过固体自由成型构造技术 solid free-form fabrication (SFF)来直接或间接制作出三维支架,以进行功能性下颌髁突和其他口腔颌面结构再造。

此外,许多优秀的研究室已开始使用细胞和生长因子手段来尝试在体外构建 TMJ 关节。

在干细胞研究方面,多种干细胞已从颌面组织内分离,并不断地纯化、用于颌面结构的组织工程中,通过和生长因子、生物材料的共同作用,得到组织工程的口腔颌面骨。其中,脂肪来源干细胞(AMCs)已经成功地从脂肪抽取物中得到并能培养扩增,被看作细胞治疗的可行来源以治疗颅盖缺损。此外,颌面部来源干细胞不仅在颌面部组织,而且在非颌面组织的组织工程应用中都具有很大的潜力。

治疗颅骨缺损上的重要进展还包括各种生长因子的运用(特别是 VEGF、BMP2、BMP3 和 BMP7)。细胞移植和基因治疗相结合及微血管构建的进展和血管生成因子作用的研究,都为口腔颌面骨及软骨组织工程的临床应用带来了希望。

(六)唾液腺再生

新的唾液腺功能恢复的再生医学手段包括组织工程和基因治疗。唾液腺组织工程刚处于起步阶段。能够运用于唾液腺组织工程的理想干细胞一直没有得到,现在认为可能的细胞来源可以分为来自唾液腺的祖细胞/干细胞和来自其他组织的多能干细胞(例如骨髓甚至胚胎干细胞)。早在 1974 年 Brown 就开始了培养唾液腺上皮细胞的先驱工作。一种称为 HSG 的人唾液细胞系曾在早期被使用。

至今,在干细胞研究方面取得的成果是在成人唾液腺中发现了多能性干细胞群,在新生小鼠中和成熟大鼠中发现了可增殖、多能性的干细胞/祖细胞。有研究报道了间充质干细胞在放射损伤模型中对于唾液腺再生的潜力。此外,最近的一项研究表明,SGIE 移植细胞可能成为未来唾液腺组织工程的合适的候选细胞。

但是这些特殊干细胞对于唾液腺组织再生的潜力还有待进一步证实,还没有一种能够用于唾液腺再生。如果能够获得唾液腺干细胞/祖细胞,或者能从骨髓中分离出来更具潜能的干细胞,则利用组织特异性细胞或用骨髓来源干细胞以恢复损伤的唾液腺细胞将为未来提供一条可行的新的治疗方法。然而,值得注意的是,不仅干细胞,已分化细胞,包括基底细胞、肌上皮细胞以及纹管和分泌管细胞、成熟腺泡细胞、闰管细胞和肌上皮细胞也可能在唾液腺组织再生中发挥重要作用。唾液腺组织工程的另一个要素是合适的支架材料。到目前为止,采用的是培养的唾液腺上皮细胞和可降解材料的简单结合。这些材料包括裸露的大鼠气管样本、聚 L 乳酸(PLLA)、聚乙醇酸(PGA)或 PGA/PLLA、壳聚糖和聚(乙二醇)对苯二酸盐(PEFT)/聚丁烯对苯二酸盐(PBT)。重要的是,大多数聚合物都必须预先用基质蛋白(例如纤维连接素和 I 型胶原)预先包被。

在诱导条件方面,研究表明成纤维细胞生长因子和表皮生长因子(EGF)都具有促进细胞增殖的作用。虽然已有报道显示使用培养的唾液腺细胞和可降解支架来构造人工唾液腺的最初尝试证明了唾液腺组织工程的潜力。而另一种细胞移植方法也开始在唾液腺组织工程中进行尝试。但是唾液腺组织工程仍面临着大量的难题以待未来的研究解决。

在唾液腺的基因治疗研究方面,利用动物模型的实验报道显示唾液腺的物理和生物特点特别适于基因转移。考虑到这些先天优势,采取基因治疗的效率和安全性将具有更大的临床价值,利用体内基因转移来保存唾液腺功能的前景是乐观的。

研究表明在 NOD 小鼠 SS 模型中,在下颌下腺局部传递 rAAV2hVIP 具有疾病调节和免疫抑制作用,显示出对于 Sjögren's syndrome(舍格伦综合征,SS)的基因治疗未来的潜力。此外,一项重要的研究报道,利用局部 FasL 基因转染来治疗 B6-gld/gld 小鼠的急性和慢性唾液腺炎,结果显示唾液腺炎症病灶的数量明显减少,组织损伤程度明显减轻。唾液腺基因转移的啮齿动物研究结果可以扩展到更大的动物模型,如小型猪将可以用来进行临床前实验。已有一项在小型猪唾液腺的实验证实 AdhAQP1 能够改善照射后腮腺的分泌功能,且没有明显的全身性副作用。

在未来,唾液腺的基因送递治疗不仅仅限于唾液腺功能恢复的治疗,也可能成为治疗系统性疾病,如血友病和糖尿病的可行方法。

三、口腔发育生物学的研究内容与进展

口腔发育生物学是研究口腔颌面部组织、器官以及牙的实验胚胎、分子胚胎、分子遗传、细胞生物以及分子生物等诸多相关内容的一门学科。在口腔颌面部胚胎发育过程中(图 1-5)有外胚间充质干细胞的参与,牙的发育、牙周组织的发育、唾液腺的发育、颞下颌关节的发育均受到基因调控。牙、牙周组织、唾液腺、颞下颌关节等口腔颌面部器官具有特定形态都是基因表达的结果。基因表达归纳有四方面特点:①严格按时间、空间顺序启动或关闭;②具有特异性;③可出现交叉性;④组织细胞不同功能状态时基因呈不同表达状态,但其表达状态与组织细胞分化及形态发生过程基本一致。另外,在激素、细胞因子、细胞外基质及其毗邻细胞等的作用下,胚体内也会发生一系列分子水平、亚细胞水平、细胞水平、组织水平和器官水平的变化。这种经过长期计划而形成的定点、定时、定向并有序的变化是胚体正常发育所必需的。这种环境因素与细胞体内的基因配合使发育成熟的牙、牙周组织、唾液腺、颞下颌关节等器官具有正常的外形、构造、分布及功能,并能适应外界的生存条件。但若

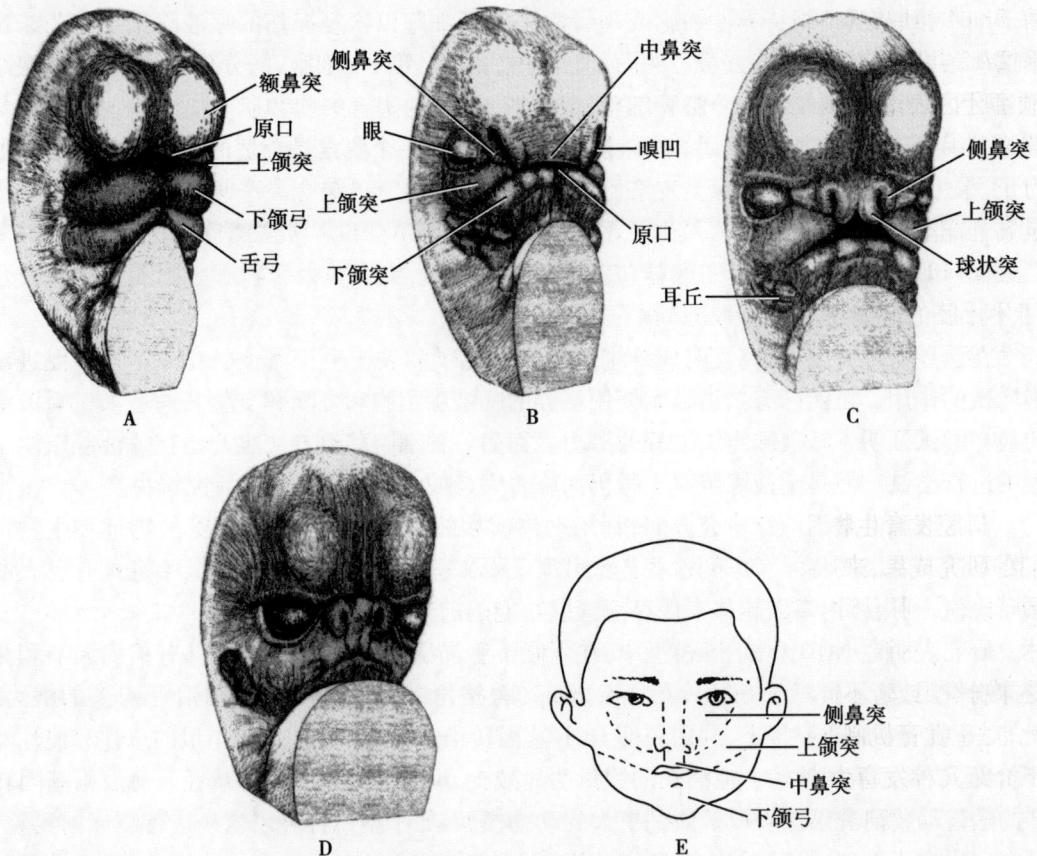

图 1-5　面部的发育过程

在胚体发生、发展过程中,病原体的侵入将干预细胞正常的增殖分化,使胚体发生畸形。因此,研究正常与异常微环境对胚体发育影响,也属于发育学研究范畴。

研究表明,口腔颌面部发育过程中,尤其是在调控上皮和间充质相互作用以及面部突起的外向性生长过程中,TGF-β 超家族、WNT 家族、FGF 家族、SHH 家族和 Notch 家族等信号分子通路起着重要的调控作用。$Tgf\text{-}\beta R\ I$ 和 $Tgf\text{-}\beta R\ II$ 在腭融合期的腭中嵴上皮中缺失,使上皮过度增殖而不发生凋亡,腭中嵴上皮缝不能消退,阻碍腭板融合而产生腭裂。K14-Cre 介导的腭上皮 $Tgf\text{-}\beta R\ II$ 失活,能诱发软腭裂和腭隐裂。$Wnt9b$ 的表达模式不仅对融合阶段的唇腭裂起作用,同样对由神经嵴细胞游走和增殖异常所导致的唇腭裂有潜在作用,表达在 A/WySn 等种系小鼠的 $Wnt9b$ 隐性下效基因 $Clf1$,与这些种系小鼠的自发性唇腭裂相关,$Wnt9b/Clf1$ 复合突变的小鼠出现唇裂的几率增高。Jag2/Notch1 信号在腭发育过程中对口腔上皮的调控具有时空特异性,可阻止未成熟腭突与口腔其他组织的黏附,同时促进腭突的正常融合。在牙发育过程中有大量的分子信号、受体、转录因子等在上皮-间充质中呈时空特异性表达,涉及多种基因、蛋白和信号通路的调控,构成了调控牙发育非常复杂的信号分子网络。Wnt 基因家族作为启动牙胚发育和调控牙形态发生的重要因素,编码分泌型蛋白,与细胞表面特异性受体 Frizzled 蛋白相互作用,可激活通路下游分子,保证牙在正确位置发生,并调控牙的形态,影响牙的大小等。牙源性上皮通过 FGF8、BMP4、SHH 等信号分子诱导外胚间充质同源框基因呈特殊的空间表达模式,从而影响牙模式发育。小鼠胚胎 E9-E11,Fgf8 和 Bmp4 相继在口腔上皮中表达,Bmp4 和 Fgf8 之间的拮抗作用决定了牙形成的部位。$Dlx1$ 和 $Dlx2$ 共同表达于将来发育的磨牙区近心端,在磨牙发育中起作用。$Dlx5$ 和 $Dlx6$ 只在下颌磨牙区表达,可补偿 $Dlx1$ 和 $Dlx2$ 的作用。在 $Msx1$ 敲除鼠模型中,切牙不能发育,磨牙的发育则停滞在蕾状晚期,而 $Pitx2$ 的突变导致磨牙的形态变化或磨牙的完全缺失。不同的牙沿牙板的定位及形态形成是由在牙蕾形成之前上皮性信号分子(FGFs、BMPs 等)诱导同源框基因(Msx、Dlx、$Barx1$ 等)在早期间充质中特异性重叠表达区域所决定的,磨牙区是由 $Dlx1$、$Dlx2$、$Lhx6$、$Lhx7$ 和 $Barx1$ 的重叠表达所决定;而 $Msx1$、$Msx2$ 和 $Lhx6$、$Lhx7$ 则为切牙牙胚的起始所必需,这些基因的特定互补表达使牙胚按照既定的切牙或磨牙形态进行发育。

四、口腔发育生物学的研究方法

口腔发育生物学是一个多学科的研究领域,它利用一切有关学科的技术方法,也利用它们的研究成果,来研究和解释发育中的问题。研究基因的结构,转录的时刻,翻译产物的性质等需要分子生物学的方法;研究某种超微结构在发育中的变化,需要应用电子显微镜技术;研究某种蛋白的出现,细胞膜受体等则需要免疫学技术,如果要离体地研究某种细胞的终末分化,或者不同组织在形成某种构造中的相互作用,需要细胞培养或组织培养技术。因此,对于发育机制的探索,既可以是分子水平的研究,也可以是亚显微或细胞水平的研究,以下介绍几种发育生物学中常用的研究手段和方法。

(一)细胞谱系(cell line)跟踪

细胞谱系(cell line)跟踪是指将细胞标记后注入胚胎或体外组织,通过对所标记细胞进行跟踪,以获得胚胎形成过程中细胞或组织变异的最直接信息。目前多采用两种技术:①对某一特定细胞种群进行活体羰花青染色;②同一细胞种群从转基因胚胎分离出来后再植入另一宿主胚胎,在体内经过一定时间演化,将这些被标记或被植入细胞的组织建群和后代变异的模式进行比较分析,以对其命运进行测定。

(二) 基因敲除(gene knockout)技术

基因敲除是自二十世纪八十年代末发展起来的一种新型分子生物学技术,是通过一定的途径使机体特定的基因失活或缺失的技术。通常意义上的基因敲除主要是应用 DNA 同源重组原理,用设计的同源片段替代靶基因片段,从而达到基因敲除的目的。随着基因敲除技术的发展,除了同源重组外,新的原理和技术也逐渐被应用,比较成功的有基因的插入突变和 RNAi,它们同样可以达到基因敲除的目的。实现基因敲除的方法包括:利用基因同源重组进行基因敲除;利用随机插入突变进行基因敲除;利用 RNAi 进行基因敲除。

(三) 转基因动物(transgenic animals)

转基因动物是指以实验方法导入外源基因,在染色体组内稳定整合并能遗传给后代的一类动物。1981 年,第一次成功将外源基因导入动物胚胎,创立了转基因动物技术。具体的讲,转基因动物就是把外来基因转入早期胚胎细胞,引入的基因先被分离出来并设计使其携带适当片段,再将这段基因注入卵裂前的受精卵,之后将这些卵收集起来,移植入另一个雌性体内,在那里发育成形。在某些卵里,基因物质在随意位点与染色体整合而成为该动物细胞的遗传物质。由这种卵发育成的动物将携带该基因从而成为转基因动物。转基因动物对于描述新发现基因的功能和在大动物体内产生有益蛋白质十分有用,为进一步研究特定位点控制发育基因产物的表达提供途径。

(四) 差异表达基因克隆技术

生命的各个进程伴随着不同基因的选择性开启和关闭。在生物个体发育的不同阶段或在不同组织器官中,按一定时间和空间,基因有序表达的方式称为基因的差异表达(differential expressing)。基因组序列分析仅仅代表了遗传信息复杂性的一个层次,遗传信息有序地、时相地表达则是决定生物体及其行为的另一个层次。所以,发现不同生物体及其组织在各种状态下(正常状态、发育、衰老、损伤及疾病)差异表达的基因具有十分重要的意义。目前,基因表达差异的分析通常用稳定状态下 mRNA 的丰度高低及有无来比较。但各研究者用于比较的具体方法不尽相同,根据他们所使用的技术基础,大致归为以下几种:

1. 消减杂交法(subtractive hybridization,SH)　其基本原理是通过 tester(待富集特有序列的样本)第一链 cDNA 与 driver(用于扣除 tester 中共有序列的样本)mRNA 在一定温度下复性,并用羟基磷灰石柱层析除去 cDNA×mRNA 杂合体,以此富集 tester 中特异的 cDNA (Scherer 等,1981)。

2. mRNA 差异显示技术(mRNA differential display,mRNA-DD)　哈佛医学院 Liang 等(1992)发明了一种基于 PCR 的方法,即 mRNA 差异显示技术。将目的基因表达和不表达的两个群体的 PCR 产物进行电泳比较,回收、克隆差别 cDNA 条带,以此为探针筛选 cDNA 文库,获得目的基因。mRNA 差异比较的技术,能有效检测真核细胞中特定基因的表达模式,因而可以用于发现和克隆新的基因。

3. 代表性序列差异分析(representative difference analysis,RDA)　Lisitsyn 等(1993)结合消减杂交和 PCR 技术原理建立了代表性序列差别分析技术(RDA),它保持了 mRNA 差异显示技术快速有效的特点,同时通过特异放大差异基因片段,解决了传统方法杂交不完全的弊端。

4. 抑制消减杂交法(suppression subtractive hybridization,SSH)　由于 RDA 和 DD-PCR 在显示低丰度 mRNA 上存在困难,且需多轮 PCR 才能完成,SSH 是 Diatchenko 等(1996)在消减 cDNA 和 RDA 的基础上发展的一种基于 PCR 的抑制消减杂交法。

5. 基因表达系列分析(serial analysis of gene expression,SAGE)　Velculescu 等(1995)报道了基因表达系列分析技术,这是目前唯一以测序为基础的定量分析全基因组表达模式的技术,它充分利用了已有的测序结果,在定量分析各转录因子表达水平及检测低丰度表达基因方面具有明显的优势,而且在有 PCR 仪、手工测序设备及计算机的实验室均可实施。

6. RNA 指纹图谱技术(RNA fingerprinting by arbitrary primed PCR)　从样本中提取总 RNA,用随机引物合成 cDNA 第一链,再用同样的引物合成 cDNA 第二链,凝胶电泳,回收差异表达的基因片段,基因克隆和测序。

7. 基因鉴定集成法(integrated procedure for gene identification,IPGI)　Wang 等(1998)根据目前表达序列标签(EST)计划的发展成就,在总结现有各种全基因组基因表达分析技术优缺点的基础上,将 mRNA-DD、SHH、SAGE、抑制性 PCR 和基因数据库技术有机结合,建立的一种充分利用生物基因信息资源,并能提高稀有转录拷贝鉴定效率的全基因组基因分析新策略。

8. cDNA 微阵列(cDNA microarray)　是一种新的能够系统地全面探索基因功能的 DNA 点阵芯片,是生物芯片中最常见的一种。它能同时比较不同样本的基因表达水平的差异,也能够提供某一基因或某一群基因的表达模式的信息。

第三节　科研方向与选题

一、科学热点与科学问题

当哺乳动物的牙齿遭受外力创伤或病理性损伤时,不会自发地进行组织再生修复,最终造成牙齿的永久性损伤。牙齿组织再生研究及成果转化为牙齿损伤或丧失牙齿的患者带来了希望。研究证实,将分离早期的牙胚(dental germ)移植到牙槽窝上能够再生出具有牙冠和牙根的完整牙齿。虽然这种方法取得成功,但由于牙胚来源极其受限,难以广泛用于牙齿的再生与修复。因此如何选取种子细胞(seed cells)及如何再生出牙齿成为组织工程再生的热点和难点。

牙齿发育起源于上皮组织并发育形成釉质,间充质细胞分化形成牙本质、牙骨质和牙髓。事实上,利用胚胎期牙胚来源的上皮干细胞和间充质干细胞进行合适的组建能够再生形成牙齿器官并具有从口腔中萌出的能力。由于异体供体的来源和伦理受限及自体不可获取的特点,胚胎期牙胚细胞很难应用于临床。随着研究的深入和积累,已经发现多种牙源性的成体干细胞,如牙周膜干细胞、牙髓干细胞、牙囊干细胞和脱落乳牙干细胞等,这些牙源性干细胞大多来源于脱落乳牙或因正畸治疗拔除的牙齿,其数量多且便于收集。同时,研究发现这些牙源性干细胞具有自我更新和多向分化潜能的特性,特定条件下能分化为成骨细胞、神经细胞、脂肪细胞和成牙本质细胞等。基于以上特点,牙源性干细胞已经被高度认可作为牙齿再生的种子细胞。

牙根再生是个极其复杂的过程,需要再生形成多个牙源性组织,包括牙髓、牙本质、牙槽骨和牙周膜。研究发现,在小型猪体内利用牙乳头干细胞复合多孔径三磷酸钙盐材料移植到拔出切牙的牙槽窝内,能够再生出具有牙周膜样的矿化组织。再有,经牙囊干细胞复合在牙本质片或牙本质小管内移植到裸鼠皮下,能够形成具有牙髓-牙本质样复合结构的组织。目前,临床上已经有报道显示用牙髓干细胞和牙周膜干细胞治疗牙根局部损伤与修复,取得了一定的进展。但是相比胚胎期牙胚细胞,目前在体内移植这些重建的成体细胞仅仅能够再生出一些牙齿样的碎片结构或微型的牙齿器官,而不是解剖学上适当面积的牙齿器官。牙齿发育过程涉及多种信号通路的级联,如 Hedgehog、Notch、TGF-β、Wnt 和 FGF 等信号。这些信号通路在干细胞定向分化成特异细胞过程中发挥精细的作用,如何控制或添加这些合适的信号因子对于牙根再生非常重要。构建具有活性功能和大小适当的生物牙根同样需要大量的基础研究作为支撑,因此从构建微型牙齿结构-有活性的牙根-大小合适的成熟牙根是个极其漫长的过程。

二、研 究 范 例

【研究名称】人牙周膜组织中的成体干细胞研究

【作者】Seo BM, Miura M, Gronthos S, Bartold PM, Batouli S, Brahim J, Young M, Robey PG, Wang CY, Shi S

【选题】人胚胎干细胞因取材、伦理等问题,在再生医学中的应用受到限制。能否从机体其他组织中提取成体干细胞应用于再生医学尚不可知。牙周炎引起包含牙周膜、牙骨质和牙槽骨在内的牙周组织的广泛破坏,在中老年人群中是导致牙齿脱落的主因,在世界范围内都是巨大的公众健康问题。牙周膜组织是一种特化的结缔组织,连接牙骨质和牙槽骨,以此保持和支持牙齿,并维持组织稳态。因此,我们探讨是否人牙周膜组织中含有可以用于牙周组织再生的成体干细胞。

【设计】我们选取 25 颗拔牙术后取得的第三磨牙,获取牙周组织,通过单细胞克隆筛选法辅以免疫磁珠细胞分选法分离、培养牙周膜干细胞,通过免疫组织化学染色法、实时定量荧光聚合酶链式反应技术、核酸免疫印迹法、蛋白免疫印迹法分析,验证广泛认可的干细胞表面标志。继而,我们将分离得到的人牙周膜干细胞植入 12 只裸小鼠和 6 只裸大鼠中,以此评估这些细胞对于组织再生和牙周组织修复的能力。

【结果】人牙周膜干细胞表达常用的人间充质干细胞表面标记有 STRO-1 和 CD146/MUC18。在特定的培养条件下,这些人牙周膜干细胞可以向类牙骨质细胞、脂肪细胞和胶原形成细胞分化。当它们植入裸鼠中后,这些牙周膜干细胞可以表现出产生牙骨质或牙周膜样组织结构的能力,并对牙周组织修复具有促进作用。

【结论】我们的研究显示,人牙周膜组织中含有一类成体干细胞,这些干细胞具备在体内产生类牙骨质或类牙周膜组织的潜能。这些人牙周膜干细胞组织来源广泛、易于获取,并且易于在体外实现扩增,它们的体内应用可以为牙周组织重建提供可能的手段,是修复牙周疾病导致的组织破坏的希望。

三、科 研 选 题

1. 颌面部干细胞在疾病状态下的生物学行为研究。
2. 颌面部干细胞的关键分子调控信号通路研究。
3. 颌面部干细胞响应外界信号后发生的变化和机制。
4. 颌面部干细胞在体情况下对周围组织的诱导和调控。
5. 颌面部干细胞在颌面部组织修复和再生中的应用研究。

（金岩　刘文佳）

参 考 文 献

1. ANTHONY A，ROBERT L，JAMES A T，et al. Principles of Regenerative Medicine. 2nd edition. Academic Press. Elsevier. 2011.

2. BRUCE M. CARLSON. Principles of regenerative biology. 1st edition. Academic Press. Elsevier. 2007.

3. GRONTHOS S，BRAHIM J，LI W，et al. Stem cell properties of human dental pulp stem cells. J Dent Res，2002. 81(8):521-535.

4. LEANNE D J，WAGERS A J. No place like home:anatomy and function of the stem cell niche. Nature reviews，2008. 9:12-21.

5. LIANG P，PARDEE A B. Differential display of eukaryotic messenger RNA by means of the polymerase chain reaction. Science，1992. 257(5072):967-971.

6. LISITSYN N，LISITSYN N，WIGLER M. Cloning the differences between two complex genomes. Science，1993. 259(5097):946-951.

7. MIURA M，GRONTHOS S，ZHAO M，et al. SHED:stem cells from human exfoliated deciduous teeth. Proc Natl Acad Sci USA，2003. 100(10):5807-5812.

8. PERA M F. Stem cells. A new year and a new era. Nature，2008. 451:135-136.

9. SASAI Y. Next-generation regenerative medicine:organogenesis from stem cells in 3D culture. Cell stem cell，2013. 12:520-530.

10. SCHERER G，TELFORD J，BALDARI C，et al. Isolation of cloned genes differentially expressed at early and late stages of Drosophila embryonic development. Dev Biol，1981. 86(2):438-447.

11. SEO B M，MIURA M，GRONTHOS S，et al. Investigation of multipotent postnatal stem cells from human periodontal ligament. Lancet，2004. 364:149-155.

12. SONOYAMA W，LIU Y，FANG D，et al. Mesenchymal stem cell-mediated functional tooth regeneration in Swine. PLoS ONE，2006. 1:e79.

13. VELCULESCU V E，ZHANG L，VOGELSTEIN B，et al. Serial analysis of gene expression. Science，1995. 270(5235):1744-1745.

14. WAGERS A. The stem cell niche in regenerative medicine. Cell stem cell，2012. 10:362-369.

15. WANG S M，ROWLEY J D. A strategy for genome-wide gene analysis:integrated procedure for gene identification. Proc Natl Acad Sci USA，1998. 95(20):11909-11914.

16. WEISSMAN I L. Stem cells:units of development，units of regeneration，and units in evolution. Cell，2000. 100:157-168.

17. WOLPERT L. Principles of development. 3rd ed. Oxford university press，2008.

18. YU J H，SHI J N，JIN Y. Current Approaches and Challenges in Making a Bio-Tooth. Tissue Eng，Part B，2008.

14(3):307-319.

19. YU J,WANG Y,DENG Z,et al. Odontogenic capability:bone marrow stromal stem cells versus dental pulp stem cells. Biol Cell,2007. 99(8):465-474.

20. ZHANG W,WALBOOMERS X F,WOLKE J G,et al. Differentiation ability of rat postnatal dental pulp cells in vitro. Tissue Eng,2005. 11(4):357-368.

第二章　口腔颌面的发生

出生前的发育可分为 3 个连续的时期。前两个时期构成了胚胎期，第 3 个时期是胎儿期。

第 1 个时期，从受精开始至最初 4 周。这个时期，大量的细胞增殖和迁移，一些细胞群开始分化。如果受到严重干扰，胚胎会死亡，因此先天缺陷很少发生在此阶段。

第 2 个时期，紧接第 1 个时期的 4 周，特点是通过形态发生，胚胎的主要外部和内部结构具有明显的分化。此时期包含了许多复杂的胚胎发育过程，因此胚胎发育非常脆弱，许多先天性疾病发生在此阶段。

第 3 个时期，从第 2 时期末期到足月，胚胎进一步发育和成熟，此时的胚胎就称为胎儿。

第一节　初　期　发　生

一、生殖细胞的形成

人类发生过程始于受精（fertilization）过程，由生殖细胞（gamete），即男性的精子（spermatozoon）和女性的卵子（ovum）合一、形成受精卵（zygote）而发育为新个体的过程。精子和卵子需经过精子发生（spermatogenesis）和卵子发生（ovogenesis）过程，即通过生殖细胞发生（gametogenesis）、染色体数量减半而分化为成熟的性细胞才具备受精能力。

（一）精子的发生

精祖细胞（spermatogonium）在胎儿期就已经存在于曲细精管内，至青春期开始分化，经过一系列复杂过程分化为精子。自精祖细胞到精子形成的全过程称为精子发生过程，来自原始生殖细胞（primordial germ cell）的精祖细胞增殖分化为精祖细胞 A（spermatogonium A）和更分化的精祖细胞 B（spermatogonium B）。精祖细胞 B 继续分化为初级精母细胞（primary spermatocyte），每个初级精母细胞再经过第一次成熟分裂（first maturation division），即减数分裂（meiosis）转变为 2 个次级精母细胞（secondary spermatocyte），次级精母细胞含初级精母细胞一半数量的染色体。紧接着，2 个次级精母细胞又进行第二次成熟分裂（second maturation division），形成 4 个精子细胞（spermatid）。精子细胞约为次级精母细胞 1/2 大小，含有初级精母细胞一半数量的染色体。

4 个完成减数分裂的精子细胞经过高度分化的过程转变成 4 个成熟的精子。精子细胞的成熟过程包括：①顶体（acrosome）形成，这种结构被覆核表面约 1/2;②核浓缩;③颈部、中间部及尾部形成;④细胞质极度减少等。整个精子发生过程约需要 60 天。精子有 2 种,分别由 22 条常染色体和 1 条 X 性染色体或 1 条 Y 性染色体构成(图 2-1)。

(二) 卵子的发生

卵祖细胞(ovogonium)在胚胎初期的卵巢内分化。卵祖细胞经过反复分裂分化为初级卵母细胞(primary ovocyte),但至青春期排卵之前一直处于第一次成熟分裂(减数分裂)的前期。每个初级卵母细胞由单层扁平上皮细胞围绕,即原始卵泡(primary follicle)。到排卵之前,原始卵泡完成第一次成熟分裂发育为成熟卵泡。第一次成熟分裂完成后,初级卵母细胞则分化为次级卵母细胞(secondary ovocyte)和第一极体(first polar body)。次级卵母细胞为大型细胞,它包含了初级卵母细胞的大部分细胞质,而第一极体仅含初级卵母细胞少量的细胞质。到排卵时,次级卵母细胞开始第二次成熟分裂并停留在中期。排出的卵细胞一旦受精,则完成第二次成熟分裂,释放第二极体(second polar body)而转变为成熟卵子,它包含了次级卵母细胞的大部分细胞质。第一极体和第二极体形成后不久就退化消失。卵子由 22 条常染色体和 1 条 X 性染色体构成(图 2-2)。

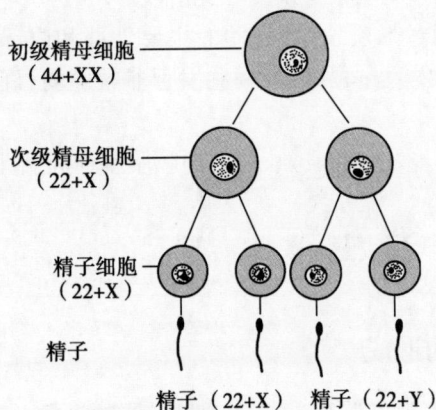

图 2-1　精子的发生模式图　　　图 2-2　卵子的发生模式图

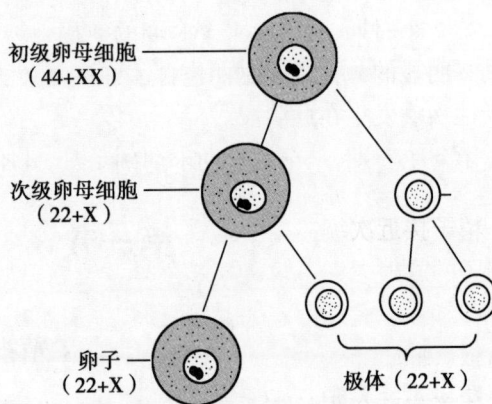

二、排卵、受精和着床

(一) 排卵

排卵之前,在卵泡刺激素又称促卵泡激素(follicle stimulating hormone,FSH)和黄体生成素作用下,成熟卵泡快速增大达邻近卵巢皮质。即将排卵之前,卵巢的表面局部膨大,膨大顶部出现无血管性卵泡斑(stigma)。排卵时,卵巢表面局部脆弱而与卵泡斑同时破裂流出卵泡液。如果卵泡液进一步流出,则卵泡内压减轻,卵细胞同卵泡细胞一同向腹腔释放。卵细胞由内层的透明带(zona pellucida)及由单层或双层重新排列的卵泡细胞构成的放射冠(radiate crown)围绕。

排出的卵细胞由输卵管(uterine tube)外侧端手指状的输卵管伞(fimbriae of uterine tube)捕获,通过输卵管伞的流动运动和输卵管上皮的纤毛运动将其导入输卵管内。卵子被导入输卵管之后,通过输卵管上皮的纤毛运动和输卵管壁的平滑肌收缩运动,缓慢地被输送向输卵管近中部位。成熟的女性排卵周期约为 1 个月。

（二）受精

精子和卵子合一的过程称为受精。阴道内的精子通过尾部运动到达子宫颈管,再依靠子宫壁和输卵管平滑肌的收缩由子宫腔至输卵管壶腹(ampulla)部。受精通常在输卵管壶腹部进行(图2-3)。

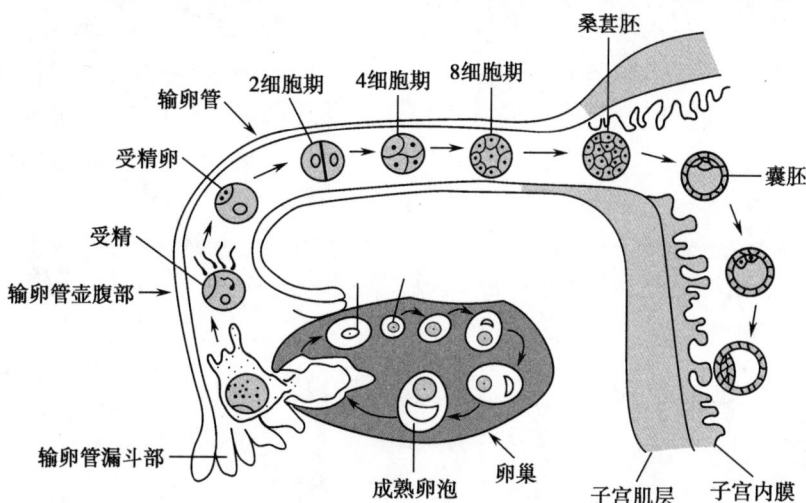

图 2-3　排卵和受精

精子接近次级卵母细胞后,则在顶体处开孔。这种顶体反应过程中,顶体释放的酶使围绕卵子的放射冠细胞脱落并且溶解透明带,精子通过透明带侵入卵子的细胞质内。受精后次级卵母细胞完成第二次成熟分裂,释放第二极体而变成成熟的卵子。卵子的核转变为女性前核(female pronucleus)。

精子一进入卵子的细胞质,精子的尾部就立刻退化消失,精子的头部则扩大转变成男性前核(male pronucleus)。随后,男性前核接近女性前核,各为一半数量的染色体构成的两性前核融合,形成整倍体细胞的合子,受精完成(图2-4)。

性别决定于受精过程。由含 Y 染色体的精子参与的受精则形成 XY 合子,为男性;由含 X 染色体的精子参与的受精则形成 XX 合子,为女性。

（三）卵裂

在合子通过输卵管向子宫运动期间,快速发生一连串的有丝分裂,细胞数急速增加的过程称为卵裂(cleavage)。细胞每次卵裂都变小,称为卵裂细胞(blastomere)。受精后约3天,由约 16 个卵裂细胞构成的实质性细胞团称为桑葚胚,形成于输卵管和子宫腔的移行部。随着发生继续进行,桑葚胚进入子宫腔,子宫腔内的液体穿过透明带,进入卵裂细胞的细胞间隙。液体进入的细胞间隙很快贯通变成一个大的囊胚腔(blastocele)而形成囊胚(blastocyst)。囊胚分化为:内细胞团(inner cell mass),该处细胞为胚胎干细胞(embryonic stem cell,ES),它是胚胎的原基;围绕囊胚的单层的外细胞团,即滋养层(trophoblast)。

（四）着床

囊胚的透明带在受精后第 5 天退化消失,囊胚腔扩大。邻接囊胚内细胞团的滋养层在受精后 6 天附着于子宫内膜上皮,标志着床(implantation)开始(图2-5)。

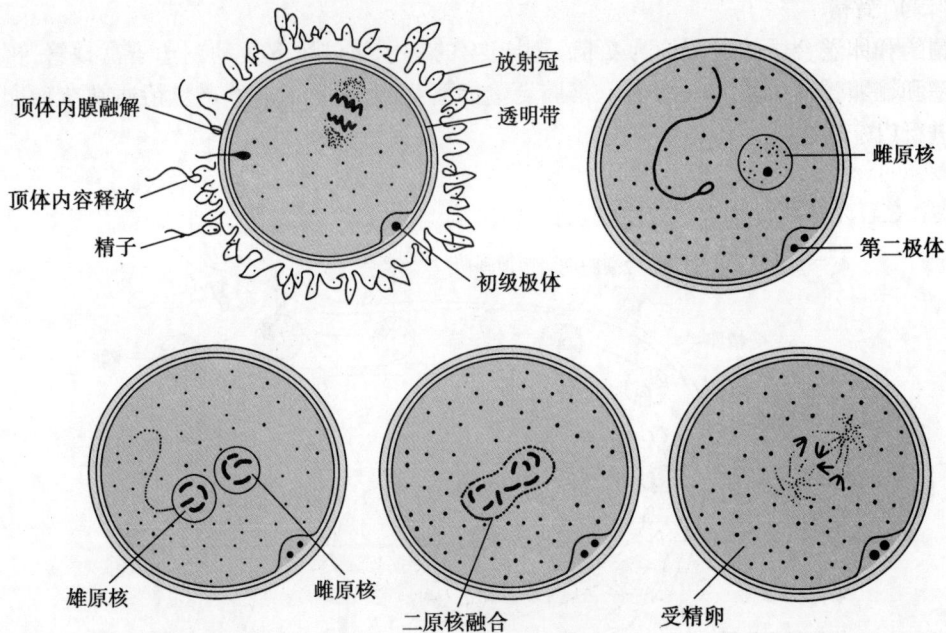

图 2-4　受精卵的形成过程

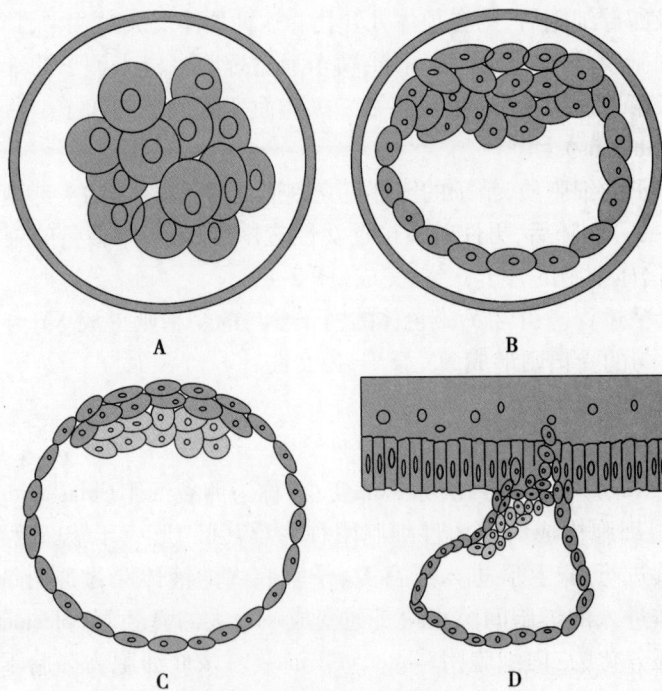

图 2-5　卵裂和着床的模式图
A.桑葚胚　B.早期囊胚　C.晚期囊胚　D.囊胚

附着于子宫内膜上皮的滋养层在附着后开始分化为内侧的细胞滋养层（cytotrophoblast）和外侧的合体滋养层（syncytiotrophoblast）。细胞滋养层细胞经过分裂、向外侧移动、细胞融合，转变成多核的合胞体而形成合体滋养层。此后，合体滋养层将不规则的指状突伸向子宫内膜上皮内并逐渐加深。

囊胚的合体滋养层自附着于子宫内膜上皮部分起依次增大，囊胚本身逐渐被埋入子宫间质内。囊胚在着床开始后5~6天完全埋入子宫的间质内，囊胚的周围形成合体滋养层（图2-6）。

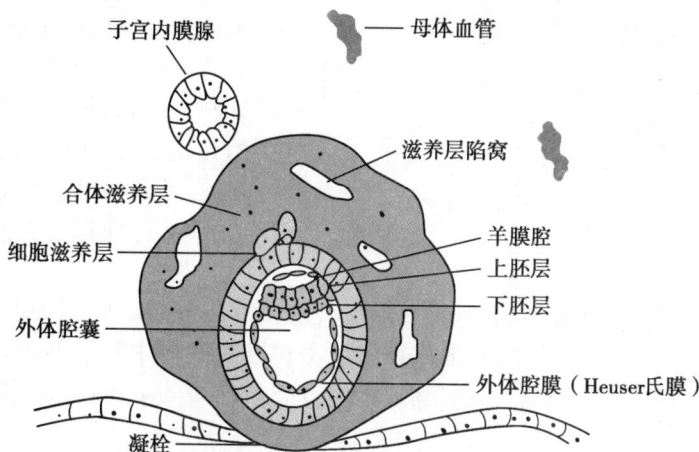

图 2-6　着床即将完成的人囊胚模式图

三、胚层的形成

（一）二胚层胚盘的形成

囊胚到第8~9天，合体滋养层进一步增殖而部分埋入子宫内膜内。随着合体滋养层增殖，形成小的滋养层腔隙。滋养层腔隙很快就被母体的血液和子宫内膜腺的分泌物充满，向胚胎输送营养。滋养层腔隙逐渐汇合，形成滋养层腔隙网。

胚胎第2周之初，内细胞团和细胞滋养层之间形成的小腔隙扩大变成羊膜腔（amniotic cavity）。内细胞团分化形成2层圆盘状的细胞层。面向羊膜腔的高柱状细胞层为胚盘叶上层（epiblast），将变成胚胎的外胚层（ectoderm）。面向原来囊胚腔，即初级卵黄囊（ectoderm），呈立方形的细胞层为胚盘叶下层（hypoblast），将变成胚胎的内胚层（endoderm）。胚盘叶上层和下层合一，构成二胚层胚盘（bilaminar germ disc）。

羊膜腔形成后，来自细胞滋养层的成羊膜细胞（amnioblast）构成薄的羊膜腔天井。羊膜腔充满羊膜细胞分泌的羊水。羊膜形成后，形成初级卵黄囊壁的胚外体腔膜（exocoelomic membrane，Heuser's membrane），与胚盘叶下层一同构成初级卵黄囊的衬里（图2-7）。

随着细胞滋养层脱落，在内侧的羊膜、胚外体腔膜和外侧的滋养层之间形成单层的疏松细胞层，即胚外中胚层（extraembryonic mesoderm）。胚外中胚层不久就充满羊膜、胚外体腔膜和滋养层之间的间隙。此后，胚外中胚层内形成腔隙，腔隙融合变成胚外体腔（extraembryonic coelom），围绕羊膜和胚外体腔膜，而羊膜通过体蒂（body stalk）连接于滋养层。胚外体腔形成后，初级卵黄囊缩小变成次级卵黄囊。

至胚胎第2周末之前，胚盘叶下层的头端局部肥厚，形成索前板（prochordal plate）。索前板由柱状细胞构成,紧贴于胚盘叶上层,将分化为发生口腔的部分。

(二) 三胚层胚盘的形成

胚胎第 3 周,发生过程加快,这相当于胚胎发生的开始时间。

进入胚胎第 3 周,胚盘叶上层细胞沿胚胎的背侧正中线尾端形成纵向线状肥厚的原条(primitive streak),由于胚盘叶上层细胞的增殖,使胚胎的外胚层细胞向胚盘的中央移动所形成。原条的头端形成稍肥厚的原结(primitive node)。原条的正中部形成原沟(primitive groove)。原沟与原结基部的凹陷

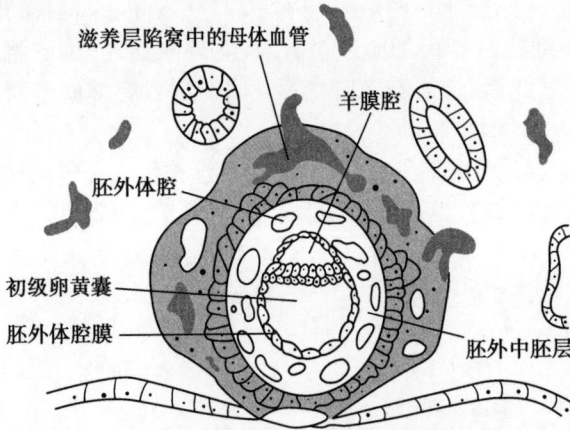

图 2-7 二胚层胚盘的形成模式图

部原窝(primitive pit)相连。

由原沟处陷入的表层的间叶细胞沿胚胎的外胚层和内胚层之间向头端、外侧及尾端移动扩展,在胚盘叶上层和下层之间,形成彼此紧密相贴的胚内中胚层(intraembryonic mesoderm),这种中胚层的形成标志着三胚层胚盘(trilaminar germ disc)的形成(图 2-8)。

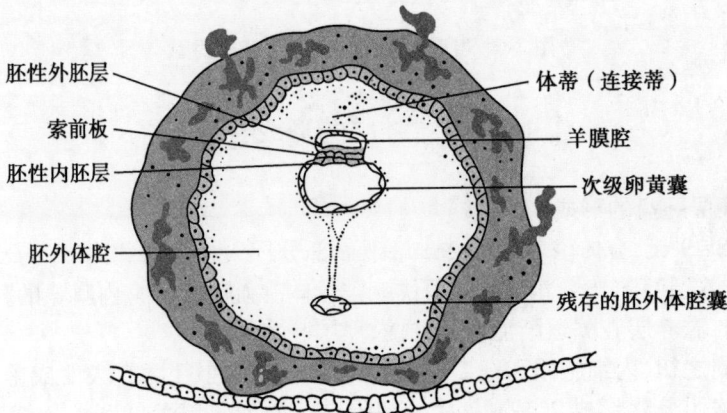

图 2-8 三胚层胚盘的形成模式图

自原结沿胚胎的外胚层深部正中线向头端移动的间叶细胞形成管状的脊索突(notochordal process),到达索前板。自脊索突以细胞索形式形成脊索(notochord),脊索变成胚胎的原始中轴。胚盘起初是圆盘状,如果脊索突发育则变成洋梨状(图 2-9)。

四、神经管的形成

脊索发生后,覆盖脊索的胚胎外胚层肥厚,形成中枢神经的原基神经板(neural plate)。神经板由脊索和靠近脊索的中胚层诱导胚胎的外胚层形成。

神经板开始出现于原结的近头端,如果脊索突伸长形成脊索,则神经板变大。此后,神经板沿中轴陷入,形成两侧有神经褶(neural fold)的神经沟(neural groove)。

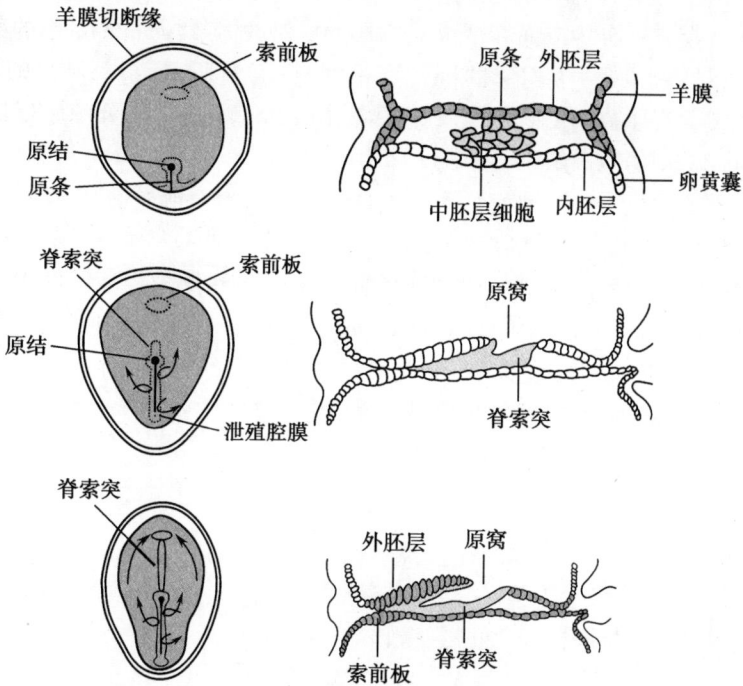

图 2-9　脊索的形成模式

至胚胎第 3 周末,神经褶从两侧靠近,在正中线上融合,形成神经管(neural tube)。神经管自胚胎的中央部位向头端及尾端形成。

神经管形成后,神经褶侧面的神经外胚层细胞不形成神经管,而向神经管的两侧移动,转变为神经嵴(图 2-10)。

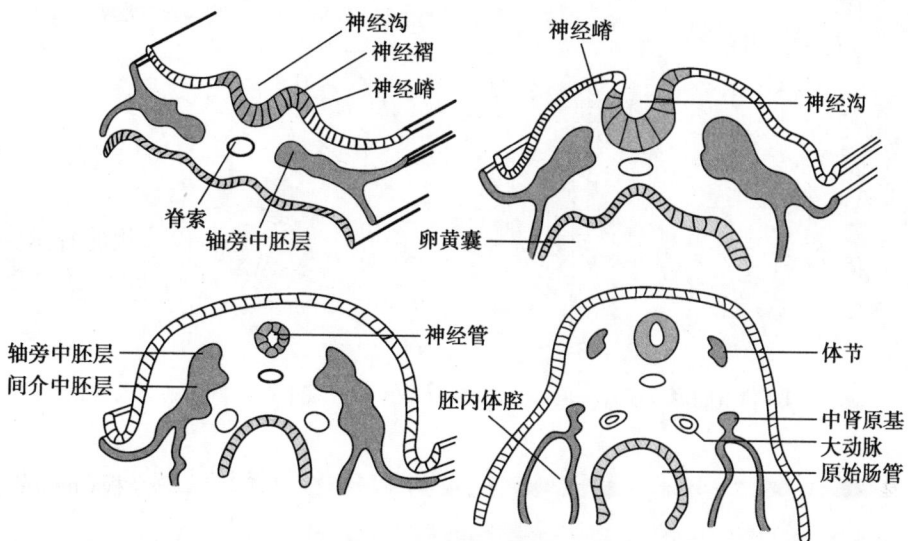

图 2-10　神经嵴的形成模式

脊索和神经管形成后,邻近的胚内中胚层变成细长的柱状轴旁中胚层(paraxial meso-derm)。轴旁中胚层被一分为二而转变成立方形的成对的体节(somite)。每对体节包含3个部分:①生骨节,最终形成两个相邻的椎骨和椎间盘;②生肌节,是分节的肌肉团的来源;③生皮节,形成覆盖在体节上皮肤的结缔组织。在头部区域只有部分中胚层可以形成有限的体节,参与形成头部的肌肉组织(图2-11)。

此外,在头部还发生了一系列变化。首先神经管大量增殖形成前脑、中脑和后脑。后脑有连续的8个突起继而成节段状,在头部的发育中有重要作用。

到胚胎第4周,由三胚层胚盘构成的胚胎向头尾方向和侧方屈曲。随着胚胎的头部向腹侧屈曲,头褶(head fold)、口咽膜(buccopharyngeal membrane)和心脏位于腹侧,发生中的脑位于胚胎的头侧。在头曲的过程中,卵黄囊的一部分位于脑和心脏之间而成前肠(fore-gut)。口咽膜为口凹(stomodeum)和前肠的交界(图2-12)。

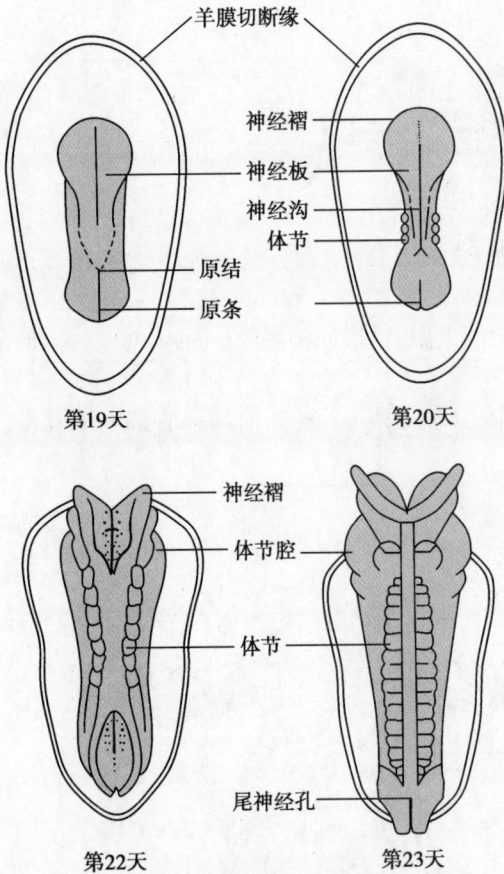

图 2-11　体节的形成模式

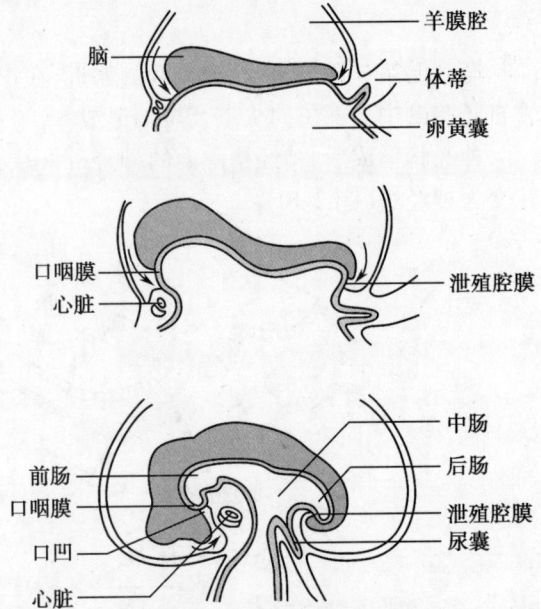

图 2-12　胚胎的屈曲模式

五、诱导、反应和分化

从胚胎最初轴向(头到尾)发生到牙列发育,胚胎组织的模式发生非常重要,它不仅是时间和空间的改变过程,而且包括胚胎细胞之间的诱导、胚胎细胞反应和分化等过程,使受精卵分化为具有特定形态、功能和更新速率的细胞群。在特定的局部微环境下,这些细胞群的子代细胞或保持不变,或继续分化为一群新的细胞。引起细胞分化的过程称为诱导(induction),而每个细胞都必须能够对诱导过程做出反应(competence)。研究表明,随着时间的推移,胚胎细胞群对诱导物的反应性呈动态变化,从无反应到最大反应然后再到无反应;不同的细胞群,反应性发生改变的时间不同。

应用分子生物学技术及免疫组织化学技术,有助于认识胚胎组织模式发生、诱导和反应等过程。用特异的核酸探针和重组 DNA 技术,不仅能鉴定特异基因,而且还能判断基因是否具有转录活性。应用特异的抗体可以精确地识别和定位细胞内的分子。研究发现,所有同源框基因(homeobox)都有一段由 180 个核苷酸碱基对组成的相似区域,它所产生的转录因子能够结合其下游基因的 DNA,进而调控该基因的表达,在胚胎组织模式发生中起重要作用。不同的同源框基因之间的结合可以调控基因表达和发育过程。

生长因子和视黄酸等其他调控因子与同源框基因起协同作用。细胞必须通过表达细胞表面受体来捕捉生长因子,才能使生长因子发挥作用。受体捕捉到生长因子后,通过质膜传递、激活细胞质信号通路引起基因表达的改变。生长因子是一种诱导剂,细胞表面通过表达受体使细胞对诱导剂具有反应能力。由一个细胞产生的生长因子作用于另外一个细胞所发挥的调节作用称为旁分泌(paracrine)调节,而细胞重新获取自己分泌的产物所发挥的调节作用称为自分泌(autocrine)调节。胚胎发生时期的生长因子相对较少,细胞表面通过所表达的不同受体而捕捉不同的生长因子,在同一时间不同表面受体的联合表达,决定了生长因子功能的广泛性和多变性。视黄酸家族可以自由进入细胞,与细胞内受体结合形成复合体,最终影响基因表达。生长因子和视黄酸调节同源框基因的表达,反过来同源框基因的表达也调节生长因子的表达,此即发育中的调节环路作用。

第二节 口腔颌面部发育

一、颜面的发育

(一)口咽的发生

口咽(oropharynx)由原始口腔和前肠的咽部构成。神经褶生长发育形成前脑。至胚胎第 4 周,神经板向腹侧折曲,形成口凹,后者在前脑和心脏之间逐渐加深变成口腔。在口凹的最深处覆盖有口咽膜(oropharyngeal membrane)。胚胎第 5 周,口咽膜破裂,使口腔和前肠相通形成口咽部(图 2-13)。下颌弓向口凹的外侧生长,衍生形成颊部的上颌突。持续生长的心脏此时正位于下颌弓的下方,在胚胎第 4 周末开始搏动,血液被强制性循环至鳃弓动脉,输送至颜面、颈部和脑。随着口咽的发生,颜面处于同前脑分离的位置,紧邻胸部和心脏。

(二)鳃弓、鳃沟和咽囊

鳃弓(branchial arches)为呈弓状围绕咽侧方的棒状组织。在胚胎第 5 周,各鳃弓之间形成鳃沟而彼此分离。咽的内面形成的沟称为咽囊(pharyngeal pouches),将各鳃弓隔开。各咽囊分别与颈部外面的鳃沟(branchial grooves)对应。鳃弓的核心将分化为血管、横纹肌、神经、软骨及骨,在成人颜面的发生中起重要作用(图 2-14)。

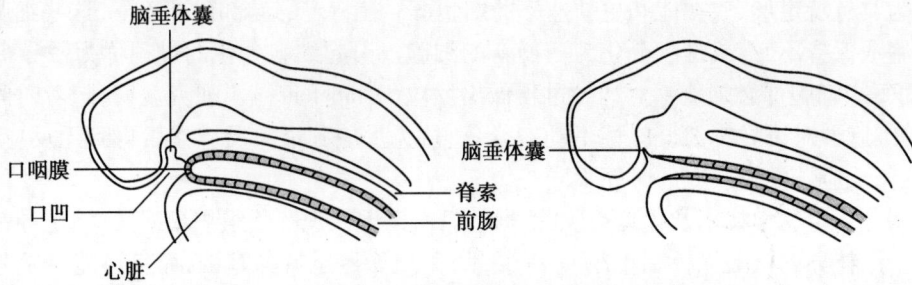

图 2-13 口咽的发生模式图

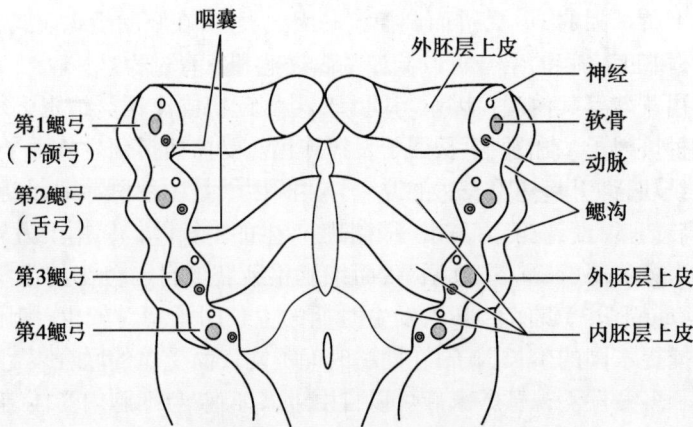

图 2-14 鳃弓和咽囊的模式图

5 对鳃弓及其鳃沟同鱼类和两栖类幼体的鳃裂相似,为早期人胚与其他动物胚胎之间的类似点之一。第一鳃弓又称为下颌弓,将形成骨性下颌及其附属的咀嚼肌、神经和血管。第二鳃弓又称为舌骨弓,将形成表情肌、血管及舌骨。第三、第四和第五鳃弓因心脏突起的妨碍而不能达到正中部。鳃弓自前向后逐渐变小。鳃弓和鳃沟的外表面被覆有外胚层上皮。咽侧第一鳃弓和第二鳃弓的前方被覆有外胚层上皮,将转变成口腔上皮;第二鳃弓的后方及其余的 3 对鳃弓的咽侧面,同消化管上皮相同,被覆内胚层上皮。

第一鳃沟(first branchial grooves)加深,形成外耳道(external auditory canal)。其最深部的膜将形成鼓膜(tympanic membrane),与之对应的第一咽囊(first pharyngeal pouch)形成中耳(middle ear)和咽鼓管(eustachian tube)。此时,第二鳃弓和第五鳃弓的组织伸长,覆盖于其间的鳃弓和鳃沟之上,外观上除第一鳃沟之外,其他鳃沟已观察不到,但是内部结构不受影响,在颜面和机体发生上起重要作用。

咽囊的内胚层上皮分化为数个重要器官,如第二咽囊形成腭扁桃体(palatine tonsils),第三咽囊形成下甲状旁腺(inferior parathyroid gland),第四咽囊形成上甲状旁腺(superior parathyroid gland),第五咽囊形成鳃后体(ultimobranchial body)。

(三) 颜面的发生

颜面主要来自口凹(oral pit)周围的组织。口凹的上方为覆盖脑的额突(frontal process),将形成前额(forehead);口凹两侧为上颌突(maxillary processes),来自下颌突,将形成颊部(cheeks);口凹的下方为下颌突(mandibular processes),将形成下颌(lower jaw)(图 2-15)。

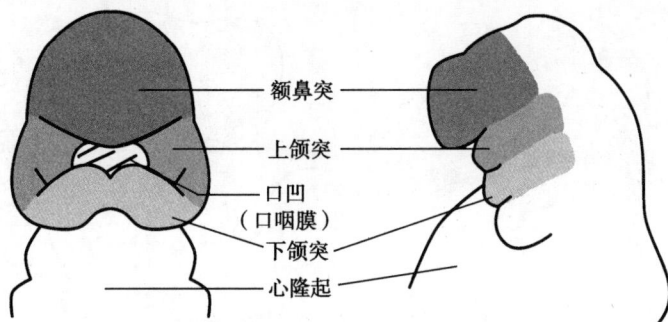

图 2-15　口凹的构成

胚胎第 4 周,口凹下方和颈侧部可见到明显的鳃弓。前脑的迅速生长使额突向前方及侧方突出。此时由于额突间充质细胞快速增殖,额突转变成额鼻突(frontonasal process),额鼻突末端两侧的外胚层上皮出现椭圆形局部增厚区,称鼻板(nasal placode)。额鼻突的下方两侧呈楔形的组织块,即上颌突。上颌突的下方有下颌突,在正中部中间变细。此时,颜面组织初具形貌,高度和厚度约为 2~3mm,纸样薄。下颌弓的下方有第二鳃弓,除形成外耳和部分中耳外,所形成的横纹肌很快进入颜面而发挥作用(图 2-16)。心脏发育最快,位于颜面正下方,在胚胎第 4 周,开始向全身供给血液。

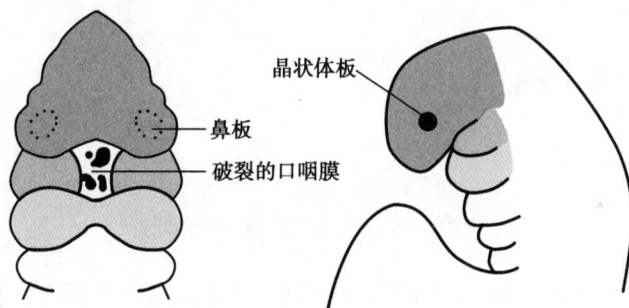

图 2-16　人胚胎第 4 周,颜面的形态

胚胎第 5 周,鼻板下方的间充质细胞快速增殖,边缘隆起,特别是在其外侧缘,隆起更明显,使鼻板中央凹陷,称鼻凹(nasal fossa)。鼻凹外侧的突起为侧鼻突(lateral nasal process),内侧的突起为中鼻突(medial nasal process)。中鼻突与侧鼻突的边缘接触,鼻凹形成鼻囊(nasal sac)或嗅囊,鼻囊的入口即为前鼻孔(anterior naris)。额鼻突逐渐明显,颜面的宽度扩大。同时位于头部侧面的两眼也越来越清楚。下颌突正中部的中间变细部分,在第 5 周消失(图 2-17)。

胚胎第 6 周初期,由于颜面外侧部及脑的生长,颜面部扩大。第 5 周时还位于颜面部侧方的两眼和上颌突,移向前方。上颌突和下颌突联合,形成口裂。中鼻突形成人中(philtrum)。中鼻突与上颌突内侧部紧密靠近,使侧鼻突位于上颌突的上方。覆盖中鼻突和上颌突表面的上皮融合,形成鼻鳍(nasal fin),此上皮性的鳍不久由结缔组织贯通,使两个上颌突和中鼻突连接,口唇以两个上颌突为界,内侧 1/3 由中鼻突形成,外侧 2/3 由上颌突形成。口凹周围的口轮匝肌(orbicularis oris)很快发育,以支持上唇。两

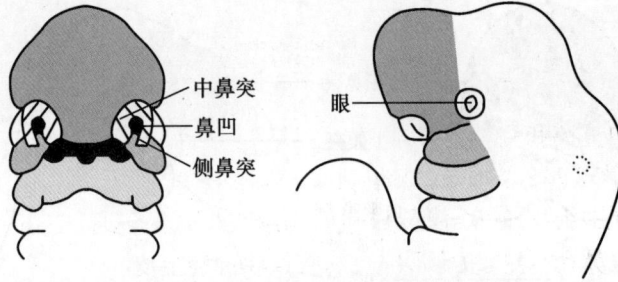

图 2-17　人胚胎第 5 周, 颜面的形态

侧下颌突在中线部联合, 发育形成下颌与下唇。如果中鼻突和上颌突没有接触或联合 (merge), 则形成单侧或双侧唇裂 (cleft lip)。鼻凹在鼻鳍的后方连续, 在胚胎 6 周半时开口于口腔顶。来自第一鳃沟的外耳道和咽鼓管所产生的变化也在口角下方进行。6 个小圆锥状组织集合于外耳道周围, 称为耳丘 (auricular hillocks), 其中 3 个来自下颌弓, 3 个来自第二鳃弓 (图 2-18)。

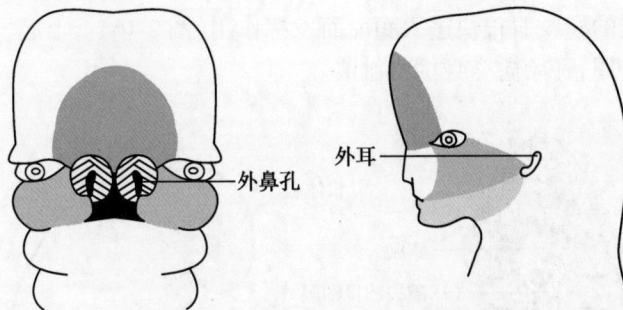

图 2-18　人胚胎第 6 周, 颜面的形态

胚胎第 7 周, 颜面更加具备人类面型。两眼靠近颜面前方, 鼻部因发育而占据的领域比较狭小。颜面 1/3 形成于鼻凹的外侧, 鼻凹与眼处于同一水平, 但随着鼻背的发育而变长。口腔大小被限定, 占据颜面的大小比例发生变化。耳丘合并形成耳廓 (auricle)。唇裂发生的危险时期已经过去。胚胎期约 3 周出现的独立组织块, 经过生长、分化、联合和融合过程, 形成人类的颜面 (图 2-19)。

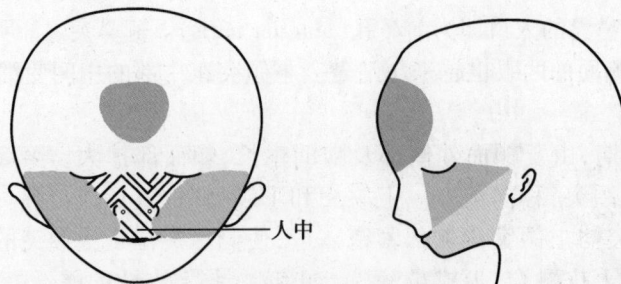

图 2-19　人胚胎第 10 周, 颜面的形态

二、鼻腔的发生

鼻的发育来自中鼻突和侧鼻突。

在胚胎第4周,由于鼻凹的出现,侧鼻突迅速在前方增生,几乎与中鼻突持平并与上颌突紧密接触。鼻凹周围组织增大,使鼻凹和周围组织形成马蹄形,其下方的缺口开口于原口。鼻凹将来发育成鼻孔,鼻板细胞形成鼻黏膜及嗅神经上皮。

在胚胎第6周,侧鼻突、上颌突向中线方向生长,将中鼻突向中线推移,相互联合。以后由于鼻囊深部各突起联合部位的上皮变性,鼻囊延长,借口鼻膜与口腔直接相隔,最后与口腔相通。两个中鼻突在中线联合,形成唇的颌间部分,这样可以消除人中切迹,使其后方的原发腭和上颌切牙发育,唇的中心部分形成人中。前鼻孔下方的垂直嵴限制人中的宽窄。中鼻突还形成鼻梁、鼻尖、鼻中隔。侧鼻突形成鼻侧面、鼻翼、部分面颊、上颌骨额突和泪骨。上颌突和侧鼻突之间的融合较特殊,上颌突和侧鼻突之间存在一个深沟,而沟底的上皮形成了一个实性条索并且与表面分开,最后形成中空的管道即鼻泪管,而后由于间充质的增生,两个突起融合(图2-20)。

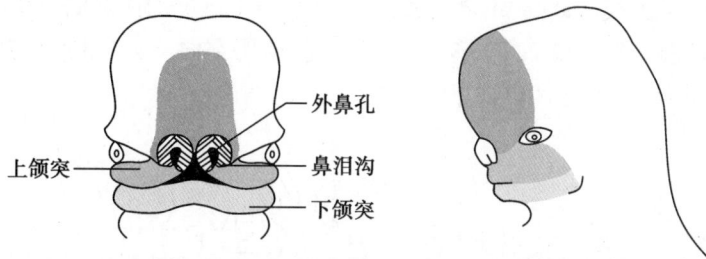

图2-20 人胚胎第40天,颜面的形态模式

在胚胎第3个月时,鼻腔外侧壁上形成一个皱襞,初为软骨而后逐渐骨化成骨,起支撑作用,称上颌甲骨,将来发育成为下鼻甲骨。后来鼻腔外侧壁又形成5个皱襞,称筛甲骨,将来发育为上、中鼻甲(图2-21)。

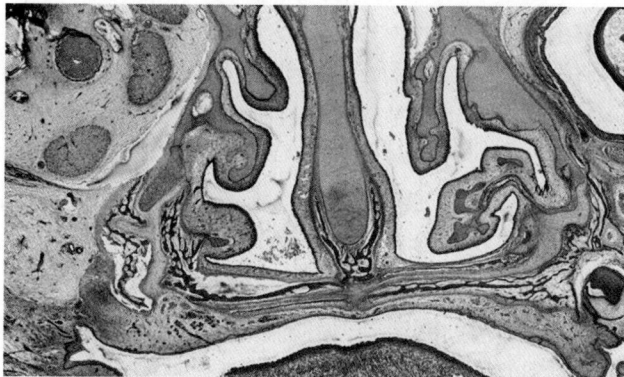

图2-21 人胚鼻腔的形态

鼻窦发生在胚胎后期和婴儿期。在颅骨中先出现与鼻腔相通的小气室,其骨质不断被吸收而逐渐扩大,并有鼻腔上皮长入,鼻腔上皮在室内衬里,形成各鼻窦。①蝶窦在胚胎第 3 个月时发育,鼻凹背面上部发生一个小窝,直到出生 3 个月时,蝶窦才开始由鼻腔向蝶骨体伸入,形成左右两个分隔的小陷窝,而后扩大形成蝶窦。但有时两窦之间的骨质消失,形成左、右相通的蝶窦。②筛窦在胚胎第 3 个月开始发育,最初为原始筛甲骨间的小沟,到胎儿末期开始形成。③额窦在胚胎第 3 个月开始发生,在出生后逐渐发育成不对称的空腔。④上颌窦在胚胎第 4 个月时开始发育,出生时仍是一个始基结构,直径 5~10mm。12~14 岁时上颌窦发育基本完成。以后由于上颌窦向牙槽突方向生长,使上颌窦与牙根十分靠近。

三、腭 的 形 成

腭是分隔口腔和鼻腔的组织,比较菲薄,但因骨组织支持而有强度。腭由位于前方正中、呈楔形的前腭突(medial palatal processes)和两个侧腭突(lateral palatal processes)发生。前腭突最先形成,又称为原发腭(primary palate),它构成鼻凹的基底;侧腭突又称为继发腭(secondary palate)或腭板(palate plate),来自上颌突,自上颌突的内侧向正中生长,结果使口腔自鼻咽部与鼻腔相通(图 2-22)。至胚胎第 7 周,侧腭突向上方生长,与突入鼻腔的舌接触。腭板一旦同舌接触,则自两侧向下方伸长。

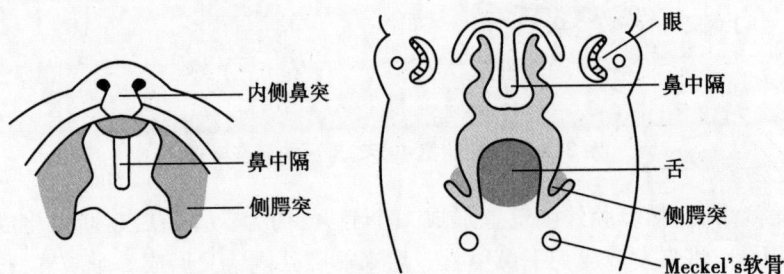

图 2-22 原发腭和继发腭形成的模式图

在腭板的后方游离端部,舌恰好位于腭板的下方。这主要是因为舌在后方附着于口底,口腔的顶在后方则位于舌之上。胚胎第 8 周,腭板的后方互相推挤,将舌推向前下方。通过这种方式,腭板变平滑,位于舌的上方,此过程即腭板抬高(palatal shelf elevation)(图 2-23)。

腭板呈水平位后,舌立即横向扩展,将突起上推,有助于两侧侧腭突的融合。腭板持续生长,直至在正中线互相接触,这种接触即腭板的闭锁(palatine shelf closure)或融合(palatine shelf fusion)(图 2-24)。

最初腭板的融合发生在邻接前腭突处,最终使两侧的侧腭突之间的上皮间隔在正中部被除去。由于上皮细胞的酶的作用,上皮本身发生崩解,结缔组织生长越过正中线,完成腭的融合。腭板在正中部也同位于其上方的鼻中隔融合。通过融合,口腔和鼻腔完全分离,仅在咽部相通(图 2-25)。

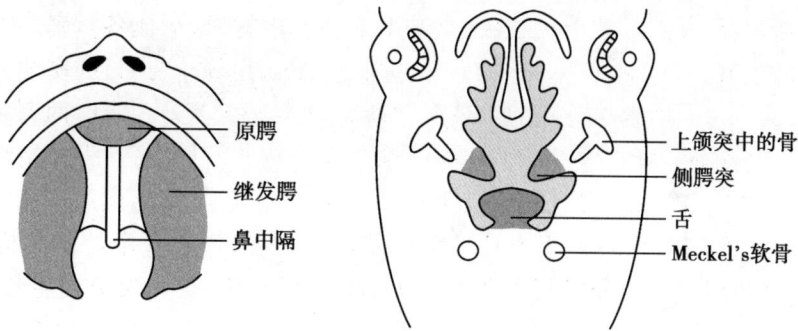

图 2-23 腭板抬高的模式图

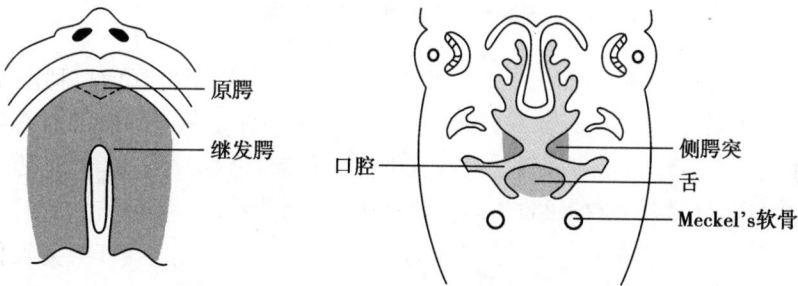

图 2-24 腭板融合的模式图

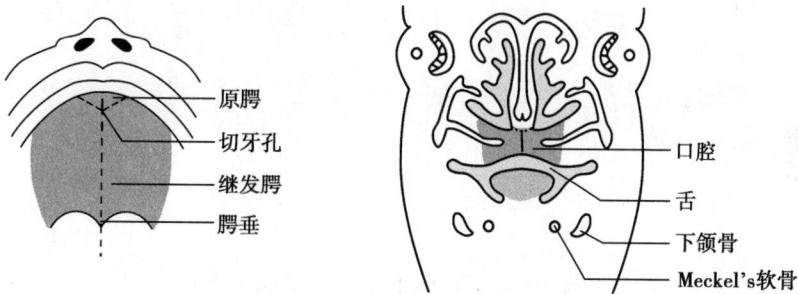

图 2-25 腭发育完成的模式图

四、舌 的 形 成

舌是一种肌性器官,由前部可动部分(舌体)和后部固定部分(舌根)组成。舌的发育来自第一、二、三鳃弓形成的隆起和枕部肌节迁移而来的肌肉(图 2-26)。

在胚胎第 4 周,在下颌突的原始口腔侧,内部的间充质不断增生,形成 3 个膨隆的突起。其中两侧两个对称的隆起体积较大,称侧舌隆突(lateral lingual prominence);在侧舌隆突稍下方中线处有一个小突起,称奇结节(tuberculum impar)。约在胚胎第 6 周,侧舌隆突在中线联合,形成舌的前 2/3,即舌体。奇结节仅形成舌盲孔前舌体的小部分,或退化消失不形成任何结构。舌体前部和两侧外胚层向深部增生,上皮变性、退化,形成舌系带,口底与舌分开,使舌可以随意活动。舌后 1/3,即舌根主要由第三鳃弓形成的联合突(copula)向前生长并越

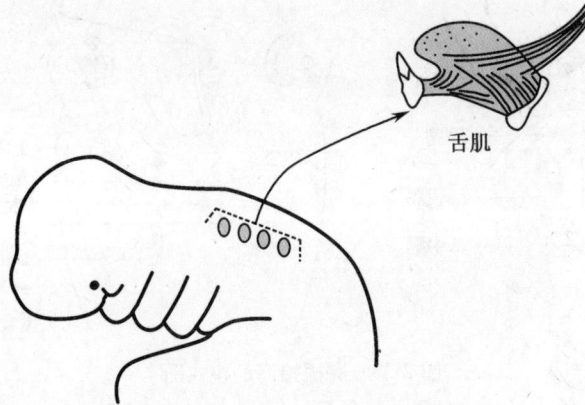

图 2-26　舌肌发生的模式图

过第二鳃弓与舌的前 2/3 联合而形成。第四鳃弓的后部形成会厌。舌体、舌根联合部位形成一个 V 形浅沟,称界沟(sulcus terminalis)。界沟所在的部位就是口咽膜所在的位置。舌体表面被覆外胚层上皮,舌根表面被覆内胚层上皮。在发育后期,覆盖舌体的舌背黏膜分化出各种舌乳头,而淋巴组织发育自舌的鳃弓衍化部分(图 2-27)。

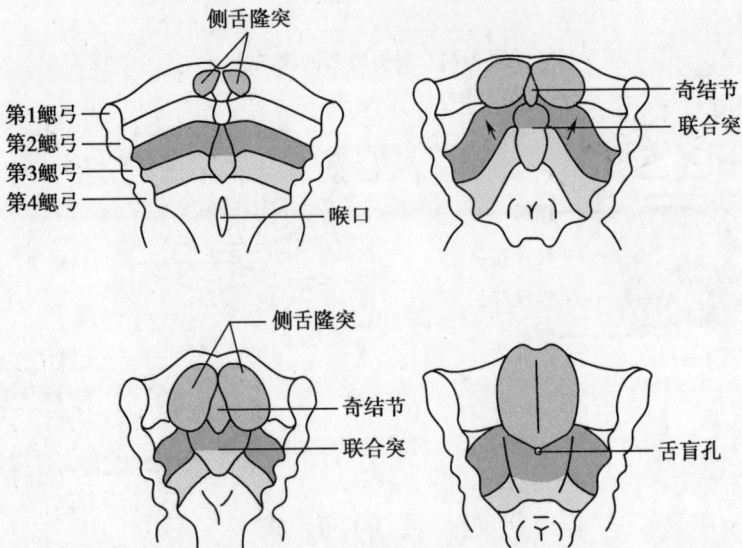

图 2-27　舌发育的模式图

在胚胎第 5~7 周,枕部肌节(occipital myotome)细胞群迁移,进入口底,形成舌部肌组织,与第一鳃弓、第二鳃弓的其他肌组织混为一体。舌受第 V、Ⅶ、Ⅸ 和 X 对脑神经的支配:舌前 2/3 黏膜来自第一鳃弓,由第 V 对脑神经支配;舌后 1/3 黏膜来自第三鳃弓,由第 Ⅸ 对脑神经支配;第 Ⅶ 和第 Ⅸ 对脑神经分别感受舌前和舌后部分的味觉;第 Ⅻ 对脑神经支配舌的肌纤维,此神经支配与横纹肌细胞到达舌之前的移动途径有关,横纹肌细胞是通过这些神经通路移动的(图 2-28)。

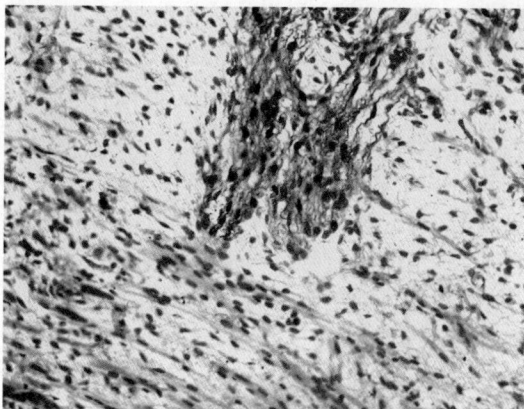

图 2-28　发育过程中舌肌内 S-100 阳性的神经纤维

五、唾液腺的发育

（一）基本过程与发生模式

哺乳动物唾液腺腺体组织的发育是上皮及其邻近间充质通过相互之间的诱导作用而形成的，这种作用调节腺组织的发生、生长和腺上皮细胞的最终分化。

间充质由未分化的多潜能结缔组织细胞和细胞外基质组成，细胞外基质包括糖胺聚糖（glycosaminoglycans，GAGs）和蛋白聚糖（proteoglycans，PGs），使其具有凝胶状特点。硫酸软骨素和硫酸角质素等糖胺聚糖以同一种核心蛋白结合，形成蛋白聚糖亚单位，这种亚单位以非共价键结合于另一种糖胺聚糖——透明质酸，在细胞外基质中形成硬毛刷样结构的蛋白聚糖聚合物。蛋白聚糖在细胞外基质中发挥多种重要功能，如：形成含水的基质、具有过滤功能、结合生长因子等信号分子使其靠近靶细胞。胶原所包含的纤维成分使细胞外基质具有一定的抗拉强度。细胞外基质还具有黏附特性，这种特性主要归于分布于基底板的层黏连蛋白（laminin）和纤维连接蛋白（fibronectin）这两种糖蛋白。

基底板是上皮的超分子衬里，由Ⅳ型胶原蛋白和层黏连蛋白、巢蛋白（nidogen）、蛋白聚糖等糖蛋白构成。层黏连蛋白和巢蛋白相互作用，同时还通过受体与细胞外基质其他成分发挥特异性作用。受体属于跨膜连接蛋白家族之一的整合素家族（integrin family）。整合素家族将信息从细胞内跨越细胞膜传递至细胞外，作为细胞和细胞外基质之间联系与交流的工具，在器官发育中起关键作用。纤维连接蛋白受体是最重要的整合素家族蛋白之一，作为跨膜糖蛋白，通过其特殊区域或结构域连接细胞骨架和细胞外基质，使细胞内环境（细胞骨架）与细胞外环境（纤维连接蛋白）得以交流。纤维连接蛋白受体和层黏连蛋白受体等整合素家族允许细胞外基质相互作用，同时细胞黏附分子（intracellular adhesion molecules，ICAMs）通过连接细胞外基质与胞质内细胞骨架，便于细胞与细胞之间交流，这种交流对于唾液腺发育过程中细胞形态、迁移、增殖和分化至关重要。

基底板由上皮细胞分泌，不仅具有支持和过滤功能，而且还具有调控上皮细胞迁移、极性形成和分化的作用。基底板周围的细胞外基质由结缔组织细胞合成，包括Ⅰ型胶原、Ⅲ型胶原、纤维连接蛋白、腱蛋白（tenascin）及由硫酸软骨素等糖胺聚糖组装形成的蛋白聚糖。因此，基底板和周围细胞外基质在糖蛋白和蛋白聚糖的组成上有所不同。

细胞外基质提供细胞增殖、分化和形态发生的调控信号,为唾液腺结构形成所必需。细胞增殖是细胞数量的增加,在整个生命过程中,既可出现在器官生长发育过程,也可出现在细胞替换系统(如胃肠上皮)。增殖的细胞进入细胞周期,复制其DNA,随后经历细胞分裂,形成两个子代细胞。这些细胞既可经历特化作用分化为具有某一功能的细胞,也可仍然作为分裂细胞或干细胞继续增殖。分化(differentiation)客观描述了在形态学和分子水平所观察到的细胞特异性和多样性的发展过程,分化细胞表达同该细胞类型相符的基因。细胞经历增殖和迁移等形态发生过程而形成器官,腺体分支是唾液腺最典型的形态发生过程,在腺体结构发育和细胞类型特化过程中,形态发生和细胞分化既相对独立,又彼此协同发挥作用。

所有的唾液腺都遵循相似的发育模式。功能性腺体组织(腺实质)为颊黏膜上皮向深部间充质生长形成的腺上皮蕾(glandular bud),而结缔组织间质(被膜和小叶间结缔组织)和血管则由间充质形成。间充质包括来自神经嵴的细胞,为唾液腺细胞正常分化必需。由间充质结缔组织细胞所合成的细胞外基质,提供指导腺上皮蕾形态发生和分化的重要信号。

(二) 腺上皮蕾的形成和唾液腺发育的分期

发育过程中,随着腺上皮蕾的形成,近原始口腔部分腺上皮蕾最终分化为腺体的主排泄管,而最远端部分通过分支形成终末分泌片或腺泡等末端导管系统。腮腺和小唾液腺上皮蕾起源于外胚层,而下颌下腺及舌下腺的上皮蕾起源于内胚层。胚胎第4周,口咽膜贯通,原始口腔的外胚层和颅前肠内胚层相互混合,使唾液腺的胚层起源难以区分。

腮腺起源于胚胎第6周近原始口腔的转角处,下颌下腺起源于胚胎第6周末或第7周初的口底。舌下腺在胚胎第8周形成于下颌下腺原基的外侧。小唾液腺发育较晚,到胚胎第12周才开始发育。

唾液腺发育可分为6个阶段,具体包括:深层间充质诱导口腔上皮形成腺上皮蕾;上皮条索形成及生长;上皮条索末端开始分支和腺体组织持续分化;上皮条索反复分支形成腺小叶;导管中空形成管腔样结构;细胞分化。其中,闰管细胞是腺泡细胞、导管细胞和肌上皮细胞的干细胞(图2-29)。

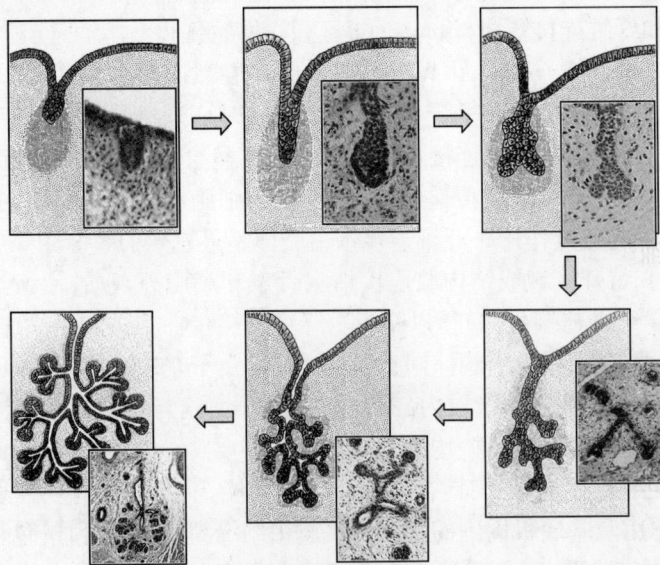

图 2-29　唾液腺发育的模式图

六、口腔黏膜的发育

约在胚胎第 26 天,口咽膜破裂,胚胎期口凹与前肠融合形成原始口腔,舌、会厌和咽等由来自内胚层的上皮覆盖,而腭、颊和牙龈表面覆盖的上皮来自于外胚层。

在胚胎第 5~6 周,原始口腔的内衬上皮由单层细胞变成双层细胞。到胚胎第 8 周,前庭牙板复合体(vestibular dental lamina complex)明显变厚。胚胎第 10~14 周,变厚的中心区域细胞发生变性,使覆盖颊黏膜和牙槽黏膜的细胞分开,形成口腔前庭(图 2-30)。

约在胚胎第 7 周,舌上皮发生特化,最先出现轮廓乳头和叶状乳头,而后出现菌状乳头,这些乳头中的味蕾也快速发生。约在胚胎第 10 周时出现丝状乳头,覆盖舌前 2/3。到第 10~12 周,将来的被覆黏膜上皮和咀嚼黏膜上皮出现分层而表现为不同的形态。将来出现角化的区域(如硬腭和牙龈)染色深,柱状基底细胞与深层结缔组织由明显的基底板分隔,短的结缔组织乳头明显。而将来形成被覆黏膜的上皮保留有立方样基底细胞,上皮与结缔组织交界平坦(图 2-31)。

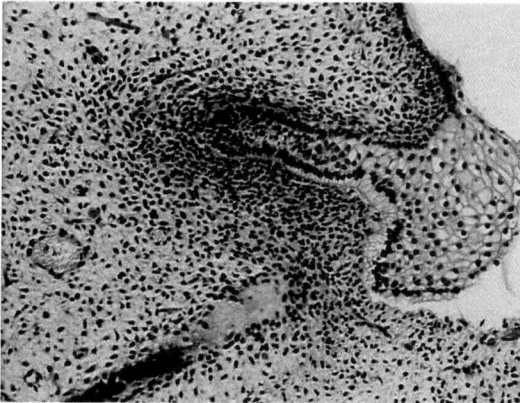

图 2-30 变厚的前庭牙板复合体

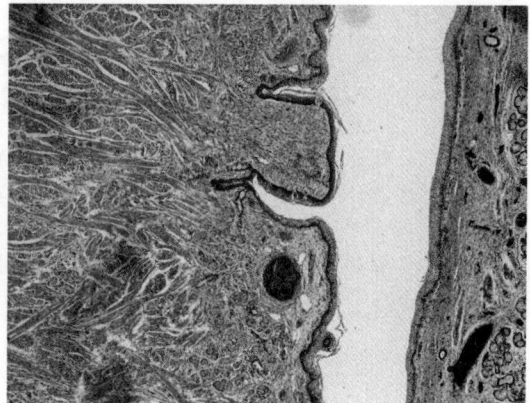

图 2-31 发育期间舌上皮的特化

胚胎第 13~20 周,所有的口腔上皮均增厚,随着稀疏的透明角质颗粒的出现,可区分棘层和颗粒层。发育中的咀嚼黏膜和被覆黏膜上皮中细胞角蛋白的表达有明显不同,黑色素细胞和朗格汉斯细胞也在此时期出现。上皮表层呈现不全角化,咀嚼黏膜直到出生牙萌出后才出现正角化。

在口腔上皮发育的同时,深层的外胚间充质也不断发生变化。最初,外胚间充质表现为无定型基质内排列有疏松的星形细胞,在胚胎 6~8 周,细胞外网状纤维开始积聚。类似于上皮,外胚间充质内也呈现区域性的变化,被覆黏膜的结缔组织包含的细胞及纤维比未来的咀嚼黏膜少。在胚胎 8~12 周,出现毛细血管芽和胶原纤维。最初胶原无特定的方向性,但随着纤维数量的增加而趋向形成束状。在上皮的深层纤维束与基底膜垂直。在胚胎 17~20 周,被覆黏膜结缔组织内出现明显的弹性纤维。

七、头颈部血管和横纹肌的发生

在第一、二、三、四、六对鳃弓内有 5 对左右对称的大动脉弓（aortic arch vessel），起自心脏，经过鳃弓伸向颜面、脑及胚胎后方。这些成对的动脉不一定同时存在。第一、第二鳃弓动脉在胚胎第 4 周发生，第 5 周消失；此后第三鳃弓动脉发生，分布于最初 2 个鳃弓动脉支配的颜面区域；第四鳃弓动脉发生而第五鳃弓动脉消失；第六鳃弓动脉与第三、第四鳃弓动脉同时发生。

第三鳃弓动脉变成颈总动脉（common carotid artery），营养颈部、颜面和脑。第四鳃弓动脉变成背大动脉，供给机体其他部位血液，第六鳃弓动脉分布于肺，参与肺循环（pulmonary circulation）。

颈总动脉的重要特点是通过颈内动脉（internal carotid）供给颜面、颈部和脑血液。在胚胎第 7 周以后，颜面和颈部的血液供应替换为颈外动脉（external carotid），而颈内动脉继续向脑部输送血液（图 2-32）。

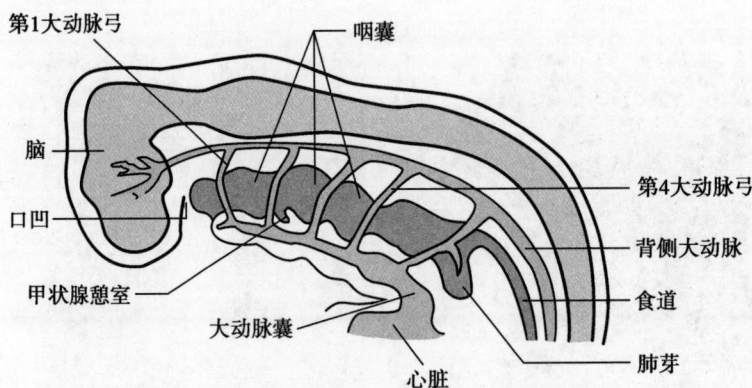

图 2-32　发育期大动脉弓的模式图

在胚胎第 5 周，第一鳃弓的横纹肌细胞出现，在胚胎第 6~7 周，横纹肌细胞沿着下颌弓中央向各个横纹肌组织的起始部迁移。在胚胎第 10 周之前，第二鳃弓的横纹肌组织变成薄膜状，向颜面的表层和耳的后方扩展。被覆颜面表层的这些横纹肌组织构成各肌群，在新形成的颌面骨表面附着。而下颌弓的肌群构成咀嚼肌，止于第一鳃弓内，包括：咬肌（masseter）、翼内肌（medial pterygoid）、翼外肌（lateral pterygoid）、颞肌（temporalis muscle），均与发育中的下颌有关。

咬肌和翼内肌垂直向下止于下颌角。颞肌充满颞窝，止于下颌骨的喙突。翼外肌自下颌髁颈部水平伸出，部分肌纤维止于颞下颌关节的关节盘。第四鳃弓的咽缩肌在颈部分化，起缩紧咽腔的作用（图 2-33）。

神经的发生伴随着横纹肌的发生。在胚胎第 7 周末之前，第 Ⅴ 对脑神经的纤维进入下颌的肌群中，第 Ⅶ 对脑神经进入第二鳃弓的表情肌中。在这些横纹肌的发生过程中，神经进入肌群内，随着肌群的发生而分化、成熟并发挥功能。第 Ⅶ 对脑神经还分布于茎突舌骨肌、镫骨肌和二腹肌后腹。第 Ⅸ 对脑神经进入第三鳃弓，分布于茎突咽肌和咽上缩肌。第 Ⅹ 对

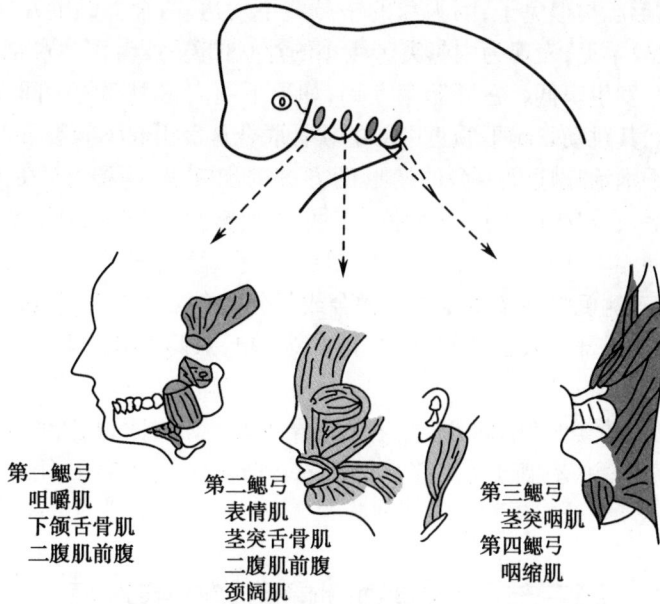

图 2-33 头颈部横纹肌的发生模式图

第一鳃弓
咀嚼肌
下颌舌骨肌
二腹肌前腹

第二鳃弓
表情肌
茎突舌骨肌
二腹肌前腹
颈阔肌

第三鳃弓
茎突咽肌
第四鳃弓
咽缩肌

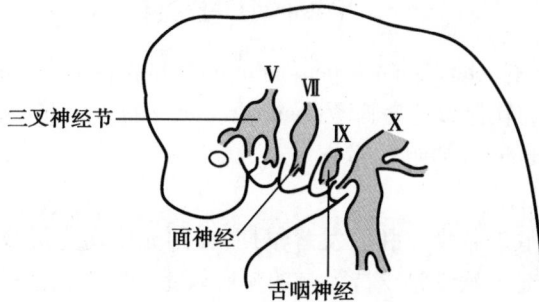

三叉神经节

面神经

舌咽神经

图 2-34 口腔颌面部脑神经发生的模式

脑神经进入第四鳃弓,分布于咽下缩肌和喉肌。第Ⅸ对脑神经的分支感受舌后 1/3 的味觉,第Ⅶ对脑神经感受舌前 2/3 的味觉。第Ⅴ对脑神经支配舌前 2/3 的一般感觉(图 2-34)。

八、口腔颌面部的畸形

颜面绝大部分由位于脑表面的组织形成,前脑泡形成异常将导致颜面的形态发生异常。颜面裂和腭裂通常由环境因素、遗传因素相互作用所致,个体的敏感性不同是引起不同结果的主要因素之一。环境因素对颜面和腭畸形的形成具有重要作用,胚胎前 5 周是环境因素影响颜面形成的危险时期。

(一) 颜面裂

颜面裂(facial clefts)可发生于一侧,也可发生于两侧,依据程度不同又有完全和不完全之分。不完全的唇裂中,可以是点状凹陷,或达不到鼻孔的裂隙,或裂隙到鼻孔但不向口腔开放等多种表现。真正的唇裂(兔唇)是指上颌正中线上的裂隙,"兔唇"这个名称来源于伴有正中裂者的上唇形态类似兔子,因为兔的中鼻突不发达,两个上颌突在正中部相对形成,这种情况在人类比较罕见,表现为中鼻突产生小的点状凹陷,或者深达鼻部的裂隙。下颌裂发生在下颌正中部,发生率低。在胚胎第5周,如果下颌突正中部的中间变细部分不消失,而邻近的心脏发达,其跳动影响下颌正中部的软骨联合从而引起下颌裂。

最近,出生前手术治疗危及生命的畸形的方法进步较快,这种方法是将胚胎从子宫取出,施行修复手术后,在出生前再返回子宫。其主要优点之一是不残留手术瘢痕。

(二)腭裂

一侧侧腭突和对侧侧腭突及鼻中隔未融合或部分融合会形成腭裂(palatal clefts)。前腭突与上颌突未能联合或部分联合,则会发生上颌裂。单、双侧均可发生。

(三)其他形成障碍

临床上尚可见多种其他颜面畸形,发生率差异较大。如斜面裂、错𬌗畸形以及还有不常见尖头并指(趾)畸形、并指(趾)尖头综合征(Apert-Crouzon综合征)、第一鳃弓和第二鳃弓综合征等。

第三节 口腔颌面骨和软骨的发育

一、早期颅骨的发育

脑颅分为软骨性脑颅(cartilaginous neurocranium)和膜性脑颅(membranous neurocranium)。在脑部周围发育的软骨和骨为脑颅(neurocranium)的组成部分,而那些支持面部的软骨和骨为面颅(viscerocranium)的组成部分。

(一)软骨性脑颅

软骨性脑颅包括颅底的各骨。胚胎发育早期,在间充质内先形成初具成年颅骨形态的软骨雏形。最早形成颅骨的软骨是支持大脑的颅底软骨,此软骨在中线部发育,为一条自鼻中隔向后延伸到枕骨大孔的连续软骨棒(图2-35),其前部与鼻囊侧翼(lateral wings of nasal capsule)、蝶骨软骨(sphenoid cartilage)及侧耳囊(lateral otic capsule)相连,后部与枕骨上板(supraoccipital plate)和脊索旁板(parachordal plate)相连。

鼻囊和耳囊在鼻神经和听觉神经末梢周围形成。所有这些软骨共同支撑发育中的脑,称为软骨性脑颅。这些软骨逐渐出现骨化中心并骨化形成筛骨和蝶骨。蝶骨向外伸展,形成蝶骨大翼和蝶骨小翼。部分耳囊和枕骨底部形成颞骨岩部(图2-36)。

(二)膜性脑颅

被覆在脑表面的间充质内出现的膜内骨化位点称为膜性脑颅,这些骨化位点最初出现在胚胎第8周,即胎儿初期,将发育成颅骨的扁骨,包括鼻骨、额骨、泪骨、顶骨和部分枕骨。锯齿状的结缔组织缝将这些骨

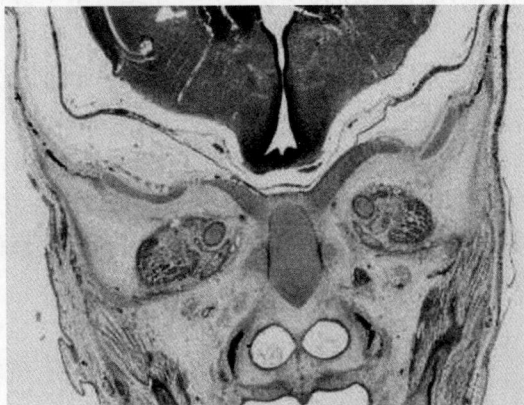

图2-35 人胚软骨性脑颅

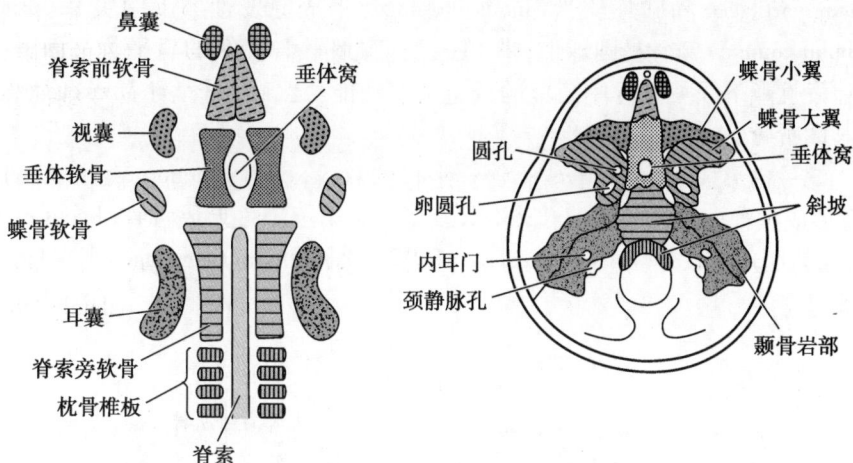

图 2-36 软骨性脑颅的模式图

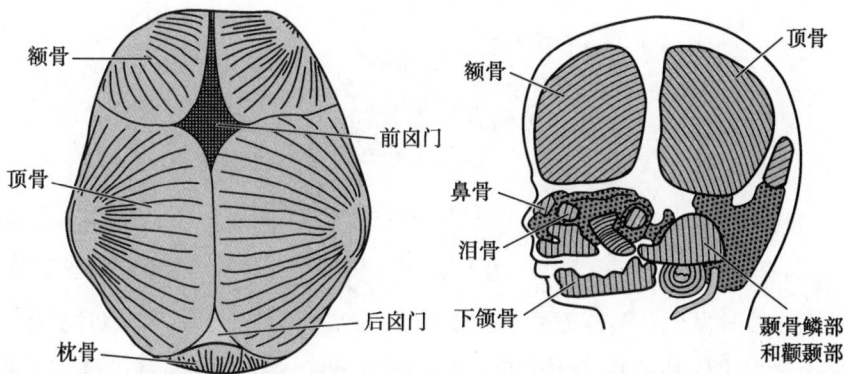

图 2-37 膜性脑颅的模式图

彼此分开。在胚胎第 6 个月时，各颅骨之间出现由结缔组织覆盖的无骨区域，即囟门（fontanelle），它们使颅骨在出生时发生塑形或改建（图 2-37）。

（三）颅底的发育

胚胎第 18 周，颅底软骨开始软骨内成骨，这一过程将会持续到出生前期及出生后早期。颅底软骨转变成骨，而膜内骨化中心在这些软骨的周围发育，所形成的扁骨在颅底扩展以支撑正在发育增大的脑。此外，在筛骨和蝶骨、蝶骨和枕骨之间又出现软骨缝，这些软骨缝又称为软骨结合（synchondrosis），通过在其周围形成新骨继续发挥作用。在胎儿早期，颅底呈135°角，一直维持到儿童早期，面部和颅底的主要变化发生在这个阶段。

二、早期面上部骨骼发育

（一）软骨性面颅

软骨性面颅（cartilaginous viscerocranium）来源于第一鳃弓和第二鳃弓，包括上颌中的软骨性鼻囊（cartilaginous nasal capsule）和下颌中左右各一的 Meckel 软骨棒（Meckel's cartilage bars）。Meckel 软骨从前部近中线部位向后延伸至中耳，终止于锤骨（malleus），而此处锤骨软骨（malleus cartilage）和砧骨软骨（incus cartilage）形成原发性颞下颌关节（primary tem-poromandibular joint）。锤骨呈圆球形，带有一个与砧骨软骨接触的扁平关节面。在胚胎第8~16周，原发性颞下颌关节行使简单的铰链关节功能。然后，锤骨与 Meckel 软骨分离，骨化形成中耳的听骨（hearing bones）。

在第二鳃弓内形成一个与 Meckel 软骨平行的软骨，称为 Reichert 软骨（Reichert carti-lage），发育形成舌骨小角、舌骨体上部、镫骨及茎突。第三鳃弓形成舌骨（hyoid cartilage）体部、舌骨大角。而环状软骨（cricoid cartilage）和甲状软骨（thyroid cartilage）则来自第四、五鳃弓（图2-38）。

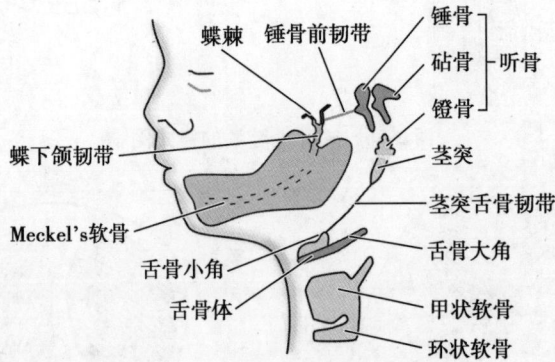

图 2-38　软骨性面颅发育的模式图

（二）膜性面颅

面部的膜内成骨发生在第一鳃弓的上颌突内，形成前颌骨、上颌骨、颧骨和颞骨的鳞部。前颌骨有的形成一个单独的骨化中心（ossification center），有的两侧各出现一个骨化中心，随着上颌骨向前部延伸，这两个中心很快在面部表面融合。位于 Meckel 软骨侧方的下颌弓（mandibular arch）间充质也通过膜内成骨形成下颌骨体。下颌骨的体部为一矩形小骨块，向前与 Meckel 软骨接触（图2-39），其后方有一锥形软骨块，将形成下颌骨髁突。而后它们融合在一起，软骨骨化为骨。

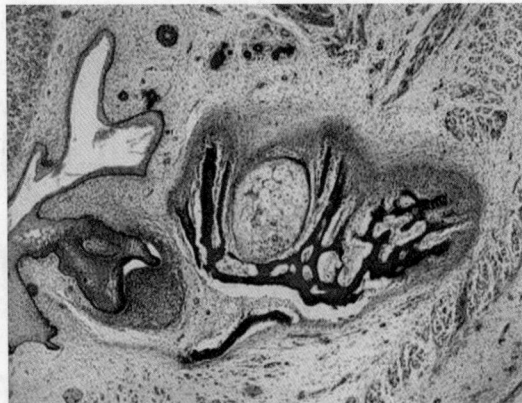

图 2-39　Meckel 软骨与下颌骨的发育

三、后期面上部骨骼发育

（一）内侧软骨的作用

在面上部发育的软骨，如较早期的鼻囊（nasal capsule），包括位于中间的鼻中隔和形成筛骨的两个侧翼。在颅底软骨后部，蝶骨和枕骨基部软骨骨化，中间遗留有发育中的骨缝——筛蝶缝（ethmoidosphenoid suture）和蝶枕缝（sphenooccipital suture）。这些软骨及其周围发育的骨在胚胎早期起支撑面部和脑部作用。

（二）周围骨化中心

骨化中心首先出现在鼻骨、前颌骨、上颌骨及较后部的颧骨和颞骨的鳞部所在部位，然后这些骨化位点在面部增大。前颌骨向上朝鼻区、颅部生长，上颌骨也在鼻部周围向上生长以支撑眶部。下颌骨出现在软骨侧方，通过膜内成骨形成下颌体，并同软骨性髁突融合形成一个独立结构。出生前髁突表面始终有软骨帽（cap of cartilage）。到胚胎第10周时，鼻中隔下方中线处犁骨（vomer）形成。在胚胎后期，脑组织体积增大，使相对较大的眼窝向下方移动。

（三）面部骨骼之间的连接

鼻上颌复合体（nasomaxillary complex）继续增大，并保持与额上颌缝（frontomaxillary suture）、颧上颌缝（zygomaticomaxillary suture）、颧颞缝（zygomaticotemporal suture）和翼腭缝（pterygopalatine suture）等缝接触（sutural contact）。尽管面部的高度和长度有所增加，但是骨缝还是相对维持在原处。简单骨缝（simple suture）为骨与骨之间的结缔组织间隔。齿状缝（serrated suture）的特征是彼此相对的骨面以指状突互相嵌合在一起，如颅顶骨，其骨缝之间的细胞和纤维与简单骨缝相似，不同的是它们有致密纤维束在其间贯穿延伸。鳞状缝（squamous suture），如颞顶缝，特点是彼此相对的骨重叠，互成一定角度生长。

除了上述纤维结缔组织韧带缝（syndesmotic suture）之外，骨与骨之间还存在软骨连接（cartilage junction），如中线上的筛骨、蝶骨和枕骨之间的缝。软骨缝（cartilage suture）呈骺板样结构，X线表现为线样结构。在每个软骨缝中心，静止区（resting zone）有新的软骨细胞分化，随着这些新细胞的分化，先前位于该区域的细胞向周围迁移、增殖并形成新的软骨基质。当新骨形成时，周围软骨钙化、降解。

骨缝既是生长位点，同时也可以使软骨或骨表面产生铰链式运动。通过纤维束、指状突交错或重叠的方式能加强骨缝连接，从而适应特定部位的要求（图2-40）。

（四）腭部骨化

1. 内侧腭中心　口腔顶由一个前腭突和两个侧腭突发育而成。这3个突起内有6个微小的骨化中心。前颌骨和上颌骨骨化中心邻近前腭突与侧腭突结合处，由这些骨化中心形成的骨向中间生长，形成腭中缝。两个前颌骨中心在前腭突中发

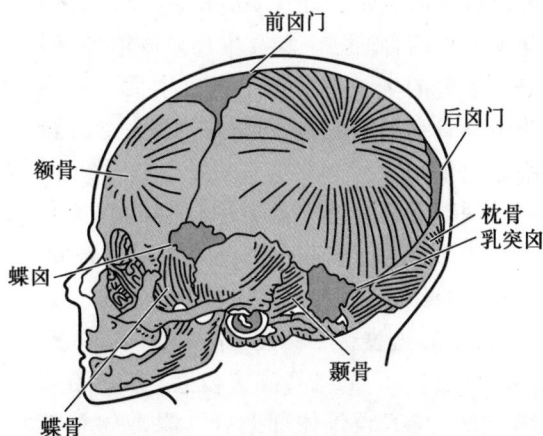

图2-40　面部骨缝的模式图

育。前颌骨中的唇侧骨板和舌侧骨板围绕 4 颗发育中的切牙。侧腭突形成腭骨之后，中缝在两侧腭部之间向后延伸，在腭后部和上颌骨之间形成一个缝，该缝与前部的前颌骨-上颌骨缝保证了腭向前生长，而中缝保证了腭侧向生长。

2. 侧腭中心　从侧腭骨化中心开始，左、右侧上颌和腭部发生骨化并向中间生长以支持腭部软组织。此外，上颌骨将支持上颌乳尖牙、乳磨牙，以后形成牙槽骨支持恒尖牙、前磨牙和磨牙。腭中缝以及腭侧面发生侧向生长。前颌骨-上颌骨缝和上颌骨-腭骨缝向前生长。这样，腭部和面部生长保持同步。

四、下颌骨的发育

（一）Meckel 软骨的作用与结局

在胚胎第 7~8 周，Meckel 软骨在下颌弓中起支持作用。Meckel 软骨棒的后部变大，形成锤骨、砧骨及锤砧关节（malleoincudal joint）或原发性下颌关节（primary jaw joint），对早期张闭口运动起重要作用。锤骨和砧骨这两个微小软骨被两侧听囊（otic capsule）包绕，以后发育形成中耳骨（middle-ear bones）。在胚胎第 14~15 周，锤骨和砧骨开始骨化，至胚胎第 16 周，发育成听骨，此时原发性下颌关节功能丧失，继发性颞下颌关节（secondary temporomandibular joint）开始行使功能。随着骨性下颌变大，残余 Meckel 软骨将被降解。

胚胎第 10 周时，Meckel 软骨的前面通过软骨内成骨与骨性下颌的中间骨壁融合。因此，在膜内成骨的下颌骨体上有一些软骨内成骨区域。随着下颌增大，残余的 Meckel 软骨相对变小。到胚胎第 15 周时，锤骨和砧骨已经开始以软骨内成骨的形式骨化成骨。随着 Meckel 软骨在耳前区降解，锤前韧带和蝶下颌韧带沿其降解途径发育。在胚胎第 16 周时，当颞下颌关节开始行使功能时，Meckel 软骨丧失功能，几乎完全消失。

（二）下颌骨体的形成

在 Meckel 软骨侧方，下颌骨体为呈矩形的骨块，以膜内成骨方式形成。

在胚胎第 8~12 周，髁突（condyle）为呈锥形的软骨，在下颌骨体后部，最初独立发育，到胚胎第 13 周时，与下颌骨体部融合形成一个单独的下颌骨。随着生长发育，髁突软骨发生软骨内成骨，髁突和下颌骨体开始呈 135° 角，并一直维持到出生。接近出生时，下颌角附近咬肌和翼内肌附着处骨质沉积，使下颌骨体与髁突的结合增强。髁突生长高度增加，但是下颌骨的生长主要发生在出生后。喙突为下颌骨突出形成的突起，并持续发育直至临近出生时。

两侧下颌骨体在前方中线处的软骨联合称为下颌联合（mental symphysis）（图 2-41），它持续生长，约在出生后 1 年骨化。

（三）继发性下颌关节的发育

胚胎第 8~12 周，髁突发育，在胚胎第 13 周时，与下颌骨体部融合。髁突软骨随生长发生软骨内骨化，并形成髁突。

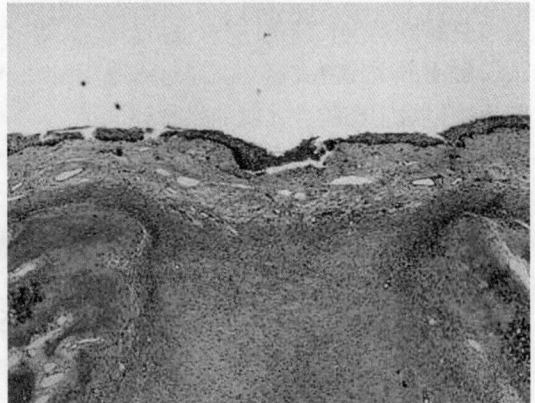

图 2-41　人胚的下颌联合

颞下颌关节腔首先出现在胚胎第 12 周。关节下腔（inferior compartment）或下颌腔（mandibular compartment）首先发育，覆盖髁突软骨的间充质发育成一个小裂隙。在胚胎第 13 周，在其上方的结缔组织中又出现一条与之平行的裂隙，形成关节上腔（superior compartment）或颞腔（temporal compartment）。形成腔隙的具体机制仍不明确，很可能是由于髁突及邻近结缔组织细胞发生凋亡所致。

片状颞骨在发育中的关节盘上方发育。通过膜内成骨的方式形成颞下颌关节窝。不久关节窝上出现软骨排布，而后逐渐变成骨。

颞下颌关节的基本结构形成后，除组成关节的细胞进一步分化、关节窝加深和髁突体积增大外，其他没有明显变化。软骨在髁突表面呈外加性生长（appositional growth），在增大的软骨细胞周围软骨基质呈内积性沉积（interstitial deposition）。组织学上髁突由浅入深可分为：储备带（reserve zone），不断分化新生的软骨细胞，并向增殖带迁移；增殖带（multiplication zone），可见核分裂；成熟带（maturation zone），细胞在此成熟变大；肥大带（hypertrophy zone），软骨细胞进一步增大；钙化带（calcified zone）；软骨内骨化带（endochondral ossification zone）。在肥大软骨区的深方，细胞周围的基质开始钙化，在髁突软骨团深层，软骨帽下方的软骨组织被骨组织取代。除了髁突，髁颈区骨组织也有所增加。到胚胎第 22 周时，关节窝的骨质也增加（图 2-42）。

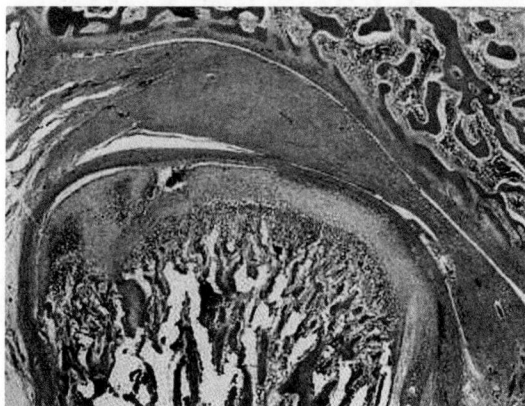

图 2-42　人胚颞下颌关节的发生

颞下颌关节结构的主要变化是髁突体积和密度的增加。每个髁突中都存在两个生长中心，这是髁突迅速生长和体积增大的原因。第 1 个中心位于软骨骨膜下，软骨细胞在软骨膜下增殖、分化并沉积新的软骨基质。第 2 个中心位于髁突深部，在该处新骨通过软骨内成骨方式取代成熟软骨。随着下颌骨与咀嚼肌的分化及其所建立的功能联系，髁突的形态和大小发生变化。在胚胎末期，结缔组织裂隙从覆盖髁突软骨的纤维软骨膜延伸到软骨表面，从而将血管引入到软骨生长迅速的区域。通常认为软骨是无血管的，但是下颌髁突是例外。同时，髁突的另一个变化是软骨帽变薄，在胚胎第 8~9 个月时，软骨内成骨活动比髁突表面的软骨沉积迅速，所有结缔组织裂隙均消失，提示软骨不再处于快速生长阶段。髁突表面狭窄的软骨带长期存在，直到出生后第 25 年。

髁突软骨的形成和长骨的形成有许多不同点。长骨先是形成原发性骨前沿（bone

front），然后在骨骺中产生继发性骨前沿。彼此相对的骨前沿之间有一条软骨带（cartilage band），称为骨骺线（epiphyseal line）。而在髁突中只有一个原发性骨化中心形成，因此不形成骨骺线。另外，髁突软骨细胞散在分布，而非长骨中细胞成行排列。在胚胎早期，髁突表面有软骨膜覆盖，血管进入髁突软骨，这与其他部位的软骨不同。

（四）下颌骨体的成熟

尽管下颌骨体由膜内成骨发育而来，但是 Meckel 软骨与下颌前部中间骨面的融合是通过软骨内成骨实现的。除此之外，下颌还有几个继发性生长软骨（secondary growth cartilage）的软骨生长中心，分别是喙突软骨、牙胚周围微小软骨及在前部中线处的软骨联合。喙突软骨在胚胎第 14~16 周出现，这是喙突形成的信号。随着颞肌分化并附着在此部位，喙突软骨逐渐被骨取代。到胚胎第 16 周时，喙突开始行使功能，软骨消失。这一时期，骨形成迅速。在出生时，喙突与髁突类似（图 2-43）。

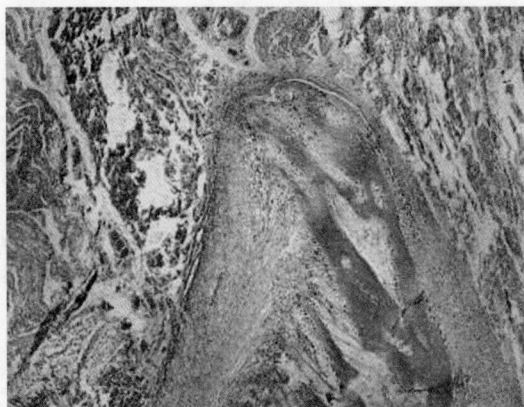

图 2-43 人胚喙突的发生

微小软骨包绕大多数发育中的牙胚，尤其在颊侧，它们很快骨化为薄骨板，保护牙胚。只有两侧下颌骨体前部之间的软骨联合持续存在，直至出生或更晚。在出生前，软骨联合一直进行着软骨内成骨，从而促进下颌向前生长。由于软骨联合位于两侧下颌前部末端之间，所以也可以增加下颌宽度。这个骨缝在出生后早期可以促进下颌骨宽度增加，但是在出生后不久，这些软骨停止生长。

在单侧腭裂中，正常侧有骨形成，患侧骨形成缺陷。牙槽嵴缺损发生于前颌骨和上颌骨连接处。在双侧腭裂中，两侧都有骨质缺陷，前颌骨和上颌骨相连接处骨质缺失，前颌骨和上颌骨都比正常的要小得多，侧切牙、尖牙、乳磨牙以及它们的骨性隐窝都缺失。

第四节 科研方向与选题

一、研究热点及科学问题

（一）干细胞可塑性问题

干细胞（stem cells，SC）是一类未充分分化、具有自我复制（self-renewing）能力的多潜能细胞,在一定条件下,它可以分化成多种功能细胞,具有再生各种组织器官和人体的潜在功能。根据干细胞所处的发育阶段分为胚胎干细胞和成体干细胞(somatic stem cell)。根据干细胞的发育潜能分为三类:全能干细胞(totipotent stem cell)、多能干细胞(pluripotent stem cell)和单能干细胞(unipotent stem cell)。当受精卵分裂发育成囊胚时,内细胞团的细胞即为胚胎干细胞,胚胎干细胞的发育等级较高,是全能干细胞,而成体干细胞的发育等级较低,是多能或单能干细胞。在发育过程中,受精卵内细胞团,即胚胎干细胞可以发育为多细胞的组织或器官,而正常组织或器官的生理代谢或病理损伤也会引起修复再生。胚胎发育和成年组织再生均为干细胞进一步分化的结果。胚胎干细胞是全能的,具有分化为全部组织和器官的能力。而成年组织或器官内的成体干细胞一般认为具有组织特异性,只能分化成特定的细胞或组织。以胚胎干细胞或成体干细胞为种子细胞,通过组织工程学原理构建人工器官,存在社会伦理学或组织特异性问题,因此,研究胚胎干细胞的替代细胞或成体干细胞分化的调控机制及其横向分化(trans-differentiation)的可塑性是目前的研究热点。

(二) 神经嵴细胞与临床干细胞移植

神经嵴由一群可以迁移的、多潜能的间充质细胞构成,在其迁移和分化过程中,经历了从上皮向间充质的转化,发生了细胞黏附性和细胞骨架等改变。神经嵴细胞表达锌指转录因子家族成员 Snail,从而抑制细胞黏附分子 E-钙黏蛋白的表达,这在分子水平上证明了神经嵴细胞的迁移能力。BMP、Wnt(存在于脊椎动物的无翼同源基因)、FGF 信号通路对神经嵴的级联诱导起至关重要的作用。

在胚胎发育过程中,神经嵴沿着整个脊椎动物轴的神经板内产生后分为 4 个主要、独立、轴向的细胞群:脑神经嵴(cranial neural crest)、心脏神经嵴(cardiac neural crest)、迷走神经嵴(vagal neural crest)和躯干神经嵴(trunk neural crest)。每群细胞都有独特的迁移路径。神经嵴细胞在脊椎动物全身的组织和器官的发育中均起作用,不同轴向水平的神经嵴细胞有不同的排列方式和组织诱导剂。①脑神经嵴细胞具有独特的分化为软骨和骨的能力,还可以发育为成牙本质细胞,在脊椎动物口腔颌面的发育中起重要作用;②心血管神经嵴细胞分布于主动脉肺动脉隔,发育成主动脉弓平滑肌和副交感心血管神经节;③迷走神经嵴细胞发育成整个肠的神经系统(神经元和神经胶质细胞),是胃肠道发挥功能的基础;④躯干神经嵴细胞主要分化发育成周围神经系统的神经和胶质,以及皮肤的色素细胞。

神经嵴细胞具有两个特性:首先,神经嵴细胞具有多潜能性,体内的单个细胞标记和体外的克隆细胞培养实验表明神经嵴细胞具有多潜能性、双潜能性和单潜能性;其次,神经嵴细胞只在胚胎发生的某一短暂时间存在,产生相同子细胞的能力有限,所以大部分的神经嵴细胞更类似于前体细胞,只有数量相对很少(1%～3%)的神经嵴细胞才是真正的多能性干细胞。

目前认为神经嵴干细胞(neural crest stem cells,NCSCs)存在于神经嵴细胞迁移和分化的开始阶段,并很快地转变成增殖分化能力弱的前体细胞。研究证实,在肠、心脏和表皮确实存在 NCSCs 或者前体细胞,这些干细胞和前体细胞从胚胎发生到成体一直存在。分离和移植这些部位的 NCSCs 或者前体细胞在组织损伤修复和药物再生方面具有重要的应用前景。

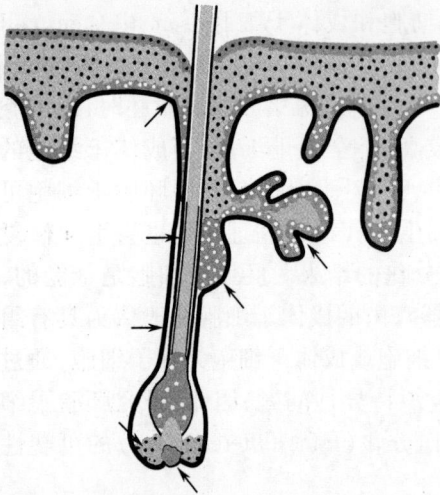

图 2-44　毛囊干细胞的分布

来源于皮肤表皮的 NCSCs 因易于分离而具有广阔的临床应用前景。毛囊中含有表皮 NC-SCs、角质形成干细胞和生黑色素干细胞等不同种类的干细胞,这些细胞具有可塑性,并且易获得,因此是行干细胞移植治疗的候选细胞。毛囊的外根鞘称为隆突(bulge),其多细胞层区域可生长出新的毛发。多细胞层的内层细胞来源于神经嵴细胞,具有自我更新能力,表明这些细胞就是干细胞,具有多能性。在诱导分化条件下,该细胞可分化成神经细胞克隆、平滑肌细胞克隆、黑色素细胞克隆和少数施万(Schwann)细胞克隆,还可定向分化为软骨细胞。这些来自神经嵴的干细胞称为表皮 NCSCs,毛囊隆突为其存在环境。研究表明毛囊干细胞(表皮 NC-SCs 的组成成分)可以作为干细胞治疗中很有潜力的细胞来源(图 2-44)。

二、研究范例

(一) 文献来源

KOMATSU Y,YU P B,KAMIYA N,et al. Augmentation of Smad-dependent BMP signaling in neural crest cells causes craniosynostosis in mice. *J Bone Miner Res*. 2013,28(6):1422-1433.

(二) 研究背景

颅缝早闭在新生儿中发病率为 1/2 500,能导致面部畸形及脑发育受限,临床需要进行多次手术治疗。如果在婴儿发育期未进行治疗,会导致颅内压增高,表现为头痛、渐进性视力丧失,甚至认知障碍,而且颅面部畸形也能导致上呼吸道阻塞和呼吸暂停。随着分子遗传学的进展,已发现几个基因突变与人类的颅缝早闭有关,但其分子病理生理学机制尚未完全阐明。因此,研究颅缝早闭的分子和细胞病理发生机制将有利于该疾病的早期诊断、预防和治疗。

该研究推测 BMP 信号通路的改变引起神经嵴细胞分化能力的异常,从而导致颅骨畸形。该研究构建了在颅骨和骨缝区域 BMP 信号通路增强的小鼠模型,发现神经嵴细胞内 Smad 依赖性 BMP 信号通路的增强导致颅缝早闭,并发现通过基因或药物方法降低 BMP 信号通路的水平能减轻颅缝早闭。实验结果有力地证明了超出生理水平的 BMP 信号通路能引起人类某些类型的颅缝早闭,而且在早期进行药物干预可以减轻症状。

(三) 实验设计、方法和结果

1. 首先构建并鉴定神经嵴特异性重组酶(P0-Cre)的组成性活化(constitutive active,ca)形式的 Bmpr1a(ca-Bmpr1a)小鼠　突变小鼠表现为口鼻部短窄、眶间距增宽。通过骨骼染色和组织学观察发现突变小鼠前额骨缝过早融合,冠状缝发育正常,颅底未见骨骼缺损。同时通过构建成骨细胞特异性重组酶(Col1-Cre)的 ca-Bmpr1a 小鼠,证实了神经嵴来源的多潜能细胞内 BMP 信号通路通过调节骨缝的开放来调控颅骨的正常发育,而不是成骨细胞内的 BMP 信号通路。

2. 突变动物体内 FGF 信号通路上调 采用免疫组化染色方法,发现胚胎 17.5 天突变动物的前额骨缝中 Fgf2、Fgfr1 和 Fgfr2 的表达明显升高,颅骨和额缝中 Erk1/2 的磷酸化明显增高。这说明神经嵴细胞内增高的 BMP 信号通路可能上调 FGF 信号通路,或者两者协同作用促进颅缝早闭的发生。

3. FGF 信号通路的增加不是颅骨发育异常的直接原因 通过去除 ca-Bmpr1a;P0-Cre 基因型小鼠的一个 *Bmpr1a* 等位基因位点,使内源性 Bmpr1a 基因表达减少,发现携带一个 *Bmpr1a* 基因的 ca-Bmpr1a;P0-Cre 小鼠(ca-Bmpr1a;P0-Cre;Bmpr1a+/−,rescued)具有正常的头部形态,而携带两个 Bmpr1a 基因的 ca-Bmpr1a;P0-Cre 小鼠仍有颅缝早闭的表型。通过颅骨染色和组织学分析证实:经挽救的小鼠的前额骨缝未闭合,而且颅骨的厚度和野生型小鼠的类似。这说明 BMP 信号通路的精确调控,在维持骨缝的开放和正常颅骨的形态发生中起关键作用。上述挽救小鼠与突变小鼠相比,Fgf2、Fgfr1、Sprouty1/2/3/4 以及 p-ERK1/2 的表达没有明显差别,但比野生型的高,表明挽救小鼠颅缝早闭表型的治愈不是由 FGF-ERK1/2 信号通路的正常化导致的。

4. Smad 依赖性 BMP 信号通路的上调是导致颅缝早闭的原因 采用 Western Blot 方法,检测了 Smad 非依赖性(MAPK、JNK、TAK1)和 Smad 依赖性(Smad1/5/8)BMP 信号通路的蛋白水平,发现只有 p-Smad1/5/8 蛋白在突变型小鼠前成骨细胞的基本水平(0 分钟)较高,并对 BMP 刺激的反应力也强,而挽救小鼠与野生型小鼠的前成骨细胞中该蛋白水平相似。结果表明增高的 Smad 依赖性 BMP 信号通路是导致小鼠颅缝早闭的主要原因。

5. 体内应用 BMP I 型受体激酶的化学抑制剂可以部分治愈颅缝早闭表型 应用不同浓度的 BMP I 型受体激酶的化学抑制剂 LDN-193189 处理前成骨细胞,发现 LDN-193189 选择性地抑制神经嵴来源的前成骨细胞内 Smad 依赖性 BMP 信号通路。从胚胎 E14.5 至出生后第 15 天,腹腔注射 LDN-193189,在出生后第 16 天处死小鼠,发现 ca-Bmpr1a;P0-Cre 小鼠的颅骨形态正常,鼻骨和前额骨形态与野生型相比没有区别。这些结果表明,出生前和围生期应用 BMP I 型受体的选择性化学抑制剂,可以部分治愈颅缝早闭的表型,进一步证明了 Smad 信号通路的精确调控在颅骨形态发育中的重要作用。

(四) 文献说明

该研究表明,神经嵴细胞内通过 BMPR1A 调控 Smad 依赖性 BMP 信号通路水平对骨缝的开放和正常颅骨形态的发生具有重要作用,过量的 BMP 信号通路会导致颅缝早闭。

目前还没有针对其他机制引起的颅缝早闭的治疗干预方法。由于颅缝早闭有不同的表型以及可能存在不同的发病机制,成功的治疗策略应该是针对每一种类型的颅缝早闭的特异病因采用不同的化学干预剂。该研究表明 BMP I 型受体激酶的特异性化学抑制剂能够有效地预防由 BMP 信号通路升高引起的颅缝早闭。尽管 BMPR1A 突变能否引起人类的颅缝早闭还未见报道,但是该研究结果表明应用 LDN-193189 是一个治疗由 BMP 信号通路增高引起的颅缝早闭的有效方法。如果能够鉴定出综合征型和非综合征型颅缝早闭患者体内与增强的 BMP 信号相关的突变和生物标志物,就可以制定新的方法进行早期诊断和早期干预。

三、科研选题参考

（一）口颌系统重要组织器官发育的调控机制

针对哺乳动物的一种重要组织器官,如牙、牙周组织、颌骨、唾液腺等,在分子遗传水平上研究发现控制重要组织器官发育的关键因子和信号通路,揭示组织器官发育的根本机制。

（二）干细胞及口颌系统重要器官衰老和再生

利用模式动物,重点研究牙、牙周组织和颌骨等器官发育和再生的分子机制,探讨成体组织干细胞或诱导性干细胞等在器官衰老和再生过程中的作用,揭示关键信号因子和调控网络。

（三）口颌系统干细胞的维持与分化

重点研究牙、牙周组织和颌骨等重要器官的组织干细胞自我更新及潜能性维持过程中遗传与表观遗传的调控网络,阐释干细胞体外诱导分化与体内条件下获得分化细胞的功能差异和调控机制,建立高效、安全的干细胞在体定向分化的新技术与新方法。

（孙宏晨）

参 考 文 献

1. ACHILLEOS A,TRAINOR P A. Neural crest stem cells:discovery,properties and potential for therapy. Cell Research,2012. 22(22):288-304.

2. ANTONIO,NANCI. Ten cate's oral histology:development,structure,and function. 7th ed. Mosby:ELSEVIER, 2008.

3. BREVINI T A L,PENNAROSSA G. Gametogenesis,early embryo development,and stem cell derivation. Springer-Verlag New York,2013.

4. BRUGMANN S A,TAPADIA M D,HELMS J A. The molecular origins of species-specific facial pattern. Curr Top Dev Biol,2006,73:1-42.

5. CRANE J F,TRAINOR P A. Neural crest stem and progenitor cells. Annu Rev Cell Dev Biol,2006,22: 267-286.

6. FANGHÄNEL J,GEDRANGE T. On the development,morphology and function of the temporomandibular joint in the light of the orofacial system. Ann Anat,2007,189:314-319.

7. GREENE R M,PISANO M M. Palate morphogenesis:Current understanding and future directions. Birth Defects Res C Embryo Today,2010,90(2):133-154.

8. HSU C F,YAMADA K M. Salivary gland branching morphogenesis — Recent progress and future opportunities. Int J Oral Sci,2010,2(3):117-126.

9. HUANG G T J,THESLEFF I. Stem cells in craniofacial development and regeneration. A JOHN WILEY & SONS,2013.

10. HELMS J A,CORDERO D,TAPADIA M D. New insights into craniofacial morphogenesis. Development,2005, 132:851-861.

11. KELLY R G. Core issues in craniofacial myogenesis. Experimental Cell Research,2010,316:3034-3041.

12. LANGMAN J. Langman's medical embryology:human development-normal and abnormal. 6th ed. Baltimore: Williams & Wilkins,1990.

13. MISHINA Y,SNIDER T N. Neural crest cell signaling pathways critical to cranial bone development and pa-

thology. Experimental Cell Research,2014,325(2):138-147.

14. MOORE K L,PERSAUD T V. The developing human:clinically orientated embryology. 8th ed. Philadelphia: W. B. Saunders,2008.

15. PATEL V N,REBUSTINI I T,HOFFMAN M P. Salivary gland branching morphogenesis. Differentiation,2006, 74:349-364.

16. PATEL V N,HOFFMAN M P. Salivary gland development:A template for regeneration. Semin Cell Dev Biol, 2014,25-26:52-60.

17. HEATHER J R,LEE N. Mechanisms of tissue fusion during development. Development,2012,139:1701-1711.

18. SCHROEDER H E. Differentiation of human oral stratified epithelia. Basel:Karger,1981.

19. SOM P M,NAIDICH T P. Illustrated review of the embryology and development of the facial region,Part 1: Early face and lateral nasal cavities. AJNR Am J Neuroradiol,2013,34:2233-2240.

20. TRAINOR P A. Neural crest cells:Evolution,Development and Disease. Academic Press,2014.

第三章 外胚间充质干细胞与口腔颌面部发育的研究

第一节 概 述

外胚间充质(ectomesenchyme)是一种胚胎发育早期出现在口腔颌面部的多能性结构(multipotentstructure),其发育衍生物包括两个胚层的细胞类型。与身体其他部位中胚层来源的间充质不同,外胚间充质是由外胚层来源的神经嵴细胞沿着鳃弓迁移到颌突部位定居、增殖并分化,再到达面突的中胚层,大多数口腔颌面部的结构和组织均由其衍生而来,这提示外胚间充质中存在一种由神经嵴细胞演化(transition)而来的干细胞,即外胚间充质干细胞(ectomesenchymal stem cells,EMSC)。体内示踪研究表明,脊椎动物口腔颌面部的大部分结构和组织,包括颅骨、颌软骨、牙胚、牙髓间充质以及面部和颈部的结缔组织等均由外胚间充质发育而来。因此,外胚间充质细胞是口腔颌面部发育的重要供体细胞。体外培养的外胚间充质细胞具有多向分化能力,可以诱导分化为施万(Schwaan)细胞、成肌细胞、成骨细胞、成软骨细胞、牙髓细胞、成牙本质细胞、听神经节以及黑色素细胞等,经过定向分化可形成牙本质、牙髓、牙骨质、牙周韧带、颞下颌关节盘软骨、听神经以及上、下颌骨和腭骨等组织器官。

因此,外胚间充质细胞的培养,在研究颌面部骨骼、牙等各组织器官的发育中具有重要意义。外胚间充质细胞与牙的发育及颌面部各个突起的形成密切相关。外胚间充质细胞的迁移过程如果受到致畸因子的影响,会使牙和面突的生长停滞或减慢,导致面突不能如期联合或融合,牙不能正常发育,进而造成面部畸形(如唇裂、腭裂、面裂等)或牙畸形。

第二节 外胚间充质干细胞在口腔发育中的作用研究

神经嵴细胞(neural crest cells,NCC)可分为脑神经嵴细胞(cranial neural crest cells,CNCC)和体神经嵴细胞(trunk neural crest cells,TNCC),这些细胞沿着特定的路径进行迁移并分化成特定的细胞。其中,CNCC参与脑发育过程,包括前脑、中脑、后脑,参与后脑发育的CNCC会进一步分区,形成菱脑原节。

CNCC与TNCC最大的一个区别在于CNCC可以分化为外胚间充质产物,而在体内、外均未发现TNCC有分化为骨骼衍生物的潜能。脑神经嵴迁移到面突中胚层后称为外胚间充质。外胚间充质细胞是胚胎口腔颌面多种组织器官发育的关键细胞。原代间充质干细胞形态上大部分类似成纤维细胞样细胞群体,呈星形或梭形,胞体丰满,伸展良好,胞核呈圆形或卵圆形,位于细胞中央,有 1~4 个核仁(图 3-1)。原代细胞生长速度较慢,接种 2 天后开始增加,第 3 天进入对数生长期,以后生长速度较快,第 6 天进入平台期,细胞以 1:3 传代,每 3~5 天传代一次。细胞呈漩涡状生长,随培养时间的延长更加明显,细胞增殖活跃(图 3-2)。EMSC 是具有较强增殖能力的未分化细胞,根据上皮细胞和间充质干细胞对胰酶的耐受性和贴壁时间不同,可以通过差速贴壁法进行分离。在体外可诱导外胚间充质细胞向成骨细胞、神经胶质细胞、平滑肌细胞分化,证明其有干细胞特征,但 EMSC 的分化能力有限。

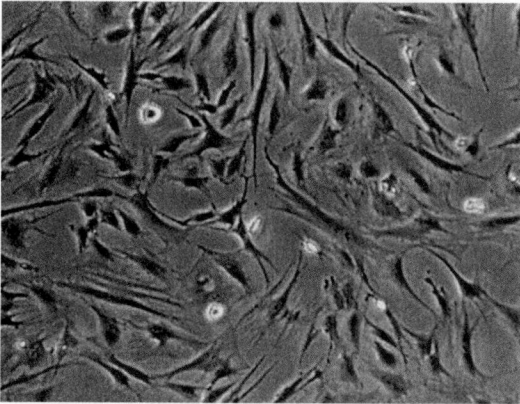

图 3-1 原代培养外胚间充质细胞(EMSC)

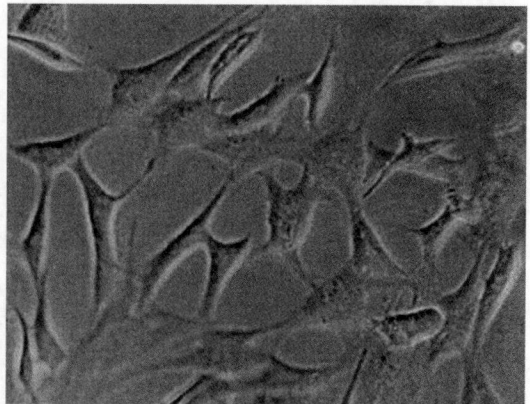

图 3-2 传代培养外胚间充质细胞(EMSC)

一、外胚间充质细胞的标记物

外胚间充质细胞表达多种神经谱系和间充质谱系的分化标志,包括波形蛋白(vimentin)、p75、CD57、巢蛋白(nestin)、Ⅰ型与Ⅱ型胶原蛋白(collagen type Ⅰ and Ⅱ)、神经生长因子受体(nerve growth factor receptor,NGFR)、白血病抑制因子受体(leukemia inhibitory factor receptor,LIFR)等。p75,即低亲和力神经生长因子受体(low affinity neural growth factor receptor,LNGFR),是神经前体细胞和神经干细胞的标志,通常表达于发育的神经系统。利用免疫磁珠细胞分离技术可以对 p75$^+$ 的颌突外胚间充质细胞进行分离和克隆培养。克隆分析表明,单个 p75$^+$ 细胞经过 10~14 天培养,可以形成由两种或两种以上细胞组成的多潜能性克隆(multipotent clone),提示该群外胚间充质细胞具有多潜能性。同时,亚克隆分析表明,多潜能性子克隆中的单个 p75$^+$ 细胞具有再次形成多潜能性克隆的能力,说明这些细胞在体外具有自我更新的能力。这些结果提示,p75$^+$ 细胞同时具有多潜能性和自我更新能力,因此是 EMSC。该干细胞的分离对于口腔颌面部的起源和发育研究具有重要意义。此外,该干细胞的高度可塑性也预示它可以作为一种新的种子细胞,为组织工程皮肤、肌肉、软骨的研究提供新思路。

EMSC 的细胞学形态与间充质细胞相同,但具有不同于神经嵴细胞和 BMSC 的特征分子表达谱。混合培养的外胚间充质细胞中存在多种具有克隆形成能力和形态高度均一且差别显著的多种结缔组织前体细胞。组织切片和培养细胞爬片的免疫组化染色表明其中含有软骨细胞前体(Ⅱ型胶原阳性)、成脂肪细胞(Oil-Red 染色阳性)(彩图 3-3,见书后彩色插页)、成肌细胞(SMA 阳性)、神经前体细胞(Nestin、S-100、HNK-1 阳性)、STRO-1 阳性、DSP 部分阳性等。STRO-1 阳性的 EMSC 免疫荧光检测显示也同时表达 HNK-1、Nestin(彩图 3-4,见书后彩色插页)。

p75$^+$ 颌突外胚间充质细胞具有干细胞特点。干细胞通常定义为具有多向分化能力和自我更新能力的细胞。有研究发现,外胚间充质细胞具有多向分化能力,但是这些研究并未在单细胞水平观察其多潜能性,即未鉴定单个具有干细胞特点的外胚间充质细胞,因此无法确定多种类型的分化细胞来源于单个还是多个前体细胞,也无法研究干细胞的表型和分化谱系。克隆培养可以观察单细胞的生物学特性,因而目前被更多地用于体外鉴定干细胞的性质。单细胞所衍生的克隆内细胞的类型和数量,不仅可以反映出种子细胞的增殖能力(克隆形成能力,也是干细胞的重要特点之一),也可以揭示其分化谱系。研究显示,p75$^+$ 细胞不仅具有很高的克隆形成能力,而且可以自发分化衍生出两种以上的细胞类型。这些证据充分说明 p75$^+$ 细胞具有多潜能性。在体外利用连续克隆实验可以充分观察每一级种子细胞的增殖能力和分化谱系,特别是如果有两个以上的次级种子细胞具有与上级种子细胞类似的克隆形成特点,则可以肯定上级细胞发生了自我复制。鉴定颌突外胚间充质中是否存在未分化的前体细胞,可以将这些细胞的表型进行流式细胞仪分析和免疫组化检测。流式细胞仪检测可以明确颌突的某些细胞表达 CD57、p75 和 CD29 等,双标记法更确认 p75$^+$ 细胞共表达 CD57 和 Nestin。EMSC 表达 p75,提示这些细胞来源于神经嵴细胞。

CD57 又称 HNK1,虽然不是一种谱系特异性标志,但表达于多种未成熟的神经组织细胞及成体自然杀伤细胞(nature killer cell,NK),也是神经嵴细胞的标志之一。Nestin 是一种中间丝蛋白,是神经干细胞标记物,它的表达与神经干细胞的自我复制能力和多向分化潜能有关,是未成熟的神经上皮细胞的标志。研究表明,未分化的神经嵴细胞共表达 Nestin 和 p75,与 EMSC 类似,提示这两种干细胞在发育上的继承性。此外,p75 作为一种细胞表面抗原,可以被相应的多种抗体识别,因此也是筛选 EMSC 的理想标志。EMSC 除了可以衍生 SMA$^+$ 成肌细胞及具有形成矿化结节的成骨细胞外,还可以自发分化形成黑色素母细胞。神经嵴细胞还具有分化为 Peripherin$^+$ 神经元以及 GFAP$^+$ 施万细胞的能力。EMSC 细胞在含 bF-GF 的预诱导液中处理 24 小时,再加入诱导液 30 分钟后,细胞形态均发生变化,表现为胞质收缩,胞体隆起,胞体周围伸出较长的突起,胞体周围出现光晕,随时间延长,有部分细胞伸出突起,且胞体及突起中出现大小、数量不等的空泡样改变,似糖原或脂滴(彩图 3-5,见书后彩色插页)。EMSC 星形胶质细胞标志物 GFAP 阳性表达;成肌诱导 EMSC 呈肌管样结构,Des 阳性表达(彩图 3-6,见书后彩色插页)。

脑神经嵴在迁移过程中与 FGF-8、BMPs 等生长因子进行相互作用,逐步被赋予了定向分化的能力。EMSC 的增殖能力有限,随着端粒酶活性的降低,干细胞的增殖能力也随之降低。与胚胎干细胞的无限增殖能力相比,EMSC 的增殖能力相当有限。正常情况下,人 EMSC 能传 22 代。研究永生化细胞时发现,多数永生化细胞没有成瘤性,而且细胞在体内出现被吸收的现象。这可能是因为注射部位不能给予 EMSC 有效的微环境,细胞得不到充足的营养及信号。对人胚胎面突 EMSC 的研究发现该细胞具有多能分化潜能。在含 β-甘油磷酸钠、维生素 C 及地塞米松的矿化诱导液中,细胞形态变为多角形、立方形,同时体积增大,细胞增殖速度变慢,表达 I 型胶原。碱性磷酸酶活性增高及骨钙素的表达,进一步表明该细胞已分化为成骨细胞。矿化诱导 10 天后,EMSC 复层生长(图 3-7),随着培养时间的延长,矿化结节形成,进一步证实诱导细胞已分泌矿化基质,这一系列改变表明 EMSC 可被诱导分化

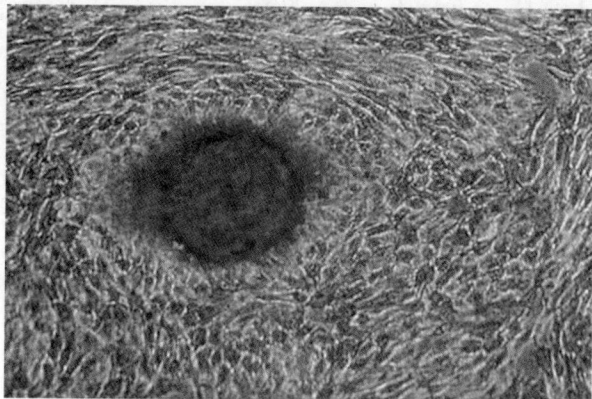

图 3-7 矿化诱导 10 天后 EMSC 复层生长

为成骨细胞。

面突外胚间充质细胞来源于脑神经嵴,经过定向分化可形成牙、上、下颌骨等组织结构,在口腔颌面发育中起着非常重要的作用。外胚间充质细胞为多能干细胞,在多种生长因子的作用下,可以分化为成骨细胞、胶质细胞、成牙本质细胞等。胚胎面突 EMSC 在无分化抑制剂存在时,出现明显向平滑肌细胞分化的趋势,2 天后约 65% 的细胞表达 α-SMA,而 TGF-β 的加入促进了该细胞向平滑肌细胞的分化,在分化细胞的比例和 α-SMA 的表达量上均有体现。这表明 TGF-β 能有效促进 EMSC 向平滑肌细胞的分化,与 TGF-β 促进脑神经嵴细胞向平滑肌细胞分化相似。用成骨细胞诱导剂地塞米松、β-甘油磷酸钠和维生素 C 的矿化液诱导 LNGFR[+] 外胚间充质前体,培养 4 天后,细胞形态变为多边形;培养 14 天后,细胞形态为立方状,细胞紧密排列,类似成骨细胞;培养 3 周时,细胞逐渐呈集落生长,中心细胞互相重叠形成复层细胞,围绕中央呈放射性排列,中心逐渐发生钙化,形成矿化结节,70% 的细胞表达 I 型胶原。

I 型胶原在成骨细胞增殖、分化、矿化等各个阶段中均起重要的作用,通过整合素发挥促成骨细胞分化和细胞间黏附作用,对细胞的代谢生长起重要作用。I 型胶原分泌稳定,在细胞外基质的形成、细胞的增殖以及细胞与基质间的信号传递中起重要作用。Owe 等研究表明:I 型胶原是成骨细胞表型和形成钙结节的基本保障。用成骨细胞诱导剂地塞米松、β-甘油磷酸钠和维生素 C 的矿化液诱导 LNGFR[+] 外胚间充质前体,经 RT-PCR 检测有骨桥素(osteopontin,OPN)mRNA 表达。OPN 是在骨组织中最早被确认的无胶原的唾液基质蛋白,它是一种分泌型糖基化的磷蛋白,非矿化组织特有,在骨细胞分化的早期开始表达,矿化启动后大量合成,被认为是成骨细胞早期分化的标志。多数对 OPN 的研究集中到矿化过程和骨形成,OPN 对于细胞黏着和迁移都非常重要。在鼠骨组织中,用免疫组织化学方法定位发现,在软骨、骨膜中有丰富的 OPN。在编织骨、骨小梁间的成纤维样细胞中也发现 OPN,此细胞已确定为前期骨细胞。成骨细胞、骨细胞、软骨-骨转变区同样存在 OPN。Finn(1990)通过超微免疫细胞化学方法证实 OPN 是调节破骨细胞与骨基质表面结合的一种生物活性物质。LNGFR[+] 的 EMSC 在矿化液的诱导作用下,表达 I 型胶原并形成矿化结节。诱导的细胞并不都完全表达 I 型胶原,大约 70% 左右的细胞表达,这一点与 DMSO 诱导 EMSC 向骨骼肌细胞分化的结果类似。

胚胎面突 EMSC 的增殖、分化能力与端粒酶的活性保持一致。在妊娠 50 天时,胚胎面突 EMSC 有较强的端粒酶活性,在分化抑制剂白血病抑制因子(leukemia inhibitory factor, LIF)作用下,细胞能保持较强的增殖活力。第 8 代细胞的端粒酶反转录酶 hTERT 较第 1 代有下降,但表达较强,肉眼无法判断着色的差异。第 15 代细胞仍表达 hTERT,但着色程度明显弱于第 1 代和第 8 代。随后细胞的增殖能力开始明显下降,hTERT 的活性有较大程度下降。至第 22 代,细胞几乎不再增殖,而此时细胞不再表达 hTERT,表明 hTERT 对维持细胞的增殖起作用,且这种作用可能是通过端粒酶活性来实现的。去除 LIF 后,细胞出现明显的自发分化现象,细胞体积变大,形态多样,增殖速度变慢。去除 LIF10 天后,无法检测到 hTERT 的表达,表明干细胞的特性已完全丧失。EMSC 高水平表达端粒酶,表明此时细胞仍处于未分化状态,比较幼稚,生命周期较长。但随着培养时间延长,细胞的增殖能力逐渐减弱,端粒酶的活性也逐渐丧失,两者呈现某种程度的一致性。可以推测,在这个过程中,端粒的长度也在逐渐变短。对胚胎干细胞的研究发现,在条件培养基中,胚胎干细胞可以长期保持未分化状态,端粒酶保持高水平表达,细胞呈现无限增殖活力,无衰老迹象。而面突 EMSC 则不能维持端粒酶的高活性,细胞增殖到一定程度就会出现衰老,最后停止生长。细胞的衰老、端粒酶活性的降低可能与细胞逐渐分化相关,随着培养时间的延长,逐渐丧失干细胞的特性。端粒酶活性并不能维持胚胎面突 EMSC 的无限增殖,随着细胞的增殖、分化,端粒酶活性会逐渐丧失。

二、上皮信号对外胚间充质的作用特点

牙的发生起始信号源自口腔上皮。FGF-8 是最早在上皮中表达的生长因子,可看作是建立牙发生全过程的基因级联的启动子。FGF-8 在上皮中作为内源性诱导信号,可以激活间充质表达一系列基因,如:*ACTIVIN BA*、*BARX1*、*MSX1*、*LHX6/7* 等。BMP4 也在早期口腔上皮中表达。通过 *FGF-8* 和 *BMP4* 的调控,牙胚发育的级联效应被启动,口腔上皮就可诱导间充质凝集多种信号因子的表达,如:MSX1、2、DLX1、BARX1 等。随着发育,上皮信号逐渐转移到外胚间充质。各种信号因子间相互制约,相互协同,共同调控牙胚的发育。

三、外胚间充质对上皮信号的时间依赖性

在牙胚形成过程中,外胚间充质对口腔上皮信号的反应呈时间依赖性。多种转录因子表达于外胚间充质,在时间及空间上调控牙的发育。在发育早期,外胚间充质对来自上皮信号的反应是一样的。随着发育的继续,外胚间充质细胞基因的表达仍依赖于上皮信号,但对信号反应的区域已固定。当发育到一定阶段,外胚间充质的基因表达就不再依赖于上皮信号,即使去除上皮信号,也并不影响基因表达。以 *PAX-9* 为例:胚胎 10.5 天前,*PAX-9* 的表达依赖于上皮信号 FGF-8;之后,*PAX-9* 表达就不再依赖于上皮信号,同时,BMP4 亦不再能抑制 *PAX-9* 在外胚间充质的表达。牙胚发生过程中,颌弓近、远端外胚间充质分别表达 *BARX1* 和 *MSX1*,亦有同样的特点。Christine A 发现:胚胎第 9.5~10 天,去除上皮,将 Fgf8 磁珠植入下颌外胚间充质,6 小时内,*BARX1* 和 *MSX1* 表达缺失;6 小时后,*BARX1* 和 *MSX1* 在磁珠附近均可被诱导表达,而与其内源性表达位置无关,即在未来切牙外胚间充质中

BARX1 被异位诱导表达;同时,MSX1 亦被诱导异位表达于未来磨牙区的外胚间充质中。胚胎 10.5 天,同样实验则发现,BARX1 和 MSX1 只在其原来的内源性表达区域被诱导;而胚胎 11.0 天,去除上皮不影响外胚间充质正常表达 BARX1 和 MSX1。

四、上、下颌外胚间充质对上皮信号的反应不同

上、下颌原基来自第一鳃弓,上颌来自下颌弓,覆盖着同样的上皮,但上颌发育较下颌晚 12 小时,并形成不同的骨骼和牙,表明它们对信号的反应各有独特之处。颌骨的近远轴发育主要由 Dlx 基因调节。Dlx 基因在上、下颌原基外胚间充质呈现分化表达模式。Dlx1、2 在上、下颌原基近中外胚间充质表达,而 Dlx3、5、6 在下颌表达明显,并在与下颌相邻的上颌原基的最近的很小区域中的外胚间充质中有表达。Dlx1、2 突变可致上颌磨牙发育缺陷,而下颌磨牙发育正常。在移植实验中,去除下颌弓上皮,于下颌远中植入 Fgf8,Dlx2、5 均可被诱导表达于植入处,而植入上颌外胚间充质则只有 Dlx2 表达,说明 Fgf8 不能诱导 Dlx5 在上颌弓表达。同样,以含 Dlx5 诱导信号的上颌上皮取代下颌上皮,24 小时后,Dlx5 广泛表达于下颌近中外胚间充质,但下颌上皮不能诱导上颌外胚间充质表达 Dlx5。以上结果表明,上、下颌外胚间充质对上皮信号的反应是不同的,因而两者在未来将分化为不同的结构,而其不同特性则同其脑神经嵴来源相关。对小鼠和鹌鹑胚胎的命运图的研究显示:来自中脑部神经嵴的下颌外胚间充质同时含有菱脑 1、2 神经嵴细胞,而上颌外胚间充质则来自中脑和前脑部神经嵴细胞。这种来源上的差异与外胚间充质对上皮信号的反应密切相关。

五、外胚间充质细胞的培养

目前已基本建立起比较成熟的外胚间充质细胞的培养方法。由于胎鼠的上、下颌突较小,直接将上皮细胞和外胚间充质细胞清楚分离较困难,因此在原代培养时,原代细胞中除了外胚间充质细胞以外,还会混杂较多的上皮细胞。上皮细胞与外胚间充质细胞存在不同的贴壁时间和脱壁时间的规律,依据外胚间充质细胞先贴壁,消化时先脱壁,可通过差异贴壁和脱壁法将混杂有上皮细胞的原代细胞中的外胚间充质细胞分离。再经过 3~4 次反复纯化,上皮细胞的比例可减至 4%~7%。具体步骤如下:①脱颈处死孕鼠,于 70%乙醇中浸泡 3 分钟;②剖腹取出胚胎,置于培养皿中,立即加入 D-Hank 液;③剥离子宫、胎盘、卵黄囊、羊膜等组织,取出完整鼠胚,置于另一培养皿中;④分开鼠胚上、下颌,小心切取上、下颌突,分别置于 D-Hank 液中。分别将上、下颌突,切成 1mm³ 左右大小,用吸管转移至离心管中;⑤每管加入 1mL 0.25%胰酶,37℃ CO_2 孵箱中 10 分钟;⑥取出离心管,加入 1mL 含 10%新生牛血清的 DMEM,终止胰酶作用;⑦轻柔吹散细胞,1 000r/min 离心 5~8 分钟。弃上清液,加入 5mL 外胚间充质细胞培养液,重悬细胞;⑧将细胞接种于 150mL 培养瓶中,37℃ CO_2 孵箱内静置 30 分钟。轻柔弃上清液,小心添加新的外胚间充质细胞培养液,37℃ CO_2 孵箱孵育;⑨待细胞 90%汇合,弃培养液,PBS 洗一遍,0.25%胰酶消化细胞;⑩当大部分细胞收缩变圆时,用含 10%血清的 DMEM 终止消化,轻柔吹打细胞使大部分细胞脱壁。离心,重悬细胞。细胞 1:2 传代。重复⑧⑨步骤,每次传代后重复⑧⑨⑩步骤。反复几次即可获得比较纯化的外胚间充质细胞。

第三节　口腔颌面部与口腔发育研究中的神经嵴细胞

在胚胎的发育中,神经嵴细胞是一种特殊的细胞群,可以分化为神经细胞、神经胶质细胞及多种非神经细胞。神经嵴(neural crest)的概念是 1868 年由瑞典科学家 His W 首次提出,并研究了神经嵴细胞的起源、迁移和分化等问题。一直以来,探索神经嵴及其演化过程的奥秘是神经科学领域的一个重要课题。

一、神经嵴的发育与迁移

神经嵴是脊椎动物胚胎发育过程中早期出现的一种暂时性结构,是发育过程中出现的特征性结构,伴随着神经板-神经褶-神经管的形成,相继经历发生-分离-迁移的生物学过程,由可迁移的神经嵴细胞组成。处于不同体节的神经嵴细胞在胚胎发育的特定时期,沿着不同的路径向相应的体平面迁移,并衍生出多种类的组织和器官。神经嵴细胞比其他的胎儿神经干细胞在发育中迁移的范围更大,并且形成间充质组织。神经嵴发育将外胚层衍生的组织和中胚层衍生的组织联系起来,起到一种干细胞的作用。

神经嵴细胞来源于外胚层,其分化谱系包括神经和间充质类型的细胞。当人胚胎第 3 周时,三胚层胚盘已形成,发育中的脊索和邻近的间充质诱导其表面神经外胚层构成神经板,随着脊索的延长,神经板继续发育,其柱状细胞变为上窄下宽的楔形,使神经板的外侧缘隆起,神经板的中轴处形成凹陷的神经沟,隆起处称为神经褶。在相当于枕叶体节的平面上,神经沟首先愈合成管,愈合过程向头、尾两端进展,最后在头尾两端各有一开口,分别称前神经孔和后神经孔。胚胎第 25 天左右,前神经孔闭合,第 27 天左右,后神经孔闭合,此时完整的神经管形成。神经管的前端膨大,发育为脑,后段较细,发育为脊髓。在由神经沟愈合为神经管的过程中,神经沟边缘与表面外胚层相延续的一部分神经外胚层细胞游离出来,与表面外胚层相延续的一部分外胚层细胞突起,形成左、右两条与神经管平行的细胞索,位于表面外胚层的下方,神经管的背外侧,即神经褶的顶端与周围外胚层的交界处,称神经嵴。

禽类胚胎中,由于这些细胞位于神经褶的嵴上,其分化和迁移特征较明显,因而被称为神经嵴细胞。而在哺乳动物的胚胎中,这些细胞是从神经板的侧方分离出来,而不是从嵴上分离出来的。随着神经嵴的不断隆起,与神经嵴相延续的胚层结构向神经板腹侧面逐渐靠近,使外胚层上皮与神经上皮紧贴在一起,并将两种上皮组织之间的中胚层组织排挤出来,上皮下的基膜消失。随后,外胚层与神经上皮分离,在神经嵴的两侧形成一个以细胞外基质成分为主的无细胞区。无细胞区的形成为将来神经嵴从神经板脱离预留了空间。于是,外胚层与神经上皮的基膜又一次恢复。随着两侧神经嵴进一步靠近、融合,神经嵴外侧一些将要演化为神经嵴细胞的细胞开始出现特征性的变化,包括细胞间隙增大、排列成堆、伸出的突起至细胞间隙内、顶部的连接消失与外胚层细胞脱离等。然后,神经嵴细胞开始迁移。有研究显示神经嵴细胞存在于妊娠期,能从胚胎第 14.5 天的大鼠坐骨神经(动物后肢的周围神经)分离到,经 BrdU 标记显示,这些细胞正在体内分裂。将其移植入鸡胚,大鼠神经嵴细胞分化成神经元和胶质细胞,显示了它们干细胞样的特性。

脑神经嵴细胞在早期脑中以细胞流的形式迁移。神经基板分出的神经细胞层沿着细胞流内侧迁移。脑神经嵴细胞最主要的作用是组织后脑的传入神经分布。脑神经嵴细胞迁移后的定位方向在细胞形成初期就已决定。人胚神经嵴的发育开始于胚胎第3周。在头部神经嵴细胞是以成团细胞的形式从神经嵴迁出,发生广泛迁移,演化成机体内不同的细胞并形成重要的组织成分。在躯干部,神经嵴细胞从神经嵴的迁出常以单个细胞的形式发生。

随神经嵴迁移、分化,细胞广泛分布于胚体的3个胚层,分化形成多种组织发生的前体细胞,故有"第四胚层"之称。神经嵴细胞的衍生物具有3个经典胚层衍生物结构的性质。神经嵴细胞是机体发育过程中多种细胞的来源细胞。它的衍生物遍及了外、中、内3个胚层的衍生结构,包括外周神经系统的神经元及所有的神经胶质细胞、中枢神经系统的小部分神经元、色素细胞、滤泡旁细胞、嗜铬细胞、肾上腺髓质细胞、部分中胚层衍生物(脑脊膜、骨骼、牙乳头、牙囊)等。有关神经嵴细胞的主要衍生物见表3-1。

表 3-1 神经嵴细胞的主要衍生物(参考 Calson,1988)

	脑神经嵴	体神经嵴
神经系统		
感觉神经系统神经元	脑神经节近侧部	脊神经节
	三叉神经的半月神经节	RB 细胞(Rohon-Beard cell)
	面神经的膝神经节	
	舌咽神经的上神经节	
	迷走神经的颈静脉节	
	三叉神经中脑核	
自主神经系统神经元	副交感神经节	副交感神经节
	睫状神经节	盆内脏神经丛
	耳神经节	肠神经丛
	蝶腭神经节	Remak 神经节(鸟类)
	下颌下神经节	内脏副交感神经节
	内脏副交感神经节	交感神经节
		颈上神经节
		椎旁神经节
		椎前神经节
神经胶质细胞	少突胶质细胞	神经节的卫星细胞
	神经节的卫星细胞	周围神经的施万细胞
	周围神经的施万细胞	
色素细胞	黑色素细胞	黑色素细胞
	黄色素细胞	黄色素细胞
	红色素细胞	红色素细胞
	晕色素细胞	晕色素细胞

续表

	脑神经嵴	体神经嵴
内分泌和旁分泌细胞	降钙素分泌细胞	心肺中的神经内分泌细胞
	颈动脉体（Ⅰ型细胞）	
	滤泡旁细胞（甲状腺）	
中外胚层细胞		
骨骼	颅骨	
	脑颅穹隆	
	鼻骨和眶骨	
	耳囊（部分）	
	腭骨与上颌骨	
	蝶骨（小部分）	
	内脏软骨	
脑膜	前脑和部分中脑的柔脑膜（蛛网膜和软脑膜）	背鳍间充质（两栖类）
结缔组织	头和颈部腹侧皮肤的真皮、脂肪和平滑肌	
	眼睫状肌	
	眼角膜（角膜基质的成纤维细胞与角膜内皮）	
	头颈部腺体（唾液腺、泪腺、胸腺、甲状腺、垂体）中的结缔组织基质	
	牙乳头（成牙本质细胞）等	
	主动脉和主动脉弓来源的动脉的血管壁内的结缔组织和肌肉	

在胚胎发育早期的特定阶段，神经嵴细胞沿着腹内侧和背外侧路径发生大量的迁移，分化成外周神经节、表皮黑色素母细胞、心肌细胞以及骨、软骨、肌肉等多种结缔组织。许多神经嵴细胞的分化实验都支持神经嵴细胞是体内最具多能性的结构之一，是一种多潜能干细胞，它可以体外分化为神经元、神经胶质细胞、平滑肌细胞和黑色素细胞。神经嵴细胞沿着不同的路线迁移并定居于胚胎的多种组织中，在相应部位分化为各种不同的细胞类型。外胚间充质细胞可进一步分化为成骨细胞、成软骨细胞、牙髓细胞、成牙本质细胞、听神经节、施万细胞以及黑色素细胞等，并将发育成部分上、下颌骨、颞下颌关节盘软骨、牙本质、牙髓、牙周膜、听神经等组织器官。神经嵴细胞在迁移过程中，经历一种从表皮细胞向间充质细胞的分化过程，在此过程中，一部分细胞可以继续保留干细胞的特性。分化的神经嵴细胞不再表达 p75 和 nestin 等标志。与未来形成脑组织的神经板（管）发生有关的神经嵴细胞称脑神经嵴干细胞（cranial neural crest stem cells，CNCSCs），除参与形成口腔颌面部周围神经、黑色素细胞等，尚可特征性地分化成牙、颌骨等硬组织。通过对颌突外胚间充质细胞进行流式细胞学检测免疫组化分析，发现约 1% 的颌突外胚间充质细胞表达 p75，提示这些细胞来源于神经嵴。p75⁺细胞群的分离和克隆分析证明这些细胞具有干细胞的重要

特点，即多潜能性和自我更新能力。由于这些细胞从颌突组织（远离神经嵴）中分离得到，因此被认为是 EMSC。

神经嵴细胞的发育还依赖配对盒基因 3（pair box 3，Pax3）的正常功能。Pax3 主要通过调控胶质源性神经营养因子受体 c-Ret、Wnt1 和 TGFβ2 的表达来促进神经嵴细胞迁徙、生存和增殖。c-Ret、Wnt1 和 TGF-β2 是神经嵴细胞发育的关键调控因子。人和小鼠的 Pax3 基因表达水平下调将影响神经嵴细胞的正常发育。c-Ret 跨越神经嵴细胞细胞膜，参与其迁徙、增殖；Wnt1 参与神经嵴分化，缺乏 Pax3 表达的小鼠胚胎背神经管中的 Wnt1 表达减少；TFG-β2 参与神经嵴细胞分化与凋亡，TGF-β2 纯和突变小鼠可出现神经嵴组织发育不良，影响颅颌面骨结构发育，Pax3 敲除小鼠胚胎中 TGF-β2 表达明显减少。Pax7 在鸡胚原肠胚期也表达在神经板的边缘，对神经嵴细胞的分化也非常重要。比如在小鼠，Pax7 和 Pax3 表现出功能上的重复，敲除其中一个将导致神经嵴细胞的衍生细胞出现缺陷。

神经嵴细胞从一开始就存在一定程度的预决定（predetermination）。预先分化决定的神经嵴细胞向腹外侧迁移，到达第一鳃弓后被称为外胚间充质，具有干细胞特性，可分化为多种组织器官，与口腔及颌面部发育关系十分密切。由于外胚间充质细胞的干细胞特性，人为控制和干预其向着理想化的方向分化成为研究的焦点。鳃弓发育由脑神经嵴细胞决定。由于所移植的细胞是取自神经嵴还未发生时的神经管，所以认为神经嵴细胞一旦形成就具有预先分化决定作用。在活体中，如果将鹌鹑胚体内肾上腺髓质相应的神经嵴片段（移植时实际上是神经管和神经褶）移植到鸡胚体内迷走神经嵴区相应的神经嵴区段，移植后的鹌鹑神经嵴细胞会按照鸡胚体内正常发育的情况进行迁移和分化，植入的鹌鹑神经嵴细胞将发育成宿主消化道内的神经节和神经丛，移植物衍生结构的分布与鸡胚迷走神经嵴区神经嵴的正常发育相同。反之，如果将鹌鹑的肾上腺髓质相应的神经嵴片段移植到鸡胚体内肾上腺髓质相应的神经嵴位置时，移植物在宿主体内将发育成肾上腺结构而不会形成迷走神经衍生物。实验表明神经嵴细胞存在一定程度的预决定。

二、脑神经嵴与口腔颌面部发育

脑神经嵴细胞在脊椎动物颌面部发育中起着主导作用。随着胚胎的发育，神经嵴向腹外迁移到达鳃弓，形成头颈部的间充质结构。活体细胞标记显示，菱脑原节的神经外胚层在形成中脑后部和后脑前部时转变为脑神经嵴。其中与口腔颌面发育关系密切的是第一鳃弓。到达第一鳃弓的脑神经嵴定居于上、下颌突，称为外胚间充质。CNCSC 最初是从人体外培养的神经管中被鉴定和确认的，在迁移之前还没有决定最终的分化形式，在克隆密度培养时，单个神经嵴细胞可衍生出神经谱系、成黑色素细胞及间充质谱系的多种细胞类型。脑神经嵴细胞的迁移过程可分为 3 个阶段：①迁移启动：脑神经嵴细胞由神经管产生后，与邻近外胚层表面以及间充质紧密接触，在各种因素的作用下发生一系列变化，为迁移做准备；②迁移流的形成及迁移：脑神经嵴细胞在"神经嵴细胞缺如区"作用下形成背腹向、彼此分隔的细胞迁移流，进而向鳃弓迁移；③迁移结束：特定脑神经嵴细胞最终进入并充盈特定的鳃弓。

妊娠第 9.5 天的小鼠胚胎中，脑神经嵴细胞分布于前鼻突、第一鳃弓、三叉神经节等，此时的非脑神经嵴来源的间充质少,且与脑神经嵴来源的外胚间充质混在一起;胚胎10.5天,第一鳃弓分化为上、下颌突,脑神经嵴来源的细胞分布于嗅沟、上、下颌突、三叉神经节,但不进入外胚层;胚胎11.5天,脑神经嵴继续聚集于第一鳃弓,并与外胚层关系逐渐密切。随着进一步的发育,外胚间充质与上皮相互作用,并受生长因子及下游的转录因子调节,可分化为一系列不同的细胞,包括牙间充质细胞、成骨细胞、成软骨细胞及鳃弓神经节等,诱导牙、颌骨等组织器官的发生。抑癌基因 *PTEN* 泛素连接酶-神经前体细胞表达发育下调基因4(neural precursor cell expressed developmentally down regulated 4, Nedd4)通过改变 CNCSC 干细胞特性来调节颅颌面的发育。CXCR4/SDF-1 信号对于脑神经嵴细胞在鳃弓中分化和聚集起重要作用。neuropilin-1 的配体——血管内皮生长因子(vascular endothelial growth factor, VEGF)无论在体内还是体外,均对脑神经嵴细胞的迁移有较强的趋化作用。

传统观点认为,脑神经嵴细胞携带着颌面模式形成的预先决定信息,是颌面部大部分骨及牙的来源。首先,在胚胎模式形成中,脑神经嵴细胞协调鳃弓的发育,相对而言躯干神经嵴细胞只起次要的作用。其次,由于脑神经嵴细胞的多潜能性,它不仅可以分化为神经细胞、黑色素细胞等,还可形成骨骼及其衍生物。这种成骨潜能为脑神经嵴所特有。然而近来大量研究发现,脑神经嵴细胞在鳃弓模式形成中并非起决定性作用,而其向骨骼分化的能力也不是特有的。事实表明,鳃弓的发育取决于咽内胚层,且躯干神经嵴细胞也具有分化为骨骼的潜能。但是,脑神经嵴细胞在后脑感觉神经节的神经分布中起着关键作用。脑神经嵴细胞衍生物包括牙及牙周组织、骨及衍生物、鳃弓神经节等。对于早期脑神经嵴细胞的预决定分化还有一些尚待解决的问题。第一,体内各种调控因子确切的作用时间。迁移前的脑神经嵴细胞周围存在着某些调控因子,但并不一定对细胞的分化有预决定作用。因此必须明确,在确切的时间点上,哪些因子对神经嵴细胞的分化起到关键作用。第二,如果多种信号分子在迁移过程中同时存在,那么细胞是怎样有选择性地辨别和与之结合从而具有特异性的? 一种可能是,不同信号分子表达的时间和部位有着细微的差别,从而使细胞受到精确的信号调控而向着一定的方向分化。另一种可能是,神经沟侧向抑制选择了一定数量的干细胞,它们可以随时对外界信号进行应答。迁移前神经嵴细胞最根本的特点可能是细胞内物质的不均匀分布,它控制着不同细胞个体对信号分子的不同反应。

脑神经嵴在颌面部发育中的地位比较特殊,发育过程也比躯干神经嵴复杂。脑神经嵴的迁移最先从中脑区域开始,然后是后脑区域。来自这两个区域的神经嵴细胞迁移到第一鳃弓。此时的脑神经嵴细胞又被称为外胚间充质,反映出它由神经外胚层而来。而在其他部位的胚胎结缔组织由中胚层而来,被称为间充质或轴旁间充质。外胚间充质细胞可存在于多种组织中,如发育中的牙乳头、上、下颌突、腭突等。判断神经嵴细胞有以下标准:①神经嵴细胞和神经嵴的外缘或神经管的背侧相连;②神经嵴细胞与轴旁中胚层细胞形态不同。神经嵴细胞胞体较大,细胞排列密集,而轴旁中胚层细胞的胞体较小,细胞稀疏,细胞之间基质丰富;③神经嵴细胞和外胚层细胞形态不同,前者胞体大,排列密集,后者胞体较短而且排列较疏松。

脑神经嵴细胞的分化对头颈部的正常发育尤为重要,可以分化成的组织和细胞有:①神经系统组织:施万细胞、面神经的膝状节、舌咽神经的上节和迷走神经颈节、与第Ⅴ、Ⅶ、Ⅸ、Ⅹ对各脑神经相联系的自主神经节、神经节内神经元周围的卫星细胞、脑膜;②内分泌组织:

甲状腺的降钙素细胞、颈动脉体的化学感受器细胞和颈动脉窦的压力感受器细胞。此外,神经嵴细胞还可能分化为垂体的 ACTH 和 MSH 细胞;③软、硬结缔组织:面部的骨、软骨、牙本质、牙骨质、牙髓、牙周膜、血管周细胞、血管平滑肌、横纹肌、腺体及皮肤脂肪组织。此外,喉软骨细胞、角膜内皮和基质、大部分巩膜、睫状肌也来自神经嵴;④皮肤组织:皮肤及黏膜的黑色素细胞、真皮。

神经嵴的分化和迁移过程容易受到内外因素的作用而发生异常。如在维 A 酸综合征、半侧面部过小畸形、先天性胸腺发育不全(congenital thymic hypoplasia, DiGeorge 综合征)中,在过量的视黄酸、乙醇、染色体异常等因素作用下,神经嵴细胞在原位或在迁移过程中发生死亡而产生头面部畸形。神经嵴细胞在头部神经原基发生异常时也可受到影响,如下颌面骨发育不全综合征(Treacher Collins 综合征),其机制是神经节原基细胞死亡后,邻近的神经嵴细胞吞噬了这些死亡细胞的碎片,从而使自身的迁移和分化受到影响,导致发育异常。

牙胚的形成需要上皮和间充质的相互作用。最初的诱导信号分子来自口腔外胚层。随着发育,信号分子逐渐转移至脑神经嵴来源的外胚间充质中。外胚间充质与早期牙蕾的发生密切相关,逐步形成牙乳头间充质、成牙本质细胞,最后形成牙髓、牙本质、牙周韧带等。以小鼠为例:胚胎 9.0 天,重组下颌上皮同第二鳃弓神经嵴来源的细胞,形成磨牙样牙。表明成牙信息存在于外胚上皮。直到胚胎 12.0 天,牙板出现,未来牙间充质开始获得牙发育的特殊信息;胚胎 12.5 天,外胚间充质与第一鳃弓外胚上皮密切相关;胚胎 13.5 天,蕾状早期,密集的牙间充质主要来源于脑神经嵴;胚胎 14.5 天,蕾状晚期,密集的牙间充质间混有一些非脑神经嵴来源的细胞,位于牙间充质中,包绕成釉器;胚胎 17.5 天,来源于脑神经嵴的细胞分化为前成牙本质细胞、牙乳头细胞等。

口腔颌面部骨组织源于间充质细胞。哺乳动物脑神经嵴细胞迁移至前鼻突和第一鳃弓突起,形成 Meckel 软骨、上、下颌骨及其他口腔颌面骨结构。

Meckel 软骨在下颌弓内未来的磨牙区形成细胞凝集区,并向前后延伸形成下颌骨的原始模板。胚胎 12.5 天,富含脑神经嵴来源的细胞凝集区出现于下颌内,这些细胞会形成 Meckel 软骨。随着发育,细胞逐渐和非脑神经嵴来源的细胞混合(胚胎 13.5 天),但软骨周围细胞仍然为脑神经嵴来源,脑神经嵴来源的外胚间充质细胞将持续出现在 Meckel 软骨形成过程中。胚胎 17.5 天,软骨前部脑神经嵴细胞较后部多。出生时,下颌骨主要由脑神经嵴来源的外胚间充质构成。出生后 6 周,下颌骨及骨膜、腭骨及骨膜、颞下颌关节盘仍为脑神经嵴来源。脑神经嵴来源的细胞比例会随着发育逐渐下降,而非脑神经嵴来源的细胞增多,其原因可能是脑神经嵴细胞的凋亡及非脑神经嵴细胞的增殖分化。同时,腹外的神经管细胞也向第一鳃弓迁移,作为脑神经嵴来源细胞的补充。

三、神经嵴细胞迁移及分化的调控因素

神经嵴细胞的分化不仅受细胞内在因素的影响,而且受外在信号分子的调控,在其迁入不同微环境过程中,内外因素相互作用,调控其特定方向的分化。

影响神经嵴干细胞分化的基因很多,体内的研究方法主要是通过敲除小鼠的某个特定

基因或使某个特定基因发生突变来实现。目前认为,同属碱性螺旋-环-螺旋(basic helix-loop-helix,bHLH)结构蛋白家族,转录因子 Hand 和 Mash(mammalian achaete-scute complex homologue)在神经嵴干细胞的发育和分化中发挥重要作用,其中 Mash 是神经嵴干细胞向自律神经元分化所必需的。内皮素受体(endothelin receptor subtype-A,ETAR)也可以影响神经嵴干细胞发育,内皮素受体基因缺陷型小鼠具有起源于脑神经嵴干细胞的颅面部畸形和心脏神经嵴干细胞来源的心血管流出道的畸形,而在正常的野生型小鼠中,没有这种现象。神经嵴细胞的分化还可以受 HOX 基因和体节形成时的环境变化调节。外周环境因子 Wnts、BMP2、3,TGF-β1、2、3 等都对神经嵴细胞分化有重要作用。所以,可通过改变外周环境诱导干细胞向不同方向分化。预先分化决定的神经嵴细胞向腹外侧迁移,到达第一鳃弓后,具有干细胞特性。近年来,在离体实验中,人为诱导外胚间充质细胞向成牙本质细胞样细胞、成骨细胞、平滑肌细胞、神经胶质细胞分化均已获得成功。同时,外源性 hTERT 介入已经可以重建 EMSC 的端粒酶活性,使细胞永生化而具有无限增殖的能力。因此,外胚间充质细胞作为颌面部各种组织的供体细胞,可以为未来的组织工程提供种子细胞。

脑神经嵴细胞在不同的迁移阶段均有多种基因和细胞因子的共同参与和调控。迁移启动阶段,多种细胞黏附因子表达水平发生改变,促使 CNCC 从神经管中脱离并开始迁移,表现为神经母细胞黏附分子(neural cell adhesion molecule,NCAM)、神经型钙黏蛋白(N-cadherin)和钙黏蛋白 6b(cadherin 6b)下调,钙黏蛋白 7(cadherin 7)和钙黏蛋白 11(cadherin 11)上调。在维持细胞迁移流分隔状态时,一些特定的受体和细胞因子起重要作用。比如鸡胚的 CNCC 可以表达多种 Eph/ephrin,它们可与间充质中的同源性 Eph/ephrin 产生拮抗作用,从而划分出不同细胞迁移流的界限。当轴突导向分子 collapsin/semaphorin 的受体,VEGF 的新型受体 Neuropilin1(NRP1)、NRP2 和神经导向分子 Semaphorin-3A、Semaphorin-3F 发生变异时,菱脑节 3 腹侧的"CNCC 缺如区"中将出现 CNCC,最终引起颌面部各结构的位置混乱。

作为一种多能干细胞,神经嵴细胞一方面通过不对称分裂把维持干细胞性状所必需的成分保留在子代干细胞中,另一方面借助分子钟调控子代细胞分化。细胞在发生终末分化前要进行的分裂周期数是由分子钟调控的,通过细胞周期促进因子和抑制因子的控制性变化以及端粒长度和染色体功能状态的改变而实现。此外,控制基因表达的核转录因子是脑神经嵴的关键性分化调控因子。进入不同鳃弓的神经嵴细胞表现为不同的 HOX 基因表达模式。研究发现,Hoxa2 表达是第二鳃弓内脑神经嵴表型分化的早期标记,而第一鳃弓则表现为 Hoxa2 表达抑制。若第一鳃弓内 Hoxa2 过表达,则导致 Meckel 软骨、方形软骨缺失,表现为第二鳃弓舌骨样分化;相反,敲除 Hoxa2 基因的第二鳃弓则呈第一鳃弓样分化。

MSX1 基因具有促进生长发育和抑制分化的作用,其突变与人类口面裂、牙发育不全等有关。有研究发现,人类 MSX1 基因的错义突变导致选择性牙发育不全、非综合征性唇腭裂畸形和牙发育不全联合其他外胚层特征。人类连锁和连锁不平衡研究发现,MSX1 基因特殊编码序列的突变,可使编码蛋白缺失,从而引起功能不足,导致远端面芽萌出缺乏,随之发生一期或二期腭裂;突变 MSX1 蛋白缺乏 N 端结构域,无法调节细胞周期素(cyclin D1),从而抑制分化。

人类 MSX2 基因在发育的颅骨和其下的脑膜中表达,参与成骨细胞的分化并调节其功能,通过转录性调节细胞内的信号级联反应,介导硬脑膜细胞、发育中的颅骨和纤维骨缝等复杂的诱导组织间的相互作用,决定颅缝的闭合。MSX2 具有刺激细胞增生、抑制分化的作用,在颅成骨组织远端外缘,促进颅骨的扩张和颅缝的闭合。MSX2 突变可导致颅缝早闭和异位骨形成,突变蛋白能启动成骨过程。MSX2 基因在上、下颌骨,Meckel 软骨和牙胚等组织中呈强阳性表达。野生型 MSX2 表达水平对与口腔颌面形态发生有关的神经嵴源性细胞的生存和凋亡,具有一定的平衡作用。

MSX1 与 MSX2 在颌面部、牙胚发育过程中的各个阶段,均以频繁重叠、彼此相关的方式进行表达,从基因定位方面提示了它们之间的功能冗余(function redundancy),即当 MSX2 的作用逐渐减弱时,MSX1 的作用可能相应增强,两者调控硬组织形成的功能可以相互补充,在哺乳动物的颅骨形态发生以及腺体、毛囊和牙的形成过程中,MSX1 功能减退是 MSX2 突变表现型加强的潜在机制之一。

同源盒基因 MSXS 在口腔颌面发育中发挥重要作用。对 MSXS 基因编码的转录因子如何调节细胞内信号级联反应并介导组织间相互作用、下游靶基因及其对器官发生中相关细胞过程的确切作用机制等方面的进一步研究,将为阐明疾病的分子生物学机制以及临床开展口腔颌面畸形患者的产前诊断、早期基因修正、孕期外源性生长因子治疗等研究,奠定理论基础。

当神经嵴细胞由头侧至尾侧从神经嵴脱离后,首先要进行的就是由神经管的背侧向两侧迁移。神经嵴细胞只有在神经管与体节之间、神经管与外胚层之间有适宜的空隙时,才能开始迁移。在 Patch 基因突变的小鼠中,其外胚层与体节之间的空隙比正常小鼠提前出现,结果神经嵴细胞沿此外侧路线的迁移过程比正常小鼠提前 2 天。所以适当的空间对神经嵴细胞的迁移是必要的。

细胞外基质(extracellular matrix,ECM)是由多种蛋白质和多糖分子组成的网络结构,也是细胞生存和发挥功能的基本场所,是广泛分布于细胞间的生物大分子复合物,其成分随发育过程而变化。ECM 分子通过与细胞膜受体整合蛋白的结合,从神经嵴中将神经嵴细胞释放出来,引导神经嵴细胞的黏附和迁移,并在外周组织中"捕获"神经嵴细胞。发生迁移的神经嵴细胞会以整合蛋白依赖性的方式黏附于纤连蛋白(fibronectin,FN)上,当以结合位点肽或抗体阻断脑神经嵴与 FN 黏附时,会引起神经嵴细胞间的聚集。因此,ECM 可能在脑神经嵴束状迁移调控中发挥重要作用。ECM 除了作为细胞之间的黏附物和支持物以外,还可与细胞表面的分子进行直接和间接的作用。组成 ECM 的大分子主要有胶原、弹性蛋白、蛋白多糖和非胶原类糖蛋白 4 大类。在 ECM 的各组分中,胶原是最主要的蛋白质,与弹性蛋白共同组成 ECM 的基本框架,赋予组织一些力学特性。蛋白多糖是以氨基己糖多糖(glyco-saminoglycan,GAG)为主的大分子复合物。GAG 种类繁多,最常见的 GAG 均为高亲水性化合物,包括透明质酸、硫酸软骨素、硫酸角质素和肝素。ECM 中的非胶原类糖蛋白不仅种类多,而且功能复杂,研究最多的是 FN 和层黏连蛋白(laminin,LN)。非胶原性糖蛋白将 ECM 的胶原、弹性蛋白以及蛋白多糖相互粘连在一起,介导细胞与 ECM 之间的直接接触和信息交流。体外研究 ECM 分子对神经嵴细胞的移动性和形态的影响,一般是通过将神经嵴组织块或神经嵴细胞种植到预先用 ECM 分子包被的器皿,甚至直接接种到三维的胶原凝胶中进行的。目前对神经嵴细胞的培养,也多采用这种方法。已有报道称,在鸡的动物实验中,这些分子伴随神经嵴的迁移途径,而抗黏连素纤连蛋白受体的抗体干扰了头部神经嵴的迁移。其他区域不能通过是由于已有的胚胎结构或存在不适合细胞运动的细胞外基质。

钙黏蛋白(cadherin)和连接蛋白(connexin,Cx)是介导细胞间连接的两类重要分子。Cx43 是细胞缝隙连接的主要蛋白分子,缺陷鼠不仅表现为神经嵴细胞缺陷,还导致成骨功能缺陷、矿化延迟、颅骨畸形。钙黏蛋白和连接蛋白通过影响细胞内动力装置分子调节神经嵴细胞的运动性,使神经嵴细胞不能迁入终末分化的合适位置,最终导致其分化功能异常。

四、神经嵴细胞的培养方法

脑神经嵴细胞是口腔颌面部各种细胞的来源细胞,对脑神经嵴细胞的研究,不仅能揭示牙、颌骨早期发育的分化和形成机制,而且可以使中胚层的研究更加深入。神经嵴细胞位于胚胎背侧的神经管下方,在胚胎发育的过程中有一部分细胞向腹侧进行迁移。如果细胞已经发生迁移,则很难取得较纯的神经嵴细胞。因此如何取得纯度较高的神经嵴细胞是培养神经嵴细胞所面临的首要问题。

目前通常采用的方法为:①取妊娠第 8.5~9 天的小鼠,或者妊娠 10.5 天的大鼠。此期的体节数大约为 13~22 个。②去除子宫、胎盘、卵黄囊、羊膜等组织,取出完整的胚胎,放入含有 Hank 平衡盐溶液的培养皿中,用手术刀片将头颅侧的胚胎组织切下,用新鲜的平衡盐溶液漂洗。③10g/mL 的胰酶4℃消化 10 分钟后,用含有 10%胎牛血清的平衡盐溶液中和胰酶。④用吸管轻轻吹打组织,以获得胚胎背部附带有神经嵴细胞的神经管,将神经管移至表面含有 FN 涂层的 35mm 的培养皿中,附着 15~20 分钟,由于神经嵴干细胞具有迁移性且基质糖蛋白-FN 可促进神经嵴干细胞的迁移,利用 FN 与神经管周围的神经嵴细胞的亲和作用,将神经嵴细胞分离出来,然后剔除神经管组织,获得较纯的神经嵴细胞。

神经嵴细胞的形态与一般的成纤维细胞相似,可通过免疫组化来鉴定神经嵴细胞定向分化特性。主要表面标志物有:①SMP(schwann cell myelin protein):施万细胞;②NF:神经元;③TOH(tyrosine hydroxylase):肾上腺细胞;④MEC、HMB45:黑色素细胞;⑤GFAP:神经胶质细胞。神经嵴细胞的特异性标志物为低亲和力神经生长因子受体,即 p75。

神经嵴细胞的培养条件比较特殊而苛刻,由于血清可以促进神经嵴细胞的分化,所以培养基内不能含有血清。目前的培养基多为无血清 DMEM/F12 培养基,其中添加数十种生长因子和激素,以利于细胞的生长。Murphy 等认为 LIF 可以促进神经嵴细胞向神经元和神经胶质细胞分化,所以在培养基中不能加入 LIF,以防止神经嵴细胞的分化。要成功培养神经嵴细胞,还有两个值得注意的方面:①取材过程中必须保证获得完整的胚胎,体视显微镜下的精细解剖和轻柔操作是确保取材成功的关键。妊娠第 8 天的串珠样子宫只有绿豆大小,其中胎盘组织和卵黄囊占了大部分,而胚胎组织只有小米粒大小。此期的胚胎表面还有一层羊膜,取胚胎的时候,必须小心地将此层剔除,这样才能取出不含其他细胞成分的胚胎组织。②在吹打组织的时候,由于此时的胚胎组织结构疏松,动作必须轻柔,稍一用力,就有可能将胚胎组织吹散,而得不到完整的神经管。由于头颅部和躯干部的神经嵴细胞分化方向不同,目前把神经嵴的取材部位分为头颅部和躯干部两部分,头颅部的取材部位一般是第 6

体节之前,而躯干部的取材部位一般是胚胎末端的后 10 个体节。极少有人将头颅部和躯干部的神经嵴细胞混杂在一起进行培养研究。

神经管组织块法培养时存在细胞间相互作用以及适合细胞存活、生长增殖的微环境,这些条件对于神经干细胞的有丝分裂的启动和维持具有重要的作用。可选用神经管组织块法进行原代培养,筛选出纯度和活性均较高的 CNCSC。在吹打组织块的时候,动作必须轻柔,因为此时的胚胎组织结构疏松,稍一用力就有可能将胚胎组织吹散,得不到完整的神经管。原代培养的细胞大多为梭形的成纤维样细胞,传代后细胞大多变为多角形,这可能是因为:①细胞脱离了神经管,胚胎发育学研究表明,神经嵴细胞一旦迁移并脱离神经上皮,细胞就开始发生形态改变;②CNCSC 为胚胎早期发育阶段的一种广泛迁移的多潜能干细胞,具有极强的可塑性,会随着体外培养条件的不同而发生分化。1997 年,Rao和 Anderson 通过反转录病毒的方法将 $v\text{-}myc$ 癌基因转入躯干神经嵴细胞,已获得永生化的细胞系。永生化后的躯干神经嵴细胞仍然处于未分化状态,并可分化为神经元、神经胶质细胞和黑色素细胞。

CNCSC 具有很强的自我更新能力,可以通过将 BrdU 加入培养基内,48 小时后观察结果来证实,多数 CNCSC 的胞核结合有 BrdU,表现为抗 BrdU 单克隆抗体免疫细胞化学染色阳性。低细胞密度培养 CNCSC,为集落样生长,出现多细胞克隆,克隆内细胞形态一致,表现出干细胞的生物学特征。作为干细胞,CNCSC 在不同诱导条件下可以出现不同的分化特征,例如在矿化液的诱导下 CNCSC 分化为骨样细胞。

第四节　科研方向与选题

一、研究热点与科学问题

Stemple 等证明神经嵴细胞具有自我复制能力,因而是一种干细胞。经过对 p75[+] 细胞进行连续克隆发现,这些细胞所衍生的子细胞仍具有再次形成异质性克隆的能力,提示子细胞具有自我更新能力,表明 p75[+] 细胞具有干细胞的特点,是 EMSC。在神经嵴细胞研究过程中可以采用两种单克隆抗体(p75、nestin)进行免疫细胞化学双重染色来鉴定神经嵴干细胞。其中低亲和力神经生长因子受体(LNGFR、p75)是神经细胞表面标记物,可表达于神经嵴干细胞和施万细胞前体细胞,但是在神经干细胞中不表达。HNK21 是神经嵴源性细胞的特异性表面标志,在其他中胚层细胞和内、外胚层的细胞中几乎不表达,被用于追踪神经嵴干细胞的分化。在成熟的机体内,如神经髓鞘、肠神经节都存在神经嵴源性细胞,这些细胞都具有多向分化潜能,均表达 HNK21 或 p75。此外,vimentin 表达说明细胞来源于间充质;神经性元特异烯醇化酶(NSE)、S-100 表达说明细胞仍具有神经嵴干细胞的特性;抗 GFAP、NF、角蛋白(cytokeratin,CK)染色为阴性排除了其他细胞的污染。

在免疫组化的鉴定中,神经性元特异烯醇化酶(NSE)染色结果呈阳性,vimentin 和 CK的结果为阴性。有人认为,此时的神经嵴细胞可能已经改变了原始形态与性质,但外胚间充质细胞的特性又不完全具备,所以 CK 和 vimentin 染色结果为阴性。

二、研 究 范 例

神经嵴是脊椎动物胚胎早期发育过程中出现的暂时性结构,由此迁出的神经嵴细胞分布广泛,分化成多种组织的前体细胞。在胚胎的发育中,神经嵴细胞是一组特殊的细胞群。在口腔颌面部的发育中,大部分组织(如牙乳头、牙囊、牙周膜、骨组织等)中所包含的细胞几乎无一例外的来源于神经嵴细胞,因此,神经嵴细胞受到国内外学者的广泛关注。有关神经嵴的研究大致分为3个阶段:

第一阶段是在1900年之前。1868年,瑞典科学家His首次发现了神经嵴。这一阶段最重要的成果是论证了神经嵴的来源及其基本衍生物。His不仅发现了神经嵴的起源,而且证明了神经嵴是脊神经节和脑神经节的来源。同时期还有一重要发现,即1893年Platt发现神经嵴经过演化可以衍生出头部的软骨。

第二阶段是1900—1960年。这一阶段的主要成就是证实了神经嵴细胞具有多向分化的潜能。1904年,Harrison、Kuntz和Jones等分别通过切除蛙的部分神经嵴和电解离神经嵴的办法来破坏神经管,最终造成蛙的幼体缺少脊神经节,首次证明脊神经节来自于神经嵴。1934年,Detwiler等将一些带色的明胶放在两栖类动物胚胎的表面,将神经嵴染成红色,神经管染成蓝色,结果发现发育过程中所形成的髓鞘细胞为红色,从而证明髓鞘细胞也是来自于神经嵴。Weston等采用放射示踪的方法,证明了脊神经节、交感神经节及黑色素细胞均来自神经嵴。在这一阶段,研究人员还对神经嵴细胞迁移模式和分化因素进行了研究。结果表明,神经嵴细胞的迁移模式受到局部微环境的影响。神经嵴细胞在迁移之前还没有决定最后的分化方式,迁移前的神经嵴细胞的发育潜能可能和神经母细胞相同,均属于多能干细胞。

第三阶段,即1960年以后。随着分子生物学和细胞培养的兴起,对神经嵴细胞的研究也进入了一个新的时期。1992年Stemple等指出神经嵴是脊椎动物胚胎早期从神经管背外侧迁移出来的位于神经管和外胚层之间的两条纵向细胞带,证明了神经嵴细胞具有自我复制、自我更新的能力,并可分化为神经元、神经胶质细胞、平滑肌样细胞等多种类型的细胞,因而提出神经嵴细胞是一种干细胞,也可以被称为神经嵴干细胞。如今,对神经嵴的迁移、分化和衍生物的研究及对神经嵴发育的调控因素等方面的研究更加深入、更加广泛,进展也十分迅速。

在神经嵴干细胞中,与未来形成脑组织的神经板(管)发生有关的神经嵴细胞又被称为脑神经嵴干细胞(cranial neural crest stem cell,CNCSC)。CNCSC并非在迁移前就已确定其未来的分化,其分化取决于菱脑区指令性信号的平衡、鳃弓微环境信号的维持以及细胞间通讯联络的调节,其分化模式是一个多步骤的过程,由环境信号加以模式化且具有可塑性。采用外源性蛋白诱导已迁入第一鳃弓的CNCSC,下颌弓内组分将发生变化,表明迁入第一鳃弓的CNCSC在迁移前并没有确定分化方向,而是可塑的。相似地,采用BMPs拮抗剂noggin蛋白和视黄酸诱导鸡胚上颌突,将表现为额鼻突样发育,形成鸡喙,呈现上颌双喙的面形特征。CNCSC的发生、发育和分化是口腔组织发生和发育的一个重要组成部分,与躯干部神经嵴细胞不同,CNCSC特征性地形成口腔颌面部骨架硬组织(躯干四肢骨骼来自中胚层)。

在口腔医学领域,CNCSC 除分化形成相关周围神经系统外,主要分化为外胚间充质细胞,参与唾液腺、牙胚、颌骨等组织器官的形成。谱系追踪研究证实,CNCSC 分化生成上下颌骨、牙体组织(釉质除外)、牙周组织、Meckel 软骨细胞、颞下颌关节盘等。2002 年 Garcia-Castro MI 证实 CNCSC 发生的早期标记物是 Slug。Slug 属 Snail 超家族成员,为一种锌指转录因子,在胚胎发育中的中胚层及神经嵴中存在表达。Snail 基因是重要的胚胎基因,胚胎分化为不同组织、器官的过程中需要 Snail 基因调节,而成人的 Snail 基因必须受到抑制。一旦自神经管迁出,HNK-1 就成为 CNCSC 的特征性标记分子。Snail 家族参与胚胎发育是在鸡胚的研究中发现的,利用 slug 反义寡核苷酸在早期鸡胚的孵化时抑制了神经嵴和中胚层的分化,但由于头部和躯干部的神经嵴的分化存在不同的机制,所以当 slug 表达存在时脊髓的神经嵴分化的抑制现象也能够发生。在鸡的体内,slug 沿着胚胎的前后轴参与了嵴的特化,并在头部的嵴的迁移中起另外一种作用,由此推测 Snail 基因在组织,如中胚层和神经嵴,特化上最先起作用,接着逐渐具有迁移功能。除此之外,Slug 和 Snail 在其他脊椎动物,如斑马鱼和小鼠胚胎中的表达模式也与它们在神经嵴发育中作用相协调。

三、展望及科研选题参考

脑神经嵴细胞具有多向分化潜能,但其具体的作用因子及定向分化作用机制还不完全明了,且多为离休实验,如何将其干细胞特性用于临床还是一个有待探索的过程。如果能利用脑神经嵴细胞的多能性,建立颌面部组织的干细胞系,利用其在体外无限扩增的特性进行扩大培养,再通过定向诱导使细胞向各种终末细胞分化,最后将其与生物材料复合,就可为未来人工骨和外周神经的再生、牙体牙髓的修复、神经系统肿瘤的发生等临床应用奠定实验基础。

关于口腔颌面发育以及神经嵴细胞方面的研究纷繁复杂,下面列出一些目前的研究热点及需要思考的问题以供参考。

1. 口腔颌面发育中基因调控的研究。
2. 口腔颌面发育中分子机制研究。
3. 口腔颌面发育不同时期的信号诱导。
4. 基因突变对口腔颌面发育的影响。
5. 神经嵴细胞在口腔颌面发育中的作用研究。
6. 转录因子在神经嵴细胞中的作用和机制。
7. 诱导分化神经嵴细胞治疗相关疾病的机制研究。
8. 神经嵴细胞移植治疗疾病的实验研究。
9. 神经嵴细胞多向分化潜能的作用因子、调控基因及机制研究。
10. 影响神经嵴细胞迁移和增殖障碍基因的研究。
11. 脑神经嵴细胞发育中信号通路的作用研究。
12. EMSC 多向分化能力的调控机制研究。
13. EMSC 的信号分子调控。

14. EMSC 在口腔颌面发育中的应用。

（周峻　金岩）

参 考 文 献

1. 江宏兵,田卫东,刘磊等.颅神经嵴干细胞成牙本质样细胞分化诱导的体内实验研究.四川大学学报(医学版),2008,39(2):276-278.

2. 金岩.口腔颌面组织胚胎学.西安:陕西科学技术出版社,2002.

3. 田卫东,江宏兵,刘磊等.颅神经嵴干细胞的体外培养及其多向分化潜能研究.华西口腔医学杂志,2004,22(3):229-231.

4. ANDERSON D J. Cell and molecular biology of neural crest cell lineage diversification. Curr Opin Neurobiol, 1993,3(1):8-13.

5. BRONNER F M. Neural crest cell formation and migration in the developing embryo. FASEB J,1994,8(10): 699-706.

6. CHUNG I H,YAMAZA T,ZHAO H,et al. Stem cell property of postmigratory cranial neural crest cells and their utility in alveolar bone regeneration and tooth development. Stem Cells,2009,27(4):866-877.

7. COLES E G,TANEYHILL L A,BRONNER-FRASER M. A critical role for Cadherin6B in regulating avian neural crest emigration. Dev Biol,2007,312(2):533-544.

8. FENBY B T,FOTAKI V,MASON J O. Pax3 regulates Wnt1 expression via a conserved binding site in the 5′ proximal promoter. Biochim Biophys Acta,2008,1779(2):115-121.

9. FERGUSON C A,TUCKER A S,SHARPE P T. Temporospatial cell interactions regulating mandibular and maxillary arch patterning. Development,2000,127(2):403-412.

10. KALCHEIM C,CARMELI C,ROSENTHAL A. Neurotrophin 3 is a mitogen for cultured neural crest cells. Proc National Acad Sci U S A. 1992,89(5):1661-1665.

11. KULESA P M,BAILEY C M,KASEMEIER-KULESA J C,et al. Cranial neural crest migration:new rules for an old road. Dev Biol,2010,344(2):543-554.

12. LE DOUARIN N M,KALCHEIM C. The neural crest. New York:Cambridge University Press,1996:1-168.

13. MCLENNAN R,TEDDY J M,KASEMEIER-KULESA J C,et al. Vascular endothelial growth factor (VEGF) regulates cranial neural crest migration in vivo. Dev Biol,2010,339(1):114-125.

14. MELLOTT D O,BURKE R D. Divergent roles for Eph and ephrin in avian cranial neural crest. BMC Dev Biol, 2008,8(2):139-140.

15. OLESNICKY KILLIAN E C,BIRKHOLZ D A,ARTINGER K B. A role for chemokine signaling in neural crest cell migration and craniofacial development. Dev Biol,2009,333 (1):161-172.

16. PANICKER M,RAO M. Stem cells and neurogenesis. New York:Cold Spring Harbor Laboratory,2001, 399-438.

17. QIU M,BULFONE A,GHATTAS I,et al. Role of Dlx homeobox genes in proximodistal patterning of the branchial arches:mutations of Dlx-1.Dlx-2 and Dlx-1 and Dlx-2 alter morphogenesis of proximal skeletal and soft tissue structures derived from the first and second arches. Dev Biol,1997,185(2):165-184.

18. RAO M S,ANDERSON D J. Immortalization and controlled in vitro differentiation of murine multipotent neural crest stem cells. J Neurobiol,1997,32(7):722-746.

19. ROBBINS J R,MCGUIRE P G,WEHRLE HALLER B,et al. Diminished matrix metalloproteinase 2 (MMP-2) in ectomesenchyme-derived tissues of the Patch mutant mouse:regulation of MMP-2 by PDGF and effects on

mesenchymal cell migration. Dev Biol,1999,212(2):255-263.

20. SCHWARZ Q,VIEIRA J M,HOWARD B,et al. Neuropilin 1 and 2 control cranial gangliogenesis and axon guidance through neural crest cells. Development,2008,135(9):1605-1613.

21. SIERER B M. Role of the neurotrophic factors BDNF and NGF in the commitment of pluripotent neural crest cells. Neuron,1991,6(6):949-955.

22. SOPHIE W,SAMUELA K,RACHAEL L,et al. The ubiquitin ligase Nedd4 regulates craniofacial development by promoting cranial neural crest cell survival and stem-cell like properties. Dev Biol,2013;383(2),186-200.

23. JIANG X H,YNNEZ G,SONJA J M,et al. Isolation and characterization of neural crest stem cells derived from in vitro-differentiated human embryonic stem cells. Stem Cells Dev,2009,18(7):1059-1070.

第四章 信号分子通路与口腔颌面发育

第一节 概　　述

细胞所接受的信号中,最重要的是由细胞分泌的、能够调节机体功能的一大类生理活性物质,它们的分子一级结构序列或空间构象中携带了一定的信息,统称为配体(ligand)。配体主要为一些亲水性的、不能直接穿越细胞膜脂质双分子层的肽类激素、生长因子和神经递质等。当配体与位于细胞膜上或胞质内相应的受体(receptor)结合后,受体可将其接收到的信息转导到位于胞质和(或)胞核中的功能反应体系,细胞由此产生效应,这种反应系统被称为信号通路(signaling pathway)。

受体是一类存在于细胞膜或细胞内的特殊蛋白质,通过特异性识别和结合配体,从而启动整个信号转导过程。受体可分为膜受体和胞内受体两大类。膜受体主要为镶嵌在细胞膜上的糖蛋白,通常由3部分构成:与配体相互作用的细胞外域、将受体固定在细胞膜上的跨膜域和起传递信号作用的细胞内域。细胞内受体分为胞质受体和胞核受体,全部为 DNA 结合蛋白,核内受体主要是配体调控的转录因子,在核内启动信号转导并影响基因转录。

在口腔颌面发育,尤其是在调控上皮和间充质相互作用以及面部突起的外向性生长过程中,信号通路起着重要的调控作用,其中主要有 TGF-β 超家族、WNT 家族、FGF 家族、SHH 家族和 Notch 家族等,另外,近年来还发现一类非编码 RNA 分子 Micro RNA 也参与调控过程。

第二节 转化生长因子 β 超家族

一、成 员 介 绍

转化生长因子 β(transformation growth factor-β,TGF-β)超家族是由 TGF-β 家族、活化素(activin)和骨形成蛋白(bone morphogenetic protein,BMP)家族组成的。

(一) TGF-β 家族

TGF-β 家族的配体有 TGF-β1、TGF-β2 和 TGF-β3 3 个成员,三者拥有 70% 以上的一致性基因序列。TGF-β 受体(TGF-βR)属于丝氨酸/苏氨酸激酶型受体,有 TGF-β Ⅰ 型受体(TGF-βR Ⅰ,即 ALK5),TGF-β Ⅱ 型受体(TGF-βR Ⅱ)和 TGF-β Ⅲ 型受体(TGF-βR Ⅲ)。TGF-β 受体的胞外区很短,只占受体分子的五分之一,胞内近膜端有 ATP 结合位点,接着是丝氨酸/苏氨酸蛋白激酶区及 C 末端。TGF-βR Ⅰ 和 TGF-βR Ⅱ 担当信号传导的任务,它们以单次跨膜的异二聚体复合物形式存在。TGF-βR Ⅲ 为膜锚定蛋白,其胞内区无激酶活性,只能结合并呈递 TGF-β 配体分子,不能直接进行信号传导。TGF-βR Ⅲ 与 TGF-β 配体分子结合后将其呈递给 TGF-βR Ⅱ,形成 TGF-βR Ⅲ/TGF-βR Ⅱ/TGF-β 复合物,导致 TGF-βR Ⅰ 向 TGF-βR Ⅱ 聚集,继而取代 TGF-βR Ⅲ,形成 TGF-βR Ⅰ/TGF-βR Ⅱ/TGF-β 复合物。随后 TGF-βR Ⅱ 的丝氨酸/苏氨酸蛋白激酶活化并磷酸化 TGF-βR Ⅰ 的丝氨酸/苏氨酸残基,从而激活 TGF-βR Ⅰ 的丝氨酸/苏氨酸蛋白激酶活性,使 TGF-βR Ⅰ 活化,向胞内传递胞外刺激信号。

活化素是 TGF-β 超家族成员,是由 β 亚基通过二硫键连接而成的二聚体结构,具有广泛的生物学功能。在哺乳动物细胞中发现有 4 种 β 亚基:βA、βB、βC 和 βE。活化素 A 由 2 个 βA 亚基单体连接而成,在多种组织中广泛表达,通过其信号转导通路调控生殖和胚胎发育过程。活化素受体属于 TGF-β 超家族的丝/苏氨酸激酶型受体,由 Ⅰ 型和 Ⅱ 型组成,Ⅱ 型受体与配体特异结合,再激活 Ⅰ 型受体,进而通过 SMAD 家族将信号传入胞核。

(二) BMP 家族

BMP 家族是一类多功能分泌性蛋白,至少有 20 个成员。大多数 BMP 家族成员的羧基端有 7 个高度保守的半胱氨酸残基,与 TGF-β 家族中其他成员具有同源性,此结构对二聚体分子的准确形成至关重要,这是因为 BMP 的羧基端基团通过蛋白水解过程从前体上脱落,形成二聚体,成熟后形成具有活性的分泌型 BMP。BMP 受体(BMPR)是丝氨酸/酪氨酸激酶大家族的成员,根据它们氨基酸顺序的不同,主要分为 Ⅰ 型受体(BMPR Ⅰ)和 Ⅱ 型受体(BMPR Ⅱ)。Ⅰ 型受体又分 Ⅰα(ALK2、ALK3)及 Ⅰβ(ALK6)两种亚类。BMPR Ⅰ 在细胞外有一高度保守的富含半胱氨酸的区域,并在细胞内的丝氨酸/酪氨酸激酶区前有一个 GS 框,而 BMPR Ⅱ 则无此框,并在半胱氨酸表现形式上与 BMPR Ⅰ 不同。BMP 信号分子传导需要与 BMPR Ⅰ 及 BMPR Ⅱ 形成复合体。BMPR Ⅱ 先与配体结合,随后结合并磷酸化 BMPR Ⅰ,BMPR Ⅰ 必须在 BMPR Ⅱ 与配体结合下才能被激活。

二、信号传导通路

SMAD 蛋白是 TGF-βR Ⅰ 的直接底物,是配体与受体作用的信号由胞质转至胞核的中介分子。SMAD 家族是与丝氨酸/苏氨酸激酶具有高度同源性的蛋白,不同成员有着特定的信号功能。根据 SMAD 的结构及在信号转导中的作用,可将其分为三类:第一类是通路限制型,可被磷酸化并易位到细胞核,其中 SMAD2 和 SMAD3 参与 TGF-β 或活化素信号传导,SMAD1、5 和 8 参与 BMP 信号传导;第二类是通路共调节型,即 SMAD4,参与不同通路的信号传导,在 TGF-β 的活化下,SMAD4 与 SMAD2 和 SMAD3 形成复合物,而在 BMP 的活化下,它与 SMAD1、SMAD5 和 SMAD8 形成复合物,然后转位至细胞核调节靶基因的转录;第三类是通路抑制型,SMAD6 和 SMAD7 抑制 BMP 通路,SMAD7 抑制由 TGF-β 介导的 SMAD2 和 SMAD3 的磷酸化。因此,SMAD 是 TGF-β 超家族信号通路的细胞内调控因子,不仅存在于细胞质中,也可聚集到细胞核里,所有 SMAD 蛋白均具有转录活性,既可激活也可抑制信号分子的传导。

当配体受体复合物经细胞膜内进入胞质时,SMAD 锚定受体激活蛋白(SMAD anchor for receptor activation,SARA)能够结合非磷酸化的受体调节 SMAD 蛋白(receptor regulated

SMAD,R-SMAD),使其向配体受体复合物聚集,有助于 SMAD 磷酸化。磷酸化的通路限制型 SMAD 与 SARA 以及配体受体复合物解离,与通路共调节型的 SMAD4 结合形成异二聚体复合物,移至细胞核内。SMAD 复合物在核内与 *LEF-1*(lymphoid enhancing factor-1)基因的 SMAD 结合元件(SMAD binding element,SBE)结合,调控基因的转录。SMAD4 在核内还可与 *c-Myc* 基因的 SMAD 结合元件 TBE1 结合,调控基因的转录。通路抑制型 SMAD 作为丝氨酸/苏氨酸激酶型受体信号通路的拮抗剂,能够与激活的受体结合形成复合物,阻碍 R-SMAD 接近受体,抑制 R-SMAD 的磷酸化,从而能够阻断信号的传递(图 4-1)。

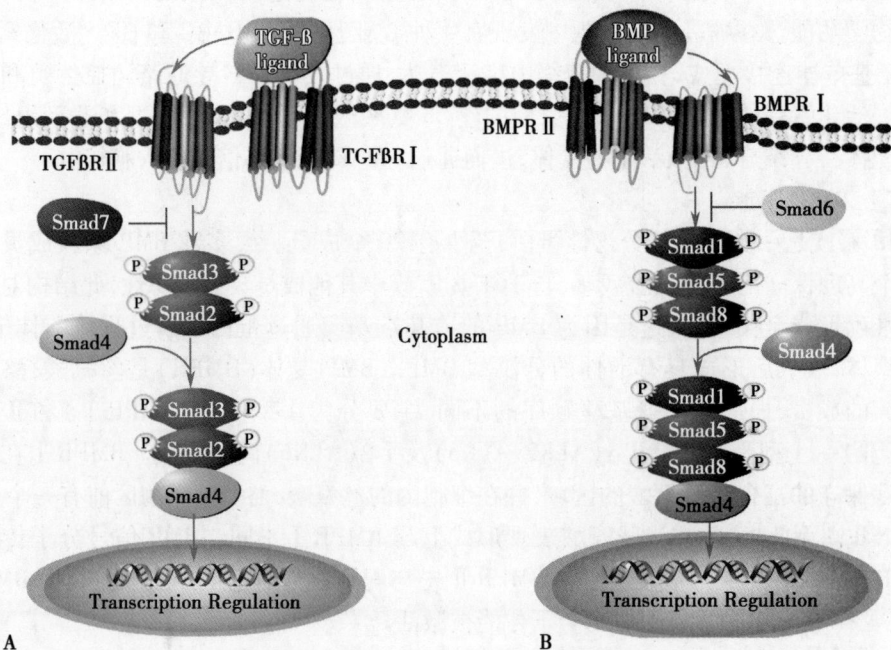

图 4-1 TGF-β 超家族信号通路模式图

此外,TGF-β/BMP 信号还可以以一种不依赖 SMAD4 的方式起作用。TGF-β 可激活 MAPK 信号传导通路,这包括胞外信号调节激酶(ERK)和 c-Jun N-末端激酶(JNKs 信号)和 p38 激酶途径。这种信号传导途径在颅颌面发育中的作用仍不清楚。

三、表 达 特 征

(一) TGF-β 家族

TGF-β 家族在胚胎发育中起着关键性的作用,在腭发育过程中参与调控细胞增殖、分化和凋亡以及细胞外基质的合成和沉积。TGF-β1 和 TGF-β2 主要参与调节腭间充质细胞的增殖,TGF-β3 在腭融合中发挥重要作用。在小鼠胚胎第 11 天的腭板发育起始期,就能够在腭上皮中检测到 TGF-β3 的表达。在腭垂直生长期,TGF-β1 和 TGF-β2 分别在腭上皮和间充质中有表达。当两侧腭板接触并开始融合时,TGF-β3 在腭中嵴上皮细胞中的表达达到顶峰。在腭板融合早期,TGF-β1 和 TGF-β3 在上皮中表达,而 TGF-β2 则在腭间充质中呈高水平表达。在融合后期,TGF-β2 在腭中缝附近的间充质中表达,TGF-β1 则限制性表达在腭板的骨化区域和鼻突附近。在舌发育中，TGF-βR Ⅲ在味蕾高表达，TGF-βR Ⅱ在舌的上皮层高表达。

（二）BMP 家族

BMP 被认为是神经嵴形成的模式发育信号分子，是神经嵴细胞在面部原基中迁移所必需的。在胚胎发育早期，BMP4 和 BMP7 出现在外胚层。在早期的面部原基中，BMP4 和 BMP7 在上皮中呈高表达，在小鼠胚胎第 9.5 天，表达在上皮的 BMP4 水平快速下调，在胚胎12.5 天，额鼻突周围的间充质组织中可以检测到强烈的 BMP4 信号，随后 BMP2、MSX1 和 MSX2 在间充质中表达，其中 BMP2 在胚胎第 13.5 天才开始出现。

在颌面部骨骼的发育早期，BMP 信号分子参与调节软骨内和膜内骨化，是神经嵴来源的成骨前体细胞形成的关键，调节细胞迁移到指定的位置。早期发育结束后，BMP 信号参与调节颅缝的形态发育，BMP2 和 BMP4 在颅缝的成骨区域均有表达。

在腭发生过程中 BMP 起重要作用，在腭发育各个阶段的腭突上皮和间充质中，BMP2、BMP3、BMP4 和 BMP5 均有表达。在腭垂直生长期，BMP2 和 BMP4 仅在腭突前部表达，BMP3 在腭突后部邻近正中嵴上皮的间充质中表达。当腭突开始融合时，BMP2 在腭突前部邻近中线处的间充质中有高水平表达，在腭突后部侧方的间充质中也有表达；BMP3 在腭突前部表达缺失，相反在腭突后部出现高水平表达；BMP4 在腭突前部表达下调，在腭突后部表达发生上调，后部的表达水平高于前部。

四、发育异常

（一）TGF-β 家族

Tgf-β1 缺陷小鼠在胚胎第 11 天前死亡，*Tgf-β2* 缺陷小鼠表现为围生期死亡和多器官的发育缺陷，包括口腔颌面部、四肢、肺、眼、内耳、心脏、脊柱和泌尿生殖系统，尤其是许多神经嵴来源的细胞成分出现异常，影响了上皮与间充质相互作用、细胞增殖、细胞外基质合成和组织重新构建等发育过程。*Tgf-β2* 基因敲除小鼠有上颌骨和（或）下颌骨畸形，其中 23% 的个体可见腭裂。*Tgf-β3* 基因敲除小鼠的唯一表现型是腭裂，表现为双侧腭板发生黏附但不能融合，腭中嵴上皮缝不发生溶解消失。*Tgf-β1*、*Tgf-β2* 和 *Tgf-β3* 基因敲除小鼠之间的表现型没有明显的重叠，说明 *TGF-β* 各配体之间存在着许多不可替代的功能。活化素 2βA 和其受体均在腭组织中检测到，这两个基因突变可导致小鼠腭裂产生，但作用机制尚不清楚。

Tgf-βr Ⅰ 和 *Tgf-βr* Ⅱ 突变均导致小鼠发生腭裂。*Tgf-βr* Ⅰ 缺陷的腭板间充质出现大量的细胞凋亡，*Tgf-βr* Ⅱ 表达缺失小鼠表现为腭间充质细胞增殖下降，腭板不能延伸而导致腭裂。同时，*Tgf-βr* Ⅰ 和 *Tgf-βr* Ⅱ 在腭融合期的腭中嵴上皮中缺失，导致上皮过度增殖而不发生凋亡，腭中嵴上皮缝不能消退，妨碍腭板融合从而产生腭裂。在口腔颌面发育过程中，*Tgf-βr* Ⅰ 可通过独立于 *Tgf-βr* Ⅱ 的其他信号通路发挥着独特的作用，介导的配体信号不仅限于 *Tgf-β* 的 3 个亚型，还通过与其他Ⅱ型受体结合而起作用。在胚胎外胚层和神经嵴细胞中敲除 *Tgf-βr* Ⅰ 后，可导致上皮和间充质细胞 *Tgf-βr* Ⅰ 基因缺失，引起严重的口腔颌面骨缺损、下颌发育缺陷和牙发育延迟，出现包括腭裂和面裂在内的严重口腔颌面畸形等，并改变了 *MSX1*、*BMP4*、*BMP2*、*PAX9*、*ALX4* 和 *LHX6/7* 等重要模式基因的表达水平。另外，K14-Cre 介导的腭上皮 *Tgf-βr* Ⅱ 失活，能诱发软腭裂和腭隐裂。*Tgf-βr* Ⅱ 缺失导致肌原细胞终末分化

受抑制,*Tgf-βr* Ⅱ基因敲除可减慢肌原细胞的增殖,使舌肌细胞数量减少和舌肌纤维排列紊乱,从而导致小舌畸形。

Smad4 在舌始基的肌原细胞前体和脑神经嵴(cranial neural crest,CNC)来源的细胞中都有表达。*Smad4* 缺失可导致小鼠舌肌终末分化的不足和成肌细胞融合不足,然而 CNC 来源的肌腱细胞的分化是正常的。而在 CNC 来源细胞的 TGF-βR Ⅱ缺失可激活核酪氨酸激酶1(nuclear tyrosine kinase 1,ABL1)通路,干扰 *Fgf4* 和卵泡抑素 (follistatin,*Fst*)基因的表达,从而使舌肌发育异常。

(二) BMP 家族

传统的基因敲除没能揭示出 *Bmp* 在颌面发育中的作用,因为 *Bmp2* 或 *Bmp4* 缺失导致小鼠在原肠形成期即发生早期胚胎死亡,而其他成员的表达缺失在小鼠颌面部结构中没有引起较大的发育缺陷。利用条件性敲除和双重敲除方法发现:小鼠神经嵴细胞的 *Bmpr1α* 或面部原基的 *Bmp* 受体缺乏表现为面部结构的明显发育异常;神经嵴特异性 *Bmpr1α* 基因缺失小鼠出现多种口腔颌面畸形,包括腭裂和下颌骨生长不足;*Bmp5* 和 *Bmp7* 双重突变小鼠出现鳃弓的发育不全。此外,利用非洲爪蟾的 Noggin 阻断小鼠脑神经嵴中的 *BMP2/BMP4* 信号,可以使目标区域神经嵴细胞缺失,这提示了在颌面部发育过程中 *BMP* 信号分子是不可或缺的。

BMP 的拮抗剂 Noggin 在所有颅缝中都有表达,但是只有在发生闭合的颅缝区域表达受到 *Fgf2* 的负调节。当 *Fgf2* 在不应闭合的颅缝区域出现异位表达,使 Noggin 的表达下调,可使不应闭合的颅缝发生闭合;而 Noggin 在应闭合的颅缝处误表达则使之不能闭合。*Msx* 转录因子的表达可以预示颅缝的闭合位置,*Msx* 基因表达受干扰,可造成颅骨骨化不足,其严重程度和 *Msx* 基因量成反比。在 *Msx* 缺失的 *WNT1-Cre/R26R* 小鼠模型,颅骨缺损不是神经嵴细胞迁移受干扰或者广泛异位造成的,而是成骨间充质特化或增殖失败引起的。

BMP4/BMPR1α 信号途径对唇部的发育至关重要,*BMP4* 基因缺陷可导致孤立性唇裂,是唇裂的候选基因。*BMPR1α* 缺陷会导致腭裂,单独敲除小鼠腭上皮 *Bmpr1α* 并没出现明显腭发育异常,但腭板体外培养研究表明其腭裂的发生机制是间充质增殖水平低下。条件性灭活面部原基的 *BMPR1α* 可出现双侧完全性唇腭裂,伴随牙发育的停止,发生机制是上颌突间充质细胞增殖下降及前后轴向的模式发育缺陷。*Msx1* 基因敲除小鼠出现面裂畸形和少牙畸形,与人类 *MSX1* 缺失而出现的畸形相似。

在 *Tgf-βr* Ⅱ$^{(fl/fl)}$;*K14-Cre* 小鼠的腭发育中,TGF-β 信号通路的丧失可导致软腭肌肉组织的缺陷,原因是小鼠软腭肌细胞增殖和分化水平下降。而 WNT-β-catenin 经典通路抑制剂 Dickkopf(DKK1 与 DKK4)在 *Tgf-βr* Ⅱ$^{(fl/fl)}$;*K14-Cre* 小鼠软腭中的表达上调,表明了 WNT-β-catenin 通路受到抑制。而阻断 DKK1 和 DKK4 的活性,能够挽救 *Tgf-βr* Ⅱ$^{(fl/fl)}$;*K14-Cre* 小鼠软腭肌细胞增殖和分化水平。

第三节 WNT 家族

一、成 员 介 绍

WNT 家族通过不同的细胞内信号转导通路调节不同的发育过程,与胚胎的轴向发育、细胞极性建立以及细胞命运决定等多个事件有关。

WNT 家族是一组富含半胱氨酸的分泌型糖蛋白,以自分泌和旁分泌的方式发挥作用。首个发现的 *Wnt* 基因是小鼠乳腺癌中克隆出的一种原癌基因 *Int*,后来的研究发现它与果蝇的 wingless(*Wg*)基因具有序列同源性,因此命名为 *Wnt* 基因。目前,在脊椎动物中至少发现有 19 种亚型,包括 Wnt1、2、2b、3、3a、4、5a、5b、6、7a、7b、8a、8b、9a、9b、10a、10b、11 和 16,分子量在 39~46kDa 之间,这些蛋白都有 1 个疏水的信号肽以及 22~23 个高度保守的半胱氨酸残基。

WNT 受体由 *Fzd*(Frizzled)基因家族编码,该蛋白具有 G 蛋白偶联受体特征性的 7 个跨膜区。WNT 可以结合 FZD 的胞外半胱氨酸富集区域,但 FZD 的结构尚不清楚。低密度脂蛋白受体相关蛋白(low-density lipoprotein receptor related protein,LRP)是一类具有单次跨膜结构的受体蛋白,LRP 胞外部分可以与 WNT 蛋白结合形成三聚或多聚的配体受体复合物。在哺乳动物中,LRP5/6 在 Wnt 信号转导中具有重要的作用,是 FZD 的辅助受体。LRP5/6 的胞外区可以结合 WNT 蛋白,并与 FZD 相互作用,将信号从胞外传入胞内。在 Wnt 信号存在时,LRP5 的胞内区可以募集轴素(*Axin*)抑制蛋白并使其降解,从而激活 Wnt 信号转导通路。

二、信号传导通路

(一) Wnt 经典通路

Wnt/β-Catenin 通路又被称为 WNT 经典通路,是目前研究最多的 Wnt 通路,主要通过稳定核内 β-Catenin 而活化目的基因,由 Wnt1、Wnt3a 和 Wnt8 等激活。当缺乏 Wnt 信号刺激时,β-Catenin 在 Axin、糖原合成激酶-3β(glycogen synthase kinase 3β,GSK-3β)和 adenomatosis polyposis coli(APC)等组成的复合物作用下,经 N 末端丝氨酸/苏氨酸磷酸化而降解(图4-2)。当 Wnt 与膜受体 FZD 及 LRP5/6 结合后,后者通过一个保守序列结合并激活由 *DSH* 基因家族编码的胞质蛋白 Dishevelled(DVL),使其过度磷酸化,抑制了 GSK-3β 的磷酸化,使 GSK-3β 灭活,进而抑制 β-Catenin 的降解,保证了 β-Catenin 在胞质内较高的浓度水平。高浓度的 β-Catenin 可与胞质内其他分子,如 N-钙黏蛋白的胞内部分结合而调节细胞的黏附功能,也可通过核孔转入细胞核,与核转录因子,如 T 细胞因子/淋巴增强因子家族(T-cell factor/lymphoid enhancer factor,TCF/LEF)结合,调控特定基因的转录表达。在 WNT/β-catenin 信号传导通路中还存在着负反馈调节因子。Axin 被发现能同时与 APC、GSK-3β 和 β-Catenin 直接结合,通过介导磷酸化信号从 GSK-3β 传向 β-Catenin 从而促进 β-Catenin 的降解,因此被认为是 Wnt 信号传导的负调节因子。分泌性 FZD 相关蛋白又称抗 WNT 配体,在 Wnt 信号过度活化时可与 WNT 配体竞争性结合,从而发挥抑制和阻断信号传导的作用。

(二) Wnt 非经典通路

非经典通路包括通过其他下游信号分子而非 β-catenin-TCF/LEF 发生作用的通路,其在转录及非转录水平均可发挥作用,由 Wnt4、Wnt5a 和 Wnt11 等激活。研究最多的非经典通路是平面细胞极性通路(planar cell polarity,PCP),在此通路中,FZ 受体通过激活包括鸟苷三磷酸酶(GTPases)RAC1 和 Ras 同族基因家族成员 A(RHOA)以及 c-Jun N-terminal kinase(JNK)的联级效应器来调控细胞骨架的重排和基因表达。PCP 通路的下游区信使包括 JNK 和 DVL 等,其中 JNK 通过调节细胞骨架结构、纺锤体定位及平面极性而调控细胞骨架的重

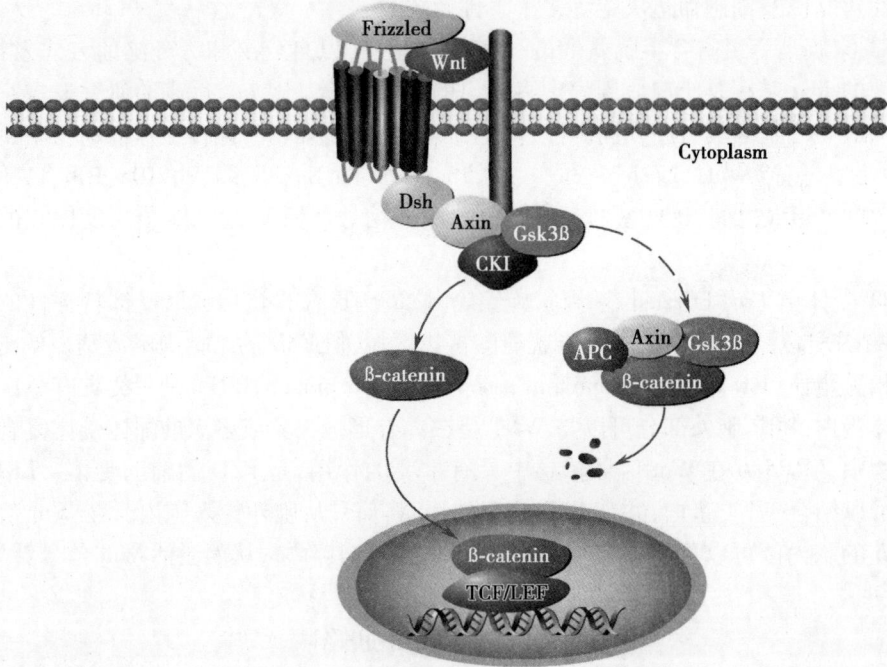

图 4-2 WNT 经典信号通路模式图

排,因此决定了胚胎组织器官的形态发生;DVL 在 Wnt/β-Catenin 和 FZD/PCP 两条通路的信号交叉处起作用。在某些情况下,FZD 还可以刺激钙离子释放及 PKC 活性。PCP 主要调控脊椎动物形态发生过程中的细胞极性,如原肠胚形成、神经管闭锁和内耳静纤毛定向等。

另一条研究较广泛的非经典通路是 Wnt-Ca^{2+} 通路,Wnts 触发由 Fz 介导激活的异源三聚体 G 蛋白,后者又激活磷脂酶 C(PLC),然后 PLC 促使 Ca^{2+} 释放进而激活蛋白激酶 C(protein kinase C,PKC)和 Ca^{2+}/钙调蛋白依赖型激酶 II(Ca^{2+}/calmodulin-dependent kinase II,CamK II),接着 CamK II 激活促分裂原活化蛋白激酶(mitogen-activated protein kinase,MAPK),MAPK 使 TCF 磷酸化,最终抑制了 β-catenin-TCF/LEF 复合体的转录活性。非经典通路还有 Wnt 信号与受体酪氨酸激酶(receptor tyrosine kinase,RTK) ROR2 的结合,可以抑制 β-catenin/TCF 信号通路并激活 JNK。目前已知的其他非经典通路还有 Wnt-RAP1、Wnt-PKA、Wnt-GSK3、Wnt-aPKC、Wnt-RYK 和 Wnt-mTOR 等,这些通路之间有一定程度的交叉重叠。目前,引发 WNT 非经典通路信号的机制尚不十分清楚(图 4-3)。

Wnt 信号通路的活性受到包括分泌到细胞外的、位于细胞膜上的以及细胞内的多因子的调控。①细胞外的调控因子有分泌型 frizzled 相关受体蛋白(secreted frizzled-related receptor proteins,SFRPs)和 Wnt 抑制因子 1(Wnt inhibitory factor 1,WIF1),两者具有相似的与 Fzd 受体结合的细胞外结合域。SFRPs 和 WIF1 通过与 Wnt 配体竞争性结合受体,对 Wnt 经典和非经典通路均有抑制作用;WISE(即 USAG-1,Sostdc1 和 Ectodin)是 WNT 和 BMP 通路的拮抗剂,它与 LRP5/6 的胞外结合域结合从而抑制 Wnt 经典通路;Dickkopf(Dkk)家族成员与 LRP5/6 共同受体结合特异性地抑制 Wnt 经典通路;R-spondins(Rspo)是最新发现的 Wnt 经典通路激动剂,它们的主要功能是破坏 LRP6/Dkk1 之间的相互作用。②在细胞膜水平,LRP4 负调控由 LRP5/6 激活的 Wnt 经典通路。③在细胞内水平,naked cuticle(NKD)和

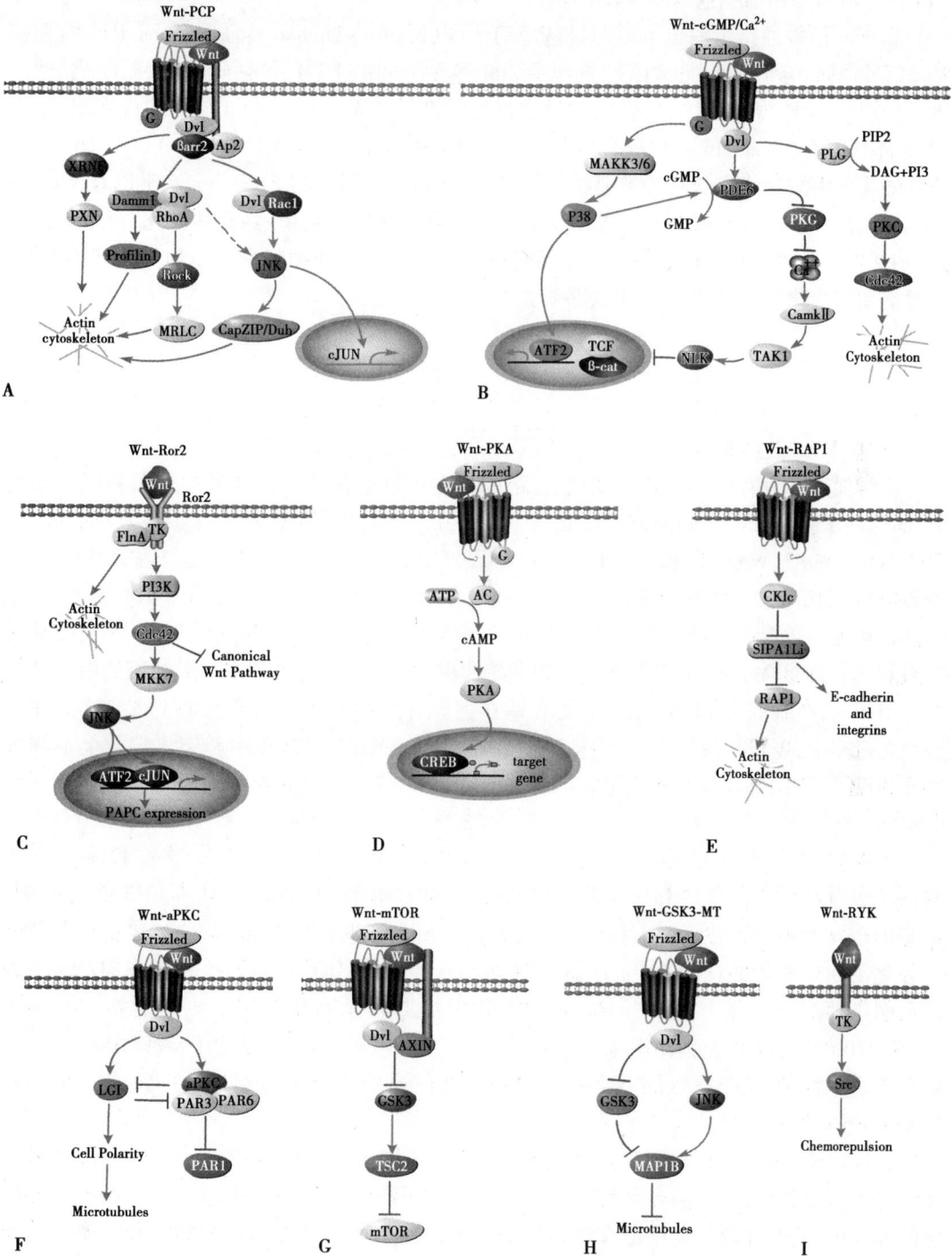

图 4-3 WNT 非经典经典信号通路模式图

nemo-like kinase(NLK)抑制 Wnt 经典通路。另外，FZD 受体也分为经典和非经典受体。值得注意的是，Wnt5a 依赖于不同的受体既能激活 Wnt 经典通路也能激活非经典通路。因此，Wnt 信号通路的激活不仅依赖于配体还与受体有关。

非 Wnt 信号通路蛋白也可以通过翻译后修饰(posttranslational modifications，PTMs)调控 Wnt 信号通路。到目前为止，已经发现了 200 多种不同的 PTM，包括磷酸化、乙酰化、糖基化、甲基化、ADP-核糖基化、泛素化和类泛素化修饰等。Wnt/β-catenin 通路的许多成分，如 FZ 受体、LRP6、β-catenin 降解复合体成员(CK1，GSK3，Axin，APC，β-catenin)以及 Dvl 均可被磷酸化。磷酸化代表着一种重要机制，在正常细胞中紧密控制 β-catenin 水平以及 Wnt/β-catenin 通路活性。Wnt 通路的调控不是某一特定修饰作用的结果，而是磷酸化、泛素化以及其他 PTM 的共同协调调控。目前尚不清楚这种协调在分子和细胞水平是如何达到的，PTM 的时空动态变化可能是未来 Wnt 通路研究的重要方向。

三、表达特征

(一) Wnt 经典通路

在颌面形态发育的早期，Wnt 信号通路成员主要表达在神经及迁移中的颅神经嵴细胞中，而这些细胞是面部突起间充质细胞的主要来源。Wnt 经典通路的一些成员及调控因子，包括 Wnt2、Wnt3、Wnt4、Fzd6、Catnb、Dkk1、LRP5/6、Gsk3α/β 和 Axin2 广泛表达于腭上皮中，而 Srfp2 和 Srfp4 表达于间充质中。

在小鼠面突形成前，Wnt9b 广泛表达在口腔颌面部的外胚层；在胚胎第 10.5 天面突融合前的短暂时期，Wnt9b 高水平表达在将要发生融合的中鼻突、侧鼻突和上颌突远中区域的上皮组织内；在胚胎第 11.5 天，Wnt9b 表达在面突外胚层和融合面突间的上皮缝中。在上唇发育过程中，Wnt9b 信号也有表达。在面突融合前，Wnt3 表达在中鼻突末端及上下颌突的外胚层，其作用是抑制间充质细胞的增殖活性，但和 Tgf-β 协同作用时也可以抑制间充质细胞的分化。

①在腭突发育早期，检测不到 Wnt2、Wnt10a 和 WNT10b 的表达。②在腭垂直生长期，Wnt2 局限表达在前三分之一腭中嵴上皮旁间充质中；Wnt10a 表达在腭突的口腔侧、鼻腔侧以及腭中嵴上皮，在舌体中呈弥散表达；Wnt10b 也表达在腭突上皮；Wnt16 在腭前三分之一间充质中表达缺失，而在后三分之二有表达。③在水平上抬和融合期，Wnt2 表达在腭突前部以及鼻中隔，Wnt10a 表达在腭突的口腔侧和鼻腔侧上皮以及腭中嵴上皮带；Wnt10b 局限性地表达在尚未融合的腭中嵴上皮带中，Wnt16 表达区域则限制在腭突后部与鼻咽部的邻接处。④在腭发育过程中，Wnt 经典通路的成员 Wnt1、Wnt3a 和 Wnt8 没有被检测到。

在胚胎第 11.5 天，LEF1 局限性表达在上颌突和侧鼻突的部分区域，TCF4 局限性表达在侧鼻突和中鼻突，而在额鼻突均未有表达；在胚胎第 13.5 天，LEF1 表达在上颌突的外胚层间充质中，同时在额鼻突中也有低水平的表达，TCF4 则明显表达在额鼻突和上颌突的间充质中。

在胚胎 12.5 天，GSK3β 在腭的前后部均有表达。胚胎 13.5 天时，GSK3β 的表达模式与 12.5 天时类似，但其表达主要限于 MEE。GSK3β 的这种表达模式与编码 β-catenin 的基因

Catnb 的表达模式重叠。此外,GSK3β 在发育中的舌的上皮中也有表达。

（二）Wnt 非经典通路

Wnt5a 在胚胎第 12.5 天广泛表达在上颌突和舌间充质中,在胚胎第 13.5 天局限性地表达在上下颌突的牙胚周围、麦克尔软骨及腭突间充质中。Wnt5a、Fzd4 和 Ror2 在腭的前部与后部的表达水平存在明显差异。Wnt5a 在腭间充质中沿前后轴呈前高后低的梯度表达,梯度表达还出现在上下轴向。Fzd4 和 Ror2 在腭的上皮和间充质中出现类似的前后轴梯度表达,并且局限于腭中嵴上皮和其邻近的间充质中。

Wnt4 特异性表达在腭上皮,并在腭突垂直生长到融合的发育过程中表达水平呈明显上升。

Wnt11 在腭突垂直生长期表达在腭后部上皮,并且在腭中嵴上皮区域表达水平高;在腭突开始接触时在腭中嵴上皮接触部位高表达;在腭突开始融合时,局限性表达在腭中嵴上皮缝和上皮岛中,另外,在腭的口腔和鼻腔侧上皮中也有表达。Wnt11 局限性表达于发育中的腭上皮中缝,表明其在腭突融合中发挥作用,*Wnt11* 基因敲除小鼠会发生腭裂,体外实验也表明 Wnt11 下调会导致 MEE 的持续存在,进而阻碍了腭突的融合。

四、发育异常

大量研究表明,Wnt 信号通路相关基因的突变与人类唇腭裂的发生密切相关。*Wnt3*, *Wnt3a*, *Wnt5a*, *Wnt7a*, *Wnt8a*, *Wnt9b* 和 *Wnt11* 的单核苷酸多态性与欧美人群中非综合征性唇腭裂(non-syndromic cleft lip with or without cleft palate, NSCLP)有关,尤其是 *Wnt3a*, *Wnt5a* 及 *Wnt11*。*Wnt3* 基因突变纯合子小鼠患有先天性四肢切断综合征(tetra-amelia syndrome),其为一种罕见的常染色体隐性先天缺陷,表现为四肢畸形和严重的颌面部缺陷。*Wnt5a* 和 *Ror2* 共同突变会导致常染色体显性 Robinow 综合征,表现为包括腭裂在内的多种先天缺陷。*Wnt5a* 的受体 RYK 也与人类非综合征性唇腭裂发生相关。

Wnt/PCP 非经典通路是颅面部正常发育所必需的。作为非经典 Wnt 信号分子的 Wnt5a,在 Wnt/PCP 通路中的作用是有争议的,因为它能够影响多个 Wnt 受体通路,如 frizzled 和 Ror 等。在小鼠颅面部发育过程中,可在软骨和牙齿中检测到 *Ror2* 和 *Wnt5a* 的表达。*Ror2* 突变小鼠口鼻部缩短,并有腭裂发生。*Wnt5a* 基因敲除纯合子小鼠存在着明显异常,包括胚胎体积小、前后体轴缩短、脑部形态异常、生殖结节缺失以及四肢、颌面部、外耳和尾等外向性生长器官的短缩,其机制是进展区细胞增殖水平下降。*Wnt5a* 纯合子小鼠出现完全性腭裂,*Wnt5a* 基因沿前后轴梯度表达并调节细胞增殖,而 *Wnt5a* 表达缺失抑制了腭发育过程中的细胞定向迁移。另外,*Wnt5a* 基因与人类非综合征性唇腭裂发生相关。

定向敲除 *Wnt9b* 的鼠胚胎出现泌尿生殖管发育缺陷,部分鼠胚胎发生腭隐裂及唇裂。*Wnt9b* 的表达模式不仅对融合阶段的唇腭裂起作用,而且对由神经嵴细胞游走和增殖异常所导致的唇腭裂有潜在作用。表达在 A/WySn 等种系小鼠的 *Wnt9b* 隐性下效基因 *Clf1*,与这些种系小鼠的自发性唇腭裂相关,*Wnt9b/Clf1* 复合突变的小鼠出现唇裂的几率增高。

Wnt7a 参与调控脊椎动物四肢背腹轴和前后轴的极性建立,通过诱导转录因子在背部

间充质中的表达来限定背腹轴的发育。*Wnt7a* 基因敲除小鼠四肢间充质细胞出现从背侧向腹侧转化的现象,并存在后趾缺失。*Wnt7a* 基因敲除小鼠并未观察到颌面部发育畸形及唇腭裂的发生,但人类发生 *WNT7A* 基因突变后,会出现一种罕见的富尔曼(Fuhrmann)综合征,主要病变是腕骨、足跗骨融合,并伴有唇腭裂,机制是背腹模式发育基因 *WNT7A* 的纯合子错义突变。

Wnt3 参与胚胎体轴的形成,在外胚层始终有表达,是正常四肢发育所必需的基因。*Wnt3* 基因敲除小鼠胚胎发生早期死亡,*Wnt3* 表达缺失会导致胚胎无法形成原条、中胚层及节点,最终导致胚胎四肢发育缺失。与 *WNT3* 基因无义突变相关的人类隐性遗传性疾病表现为胚胎四肢全部缺失,并伴有包括唇腭裂在内的其他发育异常。

Wnt11 敲除后会导致输尿管分支缺陷,虽然未发现腭裂等颌面部畸形,但在加入 *Wnt11* siRNA 的胚鼠腭突体外培养实验中,腭中嵴上皮不发生细胞凋亡而导致腭突融合失败。

Wnt 通路的其他分子同样会导致口腔颌面部发育畸形。*Lrp6* 基因敲除鼠胚胎出现前后体轴缩短伴尾部体节缺失、丘脑脊部发育缺失和四肢发育异常。*LRP6* 失活使 Wnt 通路活性下降,进而使细胞增殖能力下降。由于 *LRP6* 缺失,引起 *Msx2* 和 *Raldh3* 的异常表达,能够导致唇腭裂,最明显的形态学变化是唇形成和融合障碍。RSPO2 是与 LRP6 相互作用的 Wnt 经典通路的拮抗剂,*Rspo2* 的敲除会导致唇裂的发生。*Gsk-3β* 基因敲除纯合子小鼠发生腭裂、肋骨不完全融合以及胸骨分裂。*Tcf4/Lef1* 复合敲除小鼠会出现由额鼻突发育来的结构全部缩短,包括上颌骨发育不良和鼻中隔短小等,面中部明显变宽。WNT 的抑制剂 *DKK1* 突变后,也会观察到类似的面部形态异常。

Wnt 家族基因敲除小鼠的表型多种多样。*Wnt1* 敲除小鼠引起中脑和后脑缺失,*Wnt2* 和 *7b* 敲除会导致胎盘发育异常,*Wnt 3*、*Wnt 3a*、*Wnt 5a*、*Wnt 7a* 和 *Lrp 6* 敲除后均出现四肢发育异常,*Wnt4* 敲除后出现肾小管形成缺陷,*Wnt10b* 敲除加速肌原细胞分化。WNT 家族的受体 *FZD3* 表达缺失在前脑中出现体轴束的缺乏,*FZD4* 突变会导致小脑发育异常、指趾硬皮病及毛细血管扩张综合征,*FZD5* 敲除导致卵黄囊和胎盘血管发育缺失,*FZD6* 敲除出现毛发的模式发育缺陷,*FZD9* 敲除引起 B 细胞发育缺陷和海马缺失,*LRP5* 敲除导致成骨细胞增殖减少从而引起骨量降低。

Catnb 基因编码 Wnt 经典通路的中枢调控因子 β-catenin,该基因的敲除能够导致小鼠胚胎在 E9.5 死亡。CNCs 中 *Catnb* 的失活会导致头部结构的缺失。在小鼠胚胎发育早期,特异性敲除面部外胚层 *Catnb* 会导致严重的颌面部畸形,包括腭裂。特异性敲除腭上皮细胞中的 *Catnb* 会使 MES(medial edge seam)持续存在,最终导致 *CatnbF/F*;*K14Cre* 小鼠的腭突不能融合而发生腭裂。TCF4 和 LEF1 的敲除也会导致类似的情况发生。PCP 信号通路也参与腭的发育,*Fzd2* 和 *Fzd1* 双基因敲除小鼠出现腭裂表型。

第四节 成纤维细胞生长因子家族

一、成员介绍

成纤维细胞生长因子(fibroblast growth factor,FGF)信号通路通过调节细胞增殖、分化和迁移而介导胚胎发育和器官形成。

哺乳动物的 *FGF* 基因家族有 22 个成员,分为 7 个亚科(subfamily):①*FGF1* 亚科:*FGF1* 和 *FGF2*;②*FGF4* 亚科:*FGF4*、*FGF5* 和 *FGF6*;③*FGF7* 亚科:*FGF3*、*FGF7*、*FGF10* 和 *FGF22*;④*FGF8* 亚科:*FGF8*、*FGF17* 和 *FGF18*;⑤*FGF9* 亚科:*FGF9*、*FGF16* 和 *FGF20*;⑥人 *FGF11*(鼠 *iFgf*)亚科:*FGF11*、*FGF12*、*FGF13* 和 *FGF14*;7 人 *FGF19*(鼠 *hFgf*)亚科:*FGF19*、*FGF21* 和 *FGF23*。人 *FGF19* 和鼠 *Fgf15* 具有同源性。*FGF* 亚科与各染色体定位之间无明显的相关性,人类 *FGF* 基因散在分布于全基因组。

从牛脑和垂体组织中提取出来的酸性 FGF(acidic FGF,FGF1)和碱性 FGF(basic FGF,FGF2)是 FGF 家族最早发现的成员,广泛分布在发育的各种组织中。FGF 是由 150～200 个氨基酸组成的多肽,其中心区域有大约 120 个氨基酸序列存在高度同源性。FGF 通过与其特异受体结合,激活受体胞内段的酪氨酸激酶,进而激活 Ras/MARK 和 PLC 等信号途径从而发挥作用。与绝大多数的细胞外 FGF 蛋白不同,FGF11～14 作为细胞内蛋白又称作 FGF 同源染色体因子(fibroblast growth factor-homologous factor,FHF),不通过结合和活化受体的方式起作用。

人和鼠 FGF 受体(FGF receptor,FGFR)有 4 种基因型(*FGFR1~4*),编码含 800 个氨基酸的酪氨酸激酶受体,主要由胞外区、跨膜区和胞内区 3 部分组成。胞外段是与配体结合的区域,为Ⅰ、Ⅱ和Ⅲ免疫球蛋白样功能区(immunoglobulin domains)。因为 FGFR1~3 编码不同的免疫球蛋白样功能区Ⅲ,即Ⅲb 和Ⅲc,所以在脊椎动物中,4 个 *FGFR* 基因产生 7 个 FGF 受体蛋白,即 FGFR1b、1c、2b、2c、3b、3c 和 4,各自均有不同的配体特异性,每种 *FGFR* 至少可以被 5 个 FGF 配体激活。

FGF 家族配体和受体的特异性结合与细胞膜环境和硫酸乙酰肝素有关。硫酸乙酰肝素(heparan sulfate,HS)是 FGF 信号通路的关键组分,是活化 FGFR 所必需的因子。由于不同 HS 变异体的表达具有组织和发育模式的特异性,使 FGF 配体和 FGFR/HS 形成不同结合位点,选择性形成不同的 FGF/FGFR/HS 复合体,从而调控生长因子浓度及其信号传递。

二、信号传导通路

绝大多数的 FGF 作为细胞外蛋白,通过结合并活化细胞表面 FGFR 发挥作用。FGF 配体与细胞外基质中的蛋白多糖硫酸乙酰肝素(heparan sulfate,HS)结合后呈递给膜结合 FGF 受体 TM,形成 FGF/FGFR/HS 多聚体复合体,从而激活酪氨酸激酶(TK),使受体胞质区酪氨酸残基自磷酸化。活化的受体通过经典 FRS/RAS/ERK 通路或者非经典的 Ca^{2+}/DAG 通路中的 PLC 和 PKC 来活化受体信号下游,进行细胞核内转录调控。活化的受体作用于若干个下游 信号通路,包括细胞外信号调节激酶(extracellular signal-regulated kinase,ERK)、p38 促有丝分裂激酶(p38 mitogen-activated kinase)、磷脂酶-γ(phospholipase gamma,PLC-γ)、蛋白激酶 C(protein kinase C,PKC)、磷脂酰肌醇 3 激酶(phosphatidylinositol 3-kinase,PI3K)以及非受体酪氨酸激酶 Src。

除了 PLC-γ 直接与 FGFR 的磷酸化区结合外,FGFR 通过磷酸化其他几个信号通路组分来活化其下游通路。这些通路彼此间相互作用,形成复杂的网络调节机制。

(一) Ras-MAPK 途径

该路径主要包括 ERK1/2、c-Jun 氨基末端激酶(c-Jun N-terminal kinase,JNK)、p38 和

ERK5/BMK1 四个 MAPK 亚族。FGFR 被激活后,鸟嘌呤核苷酸交换因子移至胞膜靠近 Ras 蛋白,促进鸟嘌呤核苷酸与 Ras 交换而使其成为 Ras-GTP 活性形式,并通过激活效应蛋白如 Rac 和 Raf,而作用于 ERK、p38 和 JNK,使其特殊位点的丝氨酸残基磷酸化而被激活,进而引发一系列级联反应,最终抑制或激活转录因子(图 4-4)。

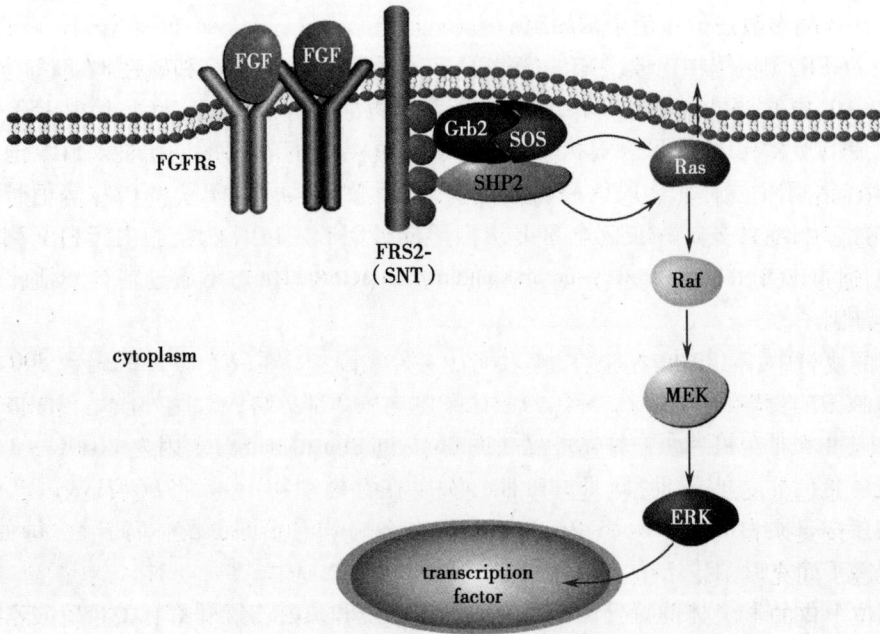

图 4-4 FGF 信号通路模式图

(二) PLC-γ 途径

FGFR 被激活后,识别 PLC-γ2 的 SH2 结构域中的酪氨酸磷酸化位点并与之结合,形成受体和 PLC-γ2 复合物,使 PLC-γ2 酪氨酸磷酸化从而被激活,水解其底物 4,5-二磷酸磷脂酰肌醇,形成二酰基甘油和三磷酸肌醇两个第二信使。三磷酸肌醇通过与细胞内特异性受体结合,刺激细胞内的钙库释放钙离子和钙调蛋白依赖性蛋白激酶,钙离子与二酰基甘油都能激活蛋白激酶 C 家族中的成员。二酰基甘油和三磷酸肌醇除了磷酸化和激活转录因子外,还可激活多种细胞内的反应。

(三) JAK/STAT 途径

JAK/STAT 途径又称为非受体酪氨酸蛋白激酶 JAK 信号转导子和转录激活子(signal transducer and activator of transcription,STAT)途径。FGFR 被激活后,通过自身磷酸化而使 JAK 活化,活化的 JAK 使其特异的受体或几种细胞因子共用的受体发生二聚化或多聚化,促使 JAK 分子上的自身磷酸化位点被交叉磷酸化而产生活性,形成特异性信号蛋白的吸附位点,从而对受体/激酶复合物中所募集的受体和其他细胞内底物进行磷酸化。STAT 蛋白的 C 端酪氨酸残基能够被磷酸化,STAT 被磷酸化后即脱离它所在的受体,形成稳定的同源或异源的二聚体并定位于细胞核,与 γ-干扰素激活部位增强子家族成员结合并激活靶基因的转录。

三、表　达　特　征

FGF 和 FGFR 组成了庞大而复杂的信号分子家族,在进化中高度保守,在颌面部神经嵴细胞的迁移、存活和增殖及在上皮间充质相互作用及模式发育中起着重要作用。

FGF 家族的多数成员在面中部发育过程中重叠性表达,并且呈时间和空间依赖性变化,FGFR1 和 FGFR2 则分别广泛地表达在面部的间充质和外胚层中。在鼻突外向性生长之前,FGF3、8、9、10、17 广泛表达在面中部的外胚层,FGFR 1、2 广泛表达在面中部;随着鼻突的外向性生长,FGF3、8、9、10、15、17、18 的表达区域局限在鼻凹和中鼻突的口腔侧外胚层,FG-FR1、2 仍在面部广泛表达,只是 FGFR1 的表达水平在侧鼻突和中鼻突的口腔侧更高。在面中部发育过程中检测不到 FGFR3 和 4 表达。在颅骨发育中,FGF 信号通过 FGFR2 调节骨细胞的增殖,通过 FGFR1 调节成骨分化,其中 FGF3 和 FGF8 是调节脊椎动物口腔颌面部软骨发生的关键因子。

在腭的发育中,FGFR2B 在腭、口底和舌上皮中高表达,在间充质中低表达。FGFR2B、FGF10 和 FGF7 在腭突侧方表达,FGF10 在靠近口腔侧上皮的间充质中表达,而 FGF7 则在靠近鼻腔侧表达。在腭中嵴上皮邻近的间充质中,FGF10 和 FGF7 重叠表达。FGF10 及其受体 FGFR2B 通过上皮和间充质的交互作用调节早期腭的发育。在腭突发育起始期,上皮中的 FGFR2B 接受来自间充质中 FGF10 的作用后上调上皮中的 SHH 信号,而上皮中的 SHH 上调后促进了间充质细胞增殖。另外,FGF10 和 FGFR2B 影响腭上皮和间充质细胞增殖以及个别部位上皮的细胞凋亡,FGF 的其他配体也通过 FGFR2B 而影响腭口腔侧、鼻腔侧和中嵴上皮的细胞分化。

利用原位杂交分析比较 FGF 家族 18 个配体(Fgf1~Fgf10,Fgf15~Fgf18,Fgf20~Fgf23)和 4 个受体(Fgfr1~4)在腭皱襞发育过程中动态变化发现:①Fgfr1 限制性表达在基板上皮(interplacode epithelium)中;②Fgf18 表达在基板上边的间充质中;③Fgf9 限制性表达在皱襞基板上皮中;④Fgf2、Fgf8、Fgf16、Fgfr4 表达在膨起的间充质中;⑤Fgf3、Fgf6、Fgfr2 在整个上皮中都有表达;⑥Fgf10 表达在整个间充质中。

四、发　育　异　常

Fgf10 基因敲除小鼠由于肺发育缺陷而在出生后死亡,与 Fgfr2b 的纯合子表型高度相似,都表现为完全性腭裂,并缺乏腭皱襞。Fgf10 和 Fgfr2b 较早地影响了腭突的大小和形状,上皮本应增厚的区域不但没有增厚,还发生了凋亡。两种转基因小鼠的腭上皮薄而缺乏分层、腭中嵴上皮断裂,导致腭突的间质与口腔相通,部分舌和口底粘连,腭突和舌融合,伴有上皮形成缺陷。早期腭突后部的上皮和间质细胞增殖多于前部,但间质细胞的增殖变化不如上皮明显,这提示了上皮细胞支持间充质细胞的增殖。当上皮细胞中的受体被阻断时,从上皮到间充质的促有丝分裂的下游信号也被阻断,证明除了从间充质到上皮有信号传导外,也存在从上皮到间充质的信号传导。

神经嵴细胞迁移进入鳃弓时 FGF8 表达在内、外胚层,是神经嵴来源的间充质细胞存活所必需的。在 Fgf8 亚等位基因突变小鼠中,基因的活性和功能减退,导致严重的颌面部缺陷,包括面中裂、腭骨短小或缺失造成的腭裂,并出现下颌骨、中耳骨和外耳等广泛的头颅面畸形。

Fgf18 基因敲除小鼠比正常小鼠体积小 10%~15%,出生后由于呼吸衰竭很快死亡。小鼠出现长骨和脊椎生长滞后,四肢骨缺陷,颅盖间质细胞增殖低下,成骨细胞的终末分化明显延迟以及上颌骨发育不足和腭裂。腭裂发生的机制是腭突不能上抬。人类成骨分化和颅缝闭合过早不仅产生颌面畸形,还可导致矮小综合征,在此过程中,FGF18 及其相关受体起重要作用。

Fgfr1 和 *Fgfr2* 在颌面始基中广泛并且重叠地表达。在 *Fgfr1* 亚等位基因突变小鼠中,出现了包括腭裂在内的许多颌面部骨和软骨畸形,其机制是神经嵴细胞不能向第二鳃弓迁移,其中腭裂的原因是舌阻止了腭突的上抬。通过将神经嵴细胞中的 *Fgfr1* 亚等位基因恢复到野生型,第二鳃弓的发育虽然受阻,但可以修复腭裂。*Fgfr3* 基因敲除小鼠与 *Fgf18* 基因敲除小鼠表型极为相似,*Fgf18* 通过 *Fgfr3* 抑制软骨增殖和分化,两者协同作用,影响着骨发生进程。在 *Fgfr3* 基因敲除小鼠中没有观察到在 *Fgf18* 基因敲除小鼠中出现的骨化延迟以及口腔颌面骨缺陷,提示 *Fgf18* 还可以与 *Fgfr3* 以外的受体结合而调节骨生长。研究证明 *Fgf18* 可以通过调节软骨中的 *Fgfr1* 以及软骨膜和骨膜中的 *Fgfr2* 而调节骨发生。

在 $Tgf\text{-}\beta r\,\mathrm{II}^{fl/fl}$;*Wnt1-Cre* 小鼠的腭部,Fgf9 和转录因子垂体同源盒 2(*Pitx2*)表达显著下调。Fgf9 和 *Pitx2* 功能突变缺失导致小鼠发生腭裂。当敲除 *Fgf9* 时,*Pitx2* 表达下调,提示了 *Fgf9* 是 *Pitx2* 的上游。在腭形成中,TGFβ-FGF9-PITX2 信号串联调节颅骨神经嵴细胞增殖。尽管 TGF-β 信号与其他生长因子相互作用,比如 BMP、Wnt、FGF 家族成员,但 *Fgf9* 是这些生长因子家族中唯一能够在 E14.5 天的 $Tgf\text{-}\beta r\,\mathrm{II}^{fl/fl}$;*Wnt1-Cre* 小鼠腭部特异性表达的因子。*Wnt9b* 基因缺失导致小鼠面突和上颌突生长减弱并无法接触,在 $Wnt9b^{-/-}$ 胚胎中,鼻突和上颌突间质中的细胞增殖减弱,FGF8、FGF10、FGF17 的 mRNA 表达水平和 FGF 诱导的 ERK2/1 磷酸化水平显著降低,提示 *Wnt9b* 可诱导外胚层 FGFs 表达而调节面突间充质细胞的增殖。

人类的 FGFR1、FGFR2 和 FGFR3 的点突变与颅缝关闭以及其他面部骨骼畸形有关。FGFR1 的无义突变以及 FGF8 的功能缺失可影响 FGF8 与 FGFR1c 结合或引起 FGF8 降解,从而引起以不育和嗅觉缺失为特征的常染色体显性疾病——卡尔曼(Kallmann)综合征,其中 5%~10% 的患者有唇腭裂。在囟门早闭患者,如 Crouzon 综合征和 Apert 综合征患者中检测到 FGFR2 结构域的突变,而且 Apert 综合征有 75% 的患者伴有腭裂或悬雍垂裂。FGFR2 突变导致口腔颌面部的膜内成骨异常,与综合征性颅缝过早关闭以及眼、鼻、上下颌和耳畸形有关。FGFR3 变异与软骨发育不全、异常软骨成骨相关的四肢短小、矮小畸形以及面中部短小相关,可引起内耳完全缺失伴随的耳聋、小耳畸形和小牙症等。FGFR1 无义突变和 FG-FR1、FGFR2 及 FGFR3 的错义突变与非综合征性腭裂相关。

第五节　Hedgehog 家族

一、成员介绍

在哺乳动物体内有 3 种 Hedgehog(简称 *HH*)基因,分别是 Sonic hedgehog(*SHH*)、Indian hedgehog（*IHH*）和 Desert Hedgehog（*DHH*）。*SHH* 基因长度为 8909 碱基,含 3 个外显子,翻译形成的分泌型蛋白 SHH 含有 462 个氨基酸,能自我断裂为 SHH-N 链和 SHH-C 链,这种分裂由 SHH-C 蛋白中的酶活性区调控。SHH 蛋白所有已知的活性均与 SHH-N 链有关,SHH-N 链与细胞膜结合,其 C 末端进行胆固醇共价修饰,作用是保证 SHH 蛋白在细胞膜处浓集,增加配体和受体结合的可能性,同时胆固醇锚定使 SHH 蛋白靶向细胞膜亚区域,该区域有 patched 和 hedgehog-interacting protein（HIP）定位,有助于信号传导。哺乳动物 Hh 信号通路依赖于一种大多数脊椎动物细胞中的小的细胞突起,即初级纤毛（primary cilium）。SMO 蛋白参与 Hh 通路转导,对 Hh 配体应答而移入纤毛,该过程依赖于 β-抑制蛋白和驱动蛋白-2 驱动亚基 Kif3a。Hh 的共同受体为 IHOG,对 Hh 信号通路起抑制作用。

SHH 信号通路的主要成分:①分泌蛋白 SHH,在神经系统、皮肤、肢体以及口腔颌面等组织的形成中起关键作用;②patched（PTCH）是 HH 的受体,是细胞膜跨膜蛋白,具有 12 个跨膜区,成员包括 PTCH1 和 PTCH2;③细胞膜跨膜蛋白（smoothened,SMO）具有 7 个跨膜区;④锌指家族转录因子 GLI,为 SMO 下游分子,可调节 SHH 目标基因的活性。

二、信号传导通路

GLI1 是 *HH* 目的基因的转录激活物。信号传导通过一系列过程,最终导致激活因子（Gli-A）和抑制因子（Gli-R）间的平衡。在缺乏 SHH 时,PTCH 结合并抑制 SMO,进而使 GLI1 转录受抑制。Sufu、驱动蛋白 Kif7 和初级纤毛是 Gli-FL 形成 Gli3-R 所必需的。Sufu 稳定 Gli2-FL 和 Gli3-FL,并在细胞质中隔绝这两种蛋白,抑制细胞核转位和激活。缺少 Sufu,Gli-FL 进入细胞核,转换成不稳定的转录激活因子（Gli-A）,在 Spop 作用下在核内快速降解。在形成 Gli3-R 过程中,Sufu 的作用不依赖于初级纤毛,而 KIF7 的作用依赖于初级纤毛。在 SHH 存在时,SHH 与 PTCH 结合,从而解除了 PTCH 对 SMO 的抑制,使 SMO 游离,间接地活化了 SMO-GLI 下游通路,引起 GLI 家族成员的稳定和细胞核内聚集,于是 GLI 转录因子家族从抑制剂转换为转录激活因子,调节目标基因的转录。*PTCH1* 和 *GLI1* 是该途径的目标基因,所以 PTCH 和 GLI 的水平可反映该信号途径的活性。

三、表　达　特　征

SHH 是 HH 家族中分布最广泛的成员,参与许多胚胎发生的关键事件。在颌面发育中,SHH 表达在面部始基的外胚层,是间充质的存活和增殖必需的,控制了面部始基的大小。过度活化神经嵴细胞中的 SHH 信号通路可以导致面部始基的过度生长。

SHH 在小鼠面部始基的上皮中表达,在间充质中无表达,但 PTCH1 的转录物在上皮及其相邻间充质中都有表达,说明 SHH 信号在上皮及其邻近间充质中都发挥作用。间充质中 PTCH1 阳性表达部位与脑神经嵴高表达部位重合,说明 HH 信号对神经嵴细胞迁移后的颌面部发育是必需的。在胚胎 12 天前仅有 SHH 应答的 HH 信号在面部始基中发挥作用,直到胚胎 12 天才能检测到 IHH。

Kif7 编码纤毛相关蛋白是一种蛋白复合体,包含 Sufu、激酶,通过调节 Ci/Gli 转录因子

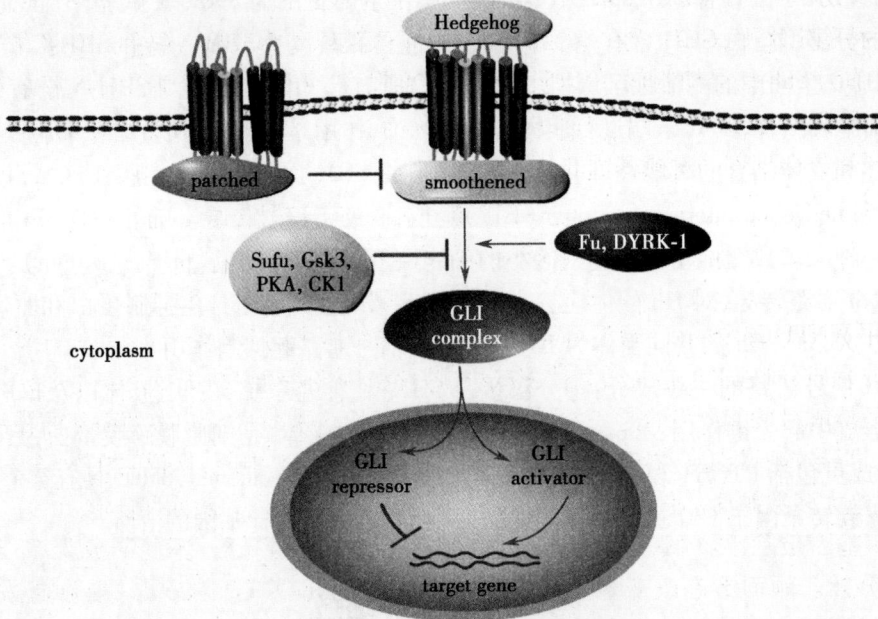

图 4-5 SHH 信号通路模式图

激活 *Hh* 靶基因,并调节纤毛长度。*Kif7* 变异会引起 Gli 转录因子异常、Gli3 表达异常,导致 Hydrolethalus 综合征和 Acrocallosal 综合征,表现为多指(趾)畸形、脑畸形、腭裂等。*Kif7* 作为纤毛通路的等位基因,错义会引起蛋白功能变异。基因相互作用体内研究表明,敲除 *Kif7* 会加剧其他纤毛通路转录基因敲除所引起的疾病表型。缺乏配体时,Kif7 定位于纤毛基部,与 Gli 蛋白和其他通路成员形成复合体,促进 GliR 的形成;配体刺激作用下,Kif7 移位于纤毛尖部,促进 Gli 累积,并封闭 Sufu 的功能,导致 Gli 蛋白的激活。

大鼠缺少 *Cdo* 或 *Boc* 可以生存,但表型与 Hh 信号通路损坏的未成年大鼠一致。*Cdo* 与 *Boc* 共缺失的大鼠表现出更严重的 Hh 缺失功能表型,表明在一些 Hh 依赖结构中,信号未完全废除。这些残余的 Hh 活性由第三种共同受体 Gas1 提供。*Cdo* 或 *Gas1* 的错义突变在前脑无裂畸形患者中发现。

HH 通路成员没有腭突轴向表达模式的差异。SHH 仅在腭中嵴上皮细胞表达,在腭上抬和融合前,SHH 局限性表达在口腔侧上皮的增厚区域,而在腭突上抬到水平以后,局限在口腔侧上皮正在形成的腭皱襞区域。腭皱襞特异性细胞增殖和凋亡受 Shh 抑制剂影响,提示 Shh 可引起腭皱襞区细胞凋亡,而 *Sostdc1* 刺激细胞增殖,以维持每个腭皱襞的生长空间。*Sostdc1* 是 Wnt 通路的抑制因子,同时也是 Shh 下游靶基因,其表达可以被 Shh 下调,在腭皱襞形成过程中表达在皱襞内。Lef1 表达在腭皱襞区域的外侧,控制腭皱襞的空间形态。SMO 和 GLI1~3 广泛地表达在间充质中。另外,IHH 表达在发育的腭骨,而 DHH 在腭的发育中没有表达。

在大鼠颌面部发育中,*Gli1* 主要在胚胎真皮层的间充质中表达。在面部发育晚期,*Gli1* 主要在胚胎口腔黏膜中表达,而 *Gli2* 在口腔黏膜间充质中表达。交配后 11 天,*Gli3* 在胚胎 11 天的真皮和口腔黏膜的上皮中表达较弱,在间充质中表达较强;在胚胎 14.5 天,*Gli3* 在上皮中表达较强。三种基因中，*Gli1* 在早期面部发育中表达最高；*Gli3* 在面部发育晚期表达最强，且保持稳定水平；*Gli2* 在整个面部发育过程中表达水平都较低。*Gli3* 在面部发育中起重要作用，作为 Shh 信号抑制剂，可以阻止面部过度发育。*Gli1* 和 *Gli2* 表达可以补偿 *Gli3* 的表达缺失，而 *Gli2* 与 *Gli3* 变异会引起颌面部畸形。*Gli1* 单独异常不会影响靶基因，但与 *Gli2*、*Gli3* 共同缺失会抑制 *Shh* 靶基因表达。

四、发 育 异 常

应用 WNT1-Cre；Smo$^{n/c}$ 模型特异性去除神经嵴细胞中的 HH 信号，会导致许多神经嵴源的骨和非骨成分缺失，包括头盖骨体积减小、腭骨和耳部骨组织缺失以及麦克尔软骨发育不良等。虽然鳃弓的起始发育是正常的，但 SHH 的目的基因 *FOX* 在口腔颌面部的神经嵴中表达缺失，可导致鳃弓细胞增殖减少和凋亡增加而使面部发育中断，这说明在神经嵴中的 HH 信号，对绝大多数颌面部骨的形成是必需的。IHH 变异有轻微的头面部畸形。

Shh 基因敲除小鼠第一鳃弓未能发育，发生前脑无裂畸形，不能形成上/下颌骨，且前脑未分叶。颌面形态改变主要集中在中线处，包括唇腭裂、喙状鼻、前颌骨发育不全和眶距过窄等，由于畸形过于严重难以进行机制研究。*Shh* 和 *Gli3* 双重变异小鼠出现中线处的骨结构，比如上颌骨的腭突、前颌骨和腭骨等异常，下颌突的中线部结构缺失导致麦克尔软骨在中线处融合。*SHH* 在鸡胚面部（前鼻突）的暂时缺失，能够产生双侧唇裂、腭裂以及前脑无裂畸形。在 Keratin-14Cre；Shh$^{c/n}$ 转基因小鼠中，局限性地失活上皮中 *Shh* 可发生腭裂；在 Keratin-14Cre；Smo$^{c/n}$ 转基因小鼠中，局限性地失活上皮中 *Shh* 下游的目的基因 *Smo*，则不发生腭裂，说明表达在腭上皮的 SHH 蛋白是通过作用于其邻近的间充质来发挥效应的。

Shh 对舌及菌状乳头的形态发生有诱导、维持作用，且在无乳头区也起作用。*Shh* 蛋白均匀分布于早期舌体前部上皮，并逐渐集中于发育中的乳头基板和味觉乳头、菌状乳头和轮廓乳头。随着菌状乳头形成，间充质 *Shh* 明显聚集在菌状乳头尖处基底膜区。在胚胎 13 天舌形成晚期，干扰 *Shh* 可影响舌形态发育，扰乱菌状乳头形成，改变菌状乳头数量和位置。一旦舌乳头形成后，*Shh* 就不再具有维持乳头形态的作用。

Shh 的下游效应基因 *Fox* 基因敲除小鼠出现多种颌面部缺陷。*Foxc2* 基因变异小鼠上颌骨腭突、腭骨以及中耳听小骨缺失；*Foxe1* 无效突变小鼠发生腭裂；*Foxf2* 基因敲除小鼠发生舌畸形，并导致腭突在舌的两侧不能发生接触而产生继发性腭裂；*Foxd1* 和 *Foxd2* 变异小鼠没有发生口腔颌面部的畸形。在人类颌面发育中，SHH 通路变异引起端（前）脑未分叶、基底细胞痣等综合征以及肿瘤发生。痣样基底细胞癌综合征是由 *PTCH1* 基因变异引起的，其中 5% 的病例发生腭裂。

环巴胺、蒜藜芦碱或 5E1 封闭抗体可干扰 Shh 作用。子宫内 Hh 信号拮抗剂引起连续颅面部和脑部畸形。在胚胎 8.25～9.5 天，皮下注射环巴胺可引起唇腭裂、胚胎中线缺陷和中鼻突低陷，伴随嗅球发育不全和垂体前叶发育不全，但大脑形态发育正常。在胚胎 12 天可干扰 Shh 而影响下颌骨形成，舌发育完全受阻。环巴胺类似物 AZ75 是半合成环巴胺类似物，抑制 Hh 通路能力比环巴胺高出 4 倍。在胚胎 8.5 天，口饲 AZ75 引起无叶和半叶前脑无裂畸形，伴有面部中线缺陷。乙醇、胆固醇生物合成抑制剂也会干扰 Hh 通路以诱导畸形损害。

$GLI2$ 功能缺失与包括唇腭裂在内的前脑无裂畸形相关,其所在染色体长度变异与唇腭裂有相关性,错义突变与非综合征性唇腭裂相关。$FOXE1$ 功能缺失导致腭裂,基因错义突变与非综合征性唇腭裂相关。染色体 9q21 位点与唇腭裂有极高的相关性,该位点与 $FOXE1$ 和 $PTCH$ 邻近,$FOXE1$ 及其附近位点的单核苷酸多态性与唇腭裂相关。

第六节　Notch 家族

一、成员介绍

Notch 信号通路是进化中高度保守的信号转导通路,广泛表达于从无脊椎动物到哺乳动物等多个物种,其调控细胞增殖、分化和凋亡的功能涉及几乎所有组织和器官。Notch 受体被邻近细胞产生的配体活化后,通过一系列分子间的相互作用,精确地调控各谱系细胞的增殖分化,在发育中起关键作用。

Notch 配体为Ⅰ型跨膜蛋白,脊椎动物中与果蝇 Delta 同源性高的称为 Delta 样(Delta-like,Dll)分子,与果蝇 Serate 同源性高的称为 Jagged(JAG),因此人的 Notch 配体有 Dll 1、3、4 和 JAG 1、2 5 种。对于哺乳动物而言,Jag2 与 Dll 1、Dll 4 在分化功能上具有相似之处,但与 Jag1 有较大差异。

配体与受体胞外结构域结合活化 Notch 信号。Notch 受体中有 4 种,分别命名为 Notch1、2、3 和 4,也是一类Ⅰ型膜蛋白,由胞内区、跨膜区和胞外区组成。胞外区有 29~36 个表皮生长因子样重复序列,其中第 11 和 12 个表皮生长因子样重复序列介导受体与配体的相互作用。胞内区负责将 Notch 信号转到细胞核内,主要由核定位信号序列、6 个串联的富含天冬酰胺的锚蛋白重复序列(tandem ankyrin repeats)和羧基端的 PEST 序列组成,其中锚蛋白重复序列介导胞内结构域与下游信号分子的结合。相较于 Dll,Jag2 活化下游 Notch1 的能力较弱,提示 Notch1 对于哺乳动物的不同的 Notch 配体,具有不同的信号强度等级。

二、信号传导通路

Notch 信号由两个邻近细胞的 Notch 受体与配体相互作用而激活,经典的 Notch 信号通路又称为 CBF-1/RBP-Jκ 依赖途径。信号转导起始于信号细胞释放 DSL(Delta-Serrate-LAG2)配体,当 DSL 配体与受体结合时,Notch 受体相继发生两次蛋白水解。首先是金属蛋白酶家族的肿瘤坏死因子 α 转换酶(metalloproteinase tumor necrosis factor-α converting enzyme,TACE)被激活,由 S2 cleavage 参与,切去大部分的受体胞外区,并被配体表达细胞内吞,由此引发受体胞内结构域构象变化,使之易受 γ-secretase 复合物作用,在 S3 和 S4 cleavage 参与下发生第二次剪切,最终释放出 Notch 胞内区(notch intracellular domain,NICD)。

NICD 随即转移至核内,与转录抑制因子 RBP-Jκ(也称为 CSL/CBF1)结合;RBP-Jκ 与 NICD 结合后募集共激活分子,进而启动 Notch 靶基因的转录。目前已知的 Notch 靶基因主要是 basic-helix-loop-helix(bHLH)家族成员,包括 HES(hairy/enhancer of split)和 HRT(hairyrelated transcription factor)等转录因子。这些转录因子能够进一步调控下游分子的表达,抑制细胞特异性分化效应基因的表达,最终影响细胞的分化、增殖和凋亡(图 4-6)。

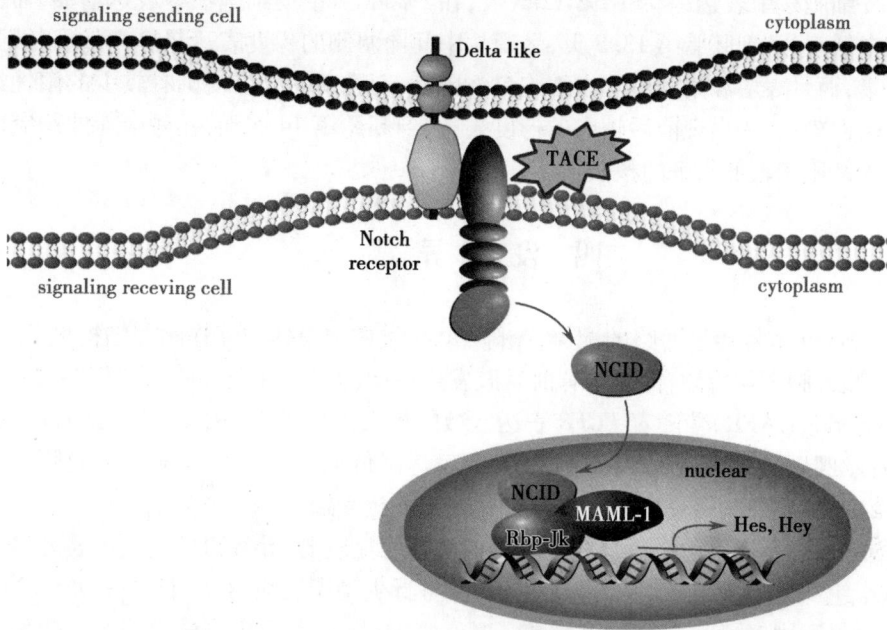

图 4-6 Notch 信号通路模式图

除了上述经典途径外,Notch 的非经典通路也逐渐为人们所关注,非经典通路存在于蝇和哺乳动物体内。最近研究发现,Notch 可以在转录后水平调控 Wnt/β-catenin 信号从而发挥生物学功能。

三、表 达 特 征

在小鼠颌面发育中,*JAG2* 在鳃弓和鼻凹周围的上皮层高表达,是活化 Notch 通路所必需的。在处于分化状态的口腔上皮,尤其是覆盖在发育的舌、上颌和下颌突的侧方口腔面等部位,Notch1 被高度活化。在胚胎第 12.5 天和 13.5 天,*JAG2* 在舌和下颌上皮高表达,而在上颌和腭上皮呈低表达。到胚胎第 14.5 天,腭突开始融合时,*JAG2* 在除腭中嵴上皮缝之外的其他部位表达较高。

JAG2 是否发挥作用取决于其内源性受体的分布。在口腔颌面部发育的各时期中,Notch1 是 JAG2 的主要受体。胚胎 12.5 天,Notch1 在口腔上皮层低水平表达;到胚胎 13.5 天,在牙胚、口腔侧方以及舌上皮表达水平增高,在腭和鼻上皮的表达水平低;到胚胎 14.5 天,在除腭中嵴上皮缝之外的其他部位表达较高。至于其他 *Notch* 受体,*Notch4* 在口腔颌面部没有检测到;*Notch2* 在胚胎 12.5~14.5 天在间充质中表达,并且除了胚胎 14.5 天的牙胚上皮外,在口腔上皮无明显表达;*Notch3* 在胚胎 12.5 天在间充质中高表达,在上皮中低表达,到胚胎 13.5 天,在间充质中的表达明显减少,在上皮中的表达下降到几乎检测不出,到胚胎 14.5 天,在融合腭突的口腔面和鼻腔面上皮低水平表达。

采用特异性标识 Notch1 受体 NICD 的氨基末端残基抗体进行免疫染色,可以检测

Notch1 受体是否被活化。活化的 Notch1 蛋白主要局限在上皮最外层和基底层上方的细胞核中,基底层的少部分细胞具有中等强度的核表达。在胚胎第 11.5 天,Notch1 在上颌和舌的口腔面上皮细胞核中表达;到胚胎第 12.5 天,在下颌和舌上皮细胞核中表达增加,而在腭上皮细胞核中低表达;到胚胎第 13.5 天,呈现从中间向两侧的梯度表达趋势,两侧区域阳性染色细胞密集,而且表层和基底层上方细胞呈强阳性,而中间的腭上皮则有较少的阳性细胞和较低水平阳性染色,并出现前后轴向的梯度表达;到胚胎第 14.5 天,在融合前的腭突前部上皮中有较少细胞和较低水平的核表达。

四、发育异常

JAG2 是 Notch 信号传导通路的配体,敲除 JAG2 蛋白与受体相互作用的结构域后,纯合子小鼠出现腭裂,腭突与舌融合,并伴有前后肢发生并指(趾)。在肢芽的顶端外胚层嵴(apical ectodermal ridge,AER)伴随着 *FGF8* 表达区域的扩大出现异常增生,而指(趾)间正常应发生的程序性细胞死亡伴随着 *BMP2* 和 *BMP7* 表达降低而减少。纯合子小鼠的腭突不上抬,舌楔入双侧腭突之间,腭突背侧上皮与舌后部上皮相互融合。

Notch1 在 *Jag2* 基因敲除小鼠口腔上皮中的活化明显减弱,导致口腔上皮的构建和分化受阻。在重组组织培养中,*Jag2* 基因敲除小鼠舌与野生型腭突融合,这证明了 Jag2/Notch1 信号在腭发育过程中对口腔上皮的调控具有时空特异性,可以阻止未成熟腭突与口腔其他组织的黏附,同时促进腭突的正常融合。另外,*Jag2* 与 *Fgf10* 基因敲除小鼠具有相似的腭舌融合表现型,而 *Fgf10* 基因敲除小鼠的 *Jag2* 表达水平下调,证明了 *Jag2* 可能是 FGF10/FGFR2b 信号通路下游的目标基因,而 Jag2/Notch 信号通路可以反馈性维持 *FGFR2b* 在口腔上皮的表达。

第七节 科研方向与选题

一、研究热点与科学问题

(一) 研究热点

一般认为口腔颌面部发育存在着 5 个模式发育阶段:首先是在外胚层和神经外胚层交界处的神经嵴细胞被诱导;随后神经嵴细胞游走并迁移到面部原基;接着神经嵴细胞的区域性增殖导致面部原基的外向性生长,即面部突起的形成;然后面部突起、融合,初步完成了面部形态;最后骨骼的定向生长决定了面部的外形。

1. 面突的外向性生长 面部突起的外向性生长(outgrowth)依赖于上皮与间充质细胞间信号分子的相互作用。这种相互作用主要发生在上皮中的 *Fgf4*、*FgF8*、*Bmp2* 和 *Bmp4* 与间充质中的 *Msx1*、*Msx2*、*Bmp2* 和 *Wnt5a* 之间。在面突发育中,*Bmp2* 和 *Bmp4* 能够激活间充质中的 *Msx1* 和 *Msx2*。外源性 BMP2 或 BMP4 通过增强间充质中 *Msx1* 表达而使其相对应的上皮中 SHH 表达水平上升;而 SHH 能激活间充质中的 *Bmp2* 的表达水平,提示了上皮中的 SHH 和相邻间充质中的 BMP2 及 MSX1 等信号分子存在着反馈调节机制。在鸡胚下颌突中,外源性 BMP2 或 BMP4 通过增强间充质中 *Msx1* 表达而使其相对应上皮中的 *Fgf4* 表达水平上升,提示了上皮中的 FGF4 和相邻间充质中的 BMP2 存在着反馈调节机制。SHH 和 WNT 基因家族成员也存在协同作用。在面部发育过程中,大多数信号分子的相互作用都通过控制同源盒基因的表达而发挥功能。例如 Msx 同源盒基因家族是 BMP 信号分子通路的效应基因,而另一同源盒基因 Dlx 可以与 Msx 形成异二聚体,并与 Msx 基因表达有重叠,提示了面部原基发育不同区域的命运是由特定的基因组合所决定。

2. 颅骨的发育　信号分子通路参与调控颅骨的模式发育和颅穹隆的大小。在哺乳动物中,神经嵴细胞和中胚层来源细胞构成了颅骨中的不同组分,例如小鼠额骨来源于神经嵴,顶骨来源于中胚层,衬在额骨和顶骨内的硬脑膜来源于神经嵴,而冠状缝和矢状缝处的结缔组织则来源于中胚层。因此,颅穹隆发育是通过来源于神经嵴和中胚层的组分在邻接面的相互作用而被调控的。如果基因突变引起两种来源细胞群的混合,则导致神经嵴和中胚层来源细胞之间的界面消失,继而引起颅缝的过早融合,即颅缝早闭症。

3. 下颌骨的发育　下颌骨的发育取决于第一鳃弓的口腔外胚层和神经嵴来源的间充质之间的相互作用。在下颌骨中,信号分子 BMP、TGF-β 和 FGF 存在于口腔外胚层并呈现区域性表达模式,它们可调控存在于间充质中的同源盒基因。第一鳃弓的近远中轴向发育模式是由 BMP 和 FGF 信号分子相互作用而调控的。在第一鳃弓的近中端(proximal),FGF 信号途径通过调节间充质中的 BARX1 基因表达来控制下颌骨的发育。FGF 信号在下颌骨发育的不同阶段具有不同的功能。在发育早期,FGF 信号调控神经嵴细胞的迁移,而后对神经嵴细胞的存活起到决定性作用。FGF8 基因的条件性功能丧失会引起下颌弓近中端发生细胞凋亡,从而引起骨骼结构缺失。在第一鳃弓的远中端(distal),BMP 信号分子通过调控 Msx 在间充质中的表达影响下颌骨的形态形成。在小鼠胚胎第 9.5 天,BMP4 在远中端的外胚层表达,而后迁移而来的神经嵴细胞接受 BMP 的信号而发育成下颌弓的远中端。在口腔外胚层和咽内胚层,BMP 基因缺失会导致下颌骨远中端的完全缺失,BMP4 的效应基因 Msx1 和 Msx2 在下颌骨的中线部位表达,如果丧失 BMP4 信号会引起 Msx 基因表达下调,而 Msx1 和 Msx2 基因表达异常会导致下颌正中裂的发生。DLX 基因在调控下颌骨发育中起重要作用,在下颌弓的间充质细胞中存在着基因表达的近远中轴向分布。DLX1/2 在近中端和远中端均有表达,DLX5/6 和 DLX3/7 由近中向远中呈渐进性升高的表达。DLX5/6 的缺失导致下颌骨始基转变成异位的上颌骨始基,从而形成了从表皮到骨完全一致的两个上颌。

4. 面中部与腭的发育　面中部的发育分为两个阶段:早期是上唇的发育,晚期是继发腭的发育。①上唇或原发腭发育始于鼠胚的第 11.5 天和人胚的 10 周前期,侧鼻突和中鼻突与上颌骨突起接触融合,形成上唇,如果融合失败即发生唇裂,并可能影响继发腭的发育。随后,中鼻突沿中线合并、消失,分化为控制面中部发育的关键结构鼻中隔。②继发腭发育是一个复杂过程,取决于上颌和下颌突的适度生长,上颌和下颌突发育缺陷可导致腭裂。继发腭的腭板始于双侧上颌突伸出的隆起,沿口咽的侧壁延伸。这一阶段的发育特征是未分化的外胚层间充质的增殖和凋亡的协同作用。最后,融合的腭间充质经过分化和骨化,形成成熟的结构而分隔开鼻腔和口腔。

在腭发育过程中,存在着前后轴(anteroposterior axis, A-P axis)和横轴(medial-lateral axis)的基因表达不平衡,因此导致了调控腭前部和后部的融合机制不同,即使发生腭前部的融合失败,腭后部也可以成功地融合。腭中嵴上皮细胞在腭融合过程的不同时间点开始发生细胞凋亡,这取决于它们的位置。前部区域腭中嵴上皮细胞凋亡由腭板接触而引发,而后部区域细胞凋亡开始于腭板接触之前。*Msx1*、*BMP4*、*BMP2*、*FGF10* 及 *SHOX2* 等基因限制性地表达在腭前部区域。BMP4 控制 SHH 在腭上皮中的表达,SHH 转而调节 BMP2 在间充质的表达从而促进细胞增殖,而 BMP 的效应基因 *Msx1* 的缺失可导致间充质的增殖减少。与此同时,FGF10 在腭前部间充质中表达,并以旁分泌形式通过腭上皮中的受体 FGFR2 介导 SHH 的表达,进而调节 BMP2 在间充质的表达,并促进细胞增殖。因此,BMP 和 FGF 信号通路通过与上皮的 SHH 信号协同作用而控制腭板前部区域的增殖。*SHOX2* 基因特异性表达在腭前部间充质中,*SHOX2* 缺失导致腭前部的不完全性裂隙,而腭后部正常融合。腭中嵴上皮的不同命运取决于信号分子在腭间充质沿着前后轴分布的不同,而腭上皮和间充质的相互作用决定了前后轴向基因表达不平衡,这是正常腭发育和融合的关键。

(二)科学问题

在颌面部发育研究过程中,应该注重以下几个科学问题。

1. 环境与基因相互作用的研究　非综合征型唇腭裂占整个唇腭裂的 70%,作为一种复杂的多基因遗传病,是遗传因素和环境因素综合作用的结果。胎儿酒精综合征(fetal alcohol syndrome)表现为眶距增宽和面裂畸形,其发生机制已被证明与异常增高的细胞凋亡有关,而这种异常的细胞凋亡依赖于 SHH 信号通路的作用。SHH 信号通路在面部被抑制,导致 PTCH 和 GLI1 表达下调。致畸剂环巴胺的作用也是通过特异地抑制 SHH 信号而达成的,其致畸作用与胎龄有关,如果作用于胚胎的神经胚形成期会造成独眼畸形,如果作用于发育晚期则造成前颌骨发育不足、唇腭裂和其他中线畸形,与 *Shh* 基因敲除小鼠纯合子的表型类似。过量的维生素 A 衍生物通过抑制细胞迁移和增殖可以引起头颅、眼以及腭裂畸形;而视黄酸缺乏也会导致畸形发生,例如小鼠视黄酸受体基因突变可导致腭裂,视黄酸依赖的转录因子 *Ap2* 基因敲除导致小鼠出现唇腭裂。视黄酸的致畸功能是通过 WNT 和 SHH 信号分子传导和基因转录调控来实现的。因此,环境因素如何通过信号分子通路来调控颌面发育和畸形发生成为一个重要课题。

2. 平面细胞极性的研究　最近研究证明,在果蝇中发现的平面细胞极性(*planar cell polarity*,PCP)基因可以调节脊椎动物的细胞极性和组织形态形成。在脊椎动物中,WNT 的 PCP 信号通路是一条由 WNT 非经典通路的配体(如 WNT5a 和 WNT11)激活的途径。配体结合到一个受体(如 FZD6、7 和 3),然后激活 *DVL*,调节 PCP 效应蛋白定位在发育先端(apical),并启动下游信号,把 PCP 信号翻译为细胞运动和重新排列。在小鼠颌面发育中尚缺乏 *Pcp* 基因功能和基因异常表现型的研究,但是 *DVL* 基因突变表现为神经管和心脏缺陷以及颌骨和舌的短小畸形等面部缺陷,可以归因于 PCP 信号通路。PCP 通路的效应蛋白变异也可导致下颌骨缩短和腭裂等口腔颌面畸形,这种新发现的 PCP 信号在颌面部骨骼发育中的作用,也与最近报道的长骨发育过程中极性细胞存在和细胞再定向相吻合。此外,对 *Wnt5a* 基因突变小鼠的研究显示了 Wnt5a 调节腭细胞的定向迁移。面部外形可能取决于 PCP 信号通路所控制的面部原基的外向性生长,因此,PCP 信号通路调控颌面部外向性生长的机制研究成为一个新热点。

3. 组织再生的研究　组织再生是发育和进化生物学研究的最新发展领域。通过组织起源、发育模式和各种颌面部器官生长的研究和比较,使再生和(或)修复颌面部组织缺损成为可能。成体干细胞具有高度的多分化潜能,也促使我们考虑探索干细胞介导肌肉、骨骼和软骨等的再生。骨髓间充质干细胞(bone marrow-derived mesenchymal stem cell,BMMSC)是最常见的一种成体干细胞,可以向多种结缔组织和部分来源于外胚层和中胚层的组织分化,形成骨、软骨、骨骼肌、肌腱、韧带、真皮、肌肉、脂肪、骨髓基质和神经等组织细胞,因此,在涉及多种组织的器官修复再建中有不可限量的应用前景。BMMSC 处于微环境(niche)中,以保持其处于未分化状态,信号通路的 WNT 和 FGF 等家族已被证明在维护 BMMSC 的微环境中起关键性作用。特定条件的微环境可改变 BMMSC 的自我更新能力和分化方向,例如在损伤组织中,BMMSC 可以接受周围组织细胞环境的调控而定向分化为受损的组织细胞。目前尚缺乏干细胞与颌面发育组织相互作用以及自我更新、定向分化及迁移等方面的研究,因而干细胞应用于再生和(或)修复颌面发育畸形成为研究的最新方向。

目前我们对于颌面发育过程中协调细胞行为和极性分化的知识所知甚少,细胞间相互作用和细胞时空变化等形态发生过程中的细胞学研究尚有待深入。除神经嵴的早期迁移,很多发育的关键细胞生物事件尚未探索,这是各种器官发生研究的难点。对于整体组织运动的研究比对单个细胞的行为研究更为重要。同时小鼠基因突变模型的局限性也是我们研究的难点之一,迄今为止,只有大约三分之一小鼠颌面部相关畸形与突变已在人类中找到同源基因突变而产生的类似畸形。因为胚胎早期死亡,使得其余三分之二的突变小鼠会出现什么缺陷尚不清楚,这表明了在早期胚胎发育中这些基因具有重要的功能。我们可以想象人类等位基因突变也将导致致命的表型,但也使我们无法研究其调控口腔颌面部发育的功能意义。

二、研究范例

美国南加州大学颅面分子生物学研究中心在信号分子调控颌面发育方面,尤其是 TGF-β 信号分子通路调控腭发育的一系列研究非常经典,其代表性研究之一是在继发腭融合过程中 TGF-β3 调控腭中嵴上皮的机制。

在两侧腭板水平向生长发生接触后,腭中嵴上皮互相黏结产生一种暂时性复层上皮,即腭中嵴上皮带,后者逐渐断裂消失,使两侧腭板间充质相互贯通而融合。目前研究认为腭中嵴上皮最终消失的机制,可能是细胞凋亡和细胞迁移到鼻腔和口腔侧,TGF-β3 在调控腭中嵴上皮细胞消失中起关键作用。TGF-β3 蛋白特异性地在腭板融合前和融合过程中的腭中嵴上皮表达,并通过丝足和硫酸软骨素糖蛋白调控两侧腭板、腭中嵴上皮的黏结。1995 年,Kaartinen 等首次发表了 Tgf-β3 基因敲除小鼠在出生后唯一可见的表型就是腭裂,并且发生率达到 100%。TGF-β3 缺失的腭中嵴上皮细胞可显示出 E 钙黏蛋白等的分布改变以及细胞间连接的丧失。随后在 1999 年,Taya 等对 Tgf-β3 突变小鼠腭突进行体外培养发现,一对野生型腭板的中线上皮缝可完全消失而融合,杂合子腭板仍有部分间隙残留,而同源的一对纯合子腭板完全不能融合,但经外源性重组 TGF-β3 蛋白诱导后发生完全融合。扫描电镜观察发现,在 Tgf-β3 突变小鼠腭中嵴上皮细胞表面缺乏丝状伪足样结构,而外源性 TGF-β3 作用后诱发了丝状伪足的出现。这些结果表明,TGF-β3 可能通过诱导腭中嵴上皮细胞外膜丝状伪足的形成,促进腭板接触而调控腭的融合。外源性重组 TGF-β3 蛋白通过诱导这样的丝状伪足可以修复完全性基因突变的腭板,使其重新融合。

2001 年,Ito 等提出了 TGF-β3 对腭中嵴上皮带的作用是通过 TGF-βR Ⅱ 和 TGF-βR Ⅰ/SMAD 蛋白信号通路实现的,腭中嵴上皮细胞中过表达的 SMAD2 蛋白被磷酸化并转入细胞核内,可以调控 TGF-β3 的效应基因,进而启动了对 TGF-β 信号分子通路的正向反馈调节。研究证明,可以通过由角蛋白 14 启动的 *SMAD2* 在腭中嵴上皮细胞中特异性过表达,对 *Tgf-β3* 基因敲除小鼠腭裂进行修复。同年,Blavier 等发表文章指出 TGF-β3 诱导腭发生需要基质金属蛋白酶,腭上皮和间充质细胞间的相互作用可以调控腭板细胞外基质(extracellular matrix,ECM)的重塑以及腭板后期的融合。*Tgf-β3* 突变小鼠间充质没有 TIMP-2 的表达,而 MMP-13 表达水平显著降低。将野生型小鼠融合发生前的腭板在 MMP 抑制剂或过量 TIMP-2 重组蛋白中培养,可导致腭板融合失败,体外模拟了 *Tgf-β3* 纯合子小鼠的表现型,证明了通过 MMP 等调控的 ECM 的蛋白水解作用是腭融合的一个必要步骤。2004 年,Dudas 等发表了活化 *Tgf-β3* 纯合子小鼠腭上皮细胞的 TGF-βRⅠ能够使腭融合修复,而失活野生型腭上皮的 TGF-βRⅠ可使腭融合受阻,提示 TGF-β3 依赖于 TGF-βRⅠ/SMAD2 信号通路来驱动腭的融合。2005 年,Cui 等发表了 SMAD2 磷酸化是直接由 TGF-β3 调控的。在 *Tgf-β3* 无效突变小鼠腭中嵴上皮中,SMAD2 磷酸化失败与腭融合失败相关。通过角蛋白 14 启动的 *SMAD2* 转基因小鼠和 *Tgf-β3* 杂合子小鼠的交配,可使腭中嵴上皮特异性过表达 SMAD2,提高了 SMAD2 的磷酸化水平,腭裂表型被部分修复,并揭示了 TGF-β3 调控腭板的融合存在着前后轴向发育模式的差异。

近年来,micro RNA(miRNA)在胚胎发育过程中对信号分子网络的调控越来越受到关注。首个 miRNA(lin-4)是在秀丽隐杆线虫(caenorhabditis elegans)中发现,其作用就是调节胚胎后期的发育时序。到目前为止,已发现有上千种 miRNA 调节基因转录后表达,参与了细胞发生、分化、增殖、代谢和凋亡等多种生物学过程,其作用主要是通过抑制靶基因 mRNA 蛋白翻译起始和延伸、降解共翻译蛋白和提前中止翻译等机制而实现的。*miR-140* 是一种表达在腭前体细胞游走到口腔外胚层全路径中的 miRNA。*Pdgf-receptor alpha*(*Pdgfra*)基因敲除小鼠出现包括腭裂在内的面裂表现型,在斑马鱼腭发生过程中,*Pdgfra* 的 3'UTR 含有 *miR-140* 的结合位点。在体内实验中,*miR-140* 负向调节 Pdgfra 蛋白水平,进而负向调控 PDGF 信号传导通路,而影响 PDGF 介导的腭前体细胞向口腔外胚层的迁移。*miR-140* 活性丧失可导致 Pdgfra 蛋白水平的明显上升而引起腭骨骼形态异常,*miR-140* 过表达的胚胎可产生与 *Pdgfra* 基因突变相似的腭裂畸形,证明了 PDGFRα 的 mRNA 是 miR-140 的目标分子,PDGFRα 与 *miRNA-140* 的相互作用参与调控腭发生,为腭裂研究提供了新的候选机制。另外,利用环巴胺(cyclopamine)阻断 HH 信号通路可以改变一些 miRNA 的表达,例如 *miR-203* 水平可以被 HH 信号通路下的 *pax6a* 和 *six4.1* 上调,相似的调控作用还存在于 *miR-130b* 与 nkx2.2 以及 *let-7e* 与 *eng2a*、*foxh1*、*foxb1.1* 和 *snai1a* 等之间,证明了 miRNA 参与 HH 信号通路。还有一些 miRNA 被证明参与 Notch 信号通路,调控神经嵴细胞的迁移和分化,例如 *miR-204*、*miR-29b*、*miR-29a*、*miR-296* 和 *miR-155* 等。

三、科研选题参考

1. 信号分子通路与环境相互作用调控颌面部发育的机制研究。
2. 信号分子在腭发育过程中的时空动态表达与其调控机制的研究。
3. 信号分子调控腭间充质细胞增殖分化的机制研究。
4. 信号分子调控腭中嵴上皮细胞凋亡及腭融合的机制研究。

5. 信号分子调控颅颌面部骨化的机制研究。

6. 信号分子在颅颌面部骨缺损再生修复中的作用机制研究。

7. 信号分子调控舌与颌面部重要骨骼肌群的机制研究。

8. miRNA 靶向调节信号分子网络对颌面部发育的调控作用研究。

9. 条件性基因敲除信号分子的颌面部发育畸形动物模型制作及其表型发生机制的研究。

10. 人类先天性发育畸形相关信号分子在动物模型中的重建及其机制研究。

（肖　晶）

参 考 文 献

1. ANDERSEN P,UOSAKI H,SHENJE L T,et al. Non-canonical Notch signaling:emerging role and mechanism. Trends Cell Biol,2012,22(5):257-265.

2. GAO C,XIAO G,HU J. Regulation of Wnt/β-catenin signaling by posttranslational modifications. Cell Biosci, 2014,4(1):154-159.

3. GÓMEZ-ORTE E,SÁENZ-NARCISO B,MORENO S,et al. Multiple functions of the noncanonical Wnt pathway. Trends Genet,2013,29(9):545-553.

4. HE F,CHEN Y. Wnt signaling in lip and palate development. Front Oral Biol,2012,16(16):81-90.

5. IWATA J,SUZUKI A,YOKOTA T,et al. TGFβ regulates epithelial-mesenchymal interactions through WNT signaling activity to control muscle development in the soft palate. Development,2014,141(4):909-917.

6. IWATA J,SUZUKI A,PELIKAN R C,et al. Noncanonical transforming growth factor β(TGFβ) signaling in cranial neural crest cells causes tongue muscle developmental defects. J Biol Chem, 2013, 288 (41): 29760-29770.

7. IWATA J,TUNG L,URATA M,et al. Fibroblast growth factor 9 (FGF9)-pituitary homeobox 2 (PITX2) pathway mediates transforming growth factor β(TGFβ) signaling to regulate cell proliferation in palatal mesenchyme during mouse palatogenesis. J Biol Chem, 2011,287(4):2353-2363.

8. JIN Y R,HAN X H,TAKETO M M,et al. Wnt9b-dependent FGF signaling is crucial for outgrowth of the nasal and maxillary processes during upper jawand lip development. Development,2012,139(10):1821-1830.

9. LEE J M,MIYAZAWA S,SHIN J O,et al. Shh signaling is essential for rugae morphogenesis in mice. Histochem Cell Biol,2011,136(6):663-675.

10. LIPINSKI R J,SONG C K,SULIK K K,et al. Cleft lip and palate results from Hedgehog signaling antagonism in the mouse:Phenotypic characterization and clinical implications. Birth Defects Res A Clin Mol Teratol, 2010,88(4):232-240.

11. NAKAMURA S,KAWAI T,KAMAKURA T,et al. TGF-beta3 is expressed in taste buds and inhibits proliferation of primary cultured taste epithelial cells. In Vitro Cell Dev Biol Anim,2009,46(1):36-44.

12. PAIVA K B,SILVA-VALENZUELA M D,MASSIRONI S M,et al. Differential Shh,Bmp and Wnt gene expressions during craniofacial development in mice. Acta Histochem,2010,112(5):508-517.

13. PORNTAVEETUS T,OOMMEN S,SHARPE P T,et al. Expression of Fgf signalling pathway related genes during palatal rugae development in the mouse. Gene Expr Patterns,2010,10(4-5):193-198.

14. PUTOUX A,THOMAS S,COENE K L,et al. KIF7 mutations cause fetal hydrolethalus and acrocallosal syndromes. Nat Genet,2011,43(6):601-606.

15. RYAN K E,CHIANG C. Hedgehog secretion and signal transduction in vertebrates. J Biol Chem,2012,287 (22):17905-17913.

16. STANIER P,PAUWS E. Development of the lip and palate:FGF signalling. Front Oral Biol,2012,16:71-80.

17. TOPCZEWSKI J,DALE R M,SISSON B E. Planar cell polarity signaling in craniofacial development. Organogenesis,2011,7(4):255-259.

18. XU X,HAN J,ITO Y,et al. Ectodermal Smad4 and p38 MAPK are functionally redundant in mediating TGF-beta/BMP signaling during tooth and palate development. Dev Cell,2008,15(2):322-329.

19. ZHU X,OZTURK F,LIU C,et al. Transforming growth factor-β activates c-Myc to promote palatal growth. J Cell Biochem,2012,113(10):3069-3085.

第五章 离子通道与口腔颌面部发育的关系

第一节 概　　述

一、离子通道的基本概念

1952年,英国生物物理学家 Alan Lloyd Hodgkin 和 Andrew Huxley 第1次提出离子通道的假设,认为离子通道是神经冲动理论的一部分,并因此获得诺贝尔生理学或医学奖。1976年德国马普生物物理化学研究所 Neher 和 Sakmann 首次在青蛙肌细胞上用双电极钳制膜电位的同时,记录到乙酰胆碱(acetylcholine,ACh)激活的单通道离子电流,从而产生了膜片钳技术。Neher 和 Sakmann 也因其杰出的工作和突出贡献,荣获1991年诺贝尔生理学或医学奖。Roderick MacKinnon 通过运用 X 射线晶体学的方法确定了一些离子通道的分子结构,并分享了2003年的诺贝尔化学奖。

关于离子通道的相关知识在生理学、药理学以及细胞生物学已经有所涉及,其中存在以下一些重要的概念。

(一) 细胞膜

细胞膜(cell membrane)又称细胞质膜(plasma membrane)(图5-1),指细胞表面的一层薄膜,有时称为细胞外膜或原生质膜。细胞膜的化学组成基本相同,主要由脂类、蛋白质和糖类组成,分别占50%、42%、2%～8%。此外,细胞膜中还含有少量水分、无机盐与金属离子等。细胞膜将细胞与周围环境隔开,维持相对稳定的细胞内部环境,是细胞与周围环境之间进行物质交换和信息传递的主要场所。细胞膜具有主动运输的特点,即选择性地将物质从

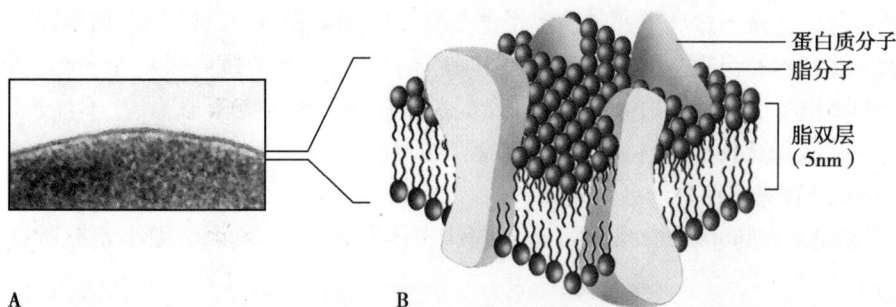

图5-1　细胞膜结构示意图

浓度较低的一侧,通过细胞膜运输到浓度较高的一侧;细胞膜还是一种选择性透过膜,细胞膜的类脂质很容易阻止离子的通过,细胞内部的膜蛋白嵌在膜类脂体中,形成离子通道,允许细胞内、外离子进行交换,其主要功能是控制分子或离子进出细胞。

(二) 离子通道

离子通道(ion channel)(图5-2)是指细胞膜上能调节和转运特异离子穿膜的通道。离子通道是一种特殊的穿膜整合蛋白质,是细胞进行物质交换的途径,通过允许某种特定类型的离子依靠电化学梯度穿过该通道,以帮助细胞建立和控制质膜间的微弱电压差。离子通道由若干蛋白亚基组装而成,其通常由同一或者同源蛋白紧密结合而形成一个水性通道,并且穿透双层脂膜。这种成孔亚基单元被称为 α 单元,而其他辅助亚基单元则被标注为 β、γ 单元等。通常来说,这些通道最窄处的宽度大约为 1~2 个原子的直径大小。一个通道通常仅负责一种离子通过,如钠离子、钾离子等。离子通过细胞膜的过程通常相当快,如同跟随一个自由流体流过一般。离子通道的开放和关闭,称为门控。门控机制有多种,如电信号、化学信号、温度信号或者机械力信号等。

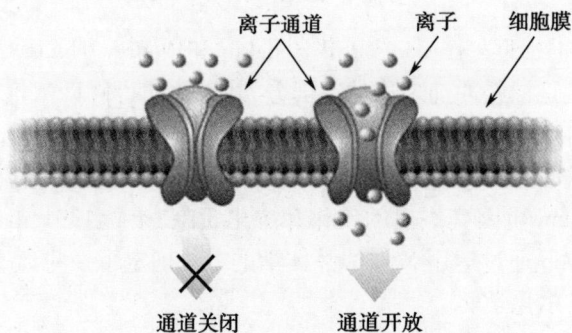

图5-2 离子通道结构示意图

(三) 膜片钳技术

膜片钳技术是用玻璃微电极吸管把只含 1~3 个离子通道、面积为几个平方微米的细胞膜通过负压吸引封接起来,由于电极尖端与细胞膜的高阻封接,在电极尖端笼罩下的那片膜实际上与膜的其他部分在电学上隔离,因此,此片膜内开放所产生的电流流进玻璃吸管,用一个极为敏感的电流监视器(膜片钳放大器)测量此电流强度,该电流强度就代表单一离子通道电流(图5-3)。膜片钳技术的建立,对生命科学,特别是神经科学是一项意义重大的变革。这是一种以记录通过离子通道的离子电流来反映细胞膜单一(或多个)离子通道分子活动的技术。该技术的出现不但将细胞水平和分子水平的生理学研究联系在一起,同时又将神经科学的不同分支必然地融会在一起,改变了既往各个分支互不联系、互不渗透的弊端。这一技术和基因克隆技术并驾齐驱,给生命科学研究带来了巨大的前进动力。

(四) 其他常见细胞生理名词术语

1. 膜电位(membrane potential) 指膜两侧由于存在着正、负离子微小差异所造成的电位差。

2. 通透性(permeability) 膜允许离子和分子穿过的性质,可用定性和定量方法测得,质膜的通透性是影响细胞内外物质交换的重要因素。

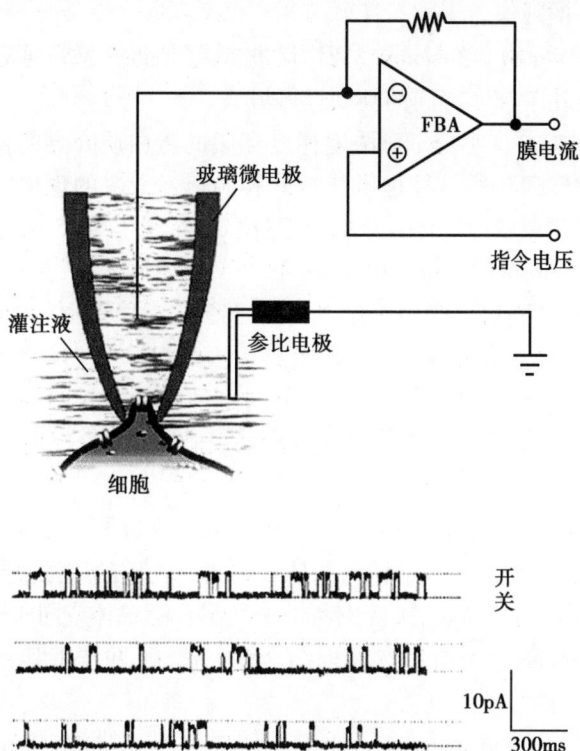

图 5-3　膜片钳技术原理

3. 电化学梯度（electrochemical gradient）　一种离子在膜两侧的浓度差和电荷差所造成的势能，可产生形成离子穿膜移动的驱动力。

4. 液泡型 ATP 酶（vacuolar ATPase）　又称质子泵（proton pump）或 V 型 ATP 酶（V-type ATPase），是存在于液泡膜、内吞体（或内体）和溶酶体膜以及破骨细胞、肾小管细胞质膜上的质子泵。

5. 泵（pump）　具有 ATP 酶活性的穿膜蛋白。可利用水解 ATP 产生的能量，将离子或小分子逆电化学梯度穿膜运输。

6. 膜泵（membrane pump）　存在于膜上的转运离子的蛋白质，如钠-钾-ATP 酶和钙-ATP 酶等。

7. 穿膜运输（transmembrane transport）　又称穿膜转运。是将物质从膜的一侧运到另一侧的运输方式，由结合在膜上的转运蛋白，将物质直接穿膜运达细胞不同的拓扑空间。

8. 被动运输（passive transport）　又称被动转运。离子或小分子在浓度差或电位差的驱动下顺电化学梯度穿膜的运输方式。

9. 主动运输（active transport）　又称主动转运。特异性运输蛋白通过消耗能量使离子或小分子逆浓度梯度穿膜的运输方式。

10. 被动扩散（passive diffusion）　离子或小分子在浓度差或电位差的驱动下，不需要任何特定的转运介质或载体而通过膜转运的一种形式，不需要直接的能量输入。

11. 简单扩散（simple diffusion）　又称单纯扩散、自由扩散（free diffusion）。小分子由高浓度区向低浓度区的自行穿膜运输。是一种最简单的物质运输方式，不需要消耗细胞的代谢能量,也不需要专一的载体。

12. 易化扩散(facilitated diffusion)　又称促进扩散、协助扩散。通过运输蛋白形成亲水环境,使极性分子顺电化学梯度穿膜的被动运输方式。

13. 单向转运(uniport)　小分子顺浓度梯度穿膜的蛋白质介导的协助扩散。是在同一膜上,一种物质穿膜的转运与另一种物质跨越此膜的转运无关的现象。负责单向转运的是一类穿膜转运蛋白,又称单向运输体或单向转运体(uniporter)(图5-4,见书后彩色插页)。

14. 协同运输(co-transport,coupled transport)　又称协同转运,是一种分子的穿膜运输,依赖于另一种分子同时或先后穿膜的运输方式。后者从高浓度到低浓度的运输可为前者逆浓度梯度的运输提供能量。可分为对向运输和共运输两类。

15. 对向运输(antiport)　又称反向运输,由同一种膜蛋白将两种不同的离子或分子向膜的相反方向转运的运输过程。实现对向运输的载体蛋白称为反向运输体或反向转运体(antiporter)。

16. 共运输(symport)　又称同向转运,是两种溶质分子以同一方向穿膜的运输方式。在这种方式中,物质的逆浓度梯度穿膜运输与所依赖的另一物质的顺浓度梯度的穿膜运输的方向相同。介导两种物质同向穿膜运输的载体蛋白称为同向运输体或同向转运体(symporter)。

17. 离子载体(ionophore)　可有选择地结合专一离子,并携带其穿过不透性的脂溶性小分子。

18. 胞吞或内吞作用(endocytosis)　通过质膜内陷形成膜泡,将物质摄入细胞内的现象。包括吞噬(phagocytosis)和胞饮(pinocytosis)。前者是指吞噬细胞摄取颗粒物质的过程;后者又称吞饮作用,指细胞不靠通透性而借助质膜,向胞内生芽形成内吞小泡或以主动运输方式,从外界摄取可溶性物质的过程(图5-5A)。

19. 受体介导的胞吞(receptor-mediated endocytosis)　质膜经内陷将结合在细胞表面专

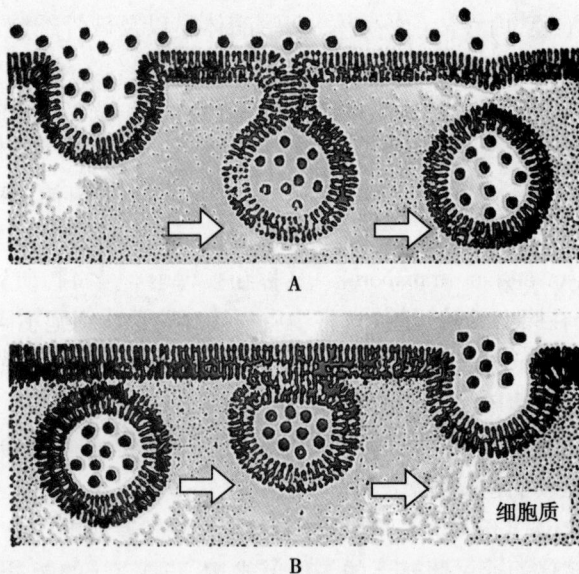

图5-5　细胞内吞和胞吐示意图
A. 内吞　B. 胞吐

一受体上的细胞外物质摄取到细胞内的过程。

20. 胞吐作用(exocytosis)　又称外排作用,指运输小泡或分泌颗粒与质膜融合,将内容物释放到细胞外的现象(图 5-5B)。

二、离子通道的分类

(一) 常见离子通道的分类方法

离子通道可以根据门控方式、可通过离子的类型以及门(孔)数量等进行分类。

1. 根据门控方式不同而分类

(1) 电压门控离子通道(voltage-gated ion channel)　该类通道的激活与失活依赖于跨膜电压,对膜电位变化敏感并随之而开启,是神经元等细胞传导电信号的基础。根据其通过的离子类型不同,又可以具体细分,如电压门控钠通道、电压门控钙通道、电压门控钾通道、电压门控氯通道、电压门控质子通道、部分瞬时受体电位通道、超极化激活环核苷酸门控通道等。

(2) 配体门控离子通道(ligand-gated ion channel)　又称为离子型受体,受控于和通道结合的配体。此类通道在特定的配体分子与胞外受体结合后才会开放。配体和受体的结合会改变通道蛋白的结构,并最终打开通道,使离子穿过细胞膜。烟碱乙酰胆碱受体、谷氨酸门控离子型受体(或称离子型谷氨酸受体)、ATP 门控 P2X 受体等可穿透阳离子的通道,γ-氨基丁酸门控 GABA 受体等可穿透阴离子的通道都属于这一类型(图 5-6)。

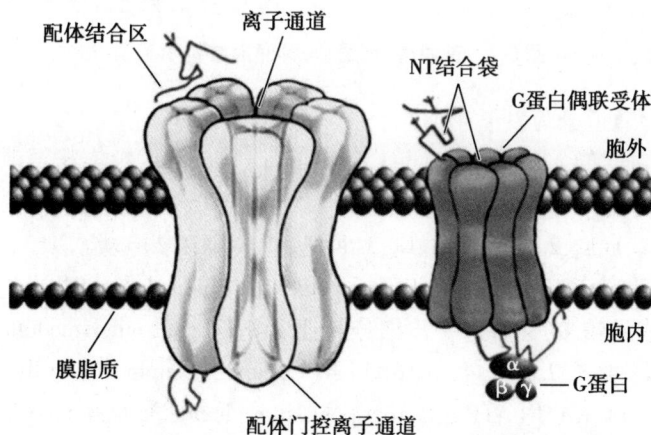

图 5-6　配体门控离子通道示意图

2. 根据可通过的离子类型不同而分类　该类分法较常见,按照可通过离子的类型,离子通道可以分为氯通道、钠通道、钾通道、钙通道、质子通道等。还有一种泛离子通道,该类通道对通过的离子类型的选择性相对没有那么高,因此可以允许多种离子通过。

3. 按门(孔)数量分类　几乎所有的离子通道都只有一个孔,但也有一些通道是双孔结构,如某些阳离子选择性通道和瞬时受体电位通道。

(二) 常见离子通道

本小节介绍的离子通道主要是根据通过的离子成分不同而区分,对一些特殊的通道也在最后有所介绍(图 5-7)。

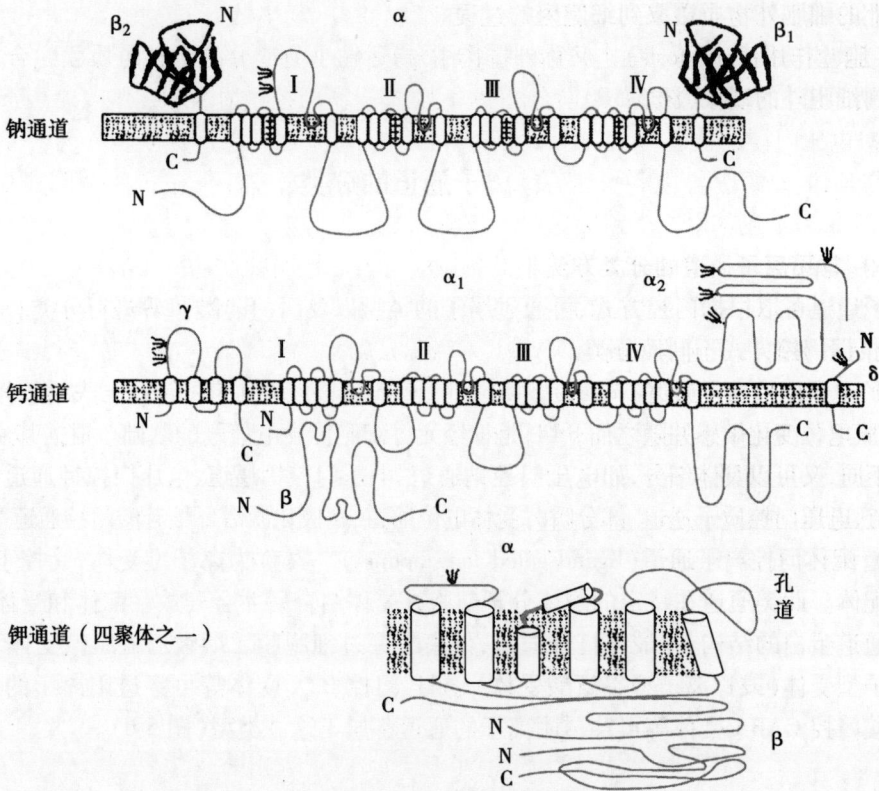

图 5-7 钠通道、钙通道、钾通道结构示意图

1. 钾通道 钾通道分为以下 4 类:

(1) 钙激活钾通道(calcium-activated potassium channel):钙离子或其他信号分子可激活该通道;该组通道有 8 个成员,依据其传导性从高到低,可进一步分为 BK($K_{Ca}1.1$)、IK($K_{Ca}5.1$)、SK($K_{Ca}2.1$、$K_{Ca}2.2$、$K_{Ca}2.3$、$K_{Ca}3.1$、$K_{Ca}4.1$、$K_{Ca}4.2$)3 类。

(2) 内向整流钾通道(inwardly rectifying potassium channel,K_{ir},IRK):电流(正电荷)更易进入细胞内;该组成员较多,又可进一步细分为:ROMK1(renal outer medullary potassium channel)($K_{ir}1.1$)、IRK1~4($K_{ir}2.1~2.4$)、GIRK1~4(G protein-coupled inwardly-rectifying potassium channel)($K_{ir}3.1~3.4$)、KATP(ATP-sensitive potassium channel)($K_{ir}6.1~6.2$)等 15 种。

(3) 串联孔域钾通道(tandem pore domain potassium channel):又称双孔域钾通道(two-pore-domain potassium channel),结构开放或具有基础激活(basal activation),包括静息钾通道(resting potassium channel)和渗通道(leak channel)。当通道打开时,允许钾离子迅速穿过,其速度与水通过的速度几乎一样快。该家族包括 15 个成员:$K_{2p}1.1~7.1$、$K_{2p}9.1~10.1$、$K_{2p}12.1~18.1$。

(4) 电压门控钾通道(voltage-gated potassium channel):通道的开闭依赖于跨膜电位。该组成员众多,依据 α 亚单位的不同,可将 40 种钾通道分为以下几类:延迟整流型(delayed rectifier)、A 型钾通道(A-type potassium channel)、外向整流型(outward rectifier)、内向整流型(inward rectifier)、慢激活型(slowly activating)、修饰型/沉默型(modifier/silencer);依据亚基的不同,可分为 12 种:$K_v\beta1~\beta3$、minK、MiRP1~3、KCNE1-like、KCNIP1~4。该类通道的

主要作用是在动作电位之下对细胞膜产生复极化作用。其中的 α 亚基单元有 6 个跨膜区，和钠通道某些功能域同源，是由 4 个亚基组成的一个发挥通道作用的四聚体。

2. 钠通道　依据门控方式不同分为两大类，即电压门控钠通道和配体门控钠通道。

（1）电压门控钠通道（voltage-gated sodium channel）：至少包括 9 种成员，负责动作电位的产生与延伸。成孔 α 亚基单元非常大（最大约 4000 个氨基酸），包含 4 个同源亚基结构（Ⅰ~Ⅳ），每一个亚基由 6 个跨膜区（S1~S6）组成，总共有 24 个跨膜区。该族成员还含有辅助 β 亚基单元，每一个 β 亚基单元横跨细胞膜一次。这两种亚基单元都是广泛糖基化的。α 亚基分为九种：$Na_v1.1 \sim 1.9$，相关基因为 *SCN1A~SCN11A*（其中 *SCN6/7A* 可能与 NAX 相关，功能尚不明确）；β 亚基可分为 $NA_v\beta1 \sim NA_v\beta4$，相关基因为 *SCN1B~SCN4B*，β 亚基使钠通道除了通道自身功能外，还具有细胞黏附分子的功能。

（2）配体门控钠通道：主要分布于神经肌肉接合处的烟碱受体，配体为乙酰胆碱分子，通常该类通道也可透过钾离子。

3. 钙通道　钙通道分为电压门控钙通道（voltage-gated calcium channel，VDCC）和配体型钙通道两大类（图 5-8）。有人认为也存在双孔钙通道等特殊类型。

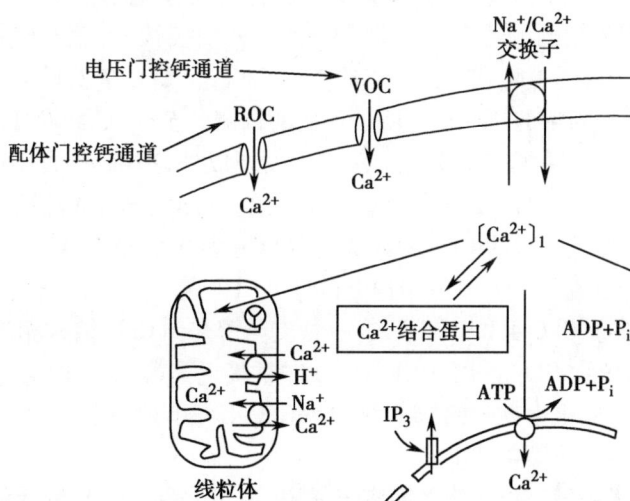

图 5-8　两种类型钙通道示意图

（1）电压门控钙通道：主要存在于兴奋细胞（如肌肉、神经胶质细胞、神经元等）。当细胞处于生理或静息膜电位时，VDCC 通常关闭；当产生去极化时，该类通道被激活，允许 Ca^{2+} 进入细胞。其效应多种多样，取决于细胞类型，如肌肉收缩、神经元兴奋、基因表达上调、激素或神经递质的释放等。

VDCC 含有以下亚单位：α_1、$\alpha_2\delta$、β_{1-4} 和 γ。α_1 形成离子通过的孔隙而其他亚基则调节通道的开闭。依据 α_1 单位的不同，可将 VDCC 分为 5 种共 10 个成员：L 型钙通道（L-type calcium channel）（$Ca_v1.1 \sim 1.4$）、P 型/Q 型钙通道（P-type or Q-type calcium channel）（$Ca_v2.1$）、N 型钙通道（N-type calcium channel）（$Ca_v2.2$）、R 型钙通道（R-type calcium channel）（$Ca_v2.3$）、T 型钙通道（T-type calcium channel）（$Ca_v3.1 \sim 3.3$）。$\alpha_2\delta$ 存在 4 种类型；β 单位存在 4 种亚基；γ 亚单位有 8 种基因。

（2）配体门控钙通道：包括 IP3 受体、兰尼碱受体（ryanodine receptor）等。

4. 氯通道　生物膜上的阴离子通道是蛋白性质的孔道，它允许带负电荷的离子沿着其电化学梯度被动扩散。虽然这些通道对一些阴离子（如 I$^-$、NO$_3^-$）的通透作用大于 Cl$^-$，但它们仍然被称为氯离子通道。因为氯离子是有机体内最丰富的阴离子，而且在多数情况下它依然是通透最多的阴离子。氯通道在细胞兴奋性调节、跨上皮转运、细胞容量调节和细胞器的酸化作用等过程中发挥重要作用。

氯通道主要分为：电压门控氯通道（voltage gated chloride channel，CLC）、囊性纤维化跨膜转导调节因子（cystic fibrosis transmembrane conductance regulator，CFTR）、钙激活性氯通道（calcium-activated chloride channel，CLCA/CaCC）或钙激活氯通道调节因子（calcium-activated chloride channel regulator 1～4，CLCA1～4）和配体门控性氯通道（ligand-gated chloride channel）（γ-氨基丁酸和甘氨酸受体）等；此外，人们认为还存在细胞内氯离子通道（chloride intracellular channel protein 1～6，CLIC1～6）、对核酸敏感的氯通道（chloride channel，nucleotide-sensitive，1A，CLNS1A 或 methylosome subunit pICln）。目前研究较多的是 CLC 型氯通道和CFTR。

（1）CLC 型氯通道：该类氯通道属于电压门控性离子通道。对其研究始于 1979 年，Miller 研究组首先在电鳐的电器官中发现了一种电压门控性阴离子通道。1990 年，Jentsch 等从电鳐的电器官中成功克隆到了该通道的基因，命名为 *CLC-0*，意味着以后会发现很多这种类型的离子通道，而随后的研究也证明了他们的推测。至今，已经发现的 CLC 型氯通道构成了一个大的基因家族，除了在个别的细菌中未发现以外，在细菌、古细菌等原核生物和真菌、植物、动物等真核生物中均发现了 CLC 型氯通道。目前已知，哺乳动物中存在 9 个亚型。

依据同源分类，哺乳动物的 CLC 型氯通道可以分为 3 个分支：第一支是 CLC-1、CLC-2、CLC-Ka 和 CLC-Kb（电鳐的 CLC-0 从结构上讲也可归于这一分支），它们主要在质膜上发挥功能；第二支是 CLC-3、CLC-4 和 CLC-5，这一分支与酵母 scCLC 结构相近；第三支是 CLC-6 和 CLC-7，这一支与植物 CLC 蛋白 AtCLC-a～d 非常接近。第二支和第三支主要在胞内细胞器的膜上发挥功能。原核生物中的 CLC 蛋白 ecCLC-1 可单独归于一类。人体中存在的这 9 个亚型分布在六条不同的染色体上。

（2）CFTR：是最先被定位克隆的阴离子通道，属于一种 cAMP 激活的 ATP 门控性氯离子通道，也属于 ABC 转运蛋白家族［ATP binding cassette（ABC）transporter family］，表达于气道、消化道和生殖道上皮细胞的顶部质膜中。正常的 CFTR 蛋白折叠成 5 个区：两个跨膜区（TMS1 和 TMS2），每个跨膜区由串联的 6 个重复的跨膜螺旋组成；两个核苷酸结合区（NBD1 和 NBD2）；由一个名叫 R 调控区的多肽链连接，含有大量的磷酸化结合位点。*CFTR* 基因定位于第 7 号染色体长臂，其最常见的基因突变为 ΔF508，使 CFTR 蛋白 508 位置上的苯丙氨酸残基缺失，导致囊性纤维化（cystic fibrosis，CF）。CFTR 调节着氯、钠跨细胞膜的转运。

5. 瞬时受体电位通道（transient receptor potential channel，TRP channel）　这一组通道之所以这么命名，是因为它是在果蝇的光传导系统上发现的。

该类通道非选择性通过一些阳离子，如 Na$^+$、Ca^{2+}、Mg^{2+} 等。也有报道个别 TRP 通道专门针对钙离子，而另一些似乎没有那么强的选择性，而只是作为阳离子通道。TRP 通道的激活方式多种多样。某些通道似乎是常开的，而另一些则通过电压来控制，属于一种电压门控离子通道。此外,细胞内 Ca^{2+}、酸碱度、氧化还原状态、渗透压、机械力等都可调控或激活该类通道。

TRP 通道包含了至少 28 种成员,按照同源性分为 6 个不同的亚族:经典类(classical TRP,TRPC)、香草素受体类(vanilloid receptors TRP,TRPV)、黑色素抑制类(melastatin TRP,TRPM)、胱氨酸多聚体类(polycystins TRP,TRPP)、黏脂质类(mucolipins,TRPML)以及跨膜锚蛋白 1(ankyrin transmembrane protein 1,TRPA)等。

6. 水通道(aquaporin,AQP)　具有选择性地让水分子通过的特性。目前在人类细胞中已发现的此类蛋白有 13 种,存在于肾脏、血液、大脑等组织,其中肾脏中至少含有 6 种;在实验植物拟南芥(arabidopsis thaliana)中已发现 35 种水通道。

水通过两种机制穿过膜。第一种是通过脂双层而扩散。因为脂双层是疏水的,其中并非没有空间,水分子可以通过氢键在其中形成类似冰的结构,从而穿过膜。第二种机制是依赖特异的水通道进出细胞。

AQP 蛋白呈右螺旋排列,由 6 个跨膜 α-螺旋组成,在细胞膜形成四聚体,每一个单体即形成一条水通道(图 5-9)。水分子选择性地通过与天冬酰胺-脯氨酸-丙氨酸结构域(Asn-Pro-Ala(NPA)motif) 和 Ar/R(aromatic/arginine)选择性滤过有紧密的关系。此外,不同的 AQP 蛋白的多肽序列的差异造成了通道孔径的差异,从而决定了什么样的分子可以通过。AQP 的活性可能通过以下途径调节:通过磷酸化使 AQP 的活性增强;通过膜泡运输改变膜上 AQP 的含量,如血管加压素(抗利尿激素)对肾脏远曲小管和集合小管上皮细胞水通透性的调节;通过调节基因表达,促进 AQP 的合成。

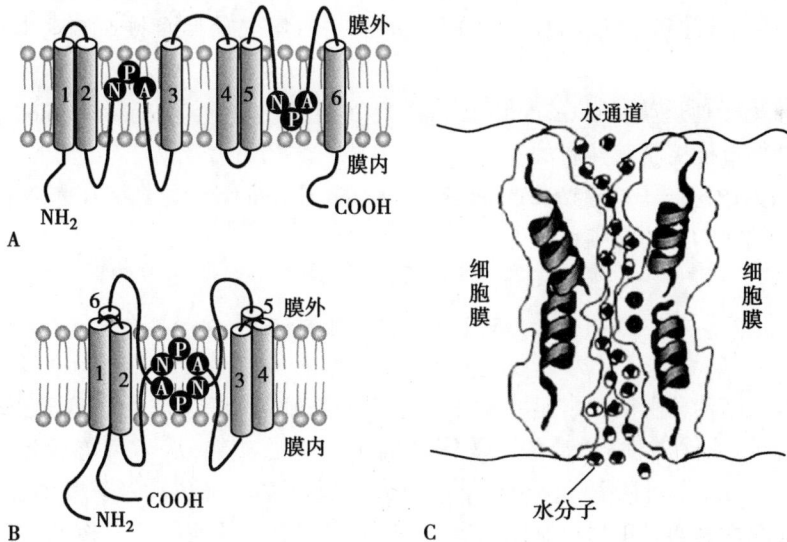

图 5-9　水通道结构示意图

AQP 分为四大类:AQP1(PCT、PST、tDLH),AQP2(ICT、CCT、OMCD、IMCD),AQP3 和 AQP4。前两类主要在肾上皮顶端表达,后两类在基底和侧向表达。

AQP 蛋白是一个非同寻常的发现,因为 AQP 是水进出细胞的关键,而许多生理过程涉及体液的流动,例如出汗、排尿、发炎红肿以及流泪等。AQP 蛋白的功能使我们在炎热的夏天浓缩尿液而不致发生脱水,也能让我们在饥饿时把储存在脂肪组织的水释放出来。

7. 质子通道(proton channel) 指质子特有的通道,最显著的是电压门控质子通道(voltage-gated proton channel)。电压门控质子通道在去极化的情况下被打开,该过程对酸碱度极其敏感。也就是说,仅在电化学梯度是外向的情况下,这些通道才会被开启,于是质子通过这种通道只能离开细胞。电压门控质子通道的一个重要功能是将细胞内的酸排出,另一个功能是吞噬细胞在呼吸爆发作用下,保持细胞内的质子和电子平衡。在诸如嗜酸性粒细胞、中性粒细胞以及巨噬细胞等吞噬细胞、吞噬细菌或者其他微生物之中,胞膜会产生 NADPH 氧化酶,这些酶会生成活性氧来杀死被吞噬的细菌,而此过程会产生电子,电子将被移出细胞膜外,此时质子通道打开以保持电荷平衡。

8. 其他通道

(1) 环核苷酸门控通道族(cyclic nucleotide-gated channels,CNGs):包括环核苷酸门控通道(cyclic nucleotide-gated channel,CNG)和超极化激活环核苷酸门控通道(hyperpolarization-activated cyclic nucleotide-gated channel,HCN)。打开后一类通道需要超极化,不像其他环核苷酸门控通道那样受去极化控制。这些通道还对环磷酸腺苷(cAMP)、环鸟苷酸腺苷(cGMP)及环核苷酸敏感,这类物质会影响通道打开的敏感度。这类通道对一价阳离子,如钾离子和钠离子等是可渗透的。该组通道包含了 4 个成员,其 α 亚基单元都是由 6 个跨膜区亚基组成的四聚体,在超极化的状态下,这些通道会被打开。在心肌细胞中,这一通道可以产生自律性,尤其是在窦房结当中。

(2) 第二信使门控离子通道:此类离子通道的激活或失活依赖于第二信使。与受体从细胞外激活通道不一样的是,第二信使通过在细胞膜内激活的方式来激活通道。正如由离子的电化学梯度直接控制电压门控通道的开和关一样,第二信使直接控制这类离子通道的开放。

(3) 光控离子通道族(light-gated channels):如视紫红质通道(channel rhodopsin),是由一个动作光量来直接控制其开启的。

(4) 机械力敏感离子通道(mechano-sensitive ion channels):该类通道直接由拉伸力、压力、变形力或者舒张力控制开启。

三、离子通道与人类疾病

离子通道的结构和功能正常是维持生命过程的基础,其基因突变可能通过改变电压敏感性、离子选择性或渗透性、通道失活等影响离子通道的功能,从而可能导致离子通道病(channelopathy)的发生。从 20 世纪 90 年代开始,出现了离子通道病这个概念。人们首先发现了高钾性周期性麻痹与钠通道基因的突变有关,即在患者骨骼肌钠通道 *SCN4A* 的基因上有明显的点突变。此后,又陆续发现了多种神经肌肉病与离子通道异常有关,如先天性肌强直、正常血钾性周期性麻痹和家族性发作型痛性肌强直等都和钠离子通道异常相关等。

综合来讲,离子通道病是指离子通道的结构或功能异常所引起的疾病,具体表现在编码离子通道亚单位的基因发生突变或表达异常,或体内出现针对通道的病理性内源性物质,使离子通道的功能发生不同程度的减弱或增强,导致机体整体生理功能紊乱,形成某些先天或后天获得性疾病,主要涉及神经、肌肉、心脏、肾脏等组织和器官。离子通道病是一类影响较为广泛的、可引起多种结构与功能异常的综合征,表现为不同的基因变异、临床表现和电生理谱。许多离子通道病并不是新出现的疾病,如癫痫、偏头痛等;有些离子通道病是单一离子通道结构或功能异常所致,如Ⅰ型发作性共济失调是由于 *KCNA*1 基因突变引起的,该基因位于染色体 12p13 上,编码电压依赖性 K⁺通道;有些离子通道病涉及多种离子通道结构或功能异常,如癫痫与 L 型电压门控钙通道、电压门控钾通道、乙酰胆碱受体通道等有关(表5-1)。

表 5-1　常见离子通道病及其候选离子通道

疾病名称	相关离子通道及其基因名称
儿童期交叉性肢体瘫痪(alternating hemiplegia of childhood)	钠钾 ATP 酶(Na⁺/K⁺-ATPase)
Bartter 综合征(Bartter syndrome)	钠钾氯共转运体(Na-K-Cl cotransporter, *NKCC2*);肾外髓钾通道(renal outer medullary potassium channel, *ROMK*);*CLCNKB* (chloride channel Kb);*Barttin*;钙敏感受体基因(calcium-sensing receptor, *CASR*)
Brugada 综合征(Brugada syndrome)	钠通道α亚单位(*SCN5A*);丙三醇脱氢酶样多肽(glycerol-3-phosphate dehydrogenase like peptide, *GPD1L*);心脏 L 型钙通道α亚单位(*CACNA1C*);电压门控 L 型钙通道 β2 亚单位 *CACNB2*;Ito 钾通道(*KCNE3*,*KCND3* 的 β 亚单位);钠通道的 β1 亚单位(*SCN1B*)
遗传性高胰岛素血症(congenital hyperinsulinism)	内向整流型钾通道(inward-rectifier potassium ion channel)
囊性纤维化(cystic fibrosis)	囊性纤维化跨膜转导调节因子(cystic fibrosis transmembrane conductance regulator, *CFTR*)
发作性共济失调(episodic ataxia)	电压门控钾通道
红斑性肢痛病(erythromelalgia)	电压门控钠通道
癫痫(epilepsy)	电压门控钠通道、电压门控钾通道
高血钾性周期性麻痹(hyperkalemic periodic paralysis)	电压门控钠通道
低钾性周期性麻痹(hypokalemic periodic paralysis)	电压门控钠通道或电压门控钙通道
恶性高热(malignant hyperthermia)	配体门控钙通道
Ⅳ型黏多糖症(mucolipidosis type Ⅳ)	非选择性阳离子通道(non-selective cation channel)
重症肌无力(myasthenia gravis)	配体门控钙通道
先天性肌强直(myotonia congenita)	电压门控钠通道
神经性肌强直(neuromyotonia)	电压门控钾通道
色素性视网膜炎(retinitis pigmentosa)	非特异性的配体门控离子通道

第二节　离子通道在口腔颌面部发育中的作用研究

口颌面部发育是机体生长发育的一部分。它既反映了全身生长发育的总规律,又具有自身的特点。许多离子通道参与口腔颌面部各组织结构的发育,并与各组织结构内不同细胞的功能调节密切相关(表 5-2)。

表 5-2　牙组织中存在的离子通道及其相关疾病

通道名称	对应的人的基因	在牙组织中的分布	在口腔组织中的生理生物学功能	相 关 疾 病
Ca_v1	*CACNA1*	PT TG,OD,AM	调控牙龈生长; 调节成牙本质细胞分化; 相应神经损伤	— Timothy 综合征,Ⅰ型低钾性周期性麻痹(HypoPP1),Ⅴ型恶性高热 type 5
$K_{ir}1.1$	*KCNJ1*	AM	釉质矿化	产前Ⅱ型 Bartter 综合征
$K_{ir}2.1$	*KCNJ2*	—	牙缺失,釉质发育不良,长根	Andersen-Tawil 综合征
$Na_v1.1\text{-}1.9$	*SCN*	OD,TG	牙的感觉;成牙本质细胞成熟	癫痫,长 QT 综合征,病窦综合征
ENa^+C(beta,gamma)	*SCNN1B,G*	AM,OD	牙的感觉	Liddle 综合征,支气管扩张症伴或不伴汗液氯化物升高
AE1	*SLC4A1*	AM	pH 调节	红细胞疾病;卵圆形红细胞增多症;远端肾小管酸中毒
AE2	*SLC4A2*	AM,OD,PT	釉质钙化、牙萌出	骨硬化症/—
NBC1/NBCe1	*SLC4A4*	AM	碳酸氢盐跨膜转运	近端肾小管酸中毒,眼部异常
NCX1~3	*SLC8A1~3*	AM,OD	成釉细胞和成牙本质细胞的钙转运	心血管、骨骼肌和神经退行性疾病
NHE-1	*SLC9A1*	AM	釉质 pH 调节	慢波癫痫
NCKX 4	*SLC24A4*	AM	釉质的钙转运	癫痫发作
Na-K-ATPase	*ATP1*	PC	保持负电位和电化学的 Na^+ 梯度	儿童交替性偏瘫
V-ATPase	*ATP6V*	AM	pH 调节	—
CFTR	*CFTR*	AM GE	pH 调节,内吞 —	囊性纤维化

续表

通道名称	对应的人的基因	在牙组织中的分布	在口腔组织中的生理生物学功能	相 关 疾 病
CLC-5	CLCN5	DL, IEE, SI, OEE, OD, AM	调控牙本质发育	Dent 病
CLC-7	CLCN7	OD, AM, IEE, SR, SI, OEE, DP	pH 调节,牙根发育	骨硬化症
CLC-3	CLCN3	OD, AM	调节细胞增殖和细胞周期	骨硬化症/—
CLCA, CLIC	CLCA, CLIC	EO	pH 调节/—	—
Cx43	GJA1	PC, AM, OD	调节牙的大小和釉质矿化	眼-牙-指发育不良

缩写:AM(成釉细胞);EO(成釉器);DL(牙板);GE(牙龈上皮);IEE(内釉上皮);OD(成牙本质细胞);OEE(外釉上皮);PC(乳头细胞);PT(牙周组织);SI(中间层);SR(星网状层);AE(anion exchanger);Ca$_v$1(L-type Ca^{2+} channels);CFTR(cystic fibrosis transmembrane conductance regulator);Cx43(Connexin 43);ENa$^+$C(epithelial sodium channel);Na-K-ATPase(sodium-potassium pump);NBC1/NBCe1(sodium bicarbonate cotransporter 1);NCKX 4(Na$^+$/Ca^{2+}-K$^+$ sodium/calcium-potassium,exchanger);NCX(Na$^+$/Ca^{2+} exchanger);NHE-1(sodium/hydrogen exchanger 1);CLC(voltage gated chloride channels);Na$_v$ channels(voltage-gated sodium channel);V-ATPase(vacuolar H$^+$-ATPase)."—":未知,不清楚或无证据

一、牙发育相关的离子通道

(一) 钙通道

成牙本质细胞的离子通道在许多代谢过程中扮演着重要的角色,如牙本质的形成、感觉传导以及成牙本质细胞的一些生理和病理反应。钙离子在成牙本质细胞信号转导系统中起第二信使作用,可能参与了细胞极化和功能分化。牙本质矿化过程中的钙离子转运是一种逆钙离子浓度梯度的主动转运过程。成牙本质细胞具有多种钙离子跨膜转运途径,包括钙离子 ATP 酶、钠钙离子交换、L 型钙通道、钙结合蛋白等,这些钙离子转运途径通过协同作用精确控制细胞内钙离子浓度,并将钙离子转运到牙本质矿化前沿。

L 型钙通道是一种电压门控钙离子通道,由 α_1、α_2、β、γ、δ 5 种亚基构成,是一种高分子糖蛋白复合体,其中 α_1 亚基是 L 型钙通道主要的功能单位,决定着 L 型钙通道钙转运的能力(图 5-10)。研究认为,成牙本质细胞所表达的 L 型钙通道 α_1 亚基 D 亚型是钙离子进出成牙本质细胞的通路,也是牙本质矿化过程中主要的钙离子跨膜转运方式,它所转运的钙离子参与牙本质的矿化。在矿化过程中,该通道既参与了钙离子从牙髓侧向成牙本质细胞的转入过程,也参与了钙离子从矿化侧的转出过程。

用 L 型钙离子通道的特异性阻断剂——尼莫地平处理大鼠以后,矿化牙本质中结合的 ^{45}Ca 明显减少;成牙本质细胞还对 L 型钙离子通道的阻断剂二氢嘧啶类物质敏感,后者可影响细胞中的钙离子水平。采用荧光色谱技术研究发现二氢嘧啶和尼莫地平可以减低成牙本质细胞膜结合钙离子水平,其原因可能是成牙本质细胞膜上 L 型钙离子通道构型发生了

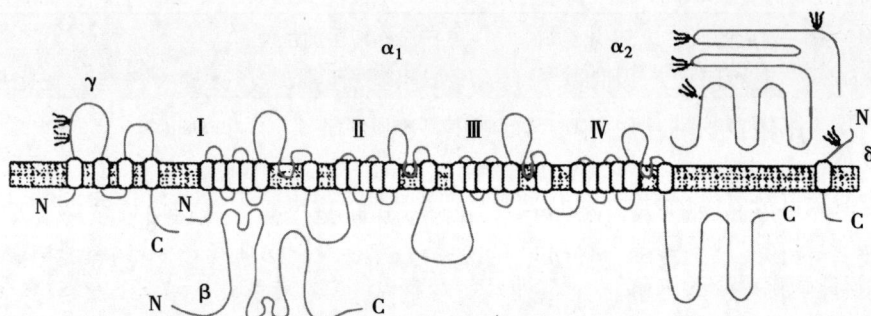

图 5-10 钙通道结构示意图

变化。

出生后 4、6、8 天小鼠第一磨牙牙胚的成牙本质细胞可发生极化,此时 L 型钙通道 α_1 亚基 D 亚型在成牙本质细胞膜上有较强表达。在前成牙本质细胞胞体、功能性成牙本质细胞的近矿化端以及成熟成牙本质细胞的胞体和突起上,均有 L 型钙离子通道 α_1 亚基 D 亚型分布。L 型钙通道 α_1 亚基 D 亚型反义核酸作用于体外培养的小鼠磨牙牙胚,会对牙胚的发育、牙本质的矿化产生明显影响。采用 L 型钙离子通道 α_1 亚基 D 亚型多克隆抗体处理体外培养的牙胚,能够影响牙本质的矿化,但对牙本质基质的合成和分泌无明显影响。成牙本质细胞内的钙转运包括两个过程,即先将钙离子从远矿化区侧吸收进入成牙本质细胞,再将钙离子从成牙本质细胞分泌到矿化前沿。L 型钙离子通道 α_1 亚基 D 亚型的抗体主要作用于成牙本质细胞胞体,而导致在牙本质小管内的钙沉积减少,说明该抗体的作用主要是减少钙离子从远矿化区侧进入成牙本质细胞内。

人牙髓细胞中主要表达 L 型钙离子通道 CAV1.2 和 CAV1.3 亚型,在张应力作用下表达明显上调,这种作用呈加载力大小和时间依赖性。有关作用机制尚不清楚。

(二) 氯通道

近年来,有研究发现一些氯离子通道也与牙的发育过程密切相关。

1. CLC-5 ClC-5 属于电压门控氯通道,其基因(*CLCN5*)突变造成 X 染色体连锁隐性遗传的肾脏疾病——Dent 病(Dent's disease),该病主要表现为尿钙高、小分子蛋白尿和肾功能不全,但血钙正常。患者多因尿路结石而出现血尿和肾绞痛、尿路感染及膀胱激惹症状(尿频、尿急、尿痛)、排尿困难综合征、腹痛、腰痛及遗尿等,并有多饮、烦渴、多尿、尿沉淀多呈白色,少数可发展为慢性肾衰竭。CLC-5 与肾近曲小管细胞重吸收或内吞小分子量蛋白质有关,当 *CLCN5* 基因突变后,氯离子跨囊泡膜内流受阻,囊泡酸化障碍,影响蛋白质重吸收,出现小分子蛋白尿,同时囊泡不能酸化,影响到细胞膜表面受体再循环,继而引起多种物质转运异常。

2000 年人们观察到,部分 *Clcn5* 基因敲除小鼠的切牙向后生长。随后,段小红等证实 CLC-5 在牙胚发育过程中存在时空特异性 mRNA 以及蛋白表达特征,在成釉细胞和成牙本质细胞均有分布。*Clcn5* 基因敲除小鼠的切牙表现为牙本质发育异常,如牙本质小管排列紊乱,不规则扩张,釉质容易从牙本质上剥脱;成牙本质细胞形态异常,失去正常排列规则,其 TGF-β1 的表达增高,而牙本质特异的基质蛋白 DSP 的表达降低。体外实验表明,成牙本质细胞样细胞系 MDPC-23 表达 *Clcn5* mRNA,采用 *Clcn5* RNAi 干涉后,细胞 *Tgf-β1* 的 mRNA

表达增高,而 *Dspp* 的 mRNA 水平降低,提示 CLC-5 通过 TGF-β1 调节成牙本质细胞的分化和牙本质的生长。

2. CLC-7　电压门控式氯通道 CLC-7 的编码基因(*CLCN7*)突变可引起骨硬化症。骨硬化症是一种罕见的遗传性骨骼疾病,又名大理石骨症,以破骨细胞缺陷为主要特征,其 X 线影像改变为广泛性骨硬化、骨呈无结构的密度增高、骨小梁影像消失、髓腔变窄甚至闭塞,可累及全身或大部分骨骼;髂骨和四肢长骨可以形成典型的"骨中骨"现象(图 5-11)。患者除了容易发生骨折外,还可以出现造血系统、神经系统及牙和颌骨等异常,如贫血、代偿性肝脾肿大等;颅骨硬化可导致脑积水及脑神经受压而引起视神经萎缩、面瘫、耳聋;鼻窦腔隙变小、引流不畅可导致鼻窦炎及下颌骨骨髓炎等。

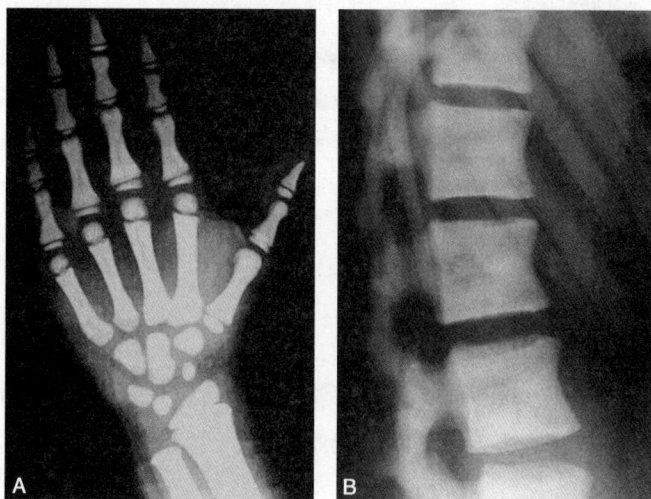

图 5-11　骨硬化症的 X 线表现

　　根据临床症状的严重程度,可将骨硬化症分为常染色体隐性遗传性骨硬化症(autosomal recessive osteopetrosis,ARO)、中间型常染色体隐性遗传性骨硬化症(intermediate type autosomal recessive bone sclerosis,IARO)和常染色体显性遗传性骨硬化症 Ⅱ 型(autosomal dominant type of bone sclerosis,type Ⅱ,ADO Ⅱ),临床症状依次减轻。15% 的 ARO、100% 的 IARO 和 75% 的 ADO Ⅱ 患者由 *CLCN7* 基因突变引起。CLC-7 广泛分布于溶酶体、内质网等细胞器的质膜和成熟的破骨细胞的褶皱缘。位于成熟破骨细胞的褶皱缘上的 CLC-7 与质子泵(V-AT-Pase)通过介导 Cl^- 和 H^+ 由细胞内向细胞外的转运,为骨吸收提供必要的酸性环境。当 *CLCN7* 突变时,破骨细胞的功能减低甚至完全丧失,从而导致骨致密、脆性高、易骨折。

　　一些先天性骨硬化症的患者存在缺牙、牙形状异常、个别牙过小、釉质发育不全等牙发育异常现象,提示 CLC-7 可能参与了牙的发育调控过程。临床研究发现,*CLCN7* 基因突变所致的骨硬化症患者可出现牙发育不良、釉质发育不全和牙根发育异常(图 5-12)。在小鼠牙胚发育过程中,*Clcn7* mRNA 和蛋白的表达于成釉器相关细胞、牙乳头细胞和成牙本质细胞。在体外培养的成釉细胞系 LS8 和成牙本质细胞系 MDPC-23 细胞中也有 *Clcn7* mRNA 的表达。CLC-7 在小鼠牙胚钟状早期内的釉上皮层细胞,钟状晚期的成釉细胞及成牙本质细胞中强阳性表达。CLC-7 参与调节牙胚发育的机制尚不清楚。

3. CFTR　CFTR 是一种独特的氯离子通道,主要为氯离子跨上皮转运提供选择性通道,

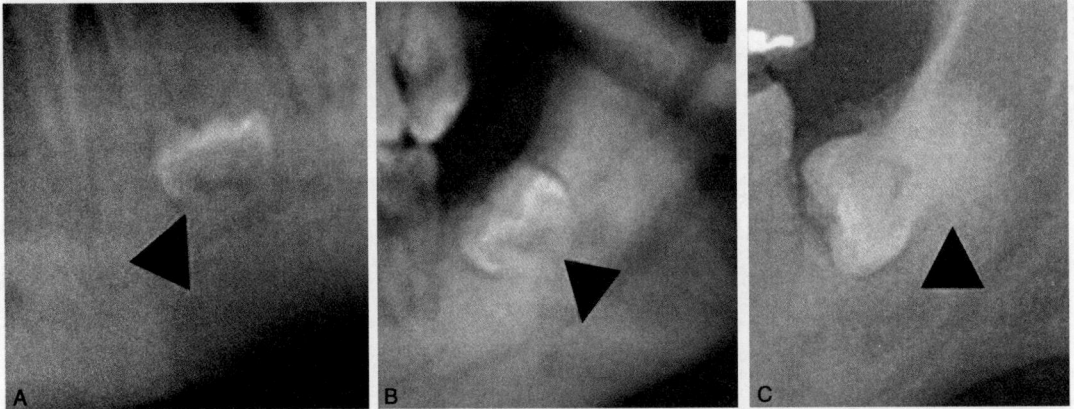

图 5-12　骨硬化症患者埋藏牙的 X 线特征

A、B. 常染色体隐性遗传,*CLCN7* 基因突变类型为纯合型 c. 1409 C>T（p. Pro470Leu）　C. Ⅱ型常染色体显性遗传,*CLCN7* 基因突变类型为杂合型 c. 856 C>T（p. Arg286Trp）

对于跨上皮的盐类运输、液体流动和离子浓度调节等都具有重要的决定作用。*CFTR* 基因突变可引起囊性纤维化(cystic fibrosis,CF),CF 是一种常染色体隐性遗传的外分泌腺疾病,主要影响胃肠道和呼吸系统,通常具有慢性梗阻性肺部病变、胰腺外分泌功能不足和汗液电解质异常升高等特征,又称黏稠物阻塞症(mucoviscidosis)或胰纤维性囊肿病(pancreas fibrocyst disease)等。CF 病症涉及全身,可导致渐进性的行动困难以及过早死亡。最常见的症状是由于长期的、反复的肺部感染所导致的呼吸困难,其他可能的症状包括鼻窦炎、发育不良、腹泻以及不孕。

最常见的 *CFTR* 基因突变位点为ΔF508,导致 CFTR 蛋白 508 位置上的苯丙氨酸残基缺失,发生在约 70% 的等位基因中;另外 30% 有 600 种以上较少见的基因突变。CF 是高加索人中最常见的致寿命缩短的遗传性疾病,在欧美非常多见。

据报道,5%~44% 的 CF 患者存在不同程度的釉质发育不全,主要表现为釉质颜色异常,釉质矿化程度降低。*Cftr* 基因敲除小鼠除了出现消化道和呼吸道囊性纤维化的病变特征之外,釉质的结构也出现异常,如釉质呈白垩色,釉质矿化程度降低,易折断,出现结晶缺陷、蛋白质残留、钙化不足、pH 异常等特点,成釉细胞出现退行性变化,排列失去规则。研究表明,CFTR 参与调控成熟期成釉细胞的内吞活动。当成釉细胞的 CFTR 的表达水平下降或功能受到抑制时,成釉细胞的内吞活动明显减少,可能与 CFTR 功能异常导致细胞内 pH 的改变以及 MMP20 和 KLK4 的表达水平改变有关。

除了以上我们提到的各个离子通道以外,在成釉细胞和成牙本质细胞中还存在多种离子通道和转运体,共同参与成釉细胞和成牙本质细胞的离子调控(图 5-13)。

二、牙龈和牙周膜相关的离子通道

在传导说话、咀嚼、正畸牙移动所产生的物理力时,牙周膜成纤维细胞膜上的离子通道是重要的信号传导途径之一,而牵张激活的钙通道在牙周膜成纤维细胞机械信号传导上起主导作用。

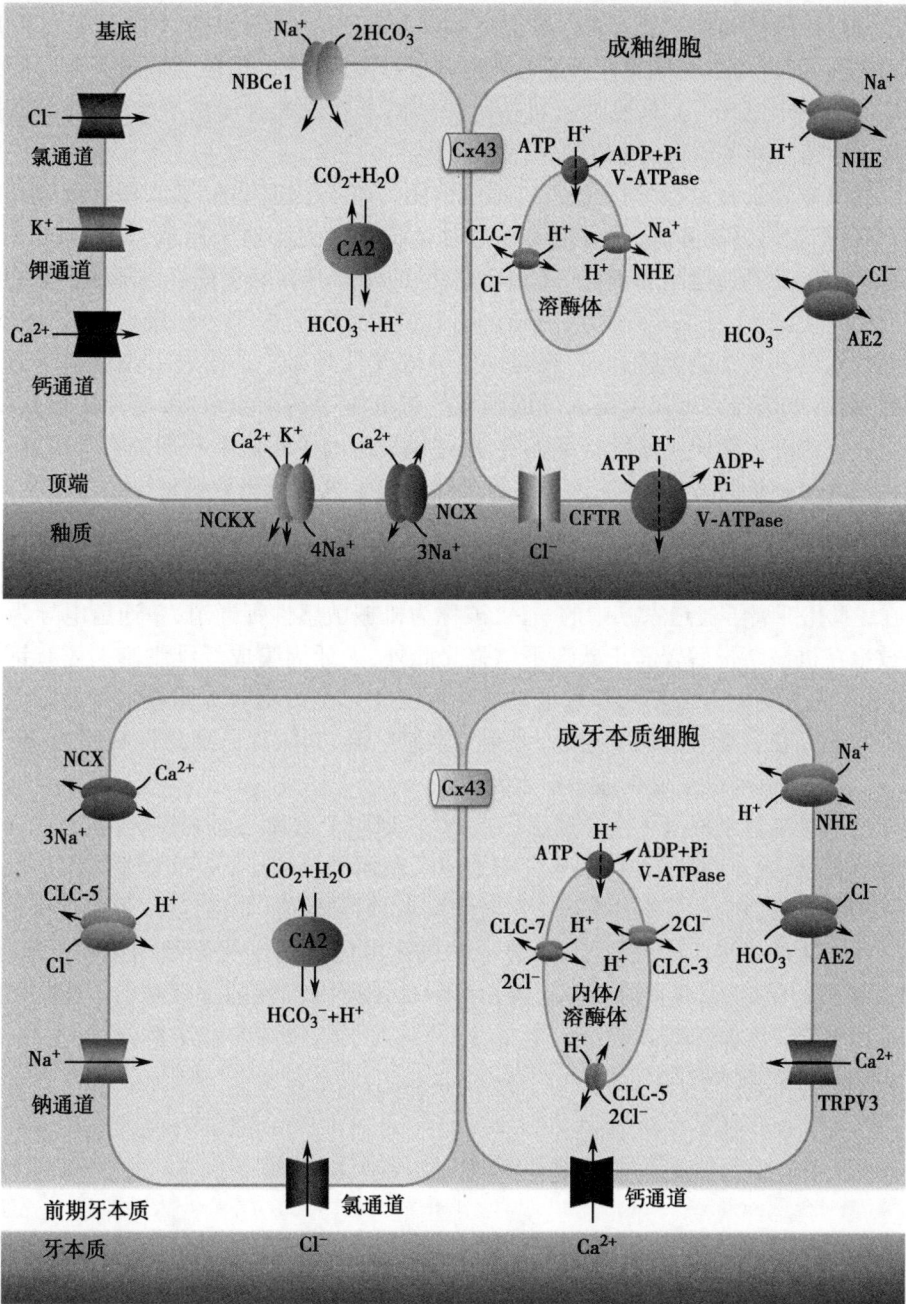

图 5-13 成釉细胞和成牙本质细胞的离子通道与转运体

缩写：AE（anion exchanger）；NBCe1（sodium bicarbonate cotransporter 1）；NCX（ Na^+/Ca^{2+} exchanger）；NCKX（sodium/calcium-potassium Na^+/Ca^{2+}-K^+ ）；NHE（sodium/hydrogen exchanger）；V-ATPase（vacuolar H^+-ATPase）；CLC（chloride channels）；Cx43（connexin 43）；CFTR（cystic fibrosis transmembrane conductance regulator）；CA2（carbonic anhydrase 2）

牵张激活的钙通道存在于多种细胞膜上,如内皮细胞、平滑肌细胞、破骨细胞、淋巴瘤细胞等。这些机械敏感的离子通道可以被镉离子(adolinium,Gd^{3+})阻断,$10\mu m$ Gd^{3+} 30秒就可以使通道失活,表现为浓度依赖性可逆性通道开放被阻断,浓度依赖性通道开放时间缩短及通道开放电流减小。Mn^{2+}是最易通过机械敏感性离子通道的金属离子之一,Mn^{2+}通过机械敏感的离子通道进入胞质内,使FURA-2荧光熄灭。

在受到机械牵张后,人牙周膜成纤维细胞内的钙离子浓度升高,其来源为细胞外钙离子内流,而不是细胞内钙池释放,而且主要是通过牵张激活的钙离子通道,其中部分是通过L型钙通道。用L型钙通道阻断剂——硝苯地平(nifedipine)和氯化镉可以降低人牙周膜成纤维细胞内钙离子浓度,且氯化镉作用更强。用L型钙通道阻断剂——维拉帕米(verapamil)也可阻断细胞内钙离子的瞬时升高,表明钙离子浓度升高部分是通过L型钙离子通道实现的。研究发现,单纯加力可以提高人牙周膜成纤维细胞中钙离子浓度,与弹性形变、加力时间无关。在机械外力作用于成纤维细胞前,用机械敏感离子通道阻断剂镉孵育细胞,能够阻断细胞内钙离子的瞬时升高,表明人牙周膜成纤维细胞机械牵张后钙离子浓度变化,主要是通过牵张激活的钙离子通道。

RT-PCR和免疫组化技术显示人牙周膜成纤维细胞上有TREK-1钾通道的表达。TREK-1钾通道是双孔钾离子通道家族中的一员,被称为机械敏感性钾通道,单通道电导为104ps,通道开放率在机械牵张后较静止状态下增强。此外,人牙周膜成纤维细胞上还有钙依赖型钾通道,电导为125ps,开放率随静息电位变化而变化。全细胞膜片钳技术还显示人牙周膜成纤维细胞上存在容量激活的氯通道,为外向整流电流,其阴离子通透性顺序为:$SCN^->I^->Br^->Cl^->F^-$,该通道可以被尼莫地平所阻断。

硝苯地平是二氢吡啶类钙离子通道拮抗剂,临床用于治疗心血管疾病,它通过选择性阻断细胞膜钙通道,阻止钙离子内流,减少细胞内可利用的钙离子,从而发挥作用。长期服用硝苯地平的患者有20%~83%出现药物性牙龈增生,尼群地平、非洛地平、氨氯地平也有引起药物性牙龈增生的报道。研究显示,钙离子拮抗剂可能通过干扰细胞内钙离子流动,降低$\alpha_2\delta_1$整合蛋白的结合力,从而降低整合蛋白介导的成纤维细胞的吞噬功能。药物可能通过影响细胞内钙离子水平来抑制凝溶胶蛋白(一种钙离子依赖性的剪切蛋白)的活性,进而降低成纤维细胞对胶原的吞噬。

三、唾液腺相关的离子通道

唾液腺的发育主要是胚胎期上皮和间充质相互作用的结果。唾液腺的腺泡细胞分泌多种液体与电解质,需要多种水通道、离子通道和转运体的协同调控。值得注意的是,这一过程中几乎所有的转运蛋白和离子通道蛋白的激活或上调都与细胞内Ca^{2+}增加密切相关。迄今为止,唾液腺细胞中已经发现了3种以上氯通道,包括CFTR和Ca^{2+}激活的氯通道等。唾液腺腺泡细胞顶膜上氯通道的开启能够启动唾液腺的分泌过程,同时,激活腺泡细胞顶膜上以及导管细胞基底外侧膜上的氯通道对于NaCl的重吸收是极其必要的。

1. CFTR　CFTR存在于哺乳动物唾液腺腺泡细胞和导管细胞,原位杂交显示大鼠 *Cftr* mRNA主要表达在唾液腺导管部位,免疫细胞化学显示大鼠分泌终端和导管细胞都存在 *Cftr*,而且主要表达在腔膜面,而不是基底侧。电生理动力分析显示通道的激活需要cAMP

的增高和蛋白激酶 A 活化,没有复极式尾部电流。小鼠下颌下腺 cAMP 激活氯离子通道对氯离子通道抑制剂 DIDS 不敏感,而 DPC 可部分抑制其活性。格列本脲可以抑制大鼠 cAMP 激活氯离子通道 80% 的活性。一些水溶性的 Cftr 增效剂能够刺激唾液腺的分泌,说明这种氯离子通道在唾液腺的生理功能上发挥着重要的作用。Cftr 基因突变可以造成囊性纤维化,该类患者的腮腺唾液成分,如蛋白含量可发生改变,下颌下腺的唾液含钙量增高,唾液腺容易形成微小结石。

2. CLC-2　1994 年研究人员在小鼠下颌下腺导管细胞中观察到一个超极化激活氯离子电导,氯离子电流具有内向整流性质,膜电位为负性时,电导较大,膜电位阳性时,电导较小。一般氯离子通道抑制剂,如 A9C、DPC、NPPB、DIDS 等,不能抑制该通道的活性。后经证实该种内向整流氯通道为 CLC-2。敲除小鼠 Clcn2 基因后,对腮腺腺泡细胞钙激活和容积激活的氯离子电流没有影响,而超极化氯离子电流消失,但并不影响唾液氯离子分泌,也不影响腺泡细胞容积调节。

3. 钙激活氯离子通道　在大鼠和小鼠腮腺腺泡细胞上可观察到依赖钙离子的氯离子电流。随后研究发现,唾液腺导管细胞和腺泡细胞均存在钙激活氯离子通道,并具有时间依赖性动力学特征以及外向整流稳态电流电压关系。应用全细胞膜片钳可以在羊腮腺分泌细胞上观察到外向整流的 Cl⁻ 电流,其阴离子选择性为:$SCN^->I^->N^->Br^->Cl^-$,该电流可被 NPPB、DIDS 及呋塞米(速尿)等抑制。

4. 瞬时性受体电位通道　TRPC1 表达于脊柱动物的唾液腺细胞中,并参与调节唾液腺的分泌。

5. 水通道　迄今发现与唾液腺密切相关的水通道蛋白主要是 AQP1、AQP5 和 AQP8。在大鼠下颌下腺和腮腺组织中存在 Aqp1 mRNA 及其蛋白的较低水平的表达。研究证明,Aqp5 在分泌黏液的下颌下腺及舌下腺中的表达远较单纯分泌浆液的腮腺丰富。这提示 AQP5 可能从本质上有黏液水合作用及溶解作用而不是液体的分泌作用。免疫组化检测显示 AQP8 在大鼠下颌下腺细胞膜不表达,但在唾液腺的腺泡细胞基侧膜表达,可能与存在于腺泡细胞顶膜的 AQP5 发挥协同作用,增大了水分经过腺泡上皮细胞的水通道而形成唾液的可能性。

6. 其他　小鼠的唾液腺导管细胞上皮存在钠通道,调节细胞内的 Na^+ 电流。此外,Ca^{2+} 激活的钾通道能够参与小鼠下颌下腺腺泡细胞的膜电位和腺体的分泌功能。一些钾通道和氯通道与乙酰胆碱诱导的唾液腺分泌密切相关。组织酸化在唾液腺肿瘤细胞的侵袭转移中起着至关重要的作用。机体细胞可以通过直接激活酸敏感离子通道(acid-sensing ion channels, ASICs)来实现对细胞内、外 pH 的调节,有人推测 ASICs 的高表达在腺样囊性癌的侵袭转移中发挥重要作用。

四、骨发育相关的离子通道

骨组织伴随着人的一生都在不断地进行动态改建。无论是骨的新生还是重塑,都依赖于骨本身或邻近组织产生的局部生长因子或组织发生因子来调节细胞的增殖、分化、基质合成及矿物质沉积。口腔颌面部骨发育的调控很多是通过调节成骨细胞和破骨细胞的增殖、分化等完成的。

（一）阳离子通道

1. 钙通道　钙通道是钙离子从细胞外进入细胞内的主要通道,在原代培养的成骨细胞及成骨细胞系中,存在许多电压门控钙通道。L 型钙通道可能参与细胞的成熟与分化。RT-PCR 方法检测显示大鼠骨髓间充质干细胞存在 *Scn5a*（钠离子通道）,*Kv4.3*（钾离子通道）和 *Cacna1c*（钙离子通道）的表达。

1987 年 Yamaguchi 等提出在成骨细胞系（UMR-106）上存在几种类型的电压门控的钙离子通道之后,许多学者陆续证实在 UMR-106 的细胞表面存在机械敏感型钙离子通道,在成骨样细胞和正常鼠成骨细胞存在 L 型钙通道。在未分化的人骨髓间充质干细胞上 L 型电压门控钙通道表达较少,调节人骨髓间充质干细胞膜表面 L 型钙通道的表达将促进其定向分化,说明 L 型钙通道表达的增多可能是人骨髓间充质干细胞定向分化的条件之一。

钙离子通过钙离子通道进入细胞,与钙调蛋白相结合而发挥作用。因此,钙离子通道的存在对于成骨细胞的进一步分化、代谢、凋亡起重要作用。成骨细胞上的钙离子通道在控制胞内与胞外的钙平衡上起着重要的作用。许多骨调节因子可以活化成骨细胞的钙通道,通过改变钙浓度,在骨的重建中发挥重要作用。因此,L 型钙通道是多种神经递质、激素及药物的作用靶点。雌激素、降钙素等对钙离子代谢的调节,主要是通过调节钙通道的关闭与开放情况来影响钙离子进入成骨细胞。

2. TRP 通道　对 TRPV5 和 TPRV6 的电生理研究表明,电流通过活动性的 TRPV5 及 TRPV6 通道是具有高度钙离子选择性的,伴有生物膜电位的变化,并受钙离子的反馈调节,包括快速失活过程和一个缓慢衰退的过程。TRPV5 作为上皮 Ca^{2+} 通道,主要在上皮组织中表达。其独特的生理功能,能够同时保证对 Ca^{2+} 的主动吸收和维持 Ca^{2+} 的动态平衡,对骨代谢起着非常重要的作用。*Trpv5* 基因敲除的小鼠表现出钙离子重吸收减少,有明显的高血钙发生,同时表现出明显的骨结构失调,骨小梁明显减少及骨皮质明显变薄。1,25-二羟维生素 D、雌激素、地塞米松、钙调蛋白（calmodulin, CaM）等都能对 Trpv5 和 Tprv6 起调节作用。

3. 钠通道和钾通道　目前在人骨髓间充质干细胞上除了记录到 L 型钙离子通道以外,还检测到了其他 5 种阳离子通道,包括 INa-TTX、IKCa、Ito、hEagl、IKdr 等。在人骨肉瘤细胞系（MG-63 和 SaOS-2）也检测到了钾通道的表达;在大鼠成骨样肉瘤 UMR-106 细胞上存在钾通道,其细胞膜钾通道的活动与细胞的增殖活动密切相关。成骨细胞中还有电压门控钠通道、酸敏感性离子通道,后者参与骨细胞外 pH 的调节。

（二）阴离子通道

含量最为丰富的阴离子通道是氯离子通道,近年发现某些 CLC 型氯离子通道也与骨代谢密切相关。Cl^- 电流能够促进成骨前体细胞系 MC3T3-E1 的增殖。*Clcn-1* 表达于小鼠原代培养成骨细胞及多种成骨细胞系中,过表达 *Clcn-1* 基因能够促进多能间质细胞系 C3H10T1/2 向成骨方向的分化,提高碱性磷酸酶的活性并上调成骨相关基因的表达。

Clc-3 在哺乳动物细胞中广泛表达,高表达于中枢神经系统、肾及肠道,与多种生理功能的调节有关。在对 *Clcn3* 敲除小鼠的研究中发现 *Clcn3* 基因敲除后,小鼠几乎先天缺失了海马及光受体,神经突触囊泡的酸化功能降低,海马及视网膜产生出生后退化作用。从 *Clcn3* 基因敲除小鼠中分离的破骨细胞,显示出较低的骨吸收活性。进一步研究发现,Clc-3 表达于破骨细胞的细胞器上,它通过调节内体系统的酸化作用来调节破骨细胞的骨吸收活性。

Clc-5 基因突变导致 X 连锁隐性遗传性疾病——Dent 病,临床主要表现为低分子量蛋白尿、高尿磷、高尿钙、肾钙化、肾结石和进行性肾功能不全,其他表现包括钙磷代谢紊乱、佝偻病。*Clcn5* 基因敲除小鼠也表现出个体较小、脊柱后侧凸等骨发育异常方面的特征。CLC-3,4,5 同属于 CLC 氯通道的一个分支,与内体的酸化密切相关,有人将其称为内体相关的氯通道,这几种通道在 MC3T3-E1 细胞系和原代培养的成骨细胞都有表达,对这些成骨细胞进行矿化诱导时,这三种通道的 mRNA 水平均可增高,同时还伴随一些成骨标志物的表达增加,如 *Alp*、*Oc*、*Bsp*、*Runx2* 等基因的表达上调。如果过表达 CLC-3,4,5,会促进成骨细胞的矿化,而采用 RNAi 干扰这三种基因的表达,可以下调成骨细胞的成骨标志物基因的表达。通过对 ClC-3 在成骨细胞分化中作用的进一步研究,发现其通过调节细胞内 pH 影响 TGF-β1 的功能,进而影响成骨细胞的分化,RUNX2 也参与该环节的调控。

(三) 水通道

*Aqp*1 在新生小鼠髓端软骨细胞中广泛表达。第二骨化中心形成后,*Aqp*1 主要在肥大软骨细胞中表达。*Aqp1* 基因敲除小鼠长骨发育轻度迟滞,骨代谢速率降低,表明 *Aqp1* 基因敲除引起骨发育障碍;*Aqp1* 缺如可以使骨折愈合速度减慢。

第三节 科研方向与选题

一、研究热点与科学问题

由于离子通道的分类多,分布广泛,涉及人体多种组织,因此目前关于离子通道的研究热点分为几个方面:

1. 离子通道参与人类疾病发生的机制 正如在前面各小节所述,一些离子通道与多种疾病的发生直接相关,众多的研究即从这方面着手,旨在为疾病的发生提供离子通道相关机制的阐释。

2. 离子通道靶点与药物研发 基于多种离子通道参与了疾病的发生,众多的研究者以及药物研发人员着眼于通过药物改变离子通道的功能、活性、表达等来达到治疗疾病的目的。

3. 离子通道结构和功能 近年,随着多学科的发展,许多新的知识与技术促进了对离子通道的进一步深刻认识,包括对通道自身的结构以及一些新的功能等。

二、研究范例

2003 年 10 月,瑞典皇家科学院将诺贝尔化学奖同时授予两人,旨在奖励其对细胞膜通道的杰出贡献,第一位是来自 Johns Hopkins 大学医学院的 Peter Agre,其原因在于他发现了水通道;第二位来自 Howard Hughes 医学研究所的 Roderick MacKinnon,原因在于其对离子通道的结构与机制研究。

两位科学家获此殊荣的原因在于他们解释了盐(离子)和水如何进出机体细胞,而这些发现帮助我们理解肾脏如何从原尿中再吸收水分,电信号如何在神经细胞中产生与传递,为肾脏、肌肉和神经系统的多种疾病发生提供了新的解释。

长期以来,人们普遍认为细胞内、外的水分子以简单扩散的方式透过脂双层膜。后来发现某些细胞在低渗溶液中对水的通透性很高,很难以简单扩散来解释,如将红细胞移入低渗溶液后,很快吸水膨胀而溶血,而水生动物的卵母细胞在低渗溶液中不膨胀。因此,人们推测水的跨膜转运除了简单扩散外,还存在某种特殊的机制,并提出了水通道的概念。

1988 年 Agre 在分离纯化红细胞膜上的 Rh 血型抗原时,发现了一个 28kDA 的疏水性跨膜蛋白,称为 CHIP28(channel-forming integral membrane protein),并于 1991 年获得 *CHIP28* 的 cDNA 序列。Agre 将 *Chip28* 的 mRNA 注入非洲爪蟾的卵母细胞中,在低渗溶液中,卵母细胞迅速膨胀,并在 5 分钟内破裂。细胞的这种吸水膨胀现象会被 Hg^{2+} 抑制,而这是已知的抑制水通透的处理措施。这一发现使 Agre 意识到 CHIP28 就是他所长期寻求的水通道。这项研究开启了一系列研究的大门,人们开始从细菌、植物和哺乳类等方面采用生物化学、生理和基因遗传的方法来研究该通道,如今人们已经知道水分子如何进出细胞,为什么只是特异的水而不是其他小分子或离子穿过水通道。

Roderick MacKinnon 的特殊之处在于,他在 1988 年发现了钾离子的空间结构。通过他的研究,我们明确了不同类型信号如何调控离子通道的开与闭。其中最重要的就是我们知道了离子通道对神经和肌肉的重要性,知道了什么是动作电位,什么是电信号之间的传递以及其信号传递的路径与特征。

三、科研选题参考

关于口腔颌面发育与离子通道的研究还属于一个新的领域,有众多未解决的问题值得探讨,在科研选题上可以从以下几方面来考虑。

1. 从口腔颌面特有的一些组织和器官自身的解剖及其功能着手,分析哪些细胞或组织可能存在某些特定的通道蛋白,探讨这些蛋白如何发挥作用。

2. 借鉴其他学科的最新进展,关注某些通道的新功能和新分布,挖掘它们在口腔颌面组织和器官中的新作用。

3. 离子通道与口腔颌面疾病的关系,探讨哪些通道可能与口腔颌面特有的疾病相关。

4. 参与调控釉质和牙本质的生物矿化过程的离子通道研究。

5. 离子通道参与成釉细胞和成牙本质细胞钙平衡的机制研究。

6. 参与牙的萌出的离子通道的机制研究。

7. 参与牙胚相关细胞内酸碱平衡的离子通道研究。

8. 离子通道或转运体之间的相互影响。

9. 离子通道与釉质发育。

10. 离子通道与牙本质发育。

(段小红)

参 考 文 献

1. 李玉成,赵守亮,张蓉等. L 型钙离子通道 α1 亚基 D 亚型在发育小鼠磨牙牙胚成牙本质细胞中的表达. 牙体牙髓牙周病学杂志,2002,12:175-177.

2. 孙其飞,王松灵. 涎腺细胞氯离子通道的研究. 北京口腔医学,2006,14:226-228.

3. 细胞生物学名词审定委员会. 细胞生物学名词. 北京:科学出版社,2009:48-53.

4. 张苗苗,王玲. 人牙周膜成纤维细胞牵张激活的钙离子通道的研究进展. 口腔医学研究,2008,14: 586-587.

5. AGRE P,KOZONO D. Aquaporin water channels:molecular mechanisms for human diseases. FEBS Let,2003, 555:72-78.

6. CATTERALL W A,GOLDIN A L,Waxman SG. International Union of Pharmacology. XLVII. Nomenclature and structure-function relationships of voltage-gated sodium channels. Pharmacol Rev,2005,57 :397-409.

7. COSENS D J,MANNING A. Abnormal electroretinogram from a Drosophila mutant. Nature,1969,224:285-287.

8. DOYLE D A,MORAIS CABRAL J,PFUETZNER R A,et al. The structure of the potassium channel:molecular basis of K^+ conduction and selectivity. Science,1998,280:69-77.

9. DUAN X,MAO Y,YANG T,et al. ClC-5 regulates dentin development through TGF-β1 pathway. Arch Oral Biol,2008,54:1118-1124.

10. DUAN X. Ion channels,channelopathies,and tooth formation. J Dent Res. 2014 Feb;93(2):117-125.

11. HOU J,SITU Z,DUAN X. CLC chloride channels in tooth germ and odontoblast-like MDPC-23 cells. Arch Oral Biol,2008,53:874-878.

12. LEUNG H T,TSENG-CRANK J,KIM E,et al. DAG lipase activity is necessary for TRP channel regulation in Drosophila photoreceptors. Neuron,2008,6:884-896.

13. MACKINNON R,COHEN S L,KUO A,et al. Structural conservation in prokaryotic and eukaryotic potassium channels. Science,1998,280 :106-109.

14. MINDELL J A,MADUKE M. CLC chloride channels. Genome Biol,2001,2 :reviews 3003. 1-3003. 6.

15. SCHMIDT-ROSE T,JENTSCH T J. Reconstitution of functional voltage-gated chloride channels from complementary fragments of CLC-1. J Biol Chem,1997,272:20515-20521.

16. THOMAS J. Chloride and the endosomal-lysosomal pathway:emerging roles of CLC chloride transporters. J Physiol,2007,578:633-640.

17. TIAN M,DUAN Y,DUAN X. Chloride channels regulate chondrogenesis in chicken mandibular mesenchymal cells. Archs Oral Biol,2010,55,938-945.

18. WALTER F,BORON. Medical Physiology:A Cellular And Molecular Approach. Elsevier/Saunders. 2005:479.

19. WANG H,HUO N,LI F,et al. Osteogenic role of endosomal chloride channels in MC3T3-E1 cells. Mol Cell Biochem,2010,342(1-2):191-199.

20. WANG H,MAO Y,ZHANG B,et al. Chloride channel ClC-3 promotion of osteogenic differentiation through Runx2. J Cell Biochem,2010,111(1):49-58.

21. XUE Y,WANG W,MAO T,et al. Report of two Chinese patients suffering from CLCN7-related osteopetrosis and root dysplasia. J Craniomaxillofac Surg,2012 40:416-420.

第六章 表观遗传学与口腔颌面部 发育再生的关系

第一节 概　　述

一、表观遗传学的基本概念

经典遗传学认为,核酸是遗传的分子基础,生命的遗传信息储存在核酸的碱基序列中,碱基序列的改变会引起生物体表型改变,且这种改变可以从上一代遗传到下一代。而表观遗传学(epigenetics)是相对于经典遗传学而言,在细胞分裂增殖过程中,不改变相关基因的DNA序列而影响相关基因表达变化,并且这种改变还能通过有丝分裂和减数分裂进行遗传的学科。它主要研究与DNA序列变异无关的基因表达,可遗传性现象的本质、功能、形成机制及其在疾病发生和发展过程中的作用。例如:同卵双生的双胞胎有着相同的基因序列,却仍然存在外观表型的差异。

表观遗传学是改变生物体表型的因素之一。环境、饮食以及其他外部因素都有可能通过表观遗传影响基因的表达,从而导致表型差异。

二、表观遗传学的分类

表观遗传学的主要分子机制有DNA甲基化(DNA methylation)、组蛋白修饰(histone modification)、染色质重塑(chromosome remodeling)、非编码RNA(noncoding RNA,ncRNA)等。

1. DNA甲基化　DNA甲基化是一种可遗传的表观遗传学改变。通过与反式作用因子相互作用或者改变染色体结构,影响基因的表达,参与基因沉默、印记基因及转座子调控等众多生物学过程。DNA甲基化为哺乳动物的发育、遗传性疾病和肿瘤的发生等的研究提供了途径,也为更好地实现组织再生创造了新的可能。

所谓DNA甲基化是指在DNA甲基化转移酶(DNA methyltransferase,DNMTs)的作用下,催化S-腺苷甲硫氨酸为甲基供体,在基因组胞嘧啶和鸟苷酸(CpG)二核苷酸的胞嘧啶(C)5′碳位共价键结合一个甲基基团。甲基化位点可随DNA的复制而遗传,因为DNA复制后,甲基化转移酶可将新合成的未甲基化的位点进行甲基化。在哺乳动物中DNMTs主要有四种:DNMT1、DNMT3A、DNMT3B和DNMT3L(还有一个DAMT2,主要为tRNA甲基转移酶,该酶有微弱的DNA甲基转移酶活性)。在DNA复制完成后,DNMT1是催化甲基转移至新合成的DNA链上的甲基化位点反应中最主要的酶,这一现象称为维持甲基化。而DNMT3A和

DNMT3B 则主要负责催化核酸链上新的甲基化位点发生反应,称为形成甲基化。DNMT3L 在 DNA 甲基化转移酶家族中属于不具有甲基转移酶活性的调节酶,其主要作用是调节其他甲基转移酶的活性。

启动子区 CpG 岛的甲基化状态是当前 DNA 甲基化研究的热门领域之一。CpG 岛是由基因组中长度为 300~3 000bp 的富含 CpG 二核苷酸的一些区域组成,主要存在于基因的启动子区和第一外显子区域。启动子区域 CpG 岛的未甲基化状态是基因转录所必需的。而 CpG 岛序列中的 C 甲基化后,尽管基因序列没有改变,但基因不能启动转录,也就不能发挥功能,导致生物表型改变。

多数基因本体缺乏 CpG 岛,但其甲基化却普遍存在。大量研究已经证实,基因转录水平和基因本体的 DNA 甲基化有关。人类基因组 DNA 甲基化水平的研究结果显示,高表达的基因有非常高的甲基化水平。但基因本体的 DNA 甲基化与基因转录之间的关系不是普遍一致的,也有研究显示降低基因本体甲基化水平能够提高基因的表达,这可能与特定的物种或细胞类型有关。此外,在一些癌症及肿瘤发生过程中,DNA 甲基化水平会发生变化并影响基因表达。基因本体 DNA 甲基化的功能目前还不是很明确,有假设提出可能与 RNA 的选择性剪切有关,还有假设提出甲基化能防止基因内发生错误的转录起始。因此,基因本体甲基化的功能尚待进一步研究。

此外,增强子的 DNA 甲基化状态与其活性成反比关系,增强子 DNA 低甲基化,基因表达上调;增强子 DNA 高甲基化,基因表达下调。沉默子 DNA 甲基化程度增加能够提高沉默子的活性,增加转录抑制。转座子的 DNA 高甲基化可以抑制其转座活性,从而维持基因组的稳定性。

DNA 甲基化在生物体内有多方面的重要意义。正常的甲基化对维持细胞的生长和代谢是必需的,具体的体现如:细胞分化和胚胎发育、X 染色体失活、基因印迹等。而异常的 DNA 甲基化则会引发疾病(如肿瘤),因异常的甲基化一方面可能使抑癌基因无法转录(如在很多肿瘤组织中 p53 基因发生了高度甲基化),另一方面也会导致基因组不稳定(如 5-mC 在脱氨反应中转化为胸腺嘧啶,如没有及时修补,就会发生基因变异,引发可遗传疾病)。显然,研究 DNA 甲基化有助于了解生物生长发育及疾病治疗。在今后的研究中,如果可以去除基因治疗过程中细胞对外来基因的甲基化,将会增加疾病治愈的概率。

2. 组蛋白修饰 细胞内具有遗传物质的染色体,主要是由脱氧核糖核酸(DNA)和蛋白质构成,染色体上的蛋白质有两类:一类是低分子量的碱性蛋白,即组蛋白(histone),另一类是酸性蛋白质,即非组蛋白蛋白质(non-histone protein)。组蛋白是存在于真核生物体细胞染色质中的一组进化上非常保守的碱性蛋白质,含精氨酸和赖氨酸等碱性氨基酸较多,约占氨基酸残基总数 25% 左右。组蛋白分为 5 种类型:H1、H2A、H2B、H3、H4。后四种组蛋白各两个形成组蛋白八聚体,构成核小体的核心,占核小体质量的 1/2。组蛋白并不是通常认为的静态结构,它们在翻译后的修饰中会发生改变,从而提供一种识别的标志,为其他蛋白与 DNA 的结合产生协同或拮抗作用,它是一种动态转录调控成分,称为"组蛋白密码假说"。组蛋白的 N-端尾部暴露在核小体的表面,可发生共价修饰,从而对基因表达发挥调控作用。常见的组蛋白尾部修饰方式有:乙酰化、甲基化、磷酸化、泛素化、多聚 ADP 糖基化等,这些修饰方式灵活地影响着染色质的结构和功能,既可以阻遏也可以促进基因的转录。参与组蛋白修饰的酶主要有组蛋白甲基转移酶(histone methyltransferase,HMT)、组蛋白乙酰转移酶(histone acetyltransferase,HAT)、组蛋白激酶(histone kinase)和组蛋白泛素化酶(histone ubiquitylase)等,这些酶是催化相应基团结合到组蛋白氨基残基上所必需的酶。同时,相应的也有组蛋白去甲基化酶(histone demethylase,HDM)、组蛋白去乙酰化酶(histone deacetylase,HDAC)、组蛋白磷酸酶(histone phosphatase)和组蛋白去泛素化酶(histone deubiquitylase),这些酶可以去除结合在组蛋白氨基残基上的分子基团。大量研究证明组蛋白修饰是一个动态可逆的过程,基团的添加和去除就是由以上一系列酶的催化反应形成的。

组蛋白翻译后修饰影响基因表达的途径有三种:①改变其周围的环境(如电荷量和 pH 值等),增强或减弱转录因子或转录辅因子与 DNA 间的作用;②直接改变染色质结构和凝集状态,进而影响蛋白质间和蛋白与 DNA 间的相互作用;③作为信号影响下游蛋白,进而调控基因表达。

(1) 乙酰化:组蛋白乙酰化多发生在核心组蛋白 N 端碱性氨基酸集中区的特定赖氨酸(lysine,K)残基。由于赖氨酸为正电荷氨基酸,可帮助组蛋白与 DNA 的负电荷糖-磷酸骨架紧密结合,乙酰化造成的正电荷中和效应可减弱 DNA 与组蛋白的相互作用,使染色质呈疏松状态而有利于基因表达。组蛋白的乙酰化和去乙酰化与基因的表达调控密切相关,负责组蛋白乙酰化和去乙酰化的是两种功能相互拮抗的蛋白酶:组蛋白乙酰转移酶和组蛋白去乙酰化酶,两者之间的动态平衡控制着染色质的结构和基因的表达。而组蛋白去乙酰化酶抑制剂(HDACi)调控 HDAC 与 HAT 之间的平衡。如果 HDAC 过度表达并被转录因子募集,就会导致特定基因的不正常抑制,从而导致炎症性自身免疫病等疾病。

组蛋白甲基化是由组蛋白甲基化转移酶完成,发生在组蛋白 H3 和 H4 的精氨酸和赖氨酸残基上的一种共价修饰作用。赖氨酸甲基化修饰通常发生在组蛋白 H3 赖氨酸 4、9、27、36 及 79 位残基,以及组蛋白 H4 赖氨酸 20 位残基;精氨酸甲基化修饰通常发生在组蛋白 H3 精氨酸 2、8、17 及 26 位残基,及组蛋白 H4 精氨酸 3 位残基上。N 末端拖尾上的 K4 和 K9 便是其中两个常发的甲基化位点,由组蛋白甲基转移酶催化。组蛋白的甲基化形式可分为单甲基化、双甲基化和三甲基化三种,由于甲基化形式的多样性,组蛋白甲基化能够出现千万种修饰类型,这就极大地增加了组蛋白修饰调节基因表达的复杂性,为组蛋白甲基化发挥调控作用提供了更大的潜能。研究表明,每个赖氨酸可以有三种不同的甲基化状态,即单甲基化、双甲基化和三甲基化,而精氨酸也可被单甲基化或双甲基化。基于甲基化位点和受调节基因的不同,组蛋白甲基化对基因表达的影响也不同。如精氨酸的甲基化及 H3K4、H3K36、H3K79 的甲基化通常与基因活化有关,而 H3K9、H3K27、H4K20 的甲基化则通常与基因抑制有关。组蛋白的甲基化修饰能够影响基因的转录、翻译和细胞调控。越来越多的研究表明,组成核小体的核心组蛋白尾部的各种修饰之间存在相互联系。DK Pokholok 等在对酵母菌基因组的核小体修饰研究中发现,组蛋白的乙酰化和甲基化都与基因的转录活性相关,但乙酰化主要发生在基因转录的起始,而甲基化则贯穿整个转录区域;组蛋白乙酰化修饰是暂时的,能选择性地使某些染色质区域的结构从紧密变得松散,为某些基因的转录提供前提,增强其表达水平;而组蛋白甲基化修饰较稳固,特别是三甲基化修饰,能够长期影响表观遗传学记忆(long-term epigenetic memory)。

组蛋白的甲基化修饰是由组蛋白甲基化转移酶和组蛋白去甲基化酶共同调节,使组蛋白的甲基化形式处于一个动态变化的过程,组蛋白的甲基化与去甲基化扮演着不同的生物学功能。组蛋白甲基转移酶包括组蛋白-精氨酸 N-甲基转移酶和组蛋白-赖氨酸 N-甲基转移酶,其中组蛋白精氨酸甲基化主要由 PRMT(protein arginine methyltransferase)家族部分成员和精氨酸甲基转移酶 1(cofactor associated arginine methyltransferase,CARM1)催化完成;组蛋白赖氨酸甲基化由包含 SET 结构域的甲基转移酶催化完成。现已发现的组蛋白去甲基化酶分为两个家族:赖氨酸特异性去甲基化酶 1(lysine-specific demethylase 1,LSD1)和含有 JmjC 结构域的组蛋白去甲基化酶。前者催化单甲基化和二甲基化的赖氨酸,后者催化三甲基化的赖氨酸。

（3）磷酸化:组蛋白磷酸化修饰在基因转录、有丝分裂、细胞凋亡、DNA 损伤修复、DNA 复制和重组过程中发挥着直接的作用。通常认为磷酸基团携带的负电荷中和了组蛋白上的正电荷,造成组蛋白和 DNA 之间亲和力的下降。

（4）泛素化:组蛋白的泛素化修饰就是蛋白质的赖氨酸残基位点与泛素分子的羧基端相互结合的过程。组蛋白的泛素过程也是可逆的,经诱导后会被去泛素化。

3. 染色质重塑　在 DNA 复制、转录、修复和重组等过程中,染色质的包装状态、核小体中的组蛋白及对应的 DNA 分子会发生改变,这些结构的变化被称为染色质重塑。染色质的基本结构单元是核小体,由 147bp 的 DNA 缠绕在组蛋白八聚体上组成。染色质重塑暴露了基因转录启动子区中的顺式作用元件,为反式作用因子的结合提供了可能。其基本生物化学特点是染色质的一定区域对核酸酶敏感性的改变,对应的物理改变是核小体的位置和状态的变化。染色质重塑已经成为目前生物学中最重要和前沿的研究领域之一。染色质重塑主要包括三个方面:

（1）通过突出于核小体核心结构之外的组蛋白 N 末端尾端的修饰影响染色质的结构和基因表达,包括位点特异的磷酸化、乙酰化、甲基化、泛素化以及相应修饰基团的去除。

（2）SWI/SNF 和有关的染色质重塑复合物利用 ATPase 和解旋酶活性来改变核小体在 DNA 上的位置。

（3）DNA 的甲基化,即对 CpG 中的胞嘧啶进行甲基化修饰。DNA 甲基化可以以表观遗传的方式标记顺式作用元件从而调节转录因子与 DNA 的相互作用,也有人说 DNA 甲基化是通过形成不活跃的染色质结构而发挥作用。

目前认为染色质重塑模型主要有滑动、重建和组蛋白突变体交换模型。①滑动模型是指染色质重塑复合物以 ATP 水解释放的能量对核小体进行重塑,结果组蛋白多聚体滑行到同一个 DNA 分子的另一个位点,称为顺式滑行;或滑行到不同 DNA 分子的某一位点,称为反式滑行。滑行的结果是组蛋白八聚体与 DNA 发生相对移动,使核小体 DNA 的限制性酶切位点暴露,并促使转录因子与相应序列元件结合。②重建模型是指核小体的重建。可以是两个独立的核小体被结合在一起形成一个新的稳定结构。③组蛋白突变体交换模型的建立则是基于 SWR1 复合物的出现。该复合物可水解 ATP,使 H2A/H2B 与 H2A. Z/H2B 二聚体发生交换。

4. 非编码 RNA　随着对基因组的深入研究,发现真核生物中存在许多形态和功能各异的非编码 RNA 分子(non-coding RNA,ncRNA),即没有可编码开放阅读框的 RNA 分子,这类 RNA 分子并不表达蛋白质,但它们在基因转录水平、转录后水平及翻译水平起了重要的调控作用。近年来,非编码 RNA 在表观遗传修饰中扮演着越来越重要的角色。研究表明,在已完成测序的 90% 的人类基因组中仅有 1.5% 的 RNA 编码蛋白质,其余都是 ncRNA。

ncRNA 按大小可分为两类：长链非编码 RNA（long ncRNA，lncRNA），lncRNA 是指长度超过 200nt 的非编码 RNA；短链非编码 RNA（small ncRNA，sncRNA），sncRNA 是指长度小于 30nt 的非编码 RNA。lncRNA 在基因簇以至于整个染色体水平发挥顺式调节作用，sncRNA 在基因组水平对基因表达进行调控。

非编码 RNA 参与基因表达的调控作用主要包括：①在转录前水平的调节作用（包括染色质组装、组蛋白修饰、DNA 甲基化）；②对基因转录的调控；③在转录后水平的调节作用；④对基因翻译的调控；⑤在翻译后水平的调节作用等。非编码 RNA 分子在基因表达各水平发挥重要的调节作用，其作用方式多种多样，同一生物学作用可能由多种非编码 RNA 分子的不同调节共同参与完成，非编码 RNA 分子之间也具有相互调节作用，并且细胞中还存在一套调节这类 RNA 分子表达水平的完善机制。这些具有调控作用的非编码 RNA 具有高度的灵活性，有的既可以以碱基互补的方式与 DNA 结合，又可以形成高级结构与蛋白质结合，非编码 RNA 分子之间还可以相互结合而行使功能，这些具有相互调节作用的 RNA 分子形成一个高度复杂而有序的网络，以维持基因表达的有序性和平衡性。

（1）和编码基因相比，lncRNA 也经过拼接，也有帽子结构和多聚 A 尾巴，但缺乏开放阅读框。目前认为 lncRNA 的来源主要有：蛋白编码基因受多种因素作用而断裂，形成 lncRNA；非编码基因转录形成 lncRNA；染色质重排中两个分开区域紧密靠拢，形成 lncRNA；非编码小 RNA 中某段序列多次复制形成 lncRNA；转录因子中插入一段序列形成 lncRNA 等。lncRNA 主要在三个水平上对基因表达进行调控：

1）在表观遗传水平上，在胚胎发育阶段，lncRNA 通过表观修饰参与基因组印迹、X 染色体沉默以及染色体剂量补偿效应等重要生命活动，对于胚胎的正常发育和组织细胞分化至关重要；

2）在转录水平上，lncRNA 在自身转录时可干扰邻近基因的表达；此外，某些 lncRNA 可作为转录因子的共激活因子调控基因转录、募集转录调控因子至靶基因启动子，调控靶基因转录以及与 DNA 通过碱基互补形成三螺旋复合物，影响靶基因转录；

3）在转录后水平上，lncRNA 可被剪切成 sncRNA 发挥调控作用，或通过碱基配对与互补 mRNA 形成双链 RNA，掩蔽 mRNA 分子作用位点，组织 mRNA 被其他 sncRNA 降解。

（2）sncRNA 包括微小 RNA（microRNA，miRNA）、小干扰 RNA（small interfering RNA，siRNA）和 Piwi 相互作用 RNA（piwi-interacting RNA，piRNA）。sncRNA 一般是在两个水平上对基因表达进行调控：①转录水平，即转录基因沉默（transcriptional gene silencing，TGS）；②转录后水平，即转录后基因沉默（post-TGS，PTGS）。TGS 抑制转录的发生是通过染色质修饰和异染色质化，而 PTGS 则通过降解 mRNA 或阻止 mRNA 翻译来影响 RNA 的翻译，总之 TGS 和 PTGS 最终都是使基因沉默。sncRNA 调控基因表达的机制相对于 lncRNA 简单且单一，因为不论 TGS 或 PTGS，其作用机制都是 sncRNA 的序列与目的基因相匹配，两者配对、结合使基因不能发生转录，或 mRNA 不能发生翻译。

其中 miRNA 是一种大小约 21~23 个碱基的单链小分子非编码 RNA，在转录后水平调节基因表达。第一个被确认的 miRNA 是在线虫中首次发现的 lin-4 和 let-7，可以通过部分互补结合到目的 mRNA 的 3' 非编码区（3' UTR），以一种未知方式诱发蛋白质翻译抑制，进而抑制蛋白质合成，通过调控一组关键 mRNAs 的翻译从而调控线虫发育过程。随后多个研究小组在包括人类、果蝇、植物等多种生物物种中鉴别出数百个 miRNAs，这些 miRNAs 多数具有和其他参与调控基因表达的分子一样的特征——在不同组织、不同发育阶段中的表达水平有显著差异。miRNAs 这种具有分化的位相性和时序性的表达模式,提示其有可能是参与调控基因表达的分子,因而具有重要意义。

　　miRNA 通常是由 RNA 聚合酶 II 在核内转录,最初产物为大的具有帽子结构(7MGpppG)和多聚腺苷酸尾巴(AAAAA)的 pri-miRNA。pri-miRNA 在核酸酶 Drosha 和其辅助因子 Pasha 的作用下被处理成由 70 个核苷酸组成的 pre-miRNA。RAN-GTP 和 Exportin 5 将 pre-miRNA 输送到细胞质中。随后,另一个核酸酶 Dicer 将其剪切,产生约为 22 个核苷酸长度的 miRNA:miRNA 双链。这种双链很快被引导进入 RNA 诱导的沉默复合体(RNA-induced silencing complex,RISC)中,其中一条成熟的单链 miRNA 保留在这一复合体中。成熟的 miRNA 结合到与其互补的 mRNA 位点,通过碱基配对调控基因表达。

　　研究表明,miRNAs 参与无脊椎动物生命过程中一系列重要的进程,包括细胞增殖和细胞凋亡、脂肪代谢、神经模式和肿瘤形成。由于一些 miRNAs 在不同种系中高度保守,它们可能参与所有动物的发育过程。例如,miR-181 促进鼠 B 细胞发育,并且在哺乳动物成肌细胞分化过程中与同源异形盒蛋白 Hox-A11 相互作用。在低等生物发育过程中,miRNAs 对细胞分化至关重要,一些 miRNAs 参与维持细胞的分化状态。研究发现 miR-181 在细胞分化过程中的表达异常上调,并且下调同源异形盒蛋白 Hox-A11(细胞分化抑制剂),决定了分化细胞的肌肉表型,由此确定 miR-181 与哺乳动物骨骼肌分化过程密切相关。在脊椎动物发育过程中,miRNA 通过转录后机制抑制 *HOX* 基因表达。例如,在肌发生过程中 3 个高度保守的肌特异性 miRNAs,miR-1、miR-133 和 miR-206,在初始人成肌细胞和鼠间充质 C_2C_{12} 干细胞系的成肌细胞-肌管过渡过程中均有表达。miR-196a 可调节一些 *Hox* 基因,编码各种与动物发育过程相关的转录因子家族。研究发现哺乳动物 *HOX* 簇的 3 个旁系同源位点 A、B 和 C 编码 miRNA-196,其拥有广泛、进化保守互补的 HOXB8、HOXC8、HOXD8 信息。

三、表观遗传学的研究现状

　　1. 表观遗传与肿瘤　在很多肿瘤中,DNA 甲基化发生了变化,出现大量甲基化缺失的现象,但在一些特殊的启动子区也出现了 DNA 甲基化获得的现象。基因启动子区的 CpG 岛在正常状态下一般是非甲基化的,当其发生甲基化时,常导致基因转录沉默,使重要基因如抑癌基因、DNA 修复基因等丧失功能,从而导致正常细胞的生长分化失调以及 DNA 损伤不能被及时修复,这在肿瘤的发生和发展过程中起到了不容忽视的作用。胃癌、结肠癌、乳腺癌和肺癌等众多恶性肿瘤都不同程度地存在一个或多个肿瘤抑制基因 CpG 岛高甲基化。目前已经发现了众多在肿瘤中由于高甲基化导致表观沉默的基因,包括 DNA 修复基因(*MGMT*、*hMLH1*、*hMLH2*、*BRCA1* 等)、细胞周期调控相关基因(*cyclinD1*、*cyclinD2*、*Rb*、*p16*、*p53*、*p73* 等)、信号传导相关基因(*RASSF1*、*LKB1/STK11* 等)、凋亡相关基因(*DAPK*、*CASP8* 等)等。此外,低甲基化状态的原癌基因表达增强也是促使肿瘤发生的一种机制。近年来发现,整个基因组的低甲基化调控着肿瘤的发生发展,但其与肿瘤的因果关系不明确,对于其是肿瘤发生的起始事件,还是肿瘤发展中的促进维持因素仍存在争论。目前,就全基因组低甲基化状态的原因提出了以下几点假设:①重要甲基供体 S-腺苷-L-甲硫氨酸(SAM)功能受限;②DNA 完整性受损;③DNA 甲基转移酶(DNMTs)表达水平和(或)活性改变。

组蛋白异常修饰与肿瘤发生发展也密切相关。目前研究的热点主要集中于组蛋白 H3、H4 的乙酰化和甲基化修饰。研究表明,肿瘤细胞的组蛋白大多呈现低乙酰化和高甲基化状态,活化组蛋白的修饰可启动基因的表达,而抑制组蛋白活性的修饰可引起相关基因的沉默。此外,组蛋白修饰相关酶的功能紊乱也可能与肿瘤的发生发展有关,如组蛋白去乙酰化酶异常结合到特定的启动子区,抑制功能基因的转录可能是肿瘤发生的机制之一。

非编码 RNA 基因调控功能的异常在转录及表观遗传学水平也调控着肿瘤的发生发展,如调控性 RNA,包括 miRNA、核仁小 RNA(small nucleolar RNA,snoRNA)等的表达及功能的异常,在基因转录后水平调控癌基因或者抑癌基因 mRNA 的表达及功能,从而影响癌基因和抑癌基因的功能。长链非编码 RNA 的功能异常,使肿瘤相关基因表观遗传修饰发生改变,进而也影响肿瘤的发生发展。

研究肿瘤形成中发生的表观改变,对肿瘤的发生机制、早期诊断及预防治疗大有裨益。DNA 的高甲基化是肿瘤发生的早期事件,高灵敏度的甲基化状态检测技术有助于肿瘤的早期诊断。目前,基于表观遗传学的肿瘤治疗的主要研究方向为 DNA 甲基化抑制剂和组蛋白去乙酰化抑制剂,现已有多个去甲基化药物进入临床试验并取得了初步疗效,特别是血液系统性恶性肿瘤的治疗。但由于机体具有复杂的内环境和免疫调节系统,使得通过研究阐明这种极易受外环境影响的表观表达谱的调节变得非常困难。尽管如此,也可将现有的表观遗传学研究成果进行开发应用,如寻找疾病诊断、药物疗效和疾病预后的表观生物标记物等;甚至可以设计靶向性更强的特异性表观调节药物来干预那些特定表观遗传改变,重塑肿瘤病因中的表观表达谱。由此可以预见,表观遗传学抗肿瘤药物研究和开发将是一个非常有前景的发展方向。

2. 表观遗传与糖尿病　　表观遗传学反映了基因与环境的联系,遗传与环境因素相互作用可引起复杂的遗传紊乱。Ⅰ 型糖尿病多数由遗传与环境因素相互作用,引发特异性自身免疫反应选择性破坏胰岛 β 细胞,导致胰岛素绝对缺乏,最终出现糖尿病症状。Ⅱ 型糖尿病属于多基因遗传疾病,无论是基因修饰还是不良的子宫内环境暴露、低出生体重和高龄等环境因素干扰均可通过表观遗传学修饰影响基因表达,从而导致疾病表型的呈现。

Volkmar 等分析了糖尿病患者与非糖尿病患者的胰岛细胞中 254 个基因启动子区的 276 个 CpG 位点,结果显示两组患者的 DNA 甲基化状态存在显著差异。胰岛素基因(insulin,INS)区域是与糖尿病相关联的重要区域,研究显示,INS 基因启动子转录起始位点(transcript start site,TSS)邻近的 CpGs 的 DNA 甲基化在 β 细胞成熟及调节胰岛素基因表达方面可能存在重要作用。此外,胰岛相关基因如肝细胞核因子-4α(Hepatocyte nuclear factor-4α,Hnf4α)的 CpG 岛高甲基化,可使该基因表达降低,影响胰岛 β 细胞的分化。有研究表明,人过氧化物酶体增殖物激活受体 γ(PPARγ)辅激活因子 1A(PPARGC1A)的启动子区 DNA 甲基化水平上升,可以直接导致其 mRNA 表达下降和胰岛素的分泌减少。

同样,组蛋白修饰也与糖尿病关系密切。研究发现 β 细胞胰岛素基因启动子区的组蛋白 H3 乙酰化水平及组蛋白 H3 赖氨酸 4(H3K4)甲基化水平均明显升高。H3K4 甲基化水平的维持需要招募转录因子 PDX-1,PDX-1 可通过募集 HTM Set7/9 至胰岛素基因启动子区域来维持 H3K4 的高甲基化水平,进而促进胰岛素基因的表达。此外,相关研究指出,脂肪细胞对胰岛素的敏感性与脂联素基因组蛋白 H3 的修饰有关,胰岛素抵抗的形成涉及了基因表达和信号传导的异常,与多个转录因子和组蛋白乙酰化相关,提示了乙酰化修饰在糖尿病治疗中的良好前景。

3. 表观遗传与心血管疾病　心血管疾病已被认为是受表观遗传学规律控制的人类重要疾病，如动脉粥样硬化、高血压、心肌梗死、冠心病等，是中老年人的常见病、多发病，严重危害人类身体健康。而动脉粥样硬化和高血压同时又是与多基因遗传相关的疾病，现阶段已有的研究成果提示动脉粥样硬化、高血压病的相关候选基因的表达与 DNA 甲基化及组蛋白修饰之间可能有一定的关联性。

动脉粥样硬化（atherosclerosis，AS）是冠心病、心绞痛等心血管疾病的始动病因，受遗传和环境的共同影响。近年来的研究陆续发现，在 AS 发生发展过程中，患者病变组织和外周血细胞的整体基因组处于异常低甲基化状态，DNA 低甲基化可促使血管平滑肌增殖及纤维沉积，以及使外周血参与免疫和炎症反应的细胞过度增殖，从而促进了 AS 的发生发展。与此同时，某些特定基因启动子区 CpG 岛也存在异常高甲基化现象，目前已报道的特定基因异常甲基化的研究包括雌激素受体（ER）、细胞外超氧化物歧化酶（EC-SOD）及抑癌基因 p53 等少数几个。AS 的特点是病程中多基因变化的复杂性，研究显示在不同信号通路参与调节血管细胞间的动态平衡中，HDAC 扮演了重要角色。此外，有研究显示，HDAC 对细胞增殖、迁移和内皮及平滑肌细胞的凋亡有一定的调节作用，故有可能成为 AS 等心血管病的新型治疗靶标。

高血压病的发病机制和病变过程比 AS 更为复杂，与交感神经系统活性增强、肾脏水钠潴留、肾素-血管紧张素-醛固酮系统（RAAS）激活等有关。研究发现，异常的 DNA 甲基化修饰可能参与调控某些高血压病候选基因的表达，最终导致高血压的发生发展。其中，血管紧张素 II 受体的亚型 AT1b 受体基因低甲基化或去甲基化都会导致高血压的产生。此外，研究发现，羟基类固醇脱氢酶（*11β-HSD2*）基因甲基化水平的改变与高血压的发病密切相关。*11β-HSD2* 基因启动子及第一外显子区的 CpG 岛发生甲基化会导致基因转录活性及表达水平下降，引起血压升高。

4. 表观遗传与衰老　越来越多的证据表明，衰老进程中很大一部分基因表达的改变是由影响基因表达的表观遗传学修饰改变所引起的。研究表明，随着衰老会出现两种 DNA 甲基化改变，一个是全身 5-胞嘧啶甲基化的减少，另一个是特异位点的甲基化获得。全身 DNA 甲基化水平降低主要发生在重复序列区域（如 Alu 序列）和组成性异染色质区域，是由异染色质 DNA 被动去甲基化造成的，主要原因为 DNA 甲基转移酶 1 功能缺失或辅因子错误定位靶目标。此外，最近发现在衰老进程中，DNA 特异位点高甲基化的基因包括肿瘤抑制基因 *COX7A1*、*LOX*、*RUNX3*、*TIG1*、*p16INK4A*、*RASSF1* 等，生长发育基因 *IGF2*、*CFOS*，DNA 损伤修复基因 *MLH1* 以及一些信号传递基因 *FZD1* 和 *FZD7* 等，这些改变与衰老的临床病理表现具有明显相关性，如肿瘤、神经退行性病变、心血管疾病等。

其他的表观遗传现象，如组蛋白修饰和染色质结构状态也随着衰老而变化。在衰老过程中，组蛋白的甲基化水平和甲基化形式都发生了变化。此外，调节组蛋白甲基化水平的甲基化酶在生物衰老过程中也有重要作用。如 H3K79 的甲基化酶 DOT1L 参与调节细胞增殖和分化，该酶活性缺失造成细胞周期阻滞在 G1 期，染色质结构紊乱，导致细胞衰老。衰老细胞中也存在染色质结构紊乱的现象，染色质（尤其是异染色质）高级结构异常是导致衰老的重要原因。染色质结构还可以影响 DNA 损伤的修复，而 DNA 损伤的累积可导致细胞衰老。

表观遗传学机制对衰老的影响不仅是复杂的，而且是双向的。表观遗传学改变比遗传学改变的可逆性更强,针对这些可逆性的研究对一些衰老相关疾病,如癌症、老年神经性病变、免疫功能缺陷、骨质疏松等有着潜在的治疗价值。

5. 表观遗传与发育　在发育过程中,表观遗传学维持着稳定的基因表达。然而,基因组会发生表观遗传学重编程。正常人体在发育早期会发生两次表观遗传学重编程,主要以DNA甲基化改变为主,这对激活细胞的全能性有重大意义。①基因组印记又称遗传印记,是指亲代来源的染色体上的等位基因差异表达。因为来自双亲的同源染色体或等位基因在功能上存在差异,不同性别的亲本传给子代时可引起不同的表型。DNA甲基化、组蛋白修饰等对印记形成十分重要。②X染色体失活是指哺乳动物雌雄性个体中X染色体的数量不同,需要以一种方式来解决X染色体数量上的差异。在雌性哺乳动物中,两条X染色体有一条是失活的,称为X染色体失活。大量证据显示,X染色体失活状态的维持有多种机制,如DNA甲基化、组蛋白去乙酰化等。

胚胎要从具有无限分化潜能的全能干细胞逐渐成为各种高度分化的细胞,以构成各司其职的组织和器官,维持机体的完整功能。表观遗传修饰能调节转录,在组织分化过程中发挥重要作用。例如,Hox基因编码对胚胎发育有重要作用的转录因子。近来研究发现,组蛋白去甲基化酶可去除Hox启动子区的组蛋白赖氨酸甲基化抑制标记,这是Hox在胚胎全能干细胞中沉默而在胚胎形成时却快速活化的原因之一。而DNA甲基化则使特殊序列,如多能性相关基因和转座子出现持久、稳定的沉默。近年大量的研究表明,miRNA在细胞分化、组织发生过程中的作用也不可小视。

此外,表观遗传调控在口腔领域的研究也在不断深入,其与口腔疾病的发生发展、口腔颌面部发育、口腔颌面部再生都存在着密切的关系。系统和深入地研究表观遗传学有利于揭示生物的生长、发育和人类疾病等许多生命现象的本质。总之,表观遗传学已成为生命科学研究的焦点,它弥补了经典遗传学的不足,为人类疾病指明了新的研究方向。自从表观遗传学提出以来,人们对其内容和机制以及与疾病的关系有了一定的了解,2003年人类表观基因组计划的提出与实施,更加深了人们对表观遗传的理解与认识,引起了人们的重视。虽然已经发现表观遗传与人类生物学行为有密切关联,但其中的很多相关机制尚未完全明确,今后的研究中,还应进一步深入研究表观遗传学机制、基因表达与环境变化之间的关系,扩大其研究范围,丰富其内涵,为各类疾病的监测、诊断、预防、治疗等方面的研究提供更切实的依据。

第二节　表观遗传学在口腔颌面部发育中的作用研究

胚胎要从具有无限分化潜能的全能干细胞逐渐成为各种高度分化的细胞,以构成各司其职的组织和器官,维持机体的完整功能。但所有体细胞拥有同一套基因组,它们是如何完成复杂的分化过程的呢? 表观遗传修饰能调节转录,它在组织分化过程中发挥了重要作用。表观遗传修饰改变了染色体的空间构象以及与转录调节因子的结合模式,从而调控染色体的活性,进而调节生物体的发生发育过程,在口腔颌面部发育中同样也发挥着重要的作用。

在口腔颌面部的发育过程中,牙齿的形态发生和萌出是上皮-间充质相互作用的结果,其中各个阶段均受到多种因素的调控,环境、遗传(基因)、表观遗传在牙齿发育过程中都发挥着重要的作用。但是,即使一个单基因或一个主要的环境因素已经确定发生了特异性的突变,在同一家庭受影响的个体之间、同一个体的不同牙位之间、甚至同一牙列的不同牙位之间,牙齿的表型也往往会显示出不同的变化;并且这些相同或非常相似的表型变化,包括牙齿数量或结构异常,都有可能来自不同的病因,即不仅是不同的基因突变,还有可能是环境因素导致相似的表型变化。

实际上,发育调控基因之间的对立平衡的破坏,无论是活化作用还是抑制作用的增强,都会导致牙齿畸形。在个体牙胚的发育过程中,存在着关键阶段,如果该过程失控,牙胚就不会进一步发育或发生凋亡。分子遗传学的进展有助于阐明表观遗传因素如何参与牙胚的复杂过程的时空调控。此外,随着复杂系统图像分析技术的发展,学者们正在对牙齿表型进行新的定义,即根据成像系统产生的二维和三维数据,使用数学方法如几何形态测定技术等进行分析,可以更加准确地判定牙齿发育的差异。此外,在不同的组织中,一些相关的、活跃的牙胚发育调控基因的异常突变可导致一系列综合征,其中包括牙齿的异常。

许多造成人类牙齿异常的常见因素是相互关联的,显示了遗传多效性效应。双胞胎是研究表观遗传现象的一个经典模型。同卵双生子的基因组序列完全相同,但长大后往往在性格、健康和疾病易感性方面存在很大差异,这很大程度上要归因于表观遗传对不同基因表达的调控。结构方程模型也可以用来分析遗传和环境因素的影响,从双胞胎收集到的表型和 DNA 数据,可采用 3 种不同的方法进行分析,即全基因组关联分析(genome-wide linkage analysis)、全基因组相关性分析(genome-wide association analysis,GWAS)和推定的候选基因关联分析(association analysis of putative candidate genes),以确定牙胚发育的关键基因,并阐明表观遗传因素和环境因素如何影响该过程。

Kotsomitis 等发现同卵双胞胎之间的先天缺牙数是有差别的,并不像人们所想象的那样一模一样。同卵双胞胎之间发生的先天多生牙可能和局部发育加速有关。通过应用更为精细的遗传模式分析策略对双胞胎间的差异进行分析,研究者发现了非基因因素在决定牙尖位置变异上的重要性。另外,Townsend 等还认为,尽管表观遗传调控牙齿数量、位置的机制尚不清楚,但是与 DNA 甲基化和组蛋白乙酰化无关;他们认为在牙齿发育过程中是局部表观遗传信号的微小改变导致了未来同卵双胞胎的牙齿之间巨大的表型变异。一个关于 9 个日本人的“人锁骨颅骨发育不全综合征”的研究表明,在个体多生牙的基因表达中,相当大的变化的是同一基因突变,这与一对同卵双胞胎的不一致性相同。这些发现支持多生牙的形成不仅受遗传因素,也受环境和表观遗传因素影响的看法。

一个研究小组最近报道了一项关于第一乳牙在口腔中出现的时间和 1 岁婴儿牙齿数量的 GWAS 研究。研究对象是芬兰北部出生的 4564 人,并进一步从家长和孩子中选择了 1518 人进行了 Avon 亲子纵向队列研究。研究人员发现了与所研究的牙齿表型相关联的几个位点,包括一些已知的基因,如 EDA、HOXB2 和 IGF2BP1 等。另外,HOXB 基因簇的一个变体,也被发现与在 31 年中需要正畸治疗的牙齿咬合问题有关。澳大利亚学者对双胞胎的牙齿和面部的研究已经持续了近 30 年,对 600 对双胞胎的队列分析已证实,表观遗传因素强烈影响乳牙出现的时间。

近年来,越来越多的研究发现,表观遗传机制可能参与了面部发育畸形的发病过程。面部发育畸形主要包括面裂(orofacial clefts)、腭裂(cleft palate,CP)及唇裂(cleft lip,LP)。很多发育异常综合征患者表现出腭裂及唇裂,包括 Apert's、Stickler's、Treacher Collins、Van der Woude's 及 Patau's 综合征等。环境因素的影响能通过表观遗传机制介导,如营养、吸烟等因素对 DNA 甲基化模式有显著影响。在一项全基因组关联研究(GWAS)中,基因-环境模型为孕期常见的三种环境风险之一,结合单核苷酸多态性(SNP)技术,发现 9 号染色体上的 *MLLT3* 和 *SMC2* 基因有多个 SNP 位点与饮酒后 CP 风险增加有关,12 号染色体上的 *TBK1* 基因和 18 号染色体上的 *ZNF236* 基因有多个 SNP 位点与母亲吸烟后腭裂风险增加有关,8 号染色体上的 *BAALC* 基因有多个 SNP 位点与多种维生素的补充密切相关。此外,调控表观遗传修饰的基因若发生突变,也可导致发育异常,如 *DNMT3b* 基因突变可引起免疫缺陷、着丝粒不稳定及面部异常(immunodeficiency, centromeric region instability and facial anomalies, ICF)综合征,患者会表现为免疫系统缺陷和发育畸形。

一、DNA 修饰

饮食中甲基供应可以显著改变体内的 DNA 甲基化状态,而 DNA 甲基化在基因表达调控方面具有重要作用。因此,那些可以影响甲基基团供应的因素,如维生素 B₁₂、胎儿蛋氨酸合成酶还原酶基因型和母体 MTHFR 基因型具有重要的研究价值。腭裂是由继发腭(secondary palate)发育异常造成的,有关继发腭相关表观遗传成分及其对腭裂的作用研究最近才开始引起重视。

DNA 甲基化可能诱发腭裂的研究始于 20 世纪 90 年代中期,Rogers 等首先证实给予孕鼠高剂量的 DNA 甲基化诱导剂 5-aza-2′-deoxycytidine,能造成小鼠腭裂高发;Bulut 等进一步研究证实,5-azacytidine(5-aza-2′-deoxycytidine 类似物)诱导胎鼠腭裂畸形的敏感期是 E11~14 天,这些研究建立了 DNA 甲基化与继发腭形成之间的直接联系。

Kuriyama 等观察到出生后小鼠暴露在全反式维甲酸诱导剂下,CpG 岛甲基化位点及全DNA 甲基化后,继发腭发育异常形成腭裂;他们进一步用限制性标志性基因组测序方法,发现了对照和全反式维甲酸处置小鼠之间的六个差异表达基因,推测可能是由于这些差异基因的甲基化造成了腭裂。还有学者选用甲基化 DNA 选择性富集(Selective Enrichment of Methylated DNA, SEMD)技术及 NimbleGen 2.1M 小鼠启动子基因芯片,在 E12~14 天小鼠的腭发育过程中,确定了 5577 个甲基化基因,主要包括钙黏蛋白、Wnt 信号通路及参与蛋白多糖合成途径的基因,提示腭发育过程中,DNA 甲基化可能是环境因素导致腭裂发生的重要机制。

研究还发现,印记基因 *Igf2*(insulin-like growth factor 2)过度表达与腭裂有关,这是由于低甲基化造成 *Igf2* 基因易于从单等位基因表达变为双等位基因表达;实际上,20% 的 *Igf2* 基因过度表达可见于伴有腭裂的 Beckwith-Wiedemann 综合征患者。另一个伴有腭裂的 Fragile X 综合征中,*FMR1* 基因会发生转录沉默,这可能是由甲基化嵌合造成的。有研究还发现,A 系小鼠自发性唇腭裂是由于 *Wnt9b*(*Clf1*)和 *Clf2* 的相互作用所致。*Clf2* 位点定位于 13 号染色体的一个包含 145 个基因的 13.6Mb 大小的区域,*Clf2* 基因型强烈影响 *Wnt9b*(*Clf1/null*)小鼠胚胎 IAP 的甲基化,唇腭裂与 IAP 低甲基化相关。另一项用致畸剂,如 dilantin 等处置 A/J 系小鼠的研究提示,*Nat2* 基因可能是致畸剂诱导口面裂的靶基因,其底物 p-aminobenzoylglutamate(叶酸代谢的分解产物)与各种生物化学反应中的甲基化密切相关。

在上腭的发育过程中,确定哪些基因的启动子经历了不同程度的甲基化,是鉴定易受环境干扰的基因表达及功能的重要一环。*Sox4* 可能是为数不多的、在继发腭发育过程中表现出差异甲基化的基因之一,其可能参与了小鼠的腭发育。通过对 *Sox4* 的上游序列 CpG 的详细分析发现,DNA 甲基化发生明显变化的时间是 E12~13 之间,以 CpG 岛的甲基化为主。Seelan 等的进一步研究证实,在 E14 天腭融合阶段,*Sox4* 特异性表达于腭皱的上皮细胞,成为腭前后延伸发育的信号中心,为神经干细胞提供微环境。此过程中,*Sox4* 的上游 1.8kb 启动子区域发生了甲基化,完全消除了启动子的活性,其中的 CpG 稀疏区域在腭发育过程中表现出显著的差异性甲基化,与 *Sox4* mRNA 的表达变化完全一致。这项研究表明,*Sox4* 是一个表观遗传调控基因,该基因可能集成了多个信号系统,介导腭融合、腭扩展和(或)腭皱区神经干细胞微环境的维护。

有研究发现,在小鼠磨牙发育过程中,*Dlk1*(*Delta-like 1 homolog*)和 *Gtl2*(*gene trap locus 2*)基因与 *Igf2* 和 *H19*(*imprinted maternally expressed transcript*)基因存在相似的表达时序性。对 *Dlk1* 和 *Igf2* 基因 CpG 岛的甲基化分析发现,随着磨牙的发育,CpG 岛的甲基化水平也增高;且甲基化水平的增高正好都与 *Dlk1* 和 *Igf2* 的表达水平减低同步,并伴随着牙胚中 Dlk1 和 Igf2 蛋白表达水平的降低,这提示它们的表达是通过存在于这些基因中的 CpG 岛的甲基化水平来调控的。还有研究发现,转录共激活因子 p300 和 CBP 也在牙齿发育过程中存在时空特异性表达,可能发挥重要的表观遗传调控作用。

二、组蛋白修饰

HDAC3 是组蛋白无乙酰化酶,在染色体结构修饰和基因表达调控中起着重要作用。Singh 等证实在颅面发育过程中,神经嵴细胞需要组蛋白去乙酰化酶 HDAC3 的活化。在神经嵴细胞中条件敲除 *HDAC3* 会诱导颅面畸形,包括小头畸形、唇裂和继发腭裂及牙齿发育不良等;根据这些异常,他们在突变胚胎中观察到神经嵴细胞周期基因表达的失调和细胞凋亡的增加,且调控这些过程的 *Msx1*、*Msx2* 及 *BMP4* 基因,在 *HDAC3* 敲除的颅颌面间质组织中都上调。这些结果表明,HDAC3 可能通过抑制脑神经嵴细胞的细胞凋亡途径,来发挥调控颅面形态发生的作用。

PHF8 是组蛋白赖氨酸去甲基化酶,人的 *PHF8* 基因如果发生突变,则会导致遗传性 X-连锁智力迟滞(X-linked mentalretardation,XLMR),并伴发唇裂。大拇指综合征(RTS)是另一种无法治愈的遗传性疾病,具有精神发育迟滞等特点,症状包括广泛的拇指和脚趾、颅面畸形和生长缺陷等;第一个被鉴定与 RTS 相关的基因是 CREB 结合蛋白基因(*CBP*),正是由于表观遗传的“组蛋白密码”的改变,导致 CBP 的组蛋白乙酰转移酶活性的功能障碍,激活基因转录,引起 RTS 的发病。

三、非编码 RNA

MicroRNA 在牙齿发育中的作用既不相同又相互协调、相互作用,microRNA 的微细调控作用可以大大降低单基因突变所造成的畸形,以保证牙齿在发育过程中数量、形态和位置的正常。Cao 等利用在牙齿上皮和间充质中条件敲除 *Dicer1* 的 *Pitx2-Cre* 小鼠研究 miRNAs 在牙齿发育中的整体功能,结果发现,miRNAs 确实可以影响造釉细胞的分化,进而影响牙齿的形状、大小和牙釉质的排列;并且敲除 *Dicer1* 后,小鼠牙齿的颈环(干细胞壁龛)也受到一定的影响。Michon 等选用 *K14-Cre* 转基因小鼠开展 *Dicer1* 基因条件敲除研究,其研究结果与 Cao 等的非常相似,即在牙上皮细胞中敲除 *Dicer1* 基因后会引起釉质细胞分化异常,导致釉质发育缺陷并影响牙齿形态。此外,在动物的进化中,牙齿经历了数量由多变少,形态由单一同形牙到异形牙,牙列由多列到双列,牙根由无到有的演化,基因的调控作用在此过程中起主导作用。早期敲除口腔上皮 *Dicer-1* 可以观察到多发和分支的额外小切牙产生;在发育晚期敲除 *Dicer-1* 可观察到磨牙牙尖结构等啮齿类始牙尖模式,说明 miRNA 与靶基因之间的网络式调控有助于牙形态的进化。

Jevnaker 等利用 miRNA 芯片研究了小鼠下颌第一磨牙在不同发育期(胚胎 15.5 天、出生 0 天和出生后 5 天)的 miRNA 表达谱,在牙齿中共鉴定出 76 个 miRNAs(大部分为人的同源序列),其中 4 个被认为具有牙齿组织特异性(mmu-miR-133a、mmu-miR-200b、mmu-miR-206 和 mmu-miR-218)。Cao 等通过 miRNAs 表达芯片筛选,发现 mmu-miR-24、mmu-miR-200c 及 mmu-miR-205 等在牙齿 P0 期的上皮细胞中高表达,而 mmu-miR-199a-3p 及 mmu-miR-705 等则在牙齿 P0 期的间充质细胞中高表达,据此 Cao 等认为,可能存在一些调控牙上皮源性干细胞分化的特异性 miRNAs。Michon 等也进行了牙齿发育不同时间点的 miRNAs 表达谱芯片研究,初步确定了 8 个牙齿发育周期特异性候选 miRNAs,它们都只在牙胚上皮细胞中表达,其中 4 个(miR-31、miR-140、miR-141 及 miR-875-5p)主要在牙齿形态发生期(E16)中表达,而另外 4 个(miR-455、miR-689、miR-711 及 miR-720)则主要在细胞分化期(E18)表达。此外,原位杂交实验还发现,这 8 个 miRNAs 均不在小鼠前牙的颈环区表达,且 miR-720 特异性地在 E18 期前牙尖端造釉细胞中高表达,miR-689 则在 E18 期磨牙釉节中不表达;而在颈环上皮细胞中表达的主要是 miR-200 家族成员(miR-200a、miR-200b、miR-200c 及 miR-429)和 miR-31;miR-365 和 miR-652 则主要在颈环间充质细胞中表达。Jheon 等用 miRNAs 芯片、qPCR 及原位杂交等技术,系统研究了 miRNAs 在小鼠颈环区干细胞中的作用,发现 miR-200 家族成员可能是小鼠颈环区的关键 miRNAs。Li 等选择大型哺乳动物小型猪为研究模型,通过高通量测序结合基因芯片技术,检测了胎猪牙胚的 4 个时间点,即孕 35 天(蕾状期)、孕 45 天(帽状期)、孕 50 天(钟状早期)及孕 60 天(钟状晚期)的 miRNAs 表达谱,共鉴定到 616 个可检测 miRNAs,其中 166 个在所有时期均表达,并且通过生物信息学分析鉴定出 18 个关键 miRNAs,包括 let-7f、miR-128、miR-200b 和 miR-200c 等。

此后,一些学者开始关注 miRNAs 在牙齿发育中的功能,并进行了初步的探索。一种思路是从研究明确的牙齿发育相关蛋白/基因入手,寻找对其发挥关键调控作用的 miRNAs。Huang 等选择了成牙本质细胞分化的标志物——唾液磷酸蛋白(Dentin sialophosphoprotein,DSPP)作为靶基因,研究对其发挥转录后调控作用的关键 miRNAs,发现 miR-32、miR-586 及 miR-885-5p 可能在 DSPP 的调控中发挥着重要作用。另一种思路是先明确牙齿发育中的关键 miRNAs,进一步研究其对靶基因和生物性状的调控作用。如 Sehic 等选择 miR-214 作为研究对象,结果发现,随着 miR-214 表达水平的降低,与釉质发育相关的 *Amelx*、*Calb1*、*Enam* 和 *Prnp* 基因及其编码蛋白的表达水平均明显降低,并且 Amelx 和 Enam 表达水平的一过性降低引起了釉质有机物的残留和矿化不足。

近年来,miRNA 在颜面部发育中的作用开始受到关注。Nie 等采用了条件性基因敲除的方法,研究了 Dicer 酶在神经嵴细胞(neural crest cell, NCC)发育中的作用。结果发现

Dicer 酶失活后,头颅部的 NCC 迁移并没有受到影响,但其后续发育过程却被干扰,NCC 的分化细胞和相关的中胚层细胞发生凋亡,导致颅面形态和器官严重畸形,因此认为,NCC 中的 Dicer 酶活性是颅面部发育必不可少的。

Laura 等为了揭示颜面部缺损的相关机制,探讨 Dicer1 酶在哺乳动物腭发育中的作用,选用了 Pax2-Cre/Dicer1$^{loxP/loxP}$ CKO(Dicer1 基因条件敲除小鼠)进行研究,发现 Dicer1 基因条件敲除小鼠表现出严重的颅面发育异常,包括继发性腭裂;但进一步研究证实,Dicer1 既不影响原发腭发育,也不影响继发腭形成的初始阶段,而是打乱了腭发育过程中的腭侧向生长和骨矿化过程。

Partha 等用 miRXplore 芯片研究证实,在小鼠 E12~14 天,588 个已知小鼠 miRNA 中有超过 26% 表达,其靶蛋白涉及细胞增殖、黏附、分化、凋亡和上皮间质转化。近期的一项研究确定了数百个口面组织发育过程中的特异性 miRNA,并验证了几个与发育调节相关的 miR-NA 簇,其靶基因编码细胞增殖、黏附、分化、凋亡、EMT 相关蛋白,涉及所有正常颜面部发育的中心环节。令人感兴趣的是,miRNA 也可以作为关键信号介质(如 TGFβs,BMP 和 Wnts 等)的效应器,控制颜面部发育过程中不同细胞的关键事件。例如 TGF-β 介导的 EMT(上皮间充质转化)——继发腭正常发育进程中至关重要的过程,被证明与 miR-205 及 miR-200 的所有五个成员(miR-200a、miR-200b、miR-200c、miR-141 和 miR-429)的显著下调密切相关,值得注意的是,单是 miR-200 家族的诱导表达就足以防止 TGF-β 诱导的 EMT。

最近的一项研究利用含有 600 个 miRNA 的芯片,筛选在小鼠 E10.0~11.5 天上唇发育阶段与内侧鼻腔及上颌发育相关的关键 miRNA,发现 142 个差异 miRNA,其中 5 个 Let-7 家族成员高表达,而 miR-302/367 家族成员明显低表达,且原位杂交证实 miR-203 等有明显的分布特异性;结合相应的蛋白质组学数据,进一步说明了表观遗传调控在唇部发育中的重要作用,可以帮助我们更好地寻找唇裂的潜在原因。

miR-140 被认为可能对脊椎动物的颌面部发育,尤其是颌面部成骨具有调控作用。miR-140 特异性地表达于硬骨鱼类胚胎的头部、下颌、腮弓和鳍部,也特异性地表达于鸡胚头部的额突、中鼻突、侧鼻突、上颌突以及体部的脊索。Tuddenham 等证实 miR-140 可在小鼠胚胎颅颌面部的软骨组织中特异性地高表达;他们还发现,将与 miR-140 碱基序列相同的小干扰 RNA-140 转染到小鼠 3T3 细胞系中,可抑制组蛋白去乙酰化酶基因的表达。他们认为,miR-140 可能通过靶向作用于组蛋白去乙酰化酶基因,促进肥大前软骨细胞向肥大软骨细胞转化。此外,颞下颌关节的发育和疾病可能也受到 miR-140 的调节,但这一推测需要进一步的研究给予证实。

此外,miR-140 被发现与唇腭裂的发病有关。研究证明,miR-140 能抑制血小板源性生长因子(platelet-derived growth factor,PDGF)受体(PDGF receptor,PDGFR)α 介导的脑神经嵴细胞向面部外胚层的迁移,这个过程是正常腭形态发生的关键。PDGFR-α 是 miR-140 的体内靶标。在斑马鱼的胚胎发育过程中,将 miR-140 过表达,会导致其唇腭裂;将 miR-140 抑制,会导致其唇腭畸形;在过表达 miR-140 时,斑马鱼的表型与敲除 PDGF 基因的表型一致。利用生物信息软件分析发现,在 PDGF 通路中,仅 PDGFR-α 含 miR-140 的结合位点,而且在各种脊椎动物间高度保守,并且 PDGFR-α 的 3′端非翻译区是 miR-140 的靶点;miR-140 通过下调神经嵴细胞膜上 PDGFR-α 的表达,使神经嵴细胞在经过视柄(视茎)周围时不会被 PDGFR-α 吸引,从而正常地迁移到口腔外胚层,形成腭部。

第三节　表观遗传在口腔颌面部再生中的作用研究

干细胞生物学已经成为了组织再生及再生医学中重要的领域。在骨髓中发现具有多能性的间充质干细胞,脂肪组织和脐带血也是间充质干细胞的主要来源,这些多能干细胞具有向成骨、成软骨、成脂、神经等分化的能力。口腔颌面部中存在多种且大量的间充质干细胞,包括牙髓干细胞(DPSCs)、脱落的乳牙干细胞(SHED)、牙周膜干细胞(PDLSCs)、根尖乳头干细胞(SCAP)和牙囊干细胞(DFPCs),这些口腔颌面部间充质干细胞具有不同程度地向成骨、成牙本质分化和自我更新的能力。间充质干细胞目前已成为口腔颌面组织再生的重要来源,但其定向分化的潜在机制尚未清楚,因此,探讨间充质干细胞的生物学特性及影响其分化的潜在机制,对促进由炎症、外伤、囊肿、肿瘤等造成的口腔颌面组织缺损的再生修复,具有重要的意义,而表观遗传机制在干细胞功能调控中起着重要的作用。

一、DNA 修饰

DNA 甲基化转移酶分为两类:①从头甲基化酶,包括 Dnmt3a 和 Dnmt3b,诱发胞嘧啶的甲基化;②维持甲基化酶,指 Dnmt1,在细胞分裂时使姐妹染色体实现甲基化。在哺乳动物中,DNA 甲基化在生殖系细胞特定基因的遗传印记中发挥关键作用。此过程主要是由一组 DNA 甲基化转移酶,将 S-腺苷甲硫氨酸的甲基共价结合至胞嘧啶的 CpG 的第 5 个碳原子上,成为 5-甲基胞嘧啶,是一种稳定的表观遗传学修饰。理论上,甲基化的去除分为主动和被动两种形式:主动去除可通过直接去除甲基基团,或者直接去除碱基,或者将 5-甲基胞嘧啶通过转换为中间状态后被溶解或者替代而实现;被动去除则是在细胞分裂过程中经被动稀释而无法与 DNA 甲基化转移酶接触而实现。在胚胎发育过程中,基因整体水平的 DNA 去甲基化是由 TET(ten-eleven-translocation)催化的。TET1-3 是 α-酮戊二酸和 Fe^{2+} 依赖的双加氧酶,是唯一知晓的可氧化 5-甲基胞嘧啶为 5-羟甲基胞嘧啶,进一步被该酶氧化后而去除甲基。胚胎干细胞体外培养时在培养基中加入维生素 C 可增强 Tet 的氧化作用而降低某些特定基因启动子区域的甲基化水平,促使胚胎干细胞转化为囊胚时期的内细胞团中的细胞状态。

干细胞的多向分化和自我更新潜能使得以干细胞为中心的组织再生获得了广泛发展。干细胞包括全能干细胞、胚胎干细胞和成体干细胞,但由于伦理学限制以及获得困难,前两种细胞均不能大量应用。与全能干细胞不同,成体干细胞的分化潜能较为局限,尽管可以自我更新,长期培养后还是会不可避免地出现细胞老化和衰老,即复制性衰老,这与衰老相关基因的 DNA 甲基化改变有关。如何获得和保持成体干细胞的特性是亟待解决的问题。Koch 的研究结果显示,尽管射线照射会引起衰老但并不会造成与衰老相关基因的甲基化水平改变,永生化细胞的端粒延长也并不阻止这些基因的甲基化,而诱导出的全能型干细胞则不出现这些骨干基因的甲基化改变,提示长期培养引起的衰老是由表观遗传调控使细胞处于一种特定功能状态而造成的,而诱导产生的全能干细胞则可通过衰老相关基因甲基化的缺乏而避免细胞衰老。有研究显示,体细胞中特定抑癌基因 *HIC1* 和 *RassF1A* 的甲基化水平增高导致的抑癌基因表达水平降低引起了细胞的癌变。故而研究不同干细胞的甲基化水平不管对于干细胞的分化还是癌变均具有重要的科学意义。

特定基因启动子区域的 DNA 甲基化水平影响该基因的表达,也与干细胞的分化潜能密切相关。大量研究显示,在中枢神经系统的发育过程中,神经元细胞首先出现,几周后才会有神经胶质细胞的产生。成熟的神经胶质细胞表达 GFAP 蛋白,而该蛋白的表达需要启动子区域与 STAT1 和(或)STAT3 结合,该结合位点在前期处于甲基化状态,抑制了基因的表达。随着神经前体细胞和神经细胞的出现,其产生的 Notch 信号通路的下游信号 NFAI 阻遏了 DNMT1 与 GFAP 基因启动子的结合,使得 STAT 与启动子顺利结合,引起基因表达。

再生分化过程中相关基因的 DNA 甲基化水平也得到了广泛的研究,以期能够更好地应用于组织再生。在颌面部的组织再生中,成骨、成软骨均为主要的分化方向。研究表明,人类脂肪组织来源的干细胞可向肌肉和成骨方向分化,且分化的干细胞系与原代的肌肉细胞和成骨细胞的 DNA 甲基化水平相当。如 CIBZ(一种甲基胞嘧啶结合蛋白)与 MyoG 启动子附近的甲基化胞嘧啶结合以后增强了启动子区域的甲基化从而抑制了该基因的表达,因而在骨骼肌再生中 MyoG 启动子区域及其上游的 DNA 去甲基化十分必要。脂肪干细胞经 DNA 甲基化转移酶抑制剂(5-Azacytidine)处理后可消除供体年龄可能导致的基因沉默和干细胞生长分化的抑制,并且提高了干细胞的成骨分化能力。将去分化的脂肪干细胞与牙周膜干细胞共培养后增强了去分化脂肪干细胞成骨基因的表达,这与该细胞中成骨相关基因 Runx2 的去甲基化状态相一致。然而,在促进关节囊来源的间充质干细胞的软骨分化实验中,细胞的软骨相关基因启动子区域的甲基化水平未出现明显改变,均保持较低的甲基化状态。牙髓间充质干细胞经去甲基化诱导后也可向成骨骼肌方向分化,再次证实甲基化状态改变可诱发干细胞的多向分化潜能。在皮肤组织再生中,DNA 甲基化转移酶在保持干细胞稳态和外胚层器官的重要作用中也已得到证实,其功能缺失后干细胞的活性减低,且会导致秃头症。

同时大量研究也提示,DNA 甲基化可能参与组织前体细胞分化潜能的限制。DNA 甲基化转移酶抑制剂处理成肌细胞后可逆转成肌细胞的定向分化,并使其具有成骨和成脂方向分化的特性。但由 BMP-2 诱导的成肌细胞的成骨方向分化并未明显改变基因的甲基化状态,提示前体细胞的分化相关特定基因的启动子区域的 DNA 甲基化状态(不同分化方向相互排斥)较为稳定地预设了分化方向,但该预设方向可由外界条件的加强而通过非去甲基化依赖的方式产生改变。在干燥综合征患者中,其唾液腺的上皮细胞基因的甲基化水平整体都偏低,此结果已证实与 B 细胞的大量浸润导致 PKC/ERK/DNMT1 信号通路活化有关。而甲基化酶抑制剂在老年患者中的应用也显示其具有较好的恢复唾液腺功能的作用,这为干燥综合征的治疗以及唾液腺功能的恢复提出了新的治疗方向。

虽然围绕 DNA 甲基化已进行了大量的研究工作,但是在口腔颌面组织再生领域,特别是在干细胞的分化过程中,DNA 甲基化的作用还待更为深入的研究。

二、组蛋白修饰

研究显示,干细胞的多向分化和体细胞多功能性的重编程主要受表观遗传的调控。这些可逆性的后天修饰的发生多数与环境应激、微生物感染、饮食及吸烟等因素相关。其中组蛋白乙酰化是一种翻译后的修饰方式,是基因表达调控最主要的驱动力。核心组蛋白富含带正电荷的碱性氨基酸,与 DNA 具有高度亲和性。因此,DNA 与核心蛋白紧密结合,从而阻碍了基本转录单位蛋白质复合物进入启动结合位点,导致转录功能受到抑制。组蛋白的氨基酸末端从核小体核心伸出,其特定部位氨基酸的乙酰化可中和其正电荷,减弱核小体中碱性氨基酸与 DNA 的静电吸引力,降低相邻核小体之间的聚集,增加转录因子的进入,从而促进基因转录。乙酰化作用不仅局限于组蛋白,也存在于转录因子(如 P53、P73)、信号介质(如 Smad7)、细胞支架蛋白(如 Tublin)、病毒、炎症介质等非组蛋白中。

其中组蛋白的乙酰化在间充质干细胞的成骨、成牙本质分化中起着重要的推进作用,同时对炎症的控制也有着一定的意义。因此研究组蛋白与干细胞生物学特性之间的联系,以及组蛋白去乙酰化酶抑制剂在口腔颌面组织再生及炎症控制中的作用有着重要的意义。组蛋白去乙酰化酶抑制剂(HDACi)通过影响表观遗传学的修饰来促进有效、短暂的基因调控表达。HDACi 具有诱导细胞凋亡、分化和抑制增殖的活性,其对肿瘤细胞具有高选择性和低毒的优点具有非常广阔的应用前景,目前相关研究涉及众多肿瘤领域,包括血液系统肿瘤、成神经细胞瘤、黑色素瘤、乳腺癌、前列腺癌、肺癌、卵巢癌和结肠癌等。HDACi 也可应用于慢性炎症、代谢性疾病、干细胞和组织工程等。同时 HDACi 还显示出免疫调节活性,体外实验表明,HDACi 可抑制 T 淋巴细胞的活化、增殖及分泌细胞因子的能力;利用炎症性自身免疫性疾病动物模型进行的研究也证实了其免疫抑制活性,但其潜在的机制有待进一步探索。

HDACi 通过在转录后修饰组蛋白来调节基因转录和染色质装配,从而成为某些疾病治疗的新靶点;HDACi 也被证明能够诱导细胞终末分化,体外研究已经证实多种 HDACi 能够诱导干细胞或前体细胞骨向或神经向分化。最近研究证明 HDACi 通过提高成骨相关蛋白,如骨桥蛋白、碱性磷酸酶、胶原蛋白-1α、骨钙素和骨涎蛋白的合成,加速成骨分化,促进骨形成。大量的研究显示 HDACi 能够提高干细胞的成骨,而对成脂影响较小,因此可以促进间充质干细胞介导的口腔颌面组织的再生修复。有研究显示,广谱 HDAC 抑制剂 Trichostatin A 可以诱导人牙髓干细胞的增殖和向成牙本质方向分化。此外,乙酰化修饰在炎症性自身免疫疾病中起着重要的作用。研究显示,乙酰化等翻译后修饰在 NF-KB 的亚细胞定位、DNA 结合力、转录活性等方面起重要的调节作用。当炎症刺激因子作用于机体后,P38 等 MAPK 信号通路的激活可磷酸化 P300 并激活 HAT 活性,还可乙酰化 P65,增加 NF-KB 与 KB 的结合能力,启动 NF-KB 介导的炎症相关基因转录。研究显示,HDAC1、HDAC3 可直接或间接与 NF-KB 结合,在 NF-KB 去乙酰化中发挥一定作用。因此 HDACi 可减少促炎因子和转录因子的表达,有助于炎症状态下口腔颌面组织的再生。

最近研究表明,组蛋白甲基化在调节染色质的动态平衡和间充质干细胞的功能中起着重要的作用。在分化成不同类型的细胞过程中,间充质干细胞上调或者下调某些基因的表达,参与创造一个特定的细胞表型,并且抑制间充质干细胞的干性。组蛋白甲基化表观遗传主要通过修饰基因转录子和其他调节因子调控干细胞的分化,但不涉及核苷酸序列的变化。Hassan 等发现 HOXA10 可以介导染色质乙酰化和 H3K4 的三甲基化,促进 Runx2 介导的骨钙素(osteocalcin,OCN)基因的激活和其他成骨细胞的表型,诱导成骨细胞分化。Tan 等发现 H3K9 乙酰化抑制间充质干细胞成骨分化,而 H3K9 二甲基化促进间充质干细胞成骨分化。此外,Wei 等证实组蛋白甲基化酶 EZH2 的磷酸化抑制 H3K27 的三甲基化,促进间充质干细胞分化为成骨细胞。Anne 等研究发现与间充质干细胞衰老相关的超甲基化和低甲基化通常发生在 H3K9 和 H3K27 以及 EZH2 的靶蛋白。另有研究显示,去甲基化酶在调节颅面骨组织中的间充质干细胞功能方面具有重要的作用。Fan 等发现 *BCOR* 基因突变影响间充质干细胞成骨/成牙本质定向分化功能,并且导致间充质干细胞中组蛋白 H3K4 和 H3k36 的甲基化增加,从而激活了沉默的下游基因 *AP2a* 的转录,促进成骨/成牙本质分化相关基因 *OCN*、*DSPP* 的表达。Du 等发现组蛋白去甲基化酶 KDM2A 抑制牙源性间充质干细胞和骨髓间充质干细胞的成骨/成牙分化能力,证实表皮生长因子 EREG 是 KDM2A 和 BCOR 的一个共同的靶基因,KDM2A 和 BCOR 形成蛋白复合体,通过调控组蛋白 H3K4 和 H3K36 的甲基化调节表皮生长因子 EREG 的表达和成骨/成牙分化功能。Gao 等发现敲除 *KDM2A* 基因能够抑制细胞周期蛋白依赖性激酶抑制基因 $p15^{INK4B}$ 和 $p27^{Kip1}$,促进其表达,从而抑制牙源性间充质细胞增殖,并且阻滞了细胞周期 G1/S 期的进展。机制研究显示,沉默 *KDM2A* 可以增加 $p27^{Kip1}$ 和 $p15^{INK4B}$ 启动子区域的组蛋白 H3K4 的三甲基化。研究结果表明 KDM2A 可以通过组蛋白甲基化表观遗传机制调节细胞周期蛋白 $p15^{INK4B}$ 和 $p27^{Kip1}$,从而调控牙源性间充质干细胞的增殖。

骨形态发生蛋白(bone morphogenetic proteins,BMPs)是促进成骨细胞分化极其有效的细胞因子,BMPs 与骨形态发生蛋白受体(bone morphogenetic proteins receptor,BMPR)结合,通过 Smad 信号途径诱导 Runx2 的表达,并通过调节 Runx2/Osx 和其他转录因子来影响间充质干细胞向成骨细胞分化。为了进一步探索组蛋白去甲基化酶在细胞分化中的作用,研究人员使用 BMPs 诱导间充质干细胞向成骨细胞分化,并检测组蛋白去甲基化酶的表达,发现 BMPs 能通过 Smad 信号通路,显著地诱导组蛋白去甲基化酶 KDM4B 和 KDM6B 的表达。Ye 等发现组蛋白去甲基化酶 KDM4B 和 KDM6B 在骨髓间充质干细胞定向分化过程中的重要作用,KDM4B 及 KDM6B 能明显促进骨髓间充质干细胞成骨分化能力,降低其成脂肪分化能力。进一步机制研究发现 KDM6B 通过降低 *HOX* 基因的 H3K27me3 甲基化状态来控制 *HOX* 基因的表达和成骨分化功能;而 KDM4B 通过降低 *DLX* 的 H3K9me3 甲基化状态来控制 *DLX* 的表达和功能。更为重要的是,研究还发现 H3K27me3 及 H3K9me3 阳性的骨髓间充质干细胞在去除卵巢小鼠和衰老小鼠体内显著增多,在这些小鼠体内脂肪生成作用高度活跃;KDM4B 和 KDM6B 表达下调通过影响组蛋白 H3K9me3 和 H3K27me3 的甲基化导致衰老小鼠的骨质疏松症,研究结果表明 KDM4B 和 KDM6B 可以成为新的、促进间充质干细胞介导的组织再生及治疗骨质疏松症等骨代谢疾病的重要靶基因。另有研究显示 *H3K27me3* 基因的沉默能更好地维持胚胎干细胞的自我更新和分化,而 H3K27 组蛋白甲基转移酶 EZH2 促进 H3K27me3 的表达,并直接与 RUNX2 的启动子结合,抑制间充质干细胞的成骨分化。因此,进一步探索组蛋白甲基化与间充质干细胞功能的关系,有利于促进间充质干细胞介导的口腔颌面组织再生。

三、非编码 RNA

越来越多的研究表明,非编码 RNA 在口腔颌面组织再生中同样发挥重要作用,其中 miRNA 是研究的热点。近几年研究发现,miRNA 在间充质干细胞的诱导分化中发挥着重要作用。例如,miR-143 参与调节脂肪细胞分化,在脂肪细胞分化过程中 miR-143 水平增高,并且抑制 miR-143 能有效阻断脂肪细胞分化并可能通过 ERK5 起作用。Takanori 等研究者最近发现,在间充质干细胞诱导分化为成骨细胞过程中,几十个 miRNAs 表达水平发生明显变化,包括 miR-30 家族、let-7 家族、miR-21、miR-16、miR-155、miR-322 等。在这些 miRNAs 中,miR-30d 的部分预测靶基因是骨形成过程中的重要调节因子,包括 *RUNX2*、*SOX9*、*PCGF5* 等。在鼠的间充质干细胞中,miR-125b 通过抑制 ST2 的表达而抑制骨髓间充质干细胞向成骨分化。进一步的研究也发现,其对人骨髓间充质干细胞成骨潜能也有抑制作用。miR-26 可以通过抑制 Smad1 的表达抑制成骨分化,miR-196a 则是通过抑制 *HOXC8* 基因的表达使得干细胞无限增殖从而抑制间充质干细胞的成骨分化。有研究发现 miR-140 可能抑制 HDAC4,并可能是 RUNX2 的辅阻遏物。除此之外,在人骨髓间充质干细胞成骨分化过程中敲除 miR-541 能够增加骨桥蛋白的表达和钙化,表明 miR-541 在成骨分化中起到负性调节的作用。匡威等发现过表达 miR-146a 时骨髓间充质干细胞早期分化相关基因 *Runx2* 下调,抑制骨髓间充质干细胞向成骨分化;而 miR-30a-5p 在人骨髓间充质干细胞成骨分化过程中显著上调,其可能对骨髓间充质干细胞的分化起促进作用。还有研究发现,在骨髓间充质干细胞向软骨细胞分化的早期,miR-130a 表达水平显著下调,推测 miR-130a 可能通过作用于靶基因 *Runx3* 调控软骨细胞分化。另外,miR-143 通过与 hPTN 的 3′-UTR 上的靶点相结合而抑制 hPTN 的表达,从而促进了间充质干细胞的成脂分化过程。有研究将正常组织与炎症组织来源的牙周膜干细胞比较后,发现炎症微环境中牙周膜干细胞的增殖能力增强而多向分化能力下降。在健康组织来源的牙周膜干细胞成骨分化过程中,miR-17 的表达下调;而在炎症组织来源的牙周膜干细胞成骨分化过程中,miR-17 的表达比正常组织来源的牙周膜干细胞更低,转染 miR-17 后部分恢复了炎症组织来源的牙周膜干细胞的成骨分化功能。同时研究还表明 Smad ubiquitination regulatory factor 1(*Smurf1*)是 miR-17 的靶基因,在健康组织来源的牙周膜干细胞,miR-17 的下调促进了细胞的成骨分化;而在炎症组织来源的牙周膜干细胞中,miR-17 下调后,促进了靶基因 *Smurf1* 的表达从而抑制了成骨分化。这表明在慢性炎症微环境中,炎性因子 TNFα、miR-17 和 Smurf1 共同形成了一个协同的反馈环路,调控牙周膜干细胞的成骨分化。另有研究在根尖牙乳头干细胞分化中检测了 Notch 信号和 miR-34a 表达之间的关系,发现在根尖牙乳头干细胞中 *Notch* 基因激活,抑制细胞分化,并上调 miR-34a 表达。miR-34a 通过与 *Notch2* 和 *HES1* mRNA 的 3′UTR 直接结合,抑制根尖牙乳头干细胞的 Notch 信号,也抑制 *Notch2*、*N21SD* 和 *HES1* 的表达;而成骨/成牙分化相关基因 *DSPP*、*RUNX2*、*OSX* 和 *OCN* 表达显著上升。有学者采用基于 LNA 技术的 miRNA 基因芯片分析几种牙源性间充质干细胞,发现 miR-720 在牙髓干细胞分化过程中高表达。进一步研究证实,miR-720 的一个关键的靶基因是胚胎干细胞的标记物 NANOG,通过丧失性及获得性实验证实,miR-720 通过抑制 NANOG 的表达,促进牙髓干细胞的分化功能。

Payne 等研究发现,组蛋白去甲基化酶 KDM6B 通过去除 H3K27 的三甲基化位点促进特定基因表达,而多梳蛋白家族 Zeste 同源物 2 增强子(enhancer of zeste homolog 2,EZH2)的活性与 KDM6B(又称 JMJD3)相反。大量研究表明,H3K27 三甲基化状态与细胞分化和肿瘤发生密切相关,这种状态的改变往往伴随着 JMJD3 和 EZH2 表达的改变;而 EZH2 又是许多 miRNA 的靶基因,其中包括 miR-101、miR-26a 和 miR-214 等,一些研究提示 JMJD3 也受 miRNA 的调节。因此推测 miRNA 可能在调节 JMJD3 和 EZH2 的平衡中起关键作用。进一步研究证实,在人脐带间充质干细胞中,miR-146a 通过抑制 JMJD3 的作用抑制 RUNX2 等转录因子的活性从而阻止间充质干细胞的早期分化。

然而,miRNA 对组织再生的调节作用机制目前尚不明确。伴随着 miRNA 对干细胞调控的不断研究,人们发现 miRNA 在作用于 mRNA 的同时,与一些转录因子、跨膜蛋白也发生相互作用,在细胞内存在着复杂的调控网络。但现阶段,miRNA 的相关研究多处于对特异性的 miRNA 克隆筛选阶段,人类对不同 miRNA 在各种不同干细胞中的功能、机制及应用的研究还远远不够。在干细胞发育、分化乃至衰老、死亡的各个阶段,miRNA 究竟扮演着什么样的角色,其靶基因到底是什么,作用机制又如何,具体发挥哪些功能,在临床上有哪些应用等问题,还有待于进一步的深入探讨研究。

第四节　科研方向与选题

一、研究热点与科学问题

　　口腔颌面组织缺损、缺失的再生修复与功能重建是口腔医学的重要前沿课题,目前间充质干细胞结合组织工程技术再生口腔颌面组织已经成为国际口腔医学研究的热点,并为治疗这些疾病提供了更为有效的手段。但间充质干细胞介导的口腔颌面组织再生还存在组织再生周期长、效果欠佳、种子细胞来源有限等问题,限制了其临床研究和应用。阐明间充质干细胞在口腔颌面组织再生过程中定向分化和行使功能的分子机制,发现关键的促进组织再生的靶基因是提高组织再生效果、缩短疗程的关键,同时也可以为扩展口腔颌面组织再生的种子细胞来源提供理论依据。干细胞可以进行异体移植用于治疗,但由于供者年龄和其他一些因素的影响,有些干细胞过于衰老,治疗效果欠佳,并且由于成人干细胞生命周期短暂导致其长期治疗效果较差。如果对干细胞进行遗传改建,使其重编程,激活或抑制调节衰老过程的基因,使干细胞重新年轻,从而赋予它们新的生命;或者提高干细胞的定向分化能力及延长其生命周期后再用于治疗,从而提高干细胞的治疗效果。随着研究的进展,干细胞终有一天会应用于临床,用于修复口腔颌面部组织。

　　表观遗传机制在干细胞功能调控中起着关键的作用。其中核心组蛋白是高度保守的,在调节染色体的结构、DNA 复制、修复和转录的过程中起着关键的作用,其转录后调节对调控染色体的构象和表观遗传起着重要的作用,而这些改变都与干细胞的功能密切相关。其中的一种调节组蛋白甲基化,通常发生在赖氨酸和精氨酸,分为一甲基化、二甲基化和三甲基化,参与一系列生物学过程的调节,包括染色体异构、X 染色体的失活和转录调节。组蛋白的甲基化受甲基化酶和去甲基化酶的调节。2000 年第一篇关于组蛋白赖氨酸甲基化酶的报道出现,从此一系列关于组蛋白甲基化酶的研究发现了新的甲基化酶并揭示了其重要的功能;2004 年第一个组蛋白赖氨酸去甲基化酶 LSD1 被发现。到目前为止,关于组蛋白甲基化的功能研究正在如火如荼的进行。研究表明组蛋白甲基化对哺乳动物的生长发育,包括颅颌面的生长发育起着重要的作用,但对干细胞功能调控的研究目前报道很少,是目前干细胞功能调控的研究热点。

二、研究范例

　　眼-面-心-牙综合征(oculo-facio-cardio-dentalsyndrome,OFCD)是一类罕见的遗传性疾病,主要发生在 X 染色体为主导的女性患者,其主要特征为有极长的牙根、先天性白内障、颅面缺损和先天性心脏病,而学者也在不断地探索该疾病中牙根持续生长的机制。2009 年加州大学洛杉矶分校王存玉教授课题组对临床上获得 OFCD 综合征患者的牙源性间充质干细胞进行研究,发现其致病基因(BCL-6 co-repressor,*BCOR*)突变增强了牙源性间充质干细胞成骨/成牙本质分化能力,从而揭示了异常的牙根生长的分子机制。并且发现 *AP2a* 为受 BCOR 抑制的下游靶基因,*BCOR* 突变导致 AP2a 表达的异常激活。通过获得性和丧失性功能研究发现 *AP2a* 是关键的调控因子,可以促进牙源性间充质干细胞的成骨/成牙分化潜能,并且发现 BCOR、BCL6 与组蛋白去甲基化酶 KDM2B 形成蛋白复合体,通过组蛋白甲基化表观遗传的机制调控下游基因的表达,*BCOR* 突变导致间充质干细胞的组蛋白 H3K4me3 和 H3K36me2 的甲基化状态提高,从而重新激活受到抑制的基因转录。通过对罕见的人类遗传病的研究,该课题组揭示了组蛋白去甲基化酶调控人类成体间充质干细胞成骨/成牙定向分化等功能的组蛋白甲基化表观遗传机制;发现了新的、促进间充质干细胞介导的口腔颌面组织再生的重要靶基因,对增强间充质干细胞的功能提供了可能的靶基因并可扩展其临床应用。研究成果发表在 2009 年的 *Nature Cell Biology* 杂志上。

三、科研选题参考

1. DNA 甲基化在牙齿发育中的功能和调控机制。
2. DNA 乙酰化在牙齿发育中的功能和调控机制。
3. 组蛋白甲基化在牙齿发育中的功能和调控机制。
4. 组蛋白乙酰化在牙齿发育中的功能和调控机制。
5. microRNA 在牙齿发育中的功能和调控机制。
6. lncRNA 在牙齿发育中的功能和调控机制。
7. DNA 甲基化在间充质干细胞介导的口腔颌面组织再生中的功能及调控机制。
8. DNA 乙酰化在间充质干细胞介导的口腔颌面组织再生中的功能及调控机制。
9. 组蛋白甲基化在间充质干细胞介导的口腔颌面组织再生中的功能及调控机制。
10. 组蛋白乙酰化在间充质干细胞介导的口腔颌面组织再生中的功能及调控机制。
11. microRNA 在间充质干细胞介导的口腔颌面组织再生中的功能及调控机制。
12. lncRNA 在间充质干细胞介导的口腔颌面组织再生中的功能及调控机制。

(范志朋)

参 考 文 献

1. AGGER K,CLOOS P A,CHRISTENSEN J,et al. UTX and JMJD3 are histone H3K27 demethylases involved in HOX gene regulation and development. Nature. 2007,449(7163):731-734.
2. BLASCHKE K,EBATA K T,KARIMI M M,et al. Vitamin C induces Tet-dependent DNA demethylation and a blastocyst-like state in ES cells. Nature. 2013,500(7461):222-226.
3. CAO H,WANG J,LI X,et al. MicroRNAs Play a Critical Role in Tooth Development. J Dent Res. 2010,89(8):779-784.
4. DU J,MA Y,MA P,et al. Demethylation of Epiregulin Gene by Histone Demethylase FBXL11 and BCL6 Core-pressor Inhibits Osteo/dentinogenic Differentiation. Stem Cells. 2013,31(1):126-136.
5. FAN Z,YAMAZA T,LEE J S,et al. BCOR regulates mesenchymal stem cell function by epigenetic mechanisms.

Nat Cell Biol. 2009,11(8):1002-1009.

6. GHOSH S,HAYDEN M S. New regulators of NF-kappaB in inflammation. Nat Rev Immunol. 2008,8(11):837-848.

7. GOLDBERG A D,ALLIS C D,BERNSTEIN E. Epigenetics:a landscape takes shape. Cell. 2007,128(4):635-638.

8. HOLLIDAY R. The inheritance of epigenetic defects. Science. 1987,238(4824):163-170.

9. JENUWEIN T,ALLIS C D. Translating the histone code. Science. 2001,293(5532):1074-1080.

10. KLOSE R J,ZHANG Y. Regulation of histone methylation by demethylimination and demethylation. Nat Rev Mol Cell Biol. 2007,8(4):307-318.

11. LAN F,BAYLISS P E,RINN J L,et al. A histone H3 lysine 27 demethylase regulates animal posterior development. Nature. 2007,449(7163):689-694.

12. MICHON F,TUMMERS M,KYYRONEN M,et al. Tooth morphogenesis and ameloblast differentiation are regulated by micro-RNAs. Dev Biol. 2010,340(2):355-368.

13. NOTTKE A,COLAIÁCOVO M P,SHI Y. Developmental roles of the histone lysine demethylases. Development. 2009,136(6):879-889.

14. POKHOLOK D K,HARBISON C T,LEVINE S,et al. Genome-wide map of nucleosome acetylation and methylation in yeast. Cell. 2005,122(4):517-527.

15. REA S,EISENHABER F,O'CARROLL D,et al. Regulation of chromatin structure by site-specific histone H3 methyltransferases. Nature. 2000,406(6796):593-599.

16. SHI Y,LAN F,MATSON C,et al. Histone demethylation mediated by the nuclear amine oxidase homolog LSD1. Cell. 2004,119(7):941-953.

17. SHI Y,WHETSTINE J R. Dynamic regulation of histone lysine methylation by demethylases. Mol Cell. 2007,25(25):1-14.

18. THURMAN R E,RYNES E,HUMBERT R,et al. The accessible chromatin landscape of the human genome. Nature. 2012,489(7414):75-82.

19. WEI Y,CHEN Y H,LI L Y,et al. CDK1-dependent phosphorylation of EZH2 suppresses methylation of H3K27 and promotes osteogenic differentiation of human mesenchymal stem cells. Nat Cell Biol. 2011,13(1):87-94.

20. YE L,FAN Z,YU B,et al. Histone Demethylases KDM4B and KDM6B Promotes Osteogenic Differentiation of Human MSCs. Cell Stem Cell. 2012,11(1):50-61.

第七章 自噬、凋亡与口腔颌面部发育再生的关系

第一节 自噬在口腔颌面部发育再生中的作用研究

一、自噬的基本概念

比利时科学家 Christian de Duve 在对溶酶体的研究中观察到细胞吞噬的胞浆物质包括双层膜空泡结构而随后又降解,这些空泡结构包含线粒体片段与内质网结构,并于 1963 年首次提出了自噬(autophagy)的概念,被誉为"自噬之父"。随后研究表明自噬广泛存在于真核细胞中,在进化上高度保守,是生物体适应不同环境的有效内部调节机制。自噬被发现后,在 20 世纪 60 到 70 年代,相关研究都主要集中在形态学上,并发现胰高血糖素可以诱导自噬,而胰岛素和自噬终产物氨基酸可以抑制自噬。在 20 世纪 80 年代相继发现了自噬的小分子抑制剂和自噬前体。到 20 世纪 90 年代,自噬研究开始进入分子生物学水平,1995 年发现 mTOR 的抑制剂雷帕霉素可以诱导自噬的发生,1997 年发现自噬相关基因,其调控机制研究也逐渐深入。进入 21 世纪以来,特别是近几年,自噬成了继细胞凋亡之后当前生命科学研究热点之一。2005 年 *Science* 杂志将自噬列为科技领域的六大研究方向之一,同年 *Autophagy* 杂志创刊。随着技术方法的发明和改进,近年来哺乳动物细胞自噬机制的研究进展也非常迅速。

目前认为,自噬是指细胞在外界环境因素的影响下,在自噬相关基因调控下,细胞通过溶酶体降解自身细胞器、蛋白质、病原体和其他大分子的过程。目前,已经报道了很多因素能诱导细胞发生自噬,如饥饿、生长因子缺乏、微生物感染、细胞器损伤、蛋白质折叠错误或聚集、DNA 损伤、放疗、化疗等。自噬在代谢应激反应、细胞生命过程中的监控、基因组的保护、细胞生死抉择过程中都具有十分重要的作用。自噬在所有真核生物细胞中普遍存在,其主要功能之一是用于降解和回收利用细胞内生物大分子与细胞器,是真核细胞维持稳态、实现更新的一种重要的高度进化保守机制。因此,自噬同时肩负体内"废品回收"和"垃圾处理再利用"的职责,既可保卫细胞免受细胞内毒物的损伤,又可以抵御病原体的入侵。

(一) 自噬形式

总的来说,自噬仍然属于溶酶体降解系统,根据细胞物质运到溶酶体内的途径不同,自噬分为大自噬(macroautophagy)、微自噬(microautophagy)和分子伴侣介导的自噬(chaperone-mediated autophagy,CMA)三类。

大自噬,即通常所指的自噬,也称巨自噬,是目前研究最为广泛的自噬形式。大自噬是

一个动态发展过程,自噬体的半衰期只有 8 分钟左右,根据进程可以分为四个不同的阶段。①自噬膜成核阶段:细胞接受自噬诱导信号后,在胞质的某处形成一个小的类似"脂质体"样的扁平双层膜,称为自噬膜(phagophore)或隔离膜(isolation membrane);②自噬体形成阶段:自噬体形成包括成核、延伸、扩展、闭合几个阶段。自噬膜不断延伸包裹损伤的细胞器、错误折叠的蛋白质分子或侵入的病原体后封闭形成自噬体(autophagosome);③自噬溶酶体形成阶段:自噬体与溶酶体之间的融合,形成自噬溶酶体(autolysosome);④降解阶段:溶酶体降解自噬体内膜,其内容物在溶酶体内发生降解,产生的生物大分子及能量进入细胞的正常代谢过程,重新发挥生物大分子的生物学作用。

微自噬是溶酶体膜内凹直接包裹细胞物质并在溶酶体内降解;分子伴侣介导的自噬,不形成膜性结构,是指具有特定氨基酸序列的细胞质蛋白底物被分子伴侣 Hsc70 和协同伴侣(cochaperones)识别,形成分子伴侣-底物复合物,与溶酶体膜上的受体溶酶体膜相关蛋白(lysosomal-associated membrane protein,LAMP)结合后被转运到溶酶体腔中,进入溶酶体腔中的底物在水解酶作用下分解为其他组成成分,被细胞再利用。

(二)　自噬的功能

自噬是细胞对外源性刺激的适应性反应,当细胞受到营养缺乏、缺氧、激素、化学治疗、非折叠蛋白质的堆积和微生物的入侵等应激时,可发生适应性细胞自噬现象,以维持细胞结构、功能和代谢正常。自噬在机体稳定、组织重塑、细胞发育及内环境稳态、生物合成以及环境的适应方面等都发挥着十分重要的作用:①自噬作为一种防御机制可以清除胞质内受损的细胞器、代谢产物,进行亚细胞水平上的重构,保护受损的细胞;②细胞自噬所产生的物质和能量,可以重新参与细胞的生命活动。细胞可以通过自噬和溶酶体,消除、降解和消化受损、变性、衰老和失去功能的细胞、细胞器和变性蛋白质与核酸等生物大分子,为细胞的重建、再生和修复提供必需原料,实现细胞的再循环和再利用。生物机体在饥饿条件下也可激活细胞自噬溶酶体降解途径,使机体通过降解自我、提供营养成分和能量得以生存,是一种高度保守的细胞内蛋白质再循环机制;③自噬可作为细胞保持稳定状态的管家机制。通过细胞的自噬过程,可以及时有效地清除受损的细胞器、错误折叠的蛋白质和侵入体内的病原体,这是细胞自我消化、降解及维持内环境稳定的重要机制;④自噬可调控长寿命蛋白、过氧化物体、线粒体和内质网的更新,与生物体寿命延长有关;⑤自噬参与一定的组织特异性融合;⑥自噬参与固有免疫和适应性免疫过程,能够清除侵入的病原体,还可促进微生物抗原 MHC Ⅱ 类的提呈;⑦作为一种细胞死亡程序诱导不同于细胞凋亡的细胞主动性的死亡。

(三)　自噬的特点

1. 自噬的保守性　　自噬的本质是细胞消化掉自身的一部分,由于自噬有利于细胞的存活,因此无论是物种间还是各细胞类型之间,自噬都普遍被保留下来。

2. 自噬的诱导特性和快适应性　　各种自噬诱发因素的经常性存在,使得细胞保持了一种很低的、基础的自噬活性以维持自稳。自噬诱发因素引发自噬相关蛋白的快速合成和自噬体的快速大量形成。整个自噬过程很快,自噬被诱导后 8 分钟即可观察到自噬体形成,2 小时后自噬溶酶体基本降解消失,这有利于细胞快速适应恶劣环境。

3. 自噬的非特异性和批量降解　　自噬的应急特性要求自噬的速度要快、量要大,"捕获"胞质成分的特异性不是首先考虑的,这与蛋白酶体降解途径明显不同。

二、自噬的研究现状

（一）自噬膜的来源

目前关于自噬膜的来源尚无定论，最大的障碍是至今尚未鉴定到特异的膜蛋白。一般认为可能来源于内质网（endoplasmic reticulum，ER）、高尔基复合体（Golgi complex）、内涵体（endosome）、细胞质膜、线粒体和线粒体相关膜（mitochondria-associated membranes，MAM）等脱落形成的双层膜。而关于自噬膜的延伸和封闭机制仍旧不十分清楚。

（二）自噬的选择性和非选择性

自噬分选择性和非选择性两种。一般来说，自噬和微自噬可以非特异性地捕获细胞质和受损的细胞器，通过自噬降解，提供营养物质维持细胞代谢。有些情况下部分细胞器发生选择性自噬，如 CVT 通路（胞质-小泡靶向途径，cytoplasm-to-vacuole targeting pathway）、线粒体自噬（mitophagy）、过氧化酶体自噬（pexophagy）和细胞内病原体自噬（xenophagy）等。分子伴侣介导的自噬具有高度选择性，不形成膜性结构，只能降解一些特定的蛋白，而不能降解细胞器。因此在清除蛋白质的降解途径时，CMA 有选择性，而大自噬和小自噬无明显的选择性。

（三）自噬相关基因（autophagy associated gene，ATG）

自噬过程受自噬相关基因编码的自噬相关蛋白调控，自噬相关基因及其编码的自噬相关蛋白的鉴定是目前自噬研究的一个重要方向。随着人们对自噬认识的加深，越来越多的自噬基因及其同源物的功能被逐渐发现，目前已发现 30 多个自噬相关基因。由于自噬研究的历史关系，一些基因在酵母和哺乳动物中有不同的命名，同时因自噬是一个在进化上高度保守的过程，许多酵母中的自噬相关基因都可以在哺乳动物中找到同源基因。自噬相关基因编码的自噬相关蛋白参与自噬膜的形成、细胞质的吞噬、自噬体的形成以及自噬体与溶酶体的融合过程。详细的自噬相关基因和蛋白信息可查询自噬数据库和人自噬相关基因和蛋白数据库。

（四）自噬的分子机制和调控通路

细胞自噬是细胞本身在受到外界刺激的情况下，通过细胞内信号转导触发的一系列维持内环境稳定的一种主动的生物学过程。从目前积累的研究资料来看，细胞自噬的信号转导调节机制非常复杂，除了信号转导系统复杂多样外，信号转导通路之间也存在密切的联系和交叉。因此，明确细胞自噬的影响因素及信号转导机制，有助于我们深入了解细胞自噬的生物化学与分子生物学的调节机制和生物学作用。

1. 自噬的分子机制　在已发现的自噬相关基因中，18 个基因是哺乳动物自噬体形成过程中必需的，其编码的蛋白称为核心自噬蛋白（core Atg proteins）。这些核心自噬蛋白可形成重要的调控复合物和两个类泛素化调控系统，主要包括：Atg1/ULK 复合物、Atg9 及其循环系统、PtdIns3K 复合物、Atg8 Ubl 结合系统和 Atg12 Ubl 结合系统等，它们决定自噬体的起源、发生和发展进程。

（1）Atg1/ULK1 蛋白激酶复合体：Atg1 蛋白由 *Atg1* 基因编码，其在哺乳动物中的同源蛋白为 ULK1，是自噬体形成所必需的蛋白，参与诱导自噬体形成的调节。当 ULK1 缺失时，LC3-Ⅱ不能形成。ULK1 与 Atg13、FIP200、Atg29、Atg31 相互作用形成复合物。Atg1/ULK1

复合物直接接受自噬中心调控分子 mTOR 的调控。当细胞接受到"饥饿"信号时，mTOR 活性被抑制，mTOR 对 ULK1 和 Atg13 的抑制作用减弱，使得 ULK1 激活并磷酸化 Atg13、FIP200 和 ULK1 自身。活化后的 ULK1 复合物从细胞质转移到内质网或其他位置，此时，自噬膜开始形成。

（2）Atg9 及其循环系统：在自噬蛋白中，Atg9 是目前唯一一个跨膜蛋白，它可以通过影响膜泡运输以调控自噬的发生。自噬膜的发生和延伸都与 Atg9 相关，Atg9 可能作为一个膜蛋白介导自噬相关蛋白或自噬体膜的运输。例如，当营养物质缺乏时，Atg9 可与 Atg23、Atg27 结合，将它们运输到自噬膜上，或在 Atg1 和 Atg13 的帮助下与 Atg2、Atg18 结合并将其运输到自噬膜以外的细胞质区域。

（3）PtdIns3K 复合物：该复合物在前自噬体或内质网上产生 PI3P。Vps34 是Ⅲ型磷脂酰肌醇激酶。自噬发生时，Vps34 先结合 Vps15 并被其激活，随后进一步结合 Beclin1，形成 Vps34-Vps15-Beclin1 复合体，后者与多种自噬相关蛋白结合，传递自噬信号并促进自噬发生。如与 Atg14 结合形成 Atg14-Vps34-Vps15-Beclin1 复合物，参与自噬体的形成；与参与细胞内吞途径的 UVRAG（UV irradiation resistance-associated gene）结合，形成 UVRAG-Vps34-Vps14-Beclin1 复合体，在自噬体的成熟和运输中发挥作用；而 Rubicon 与 UVRAG-Vps34-Vps14-Beclin1 复合物结合则可负调节自噬溶酶体的融合。Bcl-2 通过从 PtdIns3K 复合物中分离 Beclin1 而抑制自噬。

（4）Atg8 Ubl 和 Atg12 Ubl 结合系统：这两条蛋白连接系统又被称为 LC3 修饰过程和 Atg12 结合过程。Atg12 Ubl 结合系统中 Atg12-Atg5-Atg16（L）二聚体对 Atg8/LC3-PE 结合至关重要。Atg12-Atg5-Atg16（L）复合体位于自噬膜外侧，与自噬体膜的延伸相关。对于哺乳动物来说，在 Atg12 结合过程中，Atg7 作为 E1 样酶活化 Atg12，随后 Atg12 被转运至 E2 样酶 Atg10 并与其结合，最后 Atg12 被转运给 Atg5 靶蛋白并与之结合，形成 Atg12-Atg5 复合物。在细胞中，Atg12 蛋白一旦合成就会立即结合 Atg5，以 Atg12-Atg5 复合物的形式存在。在哺乳动物中，当自噬发生时，Atg16 能富集大量 Atg12-Atg5 复合物形成一个巨大复合物，为参与自噬膜形成的蛋白质提供相互作用的平台。Atg12-Atg5-Atg16L1 复合物位于自噬膜外侧，参与 LC3-Ⅱ 的形成过程，促进自噬膜的延伸。Atg8 Ubl 结合系统与自噬膜的延伸和封闭密切相关。Atg8/LC3 位于自噬体内外膜，在哺乳动物中，LC3 合成后，会以 LC3 前体的形式存在。LC3 前体首先被 Atg4 加工成为胞质可溶性形式 LC3-Ⅰ。自噬发生时，LC3-Ⅰ 被 Atg7 活化，并被转运至第二种 E2 样酶 Atg3。LC3-Ⅰ 在 Atg5-Atg12-Atg16 复合物的帮助下连接一个磷脂酰乙醇胺（phosphatidylethanolamine，PE）分子形成 LC3-Ⅱ。LC3-Ⅱ 具有膜结合能力，定位于自噬膜和自噬体。当自噬体与溶酶体融合后，自噬体内的 LC3-Ⅱ 被溶酶体中的水解酶降解。因为 LC3-Ⅱ 位于自噬体的内膜和外膜，其与荧光蛋白形成融合蛋白后，很容易在细胞内定位，所以 LC3 通常被用作哺乳动物细胞中自噬体膜的标记蛋白。

2. 自噬调控信号通路　生理条件下，细胞自噬受到严格的调控。精确的自噬信号调控对细胞应对不同的外界刺激至关重要。自噬的诱导和自噬过程都受到细胞的严密调控，细胞通过一套精确的信号通路整合营养条件、生长因子、激素、应激以及胞内能量等信息对自噬进行调控，以应对外界环境影响和维持内环境稳定。参与自噬过程的信号通路非常复杂，目前关于自噬调控的机制还未完全清楚。现在了解的比较多的细胞自噬调控通路主要有两条:TOR（Target of rapamycin）通路和磷脂酰肌醇 3-激酶（PI3K,Phosphoinositide 3-kinase）通路,很多其他的细胞自噬调控信号直接或间接地通过这两条通路发挥作用。

（1）TOR（target of rapamycin）通路:细胞自噬调节机制中,雷帕霉素作用的靶蛋白 TOR 激酶（TOR kinase）是一个关键的调节因素。酵母 TOR 有两个同源基因 TOR1、TOR2,它们可以形成两种蛋白复合物 TORC1、TORC2。TOR 本身是一个感知细胞营养、调控细胞周期、生长和增殖的丝氨酸/苏氨酸激酶,是关闭细胞自噬的一个重要抑制性信号,是许多自噬信号转导通路的交集点,对细胞自噬起到负调控作用。在正常生长条件下,TOR 处于激活状态,细胞自噬受到抑制;当细胞处于饥饿或受到雷帕霉素（rapamycin）刺激时,TOR 被抑制,细胞自噬被诱导增强。TOR 能接收到细胞的多种变化信号,如细胞内 ATP 水平、缺氧及饥饿等,并通过加强或降低自噬的发生水平应对不同的外界环境刺激。当生长因子存在或者营养丰富时,TOR 激酶是关闭自噬的主要抑制信号。TOR 对细胞自噬进行调节中研究比较清楚的是通过 Atg1-Atg13-Atg17 复合物来调节细胞自噬的水平。Atg1 是细胞自噬关键蛋白,它的激活诱导细胞自噬的发生。Atg13 是 TORC1 的底物,当用雷帕霉素处理细胞或细胞处于饥饿条件时,TORC1 被抑制,Atg13 迅速部分去磷酸化,其与 Atg1、Atg17 的结合能力大大提高,从而使 Atg1 的酶活性也大大提高,细胞自噬水平迅速上升。在营养丰富的条件下,Atg13 高度磷酸化,这时它与 Atg1 仅有非常低的结合能力,因此 Atg1 的激酶活性也很低,自噬水平保持基底水平。在哺乳动物中,mTORC1 能够磷酸化 ULK1,使其从 ULK1-Atg13-FIP200 复合物中解离而得以活化,抑制自噬起始分子 ULK1 的功能,从而抑制自噬的发生。mTORC2 对激活 PKB-FOXO 和 PKC 信号通路起重要作用。

（2）Ⅰ型 PI3K/PKB 通路:哺乳动物 mTOR 的上下游信号转导途径较为复杂。mTOR 上游通路中胰岛素、生长因子（胰岛素样生长因子、血小板源性生长因子和表皮生长因子等）结合于跨膜胰岛素受体或酪氨酸激酶受体,激活与受体酪氨酸激酶相连的 PI3K-Ⅰ/PKB（磷脂酰肌醇 3 激酶-Ⅰ/蛋白激酶 B）信号通路,从而抑制自噬。结节性硬化复合物 1/2 蛋白（tuberous sclerosis complex-1/2,TSC1/2）位于 PI3K-Ⅰ/PKB 途径的下游,同时也能整合胰岛素、生长因子、能量代谢等信号,抑制 mTOR 的激酶活性,对自噬发挥正向调节作用。TSC2 蛋白能够负调节一种小分子鸟苷三磷酸酶 Rheb,使具有 mTOR 结合活性的 GTP-Rheb 转变为 GDP-Rheb。TSC2 被 AKT 磷酸化后,这种负调节作用减弱,mTOR 活性增强。PTEN 磷酸酶是自噬的正向调节分子,它使 PtdIns(3,4,5)P3 去磷酸化,从而解除Ⅰ型 PI3K/PKB 途径对自噬的抑制。

（3）AMP 激活的蛋白激酶（AMP activated protein kinase,AMPK）通路:AMPK 是一种细胞能量敏感因子,在能量供应不足的情况下,AMPK 也可以作为重要的调节因素对细胞自噬产生影响。该通路活化时可降低 ULK1 的磷酸化水平并促进其从 mTORC1 复合物中解离,抑制 mTOR 活性。AMPK 还可以通过直接磷酸化结节性硬化复合物蛋白 2（TSC2）和 Raptor,抑制 mTOR 的活性从而活化自噬。

（4）其他通路:其他对细胞自噬具有重要调节作用的信号转导通路蛋白分子还包括内质网膜相关蛋白 Ire-1（ER-membrane-associated protein）、应激激活激酶（stress-activated kinase）、肌醇三磷酸盐受体（inositoltriphosphate receptor,IP3R）、GTP 酶（GTPase）、神经酰胺（ceramide）和钙离子等。这些蛋白和因子都是体内调节细胞自噬的重要信号转导通路的关键分子。BH3-仅有蛋白（BH3-only protein）对于 Beclin1/Ⅲ型 PIK3 复合物具有抑制作用。

死亡相关蛋白激酶(death-associated protein kinase,DAPK)对细胞自噬也有重要的调节作用。某些激素在自噬调控中起重要作用,如胰岛素可抑制自噬,而胰高血糖素则可促进自噬。此外,酪氨酸激酶受体、蛋白激酶 A(PKA)、酪蛋白激酶Ⅱ、MAP 激酶也参与自噬的复杂调节网络。

（五）自噬的病理生理作用

1. 自噬与疾病　自噬除维持生理状态下机体的稳态功能外,越来越多的证据表明自噬参与许多疾病的发生与发展过程,如肿瘤、感染、肌肉疾病、肝病、心脏病、神经退行性疾病等。自噬在这些疾病过程中的作用是十分复杂的,目前研究显示,人类的许多疾病状态与自噬分子机制有关。在这些疾病过程中,遗传改变损伤了细胞的生存和代谢,影响了组织的生理平衡。自噬成为了一些疾病治疗的突破口,为这些原本难以治疗的疾病带来了新的希望。

（1）自噬与神经退行性疾病:由于自噬参与异常蛋白质的降解,有利于防止神经元内异常蛋白质的蓄积,因此自噬的异常会导致神经系统疾病。目前发现许多神经退行性病变与细胞自噬缺陷有关,如帕金森病、阿尔茨海默病、亨廷顿病、多发性硬化和脊髓小脑性共济失调等就与神经细胞内变异蛋白的累积清除障碍有关。如帕金森病中的 Synuclein 蛋白和损伤的线粒体的蓄积与自噬能力下降有关;阿尔茨海默病患者脑内自噬水平明显降低,导致淀粉样蛋白质的聚集。自噬作用过度活跃会造成线粒体功能障碍,如亨廷顿氏舞蹈病因亨廷顿蛋白(Htt)的蓄积激发自噬,伴随着细胞凋亡蛋白酶的激活和大量线粒体的受损。特异性敲除小鼠神经元中的自噬基因研究表明,通过诱导自噬发生来促进蛋白质聚合物的清除,可以缓解神经退行性疾病的症状。自噬很可能成为治疗神经退行性疾病的重要靶点。自噬缺陷也可造成神经祖细胞数量异常,如 *Ambra1⁻/⁻* 鼠表现为神经上皮细胞过度增殖,导致凋亡增加和脑缺陷。此外,神经自噬异常还可影响终末神经分化,*Ulk1⁻/⁻* 鼠表现为小脑颗粒神经元轴突形成异常。Atg5 或 Atg7 会抑制自噬的发生,结果使大量泛素化蛋白质聚合物在神经元细胞中积累,导致脑内大量神经元出现退变进而死亡。*Atg5⁻/⁻* 和 *Atg7⁻/⁻* 鼠还会产生行为学异常,如吮吸障碍和运动功能降低。

（2）自噬与肿瘤:越来越多证据表明自噬也是肿瘤发生、发展的关键机制。自噬与癌前病变、癌细胞增殖及其抑制关系密切。研究发现一些癌细胞自噬能力明显低于正常细胞,因而对血清氨基酸浓度降低或高细胞密度等因素反应迟钝,使得肿瘤细胞通过改变自噬作用的活性而获得了比正常细胞更强的生存能力,但其内在机制尚不清楚。但是有些肿瘤细胞却保持了较高的自噬活性,对肿瘤细胞在恶劣环境中的生存起到了一定的保护作用。某些自噬相关蛋白(Beclin1、Atg5、Bif-1、Atg4C、UVRAG)具有肿瘤抑制活性。如 *Beclin 1* 等位基因敲除的小鼠自发肿瘤的概率增加,*Beclin 1* 的过度表达则可抑制肿瘤,提示其是哺乳动物的抑癌基因,可能是通过诱导肿瘤细胞自噬性死亡实现的。此外,某些自噬基因的变异可导致 DNA 损伤的积累和基因组的不稳定。因此,目前认为自噬对于肿瘤细胞存在双向效应,肿瘤发展不同阶段、组织类型、细胞分化状态、周围环境以及特定的基因特征和信号转导途径共同影响着自噬的活性和结果,相同的细胞在不同的外部因素作用下,自噬的作用也可能不同。甚至,在肿瘤发生、发展的不同阶段,自噬的作用可能也是不同的。一些自噬因大分子物质循环和有害物质的隔离使肿瘤细胞生存,一些自噬过度,大量降解蛋白质与细胞器导致肿瘤细胞自噬性死亡。

2. 自噬与免疫　越来越多研究表明自噬参与固有免疫和获得性免疫。通过固有免疫模式识别受体传导的信号能诱导自噬。固有免疫细胞通过自噬可以清除细菌和病毒等外源性微生物,通过将胞质病毒复制复合体运送至内体病毒感应器来监测病毒感染。自噬参与MHC Ⅱ类抗原加工和呈递,是一种获得性免疫机制,参与清除入侵的病原体。许多固有免疫与获得性免疫的调节因子也会刺激自噬的发生,如 IFN-γ 能够诱导巨噬细胞和其他细胞发生自噬,在自噬协同下参与 MHC Ⅱ类抗原的加工和呈递。自噬活动调节细胞存活,控制 T 细胞稳态,如 $Atg5^{-/-}$ 鼠研究显示自噬缺陷导致胸腺细胞和 B 细胞减少,说明 Atg5 调节淋巴细胞的发育和功能。正常 T 细胞发育过程中,线粒体数量降低,造血细胞特异性 $Atg7^{-/-}$ 鼠显示 T 细胞线粒体自噬被抑制,诱发凋亡程序伴发 T 细胞活力降低。

3. 自噬与细胞程序性死亡　细胞的死亡方式包括程序性细胞死亡和细胞坏死。在某些条件下,自噬诱导或参与程序性细胞死亡过程,称为自噬性细胞死亡,也称为Ⅱ类细胞程序性死亡,与细胞凋亡(apoptosis)(Ⅰ类)和细胞坏死(necrosis)(Ⅲ类)并列。目前自噬与细胞死亡的关系还存在很大争议:一种观点认为自噬引起死亡,当细胞面临不利环境时,细胞开始自噬,但当环境得不到改善,自噬已经不能帮助细胞而是过度消耗胞内物质时,细胞进入程序性死亡;另一种观点认为细胞在凋亡和坏死的过程中伴随着自噬的发生,在发育期间,在多种胚胎组织的垂死细胞中发生自噬;还有观点认为两种情况都存在,可通过阻断自噬,观察细胞的结局来区分自噬、凋亡和坏死。

尽管自噬与凋亡两种程序性细胞死亡方式不同,但近年来研究发现两者在某些情况下可以相互拮抗或促进,可先后发生或同时共存于同一细胞。相同诱导因素在不同细胞中可分别诱发自噬或凋亡,而且参与自噬和凋亡的因子也存在交叉。另外研究表明自噬与坏死也有一定的关联。

4. 自噬与干细胞　相对于从体细胞和疾病模型中获得的研究数据,目前对于自噬在干细胞的维持和功能中的作用知之甚少。综合现有数据表明自噬参与干细胞自我更新、多向分化和静默维持,但详细的机制尚不十分清楚。胚胎和各种组织干细胞在发育、组织重建和某些疾病过程中扮演必不可少的角色。许多干细胞也很长寿并贯穿生物体的整个成年生活,其控制机制和维持细胞稳态的质量将是这些细胞维持长寿的关键。最近在干细胞治疗免疫性疾病的研究表明,炎症因子如 γ 干扰素(γ-IFN)和肿瘤坏死因子(TNF)会协同诱导BECN1 表达,增加干细胞自噬。降低间充质干细胞的自噬可以增强其免疫抑制效应。因此,自噬可能在干细胞的正常功能和相关疾病中发挥重要作用。

三、自噬在发育和再生中的作用研究

(一) 胚胎发育期自噬

目前研究显示,发育期的自噬有利于细胞组分的快速改变,加速细胞蛋白、细胞器更新及特定因子的再循环和细胞命运决定的细胞骨架动态变化,并且自噬还参与蛋白和细胞器的旁路途径。此外,自噬还是能量供应的额外来源。自噬在脊椎动物胚胎形成的特定时期发挥重要作用。如哺乳动物胚胎发育的过程中,自噬在着床前和刚出生时特别活跃。哺乳动物的未受精卵仅有较低的自噬水平,受精后可以诱导大量的自噬。基因敲除动物模型表明 Atg5 在受精卵着床前的自噬过程中发挥重要作用,此时受精卵营养获取有限,自噬就成为主要的营养提供系统,从而在早期胚胎形成过程中发挥重要作用。而新生儿刚出生 3～12

小时就诱发明显的自噬，1~2 天内新生儿许多组织的自噬水平显著上升，可能与新生儿的胎盘营养供应中断有关。例如 *Atg5* 缺陷鼠出生时正常，随后 1 天后死亡。这些鼠血浆和组织中的氨基酸水平降低、能量衰竭，表明自噬在新生饥饿期维持能量稳定的重要性。此外，发育和分化过程伴随明显的细胞和组织改建，这需要增强自噬参与细胞成分的更新，在提供再生材料和去除旧材料这个过程中起着关键作用。另外，在培养的哺乳动物细胞的有丝分裂期也观察到了自噬的抑制，或许存在普遍的机制来避免细胞分裂期间重要核因子的降解。自噬的作用对于管家基因也很重要，特别是在终末分化细胞，例如神经细胞和肝细胞中，其中细胞质成分的持续更新是必要的。自噬在降解胞质内大量的长寿蛋白和完整的细胞器过程中具有重要作用。在低等的真核细胞，自噬作为细胞死亡的机制或作为发育过程中的一种应激反应。然而，在脊椎动物细胞发育过程中，自噬作用的意义尚未完全阐明，可能涉及胚胎产生和发育过程中细胞增殖、分化、发育所必需的特异性胞质重排，决定着细胞的命运。此外，秀丽线虫研究表明自噬可以选择性清除父系线粒体，这可能也是哺乳动物遗传母系线粒体 DNA 的保守的关键机制。

（二）自噬相关基因与发育

尽管很早就知道自噬在分化和发育过程中高度活跃，但其中的作用一直不清楚，尤其在哺乳动物发育和再生中的确切作用还有待进一步研究。直到 20 世纪 90 年代自噬相关基因的发现后，利用不同的遗传学技术，如基因打靶（gene targeting）、基因陷阱（gene trapping）、组织特异的条件变异等产生不同的小鼠或细胞模型，逐渐揭示了自噬在发育和分化中的重要作用。对不同自噬相关基因敲除小鼠表型的研究反映了在自噬不同作用阶段的基因对发育过程影响的差别；不同自噬相关基因的失活伴随着不同程度的自噬缺陷。总之，这些细胞或小鼠模型证实了自噬在发育过程中具有重要作用。

1. *Beclin1*　酵母自噬基因 *Atg6* 在小鼠的同源基因 *Beclin1*，是磷脂酰肌醇-3 激酶复合物的组成成分，后者调节自噬小体的形成。在 *Beclin1* 基因敲除小鼠中研究显示缺乏 *Beclin1* 基因的胚胎表现出明显的发育延迟。体外胚胎干细胞研究显示，*Beclin1*$^{-/-}$ 的胚胎干细胞不能形成胚胎体。在 *Beclin1*$^{-/-}$ 的胚胎中发现大量的细胞死亡，这提示 Beclin1 在胚胎发育过程中具有重要作用。

2. *Atg5* 和 *Atg7*　哺乳动物细胞发育过程中自噬功能的揭秘在很大程度上是通过对自噬基因 *Atg5* 和 *Atg7* 的变异研究完成的。目前研究显示，Atg5 和 Atg7 参与自噬小体的形成，Atg5 在胚胎发育的早期阶段具有重要作用。*Atg5* 基因敲除的卵细胞和精子结合后产生的胚胎，发育不会超过分裂成 4 个细胞的阶段，这可能是因为 *Atg5* 基因敲除后细胞自噬功能丧失，母体细胞的蛋白和 RNA 不能降解，阻碍了受精卵细胞基因的转录和翻译。另一项研究显示，在 *Atg5*$^{-/-}$ 小鼠发育的神经视网膜和肺组织中发现凋亡小体增加，因此证实自噬过程参与发育过程中凋亡小体的清除。*Atg7*$^{-/-}$ 小鼠模型也存在与 *Atg5*$^{-/-}$ 小鼠类似的围生期死亡，同时伴有形体减小。形体减小的原因目前尚不清楚，可能与胚胎发育过程中营养的无效使用有关。*Atg7*$^{-/-}$ 小鼠模型肝细胞的泛素水平增加，表明自噬过程具有引导泛素化蛋白降解的作用，泛素-蛋白酶系统在发育晚期对细胞内蛋白的重复使用发挥补偿作用。条件性敲除神经细胞 *Atg7* 或 *Atg5* 基因的小鼠表型研究显示，基础自噬在神经系统的发育过程中抑制了异常蛋白的积累并能诱导自噬，有助于细胞适应应激状态。

3. *Atg4* 和 *LC3*　*Atg8* 在哺乳动物细胞中的同源基因是 *LC3*。Atg4 切割 LC3 成为胞质

LC3-Ⅰ,LC3-Ⅰ被 Atg7 活化,转运到 Atg3,然后变成胞膜连接的形式 LC3-Ⅱ,这种转换不仅是自噬小体的形成过程中胞膜重排动力学的基本步骤,而且是检测自噬过程的标志。但 *Atg4* 和 *LC3* 基因敲除的小鼠研究未发现小鼠发育异常提示其并不参与这种小鼠生存的自噬过程。

4. *Ambra1* 哺乳动物的 Ambra1 在自噬刺激作用下连接到 Beclin1,促进了 Beclin1 和靶激酶 Vps34 之间的相互作用。这种蛋白在神经系统的发育过程中具有重要作用,*Ambra1* 缺陷鼠胚胎脑内表达高水平的泛素化蛋白,其功能缺陷可导致神经管发育缺陷。

（三）自噬与骨发育

研究发现自噬参与软骨成骨,由于软骨细胞产生的软骨基质形成了一个低氧低营养环境,自噬可能通过双重作用调节软骨成骨,一方面通过自噬为在此环境下的软骨细胞提供生存能量,另一方面在骨形成过程中及时清除终末软骨细胞。

（四）自噬性程序化细胞死亡与发育再生

正常情况下饥饿和激素可诱导自噬增强,然而过度的自噬会导致不同于凋亡的自噬性程序化细胞死亡。一些动物模型研究表明,自噬性程序化细胞死亡在发育、形态发生和再生中扮演关键角色。

四、自噬在口腔颌面发育再生中的作用研究

目前在口腔颌面领域有关自噬的研究较少,研究还处于初级阶段。但是一些研究已经表明自噬与口腔颌面部发育和一些疾病相关,提示其在口腔颌面部发育再生当中同样发挥重要作用。在一项人根尖周病损的研究中显示 LC3 主要表达在炎症细胞中,包括巨噬细胞、淋巴细胞、多核淋巴细胞,也表达在内皮细胞和一些成纤维样细胞中,而正常牙髓组织仅散在表达 LC3。自噬增强并部分与凋亡相关,提示根尖炎症诱发自噬活化,可能参与免疫与自噬性程序细胞死亡。研究显示发育的牙胚存在自噬,并与凋亡相关。牙齿发育包括一系列连续的牙齿形态发育阶段,其中细胞凋亡在其中的作用是消除不必要的细胞;自噬,也是参与细胞凋亡相关的胚胎发育和组织形态发育的重要机制。研究表明,自噬相关基因(*ATG5*、*ATG7* 和 *ATG12*)在小鼠 E14.5 和 P5.5 天的牙胚阳性表达。自噬标记物 ATG5-ATG12 共轭蛋白复合体和脂化的 LC3 在发育中的小鼠牙胚表达。同时,LC3 在 E13.5~18.5 天的成釉器和牙乳头表达,尤其是在 E14.5 天的颈环处。在出生后 P1.5~15.5 天,除了牙上皮细胞,在已分化和正在分化的成牙本质细胞、牙囊细胞和 Hertwig 上皮根鞘细胞也可检测到 LC3 的表达。此外,双重免疫荧光分析表明,LC3 和 TUNEL 信号部分共定位在 E16.5 天的中间层、外釉上皮和 P5.5 天的中间层和星网状层。此外,透射电镜图像也显示自噬作用的存在,并发现在牙齿发育过程中自噬空泡和凋亡的细胞核部分共定位。研究结果表明在牙齿发育过程中自噬过程与细胞凋亡过程在组织定位上存在重叠现象。研究人员还发现,在小鼠牙齿发育过程中,自噬相关基因 *Beclin1* 主要表达在成釉器的胞质内;同时也在星网状层、外釉上皮和内釉上皮细胞核内表达,特别是在 E16.5 和 E18.5 天。在出生后,除了牙上皮细胞外,也可在成牙本质细胞的胞质内检测到 Beclin1 的表达,表明 Beclin1 与牙发生相关。另外免疫荧光结果显示 Beclin1、LC3 或激活的 caspase-3 共表达在 E14.5 的牙胚,提示 Beclin1 可能在牙发生过程中介导自噬和凋亡。另外,成牙本质细胞内形成一套自噬溶酶体系统确保细

胞器和蛋白更新,从而维持成牙本质细胞的长寿命。这些细胞包含各种程度酸性磷酸酯酶阳性的大自噬囊泡,表达 LC3 和 LAMP2,并随年龄而增加。随年龄增长自噬囊泡内脂褐素累积,成牙本质细胞自噬更新和溶酶体活性降低,导致成牙本质细胞适应性和牙本质形成下降。

自噬是一个持续的溶酶体催化降解途径,降解受损的细胞器、蛋白质聚集物等。干细胞具有自我更新、多向分化潜能、长的生命周期、有限的容量用以稀释细胞内废物和废弃的细胞器以及应分化过程需进行细胞重塑等特点,这些都表明他们比其他类型的细胞更需要自噬。胚胎干细胞和成体干细胞,包括造血干细胞、神经干细胞、间充质干细胞,都需要自噬发挥作用。以间充质干细胞为基础的治疗具有巨大的应用潜力,但目前疗效仍然不明确。移植的间充质干细胞往往不能很好植入并存活在受体组织部位,部分原因是由于受体部位炎症反应、低氧、氧化应激或营养缺乏等造成供体细胞的存活率很低。其中两个基本的过程——细胞凋亡和自噬,可能是导致移植的间充质干细胞难以存活的关键因素。然而,细胞凋亡和自噬在间充质干细胞内的动态平衡是复杂、难以理解的。

以间充质干细胞为基础的疗法是一种治疗包括多发性硬化症等多种炎症性疾病的有效方法。然而,间充质干细胞在炎症微环境中的命运在很大程度上是未知的。研究表明,间充质干细胞在治疗实验性自身免疫性脑脊髓炎中发生自噬;炎症因子 INF-γ 和 TNF-α 诱导自噬的产生,同时诱导 BECN1/Beclin 1 的表达。通过基因敲除 Becn1 抑制自噬明显提高间充质干细胞的治疗效果。此外,经过药物处理间充质干细胞抑制自噬提高了间充质干细胞对T 细胞介导的实验性自身免疫性脑脊髓炎的免疫抑制作用。结果表明炎症微环境诱导的自噬降低了间充质干细胞的免疫抑制功能。因此通过调节间充质干细胞自噬可以提高间充质干细胞介导的免疫治疗。另有研究显示间充质干细胞可以显著增强自噬溶酶体形成,促进神经元存活,因此间充质干细胞可以通过自噬信号的调节修复脑损伤。

自噬在维持间充质干细胞的干性中发挥着重要的作用。在体外,间充质干细胞展现出较高水平的自噬功能,通过基因敲除自噬相关基因 Bcl-xL 抑制自噬能够影响间充质干细胞的存活和分化,表明自噬在维持间充质干细胞状态和分化功能中有重要作用。研究还表明 LC3-Ⅱ,这一自噬指标在间充质干细胞传代 7 代以后,随着衰老细胞的数量增加表达逐渐升高。而生长因子 FGF-2 和 FGF-4 可以抑制 LC3-Ⅱ 的表达,在干细胞长期培养过程中可以减少衰老细胞的产生。另有学者认为在间充质干细胞连续传代过程中,如果抑制 AKT 和 ERK 信号可以诱导自噬、导致衰老,并且减弱干细胞的干性。此外,研究还表明在干细胞分化早期通过抑制 mTOR 信号促进自噬可以控制间充质干细胞的成骨分化功能,而槲寄生凝集素可以通过激活 LC3-Ⅱ 和降低 mTOR 的磷酸化来激活自噬机制并促进间充质干细胞的增殖。

自噬是氧化应激条件下间充质干细胞生存的关键,自噬流的早期诱导可能是耐氧化细胞常见的一种自我防御机制。研究表明 SDF-1/CXCR4 轴由 SDF-1β 亚型特异性地激活,通过促进自噬,在调节氧化应激条件下间充质干细胞的存活中起着至关重要的作用。另外,自噬在低氧/低血清诱导的间充质干细胞的凋亡过程中起着重要的保护作用,有研究结果显示低氧可以通过激活 ERK1/2 信号通路诱导间充质干细胞的自噬,阿托伐他汀通过 AMP 激活的蛋白激酶(AMPK)/mTOR 信号通路激活自噬可以保护间充质干细胞,提高其在低氧/低血清状态下的存活率。

虽然自噬的研究在近年来取得了显著的进展,但仍然还有许多基础性问题需要解决,例如，自噬体膜的来源、自噬体膜延长弯曲封闭机制、自噬体与溶酶体的融合机制、自噬相关基因的功能、自噬相关蛋白的结构等。目前对自噬在细胞生存与死亡中扮演的角色还存在争议，参与自噬过程的细胞因子、信号转导过程、病理生理学意义的研究还有待进一步深入。自噬在肿瘤、免疫、神经退行性疾病和代谢性疾病中的作用和意义仍需要深入研究。此外，自噬与发育和再生的关系研究还处于初级阶段。尽管自噬在细胞生理学中发挥重要作用，但是其在干细胞中的作用，特别是在干细胞存活或细胞死亡中的作用尚不清楚。阐明自噬在干细胞功能调控中的作用及机制，将有助于阐明自噬在干细胞移植和组织再生过程中的重要性。由于自噬在许多生物学过程中发挥重要作用，未来，随着对自噬这把双刃剑的深入研究，可能会发现新的疾病治疗措施。

第二节　凋亡在口腔颌面部发育再生中的作用研究

一、凋亡的基本概念

凋亡（apoptosis）也称为"固缩坏死"或"程序性死亡"，是由基因所决定的细胞自动结束生命的过程。细胞凋亡对于多细胞生物体正常发育、维持内部环境的稳定以及抵御外界各种因素的干扰都起着非常关键的作用。在成熟的生物体中，细胞的自然更新、被病原体感染细胞的清除等过程都是通过细胞凋亡来完成的。它可以是生理性的，也可以由化疗药物及放射诱发。凋亡细胞特征性的形态变化包括：DNA 的程序性降解、染色质浓缩、细胞缩小和碎裂。

二、凋亡的研究现状

（一）半胱天冬蛋白酶在细胞凋亡中的作用研究

细胞凋亡的启动是细胞在感受到相应的信号刺激后发生的，不同的外界因素启动凋亡的方式不同，所引起的信号转导也不相同。尽管凋亡过程的详细机制尚不完全清楚，但目前普遍认为，细胞凋亡执行的一个中心环节是半胱天冬蛋白酶（caspase）的活化。细胞凋亡的过程大致可分为以下几个阶段：接受凋亡信号→凋亡调控分子间的相互作用→蛋白水解酶的活化（caspase）→进入连续反应过程。细胞凋亡实际上是 caspase 不可逆的有限水解底物的级联放大反应过程。

到目前为止，至少已经发现了 14 种 caspase，各种分子间的同源性很高，结构相似，在动物界高度保守。Caspase 家族具有以下特征：①C 端同源区存在半胱氨酸激活位点，此激活位点结构域为 QACR/QG；②通常以酶原的前体形式存在，相对分子质量 29～49KD，被激活后其内部保守的天冬氨酸残基经水解形成大（P20）小（P10）两个亚单位，并两两组成有活性的四聚体；③末端具有一个原结构域。根据功能可把 caspase 基本分为两类：一类参与细胞的加工，如诱导 Pro-IL-1β 和 Pro-IL-1δ 形成有活性的 IL-1β 和 IL-1δ；另一类参与细胞凋亡，包括 caspase-2,3,6,7,8,9,10。

Caspase 的活化是有顺序的多步水解的过程，不同的 caspase 分子活化过程相似。首先在 caspase 前体的 N-端前肽和大亚基之间的特定位点被水解，从而导致 N-端前肽的去除；然后大小亚基之间被切割,释放大小亚基,由大亚基和小亚基组成异源二聚体;再由两个二聚体形成有活性的四聚体。去除 N-端前肽是大多数 caspase 分子的活化的第一步,也是必需的。例外的是,caspase-9 的活化不需要去除 N-端前肽。

Caspase 的活化有两种基本机制,即同源活化和异源活化,它们分别在死亡信号转导的上游和下游发挥作用。这两种活化方式密切相关,一般来说后者是前者的结果。同源活化是细胞凋亡过程中最早发生的 caspase 水解活化事件,开启了细胞内的死亡程序。异源活化(hetero-activation)即由一种 caspase 活化另一种 caspase,是凋亡蛋白酶的酶原被活化的经典途径。通过异源活化方式水解下游 caspase 将凋亡信号放大,同时将死亡信号向下传递。发生同源活化的 caspase 称为启动 caspase(initiator caspase),原结构域较长,包括 caspase-8,9,10。发生异源活化的 caspase 称为执行 caspase(executioner caspase),原结构域较短,包括 caspase-3,6,7。启动 caspase 通过调节蛋白被募集到特定的起始活化复合体,形成同源二聚体,发生构象改变,导致同源分子之间的酶切而自身活化。在哺乳动物细胞内主要发生两种凋亡途径:死亡受体途径和线粒体途径。通常 caspase-2,8,10 参与死亡受体途径的细胞凋亡,分别被募集到 Fas 和 TNFR1 死亡受体复合物;而 caspase-9 参与线粒体途径的细胞凋亡,被募集到 Cytc/d ATP/Apaf-1 组成的凋亡体(apoptosome)。执行 caspase 与启动 caspase 不同,不能被募集到或结合起始活化复合体,它们必须依赖启动 caspase 才能活化。

凋亡细胞的特征性表现包括:DNA 裂解为 200bp 左右的片段,染色质浓缩,细胞膜活化,细胞皱缩,最后形成由细胞膜包裹的凋亡小体。这些凋亡小体随后被其他细胞所吞噬,这一过程大约经历 30~60 分钟。caspase 引起细胞发生上述变化的全过程尚不完全清楚,但至少包括以下三种机制:

1. 裂解核酸酶抑制物,启动 DNA 断裂　正常活细胞由于核酸酶和抑制物结合在一起,核酸酶处于无活性状态,因此 DNA 不发生断裂。一旦抑制物被破坏,核酸酶被激活,DNA 发生断裂。caspase 可以裂解抑制物而激活核酸酶,所以核酸酶又被称为 caspase 激活的脱氧核糖核酸酶(caspase-activated deoxyribonulease,CAD)。在正常情况下,CAD 和抑制物以一种复合物的形式存在,处于无活性状态。一旦抑制物被 caspase 水解导致 CAD 被激活,DNA 发生断裂。有意思的是,CAD 只在抑制物存在时才能合成并显示活性,提示 CAD 和抑制物以同一种转录方式存在,因而抑制物对 CAD 的活化与抑制都是必需的。

2. 破坏核膜结构,导致染色质固缩　caspase 可直接破坏细胞结构,裂解核纤层。核纤层(lamina)由核纤层蛋白聚合而成,并连成头尾相接的多聚体,形成核膜的骨架结构,使染色质(chromatin)得以形成并正常排列。在细胞发生凋亡时,核纤层蛋白近中部的固定部位被 caspase 裂解,导致核膜骨架结构崩解,细胞染色质的固缩。

3. 裂解调节蛋白,使其功能丧失或下调　caspase 可导致细胞骨架调节有关的酶或蛋白发生裂解,使其活性下降,改变细胞结构,包括凝胶原蛋白(gelsin)、聚合黏附激酶(focal adhesion kinase,FAK)、P21 活化激酶 α(PAKα)等,如 caspase 可裂解凝胶原蛋白而产生片段,使之不能通过肌动蛋白(actin)纤维来调节细胞骨架。除此之外,caspase 还能灭活或下调与 DNA 修复有关的酶、mRNA 剪切蛋白和 DNA 交联蛋白。这些蛋白功能的抑制使细胞的增殖与复制受阻,发生凋亡。caspase 通过影响调节蛋白,切断细胞与周围的联系,拆散细胞骨架,阻断细胞 DNA 复制和修复,干扰 mRNA 剪切,损伤 DNA 与核结构。

4. 形态变化　凋亡细胞皱缩,胞质致密,核染色质边集,而后胞核裂解,胞质芽突并脱落,形成含核碎片和(或)细胞器成分的膜包被凋亡小体(apoptosis body),这些改变诱导细胞表达信号,从而被具有吞噬功能的细胞识别、吞噬和降解。

参与凋亡过程的相关基因有几十种,其中 *Fas*、*Bax*、*P53* 等基因有促进凋亡作用,*Bcl-2*、*Bcl-XL* 等基因有抑制凋亡作用,而 *c-myc* 等基因则具有双向调节作用。

(二) 细胞凋亡途径

在哺乳动物细胞内主要发生两种凋亡途径:死亡受体途径和线粒体途径。死亡受体途径是通过死亡受体和相应的配体结合而引发,通过细胞内部半胱天冬蛋白酶(caspase)机制引发细胞死亡。线粒体途径由细胞外信号和 DNA 损伤引发线粒体压力,从而引起细胞色素 c 的释放。这两种途径在激活 caspase-3 的阶段汇合,从而引起细胞的全面破坏和分解。

1. 细胞凋亡的死亡受体途径 各种外界因素是细胞凋亡的启动剂,它们可以通过不同的信号传递系统传递凋亡信号,引起细胞凋亡,其中 Fas-FasL 通路为最经典的细胞凋亡膜受体通路。Fas 又称 CD95,是一种跨膜蛋白,属于肿瘤坏死因子受体超家族成员,是由 325 个氨基酸组成的受体分子。Fas 一旦和配体 FasL 结合,可通过 Fas 分子启动致死性信号转导,最终引起细胞一系列特征性变化,使细胞死亡。Fas 作为一种普遍表达的受体分子,可出现于多种细胞表面,但 FasL 通常只表达于活化的 T 细胞和 NK 细胞,因而活化的杀伤性免疫细胞,往往能够最有效地以凋亡途径置靶细胞于死地。

Fas-FasL 通路的活化包括一系列步骤:首先配体诱导受体三聚体化,然后在细胞膜上形成凋亡诱导复合物,这个复合物中包括带有死亡结构域的 Fas 相关蛋白 FADD。Fas 分子胞内段带有特殊的死亡结构域(death domain,DD)。三聚化的 Fas 和 FasL 结合后,使三个 Fas 分子的死亡结构域相聚成簇,吸引了胞质中另一种带有相同死亡结构域的蛋白 FADD。FADD 是死亡信号传导中的一个连接蛋白,它由两部分组成:C 端(DD 结构域)和 N 端(DED)部分。DD 结构域负责与 Fas 分子胞内段上的 DD 结构域结合,该蛋白再以 DED 连接另一个带有 DED 结构域的后续成分,由此引起 N 段 DED 随即与无活性的半胱氨酸蛋白酶 8(caspase-8)酶原发生同嗜性交联,聚合多个 caspase-8 分子,caspase-8 分子遂由单链酶原转成有活性的双链蛋白,进而引起随后的级联反应,细胞发生凋亡。

TNF 诱导的细胞凋亡途径与此类似。

2. 细胞色素 c 释放和线粒体途径 线粒体是细胞生命活动控制中心,它不仅是细胞呼吸链和氧化磷酸化的中心,而且是细胞凋亡调控中心。研究表明,细胞色素 C 从线粒体释放是细胞凋亡的关键步骤。细胞色素 C 从线粒体释放的调节是细胞凋亡分子机制研究的关键问题。释放到细胞质的细胞色素 C 在 dATP 存在的条件下能与凋亡相关因子 1(Apaf-1)结合,使其形成多聚体,并促使 caspase-9 与其结合形成凋亡小体,随后 caspase-9 被激活,被激活的 caspase-9 能激活其他的 caspase,如 caspase-3 等,从而诱导细胞凋亡。此外,线粒体还释放凋亡诱导因子如 AIF 参与激活 caspase。促凋亡因子能诱导细胞色素 C 释放和凋亡小体的形成。多数凋亡刺激因子通过线粒体激活细胞凋亡途径。有人认为死亡受体介导的凋亡途径也有细胞色素 C 的参与。如对 Fas 应答的细胞中,一类细胞(type 1)中含有足够的 caspase-8 可被死亡受体活化从而导致细胞凋亡。在这类细胞中高表达 Bcl-2 并不能抑制 Fas 诱导的细胞凋亡。在另一类细胞(type 2)如肝细胞中,Fas 受体介导的 caspase-8 活化不能达到很高的水平。因此这类细胞中的凋亡信号需要借助线粒体途径来放大,而

Bid(一种仅含有 BH3 结构域的 Bcl-2 家族蛋白)是将凋亡信号从 caspase-8 向线粒体传递的信使。

三、凋亡在口腔颌面部发育中的作用研究

细胞凋亡对于多细胞生物体完成正常发育、维持内部环境的稳定、以及抵御外界各种因素的干扰都起着非常关键的作用。早在 19 世纪，发育生物学家就发现细胞凋亡机制已经包含在许多精细的组织器官胚胎发育中，如肾脏、心脏、神经系统、上皮组织等，它通过控制细胞数量和组织形状，在器官形态发生和形成时起重要作用。

(一) 凋亡在腭发育中的作用

胚胎早期原始鼻腔和口腔是彼此相通的，腭的发育使口腔与鼻腔分开。胚胎发育至第 9 周左右时，两侧的侧腭突与前腭突自外向内、向后方向生长，最后形成完整的大部分硬腭、软腭和悬雍垂，将口腔与鼻腔完全隔开。整个过程包括两侧腭突的生长、上抬、黏附及融合等。两侧的腭板融合是腭部发育过程中的重要步骤之一，其中腭突中嵴上皮(medical edge epithelia, MEE)细胞在腭突融合过程中显得尤为重要。在腭板融合期，位于腭突中嵴边缘的 MEE 出现迁移、接触和黏附，发展为胚胎腭中线上皮带(medical epithelial seam, MES)，进而降解消失，最终两侧腭板间充质相互融合。在此过程中，MES 的消失是腭部成功融合的重要前提条件。在腭发育早期，MEE 细胞分为两层，其外层上皮细胞首先从腭突接触点开始发生程序性细胞死亡、脱落，然后侧腭突内层细胞的紧密接触形成腭中线，侧腭突发生水平方向的转动并向中线生长。MEE 细胞进一步通过细胞凋亡、分化及上皮间充质转化等途径降解。腭中线随着细胞的降解而消失，间充质细胞在中线处融合，形成完整的腭。腭中线降解是腭突融合过程中十分关键的一环。关于 MES 的最终转归方式至今仍存在争议，至少包括有凋亡、迁移、上皮-间充质转化(epithelial-mesenchymal transformation, EMT)等。

MES 以凋亡为结局最有力的证据是：凋亡蛋白酶活化因子 1(apoptotic protease activating factor 1, Apaf1)缺陷小鼠由于 MES 的残留而导致腭裂。由于 Apaf1 参与了 caspase-9 介导的 caspase-3 活化过程，所以 *Apaf1$^{-/-}$* 小鼠导致 caspase-3 的活化受阻，最终影响细胞凋亡过程，这种 *Apaf1$^{-/-}$* 小鼠的腭裂畸形充分证明凋亡参与了 MES 的消退过程。而通过应用外源性视黄酸干预 MES 的凋亡水平，将会影响腭部的融合过程。研究表明，细胞周期停滞是上皮间充质转化和细胞凋亡的先决条件，处于 G1/S 期的细胞进入上皮间充质转化，处于 G2/M 期的细胞发生细胞凋亡。细胞周期停滞主要由 *TGF-β1* 基因诱导；上皮间充质转化和细胞凋亡主要由 *TGF-β3* 基因诱导，同时还受到多种信号分子的调控，如 p38MAPK、TGF-β 受体、Smad、STAT3 及 PKA 等。这一过程的错误，可能导致腭裂的发生。

(二) 凋亡在牙齿发育中的作用

牙胚是由上皮和外胚间充质相互作用发展起来的。哺乳动物牙齿发育是由外胚层来源的上皮细胞和脑神经嵴来源的间充质细胞共同分化而来。其中牙釉质由上皮细胞分化形成，牙本质、牙髓等其他结构由间充质细胞分化形成。上皮-间充质交界线决定了将来牙冠的形状和牙尖的数量。

凋亡在哺乳动物发育中的作用分为以下三种：①系统发生中的作用：清除残余结构；

②形态发生中的作用:帮助结构的成形;③组织发生中的作用:参与细胞的分化。凋亡的三种作用(系统发生、形态发生和组织发生)在小鼠牙列发生中都有体现,因此有学者认为可以将小鼠牙列作为研究凋亡调节的重要模型。在功能性牙列和缺牙区牙间隙形成过程中,凋亡可以被认为是系统发生的细胞死亡,用来清除多余的牙始基结构。在功能牙齿成形的早期阶段,凋亡是形态发生的细胞死亡。在牙齿发育的后期组织成熟阶段,凋亡是组织发生的细胞死亡。

1. 凋亡与功能牙列的形成(系统发生中的作用) 在小鼠胚胎时期,牙齿始基的数量远远高于功能牙列的牙齿数量,这就需要凋亡发挥系统发生的作用(通过抑制多生牙始基的上皮结构)来去除多余的牙齿始基。这些多余的牙齿始基或者在发育过程中被完全清除,或者整合到将来功能性牙齿中去。

2. 凋亡与牙齿形态发生(形态发生中的作用) 凋亡在小鼠功能性的切牙和磨牙的形态发生过程中起作用,并且凋亡在磨牙和切牙的形成过程中存在差异。小鼠磨牙发育过程中的一项显著特征是釉结中细胞死亡的集聚。釉结被认为是调节牙齿形态发生的信号中心。原发性釉结中活跃的凋亡反应能够减缓磨牙帽状结构中心的生长速度。另一方面,小鼠切牙釉结的凋亡相对不活跃。切牙釉结的消失可能是组织学重排的结果。

3. 凋亡与细胞分化(组织发生中的作用) 分化相关的细胞死亡发生在牙齿发育的晚期阶段。在成釉细胞的分化和后期无功能的成釉细胞的清除过程中,细胞死亡活动上调。程序性细胞死亡也发生在牙源性组织的分化和内陷过程中。

大量研究表明,细胞凋亡贯穿牙齿发育整个过程。在鼠牙齿发育形成过程的不同阶段,包括牙胚发育的蕾状期、帽状期、钟状期及牙体组织形成期均有细胞凋亡的参与,而且在早期细胞生长中心处细胞增殖的同时细胞凋亡也活跃。细胞凋亡调控着细胞的增殖和分化,调控着牙尖、牙颈、牙根部的形成,使牙胚不断发育扩大的同时得以塑形(形态发生)。随着上皮-间充质相互诱导,成釉细胞、成牙本质细胞分化成熟,此时细胞凋亡主要是清除已经结束生命周期的衰老、多余的上皮及间充质细胞,控制细胞数量,消除釉结及星网层等暂时性结构(系统发生)。另外,凋亡的异常与牙齿发育异常以及口腔疾病的发生息息相关。发育过程中未分化细胞逃避凋亡残存下来可能是口腔发育性囊肿、牙源性肿瘤等的发病原因。由此可以看出,口腔颌面部发生、发育过程取决于细胞凋亡与增殖的对立统一协调。

小鼠磨牙牙胚中,原发性釉结节参与了牙齿从蕾状期向帽状期的转变过程。牙胚发育至帽状期,凋亡细胞主要集中在内釉上皮凹面中心区域(即原发性釉结节,primary enamel knot)。随着牙胚发育至钟状期,细胞凋亡又在继发性釉结节(secondary enamel knot)中出现。研究证实,继发性釉结节决定着未来牙尖的位置,调节牙胚形状,尤其是牙尖形成的信号调控中心。原发性釉结节与继发性釉结节均表达一系列的信号分子(如成纤维细胞生长因子-4),参与了细胞凋亡。随后,有研究发现存在着第三种釉结节,出现在靠近牙尖无釉质分泌的区域,研究认为其对于调控釉质的沉积有重要的作用。釉结节在完成其诱导牙齿发育及其信号调控作用后,通过细胞凋亡机制被清除。

牙齿发育中的细胞凋亡是在许多基因调控下发生的生理性现象,其中 caspase 和 Bcl-2 家族等是重要的细胞凋亡相关因子。研究表明,细胞凋亡的缺失不会影响牙齿形态的发生。细胞凋亡的作用可能仅仅只是清除停止生长的细胞,而不是抑制釉结节发挥其信号调节作用。然而,运用 caspase 抑制剂干扰早期牙齿发育却发现牙齿的形态最终被改变,因此,釉结节中发生的细胞凋亡对于牙齿正常的形态和大小也是必要的。关于釉结节中所发生的细胞凋亡的准确作用,仍然需要进一步的研究证实。

另外,研究表明 *Bcl-2* 基因在牙齿形态形成过程中,是调控细胞增殖、分化、成熟、消亡的重要因素。有研究发现,大部分牙胚细胞均同时表达 Bcl-2 和 Bax。Bax 在外釉上皮中表达更强,而在内釉上皮中 Bcl-2 表达更强。星网层中有一些细胞仅单一表达 Bcl-2 或者 Bax,也有一些同时表达两者。间充质中大部分只表达 Bax。研究发现利用转基因小鼠在成牙本质细胞中过表达 Bcl-2,则成牙本质细胞凋亡受抑制,导致牙齿发育过程的异常。然而,虽然成牙本质细胞的增殖率或死亡率受到了影响,但突变鼠与野生鼠中成牙本质细胞的密度并未发现明显变化。成牙本质细胞密度未改变,可能是由于牙髓腔体积的均衡变化(突变鼠的牙髓腔比野生型的大),也可能是由于其他未知的原因,仍需要更深入的研究。

四、凋亡在口腔颌面部再生中的作用研究

正常生理过程中,机体的细胞不断地与环境进行物质、信息、能量的交换,细胞本身也处于不断的更新中。这种更新是以细胞数量的恒定、健康为前提的,在更新过程中,多余、衰老、损伤或异常的细胞则通过细胞凋亡被清除。它保证了组织、器官的大小、形态和机体生理内环境稳定(homeostasis)。不仅如此,许多研究表明,细胞凋亡在组织损伤修复过程中也有重要作用。

许多组织和器官的再生修复能力非常惊人。例如,哺乳动物肝脏在切除 75% 后仍能再生到原来的大小。而一些低等生物如果蝇、水螅等,甚至能再生完整的缺失器官。研究表明,细胞凋亡可能是组织再生中细胞增殖的驱动力。具体而言,再生增殖成分,包括芽细胞的形成,是处于细胞凋亡的控制下,这种现象被称为"细胞凋亡引起的代偿性增生"。这一过程中 P35、P53、JNK、JAK-STAT、Wnt、BMP 及 TGF-β 等都发挥重要作用。目前凋亡在口腔颌面部再生中相关研究非常少,有关细胞凋亡对口腔颌面部组织再生的影响及作用还有待进一步研究。

第三节　科研方向与选题

一、研究热点与科学问题

细胞凋亡在口腔颌面发育及再生过程中的作用被多种凋亡调控基因控制,各种外界因素是细胞凋亡的启动剂,它们可以通过不同的信号转导系统传递凋亡信号,引起细胞凋亡。

（一）Fas-FasL

Fas 是一种跨膜蛋白,属于肿瘤坏死因子受体超家族成员,它与 FasL 结合可以启动凋亡信号的转导引起细胞凋亡。它的活化包括一系列步骤:首先配体诱导受体三聚体化,然后在细胞膜上形成凋亡诱导复合物,这个复合物中包括带有死亡结构域的 Fas 相关蛋白——FADD。Fas 一旦和配体 FasL 结合,可通过 Fas 分子启动致死性信号转导,最终引起细胞一

系列特征性变化,使细胞死亡。Fas 作为一种普遍表达的受体分子,可出现于多种细胞表面,但 FasL 的表达却有其特点,通常只出现于活化的 T 细胞和 NK 细胞,因而已被活化的杀伤性免疫细胞,往往能够最有效地以凋亡途径置靶细胞于死地。Fas 和 FasL 结合后,使 Fas 分子的死亡结构域相聚成簇,吸引了胞浆中另一种带有相同死亡结构域的蛋白 FADD。FADD 是死亡信号转录中的一个连接蛋白,它与无活性的半胱氨酸蛋白酶(caspase)酶原发生同嗜性交联,聚合多个 caspase-8 分子,caspase-8 分子逐由单链酶原转成有活性的双链蛋白,进而引起随后的级联反应,细胞发生凋亡。

(二) 细胞色素 C 释放和 caspases 激活的生物化学途径

线粒体是细胞生命活动控制中心,它不仅是细胞呼吸链和氧化磷酸化的中心,而且是细胞凋亡调控中心。细胞色素 C 从线粒体释放是细胞凋亡的关键步骤。释放到细胞质的细胞色素 C 能与凋亡相关因子 1(Apaf-1)结合,使其形成多聚体,并促使 caspase-9 与其结合形成凋亡小体,caspase-9 被激活,被激活的 caspase-9 能激活其他的 caspase 如 caspase-3 等,从而诱导细胞凋亡。此外,线粒体还释放凋亡诱导因子,如 AIF,参与激活 caspase。可见,细胞凋亡小体的相关组分存在于正常细胞的不同部位。促凋亡因子能诱导细胞色素 C 释放和凋亡小体的形成。很显然,细胞色素 C 从线粒体释放的调节是细胞凋亡分子机理研究的关键问题。多数凋亡刺激因子通过线粒体激活细胞凋亡途径。

到目前为止,关于凋亡的功能及机制研究已成为研究的热点。研究表明凋亡对哺乳动物的生长发育,包括颅颌面的生长发育起着重要的作用,但对干细胞在组织再生中的功能调控及在颅颌面生长发育中作用的分子机制的研究目前报道很少,是今后的研究热点,特别是 Fas-FasL 信号通路、细胞色素 C 释放和 caspases 激活的生物化学途径在其中的作用和机制。

二、研 究 范 例

在牙齿发育中细胞凋亡作用被多种凋亡调控基因控制,包括抗凋亡蛋白 Bcl-2。然而,Bcl-2 在牙齿形成,特别是牙本质形成中的作用尚不十分清楚。得克萨斯大学 Zhang 等利用转基因小鼠 Col2.3Bcl-2 将人 *Bcl-2* 基因在成牙本质细胞过表达,研究 *Bcl-2* 基因对牙本质形成的影响。课题组利用免疫组化和 Western blot 检测 Bcl-2 在成牙本质细胞的过表达效果;利用 TUNEL 法及 Western blot 检测分裂后的 caspase-3 来评价成牙本质细胞的凋亡;利用 real-time PCR 检测牙本质基质蛋白基因的表达评估成牙本质细胞分化;利用 micro-CT 在体内、茜素红染色和钙离子定量分析在体外对牙本质矿化进行评价。通过研究发现 *Bcl-2* 基因在成牙本质细胞过表达,并可以有效地抑制其凋亡。过表达 Bcl-2 下调牙本质基质蛋白基因 *DMP-1*、*OCN* 和 *DSPP* 的表达;在体外减少牙本质矿化;与野生型小鼠相比,过表达 Bcl-2 的小鼠其牙本质厚度和矿化密度明显降低,表明 Bcl-2 抑制成牙本质细胞的分化和矿化。进一步机制研究表明,Bcl-2 对成牙本质细胞分化的抑制作用是通过抑制 MEK-ERK1/2 信号通路。研究表明过表达 Bcl-2 可以有效地防止成牙本质细胞的凋亡和牙本质损害,该过程部分是由于抑制成牙本质细胞分化造成的。这项研究阐明 Bcl-2 在牙本质形成过程中除了抗凋亡作用之外的新功能,有助于进一步阐明牙齿发育复杂的遗传背景。研究成果发表于 2010 年 *J Cell Biochem* 杂志上。

三、科研选题参考

1. 自噬在牙齿发生发育中的功能和调控机制。
2. 自噬对先天缺牙的作用和调控机制。
3. 自噬在唇腭发生发育中的功能和调控机制。
4. 自噬对唇腭裂发生发展的影响和机制。
5. 自噬对间充质干细胞功能的影响及调控机制。
6. 凋亡在牙齿发生发育中的功能和调控机制。
7. 凋亡对先天缺牙的作用和调控机制。
8. 凋亡在唇腭发生发育中的功能和调控机制。
9. 凋亡对唇腭裂发生发展的影响和机制。
10. 凋亡对间充质干细胞功能的影响及调控机制。

（范志朋　刘怡）

参 考 文 献

1. ABURTO M R,HURLE J M,VARELA-NIETO I,et al. Autophagy during vertebrate development. Cells. 2012,1(3):428-448.
2. CECCONI F,LEVINE B. The role of autophagy in mammalian development:cell makeover rather than cell death. Dev Cell. 2008,15(3):344-357.
3. DANG S,XU H,XU C,et al. Autophagy regulates the therapeutic potential of mesenchymal stem cells in experimental autoimmune encephalomyelitis. Autophagy. 2014,10(7):1301-1315.
4. GUAN J L,SIMON A K,PRESCOTT M,et al. Autophagy in stem cells. Autophagy. 2013,9(6):830-849.
5. GUO J Y,XIA B,WHITE E. Autophagy-mediated tumor promotion. Cell. 2013,155(6):1216-1219.
6. HALE A N,LEDBETTER D J,GAWRILUK T R,et al. Autophagy:regulation and role in development. Autophagy. 2013,9(7):951-972.
7. KLIONSKY D J,BAEHRECKE E H,BRUMELL J H,et al. A comprehensive glossary of autophagy-related molecules and processes (2nd edition). Autophagy. 2011,7(11):1273-1294.
8. LAMB C A,YOSHIMORI T,TOOZE S A. The autophagosome:origins unknown,biogenesis complex. Nat Rev Mol Cell Biol. 2013,14(12):759-774.
9. LE BOT N. Autophagy:a new regulator of development. Nat Cell Biol. 2007,9(7):741.
10. LEVINE B,MIZUSHIMA N,VIRGIN H W. Autophagy in immunity and inflammation. Nature. 2011,469(7330):323-335.
11. LEVINE B. Eating oneself and uninvited guests:autophagy-related pathways in cellular defense. Cell. 2005,120(2):159-162.
12. MA Y,GALLUZZI L,ZITVOGEL L,et al. Autophagy and cellular immune responses. Immunity. 2013,39(2):211-227.
13. MARIÑO G,NISO-SANTANO M,BAEHRECKE E H,et al. Self-consumption:the interplay of autophagy and apoptosis. Nat Rev Mol Cell Biol. 2014,15(2):81-94.
14. MIZUSHIMA N,KOMATSU M. Autophagy:renovation of cells and tissues. Cell. 2011,147(4):728-741.
15. MIZUSHIMA N,LEVINE B. Autophagy in mammalian development and differentiation. Nat Cell Biol. 2010,12

(9):823-830.

16. MIZUSHIMA N,YOSHIMORI T,LEVINE B. Methods in mammalian autophagy research. Cell. 2010,140(3):313-326.

17. MIZUSHIMA N,YOSHIMORI T,OHSUMI Y. The role of Atg proteins in autophagosome formation. Annu Rev Cell Dev Biol. 2010,27(1):107-132.

18. RABINOWITZ J D,WHITE A E. Autophagy and metabolism. Science. 2010,330(6009):1344-1348.

19. SHINTANI T,KLIONSKY D J. Autophagy in health and disease:a double-edged sword. Science. 2004,306(5698):990-995.

第八章　牙早期发育及分子调控的研究

第一节　概　述

一、牙的发育与分期

牙发育（odontogenesis）是一个非常复杂、受到精密调控的器官形成过程，涉及口腔上皮与神经嵴来源的外胚间充质之间的相互诱导和作用。

在胚胎发育过程中，器官发生均经历 3 个基本的过程：模式发育（patterning）、形态发生（morphogenesis）和细胞分化（cytodifferentiation）。模式发育是指组织提供位置信息并在正确的部位启动器官形成；形态发生是指细胞通过增殖建立器官的雏形；细胞分化是指形成器官特异性结构。

牙的发育同样也经历这 3 个过程，即牙的模式发育、牙形态发生、细胞分化阶段。牙形态发生阶段又分为蕾状期、帽状期和钟状期。除此之外，牙的发育还包括一个很特殊的阶段：牙萌出阶段。因此通常将牙的发育分为起始、形态发生、细胞分化和萌出 4 个阶段（图 8-1）。本章介绍牙发育的早期，即模式发育和形态发生阶段的有关研究进展。

以研究牙发育的模式动物小鼠为例，牙的发育从胚胎第 8 天（E8）开始启动，位于中脑

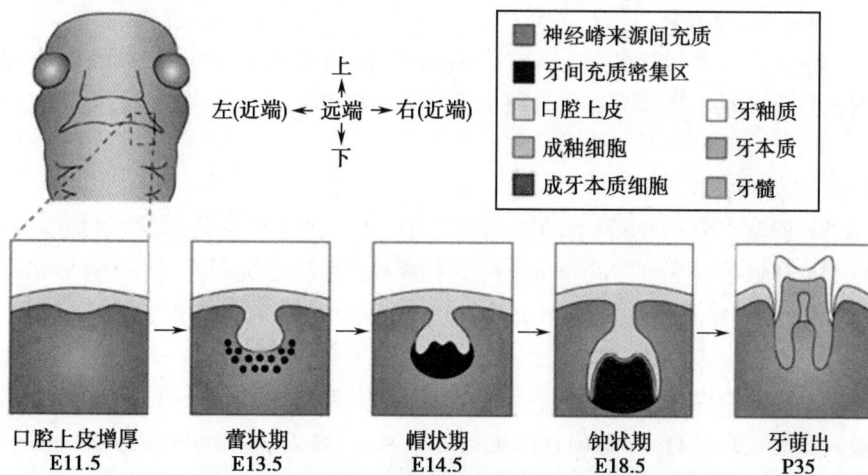

图 8-1　小鼠磨牙发育过程模式图

和后脑区的神经嵴细胞开始移行形成间充质。上皮和间充质相互作用,在胚胎第 10.5 天(E10.5)决定牙形成的部位和类型。在胚胎第 11.5 天(E11.5),口腔上皮增厚形成牙板,出现磨牙发育的第一个形态学特征。从胚胎第 12.5~13.5 天(E12.5~13.5),增厚的牙板上皮继续生长并向相邻的间充质长入,形成牙蕾(dental bud);围绕牙蕾的间充质增殖、聚集,形成牙乳头(dental papilla)。这个阶段称为蕾状期。在胚胎第 14.5 天(E14.5),牙上皮发生特殊的卷曲和折叠,形成帽状结构,称为帽状期。在胚胎第 16.5 天(E16.5),牙胚进入钟状期。在胚胎第 18.5 天(E18.5),牙的形态已基本建立,上皮细胞分化为成釉细胞,并分泌釉基质,矿化后形成釉质。间充质细胞分化为成牙本质细胞,分泌牙本质基质,矿化后形成牙本质。

人牙的发育在早期与小鼠非常相似,也包括上述不同的阶段。在人胚胎第 6 周,在将成牙的部位,立方状上皮细胞延长为柱状,形成增厚的马鞍形上皮板,成为牙板。在第 7 周,增厚的牙板发生连续、非均一的增殖,间歇形成 10 个牙蕾,这些牙蕾将发育为乳牙的成釉器。在第 8~10 周,牙上皮进一步生长深入相邻的间充质,形成牙胚。同时,在牙蕾的浅层发出小支,成为继发性牙蕾(恒牙蕾)。在第 10 周,乳牙胚进入帽状期(图 8-2)。

二、牙的起源和进化

(一) 牙的起源

牙的祖先是表皮附属器。与现代脊椎动物非常相似的牙首先出现在四亿六千万年前左右的奥陶纪(Ordovician)。一些无颚纲鱼形动物表皮上发育了一种鳞状上皮结构,称为牙多(odontodes),并在随后的进化过程中逐渐出现牙本质和釉质样结构。

牙的进化可能以下列两种方式之一发生:①牙的进化独立于颚骨的进化,由咽部齿状突起(phayngeal denticles)进化而来,与现存的鱼类如斑马鱼的牙相似;②牙的进化与颚骨的进化同时,或者在其之后发生。随着鳃弓和颚口的进化,皮肤的齿状突起逐渐向喙部和颚骨内移行进化为牙,并成为第一鳃弓的构成部分。这个过程在现代鲨鱼中还可见,鲨鱼皮肤有栉状鳞(盾鳞),并向口腔颚骨内移行为牙。

有齿生物得益于自然界的选择,它们具有捕获和处理食物的能力。食物习惯和生态适应性使得脊椎动物的牙获得不同的解剖外形和形状,形成切牙、尖牙、前磨牙和磨牙。

(二) 牙进化的特征

在从鱼类到爬行类再到哺乳类的进化路径中,牙的进化特征是:①数量减少,即从多排牙列(polyodonty)到单排牙列(oligodonty);②替换次数减少,从多换齿(polyphyodonty)到两次(diphyodonty)或不换齿(monophyodonty);③形态复杂性增加,从单类牙(homodonty)到异类牙(heterodonty)。一些生物如杀人鲸、大鼠、大象等在一生中只有一副牙列,其他生物如龟类、鸟类、无牙鲸类、食蚁兽等丧失了牙列,成为无齿类动物(adontia)。动物的牙丧失是继发性的,因为在胚胎期牙胚存在,但在出生前牙胚发生凋亡。脊椎动物进化的一个趋势就是部位特异性牙丧失。牙进化性丧失的原因还在深入研究中。

但同时存在一些例外。一些生物保留有大量的牙数量,如负鼠(opossum)有 50 个牙,

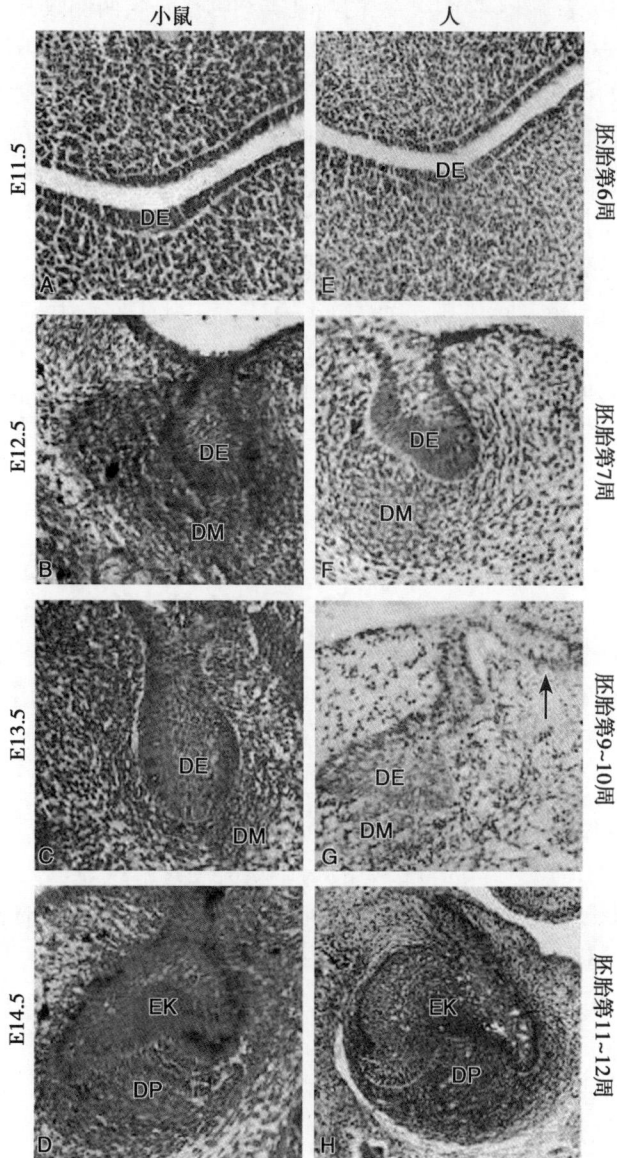

图 8-2　小鼠和人磨牙发育的早期阶段
A. 小鼠胚胎第 11.5 天（E11.5）　B. 小鼠 E12.5　C. 小鼠
E13.5　D. 小鼠 E14.5　E. 人胚胎第 6 周　F. 人胚胎第 7 周
G. 人胚胎第 9~10 周　H. 人胚胎第 11~12 周
DE：口腔上皮　DM：牙间充质　EK：釉结　DP：牙乳头

一些海豚类有超过 200 个相似的牙，从异类牙列返回到单类牙列。有趣的是，牙进化过程中还存在返祖（atavistic）现象，一些在进化中丧失的牙再次出现。牙数量的变化是动物多样性的一个重要因素，例如啮齿类动物缺乏侧切牙、尖牙和前磨牙，绵羊丧失了上颌切牙和尖牙。

（三）牙进化的形态复杂性

食物和咀嚼是牙进化过程中的关键因素。在饮食习惯和牙形状之间存在着非常强的相关性。在进化过程中,来源于爬行类始祖的哺乳类动物在头颅两侧眼窝后方发育有颞颥孔,该孔是咀嚼肌的附着区。这种进化能够更有效地利用食物能量来支持动物的各种活动。犬齿龙类(cynodonts)的牙列发生改变,从只能单纯的捕获食物再完整吞咽下去的模式,进化到能用特殊的、磨牙样的釉质样结构进行更好咀嚼的模式。

已萌出牙的咀嚼面最重要的解剖和功能特征就是牙尖。牙尖的数量、形态学和拓扑学特征有种属特异性,同一种哺乳动物不同牙之间也不同。这种差异是由牙胚的内釉细胞的分化、增殖和程序性死亡决定的。哺乳动物的颌骨和牙产生的咬合面,足以胜任各种食物的咀嚼。例如,三锥齿(triconodont)在一条直线上有 3 个主牙尖,分别是前尖(paracone)、原尖(protocone)、后尖(metacone),在外侧则有其他小的牙尖和圆的舌面隆突。这种排列增加了牙压碎和磨碎食物的能力,形成咀嚼作用。在已灭绝的对齿兽类(symmetrodont),中央牙尖被两个外牙尖分隔,在上颌磨牙咬合面形成三角形,在下颌磨牙咬合面形成一个互补的结构,导致磨牙的咀嚼效率明显提高。

三、牙形成的机制——上皮间充质相互诱导

(一) 胚胎诱导的概念

在机体发育过程中,一个区域的组织与另一个区域的组织相互作用,导致后一种组织分化方向上变化的过程称为胚胎诱导(embryonic induction)。在动物胚胎发育过程中存在着大量、连续的诱导作用,它们对胚胎的发育和器官的形成起着至关重要的作用。

传统胚胎学将胚胎诱导分为初级诱导、次级诱导和三级诱导。初级胚胎诱导(primary induction)是指在原肠形成时脊索中胚层诱导其表面覆盖的外胚层形成神经板的现象。初级诱导的相互作用尚不能构建整个胚胎,而是初级诱导的产物为随后发生的大量的诱导事件创造条件。进一步诱导作用建立在组织与组织相互作用上,即一种组织与另一种组织的相互作用,从而决定其发育命运,这种作用称为次级诱导(secondary induction)。次级诱导的产物又可作为诱导者,通过与相邻组织的相互作用进行三级诱导(tertiary induction)。

(二) 上皮间充质相互作用

脊椎动物的器官发育取决于上皮间充质相互作用(epithelial-mesenchymal interaction)。这种相互的诱导作用由两个部分组成:一个组织能够产生诱导刺激,称为诱导者;另一个组织能够接受诱导刺激并作出反应,称为反应组织。反应组织对诱导刺激产生反应的能力称为感受性(competence)。20 世纪 50~60 年代,实验胚胎学家对上皮间充质相互作用已有深刻认识,Kollar 等在 1970 年利用上皮间充质分离重组试验发现,没有上皮的刺激,单独的间充质不能分化为成牙本质细胞。近 20 年来,随着分子生物学和基因技术的发展,使得发育生物学家在分子水平上研究上皮间充质相互作用成为可能。

(三) 成牙潜能和感受性

牙的发育也取决于上皮与间充质之间的相互诱导作用。一个组织诱导相邻组织的基因表达并启动牙发育的能力称为成牙诱导潜能(odontogenic potential),一个组织对成牙信号作出反应并支持牙发育的能力,称为成牙感受性(odontogenic competence)。

Mina、Kollar 以及 Lumsden 等将小鼠磨牙牙胚的上皮和间充质分离后重组进行体内培养,结果发现:胚胎第 12.5 天(E12.5)前,小鼠磨牙的上皮具有诱导潜能,神经嵴来源的间充质具有感受性。将牙上皮与非牙源性神经嵴来源的间充质重组后,可以诱导成牙。胚胎第12.5 天(E12.5)后,小鼠磨牙的诱导潜能转移到间充质,即间充质具有诱导潜能,而上皮具有感受性(图 8-3)。

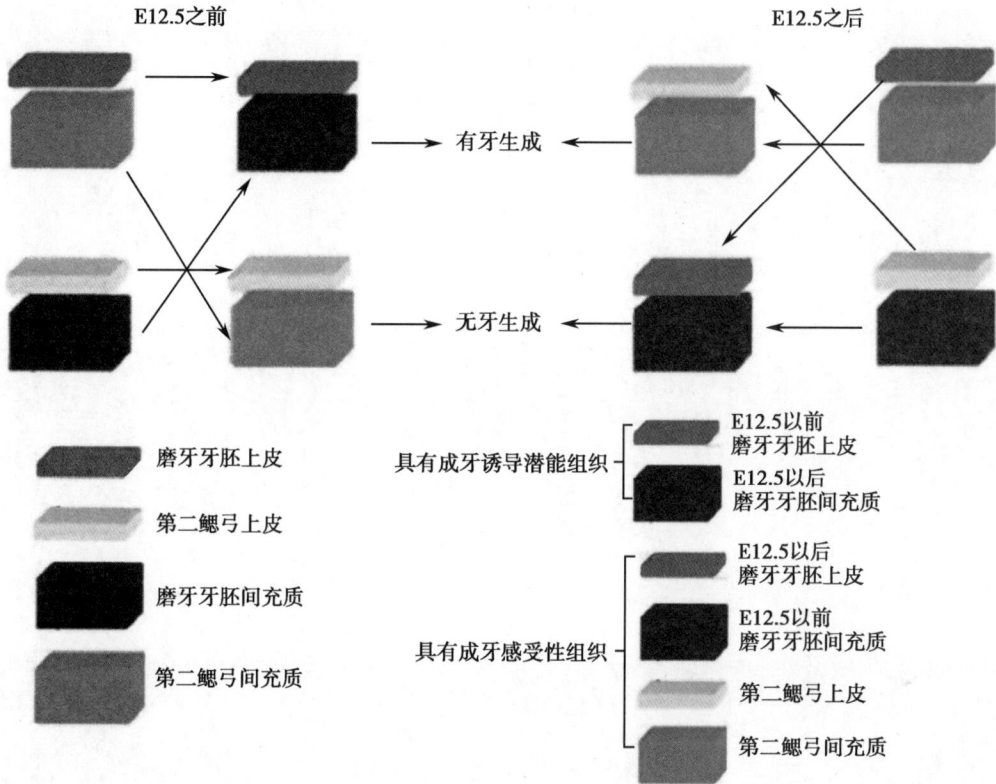

图 8-3 牙发育早期成牙潜能的转移

(四) 上皮间充质相互作用的分子机制

在分子水平上,上皮间充质相互作用涉及由不同信号分子及其受体、转录因子组成的复杂的信号网络。胚胎诱导通过细胞和组织的相互作用来实现,受到可扩散的蛋白质信号分子调控。这些信号分子通常为生长因子,其中起主要作用的是 TGF-β 超家族、FGF、Wnt 和 SHH 家族。这些生长因子发挥协同或拮抗作用,控制器官的形成。供体细胞分泌的信号分子通过与受体细胞膜上的受体结合,激活细胞内的信号通路,导致信号传导进入细胞核内,通过转录因子的激活,控制特定靶基因表达的改变。受体细胞的转录因子也激活自身细胞的生长因子,并作用于相邻的供体细胞,形成了一个完整的信号网络来调节器官形成。

在牙发育过程中大量的分子信号、受体、转录因子等在上皮和间充质中呈时空特异性表达,构成调控牙发育非常复杂的信号网络。在牙发育过程中表达的基因(表 8-1)。

表 8-1 小鼠牙发育中的表达基因

发育时期(胚胎)	上皮表达的基因	间充质表达的基因
起始期 第 10~11 天	*Fgf8*,*Fgf9* *Bmp4* *Shh* *Islet1* *Pitx2* *Wnt10b* *Follistatin* *Lef1* *Eda*,*Edar*	*Activin* *Pax9* *Barx1* *Msx1*,*Msx2* *Dlx1*,*2*,*3*,*5*,*6* *Ptc* *Gli1*,*2*,*3* *Lhx6*,*7*
蕾状期 第 12~13 天	*Eda*,*Edar* *Pitx2*	*Runx2* *Bmp4* *Msx1* *Lef1* *Fgf3*,*10* *Dlx1*,*2* *Lhx6*,*7*
帽状期 第 14~15 天	*P21* *Shh* *Bmp2*,*4*,*7* *Wnt10a* *Fgf3*,*4* *Edar* *Edaradd* *Msx2*	*Fgfr* *Eda*
钟状期 第 16 天及以后	*Amelogenin* *Bmp5*	*Dspp*

第二节 牙模式发育及分子调控机制

一、牙模式发育的概念

哺乳动物牙的发育包括复杂的位置决定和形态发生。牙模式(dental pattern)是指不同类型牙的定位、数量和形态结构;而牙模式发育(dental patterning)是指在早期发育过程中对牙模式的决定,也就是指特定大小和形态的牙胚在上下颌特定位置发生,其严密性和复杂性是保证牙列形态和功能正常的基础。

哺乳动物牙列中一般形成四类牙:切牙、尖牙、前磨牙和磨牙。鼠牙则只有两种牙类型:切牙和磨牙。哺乳动物基本牙列(basic tooth formula)的每个区通常由 3 个切牙、1 个尖牙、4 个前磨牙和 3 个磨牙组成,牙列式为:3.4.1.3/3.1.4.3.。人有乳牙和恒牙两副牙列。乳牙列每个区有 2 个切牙、1 个尖牙和 2 个磨牙,牙列式为 2.1.2/2.1.2.。恒牙列每个区有 2 个切牙、1 个尖牙、2 个前磨牙、3 个磨牙,牙列式为 3.2.1.2/2.1.2.3.。小鼠的功能牙列牙数量大大减少,每个区只有 1 个切牙、3 个磨牙,切牙与磨牙之间为无牙区(diastema)。鼠牙模式为:3.0.0.1/1.0.0.3.(图 8-4)。

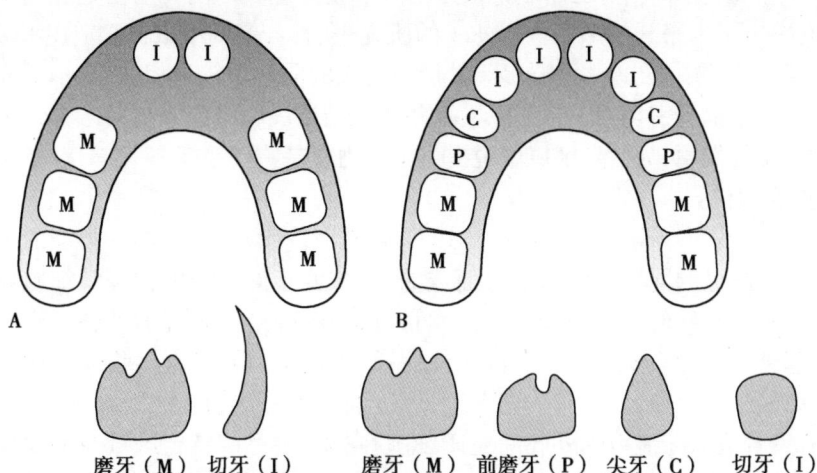

图 8-4　小鼠和哺乳动物牙列模式图
A. 小鼠的功能牙列。每个区只有 1 个切牙、3 个磨牙,位于切牙与磨牙之间为无牙区(diastema),鼠牙模式为:3.0.0.1/1.0.0.3.　B. 人恒牙牙列。恒牙列每个区有 2 个切牙、1 个尖牙、2 个前磨牙、3 个磨牙,牙列式为 2.1.2.3.

二、牙模式发育的机制

(一)区域假说

Bulter 基于对人牙列的观察于 1939 年提出了区域假说(regional field theory),该假说认为所有牙原基在发育之初是一样的,第一鳃弓表达的形态分子先决定了牙板上皮与其他口腔上皮的界限,从而决定了牙胚在颌弓内的发生位置,牙形态的差异也受到了这些形态分子的影响。目前认为这些形态分子主要是来源于口腔上皮的信号分子,它们在第一鳃弓的分布具有一定的浓度梯度,并呈周期性的表达模式,在调控牙的形态和位置发生过程中发挥了重要作用。信号区域假说试图从信号传导的角度解释牙模式发育。

以人牙列为例,这种信号分子周期性的表达模式在第一鳃弓形成了 3 个区域,将来在这 3 个区域将分别有切牙、尖牙和磨牙发育。因为信号分子的浓度在每个区域又是呈梯度变化的,所以每个区域同一类型的牙之间存在一定差异,每个区域都有一个"最佳拷贝"。在人恒牙列中,最佳拷贝就是中切牙、尖牙和第一磨牙,它们都是形态典型并且最不易在发育过程中缺失的牙。信号区域假说也能用来解释小鼠磨牙的发育,该假说认为小鼠的 3 颗磨牙牙胚在发生之初原基是相同的,但从牙胚开始发育,即上皮一旦增厚,其发育过程就受到了信号分子的调控,这些信号分子以不同的浓度作用于各个牙胚并调控其发育,从而使得发育完善后的 3 颗磨牙有了形态上的一些不同,如磨牙大小及牙尖数量的差异。

近年来的许多研究表明,存在于口腔上皮的信号分子确实对牙模式发育起到了重要的作用。牙源性上皮通过 FGF8、BMP4、SHH 等信号分子诱导外胚间充质同源框基因呈特殊的空间表达模式,从而影响牙模式发育。小鼠胚胎第 9~11 天,FGF8 和 BMP4 相继在口腔上皮中表达,两者的拮抗作用决定了牙形成的部位。FGF8 表达于第一鳃弓上皮的近心端,覆盖将来发育为磨牙的区域,上调间充质中 *Barx1* 和 *Dlx2* 的表达。BMP-4 则在第一鳃弓上皮的远心端表达,覆盖将来发育为切牙的区域,上调 *Msx* 和 *Isl1* 的同时抑制 *Barx1* 在此处间充质中的表达。这样上皮中的信号分子就诱导了磨牙和切牙牙胚的间充质分别表达不同的同源框基因,从而决定了未来牙的形态。Tucker 的研究表明,若上调小鼠口腔上皮 EDA 的表达,则会在第一磨牙的近中长出一个额外牙,其形态与人的前磨牙较为相似,提示上皮信号与牙发生的位置及数量都有密切的关系。以上这些研究结果表明口腔上皮信号在牙模式发育中起到了至关重要的作用,为信号区域假说提供了有力支持。

(二) 克隆假说

克隆假说(clone theory)由 Osborne 于 1973 年提出,该假说认为同一类型的牙是由脑神经嵴迁移至第一鳃弓的同一细胞群发育而成的,即来源于同一个脑神经嵴细胞克隆。克隆假说主要从外胚间充质的角度解释牙模式发育,认为脑神经嵴来源的外胚间充质细胞在牙模式发育中起到了极为重要的作用。依照该假说,小鼠全口牙发育过程应存在两个不同的脑神经嵴来源的细胞克隆,其中一个克隆发育为磨牙,另一个克隆发育为切牙。以磨牙区为例,一群具有发育成磨牙能力的外胚间充质细胞在第一鳃弓的特定区域与上皮发生相互作用,启动第一磨牙发育,形成第一磨牙牙胚,这群细胞向后远中生长,到达特定的位置后再与上皮相互作用发育为第二磨牙牙胚,第三磨牙牙胚的形成过程与第二磨牙相同。

Lumsden 等的研究发现,将小鼠胚胎第 10 天和第 11 天将要发育为第一磨牙牙胚的组织分离后移植培养,生长一段时间后观察到 20% 的移植物中长出两颗形态较好的磨牙。若移植胚胎第 12.5 天或第 13.5 天的磨牙牙胚,则长出两颗磨牙的比例增至 50%,个别移植物中可长出 3 颗磨牙,且形态及位置排列与小鼠正常磨牙区几乎一致,而在第 13.5 天小鼠胚胎内第二磨牙还未开始发育。因此推测,磨牙区 3 颗磨牙的间充质均来自同一个 CNC 细胞克隆,第二、三磨牙间充质可能都是由第一磨牙间充质细胞分裂增殖而来。2006 年 Lesot 实验室将不同数量的小鼠胚胎第 14 天的第一磨牙牙胚间充质细胞打散重聚后与单个第一磨牙成釉器重组,发现随着间充质细胞数量的增加,牙变大,牙尖的数量也会增加,提示间充质细胞的数量可影响牙的形态。同样用组织重组的方法,有研究者发现牙数量的变化也可通过改变间充质细胞数量实现。这些结论对克隆假说在牙模式决定中的作用提供了有利的支持。

(三) 同源框基因密码假说

随着转基因技术、基因敲除等现代分子生物学技术的发展,学者们研究发现存在于第一鳃弓间充质的同源框基因(homeobox gene)在牙模式发育中发挥着重要作用。同源框基因是一大组发育调控基因,是细胞核内转录因子的编码基因,编码转录因子并调控其下游目的基因的表达。同源框是一段高度保守的 180bp 序列,最早在果蝇同源选择基因中发现。同源框基因在早期牙间充质中特定区域限制性表达是牙发育的一个显著特征。同源框基因密码假说(homeobox gene code theory)认为多种同源框基因在第一鳃弓外胚间充质中呈时空特异性表达,并相互叠加,保证了特定形态的牙严格在特定位置上发育,并由此决定了牙模式(图 8-4)。

1. 近-远轴模式发育 研究发现,发育中的小鼠第一鳃弓上皮可以分为 FGF8 和 Bmp4 表达域,*Fgf8* 从胚胎第 8.75 天开始在近心端表达,位于将来的磨牙区,*Bmp4* 在远心端表达,位于将来的切牙区。*Fgf8* 和 *Bmp4* 上皮表达域建立的机制尚不明确,但这些信号分子可以调控间充质中的同源框基因的表达。FGF8 上调 *Barx1* 和 *Dlx2* 的表达,而 Bmp4 上调 *Msx1* 和 *Msx2* 的表达。结果形成 *Barx1* 和 *Dlx2* 在磨牙区、*Msx1* 和 *Msx2* 在尖牙区局限性表达。在体外培养模型中通过改变这些同源框基因的表达可以使牙型发生改变。例如,Sharpe 实验室将 Bmp 信号的拮抗分子 Noggin 蛋白放在间充质远心端,受 Bmp 上调的 *Msx1* 表达丧失,受 Bmp 下调的 *Barx1* 表达则出现上调,导致将来的切牙区转变成一个磨牙区,体内培养后发育成一个磨牙。

　　基因敲除小鼠研究也证实了同源框基因在牙模式发育中的重要作用。例如,*Dlx1* 和 *Dlx2* 共同表达于将来发育的磨牙区近心端,可能在磨牙发育中起作用。同时敲除 *Dlx1* 和 *Dlx2* 导致上颌磨牙缺失,但切牙不受影响,下颌磨牙也未受影响,因为 *Dlx5* 和 *Dlx6* 只在下颌磨牙区表达,可补偿 *Dlx1* 和 *Dlx2* 的作用。在 *Msx1* 敲除鼠模型中,切牙不能发育,磨牙的发育则停滞在蕾状晚期,而 *Pitx2* 的突变导致磨牙的形态变化或磨牙的完全缺失。

　　2. 喙-尾轴模式发育　　下颌突的发育不仅有近-远心轴向,还有喙-尾轴向(rostral-caudal axis)。喙-尾轴也称为口腔-非口腔轴(oral-aboral axis),即水平轴向。在口腔-非口腔轴也存在口腔水平信号分子对同源框基因的调控。例如,FGF8 激活 LIM 同源框基因 *Lhx6* 和 *Lhx7* 在外胚间充质口腔侧的表达,BMP-4 则对 *Lhx6* 和 *Lhx7* 的表达没有影响,结果使其在间充质的整个口腔侧表达,牙蕾在口腔侧形成。同源框基因 *Gsc*(*Goosecoid*)在 *Lhx6* 和 *Lhx7* 之后表达,也受 FGF8 上调,但 *Gsc* 的表达仅限于下颌间充质的非口腔侧,恰与 *Lhx6* 和 *Lhx7* 相反。此下颌间充质可分为成牙的 Lhx 阳性表达域和非成牙的 Gsc 阳性表达域。*Gsc* 基因被敲除后,牙的发育正常,但牙胚下方非口腔侧支持牙的骨骼元件缺如。因此牙的模式发育不仅有近-中轴模式发育,也有水平方向的模式发育。

　　根据以上结果,Sharpe 等提出牙模式形成的同源框基因密码模型:不同的牙沿牙板的定位及形态形成是由在牙蕾形成之前上皮性信号分子(FGFs、BMPs 等)诱导同源框基因(*Msx*、*Dlx*、*Barx1* 等)在早期间充质中特异性重叠表达区域所决定的,磨牙区由 *Dlx1*、*Dlx2*、*Lhx6*、*Lhx7* 和 *Barx1* 的重叠表达所决定;而 *Msx1*、*Msx2* 和 *Lhx6*、*Lhx7* 则为切牙牙胚的起始所必需,这些基因的特定互补表达使牙胚按照既定的切牙或磨牙形态进行发育。

三、无牙区的形成

(一) 无牙区牙胚的形态发生

　　早期的研究认为在小鼠下颌无牙区没有牙胚发育。应用三维重建技术发现小鼠无牙区并非完全没有牙的发育,其胚胎上下颌牙列含有的牙胚原基(tooth anlagen)是成年鼠牙数量的 3 倍。小鼠胚胎中,在将来发育为无牙区的部位有退化牙胚始基出现。在上颌无牙区前部,有 5 个小的牙板(D1~D5)一过性出现,在上颌无牙区后部磨牙前方,有两个大的无牙区牙蕾发育,分别是 R1 和 R2。而在下颌无牙区前部,仅一过性出现上皮增厚,下颌无牙区后部形成两个大的无牙区牙蕾:MS 和 R2。

　　通过组织学连续切片和三维重建技术,观察到小鼠无牙区牙胚发育过程如下:胚胎第 11.5 天时,上下颌无牙区均出现上皮增厚;胚胎第 12.5 天时,上颌无牙区小的牙板(placodes)完全消失,在上下颌无牙区前部出现大的无牙区牙蕾(上颌 R1、下颌 MS);胚胎第 13.5 天时,无牙区后部的牙蕾明显增大(上颌 R2、下颌 R2),而前部的 R1 和 MS 此时已退化为上皮峰;胚胎第 14.5 天时,第一磨牙进入帽状期,上颌无牙区牙蕾 R2 通过细胞凋亡转化为上皮峰,而下颌无牙区后部的牙蕾 R2 仅一过性的出现凋亡,然后纳入第一磨牙的帽状结构并参与其前部的形态发生。无牙区牙蕾退化形成的上皮嵴,后来部分融合到第一磨牙扩大的钟状结构中,影响第一磨牙钟状期的形态发生(图8-5)。

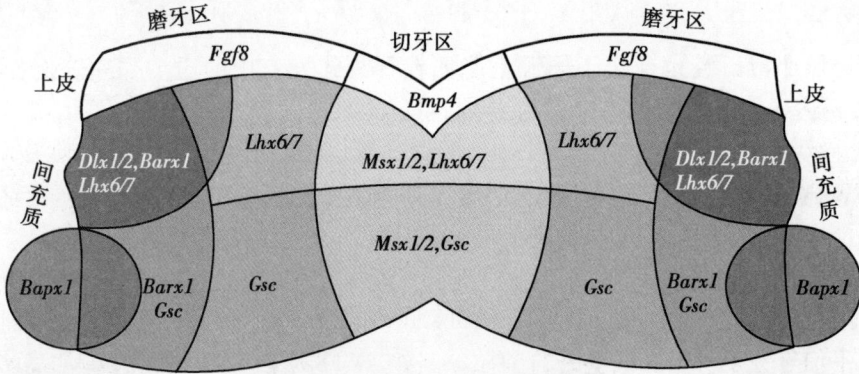

图8-5　同源框基因密码模型示意图

　　以往观点认为,在将来发育为切牙的部位也有退化牙胚始基的出现。近来通过更加精确的重建牙发育的三维模型发现,胚胎第12.5~13.0天,上下颌近中左右两侧最先出现 Shh 信号的部位并不是未来的切牙牙胚,而是乳前牙原基(rudimentary pre-lacteal teeth)。胚胎第13.5 天时,在 Shh 信号的后方又出现一个 Shh 表达区域,即为切牙牙胚。上颌的乳前牙原基的上皮蕾最终部分参与了上颌切牙胚早期上皮蕾的形成;下颌的乳前牙原基区域的上皮蕾参与了下颌上皮桥(mandible epithelial bridges)的形成。

　　(二)　无牙区退化牙胚的凋亡
　　在无牙区牙胚始动之后,有大约12~24小时发育良好,最大程度能达到蕾状期,然后其发育过程终止,上皮按一种精确的时空模式发生细胞程序性死亡。在早期消退阶段,细胞程序性死亡主要发生于牙蕾的颊侧部分,中心和表面上皮细胞受累尤其明显,然后扩展到整个无牙区上皮。与无牙区上皮相邻的间充质中仅检测到零星散在的死亡细胞。对胚胎第12.5~13.5天小鼠胚胎无牙区上皮进行三维重建显示,在胚胎第12.5天和胚胎第13.0天时,与D2和D3相应的区域内,大量的程序性死亡细胞主要出现于牙蕾颊侧;胚胎第13.5天时,无牙区延伸,D2和D3之间的距离变大,最靠前的D1始基清晰且颊侧有明显的细胞凋亡,向远中方向,程序性死亡一直延伸到整个无牙区上皮,接着无牙区牙板在D2和D3之间断开,在D1始基的颊侧仍可检测到死亡细胞。程序性死亡以3个有序的波形出现在无牙区,在胚胎第12.5天时受影响大的是上颌R1和下颌MS,胚胎第13.5天时是上颌R2和下颌R2,胚胎第14.0天时是第一磨牙的原发性釉结。

　　(三)　无牙区上皮和间充质的成牙能力
　　小鼠磨牙是由神经嵴来源的外胚间充质和口腔上皮之间持续有序的相互作用而发育形成的。经典的组织重组实验证明,胚胎第11.5天之前,牙上皮具有诱导成牙的潜能,间充质具有被诱导成牙的能力(感受性),该时期的牙上皮可诱导神经嵴来源的非牙间充质发育成牙。胚胎第12.5天之后,成牙潜能转移到间充质,间充质可诱导非牙上皮发育成牙。本研究小组对胚胎第11.5天和胚胎第13.5天时小鼠无牙区与磨牙上皮和间充质的成牙能力进行了比较,结果发现胚胎第11.5天时,无牙区的上皮和间充质分别具有诱导成牙潜能和被诱导成牙能力,与磨牙相似;而胚胎第13.5天时,与磨牙相比,虽然无牙区上皮有被诱导成牙能力,但是无牙区间充质丧失了诱导成牙的能力(图8-6)。因此,无牙区间充质丧失诱导成牙潜能可能是小鼠无牙区牙发育停滞的原因。

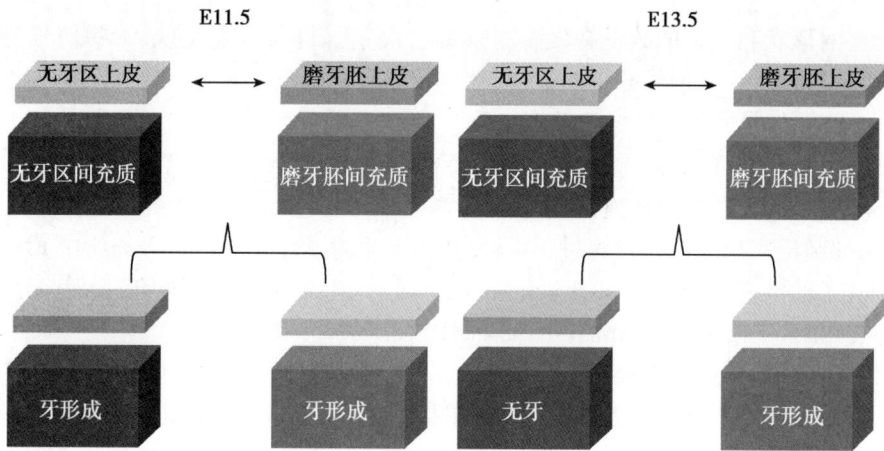

图8-6　小鼠无牙区上皮和间充质成牙能力的实验图
胚胎第12.5天时,在上下颌无牙区前部出现大的无牙区牙蕾(上颌R1、下颌MS);胚胎第13.5天时,无牙区后部的牙蕾明显增大(上颌R2、下颌R2),而前部的R1和MS此时已退化为上皮嵴。胚胎第14.5天时,第一磨牙进入帽状期,上颌无牙区牙蕾R2通过细胞凋亡转化为上皮嵴,而下颌无牙区后部的牙蕾R2仅一过性的出现凋亡,然后纳入第一磨牙的帽状结构并参与其前部的形态发生

(四) 无牙区的基因表达

因为进化过程中基因丢失的可能性较小,所以退化牙胚发育停止的阶段以及牙胚退化的数量可能是由某些基因早期表达的时空改变所致。为分析无牙区牙胚发育停止的分子机制,可比较在牙发育过程中起关键作用的信号分子和转录因子在磨牙和无牙区中表达的差异(表8-2)。

表8-2　小鼠无牙区与磨牙牙胚的基因表达

基因	起始期		蕾状期	
	无牙区	磨牙	无牙区	磨牙
Bmp2	上皮+	上皮+	—	上皮+
Bmp4	上皮+/间充质+	上皮+/间充质+	间充质+	间充质+
Cdkn1a	—	上皮+	上皮+/	上皮+
Fgf4	—			上皮+
Fgf8	上皮+	上皮+		上皮+
Gas1	上皮+/间充质+	—	上皮+/间充质+	
Lef1	上皮+/间充质+	上皮+/间充质+	上皮+/间充质+	上皮+/间充质+
Msx1	上皮+/间充质+	间充质+	间充质+	间充质+
Msx2	上皮+/间充质+	间充质+	上皮+	上皮+
Pax9	间充质+	间充质+	上皮±/间充质±	间充质+
Pitx2	上皮+	上皮+	上皮+	上皮+
Shh	上皮+	上皮+	上皮+	上皮+

四、牙数量的改变

成牙区的形状和成牙的数量在发育早期即已决定。目前研究发现,一些信号分子家族与牙形成数量相关,这些信号分子的改变,会导致牙数量的改变。

(一) TNF 信号通路与牙数量改变

Ectodysplasin(EDA)是肿瘤坏死因子(TNF)家族的信号分子,有两种有功能的亚型:EDA-A1 和 EDA-A2,它们分别连接并激活受体 Edar 和 Xedar。EDA 信号通路在人胚胎发育,尤其是外胚层来源的器官发育过程中,发挥重要生物学作用。该信号通路中 EDA、EDAR 或者其他分子的突变可导致外胚层发育缺陷,涉及牙、毛发和外分泌腺等,称为无汗性外胚叶发育不良(hypohidrotic ectodermal dysplasia,HED)。

已发现 4 种突变小鼠(tabby、downless、sleek、crinkled)表型与 HED 相似。Tabby 小鼠为 tabby 基因突变小鼠(相当于人 EDA 基因突变),Downless 小鼠为 Edar 突变隐性遗传鼠,Sleek 小鼠为 Edar 突变显性遗传鼠,crinkled 小鼠为 Eda 信号通路衔接分子 Edar-add(Crinkled)基因突变鼠。这 4 种突变小鼠的表型包括牙数量减少、牙形态异常以及毛发和腺体缺陷等。

K14-Eda-a1 转基因小鼠中 Eda 基因在表皮基底层过表达,使磨牙区范围扩大,在第一磨牙的近中形成一个多生牙。多生牙不像磨牙,牙尖模式不是多个牙尖,而只有一个牙尖,因此形状更像前磨牙。Edar 的转基因表达可以挽救 tabby 小鼠和 sleek 小鼠的表型。野生型小鼠中转基因高表达 Edar 可导致多余牙和牙尖数量增多,与突变小鼠的表型相反。

(二) Wnt 信号通路与牙数量改变

1. β-catenin 过表达导致小鼠的牙数量增加 K14-Cre/+;β-catenin(exo3)fl/+(即:β-cat(exo3)k14/+)小鼠,激活了上皮中 β-catenin 信号通路。观察发现,最早在胚胎第 13 天时出现牙胚异常,牙蕾大小正常,但轮廓不规则;胚胎第 14 天时,牙胚发育没有进入帽状期,牙蕾变得更加不规则,在表面形成许多小的上皮蕾;到胚胎第 17 天时,整个牙上皮区域釉结数量增加,有些釉结下方可见小的间充质乳头,可能将形成一个单独的牙。将胚胎第 14 天突变鼠的磨牙牙胚移植到裸鼠肾囊膜下培养后发现,磨牙牙胚可发育为数十个牙,这些牙大多数(86%)为单尖,呈圆锥形,也有少量的多尖牙,有牙根发育。

K14-CreERTM;Ctnnb1(ex3)fl/+小鼠在出生后接受羟泰米芬注射,可以形成多生牙。新出生的年轻小鼠的 β-catenin 信号通路被激活之后,可以在磨牙区和切牙以及口腔上皮甚至 HERS 上皮根鞘区域出现多生牙,而在成年小鼠中激活该通路,仅在切牙的唇侧和舌侧出现多生牙,在磨牙区域没有多生牙。

2. Apc 缺失导致小鼠牙数量增加 Apc 是 WNT 信号通路的抑制蛋白。依敲除时间和部位的不同,目前已构建了多种 Apc 基因敲除小鼠模型,如 K14-Cre8Brn;Apc cko/cko 小鼠,K14-CreERTM;Apc cko/cko 小鼠,K14-Cre1Amc;Apc cko/cko 小鼠等。在这些 Apc 基因敲除小鼠中,有多生牙出现。如 K14-Cre8Brn;Apc cko/cko 小鼠在正常牙列的唇侧和舌侧有多个多生牙,其数量随着年龄的增加而增多。

在 K14-Cre1Amc;Apc cko/cko 小鼠中引入 Ctnnb1 cko/cko 之后,即同时敲除 β-catenin,

多生牙的发育被阻断。由此可见 *Apc* 缺失是通过 *β-Catenin* 介导发挥效应的。

（三）Sprouty 家族与牙数量改变

Sprouty 家族编码 FGF 及其他受体酪氨酸激酶信号通路的负向调控因子。研究发现 *Sprouty2* 敲除鼠和 *Sprouty4* 敲除鼠有多生牙出现。

Sprouty2 敲除小鼠仅下颌出现多生牙。92% 的敲除小鼠在双侧下颌无牙区同时出现多生牙，5% 在单侧下颌出现多生牙，3% 没有多生牙。该敲除小鼠多生牙正好位于第一磨牙的前方，导致第一磨牙的近远中径变短，第二、第三磨牙的形态较正常对应磨牙略小，萌出略晚。利用三维重建技术，确定了该敲除小鼠多生牙是无牙区牙胚继续发育形成的。因此 *Sprouty2* 对抑制无牙区的牙形成是必需的。其他的一些在牙发育中起关键作用的基因，如 *Bmp-4*、*Activin*、*Ectodin*、*Lef1* 等在胚胎第 14.5 天时在该基因敲除小鼠和正常小鼠的表达没有明显变化，说明 *Sprouty2* 可能是这些基因的下游。

Sprouty4 敲除小鼠的多生牙常出现在单侧，磨牙的形态基本正常。*Sprouty4* 敲除的背景上再敲除一个 *Sprouty2* 等位基因，则小鼠上颌出现 2 颗多生切牙，共有 4 颗上颌切牙。同时敲除 *Sprouty2* 和 *Sprouty4*，小鼠的上下颌各长出 2 颗多生切牙，共有 4 颗上颌切牙和 4 颗下颌切牙。

Sprouty 家族敲除小鼠在无牙区出现多生牙的机制是：Sprouty 缺失后导致无牙区对 FGF 信号的高度敏感，也就是 FGF 信号通路增强，从而促使无牙区牙胚继续发育。

（四）Ectodin 与牙数量改变

Ectodin 是分泌性 BMP 抑制蛋白，表达于牙胚釉结以外的区域。*Ectodin* 敲除小鼠的釉结增大，牙尖之间和磨牙之间的分隔区变小。胚胎第 12.5~13.5 天时，敲除小鼠中磨牙区域较正常小鼠增大；胚胎第 14.5 天时，在磨牙的前方出现多生牙牙胚。对萌出后的磨牙进行三维重建，观察到该基因敲除小鼠在第一磨牙的前方出现多生牙，而磨牙中可能出现融合牙、牙尖模式改变等变化。

（五）Shh 与牙数量改变

Gas1 对于 Shh 信号具有拮抗作用，*Gas1* 突变小鼠也导致在四个象限的无牙区内都长出一个多生牙。这些结果提示 Shh 信号通路通过激活诱导釉结形成的间充质因子，从而使无牙区的牙胚避免了凋亡的命运得以继续发育成多生牙。此外，$Shh^{+/-} ectodin^{+/-}$ 小鼠的无牙区也有多生牙，而 $Shh^{+/-}$ 小鼠或 $ectodin^{+/-}$ 小鼠并无牙齿表型。

（六）Osr2 与牙数量改变

哺乳动物的磨牙是单排牙列，而许多脊柱动物的磨牙是多排牙列。$Osr2^{-/-}$ 突变小鼠在第一磨牙列的舌侧长出多生牙，因此 $Osr2^{-/-}$ 突变小鼠不仅是牙数量的改变而且牙列也发生了变化。

第三节　牙形态发生及分子调控机制

一、牙形态发生的组织学特点

小鼠切牙和磨牙在胚胎第 10.5~11.5 天分别启动发育，其组织学标志是在未来牙发育的部位口腔上皮局部增生，形成牙蕾。胚胎第 12.5~17.5 天为形态发生阶段，经历蕾状期、帽状期、钟状期(图 8-7)。该阶段切牙和磨牙的形态发生出现差异,分别形成各自的形态特征。起源于口腔外胚层的成釉器和神经嵴来源的外胚间充质相互作用,诱导了切牙和磨牙的形态发生。

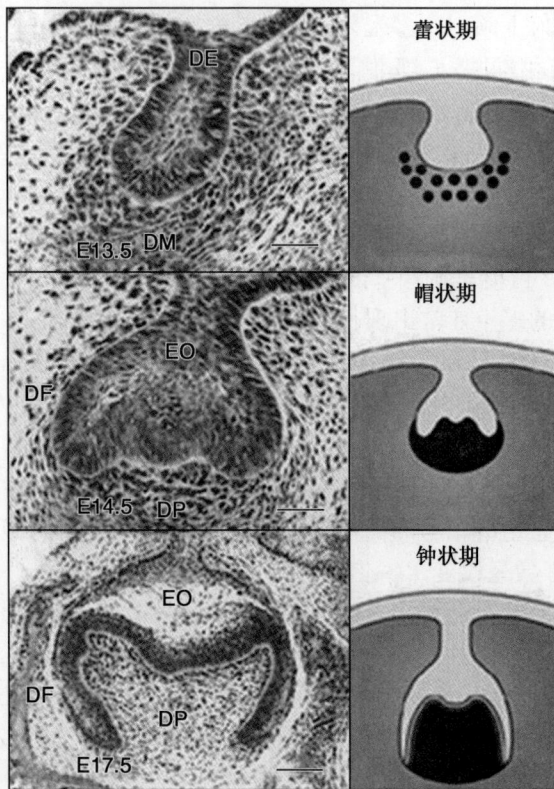

图 8-7 小鼠磨牙形态发生组织切片及模式图
DE:口腔上皮　DF:牙囊　DM:牙间充质　DP:牙乳头
EO:成釉器

二、釉结——牙胚形态发生的信号中心

早在 20 世纪 20 年代,就有学者发现了釉结。组织学上,釉结通常是一位于牙胚中央、扁平拥挤的细胞团块,因此曾被称为球状小体。有人认为釉结是快速生长的成釉器细胞的发生来源,特别是提供了快速生长的内釉上皮细胞和星网状细胞。也有人认为它作为一种障碍使上皮间充质交界发生卷折。由于研究手段的限制,对釉结的研究逐渐停滞。直到 20 世纪 80 年代,才重新开始了对釉结细胞的研究,发现釉结作为牙形态发生单元的组织者(organizer of morphogenetic unit,OMU)普遍存在于发育中的牙胚。

(一)釉结的特点

1. 组织学特点　釉结存在时间短暂,它形成于牙形态发生早期,即蕾状末期,消逝于帽状晚期。小鼠磨牙釉结从出现到消失只有 2 天时间(胚胎第 13.5 ~ 15.5 天)。对小鼠牙胚行连续切片,利用计算机辅助三维成像,可以观察到釉结呈一长的圆柱形结构。帽状期,釉结位于成釉器前后轴向的中线上。冠状切片上釉结呈圆形,由两种类型的细胞构成:①和内釉上皮细胞相连续并与基底膜接触的上皮细胞;②上皮细胞上方的小圆细胞,不参与星网状细胞的形成。釉结周边的细胞呈同心圆样排列。

釉结的形状和组织变化很快。在下颌第一磨牙,釉结沿近远轴延伸,不久内部一些细胞发生凋亡。沿近远轴生长同时,釉结也沿前后方向延伸。因为釉结细胞不发生分裂,釉结的延伸必须在成釉器内募集细胞,但是细胞募集和特异化的方式目前还不清楚。

2. 细胞程序性死亡　研究结果显示釉结细胞已停止增殖,而釉结周边的内、外釉上皮细胞和牙乳头细胞增殖活跃。在釉结形成之前,就有一团上皮细胞表达 *p21*(细胞增殖抑制基因)、*Bmp2* 和 *Msx2*,这 3 种基因都参与负向调控细胞增殖,使釉结细胞丧失增殖能力。磨牙的釉结在胚胎第 15 天通过细胞程序性死亡而消失。帽状早期釉结中即可观察到凋亡细胞和凋亡小体,主要位于小圆细胞内,随后可在整个釉结中观察到凋亡细胞。帽状晚期釉结消失后,内釉上皮重新增殖。研究证实,BMP-4、BMP 受体(BMPR-ⅠA 和 BMPR-Ⅱ)介导了釉结细胞程序性死亡的发生。*Bmp4* 在釉结中的表达依赖于 *Msx2*,而 *Msx2* 在釉结开始形成时是非必需的,因此 *Msx2* 在釉结中的作用可能是控制釉结细胞程序性死亡和消失。

3. 自噬(autophagy)　是一种由溶酶体和胞内体介导的细胞自我降解过程,在细胞增殖、分化和死亡过程中发挥重要作用。自噬参与哺乳动物早期胚胎发育及多种重要器官的形成。自噬可作为除凋亡外的一种程序性细胞死亡方式,称为"Ⅱ型程序性细胞死亡"。

自噬相关基因和蛋白在不同发育时期的小鼠下颌第一磨牙胚中表达。*Atg5*、*Atg7*、*Atg12* 基因在 E14.5 和 P5.5 牙胚中有表达。LC3 的表达模式复杂:蕾状期(E13.5)时在成釉器及间充质均有表达;帽状期(E14.5)时主要表达于内、外釉上皮(尤其是颈环)及原发釉结面向间充质的部分,在星网状层和牙乳头表达较少;钟状期(E16.5)时主要表达于内、外釉上皮,星网状层及牙乳头。Beclin1 的表达模式为:蕾状期(E13.5)时在成釉器及间充质均有表达;帽状期(E14.5)时主要表达于内、外釉上皮及星网状层;钟状期(E16.5,E18.5)时主要表达于内、外釉上皮,星网状层;出生后主要表达于成釉器和成牙本质细胞。LC3 和 TUNEL 信号的共定位存在于 E14.5 原发釉结面向间质的部分以及 E16.5 的中间层和外釉上皮,提示自噬可能参与牙冠形态发生的过程。

(二) 釉结的作用

1. 控制牙冠形态形成　釉结细胞的特性是:自身不增殖却可产生细胞因子刺激其他细胞的分裂和增殖。由于釉结暂时的生长停止并刺激周围组织增生,导致两侧的上皮迅速增殖,向下生长、卷折,牙胚在体积增大的同时,特定的帽状期牙冠形态形成。原发性釉结还通过诱导继发性釉结形成来控制牙尖形成。

2. 信号中心　调控牙发育的信号分子在釉结中呈巢式表达。这种多信号的表达特征表明了釉结在牙形态发生中的作用为信号中心。在釉结中表达的信号分子包括 Activin、BMP-2、BMP-4、BMP-7、FGF-4、NOTCH、SHH、WNT3、WNT4、WNT5、WNT7 等。

在蕾状期将 *Msx1* 和 *Lef1* 基因敲除,牙胚中不形成釉结,发育停留在蕾状期。在 *Tabby* 和 *Downless* 突变鼠磨牙胚中,釉结的形状和组织均发生异常,磨牙严重受累。*Fgfr2b*⁻/⁻ 小鼠釉结的细胞组织丧失。显然,釉结的适时出现及其细胞功能提示釉结是牙形态发育中必需的。

(三) 继发性釉结与牙尖形态形成

在啮齿动物切牙中只有一个釉结存在,但在鼠磨牙中则有两个以上釉结存在,且釉结在每个牙尖的尖端形成,称为继发性釉结。继发性釉结标志着牙尖的出现,可在牙尖发生开始或稍早检测到,一旦牙尖发育开始,继发性釉结就通过凋亡的方式消失。为了确保正常的牙形态发生,牙尖必须在正常的时间和正常的位置发生。继发性釉结很可能调控了这一过程。

关于继发性釉结形成的机制,现存在多种假说:①原发性釉结的信号分子的扩散决定了每个继发性釉结的定位和活化时间。重组实验表明,重组牙乳头可诱导上皮内形成原发性釉结。原发性釉结是牙形态特异性的,随后调控继发性釉结的形成。间充质牙乳头怎样与原发性釉结发生作用并调控继发性釉结的产生及随后的牙形态发育过程仍不清楚。继发性釉结也可能在不同基因表达区的交界处形成;②继发性釉结互相影响彼此的形成。这可通过信号分子 FGF4 来实现。每个继发性釉结周围形成一个抑制区,防止在其近距离内产生新的继发性釉结。鼠磨牙为"釉结抑制"提供了间接证据。鼠下颌第一磨牙有 6 个牙尖(有的已融合)且高度相等,在这么小的牙上能长几个相同高度的牙尖至少有两个可能:起始尖很小,逐渐有更多尖出现或几个大尖同时发生。后者在鼠磨牙中可观察到。鼠磨牙有一个较大的原发性釉结,于 24 小时内很快消失,在 2 天内所有主尖均发生。

在继发性釉结出现以前,大多数磨牙的原发性釉结已消失。牙发育中以原发性釉结为中心的模式推测牙尖形成模式在牙形态发生的早期即已决定。继发性釉结的短暂历程亦说明牙尖发育的调节只是暂时性的。严格地讲,牙进化的过程是牙尖进化的表现,牙尖的起始是其发育中最重要的事件。牙尖发育的起始时间是决定牙尖大小的主要因素。对一个牙尖来讲,在什么时候发育起始就决定了将来能发育成多大。这种起始的调节,可能是牙尖形成的全部过程。所以简单地说,牙形状的不同决定于两方面因素:在哪里发生,什么时候发生。也就是说,继发性釉结的位置决定牙尖的形状,继发性釉结起始的时机决定将来牙尖发育的相对高度。

三、牙形态发生过程中的血管形成、淋巴管形成、神经支配

(一) 血管形成

血管形成(vascularization)是器官组织发育的一个重要生物学过程。血管形成分两种,一种是血管发生(vasculogenesis),指在原位通过干细胞分化形成毛细血管的过程;另一种是血管生成(angiogenesis),指从已形成的血管上产生新的毛细血管,包括内皮细胞迁移、增殖和微血管套叠生长。

牙发育的过程中,牙胚间充质中的血管形成出现时间为 E14~E16,包括了血管发生和血管生成。一方面,在牙胚间充质边缘的牙囊细胞中通过血管发生形成毛细血管,E13.5~E14.5,牙囊中观察到成血管细胞(angioblasts)。这些成血管细胞通过微小连接形成原始毛细血管腔。在原始毛细血管腔可以观察到属于幼红细胞分化晚期的有核红细胞。内皮细胞和成血管细胞间的间隙和内皮细胞胞浆空泡化参与了接下来的管腔形成过程。另一方面,E14.5 之后,在牙胚间充质中可观察到血管内皮细胞发生基底膜消失、侧方生芽和丝状伪足出现,说明血管生成过程也参与了牙胚间充质中的血管发生。稍后内皮细胞的丝状伪足伸向管腔对侧形成胞腔内桥梁,把已形成的毛细血管腔分隔开来。在牙本质形成时期,在前期牙本质区域可观察到微血管,在牙本质形成即将完成时,前期牙本质中的微血管消失。

牙胚上皮的血管形成也包括血管发生和血管生成。一方面,星网状层靠近外釉上皮的

部位出现成簇聚集的细胞团并伴有空泡形成,表示血管新生的发生;另一方面,来源于牙囊的毛细血管穿过外釉上皮细胞间的间隙,长入成釉器的星网状层,星网状层细胞的胞突包裹于毛细血管的表面。成釉器内血管的作用尚不清楚,推测其可将星网状层细胞产生的分子运输到牙囊中。也有学者认为这些毛细管可为内釉上皮提供无机盐和其他营养物质,对釉质的形成有重要作用。

(二) 淋巴管发生

与血管形成相似,淋巴管形成也包括两种情况,即淋巴管发生和淋巴管生成。静脉内皮细胞分化为淋巴管内皮细胞,然后发育为淋巴管的过程称为淋巴管发生。从已存在的淋巴管内皮产生新的淋巴管过程称为淋巴管生成。

关于牙发育过程中淋巴管形成的研究较少。在小鼠牙胚中检测到淋巴管形成的特异性标记分子,包括 VEGF-C、VEGF-D 和 VEGFR-3,发现在 E14 磨牙间充质中 VEGF-C、VEGF-D 和 VEGFR-3 阳性表达,提示这些未分化的间充质细胞可能是淋巴管内皮细胞的前体细胞,参与了淋巴管的形成。E17 时,磨牙间充质细胞中 VEGF-C、VEGF-D 和 VEGFR-3 阳性细胞的数量增多,可观察到管腔形成期的内皮细胞,提示此时已有淋巴管发生。此外,在 E17 的成釉器和牙囊中也有 VEGF-C、VEGF-D 和 VEGFR-3 阳性细胞。小鼠出生后,牙髓中未分化的间充质细胞和内皮细胞 VEGF-C、VEGF-D 和 VEGFR-3 阳性细胞的数量继续增多,淋巴管发生也随之增多。

(三) 神经支配

牙感觉神经的发育和生长模式与牙的发育紧密相关。牙发育早期,下牙槽神经位于下颌突中。在蕾状早期,磨牙神经纤维从下牙槽神经长出。E13.5 时,牙乳头基底部的神经丛开始向牙胚方向长入牙囊中。冠状期和钟状期,神经纤维继续向牙胚冠方的牙囊中长入。小鼠的第一磨牙在近远中方向上有两个牙根,当牙釉质开始形成时,神经纤维从两个牙根的中间位置长入牙髓中,并向最先形成牙本质的牙尖处生长。

四、调控牙形态发生的信号分子

牙发育是一个连续的复杂过程,一些信号分子在此过程中呈时空特异性表达,并相互作用,决定牙发育的过程。目前确定的信号分子主要包括 4 类家族:TGF-β 家族、FGF 家族、SHH 家族和 WNT 家族。

在牙发育过程中,诱导信号分子通过以下 3 种途径实现在两种细胞间传递:①通过生长因子、激素等可弥散信号分子表达、扩散和相互作用;②由细胞与细胞间的直接接触完成;③由原始细胞外基质(extracellular matrix,ECM)产生。

(一) TGF-β 超家族

TGF-β 超家族在多种组织和器官的发育中都有表达。牙发育早期,间充质细胞的聚集过程中有 BMP-4 和 BMP-2 mRNA 的表达,但 BMP-2 mRNA 出现时间相对较晚。BMP-4 参与牙胚的早期发育过程中牙胚位置及形态的确定;BMP-6 在控制细胞分化的上皮间充质相互作用中发挥作用,BMP-2 和 BMP-6 参与调节成牙本质细胞的分泌功能。研究表明,无论是在牙胚发育还是面突发育中,BMP-4 的表达出现最早,继之是 BMP2、BMP6、BMP3、BMP7。BMP-4 可激活 *Msx1*、*Msx2*、*Msx3* 的表达;BMP2 可激活面突始基发育中的 *Msx1* 和 *Msx2* 的表达;在 *Msx1* 的存在下,BMP-4 可诱导自身在间充质中的表达。因此,BMP-4 在启动牙和面突发育中都有重要作用。

(二) FGF 家族

原位杂交技术发现在牙发育过程中有 FGF1~FGF4,FGF7~FGF10 的表达。FGF-8 在牙发育早期的表达,对间充质细胞起诱导作用,选择性地将位于外胚层表面的 FGF-8 失活会影响第一鳃弓的发育和形成。FGF4、FGF8 和 FGF9 作为上皮性信号在牙发育的起始阶段和随后的上皮折叠形态发生过程中调控了间充质基因的表达和细胞增殖。FGF3 和 FGF10 存在功能互补,主要局限在牙乳头间充质细胞中表达,作为间充质信号调控了形态发生。同时,FGF3 可能参与了原发性釉结的信号调控功能。牙发育晚期 FGF3 和 FGF10 表达的下调可能与成牙本质细胞、成釉细胞的终末分化有关。FGF7 局限表达于包绕牙胚的发育中的骨组织。FGF 超家族在切牙颈环处的间充质细胞中呈现部分重叠表达,同时 FGF 还与多种细胞因子有协同作用。

(三) SHH 家族

Dassule 等观察了小鼠牙发育早期 Shh 信号的基因表达,证实了牙发育中 SHH 信号通路的存在。Whole mount 杂交结果显示胚胎第 10.5 天小鼠下颌突中,*Shh*、*Ptc* 和 *Gli1* 强表达于未来的切牙和舌形成区,提示 SHH 信号通路可能参与了切牙形成的定位。Hadcastle 等的研究亦显示胚胎第 10 天时,*Shh* 在切牙区的表达早于磨牙区,从而认为 *Shh* 的时空表达差异可能与不同类型牙蕾形成的时间相关。

Weiss 等认为,SHH 是一种重要的中线信号分子,它的存在建立了面部中线,保证了鼻、腭、眼和切牙等对称结构在中线两侧得以正常发育。SHH 信号分子在牙始基的形态学改变之前已发挥作用,为发育早期的口腔上皮提供位置信息,随后在发育起始过程中表达。

已有的研究表明 SHH 可促进细胞增殖。异位移植实验导致异常的上皮卷折亦提示 SHH 在牙发育中可促进上皮细胞增殖。上皮折叠和牙乳头的生长导致了牙形态的特异性。在鼠下颌第一磨牙,形态发生始于帽状期。帽状早期敲除 *Shh*,牙形态发生严重受阻,舌侧上皮卷折和牙索缺失,停滞于帽状期(胚胎第 14 天),提示 SHH 在牙胚形态发生过程中发挥重要作用。原位杂交结果显示 *Shh* 和 *Ptc2* 在胚胎第 14.5 天的釉结中强表达,而 *Ptc*、*Smo*、*Gli* 在间充质及不包括釉结的上皮中表达,提示 SHH 经 Ptc 受体途径作用于釉结以外的上皮和间充质,经 Ptc2 受体途径作用于釉结,即 SHH 信号通路在牙发育早期的上皮间充质及上皮-上皮的信号传导中发挥重要作用。*Gli* 的表达与 *Ptc2* 的表达不一致,提示 SHH 信号通路可能存在 Gli 以外的其他的转录因子。釉结细胞为非增殖性细胞,因此在釉结中,SHH 与 Ptc2 的结合,并没有调控细胞增殖,其功能目前仍不清楚。另一方面,*Gli*、*Ptc*、*Smo* 的表达方式一致,且均在增殖细胞中表达,表明 SHH 信号通路确有促细胞增殖的作用,可促进釉结周围的上皮细胞和间充质细胞增殖,上皮进一步向间充质内长入、卷折,特定的牙冠形态发生。

近年来,学者们致力于多信号分子相互作用的研究。如 Sarkar 等观察了鼠胚中牙发育起始阶段 *Wnt7b* 和 *Shh* 基因表达的关系,结果显示 *Wnt7b* 表达于口腔外胚上皮,*Shh* 表达于未来的牙源外胚上皮,两者的边界决定成牙区。利用反转录病毒转基因技术,证明了两者有相互抑制表达的作用。

（四）WNT 家族

脊椎动物中大约有 20 种 *Wnt* 基因参与了器官发育,尤其在神经系统和骨骼发育中发挥重要作用,同时,WNT 信号路径的突变与癌变关系密切。在牙胚中原位杂交结果显示:*Wnt-10b* 特异性定位表达于未来的牙源性上皮;*Wnt-3* 局限表达在釉结节;*Wnt-6*、*Wnt-10b* 及其拮抗剂 *MFz-6* 在原发性釉结和继发性釉结均有表达,提示 WNT 信号影响牙形状发生。WNT 与 SHH 相互作用,共同决定成牙区。WNT 和 BMP 都能激活间充质细胞中 *Lef-1* 的表达,从而将多个信号通道的作用联系起来。

（五）其他的信号分子

除了广泛研究的四大家族信号通路,更多的信号通路开始受到关注,并在不同水平上与这些信号通路有交互作用。例如:EDA 缺失导致小鼠牙数量和牙尖数量减少,EDA 信号通路与 FGF 信号通路相关联。其他的一些信号分子如 EGF、Neurotrophins 和 HGF 也与牙发育相关。另外,Notch 及其配体在牙中表达,参与了上皮间充质相互作用,Notch 信号通路受 FGF 调节。

五、调控牙形态发生的转录因子

（一）转录因子与同源框基因

转录因子(transcription factors,TF)是一种转录调节蛋白,能够直接或间接地结合在顺式调控元件上,并参与调控靶基因转录。而同源框基因是转录因子的编码基因。

1. 转录因子的分类　转录因子按其功能可以分为以下几类:①普通转录因子,是 RNA 聚合酶Ⅱ结合启动子所必需的一组基因,为所有的 mRNA 转录启动共有。②转录激活因子,通过蛋白质-DNA 或蛋白质-蛋白质相互作用起正性转录调节作用。③转录抑制因子,通过蛋白质-DNA 或蛋白质-蛋白质相互作用起负性转录调节作用。④多功能转录因子,在某些条件下起正性转录调节作用,而在另一些条件下起负性转录调节作用。

同源框基因编码的转录因子既可以是转录激活因子,也可以是转录抑制因子或多功能转录因子。

2. 转录因子的结构　一个完整的转录因子的基本结构中,至少含有 3 个主要功能域或结构域。①DNA 结合结构域:是与特异 DNA 序列结合的蛋白结构单元,有以下几种结构模型:螺旋-转角-螺旋结构;锌指、锌纽、锌簇结构;亮氨酸拉链结构;螺旋-环-螺旋结构。②转录活化结构域:转录因子的 DNA 结合结构域本身不具有调控转录活性的功能,其转录活化功能是由转录活化结构域决定的。目前认为有以下几类活化作用结构域存在:酸性 α-螺旋结构域;富含谷氨酰胺的结构域;富含脯氨酸的结构域。③结合其他因子或调节蛋白的调节结构域。

3. 转录因子的作用机制　已有的研究发现转录因子通过自身的 DNA 结合结构域结合在顺式调控元件核心序列上,由顺式调控元件调节 RNA 聚合酶的活性和基因的转录精确起始。

（二）*Msx* 基因

1. 成员　根据与果蝇 *Msh*(muscle segment homeobox)基因同源框序列的同源性,脊椎动物 *Msx*(muscle segment)基因家族得以鉴定,包括 3 个在染色体上不相连续的成员:*Msx1*、

Msx2 和 *Msx3*。*Msx* 基因是牙发育过程中研究最早的一类转录因子。

2. 表达特征　研究发现，*Msx3* 仅表达于背侧神经管，与牙发育无关；*Msx1* 和 *Msx2* 在脊椎动物胚胎多种器官中有广泛的表达，包括神经嵴、肢芽、心脏、发囊和牙。*Msx1* 与 *Msx2* 在牙胚发育的不同时期有不同的时空表达模式：在胚胎第 10.5 天，牙板相邻的间充质中最早检测到 *Msx2* 的表达，因此 *Msx2* 可作为牙形成的分子标志物之一；在胚胎第 11.5 天，*Msx1* 与 *Msx2* 重叠表达于将形成牙胚间充质的位置；此后，*Msx1* 与 *Msx2* 持续表达于牙源性间充质中，并且 *Msx2* 的表达转移到上皮组织中且限制性表达于釉结。*Msx1* 与 *Msx2* 在牙胚早期发育过程中既有重复表达又有特异表达。

3. 作用　除了表达模式外，越来越多的证据显示 *Msx* 基因参与上皮间充质的相互作用。*Msx* 基因在间充质组织中的表达受上皮组织的诱导。发育牙胚的体外重组实验证实，在胚胎第 13 天，釉上皮可以诱导 *Msx2* 在牙源性间充质中表达，而在胚胎第 16 天，*Msx1* 在间充质中才有表达。与之相似，在小鼠胚胎四肢发育过程中，*Msx1* 在间充质中的表达也依赖于外胚层的存在。此结果显示相邻组织的信号是 *Msx* 基因表达的必要条件。

Msx1 或 *Msx2* 基因敲除小鼠显示多种器官缺失：*Msx1* 基因敲除小鼠出现腭裂，牙胚发育停滞于蕾状期；*Msx2* 基因敲除小鼠在牙胚发育早期正常，但晚期发育异常，如星网状层细胞数量减少、牙尖区定位异常。由于 *Msx1* 和 *Msx2* 在发育中的器官中往往有重叠表达区，而且 *Msx1* 和 *Msx2* 的 DNA 结合同源域的氨基酸序列仅有 2 个氨基酸的差异，在胚胎发育过程中它们或许存在功能重复。*Msx1* 可以上调和下调 BMP 信号的表达，而 *Msx1* 在上皮组织中的表达受信号分子 BMP2/4 的诱导，在间充质中的表达受信号分子 FGF2/4/8/9 的诱导。

（三）*Lef1* 基因

1. 成员　*Lef1*（lymphoid enhancer factor 1）隶属于 HMG（high-mobility-group box）基因家族。HMG 家族包括 2 种基因：*Tcf1* 和 *Lef1*。*Tcf1* 基因与牙发育无关。

2. 表达特征　在成熟的小鼠中，*Lef1* 的表达局限于淋巴细胞；在胚胎发育过程中，*Lef1* 表达于神经嵴、中脑、牙、发囊等部位。

在牙发育过程中，胚胎第 11 天可以在增厚的牙上皮中检测到 *Lef1* 的存在；胚胎第 12 天，*Lef1* 的表达转移到相邻的间充质中；胚胎第 13 天，*Lef1* 表达于间充质组织和相邻的牙上皮基底细胞中；在帽状期和钟状期，这种表达模式持续保持。

3. 作用　*Lef1* 基因敲除小鼠缺少牙、乳腺、毛发和胡须，这些器官的形成受控于上皮间充质的相互作用。因此，*Lef1* 在器官的形成过程中可能起到了一种普遍的上皮间充质调节作用。与 *Msx* 相似，*Lef1* 基因敲除小鼠的牙胚发育的起始期正常而牙胚停滞于蕾状期。*Lef1* 基因缺陷小鼠和野生鼠的器官重组实验发现，*Lef1* 的功能主要在于暂时性地在上皮中表达以诱导间充质的形态形成。将 *Lef1* 基因敲除小鼠和正常小鼠上皮和间充质重组后发现，*Lef1* 在牙胚发育早期上皮增厚过程中有重要作用。此外，*Lef1* 被认为是 Wnt 信号通路中一员，可以传递信号分子 Wnt 携带的信息并调控目的基因的表达。

（四）*Dlx* 基因

1. 成员　哺乳动物 *Dlx*（Distal-less）基因家族包括至少 6 个成员，其序列与果蝇 *distal-less* 基因同源。

2. 表达特征　借助 RT-PCR 技术的研究显示 *Dlx1*、2、3、5 在小鼠的牙胚中表达。胚胎第 11.5 天，*Dlx1* 最初表达于牙源性间充质中并持续表达至帽状期；*Dlx2* 在胚胎第 12 ~ 14 天表达于牙上皮,相邻的间充质中也有微弱表达;*Dlx3* 在蕾状期和帽状期限制性表达于牙胚间充质。

3. 作用　尽管 *Dlx1* 或 *Dlx2* 基因敲除小鼠未见牙胚异常;*Dlx1/2* 同时敲除小鼠中发现上颌磨牙发育停滞于蕾状早期而切牙与下颌磨牙无异常。*Dlx* 与 *Msx* 在牙胚中的重叠表达显示,*Dlx* 参与调控牙胚形态发生的途径可能与 *Msx* 相似。

(五) *Pax9* 基因

1. 成员　*Pax9*(paired box 9)基因属于 Paired-class(Prd-class)家族。此家族分为 Pax族、Q_{50} Paired-like 族、K_{50} Paired-like 族 3 个亚族。Pax 基因为一族编码含成对结构域(paired domain,PD)转录因子的发育调控基因,广泛存在于脊椎与无脊椎动物中,在胚胎发育过程中对组织及器官的特化有关键调控作用,其特征为基因的成对盒 Pax 区,可编码具有 DNA 结合能力的成对结构域,从果蝇到人呈进化上的高度保守性。迄今为止,在哺乳动物小鼠、人中已发现 Pax 家族的 9 个成员(*Pax1~Pax9*),家族任一成员基因的突变、缺陷皆可导致个体发育异常,包括:体积缩小、畸形及特定器官的缺失,如免疫系统、脑、眼、鼻、肾、胰腺、牙、骨骼或中枢神经系统衍生物。

Pax9 为 Pax 家族新发现成员,在牙胚的形成发育过程中有重要作用。*Pax9* 基因定位于小鼠第 12 染色体 D12Nds1 位点和人染色体 14q12~q13 区,主要由两部分构成:一部分为 DNA 序列高度保守的成对盒 Pax 区,有 384bp,编码 128 个氨基酸的成对结构域,成对结构域由结构独立的氨基端和羧基端组成。转录因子 *Pax9* 通过氨基端的 β-转角和螺旋-转角-螺旋结构与 DNA 结合,从而调控目的基因的表达。另一部分为高度保守的 DNA 序列编码八肽区

2. 表达特征　*Pax9* 是多种组织标志物。在胚胎发育过程中,骨及软骨组织都来源于生骨肌节细胞。胚胎第 9.0 天,体节腹侧正中隔室细胞去上皮化形成生骨肌节细胞,此时可检测到 *Pax9* 的特异性表达。四肢的发育起始于肢芽,胚胎第 11.5~12.5 天,可检测到 *Pax9* 局限表达于肢芽远端区,此区将进一步形成手、足,提示 *Pax9* 是四肢远端器官发育的诱导物。小鼠牙发育过程中,在任何形态学特征都未出现前,*Pax9* 已局限表达于将形成牙胚的间充质细胞中,因此 *Pax9* 被作为牙胚位置的标志物;在此后的研究中,*Pax9* 被证明可作为牙源性间充质的标记物。在牙发育过程中,胚胎第 10.0 天前,上、下颌弓间充质均无 *Pax9* 表达。从胚胎第 10.0 天起,*Pax9* 首先在将发育成磨牙处的上皮下间充质细胞中强阳性表达。随后,在蕾状期牙源性间充质,帽状期、钟状期牙乳头中持续表达,但不表达于口腔上皮和牙源性上皮及其衍生物,如外釉上皮、内釉上皮、釉结、网状层中,提示 *Pax9* 为间充质而非上皮组织的重要调控基因。

3. 作用　*Pax9* 基因缺陷小鼠于出生后几小时内死亡,检测发现,小鼠体积减小,颅颌面骨及软骨发育紊乱,翼状突及大、小舌骨突严重畸形,鼓室轮体积减小,冠状突缺如,有继发性腭裂,所有牙、牙槽骨、双侧冠状突及第三、四咽囊衍生物如胸腺、甲状旁腺等缺如,四肢存在远中多趾而后肢趾屈肌缺失等发育缺陷。将 *Pax9* 基因完全缺陷小鼠和正常小鼠来源的牙胚进行重组后发现:*Pax9* 缺陷鼠的牙乳头与正常鼠成釉器重组不能形成牙,正常鼠牙乳头与 *Pax9* 缺陷鼠成釉器重组则可发育成牙,提示 *Pax9* 是间充质组织的重要调控基因。研究发现,*Pax9* 在下颌的表达定位由两种信号分子调控:FGF8 诱导 *Pax9* 的表达,而 BMP-2 和 BMP-4 则抑制 *Pax9* 的表达。

（六）*Sox* 基因

1. 成员　Sox(Sry-related HMG box)基因家族是一类在进化中序列高度同源保守的基因家族,哺乳动物中存在有 20 多种 Sox 蛋白。

2. 表达特征　Sox2 在小鼠牙齿发育过程中的表达特征为:Sox2 mRNA 表达于牙上皮和间充质,Sox2 蛋白主要表达于牙上皮。Sox2 mRNA 和蛋白均高度表达于切牙唇侧的颈环上皮结构以及磨牙的上皮结构。

小鼠磨牙发育过程中,在牙板期(E11.5),Sox2 mRNA 表达于牙上皮和间充质;蕾状期(E13.5)和帽状期(E14.5),Sox2 信号较强表达于成釉器,在间充质信号较弱;钟状早期(E16.5),Sox2 表达于成釉器的内釉上皮;钟状晚期(E18.5)和出生后 2 天(PN2),Sox2 mRNA 主要表达在内釉上皮,尤其是颈环区域的内釉上皮、中间层以及邻近中间层的星网状层;PN6 至 PN14 天,Sox2 mRNA 表达于上皮根鞘细胞;PN14 和 PN20,Sox2 mRNA 也表达在髓腔内血管周围的一些细胞。此外,成釉细胞和成牙本质细胞中也检测到 Sox2 mRNA 信号。

切牙发育过程中,在牙板期(E11.5),Sox2 蛋白高度表达于牙上皮细胞;蕾状期(E13.5),Sox2 蛋白高度表达于牙蕾状上皮的舌侧部分,仅有微弱的蛋白表达于蕾状上皮的唇侧部分;Sox2 蛋白的这种唇舌侧的不对称性表达也见于帽状期(E14.5)和钟状早期(E16.5)的成釉器上皮,但 Sox2 原发性釉结和继发性釉结中均为阴性;钟状晚期(E18.5),Sox2 蛋白主要表达在内釉上皮,尤其是颈环区域的内釉上皮、中间层以及邻近中间层的星网状层;出生后 2 天(PN2),Sox2 蛋白主要表达于成釉器的中间层、邻近的星网状层以及颈环内的一些细胞;PN6 至 PN14 天,Sox2 蛋白表达于上皮根鞘细胞;PN14 和 PN20,Sox2 蛋白表达在髓腔内血管周围的一些细胞。前成釉细胞,成釉细胞和成牙本质细胞中没有检测到 Sox2 蛋白的表达。

3. 作用　Sox2 参与早期胚胎发育胚胎干细胞自我更新和全能性的维持,是诱导多能干细胞的重要因子,而且在成体干细胞的干性维持中发挥重要作用。近来学者通过实验证明,在小鼠切牙中,表达 Sox2 的干细胞是所有牙源性上皮组织的来源细胞,然后用同样的方法在磨牙发育中也证实,小鼠第一磨牙、第二磨牙和第三磨牙牙胚的发育来源于表达 Sox2 的牙上皮组织。

（七）其他转录因子

在牙发育过程中,还有其他大量的转录因子的参与,如 *Barx*、*Egr1*(early growth response gene)、*Pitx2* 等,它们的表达也存在特异性:*Bar1* 仅表达于将形成磨牙的间充质中而在形成尖牙的间充质中无表达;*Egr1* 在上皮和间充质中都有表达;*Pitx2* 是最早表达于牙上皮的转录因子。

六、牙形态发生中上皮间充质信号通路的相互调控作用

牙发育的特征是在形态发生关键步骤上皮重复出现一过性信号中心。第一个信号中心出现在发育早期的上皮牙板;第二个信号中心出现在原发性釉结,调控牙冠的形成;第三个信号中心出现在上皮转折处的继发性釉结,调控牙尖的形成。信号中心通常表达多种信号分子。同样的信号在牙形态发生过程中顺序作用,许多信号经常在相同部位共同表达。

牙形态发生中上皮-间充质的相互作用是指上皮信号中心分泌的信号作用于间充质,诱导间充质的信号受体和转录因子表达,间充质诱导后表达的信号反向作用于上皮,这种作用在上皮和间充质之间严格按一定的时间反复的有序进行,信号在细胞和组织之间持续交流。

牙发育的早期信号是上皮来源的 BMPs 和 FGFs 对间充质的诱导。BMPs 和 FGFs 诱导间充质多个转录因子的表达,包括 *Lhx6*、*Lhx7*、*Barx1*、*Msx1*、*Msx2*、*Dlx1*、*Dlx2*、*Pax9*、*Gli1*、*Gli2*、*Gli3* 等,这些转录因子对牙发育的持续性是必需的。例如,在 *Msx1/Msx2*、*Dlx1/Dlx2* 以及 *Pax9* 基因敲除小鼠发现牙缺失。

受上皮诱导后的间充质表达第一批信号(activin、FGF、BMP-4),反向作用于上皮,调控牙板的形成。同时,上皮自分泌的 Wnts 和 TNF 信号 ectodysplasin 也调控牙板的发育。随后,牙板分泌信号调节上皮蕾的形成和间充质细胞的聚集。信号分子能够维持间充质内早期转录因子的表达,同时诱导新的基因(如转录因子 *Runx2*、信号分子 *Fgf3*)表达,反向调控上皮形态从蕾状期转变为帽状期。在此时间点上,间充质表达的 BMP4 对原发性釉结的形成是必需的。BMP4 诱导 *p21* 基因的表达,该基因可能与上皮细胞退出细胞周期、停止增殖有关,从而使上皮细胞成为釉结细胞。釉结中的 Edar 受体也被诱导,使得釉结细胞对上皮分泌的 TNF 信号 ectodysplasin 作出反应。Ectodysplasin-edar 信号调节釉结的形成和信号活动。

釉结细胞表达多种信号分子,包括 *Shh*、*Bmp2*、*Bmp4*、*Bmp7*、*Fgf3*、*Fgf4*、*Fgf9*、*Fgf20*、*Wnt3*、*Wnt10a* 和 *Wnt10b*。釉结的信号分子同时作用于上皮和间充质细胞,随后的上皮和间充质的相互作用共同维持釉结以及随后的上皮形态。釉结分泌的 SHH 信号对上皮颈环的生长是必需的。釉结信号也通过影响继发性釉结的形成来调控牙冠的形成。

继发性釉结以非常精确的顺序形成,决定了上皮根鞘转折和牙尖开始发育的部位。牙尖的发育受到早期的原发性釉结、继发性釉结以及间充质来源的信号调控。

显然,调控牙形态发生的信号网络非常复杂,远远超出模式图 8-7 中所示。例如,大量特殊的信号抑制因子在调节局部信号活动中也发挥重要作用。不同的信号通路在不同的水平上整合发挥协同或拮抗作用。

尽管如此,这个模式揭示了含多种细胞的器官发育的基本原则,牙形态发生中上皮-间充质的相互作用是器官发生的一个经典代表。

第四节　科研方向与选题

一、研究热点和科学问题

(一) 基因检测与转基因小鼠模型

在过去 20 多年里,由于分子生物学的进步和发展,颅颌面发育包括牙的发育研究也取得飞速发展,每年有大量的研究成果在口腔医学领域和发育生物学领域的期刊上发表,有突破性研究成果甚至在最权威的期刊如 *Science* 上发表。牙的发育不仅仅是口腔医学专业关注的问题,由于哺乳动物的牙发育与其他器官发育有很多相似之处,而且牙具有易获取、易观察、易操作、可以在体外培养并得到可辨认的组织等优点,发育生物学家一直把牙作为模式器官,用来研究器官发育的通用过程和机制。

总览过去的研究进展,可以归功于两个重要的研究模型。一个是基因表达的多种检测技术,可以观察到大量的新基因在牙发育各阶段的时空表达特征,使得我们能够在分子水平上深刻认识基因在牙发育中的调控作用。牙的发育不仅仅是单一的基因调控,而是众多的基因相互作用。在牙发育过程中,上皮的信号分子传递到间充质,影响间充质基因表达,间充质表达的基因再反作用于上皮,调控上皮基因表达,形成复杂的网络调控系统。同时也认识到,不仅仅是基因的阳性表达具有重要的生物学意义,基因的阴性表达同样也具有重要的生物学意义。

另一个更为重要的研究模型就是转基因动物模型。通过基因打靶技术,建立基因敲除(gene knockout)和基因敲入(geneknockin)动物模型,可以深入研究单一基因在特定的时间缺失或过表达对牙发育的影响,从而明确其控制牙发育的具体机制和作用。任何一个调控牙发育的基因,都必须经过此模型的验证方可确认。传统的发育生物学研究模型加上分子生物学和基因操纵技术,使得牙发育的研究得以迅猛发展。

虽然牙发育的研究获得大量有突破性的进展,但仍然有一些基本的科学问题有待研究。牙发育是受外胚层来源的上皮和神经嵴来源的间充质相互诱导而形成的。经典的组织重组技术发现从胚胎第 9.5~11.5 天,口腔上皮具有诱导成牙潜能,间充质具有被诱导潜能,但胚胎第 8.5 天中脑和后脑的神经嵴细胞迁移形成牙间充质,在牙发育的最早期,究竟是上皮还是间充质启动了牙的发育,目前还没有最终的定论。

已有大量的基因被报道与牙发育有关,或称之为成牙基因(odontogenic gene),而且还会有大量新的基因出现。但分析目前已报道的基因,发现并没有特异的成牙基因。例如控制别的器官发育的信号分子,在调控牙的形态发生中也起重要作用。在牙的发育中,究竟有多少种基因参与? 是否有特异性的调控基因存在? 一些关键性的调控基因在牙发育的特殊时间表达或抑制表达,究竟是什么因子控制这些关键基因在特殊的时空表达?

(二) 表观遗传学与牙发育

表观遗传学(epigenetics)是指在 DNA 序列不发生改变的情况下,发生可遗传的基因表达与功能的改变。其主要研究的是 DNA 或者组蛋白共价键或非共价键的修饰从而影响染色体结构,进而影响基因表达的机制,具体包括转录前的 DNA 甲基化、组蛋白修饰以及转录后修饰的非编码 RNA。

目前关于甲基化在牙发育中作用的研究还很少。日本学者检测了牙发育中所有 H3K9 甲基转移酶的表达,发现有四种 H3K9 甲基转移酶在小鼠牙胚的间充质和上皮中都有表达,分别是 G9a、Glp、Prdm2 和 Suv39h1,提示这四种甲基化转移酶对牙发育有重要作用。组蛋白修饰在牙发育早期阶段的研究还未见报道。

miRNA 是一条仅有 20 多个碱基的单链非编码 RNA。miRNA 通过与靶点基因识别位点结合,导致靶点基因 RNA 稳定性降低直接降解,或者通过占位效应影响蛋白质翻译最终导致 RNA 降解。2008 年,Jevnaker 等运用包含 112 个 miRNA 的芯片检测了小鼠 E15.5、P0 和 P5 期的牙胚中 miRNA 表达,总结了这三个时段的 miRNA 表达谱。结果显示,在这 112 个 miRNA 中有 76 个表达于下颌骨的牙胚中,其中又有 68 个在这三个时期都有表达。美国 Amendt 实验室通过分离 P0 天小鼠切牙上皮(颈环区域)和间充质(切牙前段),采用 microR-

NA 表达芯片手段筛查出上皮和间充质相对特异的 miRNA。而这些 miRNA 与同期 Michon 等报道的上皮和间充质表达的 miRNA 比较，除了上皮的 miR-200 家族的表达相同，其余的结果有很大的差别。我国王松灵教授利用小型猪作为模型，在猪胚胎发育不同时期的牙胚组织中挑选了几个 miRNA，生物信息学研究表明包括 let-7f、miR-200c 和 miR-200b 在内的 18 个主要 miRNA 在猪牙齿发育过程中呈上调趋势。在人牙胚发育过程中，17 个 miRNA 表达上调，8 个 miRNA 表达下调。

miRNA 从产生到最终影响靶基因的过程，无论是经典通路还是非经典通路产生的 pre-miRNA，都会经过 Dicer 剪切。因此 Dicer 的敲除将会直接导致细胞内发挥功能的成熟 miR-NA 消失。Michon 等通过构建牙源性上皮特异性 Dicer 缺失的小鼠（ *Dicer K14* $^{-/-}$ ），发现该小鼠出现了牙冠的形态异常以及牙釉质矿化的异常。Cao 等通过构建 *Dicer Pitx* $^{-/-}$ 牙源性上皮 Dicer 特异性缺失的小鼠，也发现大量不成熟的牙釉质以及分化缺陷的成釉细胞。间充质特异性缺失 Dicer 的小鼠则出现出生前致死。通过对胚胎中下颌骨的检测，Cao 等发现 *Dicer Wnt1* $^{-/-}$ 下颌骨完全没有牙胚发育，提示在间充质来源的细胞中 miRNA 的缺失对于成牙能力的影响更大。

二、研 究 范 例

介绍一个发育早期牙列模式决定方面的代表性研究。

研究题目：*Msx1* 和 *Osr2* 的拮抗作用决定哺乳动物单牙列模式

1. 文献来源　Zhang Z, Lan Y, Chai Y, Jiang R. Antagonistic actions of Msx-1 and Osr2 pattern mammalian teeth into a single row. *Science*, 2009, 323:1232-1234。

2. 研究背景　牙是脊椎动物特异性器官，对脊椎动物多样性和特异性起关键作用。除了牙数量、大小和形状的多样性之外，还有牙列的差异。许多非哺乳脊椎动物有多牙列，对鱼类牙发育的研究表明多牙列是在近远中向和唇舌向发育的结果，多牙列按精确的时空模式依次启动的调节机制尚不清楚；而哺乳脊椎动物是单牙列，单牙列的发育需要沿颊舌轴向限制成牙区域，其机制也不清楚。多生牙在几种突变小鼠中已有报道，但大多由无牙区牙胚发育而来，仍然位于单牙列内。

该研究构建了 *Osr2* 基因敲除（ *Osr2* $^{-/-}$ ）小鼠，发现该小鼠不仅出现了多生牙，而且牙列模式也发生了改变。

3. 实验设计、方法与结果

（1）首先构建并鉴定 *Osr2* $^{-/-}$ 、*Osr2* 和 *Msx1* 双基因敲除（ *Osr2* $^{-/-}$ *Msx1* $^{-/-}$ ）小鼠，对 *Osr2* $^{-/-}$ 、*Msx1* $^{-/-}$ 和 *Osr2* $^{-/-}$ *Msx1* $^{-/-}$ 以及野生型（WT）小鼠牙胚进行组织学处理，HE 染色后观察。结果发现，*Osr2* $^{-/-}$ 小鼠在胚胎第 13.5 天时，第一磨牙牙蕾舌侧的口腔上皮异常增厚启动了多生牙的发育；胚胎第 15.5 天时，第一磨牙发育至晚期帽状期，此时磨牙舌侧异位增厚的口腔上皮卷曲折叠，且其下方的间充质聚集；胚胎第 16.5 天时，该上皮折叠发育至类似于帽状期牙胚。原位杂交检测一些牙早期发育标记基因，发现胚胎第 13.5 天时 *Pitx2* 异位表达于第一磨牙牙蕾舌侧口腔上皮中，胚胎第 14.5 天时 *Pitx2* 强表达于多余牙牙板和第一磨牙牙蕾中；*Shh* 的表达与 *Pitx2* 类似。另外，牙间充质标记分子 *Msx1* 和 *Lef1* 在 *Osr2* $^{-/-}$ 小鼠牙胚中表达上调并向舌侧扩展。

（2）由于 $Osr2^{-/-}$ 小鼠出生后很快死亡，将胚胎第 13.5 天的 $Osr2^{-/-}$ 和 WT 小鼠牙胚分别进行肾囊膜移植培养，观察牙胚后续发育和成牙情况。培养 21 天后，$Osr2^{+/-}$ 小鼠和 WT 小鼠磨牙牙胚形成 2 个或 3 个矿化的正常磨牙，而 $Osr2^{-/-}$ 小鼠的磨牙牙胚形成 4 个或 5 个矿化牙。

（3）为了进一步了解 $Osr2$ 如何调节成牙区域，利用原位杂交方法检测了 $Osr2$ 在正常牙发育过程中的表达，同时比较牙早期发育标志基因 $Pitx2$、Shh、$Msx1$、$Lef1$ 和 $Bmp4$ 在 $Osr2^{-/-}$ 和 WT 小鼠牙胚中的表达，$Lef1$ 和 $Bmp4$ 在 $Osr2^{-/-}Msx1^{-/-}$ 小鼠牙胚中的表达。结果发现，胚胎第 11.5 天时，在上下颌 $Osr2$ 强表达于牙板舌侧的间充质，也表达于牙板颊侧近心端下颌间充质；胚胎第 12.5～14.5 天，随着牙蕾的发育，$Osr2$ 在牙间充质中梯度表达，即在牙蕾舌侧高表达颊侧低表达。$Osr2$ 的表达模式以及上述 $Osr2^{-/-}$ 小鼠的表型提示，$Osr2$ 在发育期牙胚间充质中起限制成牙区域的作用。与此假设一致，在 $Osr2^{-/-}$ 小鼠中，胚胎第 13.5 天时，$Bmp4$ 表达上调并扩展到第一磨牙舌侧间充质，而且 $Smad1$ 在磨牙牙胚中的活性增强并向舌侧扩展到口腔上皮和间充质。

（4）为了检测 $Osr2^{-/-}$ 小鼠的间充质成牙区域是否扩展，将胚胎第 13.5 天下颌间充质与胚胎第 10.5 天第二鳃弓非牙源性上皮重组。结果发现 $Osr2^{-/-}$ 和 WT 小鼠的磨牙间充质均能诱导非牙源性上皮形成牙胚样结构；WT 小鼠牙胚舌侧的间充质没有诱导能力，而 $Osr2^{-/-}$ 小鼠牙胚舌侧间充质能够诱导非牙源性上皮牙特征性改变；将重组体移植到肾囊膜下充分发育，发现 $Osr2^{-/-}$ 小鼠磨牙牙胚舌侧的间充质诱导了牙形态发生。

（5）为了解外源性 BMP4 是否足以诱导多生牙的形成，将 BMP4 浸泡小珠移植到胚胎第 13.5 天野生型小鼠磨牙牙胚的舌侧，结果是阴性。说明 $Osr2^{-/-}$ 小鼠多生牙的诱导有其他间充质成牙信号参与。

（6）在正常小鼠磨牙间充质中，$Bmp4$ 表达呈局限性；在 $Osr2^{-/-}$ 小鼠中，$Bmp4$ 表达区域扩大，表明 $Osr2$ 可能抑制了 $Msx1$ 介导的成牙信号的激活。为了证实这个推测，检测了 $Osr2^{-/-}Msx1^{-/-}$ 小鼠的牙发育，发现胚胎第 18.5 天时，牙发育至钟状期晚期，成釉细胞和成牙本质细胞分化排列正常。胚胎第 12～13.5 天，$Msx1^{-/-}$ 小鼠中 $Bmp4$ 在第一磨牙间充质中的表达下调，而 $Osr2^{-/-}Msx1^{-/-}$ 小鼠中部分挽救了 $Bmp4$ 的表达。胚胎第 14.5 天时，$Osr2^{-/-}Msx1^{-/-}$ 小鼠和 WT 小鼠第一磨牙均发育至帽状期，$Bmp4$ 的表达相似，而 $Msx1^{-/-}$ 小鼠的牙胚停留在蕾状期，几乎没有 $Bmp4$ 表达；胚胎第 15 天时，$Osr2^{-/-}Msx1^{-/-}$ 小鼠和 WT 小鼠第一磨牙发育至晚期帽状期，$Bmp4$ 的下游靶基因 $Lef1$ 强表达，而 $Msx1^{-/-}$ 小鼠的牙胚发育停滞，没有 $Lef1$ 表达。在所有检测到的时期内，$Osr2^{-/-}Msx1^{-/-}$ 小鼠未见多余牙发生。这些数据表明 Msx1 和 Osr2 呈拮抗性作用，通过控制间充质成牙信号沿颊舌轴的表达和空间分布，确定了牙形态发生域。打破这种拮抗作用的平衡，会导致多生牙的形成，如 $Osr2^{-/-}$ 小鼠，或缺失牙，如 $Msx1^{-/-}$ 小鼠。

总之，$Osr2$ 以舌-颊梯度表达，限制关键的成牙信号 $Bmp4$ 表达于发育中的牙胚间充质。在 $Osr2^{-/-}$ 小鼠中，成牙区域的扩展需要 $Bmp4$ 的正反馈调节剂 $Msx1$。这些研究发现表明 $Bmp4$-$Msx1$ 信号通路扩展了间充质激活区域，依次诱导牙发生，对该信号通路的调节是决定脊椎动物牙列模式的机制之一。

4. 文献说明　本研究结合使用了多种经典和先进的实验技术方法，在大家仍对决定牙列模式的理论尚有争论的情况下,本文找到了决定单牙列模式的关键基因之一,发现 *Msx1* 和 *Osr2* 的拮抗作用决定哺乳动物单牙列模式,为牙列模式的决定点亮了指路灯,并进一步印证了同源盒基因密码假说。该研究为牙列模式决定方面的研究带来了启发,为以后的深入研究奠定了基础。

(陈　智)

参 考 文 献

1. 刘厚奇,蔡文琴. 医学发育生物学 第 2 版. 北京:科学出版社,2007.

2. CAO H,WANG J,LI X. MicroRNAs play a critical role in tooth development. J Dent Res,2010,89(8):779-784.

3. CATÓN J,TUCKER A S. Current knowledge of tooth development:patterning and mineralization of the murine dentition. J Anat,2009,214(4):502-515.

4. CHAI Y,MAXSON R E. Recent advances in craniofacial morphogenesis. Dev Dyn,2006,235:2353-2375.

5. COBOURNE M T,MITSIADIS T. Neural crest cells and patterning of the mammalian dentition. J Exp Zool B Mol Dev Evol,2006,306B:251-260.

6. COBOURNE M T,SHARPE P T. Tooth and jaw:molecular mechanisms of patterning in the first branchial arch. Arch Oral Biol,2003,48(1):1-14.

7. HUYSSEUNE A,SIRE J Y,WITTEN P E. Evolutionary and developmental origins of the vertebrate dentition. J Anat,2009,214(4):465-476.

8. JERNVALL J,THESLEFF I. Reiterative signaling and patterning during mammalian tooth morphogenesis. Mech Dev,2000,92(1):19-29.

9. KOUSSOULAKOU D S,MARGARITIS L H,KOUSSOULAKOU S L. A Curriculum Vitae of Teeth:Evolution,Generation,Regeneration. Inter J Biol Sci,2009,5(5):226-243.

10. LAN Y,JIA S,JIANG R. Molecular patterning of the mammalian dentition. Semin Cell Dev Biol,2014,s 25-26(3):61-70.

11. LESOT H,BROOK A H. Epithelial histogenesis during tooth development. Arch Oral Biol,2009,54S:25-33.

12. LUUKKO K,KETTUNEN P. Coordination of tooth morphogenesis and neuronal development through tissue interactions:lessons from mouse models. Exp Cell Res,2014,325(2):72-77.

13. MAAS R,BEI M. The genetic control of early tooth development. Crit Rev in Oral Biol & Med,1997,8(1):4-39.

14. MATALOVA E,TUCKER A S,SHARPE P T. Death in the life of a tooth. J Dent Res,2004,83(1):11-16.

15. MITIADIS T A,SMITH M M. How do genes make teeth to order through development? J Exp Zool B Mol Dev Evol,2006,306(3):177-182.

16. NANCI A. Ten Cate's Oral Histology. 6th ed. St. Louis:Mosby,2003.

17. PETERKOVA R,LESOT H,PETERKA M. Phylogenetic memory of developing mammalian dentition. J Exp Zool B Mol Dev Evol. 2006,306(3):234-250.

18. PETERKOVA R,HOVORAKOVA M,PETERKA M,et al. Three-dimensional analysis of the early development of the dentition. Aust Dent J,2014,59 Suppl 1:55-80.

19. PETERS H,BALLING R. Teeth:Where and how to make them. Trends Genet,1999,15(2):59-65.

20. THESLEFF I. Epithelial-mesenchymal signalling regulating tooth morphogenesis. J Cell Sci,2003,116:1647-1648.

21. THESLEFF I,KERANEN S,JERNVALL J. Enamel knots as signaling centers linking tooth morphogenesis and odontoblast differentiation. Adv Dent Res,2001,15(1):14-18.

22. TUCKER A S,SHARPE P T. Molecular genetics of tooth morphogenesis and patterning:The right shape in the

right place. J Dent Res,1999,78(4):826-834.

23. TUCKER A,SHARPE P. The cutting-edge of mammalian development:how the embryo makes teeth. Nat Rev Genet,2004,5(7):499-508.

24. YUAN G,CHEN S,CHEN Z,et al. The distribution and ultrastructure of the forming blood capillaries and the effect of apoptosis on vascularization in mouse embryonic molar mesenchyme. Cell Tissue Res,2014,356(1):137-145.

25. ZHANG Y D,CHEN Z,SONG Y Q,et al. Making a tooth:growth factors,transcription factors,and stem cells. Cell Res,2005,15(5):301-316.

第九章 釉质和牙本质发育及其分子调控

第一节 概 述

牙发育是一个复杂的生物过程,最初表现为胚胎外胚层上皮在未来牙弓的区域增厚,形成牙板(dental lamina),随后增殖的上皮细胞经历蕾状期(bud stage)、帽状期(cap stage)、钟状期(bell stage)和牙硬组织形成等阶段。釉质和牙本质的发育始于钟状期。

一、釉质发育的基本过程

当牙胚(tooth germ)发育至钟状期晚期时,与牙乳头(dental papilla)邻近的内釉上皮(inner enamel epithelium,IEE)变长,分化为成釉细胞(ameloblast),即未来形成釉质的细胞,标志着釉质发育的正式启动。釉质形成是一个动态的过程,位于牙胚不同位置的内釉上皮经历着同样的向成釉细胞分化的步骤,呈现出特定的时空关系。不同的牙,其釉质形成的时间、速度有所不同。釉质的形成也是上皮和间充质互动的一个过程,信号分子在两种组织之间传递发挥作用;成釉器中的其他成分,如外釉上皮、星网状层、中间层等也起着重要的作用。

釉质发育过程中的关键阶段

1. 内釉上皮向成釉细胞的分化 内釉上皮是指衬覆在成釉器凹面的上皮细胞。IEE细胞呈柱状或立方状,细胞核大而居中,高尔基复合体分布于细胞的远端,细胞借助半桥粒与基板结合。釉质形成初始,在与未来牙尖和切缘相对应的区域,IEE细胞增多,逐渐分化成为成釉细胞。成釉细胞在形态、内部结构、细胞突起、细胞功能等方面发生了显著的变化,以便于分泌大量的釉基质蛋白。

2. 釉基质蛋白的分泌 分泌期的成釉细胞通过Tomes突起分泌大量的基质蛋白,成釉细胞分泌基质蛋白是朝向牙本质层的,随着釉质基质的厚度不断增加,成釉细胞将远离釉质和牙本质。大量基质蛋白分泌是分泌期釉质的特征之一。

3. 成熟期釉基质蛋白的降解 当成釉细胞分泌釉基质至一定高度的时候,停止分泌蛋白基质,标志着釉质的发育进入成熟期。在这个时期,基质的蛋白将以降解为主,同时有大量的矿化活动。

4. 釉质分泌期和成熟期的比较 分泌期成釉细胞的活动以分泌大量基质蛋白为主,细胞只吸收或内吞少量蛋白;而在成熟期,细胞的分泌活动减弱,内吞活动增强,细胞可将很多分解的蛋白片段和水分内吞,同时还向基质传输矿物盐。从蛋白特性来看,分泌期的基质蛋白多为疏水性蛋白质,富含脯氨酸、谷氨酰胺、亮氨酸和组氨酸;随着釉质的成熟,釉基质以富含酸性氨基酸的蛋白质为主,具有亲水性。总体来讲,从分泌期到成熟期,存在一个减少和两个增多:一个减少是指蛋白合成逐渐减少;两个增多是指基质蛋白的降解逐渐增多和矿化成分增多。

釉质分泌期和成熟期时段特征为:分泌期是从成釉细胞开始分泌釉基质蛋白开始,当釉质发育至一定的厚度以后终止。分泌期的终止标志着成熟期的开始,成熟期延续的时间不等,可以直至牙萌出以后。相对来讲,成熟期较长,约占整个釉质发育阶段2/3的时间。

分泌期时所有的生物活动以釉质的形态形成为主,而在成熟期则以釉质的矿化为主。在分泌期,已经开始了少量的矿化,表现为一些晶体在釉牙本质界沉积,晶体逐渐延长、变粗,形成了初始的棱柱样结构。在成熟期,表现为大量的晶体生成、集聚。从蛋白分解的角度来看,在分泌期只有少量的蛋白降解,但在成熟期,蛋白酶的活动十分旺盛,表现出大量的蛋白降解,并且存在细胞对降解蛋白的内吞活动。在分泌期,以疏水性蛋白为主,而在成熟期,则以亲水性蛋白为主。有机成分从占釉基质蛋白总量的20%到最终的不足1%(表9-1)。

表9-1 釉质分泌期与成熟期的比较

内容	分泌期	成熟期
发生时期	从开始分泌釉基质蛋白至形成一定厚度的釉基质	从釉基质蛋白分泌结束至牙萌出
基质活动特征	1. 以釉质的形态发生为主 2. 矿化启动、少量晶体生成 3. 矿化不均 4. 分泌活动旺盛(基质蛋白) 5. 少量基质降解 6. 疏水性蛋白为主 7. 有机成分含量高(20%~30%)	1. 以釉质的矿化为主 2. 大量晶体生成 3. 高度矿化 4. 分泌显著减少(蛋白酶) 5. 基质降解、吸收为主 6. 亲水性蛋白为主 7. 极少量有机成分(~1%)

5. 釉质的生物矿化 釉质的生物矿化不是一个独立的过程,在釉质发育的分泌期,即开始出现晶体的生长、沉积;随着釉质的基质蛋白降解,其矿化程度进一步增强。

二、牙本质发育的基本过程

牙本质的发育早于釉质的发育,在牙胚发育的钟状晚期,成釉器和牙乳头重复分化,牙乳头外层细胞分化成为成牙本质细胞(odontoblast),标志着牙本质发育的开始,此时牙乳头即成为牙髓。与釉质发育不同的是,牙本质的生长持续终生,龋病、磨耗等刺激因素可启动牙本质的生成。

牙本质发育的主要步骤包括以下几点。

1. 牙乳头细胞分化成为成牙本质细胞 在牙胚发育的钟状晚期,牙乳头细胞不断分化,其外围的细胞位于基底膜处,为椭圆形或多角形,称为前成牙本质细胞(preodontoblast),该细胞逐渐分化成为成牙本质细胞并分泌牙本质基质。最初的成牙本质细胞出现在未来的切缘或牙尖处。

2. 牙本质基质蛋白的分泌　成牙本质细胞一旦分化完全,即开始形成牙本质基质。牙本质基质成分十分复杂,包括胶原类蛋白、蛋白多糖、糖蛋白、磷蛋白、脂类、血清源性蛋白、生长因子或细胞因子、釉质的某些蛋白等。

3. 牙本质的矿化　其包括 2 个连续过程,即胶原网在前期牙本质的形成以及随后的矿化前沿无机物的形成。牙本质生物晶体最初形成阶段通常被形容为过饱和液中的异相成核现象。在这一过程中,大量的胞外基质成分作为可能的核化位点存在。牙本质基质成分在羟基磷灰石(hydroxyapatite,HA)晶体成核及生长中起着重要的作用。

第二节　釉质发育过程中的细胞和分子特征

一、成釉细胞的分化和生物学特性

成釉细胞是上皮来源的唯一能产生硬组织的细胞。该细胞既能合成和分泌釉质基质,又对这些基质有重吸收和降解作用,同时也与钙盐的活跃转运有关,是釉质形成的关键细胞。当釉质形成时,内釉上皮不同部位的细胞处于釉质形成的不同阶段,但是在釉质发育完成时,每个成釉细胞都经历了一个相似的生命周期。总体来讲,成釉细胞的分化可分为以下几期:分泌前期(presecretory stage)、分泌期(secretory stage)、转化期(transition stage)、成熟期(maturation stage)和成熟后期(post-maturation stage)。这些细胞从外部形态、内部结构、与周围组织的关系特征、细胞的分泌和再吸收特征等方面均有不同(图 9-1)。

分泌前期是指从内釉上皮开始分化成为成釉细胞,至成釉细胞开始分泌釉基质前这段时期,此时细胞的变化特征为从方形的内釉上皮细胞变为柱状的前成釉细胞(preameloblast)。当成牙本质细胞分泌第一层牙本质基质后,成釉细胞即进入分泌期。分泌期成釉细胞变长,约 35~50μm,宽 5~10μm,细胞核位于近中间层方向,核的近牙本质侧有许多成串的粗面内质网,平行于细胞长轴,高尔基复合体发达。分泌期成釉细胞最突出的特征是其远端的 Tomes 突起(图 9-2)。分泌期基底部的细胞间为终棒,是由成排的桥粒和紧密连接构成

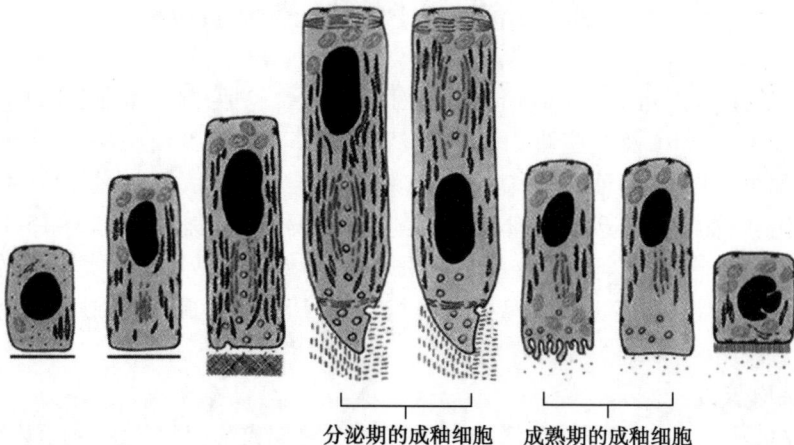

分泌期的成釉细胞　　成熟期的成釉细胞

图 9-1　成釉细胞的分化

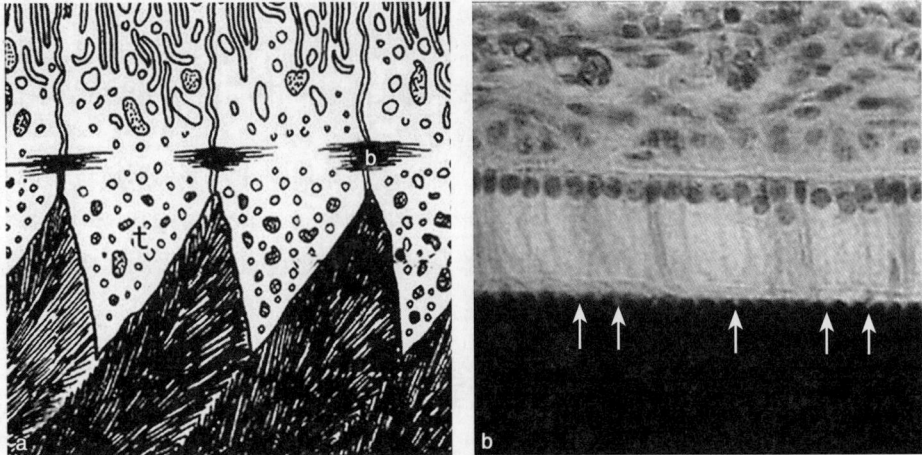

图 9-2　成釉细胞的 Tomes 突起
图 a 的 t 和图 b 中箭头所指的区域为 Tomes 突起

的,终棒环绕细胞,有效地隔离发育中的釉质和成釉器,所有的分泌和对釉质的修饰都是由
Tomes 突起完成的。成釉细胞由分泌期向成熟期转变的一段时间称转化期。此时细胞变
短,并失去 Tomes 突起,25%~50% 成釉细胞死亡,细胞吞噬活动逐渐增加。釉基质形成后,
成釉细胞和釉质间出现有半桥粒的基板。成熟期成釉细胞特征为细胞远端出现刷毛缘(ruf-
fle-ended,RE)和平滑缘(smooth-ended,SE)的交替,整个成熟期约交替 5~7 次。刷毛缘又称
纹状缘(striated border),表现为细胞远端有紧密连接,细胞间为非渗透性,可能与矿物离子
进入釉质有关,此时细胞的钙-ATP 酶活性增加、钙离子运动活跃,局部 pH 正常,有利于钙
化。平滑缘出现在局部 pH 呈微酸性时(低至 5.8),此时细胞间出现大的间隙,可能有利于
有机物和水的吸收。成釉细胞进入成熟后期,细胞逐渐变短,呈扁平状,偶见在釉质窝沟深
部仍为柱状,这些成釉细胞借半桥粒和基板附着在牙面,最终与成釉器的其他退化上皮成分
共同组成缩余釉上皮(reduced enamel epithelium),可能在牙萌出时保护釉质。有人认为蜕
变的成釉细胞还可分泌少量无定形的蛋白,成为原发性釉小皮(primary enamel cuticle)。

二、釉质发育过程中的特征性基质蛋白

目前已知的釉基质蛋白(enamel matrix proteins)主要包括:釉原蛋白(amelogenin)、非釉
原蛋白(non-amelogenin)及一些蛋白酶和血清蛋白等。釉原蛋白是一类低分子量(25~
27kDa)的疏水性蛋白质,是釉质蛋白质中的主要成分,占发育期釉基质蛋白总量的 90%,随
着釉质的矿化、成熟而降解、消失。非釉原蛋白是一类分子量大小不等(13~15kDa)、亲水和
糖基化的蛋白家族,占发育期釉质有机成分的 10%,并保留在成熟的釉质中。另外,成釉细
胞在釉质形成过程中还分泌几种类型的蛋白酶,这些基质蛋白成分在釉质的发育和矿化事
件中起着重要作用。

(一) 釉原蛋白

釉原蛋白是成釉细胞特异性分泌产物,主要由分泌期成釉细胞分泌,约占发育期釉基质
蛋白的 90%,均匀分散于整个釉质中。釉原蛋白含有 25%~30% 的疏水性脯氨酸,其次为谷

氨酰胺、亮氨酸和组氨酸。人们发现釉原蛋白是一组分子量 5~25kDa 的蛋白,其原因在于选择性剪切(alternative splicing)(图 9-3)和(或)蛋白裂解(图 9-4)。

　　编码釉原蛋白的基因是 *amelogenin*(*AMEL*)基因。1985 年 Snead 等最早克隆了小鼠的 *Amel*,随后人们将 *AMEL* 定位于人的 X 染色体以及相应的 Y 染色体区域。人类 *AMEL* 基因位于 X 染色体上,细胞遗传学定位于 Xp22.31-p22.1,分子定位于 X 染色体的 11 221 453~11 228 801。在人类男性,90%的 *AMEL* 转录体来源于 X 染色体的基因拷贝(*AMELX*)(Xp22),另外 10%来源于 Y 染色体的基因拷贝(*AMELY*)(Yp 11.2)。由于 *AMEL* 的定位特征,其基因

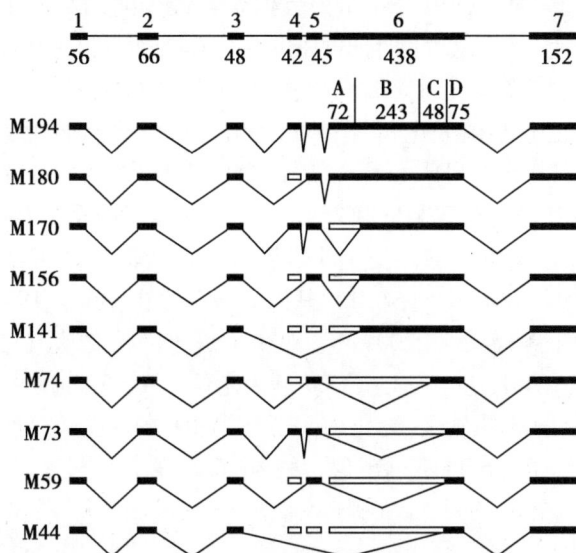

图 9-3　釉原蛋白基因的选择性剪切

小鼠釉原蛋白编码基因由 7 个外显子和 6 个内含子组成。信号肽位于第 2 外显子,终止密码子位于第 7 外显子,由于第 4 和第 5 外显子很短,因此在 mRNA 的剪切过程中,这些区域容易被跨过,从而产生许多不同大小的蛋白质

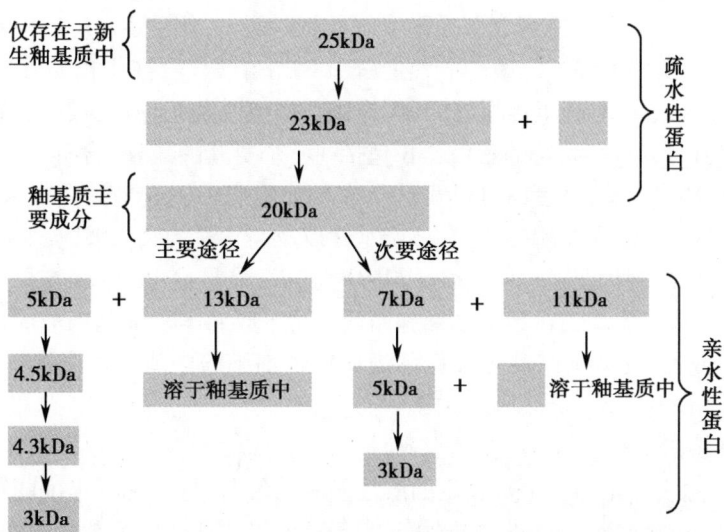

图 9-4　釉原蛋白的有序分解

突变所引起的釉质发育不全,表现为 X 染色体连锁的遗传特征(彩图 9-5,见书后彩色插页)。

釉原蛋白对釉质的发育非常重要,其主要生物学作用为在牙发育过程中调节釉基质的组织和矿化,如协调釉柱的排列;调节釉质矿化过程中羟基磷灰石的初始形成和生长。作为信号分子调节牙骨质和骨质的形成,可以促进成软骨和成骨活动。此外,釉原蛋白小片段促进牙的发育和牙周的附着;可以通过影响上皮和间充质的信号传递来调节牙发育。

(二)釉蛋白

釉蛋白(enamelin)是成釉细胞最早分泌的釉基质蛋白,主要分布在分泌期釉基质,少量在成熟期分布。釉蛋白是釉基质中分子量最大但含量最少的釉基质蛋白。有 1103 个氨基酸,其中人的釉蛋白具有 39 个氨基酸组成的信号肽。与釉原蛋白相似,随釉质的成熟,釉蛋白在分泌后随着时间的推移和表面新形成釉基质的增厚,发生有序的分解。人、小鼠、猪的釉蛋白存在高度同源性(包括磷酸化和 N-糖基化的位点,以及半胱氨酸的含量)。

新生的釉蛋白分子量为 142kDa,仅存于新形成的釉基质中,随后分解成 89kDa 和 34kDa 的片段,在釉基质深部,继续分解成 32kDa 和 25kDa 的肽片段,该片段能牢固地吸附至磷灰石上。在随后的矿化中,釉蛋白片段被分解成更小的残基,绝大部分消失,少部分残留在釉质中。

编码釉蛋白的基因是 enamelin(ENAM)基因。该基因由 Hu 于 1997 年最早从猪组织中获得,人类 ENAM 基因的确定是在 2000 年。ENAM 是牙特异性基因,主要在釉质组织内表达,在成牙本质细胞中少量表达。人类 ENAM 基因定位于 4q13.3,由 9 个外显子和 8 个内含子组成。起始密码子在第 3 外显子,终止密码子在第 10 外显子。同釉原蛋白基因类似,人的 ENAM 的 mRNA 编辑也可出现跳过现象,通常出现在第 2 外显子。ENAM 基因突变可导致遗传性的釉质发育不全。

(三)成釉蛋白

成釉蛋白(ameloblastin or amelin)特异表达于分泌期成釉细胞的 Tomes 突起。该蛋白在釉基质中表达量中等,约占总蛋白量的 5%。最早人们发现成釉蛋白由 422 个氨基酸组成,分子量约 42kDa。该蛋白呈酸性,含量较多的氨基酸有脯氨酸(15.2%)、甘氨酸(9.9%)和亮氨酸(9.9%)。新生的成釉蛋白分子量约为 65kDa,随后分解成分子量相对较小的 N 端多肽和相对较大的 C 端多肽。前者在基质形成阶段相对稳定,随后逐步降解但并不消失,后者迅速降解直至在基质中消失。完整的成釉蛋白和 C 端多肽仅存在于釉质外层,而 N 端多肽存在于釉质各层内,主要分布于深层柱间质,像鞘一样包绕釉柱,故又被称为鞘蛋白(sheathlin)。成釉蛋白基因 cDNA 编码的蛋白全长包括 447 个氨基酸残基,含有 26 个信号肽,成熟肽含有 421 个氨基酸残基,该蛋白可以表达于成釉细胞瘤中。成釉蛋白在人、猪、牛、小鼠、大鼠种间保守性较好,表现在磷酸化位点、亲水性以及高含量的脯氨酸、亮氨酸和甘氨酸等。

编码成釉蛋白的基因是 ameloblastin(AMBN)基因,最早由 Krebsbach 在 1996 年从大鼠切牙中获得全长,该基因高表达于成釉细胞而低表达于成牙本质细胞和前成牙本质细胞,在郝特威希(Hertwig)上皮根鞘以及牙源性肿瘤如成釉细胞瘤中呈中度表达。人类 AMBN 基因定位于 4q21,由 13 个外显子和 12 个内含子组成。

(四)釉丛蛋白

釉丛蛋白(tuftelin)是第一个被鉴定的酸性非成釉蛋白,是一种低丰度的釉基质蛋白,聚集于釉牙本质界并从釉牙本质界呈放射状分布于釉质层的釉丛中。釉丛蛋白相对分子质量为 43kDa,等电位点为 5.2,且为酸性、亲水性蛋白,含 7 个磷酸化位点和 7 个 O-糖基化位点。

免疫学研究还显示不同种属间的釉丛蛋白,如牛、人和鲨鱼具有交叉免疫反应。提示釉丛蛋白在不同种属之间具有同源性。釉丛蛋白参与调节釉质的形成,能够启动矿化、促进晶核形成,并作为信号分子发挥作用。

(五) 基质金属蛋白酶 20

基质金属蛋白酶家族目前至少已经有 28 个家族成员。人类基质金属蛋白酶主要分为四大类:胶原酶(collagenases)、明胶酶(gelatinases)、基质降解素(stromelysins)以及膜型 MMPs(membrane-type MMPs)等(图 9-6)。

有人也将基质金属蛋白酶分为分泌型和膜锚定型。基质金属蛋白酶 20(matrix metalloproteinase-20,MMP20)曾用名釉质溶解素(enamelysin),是基质金属蛋白酶家族的成员之一,属于分泌型,可以归为含有单一血红素结合蛋白结构域的基质金属蛋白酶(simple hemopexin domain-containing,MMPs),是一种锌依赖性蛋白酶。MMP20 是釉质发育早期和中期的主要釉基质蛋白降解蛋白。人类

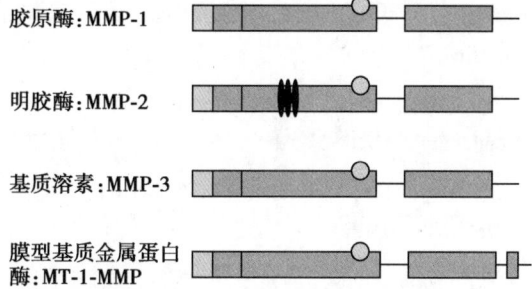

图 9-6　基质金属蛋白酶的主要分类

MMP20 基因定位于 11q22.3-q23,由 10 个外显子和 9 个内含子组成。*MMP20* 基因的突变引起釉基质蛋白降解的异常,造成遗传性的釉质发育不全,该种类型釉质的厚度正常,但矿化程度低、蛋白含量增加。

(六) 丝氨酸蛋白酶 4

丝氨酸蛋白酶 4(kallikrein 4,KLK4),又称激肽释放酶 4,是一种钙非依赖性丝氨酸蛋白酶,在成釉细胞和成牙本质细胞中均有表达,是釉质成熟阶段降解釉基质蛋白的主要蛋白水解酶。编码丝氨酸蛋白酶的基因是 *KLK4* 基因,人类 *KLK4* 基因定位于 19q 13.4,由 6 个外显子和 5 个内含子组成。*KLK4* 基因的突变与常染色体隐性遗传的釉质发育不全相关。

(七) 其他

近年人们发现在釉质中还存在一些生长因子、膜蛋白等,分别在釉质的生物矿化、上皮和间充质之间的互动等方面发挥作用。釉质中的蛋白汇总见表 9-2。

表 9-2　釉质基质成分

名称	特征描述	生物学作用或分布
釉原蛋白(amelogenins)	不同的剪切形式(多种分子量的蛋白 25～28、23、20～21、11、9、8.1、6.9kDa)	被基质金属蛋白酶降解(主要为 MMP20),降解产物随釉质成熟逐渐消失
釉蛋白(enamelin)	高度糖基化和磷酸化	少量蛋白分解产物残留于釉质之中
成釉蛋白(ameloblastin 或 amelin)或鞘蛋白(sheathlin)	可分解为较小的 N 端多肽和相对较大的 C 端多肽	完整的成釉蛋白和 C 端多肽仅存在于釉质外层,N 端多肽存在于釉质各层内,主要分布于深层釉柱之间

名称	特征描述	生物学作用或分布
tuftelin	存在磷酸化位点	聚集于釉牙本质界和釉丛区域 参与釉牙本质界的早期矿化
蛋白酶	基质金属蛋白酶（MMP9、MMP20）； 丝氨酸蛋白酶4	主要存在于釉质形成期 主要存在于釉质成熟期
钙结合蛋白（calcium-binding proteins）	Annexins、calmodulin、calbindin等	与细胞内钙代谢以及釉质过渡期 的生物矿化有关
硫酸化糖蛋白（sulphated gly-coproteins）	快速周转	作用不明
瞬时表达的牙本质基质蛋白（DSP、DPP、DMP1）	分泌前期成釉细胞、分泌后期成釉细胞	作用不明
磷脂（phospholipids）	膜结合磷脂占66% 矿化成分结合磷脂占33%	作用不明

第三节 牙本质发育过程中的细胞和分子特征

一、成牙本质细胞的分化和生物学特征

牙胚发育至钟状晚期，成釉器和牙乳头充分分化，牙本质首先形成。成牙本质细胞最初由牙乳头细胞分化而来，持续终生生长，外界因素如细菌、化学物质、机械刺激等因素可破坏成牙本质细胞，成牙本质细胞在一生中会持续分泌牙本质，以弥补釉质的自然磨耗。

成牙本质细胞的分化有特定的时间、空间模式，开始于未来的牙尖和切缘处，向根方不断扩展。牙乳头细胞最初分化为前成牙本质细胞，其次为成牙本质细胞。

牙胚发育至钟状晚期，牙乳头外围的细胞分化成为前成牙本质细胞，这些细胞位于基底膜附近，邻近内釉上皮，细胞呈椭圆形或多角形。前成牙本质细胞开始无发达的细胞器，也无极性特征，当其向成牙本质细胞分化时，细胞变长，出现极性化排列，细胞骨架重新分布，细胞器增多，细胞核迁移，远离内釉上皮。

成牙本质细胞是间充质来源细胞中极性最强的细胞，细胞位于牙髓周围与前期牙本质相连处，排列成整齐的一层，细胞呈柱状，核为卵圆形，位于细胞的基底部。细胞器丰富，高尔基复合体发达，位于核上方，粗面内质网增大、发达，扁平，平行于细胞的长轴。细胞顶端有一长的突起，位于牙本质小管内，成牙本质细胞之间有缝隙连接、紧密连接和中间连接。电镜下可见在靠近胞核的基底部有粗面内质网和高尔基复合体。而顶部细胞质内粗面内质网丰富。在牙本质形成活动期，细胞内高尔基复合体显著，粗面内质网丰富，线粒体分布于整个胞质内，并可见空泡。牙本质中的胶原纤维和大部分非胶原蛋白都是由成牙本质细胞分泌（图9-7）。

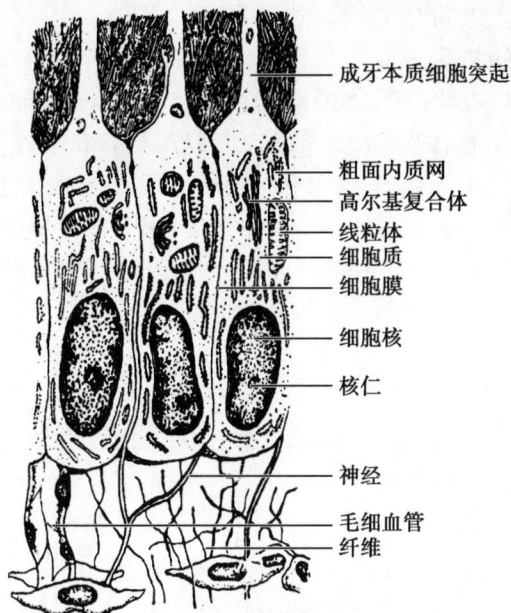

图9-7　成牙本质细胞结构示意图

二、牙本质发育过程中的特征性基质蛋白

牙本质基质蛋白可分为胶原与非胶原蛋白。其中，胶原蛋白占到牙本质有机成分的90%，且主要为Ⅰ型胶原，还有少量的Ⅴ型和Ⅵ型胶原。这些胶原蛋白提供了矿化模板，控制晶体的形核及生长。非胶原蛋白包括三大类：第一类是主要存在于牙本质中的特异蛋白：牙本质磷蛋白（dentin phosphoprotein，DPP）、牙本质涎蛋白（dentin sialoprotein，DSP）。牙本质磷蛋白和牙本质涎蛋白参与调节牙本质的发育，能够诱导牙本质中矿物晶体的形核，调节晶体形态、尺寸及生长速度。第二类为主要存在于矿化组织中的蛋白，如牙本质基质蛋白1（dentin matrix protein1，DMP1）、骨涎蛋白（bone sialoprotein，BSP）、骨钙素（osteocalcin，OC）等。第三类为多组织非特异蛋白：蛋白多糖（proteoglycans，PGs）和骨桥素（osteopontin，OPN）等。本小节概要性地介绍其中某些热点研究蛋白。

（一）牙本质磷蛋白

牙本质磷蛋白是牙本质非胶原蛋白中含量最高的一种蛋白，具有一些独特的理化性质，如在氨基酸组成中，天冬氨酸和丝氨酸残基占氨基酸总量的70%~80%；高度磷酸化（≥400/1000残基磷酸化）；强阴离子特性，等电点为1.1；对钙离子的高度亲和性。

（二）牙本质涎蛋白

DSP是分子量为53kDa的糖蛋白，约占牙本质非胶原蛋白重量的5%~8%，其中含有30%的碳水化合物和10%的唾液酸。该蛋白与其他酸性磷蛋白如OPN、DMP1及骨酸性糖蛋白-75的N端序列同源。DSP富含谷氨酸、天冬氨酸、丝氨酸和甘氨酸，有13个潜在的酪蛋白激酶Ⅰ和Ⅱ的酸化位点。DSP是牙本质特异蛋白，其表达与成牙本质细胞的分化相关，属发育性表达（developmental expression），并可作为检测成牙本质细胞活性的生化指标。DSP参与牙本质生物矿化的启动，或作为调节因子抑制磷酸钙的形成和生长。有人提出

DSP 参与牙胚发育初期上皮-间充质之间的信号传递与调节。

（三）DPP 与 DSP 的关系

编码 DSP 和 DPP 的基因均为牙本质涎磷蛋白基因（dentin sialophosphoprotein, *DSPP*），该基因定位于人第 4 号染色体上（4q21-q23）。*DSPP* 具有 5 个外显子，外显子 1~4 编码 DSP，外显子 5 编码 DSP 的 C 端和全部 DPP。*DSPP* 基因特异表达于牙本质，主要见于成牙本质细胞，在前成釉细胞中亦有短暂表达。正常牙中，DPP 的含量在牙本质非胶原蛋白中占 50%，DSP 仅占 5%，由于 DPP 高度磷酸化，能结合钙，因此 DPP 表达减少或缺失可能严重影响牙本质的矿化程度（图 9-8）。

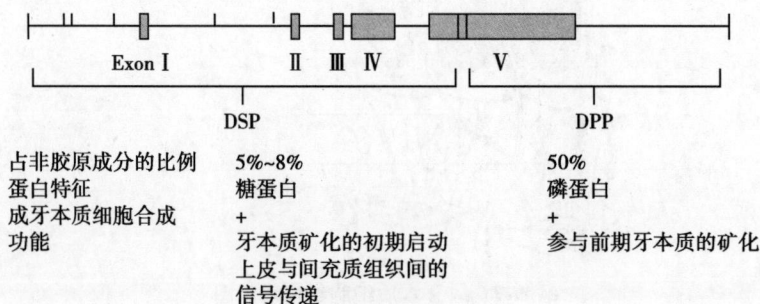

	DSP	DPP
占非胶原成分的比例	5%~8%	50%
蛋白特征	糖蛋白	磷蛋白
成牙本质细胞合成	+	+
功能	牙本质矿化的初期启动 上皮与间充质组织间的 信号传递	参与前期牙本质的矿化

图 9-8　DSP 与 DPP 的比较

有研究表明牙本质发育不全的患者牙本质磷蛋白 DPP 含量减少。2001 年，沈岩等发现一个 Ⅱ 型牙本质发育不全（dentinogenesis imperfecta, DGI）家系，存在 *DSPP* 外显子 3 的无义突变，该突变使得外显子 3 第 45 位密码子出现由 C 向 T 的突变，使得正常的谷氨酰胺（glutamine, Gln）突变为终止密码子，突变产物仅含极少部分 DSP 蛋白，丢失了全部 DPP 蛋白和大部分的 DSP 蛋白。通过对 *DSPP* 基因进行突变分析，已在 5 个家系中发现了 4 个不同的突变位点。突变位点集中在 DSPP 第 2 和第 3 外显子的 DSP 区；有的家系突变发生在第 3 外显子和第 3 内含子交界处的剪接部位。在对另外患病家系的研究中还发现了该病可能具有遗传异质性（彩图 9-9，见书后彩色插页）。

（四）牙本质基质蛋白1

牙本质基质蛋白 1（dentin matrix protein1, DMP-1）是矿化组织中非胶原蛋白的重要组成部分，在成牙本质细胞、成牙骨质细胞、成釉细胞、成骨细胞、骨细胞前体细胞、骨细胞以及某些非矿化组织中均有表达。DMP-1 在牙本质、骨基质等细胞外基质生物矿化中影响晶核形成，启动矿化结晶，维持矿化组织结构，是重要的生物矿化特异性基质蛋白。

目前，人类已成功克隆了大鼠、小鼠、牛、鸟、鳄、蝙蝠和猪等多种动物以及人的 *DMP1* 基因全序列。人的 *DMP1* 基因定位于染色体 4q21 上，含有 6 个外显子，编码蛋白含有 513 个氨基酸残基，主要的 3 种氨基酸为丝氨酸（21.4%）、谷氨酸（15.6%）和天门冬氨酸（12.1%）。

DMP-1 在牙髓和成牙本质细胞中均有表达，DMP-1 缺失可导致牙体组织矿化缺陷，表现为前期牙本质向成熟牙本质发育障碍，髓腔增大，前期牙本质区增宽以及牙本质小管异常。另外 *Dmp1* 缺失小鼠与 *Dspp* 缺失小鼠表现相似，提示两者参与了相同的信号通路。有研究表明，DMP1 在成牙本质细胞分化的早期可以调节 *DSPP* 的转录。

激活蛋白-1（activating protein-1, AP-1）、转录因子 Runx2（runt-related transcription factor

2)和结合蛋白增强因子(CCAAT/enhancer binding proteinα,C/EBP)是骨和牙组织特异性调节转录因子,这些转录因子的一些反应元素(response element)可以与 DMP-1 的启动因子区域相结合。

(五)骨桥蛋白

骨桥蛋白(osteopontin,OPN)是磷酸化糖蛋白家族中的一员,它不具有组织特异性,可由成牙本质细胞或其他细胞及组织合成、分泌。它含有多聚天冬氨酸,与 DSP 一样可以抑制磷酸钙的形成和生长。在牙本质中还存在多种蛋白和其他有机物(表 9-3)。

表 9-3　牙本质中的主要成分

分组	分子	生物学作用
胶原(90%)	Ⅰ 型胶原 Ⅰ 型胶原三聚体 Ⅲ、Ⅳ、Ⅴ、Ⅵ胶原	基质的支架 维持组织的弹性
非胶原蛋白(10%)		
磷酸化蛋白	DSPP,、DSP,、DPP DMP1 BSP OPN MEPE/OF45	调节矿化 信号分子
非磷酸化基质蛋白	Matrix GLA-protein Osteocalcin Osteonectin	矿化的抑制剂或促进剂
蛋白多糖和糖胺聚糖(proteoglycans and glycosaminoglycans)	含有 SLPRs 的 CS/DS;核心蛋白多糖(decorin),聚糖蛋白(biglycan);含有 SLPRs 的 KS;Lumican-纤调蛋白聚糖(fibromodulin)-Osteoadherin	矿化的抑制剂或促进剂;与胶原原纤维形成有关
同时存在于成釉细胞的蛋白	Ameloblastin	信号分子
生长因子	TGF-β ILGF-I 和 ILGF-I FGF-2 VEGF,PDGF	调节牙本质的生长
基质金属蛋白酶	MMP1(胶原酶 collagenase) MMP 2、MMP 9(明胶酶 gelatinase A & B) MMP3(基质分解素 stromelysin 1) MMP20(釉质溶解素 enamelysin) MT1-MMP TIMP-1～TIMP-3	降解胶原、蛋白多糖、釉原蛋白等
其他酶	碱性磷酸酶(alkaline phosphatase)	释放磷酸
丝氨酸蛋白酶	组织蛋白酶(cathepsins)	降解基质蛋白

续表

分组	分子	生物学作用
血清来源的蛋白	α2-HS-glycoprotein 白蛋白(albumin) 免疫球蛋白(immunoglobulins) 脂蛋白(lipoproteins) HDL & LDL	与组织矿化有一定的关系
脂质	磷脂(phospholipids)	初始核的形成和晶体的生长

第四节　釉质和牙本质生物矿化的分子机制

一、生物矿化的基本理论

(一) 生物矿化的基本概念

生物矿化(biomineralization 或 biocalcification)是指在生物体内形成无机矿物的过程,使原有组织变得更为致密和坚硬。生物矿化广泛存在于生命活动的各个环节,目前生物体内已知的矿物质至少有 60 余种;与一般矿化不同之处是生物矿化过程中有生物体代谢、细胞、有机基质的参与。

生物矿化的种类　依据不同的标准,生物矿化可分为不同的类别。

(1) 依据生物矿化过程中的参与成分不同,可以把生物矿化分为两种形式:一种是生物体代谢产物或基质成分直接与细胞内、外阳离子形成矿物质;另一种是代谢产物在细胞干预下,在胞外基质的指导下形成矿化组织,如牙、骨骼中羟基磷灰石的形成。

(2) 依据矿化组织与生物体的关系,可将生物矿化分为两大类:生理性矿化与病理性矿化。前者是指在正常的生物体生理活动中,无机离子在生物调控作用下在机体的特定部位与有机基质中的生物大分子结合,形成具有一定结构的矿化组织。此类矿化有序、分布有规律,形成的矿化物结构特征明显,牙、骨发育过程中的矿化多属于此类。后者是指各种异常的生物调控因素,导致无机离子在不该矿化的部位形成异位矿化或者异常矿化的组织,如矿化不足或矿化过度等。此类矿化表现为异常的矿化部位、无序的矿化成分等特征,主要见于牙结石、某些坏死组织的钙化灶、各器官的结石,如肾结石、胆结石等(图 9-10)。

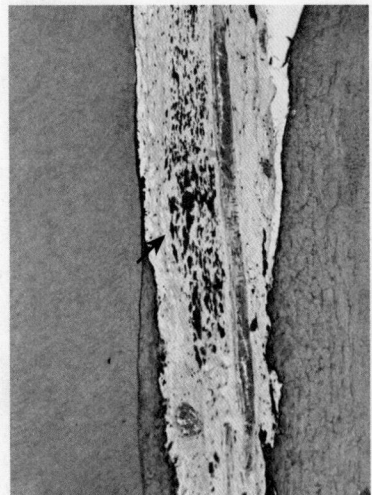

图 9-10　病理性钙化
牙髓内部出现弥散性的钙化(箭头所指区域)

(二) 生物矿化的基本过程

生物矿化的过程是指在细胞的参与下,无机元素从环境中选择性地沉析在特定的有机质上而形成矿物质的过程。生物矿化的定向晶体生长是指离子在活性聚合物表面的沉淀,使矿物沿着特殊晶面生长。生物矿化包括以下几个基本步骤:

1. **成核** 晶体是原子、离子或分子按照一定的周期性,形成具有一定规则几何外形的固体。晶体通常呈现规则的几何形状,其内部原子的排列十分规整严格。晶体的成核包括种晶和初晶形成、晶核形成等过程。

种晶(crystallite seeds)是晶体形成所需的最初基本诱导单位。晶核(crystal nucleus)是在种晶基础上经过离子的集聚形成的具有晶体基本结构的最初结晶体,是指导晶体生长的基础。晶核可以通过均相成核或非均相成核(或异相成核)两种过程形成。①均相成核是指在大体积过饱和体系中自然形成晶核,体系各部分成核的几率相同,而在亚稳态溶液中放入晶种促进成核的过程称为次级成核。②非均相成核是指晶核优先形成在外来粒子或器壁上。非均相成核的理论是在均相成核经典理论的基础上发展起来的。它能定性地说明在什么条件下外来粒子可以使晶核优先在这里形成,解释了一些结晶现象。非均相成核是生物体内无机矿物形成的主要方式。在含有溶质晶体溶液中的成核过程,称为二次成核。二次成核也属于非均相成核过程,它是在晶体之间或晶体与其他固体(器壁、搅拌器等)碰撞时所产生的微小晶粒的诱导下发生的。

2. **晶核生长** 是晶体在特定方向和空间生长的有序过程。晶核的生长包括两个基本过程,即溶质由溶液向晶体附近运送和结合到晶体中,即运送过程和结合过程。结晶和溶解是同时发生的,在过饱和溶液内,结晶速率大于溶解速率,晶体成长速率为正值,表面过程包括离子在晶面上的吸附与解析、结合与释放。

3. **集聚** 是晶体形成过程中小的晶体聚合形成大的晶体的过程。促使小晶体聚合的两种因素:一为小的晶体所带的电荷,当溶液中阴阳离子浓度比正好等于它们在固相中的组成比或者在某些离子的影响下,颗粒电荷减少时,悬浮的颗粒集聚并沉淀;另一种原因是多聚电解质如糖蛋白作为黏合剂促进颗粒集聚。

4. **固相转换** 钙磷结晶首先是形成无定形磷酸钙或磷酸八钙,然后在 pH 6.2 时转化为羟基磷灰石。

总体来讲,羟基磷灰石晶体的形成包括结晶的成核、晶体的成长、集聚和固相转化等,这几个方面相互交错。

(三) 生物矿化中的基质和细胞效应

1. **基质效应** 是指组织液中的基质成分调控生物矿化发生于特定部位的一种现象。该部分涉及内容广泛,首先包括基质的调控作用和基质的介质效应两方面。前者包括基质对矿化的抑制和促进作用以及基质结构有序性对矿化的影响;后者指基质的亲水和疏水效应、界面效应、孔效应、生物流体中的成核成长、相变与聚集(动态效应);基质中矿物质多晶性调控和矿物晶体堆积的调控等。其次,基质效应还涉及研究基质-矿物质的相互作用,包括:它们的键合方式、结合强度和协同作用;基质的形成如何影响矿物的形成和组装;矿物的形成与堆积如何影响基质(包括基质降解、基质组装改变等);基质与矿物的相互识别,有序与无序的相互转化;溶胶-凝胶过程的机制。在釉质和牙本质生物矿化过程中基质效应发挥了重要的作用。

2. **细胞效应** 是指组织细胞在生物矿化过程中通过合成并分泌基质、转运钙离子以及浓缩钙磷离子,对生物矿化起着重要的调节作用,特别是硬组织的初始矿化。该领域主要研究细胞通过基因表达控制基质结构因而控制矿化,即细胞和囊泡对矿化的调控;细胞对矿物晶体的应答方式和对晶体的选择性以及矿物晶体的生物效应的化学基础。

二、釉质的生物矿化及分子调控

(一) 釉质生物矿化的基本过程

釉质是哺乳动物体内矿化程度最高的组织,具有很高的硬度和耐磨性能。它由六方羟基磷灰石晶体平行排列组成矿化的纳米纤维,并进一步排列、聚集,组成粗纤维及纤维束,纤维束按照不同方向有序平行排列构成釉质的釉柱和釉间质,而釉柱在空间呈放射状、交叉排列,最终以高度精密有序的方式覆盖在整个牙冠表面。釉质中羟基磷灰石占其成分96%以上,其晶体呈六方棱柱形,长约为250~1000nm,宽为60~100nm,厚为26.3~35.0nm,甚至可能达整个釉质的厚度。对于不同动物,其釉质中釉柱的组装排列方式略有不同,人釉质中釉柱为平行紧密排列,而老鼠等啮齿动物的釉柱为十字交叉排列。

釉质生物矿化的步骤包括:

1. 釉基质蛋白的分泌　成釉细胞分泌釉基质蛋白,这些蛋白形成一种半固体的触变胶体(thixotropic gel)样结构,釉原蛋白在其内部聚焦并有一定的流动性,晶体形成时,可以造成一定的压力,推动釉原蛋白在晶体内部再定位或流向釉质表面。

2. 晶体的形成　羟基磷灰石晶体开始形成,晶体被包被在非釉原蛋白中,其外部是连续性的釉原蛋白。

3. 晶体的生长　在釉牙本质界的釉质侧,晶核生长延长,形成细长的带状物。这些带状物相互平行,其一头连接釉牙本质界,另一头连接到成釉细胞的细胞膜上,也就是矿化的前缘。当成釉细胞分泌蛋白的时候,这些雏晶继续生长,但是其宽度和厚度几乎没有任何改变。成釉细胞分泌蛋白形成雏晶的长度决定最终釉质晶体的长度,同样也决定了整个釉质层的厚度。

4. 成釉细胞的诱导　当釉质发育至一定时期,成釉细胞后退,留出空隙,这些空隙与基质接触。

5. 釉柱的形成　釉柱在空隙中形成,长轴与空隙方向平行,组装有序化。

6. 晶体的成熟　成釉细胞分泌蛋白酶,有机基质开始降解并迅速从胞外间隙中消失。通过抑制釉基质的分泌使晶体长度增长停止;同时釉质蛋白裂解产物的清除使矿物质沉积在雏晶侧面的速度加快。人釉质的雏晶宽度和厚度生长的成熟期大概是3~4年,这个过程对于釉质层硬度的增加是非常重要的。最终,釉原蛋白减少,晶体长大成熟,最后只剩下非釉原蛋白作为基质。

(二) 釉质生物矿化过程中的分子识别

釉质晶体是成釉细胞通过大量的有机质分子严格调控形成的,这些有机质包括一些酶蛋白和生物大分子,如釉原蛋白、釉蛋白、成釉蛋白、釉丛蛋白等。釉质的形成具有高度的特异性,直接参与釉质形成的蛋白也具有特异性。这些有机基质对无机晶体的成核、生长、晶形及取向等的控制是一个相当复杂的过程,称为分子识别。

釉基质蛋白对矿化的调控作用主要表现在:

1. 一些蛋白质可提供矿化的模板,进而在其表面或者间隙进行矿化。

2. 很多蛋白质可提供形核位点,成为矿化首先发生的地方。这种蛋白的一级结构中含有很多可以结合或吸附钙的官能团,例如磷酸化的丝氨酸、带有羟基的谷氨酸、连续的天冬氨酸、谷氨酸等等。这些氨基酸的官能团能够结合溶液中的钙,在蛋白表面形成过饱和状态,以便于钙磷盐的形核、沉积。蛋白的磷酸化位点很大程度上决定了这种蛋白的形核能力,糖基化位点的数量也会影响到矿化的形核。

3. 蛋白质进一步调控矿物的生长,包括调控矿物的形态、尺寸、生长速率、生长方向、结晶程度等。其中,蛋白的二级结构以及其他构象都会影响矿物生长的方向等,如折叠结构中,相邻侧链的间距为 0.66~0.68nm(6.6~6.8 埃),刚好与羟基磷灰石晶体 c 轴的钙离子间距相吻合,进而能够调控晶体的定向生长。

(三) 釉基质蛋白对釉质矿化的调控

关于釉原蛋白对釉质生物矿化的调控的研究较多,主要包括:釉原蛋白对人工合成或商品化结晶体的吸附作用;釉原蛋白对溶液中晶体生长动力学的抑制作用;含有釉原蛋白的胶体样基质对晶体生长和形态的影响;釉原蛋白对晶体形成时间的影响;釉原蛋白对生物材料(钛合金、生物玻璃、氟磷灰石(fluoroapatite)等)表面晶体生长排列的影响。近年,还出现了把釉原蛋白微分子(amelogenin microribbons)应用于组装和产生晶体的研究。

综合来讲,釉基质蛋白对生物矿化的调控表现在以下几点。

1. 启动釉质矿化 釉质基质矿化最先发生于釉牙本质界。刚形成的釉基质是无结构的,当成釉细胞分泌了足够的釉质后,就从牙本质表面向后退缩;成釉细胞通过离子转运调节矿物盐在细胞内外的分布。包括釉原蛋白在内的多种釉基质蛋白均具有与矿物质结合的能力,这些蛋白一方面参与了晶体的成核,另一方面,也是釉基质中矿物盐的贮库。如釉原蛋白分子具有结合矿物离子的能力,20kDa 的可溶性釉原蛋白片段结合了 90% 的钙,为生长中的晶体末端提供离子转运。釉基质蛋白与矿物盐结合后呈球形,排列成串,与牙本质垂直,在此球形结构基础之上,产生多个晶核,随后蛋白逐渐降解,晶核生长、集聚,成为片状晶体。

2. 支持晶体生长 釉原蛋白在其亲水性 C 末端被酶解去除后,成为疏水性分子,聚集在釉质基质中,蛋白表面的疏水基团相互结合形成空心的隧道样结构,为晶体在隧道内的生长提供了合适的空间与物理性支持,有助于支持和引导未成熟晶体沿正确的方向生长。其次釉基质蛋白与矿物盐形成的球形结构之间存在大量间隙,有利于离子和其他物质的扩散。这些支持结构将维持到晶体生长至相应的体积,随着蛋白的逐步分解,晶体生长对这种结构的依赖逐渐减小。

3. 调节晶体生长 釉原蛋白可以作为一种抑制性蛋白与晶体表面结合,以调控釉质晶体的生长,包括调整其生长速度、晶体大小、形态等。这一过程主要由釉基质蛋白和蛋白水解酶共同完成。在釉质的分泌期和成熟早期,内源性的 MMP20 对釉基质蛋白进行选择性加工、分解,其主要作用底物为釉原蛋白。MMP20 降低釉原蛋白对羟基磷灰石的亲和力,促进羟基磷灰石的沉积,利于釉质的矿化。在釉质成熟期,晶体的大小、形态已基本成形,丝氨酸蛋白酶 KLK4 广泛而无选择性地分解釉基质蛋白,清除釉质中绝大部分的蛋白质,促进了釉质的迅速矿化。此外,釉柱的形成可能与成釉蛋白有关。新生的成釉蛋白具有水溶性,分布于新形成的釉基质中,随后经过蛋白酶的加工、裂解,成为非水溶性的蛋白片段,这些蛋白片段相互聚集,分布于釉柱间质之中,影响着间质晶体的生长方向,从而形成釉柱(图 9-11)。

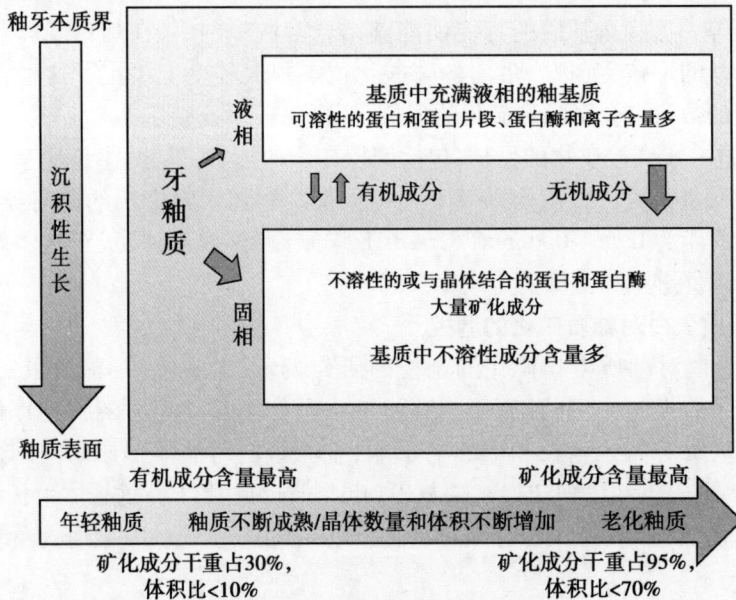

图 9-11 釉质生长和钙化特征示意图

三、牙本质的生物矿化及分子调控

(一) 牙本质生物矿化的基本过程

牙本质由矿化基质和牙本质小管排列而成。其主要成分包括羟基磷灰石、胶原、少量的非胶原蛋白及水等。但其矿物晶体比釉质要小得多,长约为 $60 \sim 70nm$,宽约为 $20 \sim 30nm$,厚为 $3 \sim 4nm$,且主要分布于胶原纤维之间及纤维的表面。

牙本质的生物矿化过程与骨相似,机制较为复杂,包括两个连续过程,即胶原网在前期牙本质的形成以及随后的矿化前沿无机物的形成。前期牙本质宽约 $15 \sim 20 \mu m$,其近中侧是成牙本质细胞,远中为矿化前沿,牙本质的矿化从前期牙本质的矿化前沿开始。

牙本质生物矿化的基本过程:

1. 胶原蛋白的分泌 成牙本质细胞从其顶端分泌胶原蛋白,为矿化作准备(图 9-12)。

2. 磷蛋白的分泌 成牙本质细胞分泌牙本质磷蛋白等磷蛋白,直接沉积在矿化前沿的胶原蛋白层上。磷蛋白与胶原蛋白相互结合或部分降解。

3. 磷蛋白与矿物盐的结合 磷酸钙的微晶或钙离子与磷蛋白结合。

4. 羟基磷灰石晶体的形成 牙本质的羟基磷灰石晶体沿着长轴方向生长,并与胶原纤维长轴平行。

(二) 牙本质基质成分在生物矿化中的作用

牙本质生物晶体最初形成阶段通常被形容为过饱和液中的异相成核现象。在这一过程中,大量的胞外基质成分作为可能的核化位点存在。牙本质基质成分在 HA 成核及生长中

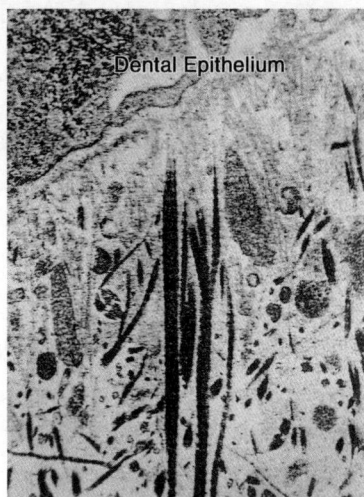

图 9-12　前期牙本质中的胶原纤维

起着重要的作用。

1. 牙本质磷蛋白在牙本质矿化中的作用　放射自显影及免疫组化研究发现,DPP 由成牙本质细胞合成后,经细胞突输送至矿化牙本质前缘并在该处分泌至细胞外基质中,参与牙本质的矿化。研究还认为 DPP 被分泌至矿化前缘后,一部分蛋白与 I 型胶原裂隙带结合,并在该处结合钙,而这些反应位点上磷酸及钙浓度的增高,导致了 HA 初始晶体的形成。

DPP 的磷酸基团捕获钙后,形成一种新的蛋白排布,有利于牙本质的进一步矿化。DPP 不仅可能启动了晶体核化,在高浓度时,还能够与正在生长的晶体结合,减缓晶体的生长速度,从而影响晶体的形态和大小。可以说,在牙本质矿化过程中 DPP 起着双向调节晶体生长的作用。

2. 牙本质基质蛋白 1(DMP1)在生物矿化中的作用　DMP1 是牙本质中重要的非胶原蛋白成分,属于酸性磷酸化细胞外基质蛋白。DMP1 在成牙本质细胞、成牙骨质细胞、成釉细胞、成骨细胞、骨细胞前体细胞、骨细胞以及某些非矿化组织中均有表达。DMP1 在牙本质和骨的生物矿化过程中具有潜在重要性。过表达 DMP1 能够诱导成牙本质细胞样细胞、成骨样细胞分化,促进转基因的成纤维细胞矿化结节形成。

研究表明,DMP1 在生理状态下具有钙结合能力,在体外可启动磷灰石晶体形成,使羟基磷灰石成核。首先是结合钙离子并启动矿物沉积,接着是成核的无定形钙磷沉淀物成熟,晶体形成。同时,人们发现 DMP1 的磷酸化程度可能影响生物矿化。不同片段的 DMP 所发挥的作用也不同,如牛 *dmp1* 全长基因是矿化抑制剂,然而大鼠 Dmp1 C 末端却是羟基磷灰石晶体成核成分。

DMP1 氨基酸序列中有一个 RGD 序列,该 RGD 序列与细胞黏附有关,提示 DMP1 可以介导细胞间或细胞与非胶原基质间的信号转导。

DMP1 高表达于胚胎发育过程中的成骨细胞,如上所述,DMP 1 在诱导细胞分化及促进矿化过程中起重要作用,*Dmp1* 敲除小鼠出生后逐渐表现出典型的佝偻病和骨软化症,症状在出生后第 1 周开始出现,以后随年龄增长逐渐加重。

3. 蛋白多糖和磷脂成分在牙本质矿化中的作用　牙本质基质中含少量的蛋白多糖和磷脂成分,它们在前期牙本质和牙本质中均存在,且分布规律相同。在牙本质中两者出现在胶原表面,呈针状结构。磷脂和蛋白多糖在前期牙本质中可能抑制晶体的形成,而在牙本质中可吸附于胶原纤维表面,形成有利于启动晶体形成的微环境,并调节晶体的横向生长。

第五节　釉质与牙本质发育过程中的相互作用

一、釉质和牙本质发育过程中的时空关系

牙胚的发生、分化、形态形成、生长是上皮与间充质相互作用(epitheliomesenchymal interaction,epithelial-mesenchymal interaction)的共同结果。在釉质和牙本质的不同发育阶段,也存在两种组织之间精细的互动,存在着时间与空间上的协调关系。

成牙本质细胞的分化依赖于上皮与间充质之间的相互作用。牙胚发育至钟状晚期,在牙乳头和内釉上皮之间有基板,基板对成牙本质细胞的分化至关重要,一旦牙乳头中的成牙本质细胞分化完成,基板就会消失。前成釉细胞释放酶来降解基板,然后通过内吞作用吸收降解产物。基板降解后短时间内,前成釉细胞和成牙本质细胞直接接触,相互诱导。随着釉基质的继续形成,进入成釉细胞间的成牙本质细胞突的尖端就被釉基质包围,结果形成釉梭。

成牙本质细胞分化时,内釉上皮表达 TGF、IGF 和 BMP,而体外培养证明,这些因子均可影响成牙本质样细胞的增殖,有人认为这些因子由内釉上皮分泌至基板,然后作用于前成牙本质细胞。

二、参与釉质和牙本质相互作用的分子

参与釉质和牙本质之间相互作用的分子较多,但多集中在牙胚发育的早期。对于釉质和牙本质发育过程中的信号分子描述较少,许多研究还处于起步阶段,本小节着重介绍釉质和牙本质基质蛋白分子如何参与釉质和牙本质的相互作用。

(一) 釉原蛋白

釉原蛋白最早在前成釉细胞已经存在,但在釉质发育的早期却没有釉质的形成,分泌的釉基质蛋白渗透至多孔的前期牙本质和未矿化的罩牙本质。一些低分子量的釉原蛋白进入成牙本质细胞内部,可能阻止细胞在牙本质的聚集,内吞的釉原蛋白随后可能被成牙本质细胞的溶酶体降解。釉原蛋白的这种渗透随着牙本质的矿化而逐步减少,釉原蛋白和其他釉基质蛋白存留于釉牙本质界,从而启动釉质的形成。

在牙根形成过程中,Hertwig 根鞘细胞分泌釉基质蛋白,釉原蛋白可出现在无细胞牙骨质,可能参与无细胞牙骨质的形成。在釉基质蛋白的诱导下牙囊来源的间充质细胞可以形成无细胞牙骨质样的基质层。根据这些结果,人们将釉基质蛋白提取物,或者含有釉原蛋白的提取物应用于组织再生或修复缺损的牙根及其周围支持组织,如从猪釉质提取的商品化的猪釉基质蛋白(emdogain,EMD),已经被广泛应用于牙周组织的再生。体外实验也表明,EMD 可促进牙周间充质细胞的附着、生长、代谢等,但抑制上皮细胞的增殖和生长,这一点对牙槽窝的修复极为重要。

EMD 还可促进新骨组织的形成,将 EMD 接种于裸鼠的体内,其间充质来源的成骨细胞可增殖分化,形成新骨;或者促进冻干的脱钙同种异体骨的骨诱导能力。综合的结论为,EMD 不具有骨诱导性,但在一定的浓度可以促进骨的产生。但人的胚胎釉基质蛋白具有骨诱导活性。这种差异可能在于种属的不同或者在于人的胚胎釉基质蛋白存在骨形成蛋白(bone morphogenetic proteins,BMPs)的污染。目前研究发现 EMD 成分复杂,含有蛋白降解产物、不同的剪切产物以及基质金属蛋白酶和丝氨酸蛋白酶,但不含有白蛋白、釉蛋白和成釉蛋白。

从牙本质中抽提出的低分子量的釉原蛋白以及相关多肽,在体外可以诱导胚胎肌肉来源的成纤维细胞形成软骨,在体内种植形成矿化组织。大鼠釉原蛋白的不同剪切产物也具

有体内和体外诱导成软骨和成骨的能力。在釉原蛋白基因敲除小鼠的成牙骨质细胞和周围成骨细胞的 *Bsp* 的 mRNA 和蛋白的水平均降低;体外实验表明,永生化成牙本质细胞系 OC-CM-30 *Bsp* 的表达随低浓度的小鼠釉原蛋白(0.1mg/ml)刺激而增强,而被高浓度的釉原蛋白(10mg/ml)抑制。低浓度(10ng/ml)的富含亮氨酸的釉原蛋白多肽(leucine rich amelogenin polypeptide,LRAP)可以诱导人牙周膜干细胞向成骨方向发生。所有这些均提示釉原蛋白的种属、细胞系、重组蛋白的纯度等均会影响该蛋白的生物学活性,并且也从多方面证实釉原蛋白作为一种特殊的信号分子影响周围细胞与组织。

(二) 牙本质涎磷蛋白

牙本质涎磷蛋白(dentin sialophosphoprotein,*DSPP*)通过原位杂交和免疫组织化学研究发现,*DSPP* 转录体和蛋白出现于釉质发育的早期,并且早于大量的釉基质蛋白的分泌。因此 DSPP 不仅对牙本质的发育至关重要,也参与釉质的发育。*Dspp* 基因敲除小鼠同时表现出釉质和牙本质的密度降低,分别降低 19% 和 12%,表明 *Dspp* 参与了釉质的发育和(或)釉质的矿化。釉牙本质界最初形成的釉质晶体与 *Dspp* 有着密切的关系。*Dspp* 基因突变引起的牙本质发育不全的患者,其牙本质表现出不规则的牙本质小管,釉牙本质界平滑、有界限,患者釉质的结构也出现了异常,失去正常的釉质垂直于釉牙本质界的结构,某些区域出现板样结构,没有典型的釉柱结构,釉质易磨耗。

第六节　釉质和牙本质发育的基因水平调控

一、参与釉质发育调控的信号通路

目前认为生长因子在介导上皮细胞和牙乳头间充质细胞之间的相互作用方面起着重要的作用。免疫组织化学的方法证实在鼠磨牙的前成釉细胞和牙髓未分化的间充质细胞中检测到磷脂酶 C、表皮生长因子(EGF)、血小板源性生长因子(PDGF)、FGF 的受体,提示这几种因子在成釉细胞的分化中起作用,且控制着成釉细胞的前分泌和分泌功能。此外,鼠的前成釉细胞、釉上皮、成釉细胞存在 C 干扰素及粒细胞集落刺激因子的受体,这两种因子可能在釉质的形成过程中起作用。

(一) TGF-β1

TGF-β1 是重要的细胞活动的调节因子,包括细胞黏附、免疫反应、细胞外基质合成等。过表达 TGF-β1 小鼠同时出现釉质和牙本质的异常,釉质易于剥脱,磨牙区的釉质出现色素沉着和釉质发育不全,釉柱消失;同时成釉细胞也易于从牙本质分离,干扰邻近牙本质区域矿化。体外实验表明,TGF-β1 与成熟期成釉细胞的凋亡有关。TGF-β1 能够刺激成釉细胞 MMP20 表达的上调,但不影响 KLK4 的表达,并且这些调节与 TGF-β1 的受体有关。有人认为釉基质蛋白中的 TGF-β1 具有双向作用,一方面通过 smad2 介导的 p21Waf1/cip1 途径抑制上皮细胞的增殖,另一方面有丝分裂因子协同 TGF-β1 刺激成纤维细胞的增殖。

(二) Cbfa1

转录因子 Cbfa1 即 Runx2 调节成骨细胞的分化,该基因突变引起常染色体显性遗传的颅骨锁骨发育不全(cleidocranial dysplasia,CCD)。Cbfa1 抑制成牙本质细胞的分化,但却出现在成熟期釉质的成釉细胞。*Cbfa1* 基因敲除小鼠缺乏成牙本质细胞和成釉细胞的分化,也没有正常的牙本质和釉质。Cbfa1不参与早期牙发生的信号途径,可能通过上皮-间充质的互动控制牙形态的形成以及成釉器上皮的组织分化。Cbfa1还可作为转录因子调控成釉蛋白基因的转录。

(三) *Msx* 和 *Dlx*

Msx 和 *Dlx* 调控早期形态发生,*Msx-1*、*Msx-2* 和 *Dlx-2* 同源基因与牙列的模式形成有关。近年研究发现,这些同源盒基因对牙发育晚期的矿化组织也有影响。*Msx-2* 和 *Dlx-2* 在牙矿化、上皮与外胚间充质差异化(differentially in epithelial and ectomesenchymal compartments)的晚期表达。通过转基因小鼠发现,*Dlx-2* 与釉质的形成有一定关系,*Dlx-2* 启动子的活性与釉质厚度存在一种反向调节。原位杂交研究证实 *Msx-1* 转录主要发生于牙硬组织形成早期阶段,即成釉细胞和成牙本质细胞的极化和分泌阶段,提示 *Msx-1* 可能参与了小鼠牙胚硬组织形成过程中细胞分化和生物矿化。

(四) AP-1

应用免疫组化证实,成釉细胞核中AP-1蛋白家族阶段特异性的出现与釉质形成关系密切。*c-Jun*、*JunD* 和 *Fra-2* 在成釉细胞细胞核的表达强于 *JunB*、*FosB* 和 *Fra-1*。过渡期或过渡期后 *c-Jun*、*JunD* 和 *Fra-2* 的表达增强。并且 *c-Jun* 在成熟期成釉细胞的表达呈现出循环模式,秋水仙碱处理后,釉质成熟带成釉细胞的 *c-Jun* 明显减弱,只有磷酸化的 *c-Jun* 在分泌带、过渡期或成熟期的成釉细胞弱表达。

二、参与牙本质发育调控的信号通路

目前对于信号通路调控牙胚发育机制的研究多集中在早期,有关成牙本质细胞分化晚期的研究报道甚少,很多信号分子在此方面的作用还不十分明确。

(一) SMADs 家族

在人的牙胚发育过程中,SMAD2呈特异的时空表达特征。①蕾状期,SMAD2在牙板和成釉器为阳性表达,邻近的间充质细胞可见弱阳性表达;②帽状期,SMAD2在成釉器内釉上皮细胞呈强阳性表达,外釉上皮和星网状层细胞阴性表达,牙囊、牙乳头弱阳性表达;③钟状早期,可见内釉上皮SMAD2强阳性表达,中间层细胞阳性表达,牙乳头阳性表达;④钟状晚期,SMAD2在成釉细胞、成牙本质细胞为强阳性表达,牙乳头细胞为阳性表达,其他细胞呈阴性。

SMAD4是TGF-β超家族信号转导途径中的重要成员,参与TGF-β超家族所有成员的细胞内信号转导过程。SMAD4在人牙胚过程中也存在特异的时空表达。蕾状期和帽状期牙板和成釉器上皮可见SMAD4阳性表达,而邻近牙乳头间充质细胞则为弱阳性表达,与TGF-β、BMP的分布是相似的。表明在牙胚发育早期SMAD4可能参与上皮间充质之间的相互作用,促进上皮生长信号向间充质转移。钟状早期,内釉上皮、牙乳头细胞尚未分化为成熟的成釉细胞和成牙本质细胞,也未分泌硬组织基质,此时SMAD4主要分布于内釉上皮,牙乳头细胞分布较少。钟状晚期,即硬组织形成期,成牙本质细胞和成釉细胞分化成熟,牙乳头细胞SMAD4表达增加,成牙本质细胞和成釉细胞SMAD4表达也显著增强。

在成釉细胞和成牙本质细胞分化的过程中,SMAD4表达量明显增加,原因可能是SMAD4作为TGF-β超家族细胞内共同的信号分子,参与调控成釉细胞和成牙本质细胞核内基因表达过程,其表达量增强,可以促进成釉细胞和成牙本质细胞分泌细胞外基质,形成釉质和牙本质。因此 SMAD4 可能参与成釉细胞和成牙本质细胞的分化以及釉质、牙本质的形成过程。

在成牙本质细胞分化过程中,牙乳头细胞内 SMAD4 表达也逐渐增强,提示 SMAD4 可能参与牙乳头细胞的分化过程,它介导 TGF-β、BMP 等信号至牙乳头细胞核内以调控基因的表达,如纤维黏连蛋白(fibronection,FN)、Ⅰ型胶原和Ⅲ型胶原、骨钙素、碱性磷酸酶、癌基因 *C-JUN* 和 *JUN-β*、转录因子 AP-1 等,这些基因之间的相互作用,以及这些基因与牙乳头细胞之间的相互作用,最终促进成牙本质细胞的分化完成。

（二）TGF-β 和 BMP

在牙胚发育早期,TGF-β 和 BMP 是上皮间充质之间相互作用的信号诱导分子,早期仅表达于上皮,以后向间充质转移。研究发现,在牙胚蕾状期,只有成釉器细胞表达 TGF-β,随着牙胚的发育,TGF-β 逐渐转入牙乳头间充质,并直到成牙本质细胞分化完成,成牙本质细胞分泌的细胞外基质也包括 TGF-β。过表达 TGF-β1 小鼠表现出牙本质的异常。

BMP-4 的表达最早出现在与牙板形成相关的口腔上皮增厚区域,在蕾状期转入牙乳头间充质中;BMP-2 出现的时间较 BMP-4 晚,BMP-2 的表达一直持续至帽状期,之后和 BMP-4 的表达转入牙乳头间充质中,并直到成牙本质细胞的终末分化完成。在钟状期,TGF-β、BMP 在内釉上皮细胞和牙乳头细胞内表达逐渐增加,促进内釉上皮细胞和牙乳头细胞分别向成釉细胞和成牙本质细胞分化,当成釉细胞和成牙本质细胞分化成熟时,TGF-β、BMP 表达量达到最强,并分泌至细胞外。在钟状期的早期,牙乳头细胞 TGF-β 的表达较弱,在牙乳头细胞分化成为具有分泌功能的成牙本质细胞时,成釉细胞和成牙本质细胞 TGF-β 呈强阳性表达。BMP-6 开始表达在早期的牙上皮中,以后出现在前期牙本质细胞和成牙本质细胞中,而且 BMP-6 在牙本质形成的整个过程中都有表达;BMP-5 表达较晚,且仅出现于成釉细胞。

第七节　科研方向与选题

一、研究热点与科学问题

（一）釉质

近年来釉质的相关研究热点主要集中在以下几方面:

1. 釉质的发育　研究多集中在挖掘参与釉质发育的新蛋白或已知蛋白的新功能,主要体现在多学科的交叉促进了对原有一些釉质发育问题的认识,使得人们从新的角度重新解释一些现象。如溶酶体相关膜蛋白 1(lysosomal-associated membrane protein 1,LAMP1)就是其中的一个例子。LAMP1 是一种存在于细胞内晚期内体和溶酶体的跨膜蛋白,与细胞的内吞(endocytosis)、吞噬(phagocytosis)、吞饮(pinocytosis)作用有关,同时 LAMP1 也存在于细胞膜表面,提示 LAMP1 可能作为一种细胞膜上的传媒(intermediary)在细胞表面与溶酶体系统之间传递信号。随后研究发现,LAMP1 可以与釉原蛋白的剪切片段相结合,从而提示釉原蛋白的片段可能作为一种信号分子调节成釉细胞的分化和釉质的发育。

2. 釉质的结构　研究一方面借助于材料科学、生物医学工程等方面的知识,来分析釉质中的羟基磷灰石晶体如何组装、如何排列、其影响规律有哪些等;另一方面,釉质矿化过程中,蛋白质如何调控生物矿化也是学者们持续关注的焦点。如对釉原蛋白如何参与釉质的矿化过程,其蛋白自身基因的剪切、翻译,与蛋白水解酶的关系;釉原蛋白分子之间的相互作用,蛋白分子自组装的过程、原理、影响因素等。

(二) 牙本质

随着对牙本质基质蛋白的进一步认识,人们开始关注这些蛋白或基因与牙本质矿化的关系。如 2008 年在美国科学院学报(American Academy of Sciences,PNAS)发表了一篇关于DMP1 与羟基磷灰石晶体研究的文章。来自日本的 Kiyotaka Shiba 课题组分析了 DMP1 的多肽功能域(peptide motifs),发现存在一些区域可以增强羟基磷灰石晶体的形成,该课题组在体外人工合成了一系列含有这些多肽功能域的组合分子,这些分子在没有固相支持的条件下加速了羟基磷灰石晶体的形成。当蛋白分子存在时,无定形的磷酸钙(amorphous calcium phosphate,ACP)颗粒体积变大、分子量增多,提示 DMP1 的多肽功能域引导无定形的磷酸钙形成一个有序的结构。

二、研 究 范 例

关于釉质和牙本质发育过程中有许多非常有意义的研究,其中较为经典的是关于釉基质蛋白与蛋白水解酶的系列研究。

1979 年人们就认识到 MMPs 可能在釉基质蛋白的降解中发挥作用,随后研究者观察到EDTA 作为一种金属螯合剂,能够抑制釉基质蛋白的水解,提示 MMPs 可能参与了釉基质蛋白的降解。1994 年,Simmer 等在体外合成了含有 179 个氨基酸的重组釉原蛋白,这为研究MMPs 对釉基质蛋白的降解作用提供了非常有力的底物,因为以往提取的天然釉原蛋白含量少、纯度也不高,限制了研究 MMPs 对釉基质蛋白的降解作用。通过重组釉原蛋白、HPLC纯化的釉基质蛋白酶,1994 年 Moradian-Oldak 等证实了釉原蛋白能够被釉质来源的明胶酶降解,并且在这项研究中确定了酶裂解位点在釉原蛋白的 168 脯氨酸区域,这是首次采用釉质来源的 MMPs 准确地证实了釉原蛋白上的水解位点。随后,1996 年 Bartlett 等从釉质中克隆了一种新的 MMP,并命名为釉质溶解素(enamelysin),后来被人们证实即为 MMP20。据不完全统计,Simmer 公布重组釉原蛋白的文章发表在 *Calcif Tissue Int*,至今已引用近 200 次;Moradian-Oldak 证实釉原蛋白水解位点的文章发表在 *Arch Oral Biol*,被引用 39 次;Bartlett 发现 MMP20 的文章发表于 *Gene*,至今已引用 146 次。

三、科研选题参考

(一) 釉质

1. 成釉细胞与上皮细胞　成釉细胞来源于内釉上皮,后者是指衬覆在成釉器凹面的上皮细胞。在釉质形成初始,与牙尖和切缘相对应的区域,内釉上皮细胞增高,逐渐分化成为成釉细胞。成釉细胞在形态、内部结构、细胞突起、细胞功能等方面发生了显著的变化,以便于分泌大量的釉基质蛋白。

与其他上皮细胞相比,成釉细胞在以下几方面有所不同:

(1) 细胞特征:分泌期的成釉细胞有其特有的 Tomes 突起,这些结构区别于腺泡上皮细胞的分泌顶端,也不同于肾小管的近曲小管管腔面;成釉细胞在成熟期的基底面具有特殊的光滑缘与刷毛缘交替的现象。

（2）分泌特征:与一般腺上皮细胞相比,成釉细胞的分泌特征具有特定的时空特性,分泌蛋白从成釉细胞的 Tomes 突起分泌至釉基质中,而不是将分泌物直接流入腺泡中央腔内。从成釉细胞自身的分化来看,分泌期只是其分化过程中的一段特殊时期。

（3）吸收特征:肾小管的近曲小管管壁由单层立方上皮细胞组成。管腔小而不规则,是肾小管重吸收功能的重要部分。细胞的游离面有刷毛缘。电子显微镜下可见刷毛缘是由微绒毛组成。这些结构都扩大了细胞表面积,有利于重吸收作用。成釉细胞自成熟期可对釉基质中降解的蛋白再吸收,这些过程不等同于近曲小管上皮的重吸收。

2. 釉质的上皮特性　釉质是被覆在牙冠表面的一种半透明的钙化组织,为哺乳动物体内最坚硬的组织,具有很高的硬度和耐磨性能。它的功能除了咬碎食物之外,也可以保护下层的牙本质。从釉质发育的启动,至最终釉基质蛋白的降解、釉质矿化等,釉质经历了一种特殊的上皮组织的变迁过程。

一般的上皮组织再生能力很强,复层上皮的表浅细胞不时脱落,深部细胞不断分裂增生,使上皮保持动态平衡。釉质内部并不具有神经与血管,没有再生能力,缺损后不能像哺乳动物的其他组织会自行修复。

釉质的外形随着成釉细胞不断分泌釉基质蛋白而停止于某一高度,随后出现有机成分的降解、羟基磷灰石晶体的形成,釉质最终成为人体中最坚硬的组织,并且随着牙胚的发育,从深埋于组织中逐步萌出暴露于口腔之中。釉质与外界环境的物质交换依赖其渗透性,其离子或其他物质的交换能力等都有一定的局限。

在成釉细胞分化和釉质发育的过程中存在以上特点,因此我们可以从细胞生物学、细胞生理学、发育生物学、再生医学、组织工程等多方面来进行科学研究,用交叉的学科知识解释釉质发育中的许多特殊现象,或者提供构建类似釉质组织的生物材料等。

3. 釉基质蛋白之间的相互作用　研究发现,一些釉基质蛋白如釉原蛋白和成釉蛋白不仅对牙釉质的有序生物矿化十分重要,而且在釉质发育过程中还存在协同的细胞作用。因此在未来的研究中,明确牙釉质中多种蛋白的相互作用,将有利于对牙釉质基本结构以及发育特征的认识。

（1）釉原蛋白与釉蛋白的关系　体外研究表明,32kDa 的猪釉蛋白多肽(位于釉蛋白的 N 端)可以直接与猪釉原蛋白的 N 末端结合,这种结合与釉蛋白上的 N-乙酰氨基葡萄糖是否暴露有关。釉原蛋白可通过糖链与一些糖蛋白结合,釉原蛋白和釉蛋白的结合是否属于这种结合类型,还需考证。

（2）釉原蛋白与成釉蛋白的关系　对釉原蛋白和成釉蛋白两种基因同时敲除的小鼠（$Amel\ x^{-/-}/Ambn^{-/-}$ mice）研究发现,这些小鼠表现出较单个基因敲除的小鼠（$Amel\ x^{-/-}$ 或 $Ambn^{-/-}$ mice）更严重的釉质异常症状,如 7 天双基因敲除小鼠的成釉细胞层非常不规整,从釉质表面脱离,并且釉质也变薄。关于釉原蛋白与成釉蛋白相互作用的体外研究不多,两种蛋白是否结合或如何结合尚无定论,有人推测釉原蛋白可通过糖链与成釉蛋白结合。

4. 釉原蛋白的自组装　体外实验证实,釉原蛋白分子存在自组装的区域(self-assembly domains),蛋白之间可以聚合,形成单体(monomer)或寡聚体(discrete oligomers),包括二聚体(dimmers)、三聚体(trimmers)和六聚体(hexamers)。这些小的寡聚体是牙釉质中纳米球的基本单位。在这些蛋白分子聚合过程中,环境中的温度也十分重要。

（二）牙本质与骨组织——相同与不同

1. 无机成分和有机成分　牙本质的无机成分主要是钙、磷酸矿物盐,带有少量的钠、镁、氯以及多种微量元素。总体来讲,牙本质硬度比釉质低,比骨组织略高。成熟牙本质重量的70%为无机物,有机物为20%,水为10%。如按体积计算,无机物、有机物和水分的含量约为50%、30%和20%。牙本质的无机组成与骨相似,如钙在牙本质和骨的含量分别是26%~28%和24.4%;磷的含量分别为12.2%~13.2%和11.2%;钙磷质量比分别为2.10~2.20和2.15,其他阳离子成分也较接近。

在有机成分方面,两者有一定差异。从所占比例来看,牙本质有机物的质量分数为20%,而骨组织的有机成分为35%;在牙本质有机成分中,约90%为胶原,主要为Ⅰ型胶原,其中10%~15%是Ⅰ型胶原三聚体。Ⅱ型胶原少于3%,缺乏Ⅲ型胶原,还含有少量的Ⅳ型胶原。在骨组织的有机成分中,95%是胶原成分,主要由Ⅰ型胶原蛋白构成,还有少量Ⅴ型胶原蛋白。无定形基质的含量只占5%,呈凝胶状,化学成分为糖胺多糖和蛋白质的复合物。糖胺多糖包括硫酸软骨素、硫酸角质素和透明质酸等。

2. 晶体结构　牙本质和骨组织的主要成分均为羟基磷灰石结晶 $[Ca_{10}(PO_4)_6(OH)_2]$。在骨组织中,羟基磷灰石结晶体为细针状,长约10~20nm,它们紧密而有规律地沿着胶原纤维的长轴排列。牙本质晶体长60~70nm,宽20~35nm,厚3~4nm。牙本质晶体的大部分与胶原纤维伴行,沉积在纤维内。部分晶体沉积在胶原纤维的周围,形成长管,将胶原纤维包在其中。还有部分晶体与纤维不发生关系,而是沉积在钙球内。

成熟骨组织的骨基质均以骨板的形式存在,即胶原纤维平行排列成层并借无定形基质黏合在一起,其上有骨盐沉积,形成薄板状结构,称为骨板(bone lamella)。同一层骨板内的胶原纤维平行排列,相邻两层骨板内的纤维方向互相垂直,如同多层木质胶合板一样,这种结构形式能承受多方压力,增强了骨的支持力。由骨板逐层排列而成的骨组织称为板层骨。成人的骨组织几乎都是板层骨。按照骨板的排列形式和空间结构不同而分为骨松质和骨密质。骨松质构成扁骨的板障和长骨骨骺的大部分;骨密质构成扁骨的皮质、长骨骨干的大部分和骨髓的表层。

3. 基质蛋白　在牙本质中,存在一些特殊的牙本质基质蛋白,如牙本质磷蛋白、牙本质唾液蛋白等。牙本质中的生长因子有转化生长因子β、胰岛素样生长因子和成纤维细胞生长因子。牙本质中还有一种由成纤维细胞形成的特殊的骨形成蛋白,称之为牙本质骨形成蛋白或牙本质基质蛋白。这些生长因子可能在诱导新的成牙本质细胞形成、创伤修复中起重要作用。牙本质和骨组织也存在一些共性的蛋白,如胶原。牙本质和骨组织的胶原成分近似,当编码胶原的基因突变时,患者会同时出现骨和牙本质的异常,表现为成骨不全(osteogenesis imperfecta,OI),或脆骨病(brittle bone disease)、脆骨蓝巩膜综合征(blue sclera-brittle bones)、Adair-Dighton综合征、骨脆弱症(osteopsathyrosis)。本病可分为先天型和迟发型两种。先天型在出生时病变已明显,骨高度脆弱,大多为死产儿或出生后不久死亡。迟发型则在出生后不同时期发病,其特征为骨脆弱、易骨折,骨折后愈合速度正常,但可形成过多的骨痂,似骨肉瘤。本病在儿童中的发生率为1/6000~1/8000。90%的牙本质基质是胶原,主要是Ⅰ型胶原,少量Ⅲ型和Ⅶ型胶原。常染色体显性遗传的骨形成不全的基因突变主要是 *COL1A1*(17q21)和 *COL1A2*(7q21.1),它们编码Ⅰ型胶原的两条链,该基因突变所致的DGI

被 Shield 归类为 DGI-Ⅰ型。目前据报道有 150 余种 *COL1A1* 突变基因,其中 21 种伴有牙本质发育不全(Ⅰ型、Ⅲ型和Ⅳ型 OI)。Ⅰ型 OI 出现 DGI 与一些导致异常前胶原纤维合成的基因突变有关,其结果是正常胶原的合成减少。有 17 种 *COL1A2* 基因的突变和 DGI 相关。

同样的胶原基因突变,在骨和牙本质造成的症状又有所不同,临床表型存在一定的差异,提示胶原基因的生物学作用的多样性以及骨与牙本质的局部环境对胶原蛋白的影响。

4. 生物矿化　骨和牙本质的形成是一个生物矿化过程,是由基质介导和一系列调节因子参与完成的生理过程。在骨、牙本质形成过程中,成骨细胞和成牙本质细胞分别分泌富含Ⅰ型胶原的非矿化基质,形成类骨质和前期牙本质。除Ⅰ型胶原,骨与牙本质的细胞外基质中包含的大量非胶原蛋白,起到促进和调节胶原纤维与晶体矿化的作用。

大量的研究表明,牙本质的细胞外基质蛋白在矿化中发挥了重要作用:一些蛋白质可提供矿化的模板,进而在其表面或者间隙进行矿化。也有一些蛋白质可提供形核位点,成为矿化首先发生的地方。这种蛋白的一级结构中含有很多可以结合或吸附钙的官能团,例如磷酸化的丝氨酸、带有羟基的谷氨酸、连续的天冬氨酸、谷氨酸等等。这些氨基酸的官能团能够结合溶液中的钙,在蛋白表面形成过饱和状态,便于钙磷盐的形核、沉积。蛋白的磷酸化位点很大程度上决定了这种蛋白的形核能力,糖基化位点的数量也会影响到矿化的形核。牙本质中的 DPP 与 DSP 均具有成为矿化首先发生的理论结构基础。一些蛋白质进一步调控矿物的生长,包括调控矿物的形态、尺寸、生长速率、生长方向、结晶程度等等。这其中,蛋白的二级结构以及其他构象都影响了其生长的方向等。折叠结构中,相邻侧链的间距为 6.6~6.8 埃,刚好与羟基磷灰石晶体 c 轴的钙离子间距相吻合,进而能够调控晶体的定向生长。近年来,人们运用生物矿化原理,通过分子仿生合成、分子自组装等技术,开展了很多体外矿化的研究。

(段小红)

参 考 文 献

1. 边专. 口腔生物学. 北京:人民卫生出版社,2012.

2. 何文喜,牛忠英,赵守亮等. Smad4 在人牙胚发育各期的表达与分布. 北京口腔医学,2001,9(1):1-3.

3. 骆松江,李玉晶,万领等. 牙本质磷蛋白诱导矿化作用的研究. 中华口腔医学杂志,2003,38(1):56-58.

4. 于世凤,高岩. 口腔组织学与病理学. 北京:北京大学医学出版社,2005.

5. 张筱林. 口腔生物学. 北京:北京大学医学出版社,2005.

6. 周学东. 口腔生物化学. 成都:四川大学出版社,2002.

7. BARTLETT J D,GANSS B,GOLDBERG M,et al. Protein-protein interactions of the developing enamel matrix. Current Topics in Developmental Biology,2006,74:57-115.

8. BARTLETT J D,SIMMER J P. Proteinases in developing dental enamel. Crit Rev Oral Biol Med,1999,10(4):425-441.

9. BARTLETT J D,SIMMER J P,XUE J,et al. Molecular cloning and mRNA tissue distribution of a novel matrix metalloproteinase isolated from porcine enamel organ. Gene,1996,183:123-128.

10. FENG J Q,WARD L M,LIU S,et al. Loss of DMP1 causes rickets and osteomalacia and identifies a role for osteocytes in mineral metabolism. Nat Genet,2006,38(11):1310-1315.

11. GOLDBERG M,SEPTIER D,BOURD K,et al. Role of matrix proteins in signalling and in dentin and enamel mineralization. C. R. Palevol,2004,3(6):573-581.

12. HATAKEYAMA J,FUKUMOTO S,NAKAMURA T,et al. Synergistic Roles of Amelogenin and Ameloblastin. J Dent Res,2009,88(4):318-322.

13. KINNEY J H,MARSHALL S J,MARSHALL G W. The mechanical properities of human dentin:a crttical review and re-evaluation of the dental literature. Crit Rev Oral Biol Med,2003,14(1):13-29.

14. MORADIAN-OLDAK J,SIMMER I P,Sarte PE,et al. Specific cleavage of a recombinant murine amelogenin at the carboxy-terminal region by a proteinase fraction isolated from developing bovine tooth enamel. Arch Oral Biol,1994,39(8):647-656.

15. ROHANIZADEHA R, LEGEROS R Z. Ultrastructural study of calculus—enamel and calculus—root interfaces. Arch Oral Biol,2005,50(1):89-96.

16. SIMMER J P,LAU E C,HU C C,et al. Isolation and characterization of a mouse amelogenin expressed in Escherichia coli. Calcif Tissue Int,1994,54(4):312-319.

17. SMITH C E. Cellular and chemical events during enamel maturation. Crit Rev Oral Biol Med,1998,9(2):128-161.

18. SONG Y L,WANG C N,PENG B,et al. Phenotypes and genotypes in 2 DGI families with different DSPP mutations. Oral Surgery,Oral Medicine,Oral Pathology,Oral Radiology and Endodontology,2006,102(3):360-374.

19. VAAHTOKARI A,ABERG T,JERNVALL J,et al. The enamel knot as a signaling center in the developing mouse tooth. Mech Dev,1996,54(1):39-43.

20. YAMAKOSHI Y,HU C C,FUKAE M,et al. Porcine dentin sialoprotein is a proteoglycan with glycosaminoglycan chains containing chondroitin 6-Sulfate. J Biol Chem,2005,280(2):1552-1560.

21. YAMAKOSHI Y,HU J C,IWATA T,et al. Dentin sialophosphoprotein is processed by MMP-2 and MMP-20 in vitro and in vivo. J Biol Chem,2006,281(50):38235-38243.

第十章　牙发育异常的研究

第一节　牙数量发育异常

一、先天性牙缺失疾病及其致病机制的研究

（一）先天性牙缺失的分类

先天性牙缺失（congenital missing teeth）又称先天性缺牙症，是人类常见的发育异常疾病之一。2000 年芬兰赫尔辛基大学 Pirinen 和 Thesleff 教授根据牙缺失数量分类，将缺牙数量为 1~6 颗（除第三磨牙）的定义为少数牙缺失（hypodontia），将缺牙数量多于 6 颗的定义为多数牙缺失（oligodontia），全口牙缺失的定义为无牙症（anodontia）。根据临床症状，将先天性牙缺失分为单纯性牙缺失（isolated or nonsyndromic hypodontia/oligodontia）和综合征性牙缺失（syndromic hypodontia/oligodontia）（图 10-1）。

（二）致病原因

先天性缺牙症的致病原因是在牙发育早期——牙蕾形成期出现一些障碍或异常造成

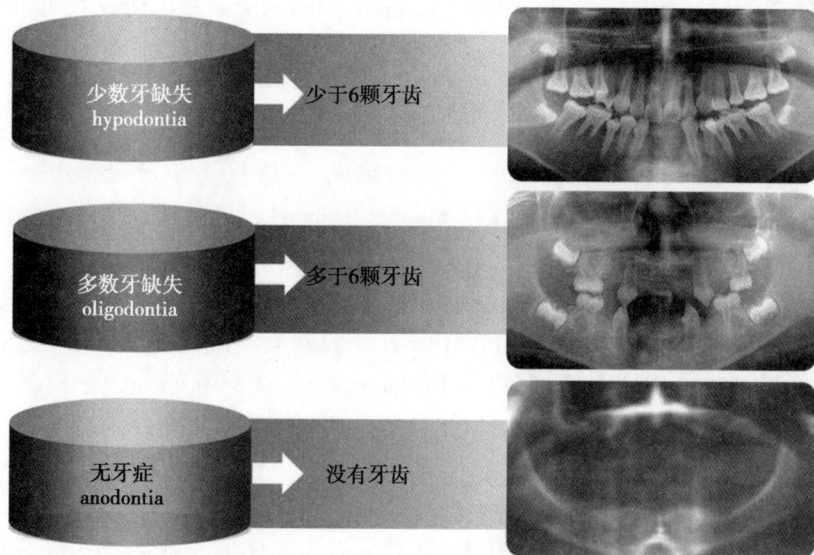

图 10-1　先天性牙缺失的分类
（空军军医大学口腔医学院供图）

的。其产生的机制包括：①胚胎期牙板的发育受到物理干扰或者先天性牙板发生断裂；②牙胚发育空间受限,产生压力,使牙胚得不到最低限度的营养而退化,特别是第三磨牙；③牙源性上皮组织产生的信号分子功能缺陷,或其下方外胚间充质组织分化的诱导信号异常。有研究者认为牙数量的减少是进化趋势的表现,进化适应减小的牙弓长度。还有学者认为牙先天缺失与胚胎期面突融合障碍有关,是唇腭裂的一种不完全表达形式。

一些环境性因素或外源性因素可以引起牙发育停滞,如牙胚位置处的颌骨骨折、颌骨外科手术、乳牙牙外伤、乳牙严重的根尖周炎。此外,牙发育时期的放疗及化疗也可对牙胚的发育造成不可逆性的影响,伤害的效果取决于患者的年龄和剂量,放疗比化疗的伤害更大。母亲怀孕时期服用安眠药也可以造成孩子牙的缺失,另外,一些系统性疾病、神经组织疾病也可能影响牙的发育进而造成牙缺失。母亲妊娠时环境污染物二噁英的暴露、吸烟也会造成先天性牙缺失。

尽管环境因素可以引起牙缺失,但大多数牙缺失是由于遗传性因素造成的。近年来分子遗传学技术的发展揭示了牙缺失的表型是由于染色体片段缺失或基因突变造成。不同类型的牙缺失是由于相应的不同的基因发生改变所造成。基因突变的方式包括错义突变(missense mutation)、无义突变(nonsense mutation)、移码突变(frameshift mutation)等。在致病基因中基因突变的位置决定临床表型的严重程度及遗传外显率(inheritance penetrance)。文献检索人类单纯性的牙缺失是由于 MSX1、PAX9 基因突变造成的。综合征性牙缺失通常由染色体片段缺失或可引起全身系统综合症状的关键调控基因突变造成。

(三) 单纯性缺牙症的分子遗传学研究

1996 年 Vastardis 等首次通过分子遗传学方法对一个非综合征性缺牙症家系进行研究,将致病基因准确定位于染色体 4p16 上,进一步筛选出该家系的致病基因——MSX1 基因发生了突变,这是一个划时代的研究,为以后关于牙发育异常疾病遗传因素研究提供了思路和方法。2000 年 Stockton 等又从一个非综合征性多数牙缺失家系将致病基因定位于染色体 14q21-q13 上,并克隆出致病基因——PAX9。以后陆续的人类家系的研究表明,MSX1、PAX9 基因突变与家族遗传性先天性缺牙的关系最为明确。

1. MSX1 和 PAX9 的基因特性　人类 MSX1 基因位于染色体 4p16.1~16.3。它由 2 个外显子组成,全长 1940bp,共编码 297 个氨基酸。基因第 2 个外显子上有一个高度保守的同源异形盒域(Homeodomain,HD),由 60 个氨基酸组成。HD 与其 N 末端部分氨基酸残基共同构成同源异型蛋白的 DNA 结合域(DNA-binding domain),与特异的 DNA 结合。该区域参与介导 DNA 黏附、蛋白质的稳定性、转录抑制性和蛋白质-DNA/蛋白质相互作用。

人类 PAX9 基因定位于染色体 14q12~13 上,是 PAX 转录因子家族的一员,其 mRNA 长度为 1630bp,基因由四个外显子构成,共编码 341 个氨基酸。在基因的第 2 外显子上有一个特别的 128 个氨基酸的 DNA 结合域(Paired domain,PD),这个序列高度保守,是 PAX9 的重要功能域。研究表明,PAX9 基因在后牙区的牙胚由蕾状期向帽状期过渡过程中起关键性调控作用。

2. MSX1、PAX9 基因突变与牙缺失表型关系　目前有关 10 多个 MSX1 突变与先天缺牙症关系的报道。通常情况下 MSX1 基因突变可以导致少数牙先天缺失,患者缺牙数量少于 6 颗,其中前磨牙最易缺失,因此学者称之为"premolar hypoodontia"。但是有些情况下,也可以导致多数牙先天性缺失,此外,还可以伴有综合征表现,如唇或腭裂、Witkop 综合征。通常情况保守域内的突变以及严重的无义突变和移码突变可能影响基因的结构,进而造成蛋白功能的严重丧失,最终导致多数牙的发育障碍,甚至面部、指甲等发育障碍的严重临床表型,而其余位置突变可能只影响基因的部分功能,造成牙形态区少量的"非重点牙"发育障碍而缺失。

迄今为止,国内外共报道了20多个PAX9基因突变与缺牙症疾病相关。通常情况下PAX9基因突变可以导致多数牙先天缺失,缺牙数量多于6颗,患者的磨牙最易缺失,因此学者称之为"molar oligodontia"。通过对PAX9基因型和表现型的分析表明,无义突变和移码突变常影响恒牙和乳牙发育,而错义突变通常仅累及恒牙,这主要由于错义突变可能只是影响基因的部分功能,而无义突变和移码突变则可能造成基因功能的严重丧失。

3. MSX1、PAX9的致病机制　目前已发现的点突变都表现出杂合子突变(heterozygous mutation)状态,且突变热点区分别为MSX1基因和PAX9基因的保守域,其发病机制可能通过以下途径导致:①作为转录因子,缺乏与DNA结合的结构域而丧失功能;②突变的信使RNA或蛋白质不稳定;③形成新的氨基酸序列导致产生新的蛋白质,获得新的功能;④干扰了PAX9和MSX1等位基因的功能;⑤杂合突变将导致单倍体剂量不足,导致基因表达量和功能的异常。研究显示,在牙发育的分子调控网络中,越上游的信号分子基因突变引起的临床表现常越严重。Isl1(LIM homeodomain protein Islet1)基因敲除的小鼠切牙牙发育停止,而Barx1基因缺陷可以导致磨牙发育停止。Barx1可以通过Bmp4信号途径调节Isl1和Barx1的功能,此外,Barx1可以与Dlxs相互作用调控牙发育早期的形态发生。而Pax9则能直接调控Barx1,在蛋白水平上与Barx1相互作用,调控激活Barx1和Bmp4信号通路,参与牙胚的早期发育。因此PAX9的基因调控较MSX1更为上游,故其造成的牙缺失症状也较严重。

4. 其他致病基因的研究　目前,已知参与牙发育调控的基因超过200种,这些基因都有可能是人类牙发育缺陷的潜在候选基因,它们单独作用或者相互作用而导致了多种复杂的牙发育不全的表型。但是这些都只是基于小鼠模型的推测,在人类家系中并未得到证据支持。人类的牙发育调控远比其他哺乳动物高级很多,人类牙的发育过程通常都持续1年以上,故人类牙发育的分子调控网络更为完善,生物分子的作用更为精确,互补性更强,其发育、遗传进化的抗干扰性更强。

最近有学者又从非综合征性多数牙先天缺牙症家系中,筛选克隆出新的致病基因,发现AXIN2(axis inhibition protein 2)和EDA(ectodysplasin-A)基因突变也可以引起单纯性的先天缺牙症。AXIN2基因位于17q23~24,AXIN2是牙发育调控Wnt信号通路中的负调控因子,其在牙发育早期表达于牙胚的间充质,通过对Sonic Hedgehog信号的调控限定牙的发生部位,而后局限性地表达于釉结节、牙乳头和成牙本质细胞中,调节细胞增殖与分化。EDA基因定位于X染色体上Xq12-q13.1,其长度为5307bp,含有9个外显子,其mRNA序列有两种编译剪切体。EDA基因编码产物Ectodysplasin为跨膜蛋白,属于肿瘤坏死因子TNF相关配体家族Ⅱ型三聚体跨膜蛋白。Ectodysplasin蛋白结构包括短的胞内区、单一跨膜域和很长的胞外区,其胶原结构域和TNF样结构域均存在于胞膜外,胶原样结构域参与三聚体的形成,而C端的3个半胱氨酸残基有助于三聚体的稳定。EDA基因是X染色体隐性遗传的少汗型外胚叶发育不全疾病的致病基因。EDA信号通路在调节牙数量和形态上有重要作用。EDA基因突变导致单纯性缺牙表型可以被认为是少汗型外胚叶发育不全疾病的不完全表型,仅有牙症状而无皮肤、毛发的症状。

（四）综合征性先天缺牙症的分子遗传学研究

1. 单纯性唇腭裂（isolated cleft lip/palate） 少数牙缺失是唇腭裂患者最常见的牙缺陷症状。2000 年 Van den Boogaard 首次通过对一个伴发唇腭裂的先天性缺牙症家系研究，发现了 *MSX1* 基因第 1 个外显子上发生无义突变——Ser104stop。而后一些研究发现 *MSX1* 基因发生严重的无义突变或移码突变，突变位点位于其功能保守域，都可以造成伴发唇腭裂的缺牙症、严重的单纯性多数牙缺失症。因此可以认为 *MSX1* 基因突变类型严重程度决定牙缺失及唇腭裂的表型。但是不是所有的伴发唇腭裂缺牙症都是由 *MSX1* 引起，有些研究发现具有该表型的家系并未发现 *MSX1* 基因突变（彩图 10-2，见书后彩色插页）。

2. Van der Woude 综合征 1954 年 Van der Woude 描述了一类疾病，其主要临床表现有：下唇部凹陷或瘘管；唇腭裂、悬雍垂裂；缺牙症。该综合征是一种常染色体显性遗传疾病。其临床表型差异较大，可只有一种表型或几种表型同时出现。2002 年 Kondo 等成功克隆了该综合征的致病基因，是位于 1q32～q41 区域的干扰素调节因子 6（interferon regulatory factor6, *IRF6*）基因。*IRF6* 基因全长 2171bp，共有 10 个外显子，是一类特异性转录因子。这个家族都有一个高度保守的 DNA 结合区域和一个相对保守的蛋白结合区（Smad-interferon regulatory domain, SMIR）。SMIR 域通过介导 TGF-β 信号转导途径调控口腔颌面部的形态发育，目前发现的突变大多数位于这两个区域内。*MSX1* 和 *IRF6* 基因突变均可以导致唇腭裂以及缺牙症。有研究者对两者的关系进行了深入的研究，结果发现 *IRF6* 的两个 DNA 结合位点位于 *MSX1* 基因序列的启动子和内含子中，因此推测 IRF6 可以通过启动 MSX1 的表达参与牙的发育。还有研究者发现 *IRF6* 可以和 *TGF-α* 相互作用参与牙的形态发生（彩图 10-3，见书后彩色插页）。

3. Axenfeld-Rieger 综合征 1935 年 Riege 报道了一类伴发眼睛前房发育异常的缺牙症，该综合征是一种常染色体显性遗传性疾病。1996 年 Semina 首次将 Axenfeld-Rieger 综合征的致病基因定位于人类染色体 4q25-q26 上，并发现转录因子 PITX2（Paired-like home-odomain transcription factor 2）发生了基因突变。PITX2 是同源异形盒家族成员，其结构中都含有能够识别特异 DNA 序列的 homeodomain 结构域，但是 PITX2 蛋白的 homeodomain 结构域的第 50 位氨基酸为赖氨酸，这是 Bicoid 家族转录因子的特征。研究表明，Wnt/β-catenin 信号途径可以调控 PITX2 的表达，此外，*Cyclin D1*、*Cyclin D2*、*c-myc* 等细胞周期调控基因是转录因子 PITX2 的下游靶基因。有研究发现 PITX2 和 DLX2 相互作用参与牙发育早期的调控，PITX2 可以通过与 DLX2 启动子上的 Bicoid 样结构结合，激活 DLX2 表达，而 DLX2 是牙发育以及口腔颌面发育的重要调控因子（彩图 10-4，见书后彩色插页）。

4. 外胚叶发育不全（Ectodermal dysplasia） 外胚叶发育不全是一类涵盖外胚层器官发育异常的疾病，包括毛发、牙、指和趾甲、腺体。迄今为止已经有 150 多种外胚叶发育不全症状被报道，有研究者将其分成 11 个临床亚类，包括少汗型外胚叶发育不全（Hypohidrotic ec-todermal dysplasia, HED）、外胚叶发育不全或皮肤脆性综合征、缺指和趾-唇腭裂-外胚叶发育不全综合征、唇腭裂-外胚叶发育不全综合征、色素失调综合征、伴发免疫缺陷的少汗性外胚叶发育不全、口面指发育不良综合征Ⅰ型、Witkop 牙-指甲综合征等。总体上说，外胚叶发育不全具有临床异质性，这一异质性主要表现为致病基因对外胚层的附属器官发育影响的范围不同，如有些患者只有表现为牙缺失，有些表现为汗腺、毛发、牙缺失三联症，而另一些患者除了三联症还伴发有其他的一些症状，如白内障、智力低下、面容异常、皮肤异常损害、免疫缺陷、指头发育异常、指甲粗糙、皮肤脆性增加、唇腭裂等。而外胚叶发育不全患者牙表现为乳牙及恒牙完全缺失或多数缺失,残留牙呈圆锥形(彩图 10-5,见书后彩色插页)。

现已克隆的导致外胚叶发育不全的致病基因有 9 种。①少汗型外胚叶发育不全的致病基因已报道有 3 种,包括:X 染色体 q12~13.1 上的 *EDA* 基因,常染色体 2q11-q13 上 *EDAR* 基因,1q42.2~q43 上的 *EDARADD* 基因(EDAR-associated death domain);②色素失调综合征的致病基因为定位于 Xq28 上的 *IKBKG* 基因(inhibitor of nuclear factor kappa-B kinase subunit gamma);③唇腭裂-外胚叶发育不全综合征的致病基因为定位于 11q23-q24 上的 *PVRL1* 基因(poliovirus receptor-related 1);④伴发免疫缺陷的少汗性外胚叶发育不全的致病基因为定位于 14q13 上的 *NFKBIA* 基因(nuclear factor of kappa light chain gene enhancer in cells in inhibitor,alpha);⑤Witkop 牙-指甲综合征的致病基因是 *MSX1*;⑥口面指发育不良综合征 I 型的致病基因为定位于 Xp22.3-22.2 上的 *CXORF5*(chromosome X open reading frame 5);7 外胚叶发育不全和皮肤脆性综合征的致病基因为定位于 1q32 上 *PKP1* 基因(Plakophilin 1)。

下面着重阐述少汗型外胚叶发育不全的致病机制。EDA 的分子特性及调控机制前文已经叙述过。*EDAR* 基因属于 TNF 受体超家族,共编码 448 个氨基酸,其中包含了 I 型跨膜区,死亡结构域(death domain)和 TNF 受体同源区;*EDARADD* 基因共有 6 个外显子,编码 205 个氨基酸,包含死亡结构域和保守的 Traf 结合域。在牙形成时期,EDARADD 和 EDAR 在上皮细胞中共表达。EDAR 与 EDA 相互结合,并且以 EDARADD 为接头分子,在胞内形成信号转换复合体,激活核转录因子 NF-κB,激活目的基因的表达,调控外胚层附属器官的发育(图 10-6)。

5. 唐氏综合征 又称先天愚型,是儿童最常见的一种染色体病。该疾病属常染色体畸变,是第 21 对常染色体的三体现象,核型分析分类为 3 种——标准型(47XX 或 47XY)、易位

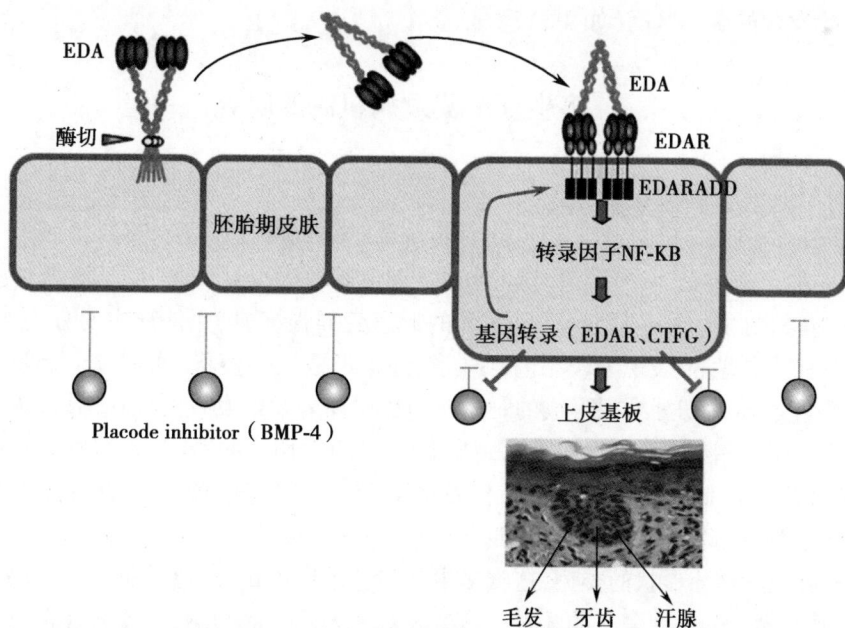

图 10-6 EDA-EDAR-EDARADD 信号通路调控外胚层器官发育的示意图
(空军军医大学口腔医学院供图)

型(如 46,XX(或 XY)－14,+t(14q21q))、嵌合体型。其临床表现为智力低下、生长发育障碍、双眼距宽等特征性面貌。国外文献显示23%~60%的患儿发生先天性牙缺失。其缺牙的致病机制是21染色体上许多与牙发育有关的基因转录复制出现异常(图 10-7)。

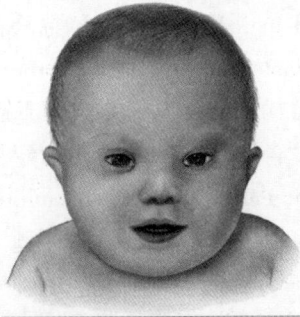

临床表型
- 唐氏综合征面容
- 智力障碍
- 先天性缺牙症:23%~60%
- 牙周炎: 15%~57%
...

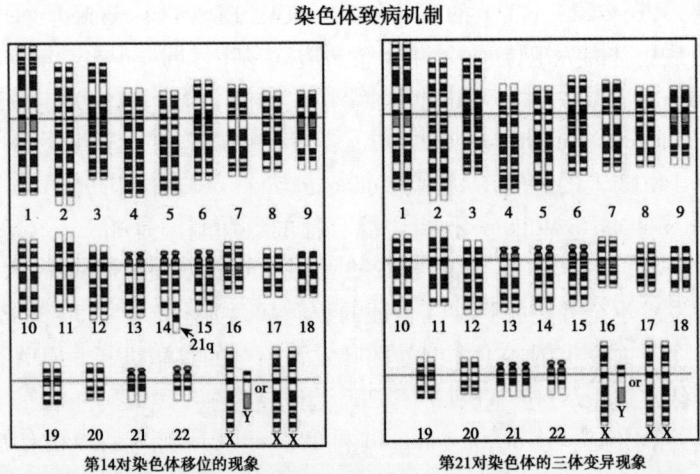

染色体致病机制

第14对染色体移位的现象　　　第21对染色体的三体变异现象

图 10-7　唐氏综合征临床表型及致病机制

6. Wolf-Hirschhorn 综合征　Wolf-Hirschhorn 综合征也是一类发生率较高的染色体异常导致的疾病,是由于4号常染色体断臂远端部分(4p16.3)缺失造成的。其临床常见的表型有严重的精神系统异常、生长发育迟缓、小头畸形、唇腭裂、心脏间隔缺失、牙缺失等。缺失的基因序列不同,导致的临床表型也不一致。4p16.3 区域是一个基因密集区域,包含许多骨骼发育、牙发育的调控基因(如 *MSX1*)。

二、多生牙及其致病机制的研究

(一) 概论

多生牙(hyperdontia)又名额外牙(supernumerary teeth),临床表现其数量可为1个或多个不等,最多的据报道是30多颗。乳牙列时期多生牙较为少见,多发生于混合牙列和恒牙列期(彩图 10-8,见书后彩色插页)。多生牙的形态变异很多,按照外形主要分为4类:①最常见的类型是呈锥型,可表现为较小的圆柱形、圆锥形或三角菱形,通常位于上颌中切牙之间,它的发育早于恒中切牙牙根形成的时间或与恒中切牙牙根发育同期;②其次为牙尖融合样的结节型,一般比锥型多生牙体积大,通常位于上颌中切牙的腭侧,它的发育较锥型多生牙晚,牙根形成缓慢,临床拔除时常见牙根发育不全或牙根完全缺如;③此外还有类似牙瘤的不规则形态类型,该类型的牙通常不能自行萌出,常埋藏于颌骨中,并易发生于前磨牙区;④另外还有近似正常牙形状的类型,这类多生牙与邻牙形态相似,通常位于第三磨牙的远中区,其牙根通常为一个粗大融合的牙根。多生牙对牙列发育的影响,主要表现在对恒牙的发育和萌出方面,常导致邻近恒牙迟萌或阻生、牙缝隙过大、牙移位、邻牙扭转。有的还能与正常牙粘连形成融合牙或结合牙,有的可形成含牙囊肿,有的甚至造成正常邻牙的牙根吸收。

（二）多生牙的致病原因

多生牙按临床表现可以分为单纯型（非综合征）多生牙和综合征型多生牙。大多数病例为散发病例，但是也有呈显性遗传方式的家系。对于多生牙的形成原因有 4 种理论：第一种推测认为可能是牙源性上皮活性亢进的结果，即在形成乳牙、恒牙的牙蕾之后，牙板过度增殖，又发生第三次牙蕾，或者牙板断裂时，脱落的上皮细胞过度增殖，进而发育形成单独的牙蕾；第二种学说认为恒牙胚分裂而形成多生牙；第三种学说认为人类进化过程中已经消失的牙胚重新发育而形成多生牙；第四种学说认为多生牙是由环境因素和调控基因异常相互作用引起的。现代分子遗传学和生物学技术的快速发展逐步揭示了基因突变和单核苷酸多态性（single nucleotide polymorphism，SNP）导致遗传性多生牙的发生，此外，牙发育过程中，环境因素导致的基因调控差错也可能导致多生牙的发生。

（三）多生牙发生的形态学研究

牙板（dental lamina）的起源以及发育命运对于我们了解多生牙的形成至关重要。人类胚胎第 25 天，第一鳃弓形成原始口腔结构——口凹。显微镜下口凹是由 2~3 层上皮细胞覆盖在有脑神经嵴外胚间充质组织上。大约在胚胎第 37 天，上颌和下颌结构出现，由一层连续、增厚的上皮组织覆盖，成为原始上皮板。之后该上皮板组织分化为两种结构——前庭板和牙板。两种上皮结构由高度分化的细胞组成，而后快速深入其周围的间充质组织中。其中前庭板细胞变大而后凋亡，形成一个裂沟，后来发育成颊部与牙弓间的前庭沟；而牙板保持增殖，并且在将来形成牙的位置延伸扩展进入外胚间充质中，形成牙蕾结构。牙蕾进一步发育成帽状期、钟状期牙胚，此时牙胚通过一个茎样结构与牙板相连，称为侧支牙板（lateral lamina）。钟状末期在成釉细胞和成牙本质细胞分化后，连接牙板和牙胚的侧支牙板开始断裂成小的细胞群落。这些细胞逐渐通过凋亡途径消失，但是有时可残留形成上皮珠样结构（epithelial pearls）。这些上皮残留物可以形成牙萌出性囊肿，影响正常的牙萌出通路。迄今为止有关牙板归宿的研究仅仅局限于组织学和显微结构的分析，推测牙板的退化是由其下方的间充质诱导启动的。最初原始牙板（primary dental lamina）可以形成全部乳牙列的牙胚，也可以形成恒牙列的前牙、尖牙和前磨牙的牙胚，这些牙胚位于牙板的舌侧面逐渐发育。而 3 个恒磨牙牙胚是原始牙板向颌区的外胚间充质生长延伸过程中逐渐发育形成的。牙板如果形成过多的牙蕾，或者过多的牙蕾未能正常退化，即可能导致多生牙的发生（图 10-9）。

（四）多生牙的分子致病机制

同人类相比较，成年小鼠的牙数明显减少，每个牙区仅有 1 个切牙和 3 个磨牙，切牙和磨牙之间有一个无牙区。实验研究发现小鼠无牙区在胚胎发育时期是存在牙胚的，但是其牙胚发育到蕾状期就开始退化。在小鼠下颌无牙区发现有 2 个牙胚始基；而上颌的无牙区发现有 7 个牙胚始基。小鼠上颌和下颌无牙区牙胚始基的数量不同的原因至今不明，但是这些牙胚始基的清除方式均是通过凋亡途径完成。近年来一些研究发现在一些转基因鼠或基因敲除小鼠中，其无牙区的牙胚可以继续发育，形成所谓的多生牙，提示一些关键基因的调控异常可以导致多生牙的发生。

1. FGF 信号通路分子的致病机制　FGF 信号通路在牙发生早期起着重要作用，而导致人类牙发育异常的基因 MSX1 和 RUNX2 就是 FGF 信号通路下游的转录调控因子。有研究发现 Runx2 基因敲除小鼠的磨牙发育停止或退化，而在磨牙的前方却有唇侧多生牙牙胚，提示 Runx2 抑制了正常牙的发育，却刺激了无牙区牙的发育。人类 RUNX2 突变可以引起包括

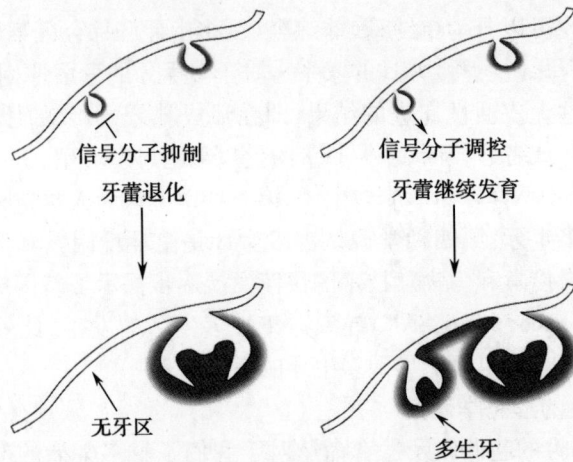

图 10-9　多生牙的形态发生机制
（空军军医大学口腔医学院供图）

多生牙症状的颅骨锁骨发育不全综合征,研究也发现其可以通过自分泌途径反向调控间充质表达 FGF3 因子,因此 RUNX2 被认为是上皮间充质 FGF 信号环(signaling loop)的关键连接点。一些学者认为基因突变的 *RUNX2* 可以通过其转录因子途径,导致人类形成恒牙列的牙板吸收不完全。有研究发现 Saethre-Chotzen 综合征的致病基因——转录因子 Twist-1 可以调控 FGF 受体表达水平和 RUNX2 的活性。*Runx2* 纯合子基因突变的小鼠可以形成较多的牙蕾,这是由于 Twist-1 相对表达过多,进而导致牙板发育时期的延长。而 *Runx2* 和 *Twist-1* 双基因突变杂合子的小鼠牙发育正常,结果提示两种因子的相互拮抗作用对于牙发生有重要作用。SMADs 是 BMP 信号传导途径中的胞内重要介质,正常情况下 *Runx2* 在体内与 SMAD 1、2、3、5 结合,而突变的 *Runx2* 与 SMADs 的相互作用明显减弱。研究发现 BMP 可以诱导稳定表达 RUNX2 的 C2C12 细胞向成骨细胞方向分化,却不能诱导稳定表达 RUNX2 突变体的 C2C12 细胞向成骨细胞方向分化,结果提示 RUNX2 与 BMP 信号传导蛋白 SMADs 的相互作用对牙及骨的发育有重要作用。

2. BMP 信号通路分子的致病机制　研究表明转录因子 *Osr2*(odd-skipped related-2)基因敲除的小鼠在其磨牙的舌侧形成多生牙。研究发现从舌侧至颊侧 *Osr2* 呈梯度表达模式,严格限制 Bmp4 的表达区域。Bmp4 是牙源性间充质中重要的成牙信号分子。*Osr2* 基因缺陷小鼠导致 Bmp4 表达区域扩大,进而通过反馈作用激活牙形态发生的重要调控因子 Msx1。Bmp4-Msx1 信号途径在间充质中时空表达模式的变化诱导牙胚的形成,从而导致多生牙的形成。最近有研究发现低密度脂蛋白受体相关蛋白家族成员 Lrp4 可以通过结合分泌型 Bmp 拮抗蛋白 Wise 来调控和整合 Bmp 和 Wnt 信号途径。*Lrp4* 和 *Wise* 基因突变小鼠出现牙形态异常和多生牙的症状。信号通路分析研究显示,细胞分泌的 Bmp 分子可以和 Wise 结合形成蛋白复合体,该复合体与细胞膜上的 Lrp4 结合后可以抑制 Wnt 信号通路,而 Lrp4 和 Wise 的缺失,可以导致过多的 Bmp 信号分子与其细胞表面受体 BMPR 结合,激活 Bmp 和 Wnt 信号通路。

3. EDA 信号通路的致病机制　前文已经叙述过 *EDA* 基因突变小鼠可以导致缺牙症和

牙形态异常,而一些研究也发现 *EDA* 基因表达过度也可以造成毛囊增大、多生牙和腺体增多。现在发现 EDA 介导的 NF-κB 信号通路的靶点有 4 种,它们分别是 SHH、BMP、Wnt、LTβ (lymphotoxin-β)。EDA 正向调节 SHH 信号通路和 LTβ 信号通路,而对 BMP 信号通路和 Wnt 信号通路进行负调控。SHH、BMP、Wnt 信号通路都能调节牙、汗腺和毛囊的形成,而 LTβ 信号通路只能调节毛囊的形成。*Shh* 基因敲除小鼠可以出现多生牙的临床表型;相反 *Shh* 基因突变小鼠多生牙的发生过程中,用 FGFs 因子诱导刺激后可以恢复正常。BMP、Wnt 信号通路可以限制牙和毛囊的数量,如在小鼠中过量表达 BMP 信号通路的抑制物 Noggin 能使牙胚和毛囊的数量增加,反之牙胚和毛囊的数量减少。

(五) 伴发多生牙症状综合征的分子遗传学研究

1. 颅骨锁骨发育不良综合征　颅骨锁骨发育不良(cleidocranial dysplasia,CCD)是一种常染色体显性遗传性疾病(OMIM 编号 119600)。CCD 表现为全身骨骼和牙发育不良,其典型症状包括锁骨发育不良、囟门闭合迟缓或不闭合、钟状胸、短指畸形、骨盆发育不良、牙异常等(图 10-10)。典型口腔异常症状包括乳牙滞留、恒牙迟萌和多生牙。多生牙最多的病例可以达到 30 多颗。患者牙组织学观察发现牙冠釉质结构不清晰,牙本质小管部分闭塞,管周牙本质矿化低,牙根牙骨质较薄,未见细胞牙骨质。

1997 年 Mundlos 首次将 CCD 的致病基因定位于染色体 6p21 上的 *RUNX2* 基因,又称为 *CBFA1*(Core-binding factor,alpha subunit 1)基因。*RUNX2* 基因在基因组上跨度长 130kb,包括 8 个外显子,属于含有 runt 结构域的基因家族成员。其蛋白的功能结构域包括:①runt 结构域,是一个 128 个的多肽序列,具有介导 DNA 结合以及与 CBFβ 形成二聚体的特异功能;

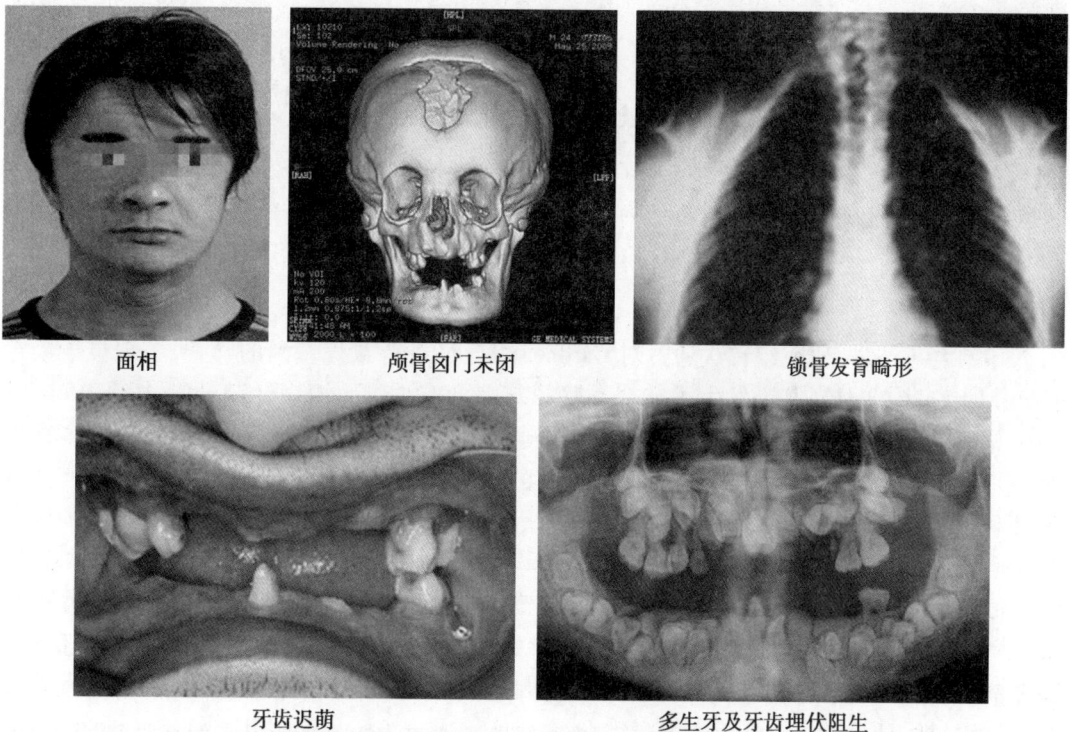

面相　　　　　　　　颅骨囟门未闭　　　　　　　锁骨发育畸形

牙齿迟萌　　　　　　　　　　多生牙及牙齿埋伏阻生

图 10-10　颅骨锁骨发育不全综合征的临床表型
(空军军医大学口腔医学院供图)

②在 runt 结构域的 C 末端有一个核定位信号(NLS),包括富含脯氨酸-丝氨酸-苏氨酸(PST)的区域,是核基质靶信号(nuelear matrix targeting signal,NMTs)所在区域,也是介导细胞信号传导通路的几个共同调控蛋白相互作用的区域;③在 N 末端有一个未知功能的 QA 区(谷氨酰胺-丙氨酸重复序列)。

CCD 患者的 *RUNX2* 基因突变位点陆续被报道,目前大约有 500 个 CCD 患者家族经过突变检测的筛选,发现的 *RUNX2* 基因突变的位点也较多。不同区域的点突变对 RUNX2 蛋白功能造成的影响有所不同。位于第 225 位的精氨酸的改变(R225)是目前相关研究中报道频率最高的一个突变位点,该位点的改变会影响 RUNX2 向细胞核内聚集,影响其转录因子的作用发挥。一些研究探讨了 CCD 患者的临床表型与基因型之间的可能相关性,发现 runt 结构域发生突变的患者身材矮小的症状较明显;回归分析发现多生牙的数量也与 runt 结构域的受累情况具有相关性。

2. Gardner 综合征　又称遗传性肠息肉综合征,其特征为结肠息肉病合并多发性骨瘤和软组织肿瘤。其遗传方式为常染色体显性遗传,本病结肠息肉的恶变率很高,男女发病率相似。1951 年 Gardner 首次报道了一个肠息肉病伴发颅骨和下颌骨骨瘤及软组织肿瘤具有相关遗传性的家系。该病的骨瘤大多数是良性的,从轻微的皮质增厚到大量的骨质增生不等,甚至可见有茎样的巨大骨瘤,多发生在颅骨、上颌骨及下颌骨,四肢长骨亦有发生。此外,其牙发育异常的表现包括多生牙、牙埋藏阻生、牙源性囊肿、牙源性肿瘤等。有学者将牙异常称为本病的第四特征。骨瘤及牙发育异常往往先于肠息肉被发现(图 10-11)。

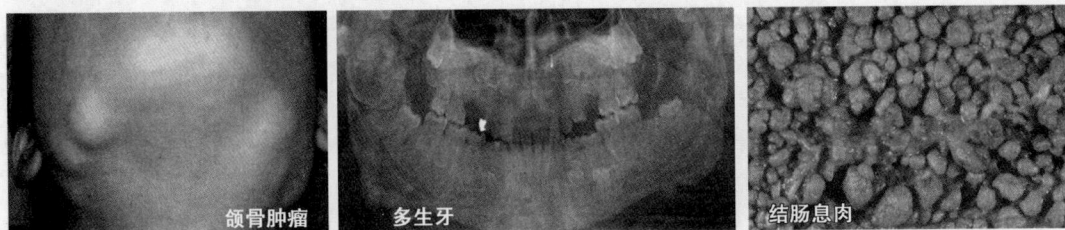

图 10-11　Gardener 综合征的临床表型
(空军军医大学口腔医学院供图)

1991 年 Groden 研究组首次通过对 Gardner 综合征进行致病基因的筛查,发现位于染色体 5q21-q22 上的 *APC* 基因发生了突变。*APC* 基因含有 15 个外显子,其 mRNA 约 10kb,其蛋白分子量约为 311.8kDa,是经典 WNT 信号通路的重要分子。*APC* 基因编码一种多功能蛋白,可以拮抗 WNT 信号通路,起到肿瘤抑制的作用。此外,APC 在细胞移行、黏附、有丝分裂、凋亡和神经分化过程中均有作用。*APC* 基因敲除可能通过 WNT 信号通路导致牙的发育异常。

3. 其他的综合征　许多文献报道了可导致多生牙的一些更为罕见的综合征。①Rothmund-Thomson 综合征是 DNA 脱氧核糖核酸解螺旋酶基因 *RECQL4* 突变导致的一类遗传性皮肤病,临床症状包括皮肤萎缩、色素沉着、毛细血管扩张,伴发白内障、鞍形鼻、骨骼发育异常、毛发异常、牙异常等。②毛发鼻指综合征Ⅰ型(trichorhinophalangeal syndrome typeⅠ)是转录因子锌指蛋白 TRPS1 突变导致的畸形综合征,临床表型涉及颅颌面及骨骼的发育异常,如稀疏的毛发、球状鼻、面中部伸长、上唇红窄薄和招风耳、身材矮小、臀部异常、指骨畸形,牙异常。③Nance-Horan 综合征是由于位于 Xp22.13 上的 *NHS* 基因发生突变导致的一类 X 染色体遗传疾病,临床表型包括白内障、牙形态异常、多生牙等症状。

第二节 牙结构发育异常

一、釉质发育异常疾病及其致病机制的研究

(一) 釉质发育异常的分类

釉质发育异常(Amelogenesis imperfecta,AI)最初是基于其临床表现和遗传方式进行分类。最常用的分类是在 1988 年 Witkop 所提出的 4 型和 15 亚型的分类系统,在 2004 年 Nusier 进行了一些修正。

1. **Ⅰ型为形成不全型(hypoplastic)** 典型的临床特点是釉质厚度比正常的薄,仅为正常釉质厚度的 20%~30%,釉质表面粗糙,有散在小凹,已形成的基质矿化正常,包括 7 个亚型。A 亚型:弥漫性凹陷,弥漫的针头大小凹陷散布于牙面,颊面受累重,凹陷成排或成柱状排列;属常染色体显性遗传。B 亚型:局限性凹陷,受累牙表面呈水平线状凹陷,周围有钙化不全的带围绕,典型病变发生在牙颊面中 1/3 处,但不累及切缘和咬合面,属常染色体显性遗传。C 亚型:局部出现局限性凹陷,属常染色体隐性遗传。D 亚型:弥漫性光滑,釉质厚度正常,平滑而有光泽,但冠部邻接点无接触,颜色由白到棕黄色不等,属常染色体显性遗传。E 亚型:弥漫性光滑,男性比女性患者症状重,属 X 性连锁显性遗传。F 亚型:弥漫性粗糙,釉质薄,表面呈透明颗粒状,无邻接点,属常染色体显性遗传。G 亚型:全部釉质较薄,外观呈浅黄棕色粗糙颗粒状,邻接点缺乏,牙冠呈锥形,越向切缘和合面越细,属常染色体隐性遗传(图 10-12)。

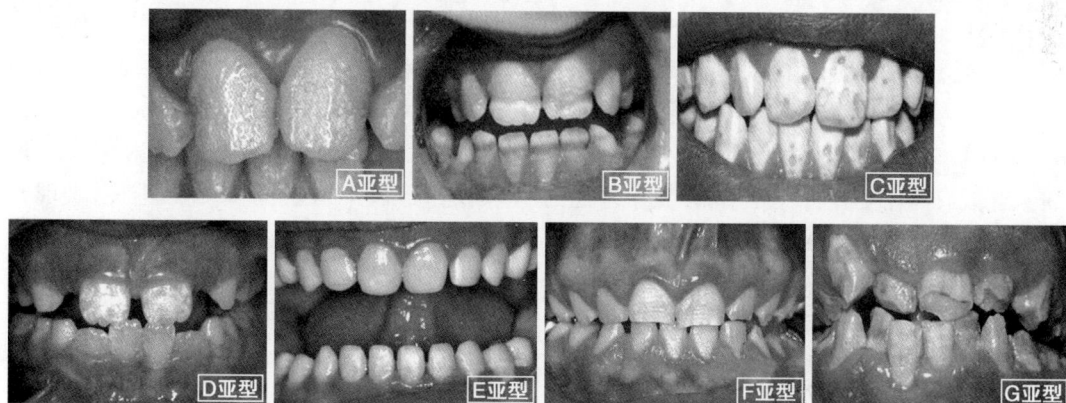

图 10-12 釉质发育异常Ⅰ型—形成不全的临床表型
(空军军医大学口腔医学院供图)

2. **Ⅱ型为成熟不全型(hypomaturation)** 釉质厚度正常,并初步钙化,但较正常釉质软,探针尖端可用力刺入,易剥脱,有斑纹表现,有 4 个亚型。A 亚型:弥漫性色素沉着,表面呈斑片状及琼脂样棕色,易折裂,属常染色体隐性遗传。B 亚型:弥漫性色素沉着,男性患者釉质呈毛玻璃样白色或斑釉黄色,女性患者毛玻璃样白色釉质或黄色釉质垂直带和正常釉质

带交替出现,属 X 性连锁隐性遗传。C 亚型:雪帽型,白垩色釉质累及牙冠部切端或合面的
1/4~1/3,大多为 X 性连锁遗传,也可能是常染色体显性遗传。D 亚型:雪帽型,常染色体显
性遗传(图 10-13)。

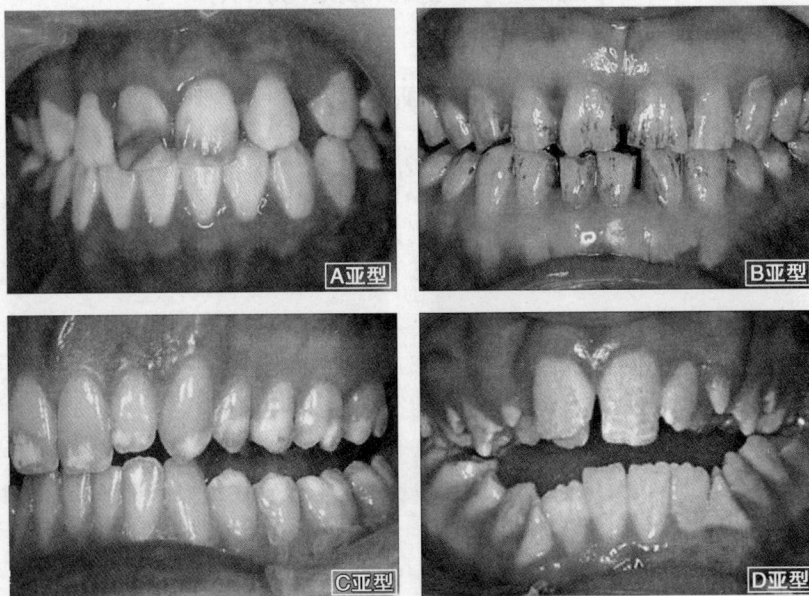

图 10-13 釉质发育异常Ⅱ型—成熟不全型的临床表型
(空军军医大学口腔医学院供图)

3. Ⅲ型为钙化不全型(hypocalcified) 釉基质沉积正常,但不矿化,萌出时釉质为棕黄
色,釉质形态正常,但质地较软,釉基质萌出后迅速失去而暴露牙本质,仅在牙颈部残留,X
线显示釉质的阻射性低于或类似于牙本质,有两个亚型。A 亚型:弥漫性,属常染色体显性
遗传;B 亚型:弥漫性,属常染色体隐性遗传,症状较显性遗传严重(图 10-14)。

4. Ⅳ型为伴发牛牙症的成熟不全/形成不全型(hypomaturation/hypoplastic with taur-
odontism) 常见位于唇面的黄棕色或白色斑块状凹陷,磨牙为牛牙症表现(牙冠狭长牙根
细),此型有两个亚型。A 亚型:伴发牛牙症的成熟不全-形成不全型,釉质成熟不良,表现为
黄白色至黄棕色斑块状,颊面常见凹陷,X 线见阻射性似牙本质,伴长冠牙表现,属常染色体

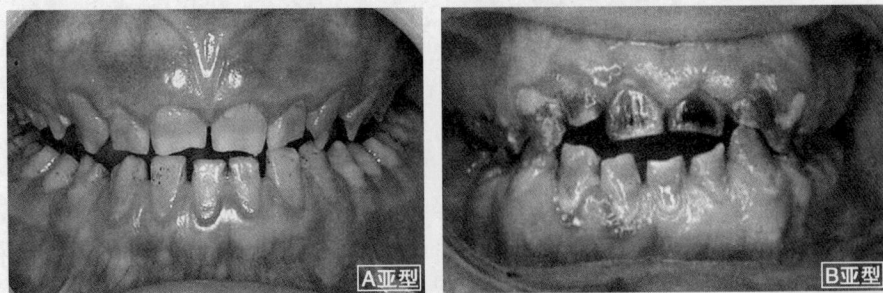

图 10-14 釉质发育异常Ⅲ型—钙化不全型的临床表型
(空军军医大学口腔医学院供图)

显性遗传。B 亚型:伴发牛牙症的形成不全-成熟不全型,釉质形成不良,釉质薄,伴长冠牙表现,为常染色体显性遗传(图 10-15)。

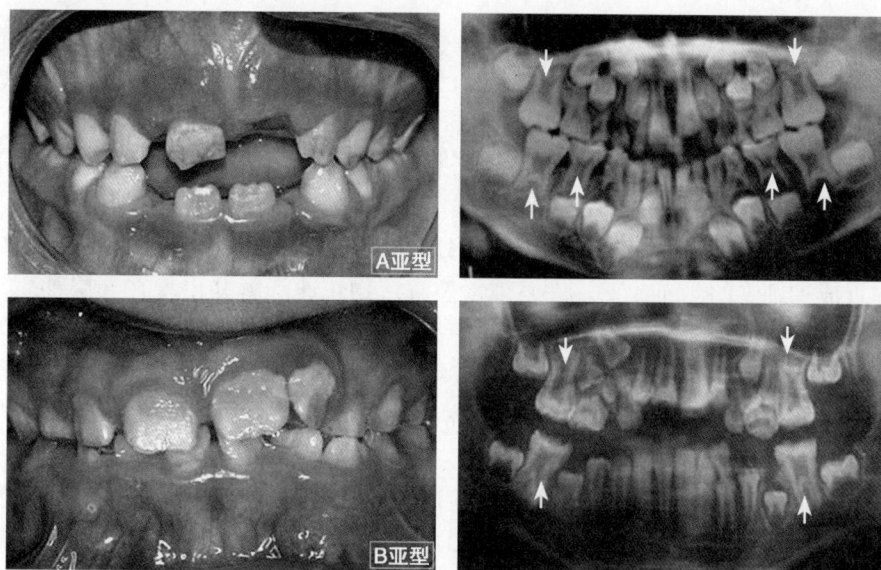

图 10-15　釉质发育异常Ⅳ型—伴发牛牙症的成熟不全/形成不全型的临床表型
(空军军医大学口腔医学院供图)

(二) 釉质发育异常的分子调控机制

1. 釉原蛋白(amelogenin)　釉原蛋白基因定位于 X 染色体 Xp22.3 ~ p22.1(简称为 *AMELX*),其同源基因定位于 Y 染色体上的 Yq11(简称为 *AMELY*)。X 和 Y 染色体上的釉原蛋白基因均含有 3 个外显子。X、Y 染色体上釉原蛋白基因均有转录活性,但在基因组序列中存在一个 540kb 的 DNA 片段差异。AMELY 蛋白的表达水平仅是 AMELX 的 10%。到目前为止,已发现釉原蛋白基因有 9 种交替剪切方式,分别编码 9 种不同的釉原蛋白。人类釉原蛋白含有 16 个氨基酸的信号肽,初分泌时以 175 个氨基酸酸性蛋白形式存在,缺失或增加特定的外显子,就会有不同拼接的釉原蛋白产物。学者对哺乳类动物釉原蛋白进行进化分析,证明釉原蛋白在亲水的 N 末端和 C 末端高度保守,釉原蛋白末端区对釉质细胞外基质的直接矿化是必需的,酸性的釉原蛋白 C 末端比其他釉原蛋白分子有较高的矿化亲和力,在中央的疏水区更易突变,是突变热点。釉原蛋白基因敲除小鼠动物模型证实釉原蛋白基因突变可导致釉质缺陷。已经证明釉原蛋白基因与 X 性连锁型 AI 有关,在 Y 染色体上釉原蛋白基因还参与调控牙的大小和外形。

2. 成釉蛋白(ameloblastin)　成釉蛋白又叫鞘蛋白,是牙特异性的糖蛋白。人的成釉蛋白基因定位在染色体 4q21,编码 447 个氨基酸,其中含有 26 个残基的信号肽。成釉蛋白基因在外显子 3a 和外显子 11 上有潜在的选择性剪切位点,可产生 4 种类型成釉蛋白 mRNA,翻译为成釉蛋白Ⅰ和成釉蛋白Ⅱ。成釉蛋白位于分泌期成釉细胞、釉柱柱间质之间的间隙中。成釉蛋白是成釉细胞发生的细胞黏附分子,在分泌期它促进成釉细胞分化和抑制成釉细胞增殖。成釉蛋白基因敲除小鼠研究证实 *Ameloblastin* 基因突变可导致明显的釉质缺陷,错误表达 *Ameloblastin* 基因的转基因小鼠表现出纳米水平上明显的釉质缺陷,提示釉质的微晶习性和釉柱形态受 Ameloblastin 的时空表达影响。此外,另一位学者建立的成釉蛋白基因突变鼠产生了严重的 AI 表型,成釉细胞与基质分开,丧失细胞的极性并增殖形成多细胞层。

3. 釉素(enamelin,ENAM)的生物学作用　人釉素基因定位于染色体 4q13.2,釉素蛋白由 1103 个氨基酸和 39 个氨基酸信号肽组成,有 3 个高度保守的糖基化位点和近氨基端的磷酸化位点。釉素的水解加工作用对釉质的形成非常重要。釉素 C 末端的裂解产物从 155kDa 中间产物过渡到 142kDa,继续裂解产生 89kDa 和 34kDa 的多肽,进一步加工处理,89kDa 的釉素将产生 32kDa 和 25kDa 的多肽。32kDa 是 89kDa 釉蛋白的初期形式。免疫组化分析显示釉素在分泌期出现在釉牙本质界处,在成熟期消失。而未裂解的蛋白出现在釉质表面靠近成釉细胞的 Tomes 突。许多釉素裂解产物快速降解并出现在外层釉质,稳定的釉素裂解产物主要是 32kDa 的多肽,主要集中在釉柱和柱间质之中,可介导磷酸化和天冬酰胺糖基化,因此推测釉素参与釉质晶体的形成和调节晶体的形态。2005 年有学者通过 N-乙基-N-亚硝基脲(N-ethyl-N-nitrosourea)致畸方法构建釉素突变的小鼠模型,结果发现小鼠出现类似 AI 的临床表型。

4. 釉丛蛋白(tuftelin)　釉丛蛋白是在发育期和成熟期釉基质中发现的一种酸性蛋白质。人的釉丛蛋白基因定位于染色体 1q21~31,由 390 个氨基酸组成,分子量是 44kDa。该基因序列在物种间保持高度保守,编码的蛋白质序列包括 1 个 N 糖基化位点、7 个 O 糖基化位点和 7 个磷酸化位点。釉丛蛋白的钙结合方向朝向 N 末端,在 C 末端区域(残基 252~345)含有自组装形成的结构,主要分布于成釉细胞的胞质内。过表达釉丛蛋白的转基因小鼠明显影响了晶体的微结构和釉质的棱柱结构而导致临床表现为 AI。与野生型小鼠的最大差异是转基因小鼠丧失了釉质晶体定向沿着晶轴生长的限制。与对照组的均衡、带状的哺乳类动物釉质晶体相比,转基因小鼠的晶体更趋于扁平状。釉丛蛋白先于釉原蛋白表达,主要分布于釉牙本质界,可能作为釉质羟基磷灰石晶体的成核中心,并可能对釉质的矿化和结构起重要作用。

5. 釉质溶解素(enamelysin)　又称为 MMP20,人类 MMP20 基因定位于染色体 11q22.3~q23,编码的蛋白质含 483 个氨基酸。MMP20 属于依赖于 Zn^{2+} 的蛋白水解酶类。MMP20 是最先对釉基质蛋白加工处理的酶,出现在釉质矿化的前沿,参与釉基质的裂解,在转换期促进晶体长度的增长,在成熟期促进晶体的宽度和厚度的增长。MMP20 水解了釉原蛋白完整的 C 末端,形成 23kDa 和 20kDa 的釉原蛋白,从而降低了釉原蛋白对羟基磷灰石晶体的亲和力。有学者通过研究 Mmp20 基因敲除小鼠,发现釉质呈现形成不全和矿化不全两种结合表型。

6. 釉基质丝氨酸蛋白酶 1(enamel matrix serine proteinase 1,EMSP1)　釉基质丝氨酸蛋白酶 1 又称为激肽释放酶 4(Kallikrein 4,KLK4)或丝氨酸蛋白酶 17(protease serine 17,PRSS17),是釉基质蛋白中的一类糖基化丝氨酸蛋白酶。人类 EMSP1 基因定位于 19q13.3-19q13.4。EMSP1 前酶原由 254 个氨基酸组成,无活性的酶原由 230 个氨基酸组成,活性的 EMSP1 有 224 个氨基酸。其氨基酸序列中的催化氨基酸三联体(H71、D116 和 S207)在物种间高度保守,从而对蛋白质的水解功能起到重要作用。EMSP1 降解釉基质蛋白,在釉质成熟过程中发挥作用。有学者通过研究 Klk4 基因敲除小鼠,发现釉质呈现成熟不全的表型。

（三）釉质发育异常的分子遗传学研究

1. 常染色体显性遗传的釉质发育异常　大多数的釉质发育异常 AI 是显性遗传性的,但是家族内成员的临床表型存在一定的差异性。最近研究综述发现引起常染色体显性遗传 AI (AIH2,OMIM 编号 104500)的致病基因通常大多数是釉素,人类 *ENAM* 基因突变可优先导致发育不全型的 AI。近期文献报道有 14 个 *ENAM* 基因突变位点在一些人类 AI 家系中陆续被发现(表 10-1),但是其中 3 个 *ENAM* 突变是与常染色体隐性遗传 AI 相关。现在发现的各种 *ENAM* 基因突变相对应的临床表型多为 2 种:局限性发育不全 AI 和弥漫性光滑型发育不全 AI。另外有报道一个伴发牛牙症发育不全-发育不成熟型的 AI 家系,其遗传方式是常染色体显性遗传,临床分类是ⅣA 型,通过分子遗传学技术将其定位于染色体 17q21 上 *DLX3* 基因的同源盒保守域。DLX3 蛋白质是具有 DNA 结合位点和同源结构域的转录因子,N 末端和 C 末端有转录催化活性。以前的研究表明 DLX3 在同源结构域外的突变与毛发牙骨综合征(tricho-dento-osseous syndrome,TDO)有关,提示突变位点不同导致 DLX3 的生物活性不同,进而导致临床表型的差异。目前的研究证明 DLX3 蛋白在颅颌面、牙、脑、头发和神经的发育中都起到重要作用。最近在对一个大的常染色体显性遗传 AI 家系进行研究后,发现其致病基因定位于 8q24.3,但是突变基因还未找到。还有一些家系研究目前所设想的候选基因均被排除发生突变,可能还存在一些未知基因导致该临床表型。

表 10-1　已报道的人类 ENAM 基因突变类型汇总表

基因突变位置	基因突变类型	蛋白突变类型	遗传方式	参考文献
外显子 Exon4	c. 107delA	p. Asn36Ilefs * 22	常染色体显性遗传	Simmer *et al.*, Clin Genet 2013;83;195-197
外显子 Exon5	c. 157A>T	p. Lys53 *	常染色体显性遗传	Mardh *et al.*, *Hum Mol Genet* 2002; 11: 1069-1074
内含子 Intron6	c. 211-2A>C	p. Met71-Gln157de	常染色体显性遗传	Kim *et al.*, J Dent Res. 2005 84;278-282
外显子 Exon7	c. 358C>T	p. Gln120 *	常染色体显性遗传	Seymen *et al.*, J Dent Res. 2014 Oct;93(10): 988-992
外显子 Exon7	c. 454G>T	p. Glu152 *	常染色体显性遗传	Seymen *et al.*, J Dent Res. 2014 Oct;93(10): 988-992
内含子 Intron8	c. 534+1G>A	p. Ala158-Gln178del	常染色体显性遗传	Song et al., Cells Tissues Organs 2012;196: 271-279
外显子 Exon9	c. 536G>T	p. Arg179Me	常染色体显性遗传	Gutierrez et al., Arch Oral Biol 2007;52;503-506
内含子 Intron9	c. 588+1delG	p. Asn197Ilefs * 81	常染色体显性遗传	Kida et al., J Dent Res 2002;81;738-742

续表

基因突变位置	基因突变类型	蛋白突变类型	遗传方式	参考文献
外显子 Exon10	c. 647C>T	p. Ser216Leu	常染色体显性/隐性遗传	Chan et al. ,Eur J Oral Sci 2010; 119 (Suppl 1) :311-323
外显子 Exon10	c. 737C>A	p. Ser246*	常染色体显性遗传	Ozdemir et al. , J Dent Res 2005; 84: 1036-1041
外显子 Exon10	c. 1020-1021 insAGTCAGTAC-CAGTACTGTGTC	p. Val340-Met341 insSerGlnTyrGln-TyrCysVal	常染色体显性/隐性遗传	Pavlic et al. ,Arch Oral Biol 2007;52:209-217
外显子 Exon10	c. 1259-1260insAG	p. Pro422Valfs*27	常染色体显性/隐性遗传	Hart et al. ,J Med Genet 2003;40;900-906.
外显子 Exon10	c. 2991delT	p. Leu998Trpfs*65	常染色体显性遗传	Kang et al. ,J Dent Res 2009;88;266-269

2. 常染色体隐性遗传的釉质发育异常　前文已提到 2 种釉素 ENAM 基因的突变被证实会导致常染色体隐性遗传 AI。ENAM 基因突变患者釉质缺陷的程度与 ENAM 蛋白水平呈剂量依赖性关系,杂合子携带者可表现为局限型 AI,仅在前牙唇侧有凹坑状缺损或后牙咬合面、牙尖出现凹坑状缺损;但是纯合子患者的釉质缺陷更为严重,表现为广泛型 AI 且矿化差。目前研究还发现常染色体隐性遗传 AI 的致病基因有 MMP20 和 EMSP1,这两种都是参与分解釉质基质的蛋白水解酶。现已发现 MMP20 基因的 2 个突变可以导致的釉质形成功能丧失,这 2 个 MMP20 基因突变都与色素性釉质成熟不全型 AI 有关。临床主要表现为釉质严重变色,常呈深棕色,表面斑驳且粗糙,但牙大小及釉质厚度正常,缺乏正常的 X 线阻射性。而 EMSP1 基因的无义突变也会引起成熟不全型常染色体隐性遗传 AI,其临床表现为受累的牙在乳恒牙列釉质呈黄棕色,而形态和厚度正常,但 X 线阻射性降低,对冷热较敏感,咀嚼时疼痛。超微结构表现为釉质晶体之间的空间增加,釉质中有釉原蛋白的蛋白质滞留。

3. X 染色体连锁的釉质发育异常　X 染色体连锁遗传的釉质发育异常只占 AI 总数的 5%。由 AMELX 基因突变导致的 AI,被命名为 AIH1(OMIM 编号 301200)。有研究发现一个 X 染色体连锁 AI 家系的致病基因定位于 Xq22-28,其致病基因未见继续研究,该表型的 AI 疾病被命名为 AIH3(OMIM 编号 301201)。目前已发现有 15 种 AMELX 基因的突变类型,突变形式包括单或多碱基缺失造成框移突变,产生提前的终止密码子的无义突变,单或多碱基置换造成编码氨基酸改变的错义突变等(表 10-2)。由于突变有多种类型,且突变位点存在差异,X 染色体连锁 AI 的临床表现也多种多样,有形成不全型(釉质薄但矿化正常)、釉质厚度正常但矿化不良、釉质发育不成熟型(釉质蛋白含量增加)等。此外,女性携带者常表现出一种特殊的纹状类型的釉质发育异常,这个垂直纹提示 AMELX 基因可能发生改变进而导致成釉细胞生物学功能下降,这也是 X 染色体连锁 AI 发生的标志。迄今为止没有致病性的 AMELY 突变被报道,同时 Y 染色体相关的釉质发育异常也没有被报道过。

表 10-2　已报道的人类 AMELX 基因突变类型汇总表

基因突变位置	基因突变类型	蛋白突变类型	遗传方式	釉质发育异常的表型
外显子 Exon2 信号肽	c. 2T>C	p. M1T	X 染色体连锁	Ⅰ型形成不全
外显子 Exon2 信号肽	c. 11G>C	p. W4S		Ⅰ型形成不全
外显子 Exon2 信号肽	c. 11G>A	p. W4X		Ⅰ型形成不全（E 亚型）
外显子 Exon2 信号肽	c. 14-22del	p. I5-A8delinsT		Ⅰ型形成不全（E 亚型）
外显子 Exon3	c. 55-54del	p. 18del		Ⅱ型成熟不全型 Ⅲ型钙化不全型
外显子 Exon5	c. 157T>A	p. K53X		Ⅱ型成熟不全型
外显子 Exon5	c. 152C>G	p. P52R		Ⅰ型形成不全（E 亚型）
外显子 Exon5	c. 155delC	p. P52fsX53		Ⅱ型成熟不全型
外显子 Exon6	c. 208C>A	p. P70T		Ⅱ型成熟不全型
外显子 Exon6	c. 230A>T	p. H77L		Ⅰ型形成不全 Ⅲ型钙化不全型
外显子 Exon6	c. 385delC	p. H129fsX187		Ⅰ型形成不全（E 亚型）
外显子 Exon6	c. 420delC	p. Y141fsx187		Ⅰ型形成不全（E 亚型）
外显子 Exon6	c. 473delC	p. P158fsX187		Ⅰ型形成不全（E 亚型）
外显子 Exon6	c. 541delC	p. L181fsX187		Ⅰ型形成不全（E 亚型）
外显子 Exon6	c. 571G>T	p. E191X		Ⅰ型形成不全（E 亚型）

二、牙本质发育异常疾病及其致病机制的研究

（一）牙本质发育异常疾病的分类

Shields 于 1973 年和 1983 年根据临床表型将遗传学因素导致的牙本质发育异常疾病分为牙本质发育不全（dentinogenesis imperfecta，DGI）和牙本质发育异常（dentin dysplasia，DD）两类，DGI 有 3 个亚型，DD 有 2 个亚型。

1. 牙本质发育不全疾病（DGI）　DGI 通常被认为是常染色体显性遗传病，乳恒牙均可受累，但乳牙列的受损程度通常比恒牙列严重。患者临床表现为牙冠从乳白色、灰色，到棕黄色、棕紫色和蓝色不等，光照下呈现一种特殊的半透明或乳光的色彩（图 10-16）；釉质尽管表面上看来发育良好，但是由于脆弱的牙本质层开始断裂导致釉质易破碎脱落，临床表现类似假的釉质发育异常；牙本质暴露后迅速被磨耗，牙冠变短。同一个 DGI 家系不同成员的临床表型可能不完全相同，轻者可能仅表现为轻度磨损，重者可能牙冠全部缺损，咬合面与牙龈平齐。有的患者还可出现成骨不全、蓝色巩膜和耳聋等症状。根据临床表现的差异将其

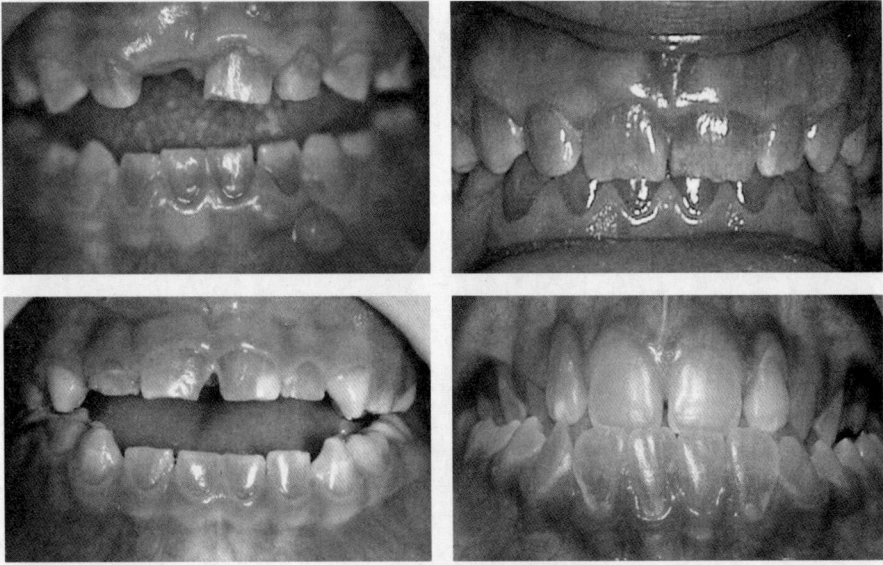

图 10-16　牙本质发育不全疾病的牙齿色泽表现
（空军军医大学口腔医学院供图）

分为 3 个亚型。

（1）牙本质发育不全 I 型（DGI-I）：通常认为是成骨发育不全的不完全表型，因为 DGI-I 患者除了牙本质发育不全症状外，还伴有成骨发育不全症状。DGI-I 和 DGI-II 的临床及放射性检查表现是一致的，两者的区分是依据患者是否因为骨骼矿化不良导致易发骨折症状。成骨发育不全（osteogenesis imperfecta，OI）根据其临床表现和放射学检查表现可以分为较多类型。OI 患者发生乳牙列 DGI 表型的比率约为 28%~80%，DGI 发生率最高的是 OI 的 IIIB 型和 IVB 型，最少的是 OI 的 I 型。因此 DGI 的表型可以用来帮助早期诊断 OI，预防骨骼脆弱导致的骨折。OI 患者的牙异常表现是牙呈现灰白色或褐色的变色，牙冠釉质易折裂。乳牙列的牙变色和磨损不及恒牙的严重。OI 的 IIIB 型和 IVB 型的牙异常表现无明显差异，主要表型是根管部的缩窄，髓腔进行性闭塞，牙根较正常短小。

（2）牙本质发育不全 II 型（DGI-II）：即通常所说的遗传性乳光牙本质（OMIM 编号 125490），DGI-II 病因与牙本质的矿化不良有关。DGI-II 牙的颜色呈浅蓝色至黄褐色改变，矿化不良的牙本质较软，牙冠易于磨损。此外，矿化不良的牙本质基质代偿性增生，造成牙髓腔狭窄或闭塞。X 线检查可见牙冠呈球茎状，颈部收缩，牙根细小，髓腔狭窄或闭塞。病理变化表现为釉质结构基本正常，但约 1/3 患者可见到发育不良和钙化不全，釉牙本质界变异较大，釉牙本质界呈直线相交；牙本质呈层板状，外层牙本质接近正常，有细分枝的牙本质小管，其余部分的牙本质明显异常，一些短的、形态异常的小管紊乱地分布于牙本质基质之中，前期牙本质带非常宽，沿着层板可见到被包埋的细胞残余，类似于被包埋的造牙本质细胞和血管。电镜观察表明发育不良的牙本质微晶在形态和大小上没有变化，但数量减少，间断可见未钙化或部分钙化的胶原纤维束和大量结晶空隙；牙骨质结构正常。

（3）牙本质发育不全 III 型（DGI-III，OMIM 编号 125500）：又称为白兰地型牙本质发育不全（dentinogenesis imperfecta，Brandywine type），为独立发生于美国马里兰州的 3 个隔离民族群中特殊的遗传性乳光牙本质,该病由 Witkop 于 1957 年最初报道。DGI-Ⅲ无成骨不全表现,患者乳牙及恒牙萌出后冠部被迅速磨耗,可引起髓腔暴露,牙本质呈光滑的琥珀色,X 线显示乳牙具有较大的髓腔和根管,恒牙髓腔可变小或消失,也可出现较大髓腔,呈典型"壳状牙"表现。此外,牙的矿化较正常低,我国 2006 年有 1 例疑似 DGI-Ⅲ的维吾尔族患者病例报道,患者未见成骨发育不全症状,具有 DGI 临床表现,且部分牙有典型"壳状牙"表现。

2. 牙本质发育异常 DD　牙本质发育异常又称为牙本质生成不全,可分为两个亚型。①牙本质发育异常Ⅰ型(DD-Ⅰ,OMIM 编号 125400)主要表现为牙根短小甚至消失,牙极易松动脱落,因此 DD-Ⅰ常被称为根部牙本质发育异常(radicular dentin dysplasia)或无根牙(rootless tooth)。乳恒牙均可受累,但牙的颜色通常是正常的,或者有轻度乳光浅蓝色、浅褐色。牙根短小甚至缺如,它们的形态呈标志性的圆锥形。此外,牙的形态类似矮墩墩的形状,髓腔和根管消失或呈楔形,通常出现不明原因的多发性根尖阴影(图 10-17)。有学者还报道了一个 DD Ⅰ疾病家族,除了上述症状,还伴发全身进展性骨硬化以及远端尺骨缩短症状。②牙本质发育异常Ⅱ型(DD-Ⅱ,OMIM 编号 125420)在乳牙异常表现类似 DGI-Ⅱ的表型,牙冠磨耗,呈琥珀色,髓腔闭塞;但继承恒牙颜色正常,髓腔呈蓟形并有髓石,根管细小或消失。

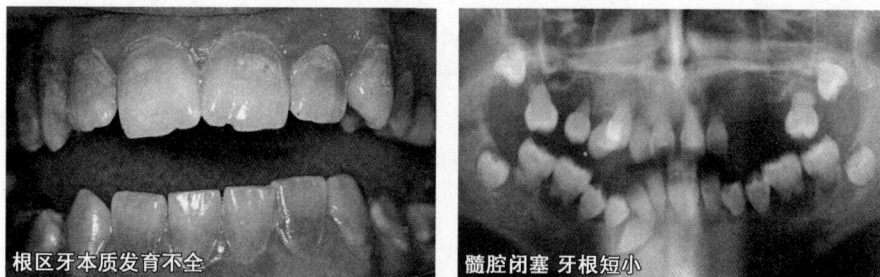

图 10-17　牙本质发育异常 DD 的临床表现
(空军军医大学口腔医学院供图)

DD Ⅰ与 DD Ⅱ和遗传性牙本质发育不全 DGI 的鉴别特点为:①DGI 的牙颜色为半透明的蓝褐色或乳光色,釉质易磨损剥脱,牙本质容易快速磨耗。DD Ⅰ牙颜色大体正常。DD Ⅱ乳牙列有乳光样黄褐色,乳牙列易快速磨损,暴露下方黄色牙本质,但恒牙列正常;②DGI 的牙冠呈球样,在釉牙骨质交界处有明显缩窄,而 DD Ⅰ牙冠基本正常;③DGI 和 DD Ⅱ的牙根为细窄样的正常形状,而 DD Ⅰ的牙根为呈短而钝的形状。

(二) 牙本质发育异常疾病的分子遗传研究进展

1. 牙本质发育不全Ⅰ型(DGI-Ⅰ)的致病机制　DGI-Ⅰ是一种常染色体遗传性疾病,学者认为 DGI 是 OI 的不完全类型。OI 的致病基因已经被定位于染色体 17q21 的 *COL1A1* 和 7q21.1 的 *COL1A2*。*COL1A1* 和 *COL1A2* 基因编码Ⅰ型胶原的两条链 α_1 和 α_2。牙本质的主要胶原成分为Ⅰ型胶原,其由成牙本质细胞合成。成熟的Ⅰ型胶原由 3 条 α 链组成,其中两条链是相同的 $\alpha_1(Ⅰ)$,因此Ⅰ型胶原的分子组成为 $\alpha_1(Ⅰ)_2\alpha_2$。每条链约有 1000 个氨基酸组成,胶原中心的三螺旋结构约占分子的 95%,这部分链中的氨基酸序列有特异性,即每 3 个氨基酸中第 3 位为甘氨酸,此乃三螺旋结构形成的先决条件;另外一个特点为脯氨酸和羟脯氨酸的含量约占氨基酸含量的 1/4。在牙本质中,杆状的胶原分子纵向交织形成纤维交织空间排列结构。在这种排列结构中有些部位分子重叠（重叠区）、有些部位分子不接触出现间隙（间隙区），这种结构在电镜中表现为交叉条纹。这种重叠区与间隙区交替存在为矿化提供条件。

目前研究发现在 *COL1A1* 基因上发生的 21 个基因突变与 DGI（Ⅰ型和Ⅱ型）表型相关，而 *COL1A2* 基因发生的 17 个基因突变与 DGI（Ⅰ型和Ⅱ型）和 DD-Ⅱ 的表型相关。骨和牙本质形成时期的细胞外基质蛋白是相似的，都是由初始的Ⅰ型胶原、酸性蛋白质和蛋白聚糖组成。由于 *COL1A1* 和 *COL1A2* 基因突变类型的差异，导致Ⅰ型胶原可能无法形成正常的三螺旋结构，并且Ⅰ型胶原空间立体结构出现不同，结果出现 OI 和（或）DGI 等不同表型。

2. 牙本质发育异常疾病的致病基因定位和功能研究　1985 年 Ball 等通过维生素 D 连接蛋白与 DGI-Ⅱ 基因的连锁分析，首次将 DGI-Ⅱ 致病基因定位于染色体 4q12-21 区域。1995 年国外学者等应用遗传图谱与物理图谱，将 DGI-Ⅲ 型的致病基因定位于 4q2l 上 D4S26912～D4S2692 之间的 6.6cM 的遗传距离内，与 DGI-Ⅱ 致病基因位点高度重叠。应用 DGI-Ⅱ 基因位点的微卫星遗传标记对多代 DD-Ⅱ 家系进行连锁分析，证实其基因位点与所选遗传标记紧密连锁，与 DGI-Ⅱ 的可能致病基因位点重叠。由于 DGI-Ⅱ 和 DD-Ⅱ 在乳牙列表型相似，DGI-Ⅱ 与 DG1-Ⅲ 在恒牙列表型部分相似，且均处于同一基因位点，提示三者的病因可能为等位基因突变。国内于 2001 年将 DGI 疾病基因定位于 4q2l 的区域内，在这一区域内有一组基因，如 *DSPP*、*DMP1*、*SPP1*、*BSP* 和 *MEPE*，与牙本质、骨形成相关，都含有精氨酸-甘氨酸-天冬氨酸的细胞附着体基序（RGD，Arg-Gly-Asp），该基序通过与细胞膜上的相应受体蛋白之间的结合，介导糖蛋白与细胞之间的黏附过程，因此它们都被认为是 DGI 的候选基因。

牙本质唾液磷蛋白基因（*DSPP*）处于 4q21 区域内，是目前唯一被确认的致病基因。*DSPP* 基因组全长 4331bp，基因包含 5 个外显子，外显子 1～3 及 4 的一部分编码 DSP，外显子 4 余下部分及外显子 5 编码 DPP。DSP 是一类分子量为 95kDa 的酸性糖蛋白，在组成上与 BSP 相似，富含谷氨酸、天门冬氨酸、丝氨酸及甘氨酸，占牙本质细胞外基质 5%～8%，其中含 30% 的碳水化合物及 10% 唾液酸，但缺乏其他富含唾液酸的蛋白常具有的细胞附着序列 RGD。DPP 是主要的细胞外基质非胶原蛋白，约占非胶原蛋白的 50%，富含天门冬氨酸和丝氨酸，具有高度磷酸化作用，对钙离子有强烈的亲和性，在羟基磷灰石的晶核形成过程中起重要作用。有研究者构建了 *DSPP* 基因敲除小鼠模型，该动物模型表现为髓腔增大，前期牙本质增宽，矿化不全及牙髓暴露等症，与人 DGI-Ⅲ 表型类似。从检测到的 *DSPP* 基因异常来看，存在多个突变位点，突变类型主要有错义突变、无义突变、剪接位点的突变以及插入或缺失等突变。到目前为止，已报道的 *DSPP* 基因突变均集中在 DSP 区域，不改变基因阅读框，而 DPP 的合成未受影响。所有位于 DSP 编码区和剪切位点的突变可导致 DGI-Ⅱ 和 DD-Ⅱ 临床表型。而位于 DPP 编码区的突变报道仅有 1 个，*DPP* 基因发生了部分碱基的缺失和插入，作者认为该突变型与该家系 DGI-Ⅲ 的表型直接相关。

许多生物因子在牙本质发育过程中也起着不可忽视的作用。目前对于牙本质发育异常疾病家系进行分子遗传学检测仅发现了 *DSPP* 和Ⅰ型胶原基因的突变，许多牙本质发育异常疾病家系的致病基因仍未能发现，其中在 4q21 上可能还存在一些目前尚未发现的基因，它们可能作为一种基质蛋白直接影响牙本质的形成与矿化，也可能作为调控因子发挥间接作用,这些基因的突变或缺失同样会成为导致牙本质发育不全的原因。

第三节 牙替换异常疾病

乳恒牙替换是哺乳动物牙齿及颌面部生长发育的一个特殊的阶段。其整个过程可分为两部分:乳牙根发生生理性吸收、松动、脱落;继承恒牙胚不断发育、萌出,最终代替乳牙行使生理功能。乳牙的脱落是乳牙根生理性吸收的结果。乳牙根生理性吸收具有一定的空间性。一般认为吸收开始于牙槽骨组织,这可能是由于牙槽骨对于机械性和炎症性刺激的反应较牙骨质灵敏,或是破骨细胞比破齿细胞出现得早而造成的。乳牙的硬组织吸收是从牙骨质开始逐渐向牙本质过度。乳牙根生理性吸收既有一定的时期性,也存在个体差异。另外,吸收开始后不是匀速进行的,存在着吸收的活动期与休止期。牙胚萌出是一个复杂的过程,目前人们普遍认为牙胚的萌出是在牙根的形成、牙槽骨组织的改建、牙周组织的牵引、根尖局部组织流体力学作用等因素共同作用下完成的。牙齿的萌出是一个多因素过程,其中牙周组织的牵引力被认为是牙齿产生轴向运动的原动力。但是由于牙齿及颌骨发育异常因素,往往可以导致牙齿替换出现异常,主要是乳牙过早脱落及恒牙迟萌。

一、牙脱落异常疾病及其致病机制的研究

(一)概论

牙齿过早脱落的主要组织病理学表现是牙根发育不良。1944 年国外学者 Brown 首次报道了一个全口牙根发育显著不良并导致牙早期脱落的家系,并将该疾病描述为牙根发育不良疾病(hypoplasia of teeth root,HTR)。该疾病后被孟德尔人类遗传性疾病数据库(online Mendelian inheritance in man,OMIM)收录,编号为 146400,认为其是一种常染色体显性遗传病。1972 年 Linda 首次对牙根长度异常的现象进行描述,提出了短根异常疾病(short root anomaly disease,SRA)的概念。2004 年芬兰赫尔辛基大学牙科学院 Satu 将 SRA 定义为至少一对对称的牙发生牙根发育异常的疾病。放射学检查 SRA 的牙通常呈现钝圆(blunt)的牙根形态(图 10-18)。根据种族的不同 SRA 的发生率有明显差异,女性的发病率显著高于男性。SRA 的发生常伴有一些其他的牙发育异常,如缺牙症、过小的侧切牙、牙内陷、全口小牙症、多生牙。

2008 年文玲英教授在全国高等医学教材《儿童口腔医学》中,首次系统地定义了牙根发育不良疾病的概念。牙根发育不良(HTR)疾病是牙根部生理性发育出现障碍的疾病,按临床表型可分为:牙根牙本质发育缺陷;牙根牙骨质发育缺陷;牙根形态异常;牙根附着组织发育异常等类型。乳、恒牙列均可发生,其结果

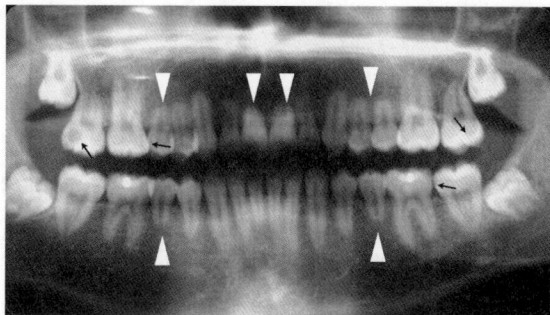

图 10-18 牙根发育不良疾病的临床表现
(空军军医大学口腔医学院供图)

可导致牙根缺如或短根,严重者可造成牙过早脱落。目前仅通过临床和有限的研究了解到HTR 可能是由遗传性因素、全身系统性疾病、外源性因素和医源性因素等多种因素引起的一类先天性发育不良疾病。

(二) 导致 HTR 疾病的非遗传因素

1. 全身系统性疾病　Stevens-Johnson 综合征(SJS)是多形渗出性红斑的重症型,是一种皮肤-黏膜病的急性渗出性炎症,主要临床表现为口腔黏膜充血、水肿、发疱、糜烂、皮肤靶样红斑且合并眼部、阴部、气管急性炎症等。研究者陆续报道了儿童时期 SJS 患者可以导致恒牙的牙根发育不良的症状。另外还有学者报道甲状旁腺功能减退、硬皮症、侏儒症、先天性肾病患者也可以导致牙根发育异常,出现短根症。这些 HTR 症状的发生是疾病本身的延续还是治疗方法及药物的损伤,未见报道。

2. 外源性因素　导致 HTR 的主外源性因素要有牙外伤、龋齿、不良口腔习惯等,它们极易造成牙根发育时期牙髓坏死、感染或者牙受到异常的外力,并最终导致牙根发育停滞。通过一些口腔诊疗方法,如根尖诱导成形术、口腔矫治器等,可以恢复牙根发育、改善 HTR 症状。另外环境污染物二噁英被报道与先天性牙根发育不良的发生有一定相关性。哺乳期的小鼠暴露于二噁英环境条件下,可以引起第一、二磨牙牙根根尖不能完全闭合,研究者认为二噁英可能影响了上皮根鞘的上皮与间充质间信号传导,导致牙根发育的停滞。

3. 医源性因素　国外学者报道患儿牙根发育时期,由于头颈部或全身性的恶性肿瘤进行放、化疗,从而导致恒牙的牙根发育异常。还有学者报道上颌窦炎症行刮治术导致局部牙的牙根发育不良。另外国外学者发现使用口腔固定矫治器时如果选择时机不恰当或加力过大,均可造成牙根吸收或 HTR。

(三) 牙根发育不良的分子致病机制

牙根发育的分子调控近年来取得一些进展,*FGFs*、*TGF-β/BMPs*、*NOTCH* 等信号通路的变化决定牙冠根发育模式的转换,因此推测如果这些基因出现异常,则可能导致牙根发育的缺如或牙根短小。现在有学者研究已发现 Smad4 作为 TGF-β/BMPs 信号通路分子,其基因缺陷小鼠可导致牙根发育缺陷。此外,一些转录因子 *MSXs*、*DLXs*、*NFI-C* 等参与牙根发育期上皮间充质间相互作用,理论推测这些基因出现异常,则可能导致牙根形态异常。由于*MSX1* 基因突变导致的先天缺牙症患者,口内部分剩余牙的牙根通常出现短根异常表现。此外 *Nfi-c* 基因敲除小鼠可出现牙根发育停止,形成无根牙的严重并发症。

牙根发育过程中一些重要的生长因子、功能蛋白等参与上皮根鞘细胞、根部成牙本质细胞及成牙骨质细胞的分化和牙根部的基质矿化,理论推测这些基因出现异常,则可能导致牙根结构(牙本质、牙骨质、牙周支持组织)的发育缺陷。现在一些研究已经证实了该推测,gremlin 可以抑制 BMP4 介导 DSPP 的分泌,*Gremlin* 转基因小鼠出现牙的发育异常,牙脆性增加,牙根及支持组织发育异常;*Mmp-14* 的基因缺陷小鼠牙根发育停止,牙不能萌出;碱性磷酸酯酶(*Alpl*)基因缺陷小鼠在牙根表面不能形成无细胞牙骨质,牙迟萌;*Periostin* 基因缺陷小鼠牙萌出前未见明显异常,但由于 Periostin 对牙周支持组织有重要的作用,牙萌出后由于不能承受咬合力量而造成牙周及牙槽骨异常,牙排列紊乱。综上所述,牙根发育的调控网络某个环节出现异常,并且无其他代偿因子,则发生牙根发育异常疾病。

(四) 牙根发育不良疾病的分子遗传学进展

1. 牙本质发育缺陷型的 HTR 疾病　牙本质发育异常Ⅰ型(DDⅠ),又称为无根牙症。

1920 年 Ballschmiede 最早报道了 DD I 疾病。其牙冠的颜色、形态大体正常,有时可能有轻微的乳光或蓝褐光泽;牙根发育不良导致牙自发性松动或脱落。显微镜下观察可见:恒牙牙冠的牙本质正常;根区牙本质排列紊乱,堆积在髓室内,形成沙丘样外观;新月形剩余髓室内含有原始的间充质源性牙乳头细胞。扫描电镜观察发现:釉牙本质界下有一层较薄的正常牙本质层;发育不良的非管样结构牙本质团块堆积在髓室内,并与根部牙骨质相接;牙根牙本质缺如或缺陷。该病致病基因至今尚不明确。此外,其他的牙本质发育异常疾病如 DGI 和 DD II 的牙根为细窄样或短锥样的形状,冠部和根部的牙本质均发育异常,详细资料可见本节第二部分。目前 *DSPP* 和 I 型胶原基因的突变可以导致 DGI 和 DD II 表型,但是还有一些家系的致病基因需进一步探寻。

此外,还有一些综合征也可以导致该表型。①Singleton-Mertern 综合征(OMIM 编号 146400)是一种罕见的常染色体显性遗传病。其主要临床症状为牙发育缺陷、胸主动脉进展性钙化、骨质疏松、全身肌肉疲软萎缩等。②1988 年 Feigenbawn 报道了一个 SMS 家族,其中患者均为男性,牙发育缺陷表现为恒牙过早脱落,以及并发 HTR 症状的牙本质发育不全。其致病机制不甚清楚。③Ehlers-Danlos 综合征 I 型(OMIM 编号为 130000)是一种可遗传的结缔组织紊乱性疾病,典型临床表现为高弹性且异常脆性的皮肤组织、表皮伤口愈合不良等。④1992 年 Pope 报道了 3 例伴有牙缺陷的 EDS I 患者。其牙异常表现为仅有下颌前牙出现 HTR 症状;髓室呈气泡样,其中含有类似中间牙骨质或髓室的内容物;牙冠部牙本质发育不良;釉-牙本质界和牙本质-牙骨质界形态不规则。一些学者研究发现 EDS I 是由于胶原纤维 V 的 α1(*COL5A1*)和 α2(*COL5A2*)基因突变造成的。

2. 牙骨质发育缺陷型的 HTR 疾病　低磷酸酯酶症(hypophosphatasia,HOPS)是导致根部牙骨质发育缺陷的重要疾病。HOPS 的 OMIM 编号为 241500,发病率约为 10 万分之一。其致病原因是由于血清及骨组织中非组织特异性碱性磷酸酯酶(tissue-nonspecific alkaline phosphatase,TNAP)活性下降而造成的骨骼及牙发育缺陷及矿化异常。HOPS 按照临床表现分成围生期型(致死型)、婴幼儿型、儿童型、成人型、牙型。①围生期型通常在子宫内或出生早期就由于严重的骨骼异常、高钙血症、呼吸系统并发症而死亡。②婴幼儿型通常出生时正常,出生后 6 个月内开始出现高钙血症、胸部佝偻病样变化、颅缝早闭、长骨干骺端增宽等;50% 的患儿可以存活,但是成年后表现为身材矮小、牙脱落等表型。③儿童型通常出生 6 个月后开始发病,由于骨骼发育缺陷及矿化不良导致行走能力发育延迟、身材矮小、行走蹒跚、骨骼疼痛及骨折等症状,此外,乳牙过早脱落是标志性的表征(图 10-19)。④成人型通常进入中年时期才出现足部疼痛或病理性骨折、不明原因的牙脱落及牙周炎等症状。⑤牙型是不出现骨骼症状,仅表现为牙发育缺陷而造成的牙脱落等。牙发育缺陷症状主要表现为牙根牙骨质形成不全或缺失,可有牙本质钙化不规则和髓腔扩大,牙周附着组织发育较差。

1993 年 Greenberg 等学者已经将 HOPS 致病基因准确定位在染色体 1p36 上的肝-骨-肾型碱性磷酸酯酶(alkaline phosphatase,liver/bone/kidney,ALPL)基因上。*ALPL* 基因共有 12 个外显子,其 mRNA 长度为 2580bp,编码含有 524 个氨基酸非组织特异性碱性磷酸酯酶 TNAP。TNAP 的生物学功能是水解细胞外基质中的磷酸代谢底物而分离出无机磷,促进形成矿化结晶。TNAP 蛋白质结构有 5 个重要的区域:激活点(active site)及激活谷(active site valley)、同型二聚体界面(homodimer interface)、冠区(crown domain)、钙结合点(calcium-binding site)。如果突变导致的氨基酸发生在这些区域或其附近,就可能会显著影响该蛋白

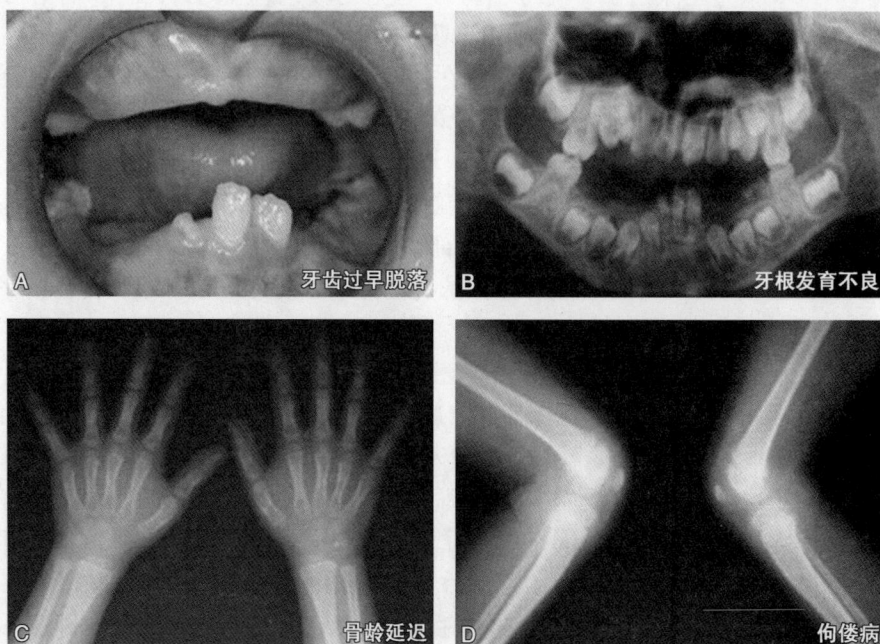

图 10-19　儿童型低碱性磷酸酯酶症的临床表现
（空军军医大学口腔医学院供图）

的活性。目前已发现 214 个 *ALPL* 基因突变类型与 HOPS 表型相关。

3. 牙根形状异常型的 HTR 疾病　文献报道一些遗传性疾病可以导致长冠牙或牛牙症（taurodontism）和缺牙症,通常这些疾病的患者牙的牙根出现形态的异常,如牙根短小,形态呈短锥样。毛发-牙-骨综合征（TDO,OMIM 190320）以毛发的卷曲、粗糙或卷曲、彩色发为特点,90% 的患者伴有颅骨厚度增加、闭塞性板障和乳突气腔的缺失。牙表现为釉质非均一性变薄或点状凹陷,髓腔增大和牛牙症。TDO 的牙表型与伴有牛牙症的 hypomaturation-hypoplasia 型的釉质发育异常 AI（AIHHT,OMIM 104510）很相似,后者是常染色显性遗传病,但并不出现头发或骨骼的改变。TDO 疾病的致病基因定位于 17q21.3 上的 *DLX3* 基因。*DLX3* 突变导致的临床表型取决于其蛋白的功能结构域的改变,伴发头发和骨的异常通常是 DLX3 同源结构域外的突变造成的。外胚叶发育综合征也可以导致牛牙症和缺牙症相关的牙根形态异常,其分子致病机制见第一节。此外,Seckel 综合征（SCKL1,OMIM210600）是一种罕见的常染色体隐性遗传病,其主要临床表现为身材矮小、小头畸形伴智力低下以及特征性鸟头样面形。牙异常表现为牙缺失、釉质发育异常、牛牙症、短根形态异常。其致病基因定位于 3q22.1-q24 上的 *ATR* 基因。

4. 牙根附着组织发育异常型的 HTR　牙根附着组织发育异常,通常可导致牙根不能承受正常咬合力,发生类似急性牙周炎样的症状,牙松动甚至早脱。Papillon-Lefevre 综合征又称为掌跖角化-牙周破坏综合征,其特点是手掌和脚掌部分的皮肤过度角化,牙周组织破坏严重（图 10-20）。该病的牙周组织发育异常,乳牙萌出不久牙周病损即可发生,牙龈迅速萎缩,牙槽骨吸收,牙根暴露于口腔中。部分患者的致病基因为定位于 11q14～q21 上的组织蛋白酶 C（cathepsin C,*CTSC*）,其致病机制存在争议,有学者认为 *CTSC* 基因突变导致酶活性

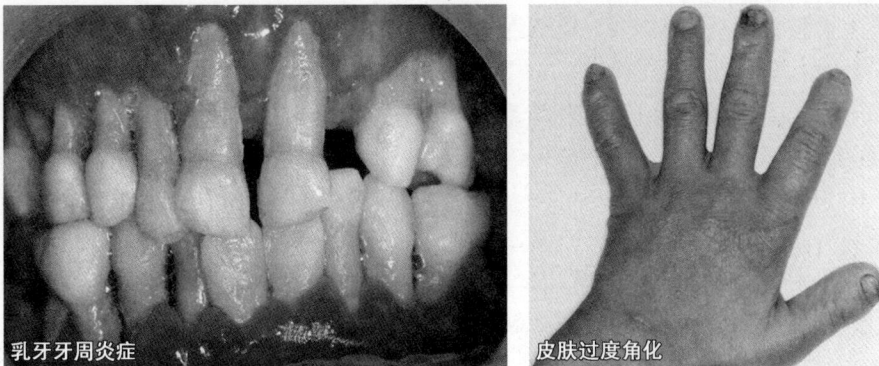

图 10-20　掌跖角化-牙周破坏综合征的临床表现
（空军军医大学口腔医学院供图）

降低,导致牙周组织抵御细菌的能力降低,故造成牙周严重病损;还有学者认为手掌、脚掌以及牙周支持组织都是承受外力的位置,*CTSC* 基因突变可导致相应部位发育异常,不能承受外部力量从而发生疾病表型。因此有必要进一步深入研究。

还有些染色体异常疾病也可造成牙根发育不良。有学者报道 47,XXY 核型的患者的牙根发育异常,形态类似牛牙症。还有报道 45,X 核型的患者前牙、尖牙、前磨牙牙发育过小,前磨牙和磨牙的牙根发育异常。此外,DOWN 综合征和一些由于染色体部分片段丢失造成的综合征也被报道过发生牙根异常。推测其致病机制是牙或牙根发育的调控基因丢失或功能异常。

二、牙齿萌出异常疾病及其致病机制的研究

（一）概述

牙齿萌出是指牙胚由颌骨内移动至咬合功能位的运动过程。在此过程中牙胚发生一系列的变化:首先牙根持续生长,包绕牙胚的牙槽窝发生骨重建以容纳不断发育的牙根;牙槽窝壁骨质不断沉积,牙根表面牙骨质不断沉积,牙囊组织分化增生形成牙周韧带;牙胚成釉器及牙囊组织退化或形成结合上皮。牙齿迟萌指牙齿萌出的时间滞后于正常萌出的时间,分为乳牙迟萌和恒牙迟萌两类。

（二）导致牙齿迟萌的非遗传性因素

1. 局部因素　最常见的是乳牙龋病造成根尖周组织炎症,直接影响继承恒牙胚的发育和破坏恒牙胚的牙囊组织功能,造成恒牙萌出困难;此外,由于其牙根病理性吸收造成过早脱落,进而导致邻牙发生移动,阻挡了其下方恒牙胚的萌出通路。另外多生牙或乳牙的根尖囊肿也可抑制继承恒牙胚萌出造成的齿槽骨吸收,进而导致恒牙萌出障碍。也有报道乳牙外伤及颌骨外伤,致继承恒牙胚萌出方向发生改变,由于牙根发育方向及牙冠萌出方向发生偏差,最终形成弯曲牙(dilaceration),此类畸形牙通常发生于阻生和颌骨埋藏。

2. 全身性因素　主要是全身或系统性疾病影响牙根的后天性发育以及颌骨的骨骼重塑改建,通常是内分泌疾病。由于儿童始终处于生长发育的状态,许多促进生长的激素维系着全身各个器官组织结构的精细分化。

（1）生长激素(Human Growth Hormone,HGH):是一种肽类激素,它可以促进动物和人

的发育以及细胞的增殖,含有 191 个氨基酸分子,由垂体中的生长激素细胞合成、存储和分泌。人类生长激素的基因位于 17 号染色体的 q22-24 区域上,其蛋白分子构造具有 4 个 α 螺旋。生长激素有多种亚型蛋白(Isoforms),进入血液循环后通常与生长激素结合蛋白(growth hormone-binding protein,GHBP)以及糖蛋白(acid labile subunit,ALS)结合在一起。生长激素、绒毛膜生长素和催乳素(PRL)是一组同源激素,具有促进生长和刺激泌乳的作用。生长激素(HGH)缺乏通常好发于幼童,主要症状有成长不良和身高过矮,此外,还包括骨骼的发育缓慢及牙齿萌出时间滞后。

(2)甲状腺激素(Thyroid hormones,TH):是由甲状腺滤泡上皮细胞合成的酪氨酸碘化物,主要是四碘甲腺原氨酸(又名甲状腺素,T4)和三碘甲腺原氨酸(T3),此外,还有少量逆-三碘甲腺原氨酸(rT3)。分泌入血液循环中的甲状腺激素主要与血浆中的结合蛋白,包括甲状腺素结合球蛋白(thyroxine-binding globulin,TBG)、甲状腺素结合前白蛋白(thyroxine-binding prealbumin,TBPA)、白蛋白和脂蛋白结合,运输到靶器官和组织细胞(图 10-21)。甲状腺激素广泛作用于多种细胞,并与细胞内的 T3 核受体结合,可激活多种转录因子,从而启动增强系统生理功能的多种基因表达。甲状腺素调控蛋白质、脂肪以及碳水化合物的代谢,并且刺激维生素的代谢,对正常发育及细胞分化具有重要作用。其对中枢神经系统和骨骼的生长发育具有重要作用,如果幼年期罹患甲状腺功能减退症,则可导致永久性智障和身材矮小,此外,还导致骨骼的发育缓慢及牙齿萌出时间滞后。

(3)甲状旁腺激素(Parathyroid hormone,PTH):是一种由颈部的甲状旁腺分泌,具有 84 个氨基酸的多肽类激素。甲状旁腺激素具有促进骨骼更新的作用,而骨骼的更新需要破骨细胞破坏旧的骨质,再由成骨细胞产生新的骨质。甲状旁腺激素具有调节血钙的作用,可以刺激成骨细胞,促进细胞核因子 kB 受体活化因子配体(receptor activator of nuclear factor kappa-b ligand,RANKL)的表达。而成骨细胞表面 RANKL 与破骨细胞表面 RANK 结合,刺激破

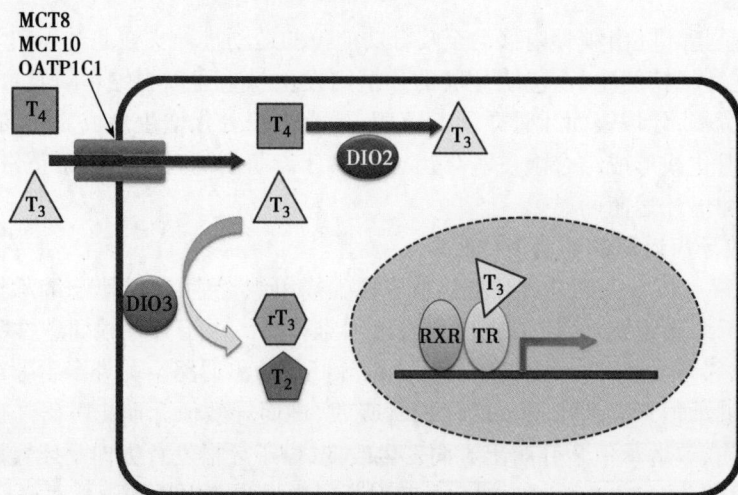

MCT: (单羧酸转运蛋白)
OATP1C1: (溶质载体有机阴离子转运蛋白家族-成员1C1)
DIO: 碘甲状腺氨酸 RXR: 维甲酸X受体 TR: 甲状腺激素受体

图 10-21 甲状腺激素的分子调控信号通路
(空军军医大学口腔医学院供图)

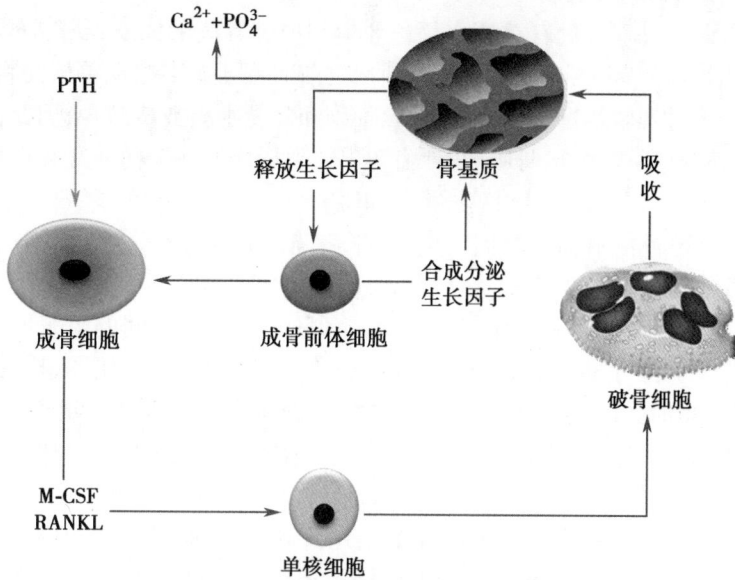

图 10-22 甲状旁腺激素作用机制的示意图
（空军军医大学口腔医学院供图）

骨细胞形成并活化,而破骨细胞的作用使得骨骼释放钙离子和磷酸盐至血液中(图 10-22)。PTH 的缺乏,可以影响牙齿萌出过程的骨改建,进而导致牙齿萌出异常。

（4）性激素(Sex steroid,亦称为性甾体):是指一类与脊椎动物雄激素或雌激素受体相互作用的甾体激素。雄激素的睾固酮可以使男性骨头更大且更厚实,但雌激素却是维持骨骼矿物质含量的关键激素。众所周知,雌激素的缺乏可以导致骨质疏松。性早熟是一类性激素分泌异常的疾病,是儿科内分泌系统的常见发育异常,是指女童在 8 岁前,男童在 9 岁前呈现第二性征发育的异常性疾病。性早熟是由于下丘脑提前增加了促性腺激素释放激素(GnRH)的分泌和释放量,提前激活性腺轴功能,导致性腺发育和分泌性激素,使内、外生殖器发育和第二性征出现。近年来,部分性早熟患儿与环境内分泌干扰物(如动物和植物催熟剂的残留)的刺激有很大关系。性早熟患儿的骨骼提前发育和成熟,组织病理学表现为骨骼干骺端密度加大,钙化增强,而骨密度的增强通常导致牙齿的萌出困难(图 10-23)。

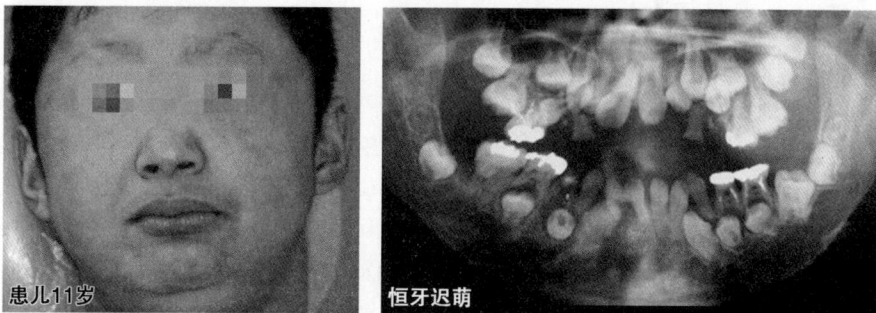

图 10-23 性早熟造成恒牙迟萌的临床表现
（空军军医大学口腔医学院供图）

（三）牙齿萌出的调控机制

牙囊在牙齿萌出过程中具有重要作用。牙囊与口腔黏膜的固有层相连形成萌出通道，其中含有牙板残存物。有研究发现，在牙齿萌出之前冠方牙囊中出现单核细胞募集高峰，继而在冠方牙槽骨破骨细胞数量增多，随后单核细胞和破骨细胞数量减少，因此推测单核细胞流入牙囊是破骨细胞形成、牙槽骨吸收、牙齿萌出通道形成所必需的。牙囊还可以分泌或调控集落刺激因子 CSF-1、单核细胞趋化蛋白 MCP-1、转化生长因子 TGFβ1、上皮生长因子 EGF、白介素 IL-1 及受体、肿瘤坏死因子 TNF-α 等，调控破骨细胞分化。此外，牙囊细胞还能分泌金属基质蛋白酶 MMPs 参与骨及胶原组织的吸收分解。

此外，恒牙胚的发育和生理性萌出移动使恒牙胚与乳牙根之间的组织所承受的压力增大。萌出力可导致乳牙牙根的压力侧出现特异性变化：牙周纤维被压紧，排列无规则，血流量减少，细胞形态扭曲。此外，压力侧根面的牙骨质表面有大量的 Howship's 陷窝，其内可见破骨细胞和多形核破骨细胞，吸收成潜掘式，单个陷窝融合成范围较大的吸收区。牙根周围组织如何将力学信号转导形成生物信号一直是研究热点。一些研究显示成骨细胞、牙周膜成纤维细胞在生物力学作用下细胞表面和细胞骨架变形，从而导致细胞内大分子结构或位置的变化。成骨细胞通过介导整合素和 Ca^{2+} 激活通路、Wnt/β-catenin 信号转导通路、Sonic Hedgehog 信号通路，可以把力学信号转化为生物化学信号，调控牙槽骨改建过程的细胞生物学行为；牙周膜成纤维细胞可以通过 TREK-1 K^+ 分子信号通路，进行力学信号转导而分泌相关蛋白，如 MMPs 和 Periostin，调控牙周组织的吸收与重建。

（四）牙齿萌出异常疾病的分子遗传学进展

1. 颅骨锁骨发育不全综合征（cleidocranial dysplasia，CCD） 病理学表现为膜内成骨障碍，主要是中胚层发育异常；其临床表现以囟门闭合延迟、锁骨成骨不良以及口腔异常为主，其中口腔异常主要表现为乳牙滞留、恒牙迟萌、多生牙和埋伏牙等。前文我们已经介绍了 CCD 疾病的多生牙表型与致病基因 *RUNX2* 的关系，而恒牙萌出障碍也是其重要的临床表现。以往研究发现 *RUNX2* 基因突变不会对乳牙萌出造成明显的影响，但会导致乳牙滞留和恒牙迟萌或阻生。此外，*RUNX2* 基因突变的 CCD 患者的血清碱性磷酸酶的活性也较低，这是由于转录因子 RUNX2 可以直接调控成骨相关因子 ALP 的表达。有研究发现，牙齿发育过程中 RUNX2 在牙囊持续高表达，而牙囊细胞可以分化为牙周成纤维细胞，而成纤维细胞收缩可以带动牙周膜纤维收缩，牵引牙齿向萌出方向移动。此外，有学者研究发现 CCD 患者的 *RUNX2* 基因发生突变，可以介导 Wnt/β-catenin 经典信号通路，影响骨髓间充质干细胞（BMMSC）的增殖以及分化能力。故我们推测恒牙迟萌的致病原因可能是由于颌骨的改建异常。

2. 骨硬化症（osteopetrosis） 又称为石骨症，是一种以破骨细胞缺乏或功能缺陷导致骨吸收障碍的遗传性代谢性骨病。其全身骨骼弥漫性骨密度增高，犹如大理石，容易发生骨折，颅骨为好发部位之一。此外，乳牙和恒牙牙齿萌出障碍或萌出迟缓是骨硬化症的显著特征，萌出通路不能建立以及牙根不能形成是导致牙齿萌出异常的主要病因。目前已发现与破骨细胞分化及功能相关基因的突变可以导致该病发生。RANKL 是破骨细胞分化与活化的因子，是破骨细胞发育的关键胞外调节因子；RANKL 结合并活化其特异性受体 RANK，可以刺激破骨细胞前体分化、存活与融合，进而活化成熟破骨细胞并抑制其凋亡，故 RANK 和 RANKL 基因缺陷可以导致破骨细胞数量减少，从而引发骨硬化症。T 细胞免疫调节因子 1（T-cell im-

mune regulator 1,TCIRG1)、氯离子通道分子(Chloride channel voltage-sensitive 7,CLCN7)、骨硬化症相关跨膜蛋白 1(Osteopetrosis associated transmembrane protein 1,OSTM1)、碳酸酐酶Ⅱ(Carbonic anhydrase Ⅱ,CAⅡ)等基因缺陷,可以影响破骨细胞的酸化能力,进而导致骨无机质的吸收障碍,钙化软骨基质和原始骨小梁重吸收变慢,以致软骨基质持续钙化,骨组织不能改建,钙化的软骨细胞堆积,骨质变得致密而硬脆。

3. 半侧颜面发育不全(Hemifacial Microsomia,HFM)　是一种先天发育缺陷的颜面发育畸形,常表现为累及半侧面部由第一和第二鳃弓所发育而成的面部器官和结构如颌骨、耳和牙齿(图 10-24)。该疾病的特点是单侧面部的皮肤和软组织缓慢渐进的萎缩,最初出现的面部变化通常是在额部正中处出现一个纵向凹陷,然后累及上颌骨或接近鼻唇沟,后来发展到累及眼部周围、下面部和颈部的组织,舌头和牙龈也可能出现萎缩,患者的患侧牙齿替换也出现异常。目前文献所报道的导致 HFM 的异常染色体核型有 20 多种,近期有研究提出 HFM 的发病可能是 TCOF1 基因发生突变所致,具体分子机制仍不甚明了。

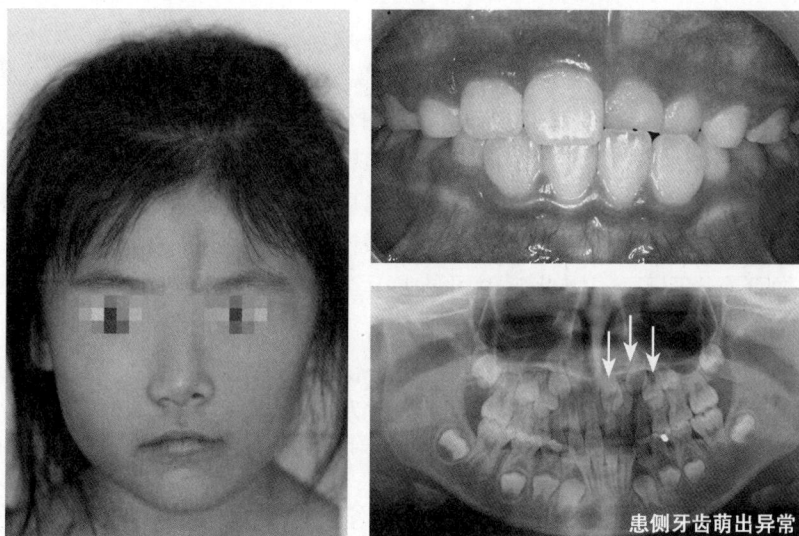

患侧牙齿萌出异常

图 10-24　半侧颜面发育不全的临床表现
(空军军医大学口腔医学院供图)

第四节　科研方向与选题

一、研究热点与科学问题

随着发育遗传学的研究技术的日新月异,通过临床表型已经可以精确地定位和克隆相关功能基因。阐明和诊断遗传性疾病的重要一环就是要从相应的染色体区域克隆到致病基因。

1. 定位克隆(positional cloning)　是经典的分子遗传学策略,通过建立疾病的表型与基因组中某一区域之间的联系,再通过该区域的精细物理图或表达图分析,寻找候选基因,并进行突变检测,最终确定疾病的相关基因。其经典方法为家系连锁分析,通过选取适当的遗传标记物,制备遗传连锁图,寻找分析共同的连锁不平衡 marker。现在最新的遗传标记物是第三代 DNA 遗传标记 SNP,是一个具有高度稳定性的人类遗传学标志。

2. 功能克隆(functional cloning) 是指利用疾病的遗传损伤而引起的生化功能变化信息,进行基因定位,进而克隆致病基因。根据已知蛋白质制备相应的抗体或通过纯化蛋白,测定氨基酸序列后反推核苷酸序列或直接用抗体在可表达的文库中筛选,可以使得绝大多数可检测到的明显产物的基因得到克隆,并由此得到大量 cDNA 或 EST 序列,最终克隆该基因。

3. 差减克隆(subtractive cloning) 是一种比较基因组学新策略,以疾病与正常两种表型作为相互对照直接搜寻与疾病表型相关的基因。比较基因组学的特点是在整个基因组的层次上的比较,如基因组的大小、基因数量的多寡、特定基因的存在或缺失、基因(或标记序列片段)的位置及排列顺序、特定基因或某片段的组织等。比较基因组学研究是通过正常与异常模式生物体间的全基因组的核苷酸序列的整体比较,进行初步定位。典型方法是比较基因组杂交技术、消减杂交技术、DNA 芯片、cDNA 捕捉法等。

现在先天性牙发育异常疾病的致病基因陆续被发现,有些是我们在模式生物体发育生物学研究中已经深入研究过的,有些却是我们在以往研究所未知的。对于已知的或已深入研究的基因,应当挖掘患者表型的遗传异质性,为何基因背景相同而临床表型差异?对于那些未知功能的致病基因,我们要进行构建基因敲除或转基因模式小鼠,验证其致病表型,探讨其分子信号通路,建立表型与致病基因的联系。我们不能想当然地认为某个基因对于牙的发育有重要意义,因此它就可能是牙发育异常疾病的致病基因。比如牙启动的重要调控基因已发现的有几十个,但先天缺牙症的致病基因仅发现了几个。人类牙的发育非常精细和复杂,正负反馈机制以及辅助补偿机制保护着发育分子调控系统,我们也需要深入探讨。此外,许多发育异常的家系或散发的患者,通过仔细的分子生物遗传性研究却经常无法筛选和克隆致病基因,也提示发育异常疾病可能是基因和环境因素共同作用的结果,因此应当对基因与疾病易感性进行一定研究。SNP 与疾病易感性有密切联系,因此应当逐渐积累牙发育异常疾病患者的 SNP 信息,这对将来的疾病预防和治疗有重要意义。

二、研 究 范 例

2001 年中国科学院上海生命科学研究院孔祥银教授课题组,对 3 个遗传性牙本质发育不全Ⅰ型(DGI-Ⅰ)家系进行研究,通过详细的家系调查,确定患者的临床表型,绘制遗传学图谱,发现其中一个家系患者还伴发进行性高频耳聋症状。收集家系成员的血样,提取基因组。而后选用定位于 4q21 区域 GATA62A11 和 D4S1563 之间遗传学距离为 2cM 的范围的 9 个微卫星 DNA 标记对 DGI-Ⅰ家系进行了连锁分析,多点连锁分析证实 DSPP 与疾病也是连锁的。通过分析家系的单体型,致病基因被定位在 D4S1534 和 D4S2623 两个多态位点之间,与国外报道的区域相似。进而采用定位候选克隆方法对该区域的已知基因包括 *BSP*、*SPP1*、*DMP1* 和 *DSPP* 基因进行了聚合酶链式反应-单链构象多态分析(PCR-SSCP)和基因测序,成功克隆了该 DGI-Ⅰ家系的致病基因 *DSPP*,并确定了 *DSPP* 基因的突变位点,证实了 *DSPP*不仅参与牙本质的发育,特别是牙本质的矿化过程,还参与了听觉系统的发育,建立了牙发育和内耳发育之间的联系。该实验结果发表在 2001 年的 *Nature Genetics*。该研究不仅发现了 *DSPP* 基因新的突变位点,还建立 *DSPP* 突变基因型与 DGI 和进行性高频耳聋临床表型的关系,在国际上首次发现 DSPP 对内耳的发育起着重要作用。另外其经典的家系连锁分析研究方法对于从事遗传性疾病研究者具有重要的指导意义。

（轩昆　金岩）

参 考 文 献

1. APAJALAHTI S,ARTE S,PIRINEN S. Short root anomaly in families and its association with other dental anomalies. Eur J Oral Sci,1999,107(2):97-101.
2. BAILLEUL-FORESTIER I,BERDAL A,VINCKIER F,et al. The genetic basis of inherited anomalies of the teeth. Part 2:syndromes with significant dental involvement. Eur J Med Genet,2008,51(5):383-408.
3. BAILLEUL-FORESTIER I,MOLLA M,VERLOES A,et al. The genetic basis of inherited anomalies of the teeth. Part 1:clinical and molecular aspects of non-syndromic dental disorders. Eur J Med Genet,2008,51(4):273-291.
4. BARRON M J,MCDONNELL S T,MACKIE I,et al. Hereditary dentine disorders:dentinogenesis imperfecta and dentine dysplasia. Orphanet J Rare Dis,2008,3:31-35.
5. BERTOLA F,AROSIO C,CASATI G,et al. Novel human pathological mutations. Gene symbol:ALPL. Disease:hypophosphatasia. Hum Genet,2009,125(3):334.
6. CLAUSS F,MANIÈRE M C,OBRY F,et al. Dento-craniofacial phenotypes and underlying molecular mechanisms in hypohidrotic ectodermal dysplasia (HED):a review. J Dent Res,2008,87(12):1089-1099.
7. GAO Y,YANG G,WENG T,et al. Disruption of Smad4 in odontoblasts causes multiple keratocystic odontogenic tumors and tooth malformation in mice. Mol Cell Biol,2009,29(21):5941-5951.
8. MATSUZAWA M,SHEU T J,LEE Y J,et al. Putative signaling action of amelogenin utilizes the Wnt/beta-catenin pathway. J Periodontal Res,2009,44(3):289-296.
9. MCKNIGHT D A,SIMMER J P,HART P S,et al. Overlapping DSPP mutations cause dentin dysplasia and dentinogenesis imperfecta. J Dent Res,2008,87(12):1108-1111.
10. MIKKOLA M L. Controlling the number of tooth rows. Sci Signal,2009,2:pe53.
11. OHAZAMA A,JOHNSON E B,OTA M S. Lrp4 modulates extracellular integration of cell signaling pathways in development. PLos One,2008,3(12):e4092.
12. PUMMILA M,FLINIAUX I,JAATINEN R,et al. Ectodysplasin has a dual role in ectodermal organogenesis:inhibition of Bmp activity and induction of Shh expression. Development,2007,134(1):117-125.
13. VIEIRA A R,MODESTO A,MEIRA R,et al. Interferon regulatory factor 6 (IRF6) and fibroblast growth factor receptor 1 (FGFR1) contribute to human tooth agenesis. Am J Med Genet A,2007,143(6):538-545.
14. WANG X P,ABERG T,JAMES M J,et al. Runx2 (Cbfa1) inhibits Shh signaling in the lower but not upper molars of mouse embryos and prevents the budding of putative successional teeth. J Dent Res,2005,84(2):138-143.
15. WRIGHT J T,HART T C,HART P S,et al. Human and mouse enamel phenotypes resulting from mutation or altered expression of AMEL,ENAM,MMP20 and KLK4. Cells Tissues Organs,2009,189:224-229.
16. WRIGHT J T. The molecular etiologies and associated phenotypes of amelogenesis imperfecta. Am J Med Genet A,2006,140:2547-2555.

17. XIAO S,YU C,CHOU X,et al. Dentinogenesis imperfecta 1 with or without progressive hearing loss is associated with distinct mutations in DSPP. Nat Genet,2001,27(2):201-204.

18. XUAN K,WEN L Y,YANG F S,et al. Clinical,pathological and genetic evaluations of patients with Hypoplasia of Teeth Roots. Journal of US-China Medical Science,2007,4:67-75.

19. XUAN K,JIN F,LIU Y L,et al. Identification of a novel missense mutation of MSX1 gene in Chinese family with autosomal-dominant oligodontia. Archives of oral Biology,2008,53(8):773-779.

20. ZHANG Z,LAN Y,CHAI Y,et al. Antagonistic actions of Msx1 and Osr2 pattern mammalian teeth into a single row. Science,2009,323:1232-1234.

第十一章 牙根发育与再生的研究

第一节 概　述

一、牙根发育的基本过程

（一）牙根发育的组织形态分化

牙发育是一个复杂连续的生物学过程，其核心是牙胚形态发生和组织细胞分化，包括蕾状期、帽状期、钟状期、分泌期和牙根发育期。研究表明牙根发育的进程是上皮源性的颈环和间充质源性的牙囊及牙乳头间的有序协调作用决定的。

1. 颈环的发生　当牙冠发育即将完成时，成釉器的内釉上皮、外釉上皮以及少量中间层细胞根向延伸形成颈环结构（cervical loop）。在其周围存在着少量特定牙根发育结构域，内侧为牙乳头组织，外侧为牙囊组织。三者共同形成了牙根发育的器官始基（图 11-1）。

2. 上皮根鞘的形成　当内釉上皮与外釉上皮在颈环处增生，进一步向未来根尖孔方向生长时，中间层细胞则逐渐凋亡消失，形成赫特威上皮根鞘（Hertwig's root sheath，HERS），牙根发育的序幕就此启动。HERS 成为牙根发育启动的形态学信号，而 HERS 的末端就是牙

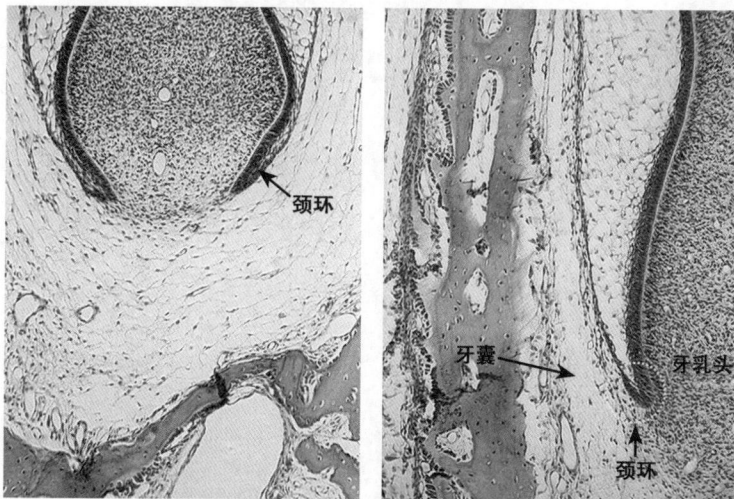

图 11-1　颈环结构组织学图
（空军军医大学口腔医学院供图）

根和牙周组织发育的生发中心。

3. 牙根形态的发生　上皮根鞘继续生长并向牙髓方向成约 45°弯曲,形成盘状的上皮隔结构(epithelial diaphragm)。牙根的长度、弯曲度、厚度和牙根的数量,是由上皮隔和内侧牙乳头间充质细胞决定的。如果上皮隔局部增生形成舌状突起,这些突起相连将间充质组织分隔为独立的牙根发育单元,将来发育形成多根牙;上皮隔融合不全则导致髓室底副根管;舌状突起形态异常则导致牙根侧支根管形成。

4. 根区牙乳头间充质细胞的分化　牙乳头是牙髓的前体组织,是一种来源于外胚间充质的疏松结缔组织细胞群落。研究表明发育早期的牙乳头组织具有高度可塑性和很强的再生能力,帽状期的间充质已获得成牙能力,并主导牙的形态发生;钟状晚期的牙乳头细胞在缺少上皮成分、基底膜情况下能在体外自发地向成牙本质细胞谱系分化。牙根发育启动后牙乳头及其分化细胞,可以在上皮根鞘内侧率先形成一层牙本质细胞外基质。

5. 上皮根鞘的破裂　HERS 是一个暂时性结构,透射电镜显示其由两层细胞构成,内层细胞为立方状,外层细胞呈矩形,细胞间通过桥粒和间隙连接紧密相连。牙根发育早期HERS 增殖旺盛,不断延伸,当根部牙本质开始矿化时断裂,细胞间距离不断增大,这一过程又被描述为崩解、穿通、分裂、退化、被胶原生成细胞替代和穿通。目前 HERS 断裂的机制还不完全清楚,可能与 HERS 细胞凋亡、牙囊细胞侵入或组织间增殖力差异等有关。HERS 的破裂对牙根发育功能细胞的分化具有重要意义(图 11-2)。

6. 牙根发育功能细胞的分化　在成釉器和牙乳头分别发育形成釉质和牙本质的同时,在牙胚帽状期形成的包绕于成釉器和牙乳头的牙囊组织,也在进行着发育、分化。牙囊细胞作为牙根发育组织的前体细胞,一般认为其靠近正在形成中的牙根的最内层细胞,可能穿过破裂上皮根鞘,分化为成牙骨质细胞;靠近牙槽骨的外层细胞分化为成骨细胞;中间层细胞

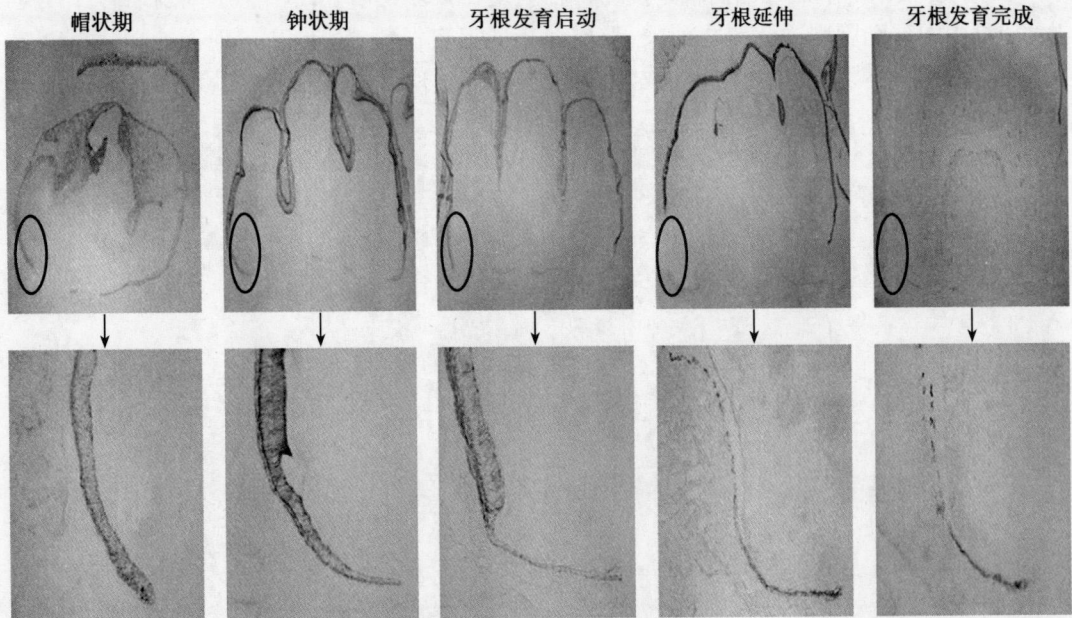

图 11-2　上皮根鞘破裂的过程
(空军军医大学口腔医学院供图)

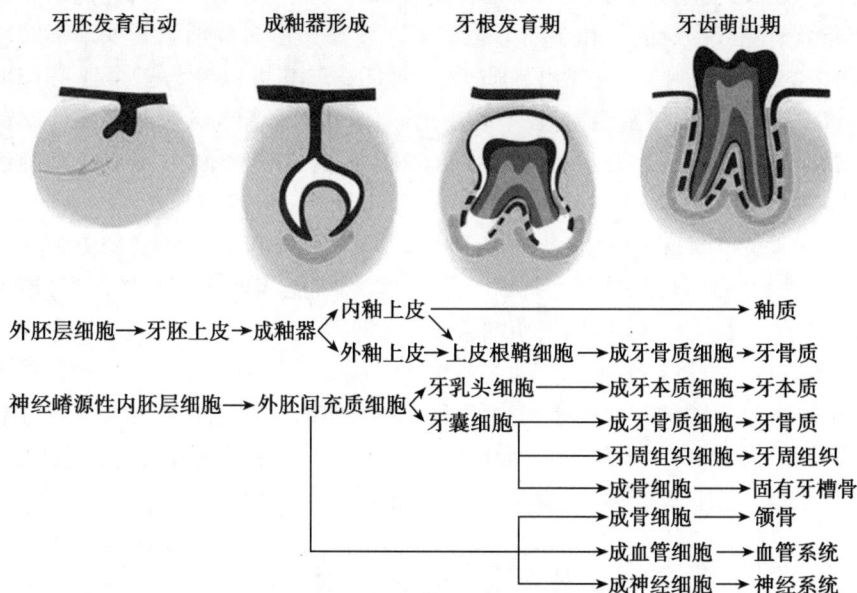

图 11-3　牙根发育功能细胞的分化

发育为牙周膜成纤维细胞(图 11-3)。

7. 牙根组织的形成　根部牙本质与冠部牙本质在其前体和基质组成上是有很大差别的。虽然同为外胚间充质来源的成牙本质细胞形成,根部牙本质和冠部牙本质仍存在一定差异:两者形态不同;分泌的胶原和蛋白成分略有差异;根部牙本质形成较冠部慢。成牙骨质细胞在新形成的牙根牙本质表面分泌有机基质,并以基质小泡形式使基质矿化,形成牙骨质。开始形成的为含纤维、无细胞的矿化组织,称为无细胞牙骨质;当牙根发育完成约 2/3,牙进入功能状态之后,开始形成细胞性牙骨质。随着根部牙本质和牙骨质的不断沉积、牙根逐渐形成,直至发育完成。

(二) 牙根发育相关组织的生物学特性

1. HERS　HERS 与外胚间充质相互作用调控整个牙根发育过程。有学者一直认为上皮根鞘的形成是内釉上皮和外釉上皮(inner and outer enamel epithelium,IEE and OEE)在牙冠颈部以下融合,但缺乏直接的证据支持。HERS 在牙根发育早期特异表达 Insulin-like growth factor1(IGF1)受体,通过在牙胚体外培养中加入外源性 IGF1,检测发现 HERS 外层细胞的增殖比内层强。另有研究发现牙冠发育中 Notch2 表达于 OEE 和星网层,而早期形成的 HERS 中也表达 Notch2,因此学者推论 OEE 比 IEE 增殖活跃,OEE 从牙冠边缘向下延伸并回折,产生了双层上皮结构的 HERS。

2. 牙囊(dental follicle,DF)　牙囊起源于神经嵴间充质细胞,是包绕在成釉器、牙乳头外围的一层纤维样组织。目前普遍认为牙囊在牙发育后期形成牙骨质、牙周膜和固有牙槽骨。牙囊细胞具有成纤维细胞的形态,电镜观察细胞内含有丰富的粗面内质网而细胞间没有桥粒,在粗面内质网周围有致密的电子颗粒;细胞能表达纤维连接素(FN)、I 型胶原(col-II)、波形丝蛋白(vimentin)、碱性磷酸酶(ALP)、骨桥蛋白(OPN)以及骨钙素(OCN)。牙囊细胞作为牙根发育组织的前体细胞,具有干细胞的特性——自我更新能力和多向分化能力。

研究发现体外培养牙囊细胞能够表达干细胞的标志物 Notch-1 和 Nestin;经过矿化诱导后生成矿化结节;具有克隆形成能力和多向分化能力。牙囊是由多种细胞或处于不同阶段的同种细胞所构成的一个细胞群,表现出异质性。研究发现其可以分为三个亚类(DF1、DF2、DF3),其中 DF1 具有较强增殖能力,但不表现出矿化行为,可能与牙周膜纤维形成有关;DF2 具有显著的碱性磷酸酶活性,处于未分化状态;DF3 则表达矿化基因,是成骨细胞前体或成牙骨质细胞前体。

3. 牙乳头(dental papilla) 牙乳头由不同细胞群构成,包括中胚层来源和脑神经嵴来源的细胞。牙乳头细胞形态学特征为:细胞质突起多,细胞表面积较大且扁平;透射电镜下牙乳头细胞扁平,微绒毛膨大、粗面内质网膨胀。近期研究发现牙乳头包含可分化为成牙本质细胞样细胞和成骨细胞样细胞的两种前体细胞。决定前体细胞分化命运的调控机制可能存在于微环境中,形成哪种类型的结构决定于不同前体细胞的存活情况及其调控状态。若抑制骨形成的某种调控机制紊乱,则骨形成的前体细胞可能会发生分化;若接触到牙本质基质里储存的分子信号则启动成牙本质细胞样细胞的分化。

二、牙根发育的分子调控机制

(一) 牙根形状和发育位置的基因调控

牙根的形态和数量信息在牙胚发育的起始期就已经确立。异位移植实验已证实早在牙发育蕾状期时,牙未来发育的形态(单尖或多尖)已经决定。近几年对牙形态控制的信号来源一直存在着较大的争议,其基本问题是牙的形态是由局部上皮组织表达的位置依赖性信号分子决定的,还是由不同簇群的神经嵴源性细胞特异性调控基因决定的。发生域学说认为牙形态是由切牙、磨牙区域中多种分子的浓度梯度决定,不同类型牙发生区域在牙发育启动前存在特定的分子浓度梯度,调节不同牙始基的形态发生以及后来颈环舌状突起的发生。克隆学说认为切牙、磨牙来源于性质不同的干细胞,这些干细胞在神经嵴细胞迁移至最终位置前已经具有明确的位置信息。研究发现离散后的不同簇群牙胚间充质细胞移植后,仍能重新识别自己在新环境中的位置及功能,再现其固有的发育模式,发育成典型的、结构清晰的牙胚器官。随着现代分子和细胞生物学技术的发展,将上述两种经典学说的牙根形态发生理论有机地结合在一起,能更加全面地解释和阐明牙根的形态调控。

(二) 牙根发育启动和形成的分子调控机制

牙根发育的启动和形态发生,也是通过口腔上皮组织和外胚间充质组织的相互作用实现的,一些生物分子在时间、空间、活性强度等方面有序的协调作用决定牙的发育进程,如信号分子、转录因子、生长因子、组织特异性基质蛋白等。而且这些生物信号分子是通过细胞间、细胞与基质间、基质间的自分泌或旁分泌途径来调控发育进程,而不是依赖于激素和外周生长因子的远距离调控。

1. 信号分子 许多介导牙早期发育的上皮间充质相互作用的信号分子被证明是牙根形成所必需的。这些信号分子包括 BMP、FGF、Hedgehog、Wnt、Notch 等信号通路的启动因子。研究发现牙根发育的启动信号可能来自于间充质组织,BMP3 在根部牙囊和牙乳头强烈表达,推测其参与牙根发育的早期启动;BMP2、BMP4 在根部牙乳头组织表达,可能参与成牙本质细胞的分化;而 BMP7 在 HERS 中表达,可能参与成牙骨质细胞的分化。FGF2 在成牙骨质细胞的分化过程中强烈表达;FGF10则是牙冠和牙根发育模式转换的关键信号。有研究发现牙根发育中HERS表达Shh及其通路分子Patched 1、2,Smoothened和Gli1等,提示Shh信号通路通过调控HERS,在牙根发育中起着重要作用。最近研究学者发现Wnt及其信号传导途径分子Axin2(axis inhibitor 2)在牙根发育期的牙乳头组织表达,参与根部牙本质形成;而Notch1信号分子在成釉器颈环结构中特异性表达,参与牙根发育的启动。

2. 转录因子 转录因子是一类接受信号分子及信号传导途径分子作用,而启动调控胞核内相关功能基因转录和表达的特异性蛋白。①转录因子Msx1在牙根牙乳头、成牙本质细胞、成牙骨质细胞、牙囊组织细胞、牙周膜及牙槽骨组织中有阳性表达,提示其参与根区成牙本质细胞的分化、上皮根鞘细胞与牙囊细胞相互作用和牙槽骨的塑形改建。②Msx2在牙根发育早期上皮隔内侧附近的牙乳头细胞及上皮根鞘细胞有表达,提示其参与调控牙根发育的启动信号和牙乳头间充质细胞的凝聚、分化。③转录-复制因子Nfi-C(Nuclear factor I/C)基因敲除小鼠主要表型为磨牙牙根发育障碍,几乎没有牙根,而牙冠发育基本完好,切牙变得薄、细,说明Nfi-C基因在牙根发育中具有重要作用。④Runx2(Runt related transcription factor 2)也是牙根发育过程中一类重要的转录因子,含有保守的runt结构域。成牙骨质细胞都表达较高水平Runx2,该基因突变患者恒牙的牙骨质形成都不足,而该基因突变的小鼠牙根几乎不发育。

3. 生长因子 生长分化因子(growth differentiation factors,GDF)在牙根发育过程中起着重要作用。GDF5/6在牙根发育过程中的牙囊细胞和成牙本质细胞表达,调控牙本质、牙骨质、固有牙槽骨的发育;GDF7在牙胚根周的牙囊组织表达,诱导牙附着器官的发育;TGF-β参与HERS与牙乳头间充质组织的相互作用,参与调控成牙本质细胞和成牙骨质细胞的分化;胰岛素样生长因子(IGF)、白细胞移动增强因子(leukokinsis-enhancing factor,LEF)和表皮生长因子(EGF)等参与HERS调控牙根的发育和形成。

4. 细胞外基质 细胞外基质对牙根发育的生物学效应是:调控细胞的分化和增殖,影响细胞的形态,控制细胞的迁移,调控基质自身的矿化。牙本质细胞外基质(DECM)不仅促进成牙本质细胞分化与增殖,而且可能诱导HERS内层细胞产生釉基质蛋白并促使HERS开始脱离牙本质表面。牙囊细胞迁移至HERS与牙本质之间也离不开DECM分子的协助作用。研究发现,在牙根形成过程中HERS内层细胞和包埋在牙骨质中的细胞可以分泌釉基质蛋白EMPs,促进牙囊细胞的分化和参与无细胞性牙骨质的形成;EMPs还可以诱导牙囊细胞分泌TGF-β、PDGF、IGF-1等生长因子,促进牙根的形成。

第二节 颈环干细胞龛与干细胞分化的研究

一、颈环干细胞龛的形成

牙冠或牙根的形成是一个相对独立且连续的过程,都是由上皮干细胞龛(stem cell niche)分化调控机制来协调的发育选择过程。干细胞龛在器官发生中起到一个中心作用,其功能是产生特殊分化的组织。牙根的发育是口腔上皮源性的颈环干细胞龛(stem cell niche of cervical loop)和间充质源性的牙囊及牙乳头干细胞龛相互作用的结果。颈环干细胞龛是牙根发育的生发中心。颈环的发生是在牙胚发育蕾状期向帽状期转化的阶段,这个结构后来在持续发育的牙中逐渐形成颈环上皮细胞龛。成釉器的生发中心——釉结节通过自分泌或旁分泌途径将信号分子传递至其颈部的间充质组织，进而诱导成釉器的颈部结构分化为颈环干细胞龛。其组织学结构是由成釉器内釉上皮、外釉上皮以及少量中间层细胞根向延伸形成的（图11-4）。

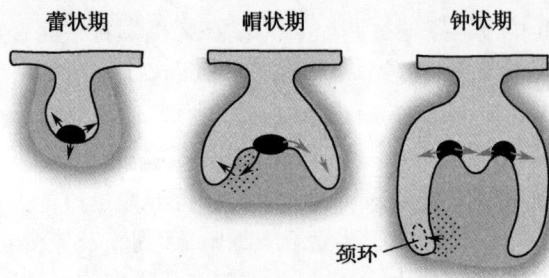

图 11-4　颈环干细胞龛的形态发生

从蕾状期向帽状期的过渡是牙形态发生过程中至关重要的步骤。此时 Notch 信号通路的受体 Lunatic fringe 接受来自间充质的 FGFs 和 BMPs 信号调控在牙胚的上皮层中特定区域局限性表达，随后该区域在 Notch 信号分子的作用下，内釉上皮细胞停止分裂不再增殖，形成一个重要的暂时性结构——原发性釉结（PEK）。PEK 可表达信号分子 FGF4、FGF9，对成釉器发育和颈环结构的形成具有重要的调控作用。在钟状期，成釉器颈部成釉细胞层出现仅有 2~3 层的扁平细胞层，称为中间层。这是牙胚发育中一个简单但很精细的结构，与周围组织的界限清楚，紧邻内釉上皮，初始由多层扁平细胞构成，随后这种精细的上皮性结构经历了显著的增生成为星网层。当内釉上皮细胞核开始远离基底膜并分化为成熟的内釉细胞时，中间层细胞也出现活跃的细胞增殖。有研究表明，转移扩增的内釉上皮前体细胞（transit-amplifying IEE progenitor cell）分化为成釉细胞的同时也分化为中间层细胞，中间层细胞的保持由信号分子 Notch1/Jagged1 相互作用调节。然而目前对中间层的作用所知甚少，研究认为其主要作用是营养和钙、磷的转运。近期有学者发现中间层细胞能产生一些信号分子，如 Shh、Notch、Wnt 等，这些分子对中间层的形成具有重要作用。

二、颈环干细胞龛的维持

区别于人类牙冠和牙根有限的发育模式，牙终生不断生长的啮齿类动物是一种经典、成功的适应性进化的发育模型。由于牙发育过程中颈环上皮干细胞龛的发育选择，一种是维持成釉器星网层永久生长，另一种是星网层退变形成有限生长的双层结构——上皮根鞘。啮齿类动物的下切牙代表一类特殊的牙类型，即牙冠终生不断生长，切缘不断磨耗，却没有牙根结构形成。其牙的唇面是牙冠发育模式，表面覆盖釉质，其唇侧颈部有一个特殊的颈环结构——根尖蕾（apical bud），它终生保持 3 层结构——内釉上皮、外釉上皮以及中间层细胞（图11-5）。用 DiI 示踪和 BrdU 标记进行细胞周期研究表明，上皮干细胞存在于 apical bud 的中间层中，具有缓慢的细胞周期和不对称的细胞分裂等特点。中间层存在较多的自我更新的成体干细胞，apical bud 是一个经典的颈环干细胞龛。而牙的舌面却是牙根发育模式，表面是由牙本质和牙骨质覆盖。鼠切牙的切缘不断被磨耗，就是为了适应牙颈部细胞的不断增殖和分化。鼠切牙不是唯一不断生长的牙，一些动物的磨牙也不断生长。小鼠磨牙可以形成具有典型形态结构的牙根，当颈环干细胞龛中的中间层细胞消失并形成两层结构的 HERS 时，就进入牙根的发育模式，牙根形成后就停止生长。而田鼠的磨牙可以保持牙冠终生不断生长，仅在牙冠侧方保留了 3 个牙根样结构区，在这些牙根样结构区中可见牙本

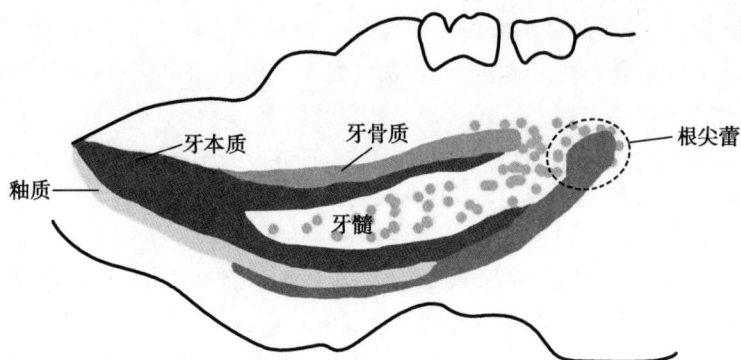

图 11-5　根尖蕾的形态

质、牙骨质、成牙骨质细胞、牙骨质细胞和牙周膜。田鼠磨牙颈部大部分保持颈环结构,仅在牙根样结构区可见到 HERS,这些 HERS 同样在牙根结构形成时断裂。

Apical bud 及其周围间充质显示了典型的干细胞龛对牙上皮干细胞的调控作用,包括跨膜信号和分泌信号两种调控方式。有研究表明上皮表达的 Notch、间充质表达的 FGF-10 和 BMP4 对维持颈环上皮干细胞龛具有重要作用,这可能是所有不断生长牙的共同分子调控途径。Notch 信号系统在发育过程中参与调控许多组织中干细胞的分裂,如神经元、神经胶质、淋巴细胞、胰腺、表皮等。Notch 信号的表达与干细胞分布区域密切相关。通过对牙发育不同时期 Notch 信号表达追踪发现,牙发生前 Notch 在口腔上皮各处表达,蕾状期上皮芽嵌入外胚间充质中,上皮的基底层细胞失去 Notch 表达,而星网层和中间层表达 Notch;帽状期颈环形成时 Notch 的表达位置与蕾状期相似。以上说明 Notch 信号对颈环干细胞龛的维持是必不可少的。有学者发现 *Fgf10* 基因敲除的小鼠切牙颈环干细胞龛缺损,将基因敲除小鼠切牙颈部移植到成年鼠肾被膜下,其唇侧发育出牙根结构;向体外培养的小鼠切牙颈部中加入中和 *Fgf10* 的抗体可导致颈环细胞凋亡;向体外培养的小鼠磨牙牙胚局部转染 *Fgf10* cDNA,其过表达使磨牙牙胚形成根尖蕾结构而不形成 HERS。综上所述,FGF10 通过保持 Notch 信号途径的活化,能够诱导干细胞增生、抑制其分化,同时 Notch 信号作为 FGF10 信号的下游分子,在前体细胞维持中是必需的。最近研究表明,在鼠切牙的颈环上皮干细胞龛和周围间充质存在一个基因调控网络,控制着上皮干细胞的增殖。间充质细胞分泌 FGF3,刺激上皮干细胞增殖,而 BMP4 阻止 FGF3 的表达。而 Activin 强烈表达在牙胚唇侧间充质中,抑制了 BMP4 的效应,同时限制 FGF3 表达于唇侧间充质中,造成干细胞增殖力增强。TGF-β 超家族分子抑制剂 Follistatin 不但限制舌侧干细胞数量,造成切牙唇舌侧的不对称特点,还可以拮抗 Activin 的活性。

三、颈环干细胞龛的细胞分化

牙根发育的决定要素在于颈环的归宿,颈环有两种发育归宿:一种是保持颈环结构,不断形成釉质,使牙不断生长而不形成牙根;另一种是发育出 HERS 结构,诱导根部牙本质和牙骨质形成,发育生成牙根。小鼠磨牙是颈环完全转向牙根的例子,而田鼠磨牙仅部分完成了这种转换,同时大部分颈环仍保持了产生牙冠的能力。目前还没有发现由牙根发育转向牙冠发育的例子,因此这种牙冠发育向牙根发育的转换是单向的。如果要保持牙冠发育,则必须维持颈环结构,这种颈环结构应包括内和(或)外釉上皮和含有干细胞的星网层和(或)中间层细胞。如果牙冠向牙根发育转换,则颈环的星网层必须退化,由内釉和外釉上皮构成HERS(图 11-6)。

　　通常情况下,在一些上皮干细胞龛中,干细胞在基底层中是散在分布的,并附着于基底膜。其子代的细胞启动分化时首先脱离基底膜,从基底细胞层中迁移出来并增殖形成新的细胞层。以前学者认为颈环干细胞存在于外釉上皮层中,在其中逐渐增殖分化并迁移至内釉上皮处,星网层中有一定数量的干细胞群,可能是从基底细胞层中迁移并且增殖而来的。而颈环干细胞龛干细胞的分化途径却是相反的,BrdU 追踪实验发现颈环干细胞位于星网层或星网层和中间层之间,而不是位于基底细胞层中;然而其分化和增殖的子代干细胞却都位

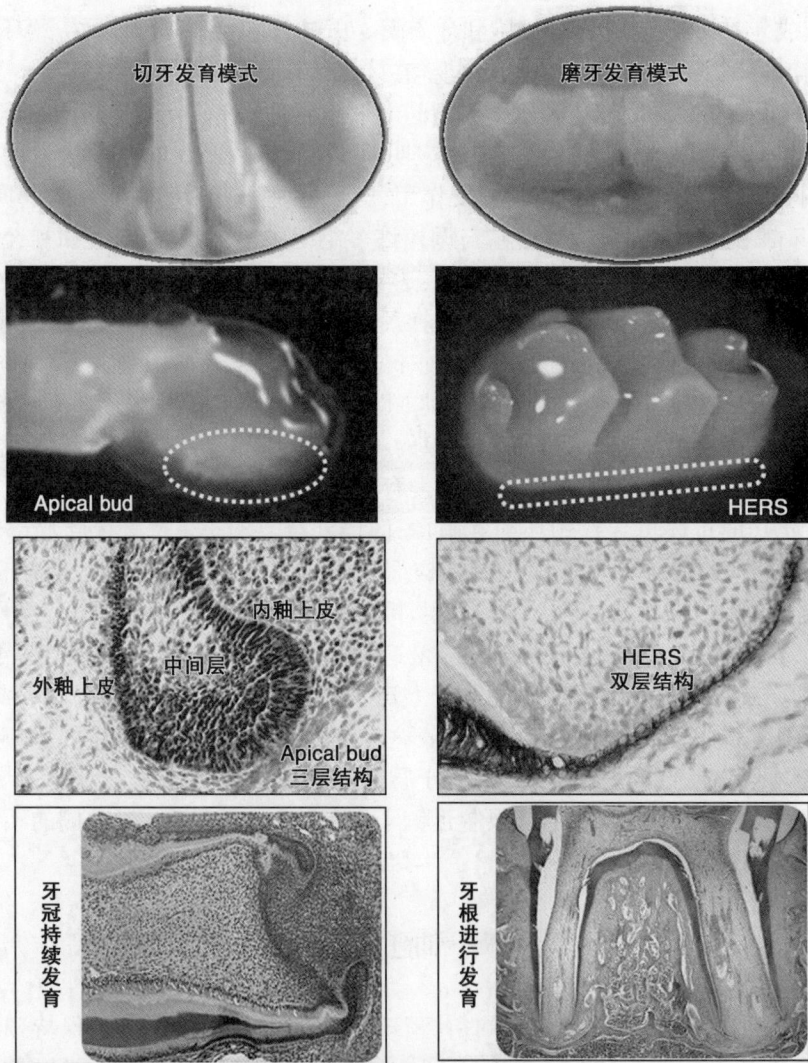

图 11-6　啮齿类动物的牙根发育模式
(空军军医大学口腔医学院供图)

于基底细胞层内。颈环干细胞的分裂方式可能是非对称式的,分裂后其中一个子代细胞仍保持干细胞的特性,而另一个子代细胞则成为分化细胞的前体细胞。这些分裂出来的前体细胞通过一定途径嵌入颈环部位的基底细胞层中,进而在 FGF 信号分子的诱导下增殖分化成一个特殊细胞群落——迁移扩增细胞群(pool of transit-amplifying cells)。这些细胞进一步移动至颈环上皮层,并进入到内釉上皮中,开始分化为成釉细胞。一旦完成分化后,细胞就开始分泌釉基质蛋白。

在小鼠牙胚发育早期,Notch1、2 均表达于牙胚上皮来源的星网层中,但在周边基底上皮细胞层中不表达。帽状期以后 Notch1 在所有星网层细胞中和整个釉结节区都有表达,然而 Notch2 仅在半数的星网层细胞中表达,且在釉结和颈环结构中微量表达或不表达。这提示 Notch1 对于颈环上皮干细胞龛的细胞分化起着至关重要的调控作用。在小鼠牙胚发育早期,JAG1 的表达结构区域与 Notch 重叠,不同的是,JAG1 还密集地表达于牙胚间充质细胞中。钟状期以后,在颈环干细胞龛中,JAG1 高表达于内釉上皮层和成釉细胞层,提示 JAG1 配体所介导的 Notch 信号通路可以调控成釉细胞的分化,抑制成牙本质细胞的分化。*Lunatic fringe*(*Lnfg*)基因在小鼠牙胚发育中的磨牙胚上皮和间充质均有表达,且 *Lnfg* 基因在牙胚上皮中的表达与 *Notch* 表达表现出一种互补关系。在颈环区的上皮干细胞龛中成釉细胞分化的信号传导调控方面,间充质表达的 FGF-10 可激活基底上皮中 Lnfg 的表达,而 BMP4 可以抑制 FGF-10 对 Lnfg 的诱导作用。*Lnfg* 基因可调控 Notch 信号,而位于星网层中的干细胞表达 Notch1 受体,当干细胞的子代细胞进入表达 Lnfg 的基底上皮时,它可分化加入成釉细胞系并与间充质细胞相互作用。可见,来自间充质的 FGF-10 和 BMP-4 可分别通过激活和抑制 Lnfg 表达来调节在颈环上皮干细胞命运分化中的 Notch 信号通路(图 11-7)。

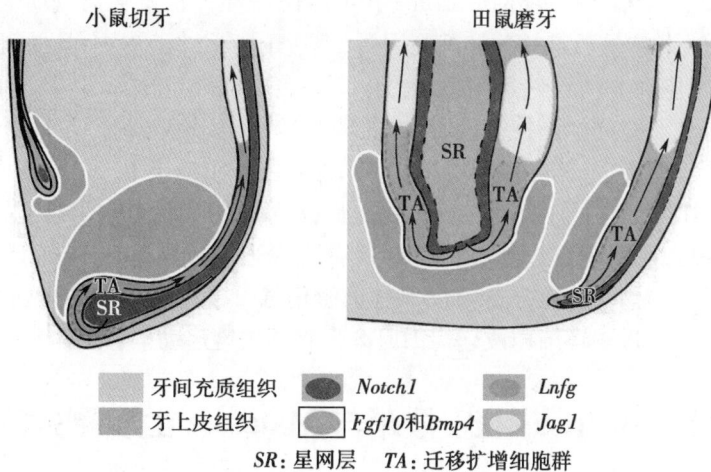

小鼠切牙   田鼠磨牙

牙间充质组织   *Notch1*   *Lnfg*
牙上皮组织   *Fgf10* 和 *Bmp4*   *Jag1*
SR:星网层   *TA*:迁移扩增细胞群

图 11-7   维持颈环上皮干细胞微环境的分子调控机制

四、冠根发育模式转换的分子调控机制

HERS 是牙根发育的先决条件和特有结构,所以通常认为 HERS 形成是牙根发育启动的形态学标志。但是国外一些研究显示冠根发育模式转换的形态学信号包括:内釉上皮

(IEE)停止生长;颈环结构形成 HERS;牙源性上皮的断裂。内釉上皮停止分裂和分化是由于颈环上皮干细胞龛停止了细胞转移和扩增途径(transit-amplifying pathway)造成的,其分子调控机制是 Notch1 信号表达减少。HERS 的形成是由于颈环结构中星网层萎缩退化消失。有研究发现上皮生长因子(EGF)在牙冠发育时期表达于颈环上皮干细胞龛的星网层中,而牙根发育启动后 EGF 表达消失;另一方面体外器官培养实验加入 EGF 受体的抑制物,成釉器颈环的星网层消失,HERS 形成。此外,维持颈环结构的重要因子 FGF10 在牙根发育启动前期也逐渐从颈环周围的间充质中表达消失。因此颈环上皮中 Notch 信号和 EGF 以及间充质中 FGF-10 的消失是启动牙根形成的重要分子变化。有学者认为外釉上皮的增殖分化活性比内釉上皮强,从而导致外釉上皮向牙根方向延伸同时向内反折形成双侧结构的细胞鞘。此外,牙囊细胞可以分泌 IGF1,诱导牙根发育时期的 HERS 细胞增殖。但究竟是颈环周围结构发生形态学变化,阻隔了上皮与间充质间的牙冠模式诱导,还是牙根发育的关键启动基因表达调控维持颈环干细胞龛的信号分子发生衰减,仍需进一步研究。最近学者在研究 β-catenin(Ctnnb1)基因敲除的小鼠时,发现小鼠磨牙牙冠发育良好,而牙根发育停滞的表型,进而对分子调控机制进行研究,结果发现 wnt/β-catenin 信号通路对间充质细胞向成牙本质细胞、成牙骨质细胞分化起着决定作用。因此推测牙根的发育信号或启动因素可能来源于牙乳头间充质的变化。

颈环干细胞是一种上皮源性的成体干细胞,与间充质源性细胞相互作用可以进一步分化为牙根发育的功能细胞——上皮根鞘细胞,推测其分化潜能可能是由牙根发育特异性调控基因组表达来支持的。因此有学者通过比较基因组技术建立了大鼠牙根发育启动前切牙与磨牙的颈环干细胞龛的差异表达基因文库和蛋白质组表达谱,进而筛选多个牙根发育启动相关基因。发育基因如 SEL1L(suppressor Enhancer of Lin-12 Like,SEL1L)等在牙根发育启动时表达上调,而 PRDX1(peroxiredoxin-1,PRDX1)等在牙根发育启动时表达下降。其中 SEL1L 是一种 Notch 信号通路的关键抑制因子,表达于磨牙的上皮根鞘、颈环周围的间充质组织、成牙本质细胞和成釉细胞,而未分化的颈环干细胞则无表达。由于 Notch 信号是保持颈环干细胞未分化状态的主调控基因,因此推测作为 Notch 信号负调节因子的 SEL1L 可能是打破星网层干细胞环境,诱导星网层凋亡,形成双层细胞结构的 HERS,进而启动牙根发育的调控因子。PRDX1 蛋白是一种增殖相关蛋白,也被称为成骨细胞特异因子(osteoblast specific factor,OSF-3),在颈环干细胞龛中 PRDX1 蛋白表达显著升高,可维持干细胞增殖,同时抑制其分化活性。但这些调控分子仅仅只是上游信号分子的胞核内的下游效应分子,在牙根发育干细胞龛中促进颈环结构改建为 HERS 形状的关键启动信号仍需进一步深入探讨。

第三节 Hertwig 上皮根鞘与 Malassez 上皮剩余的研究

一、上皮根鞘的生物学性能

HERS 是牙根形成的诱导者和调节者,调节牙根大小、形状和数量。HERS 参与人类牙根发育的全部过程:HERS 形成从而启动牙根发育;HERS 生长形成上皮隔,多根牙形成时,上皮隔长出舌状突起并与对侧舌状突起相连决定牙根数量;牙根硬组织开始形成,相对应的 HERS 断裂;牙根不断生长,HERS 逐渐断裂进入牙周膜中,形成 Malassez 上皮剩余;HERS 逐渐退化,牙根发育完成并停止。

　　HERS 是成牙本质细胞及成牙骨质细胞分化的诱导者。电镜观察发现,HERS 由两层细胞构成,内层细胞为立方状,外层细胞呈矩形,细胞间通过桥粒和间隙连接紧密相连,被连续的基底膜包绕 HERS 的末端膨大,内外层细胞均呈立方状,可能有特殊功能。HERS 细胞分泌趋化性蛋白形成基底膜以支持前成牙骨质细胞的迁移。在基底膜中存在多种细胞外基质蛋白、生长因子、釉基质蛋白和信号分子。牙乳头细胞突起与 HERS 内细胞接触后,被诱导分化为成牙本质细胞。当成牙本质细胞分泌的牙本质基质开始矿化时,HERS 内侧基底膜先破裂,随后外侧基底膜破裂,HERS 细胞间间隙扩大,到牙本质形成时,HERS 完全断裂。HERS 外侧的牙囊细胞侵入断裂的 HERS 间,与新形成的牙根面接触,分化成为含有发达细胞器的成牙骨质细胞,并开始在根面沉积无细胞性牙骨质。部分断裂的 HERS 细胞离开根面,在牙周膜内聚集形成细胞簇,并被基底膜重新包绕,形成 Malassez 上皮剩余(epithelial cell rests of Malassez,ERM)(图 11-8)。

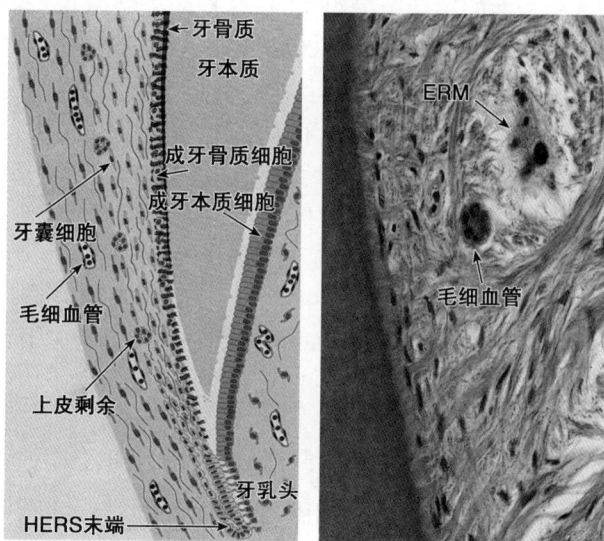

图 11-8　Malassez 上皮剩余(ERM)的组织学及示意图

　　目前 HERS 断裂的机制还不完全清楚。学者认为 HERS 断裂可能是其细胞发生凋亡引起的,但更多研究认为 HERS 有序断裂不仅与不同部位 HERS 增殖力不同有关,还可能是由于 HERS 的增殖力不及周围外胚间充质组织使 HERS 受到牵拉所致。有研究发现,在小鼠牙根发育中 HERS 内外层细胞都发生形态变化,推测牙根发育中 HERS 的功能也发生着改变。通过对牙根发育过程的连续动态观察发现,即将断裂的 HERS 细胞形态发生变化呈扁平状,断裂后呈立方状或圆形状,提示 HERS 可能在断裂前受到了外力拉伸,由于牵拉作用使细胞形态发生变化。HERS 在根部牙本质矿化时发生断裂。从牙颈向根尖方向,牙乳头细胞的分化度逐渐降低,所以总是靠近牙冠方的成牙本质细胞先形成矿化牙本质,因此 HERS 最早从牙颈部开始断裂,逐渐向根尖端移行。

　　HERS 的末端被称为牙根发育的生发中心。有研究发现大鼠从 PN5d 到 PN15d,HERS 的末端始终保持较强的增殖力,而刚形成的牙根表面和靠近牙颈部的 HERS 中几乎没有增殖细胞标记物——PCNA 阳性细胞,说明 HERS 的增殖力从末端到牙颈部逐渐减弱。与此同时,牙颈部与 HERS 对应的牙乳头细胞始终保持旺盛的增殖力。因此推测牙颈部的 HERS 和牙乳头之间产生的增殖力差异也可能是导致 HERS 有序断裂的因素。另外,从形态上观察 HERS 断裂前胞体伸长,有可能是 HERS 细胞在此处的增殖力低于其内侧牙乳头的增殖力,受到牙乳头的牵拉而发生形变,当牙乳头组织的牵拉力超过 HERS 细胞间的结合力时则发生 HERS 的断裂。而 PN25d 时,在磨牙根尖处未见到 PCNA 阳性的 HERS 细胞,说明 HERS 已失去增殖力,但同时根尖牙乳头细胞保持着较强的增殖力,因此牙根发育停止的机制可能是 HERS 末端失去增殖力,而根尖牙乳头细胞继续增殖,导致 HERS 受牵拉完全断裂,牙根发育随即停止。

二、Hertwig 上皮根鞘与牙骨质的发育

(一) 牙骨质的发育

牙骨质是覆盖于牙根表面的钙化结缔组织,在维持牙周结构和牙根表面结缔组织附着再生中起重要作用。以牙萌出到咬合位置的时间为分界点,牙骨质可以分为原发性牙骨质和继发性牙骨质;而根据牙骨质基质内成分可以分为细胞性牙骨质和无细胞性牙骨质。一般来说,原发性牙骨质多为无细胞牙骨质,与牙贴合非常紧密,是提供牙附着的主要组织;而继发性牙骨质则以细胞性牙骨质为主,对牙磨损和移动有适应性作用。正常牙根根尖 1/3 的牙骨质全部为细胞性牙骨质,根颈部 2/3 内层为无细胞牙骨质,外部有细胞牙骨质覆盖,越靠近颈部,细胞性牙骨质越薄。研究证实无细胞牙骨质对碱性磷酸酶活性的依赖性比细胞性牙骨质更强,在低碱性磷酸酯酶症患者中可出现牙骨质发育障碍。尽管有一些假说解释了无细胞牙骨质向细胞牙骨质的转换,例如:咬合力引起其相互转换;产生各型牙骨质的细胞来自不同的细胞簇群;无细胞牙骨质和细胞牙骨质受不同的细胞因子调控等,但是其真实原因还不清楚。

1. 牙骨质的分类 根据牙骨质中有无牙骨质细胞以及所含纤维是否由成牙骨质细胞分泌,有学者将牙骨质分为 4 种类型:①无细胞、无纤维性牙骨质(acellular afibrillar cell cementum,AACC),这种类型的牙骨质不含牙骨质细胞,也无纤维成分,分布于釉牙骨质交界处或某些动物的"冠牙骨质(coronal cementum)"。其主要结构成分是黏多糖,功能尚不清楚;②细胞性、内源纤维性牙骨质(cellular intrinsic fiber cementum,CIFC),这种牙骨质中含有牙骨质细胞,且所含胶原纤维由成牙骨质细胞分泌。它作为修复性组织分布于陈旧的吸收陷窝和根折处。胶原纤维绝大部分与牙根面平行,环绕牙根,不伸入牙周韧带;③细胞性、混合纤维性牙骨质(cellular mixed stratified cementum,CMSC),这种牙骨质由内源性纤维、外源性纤维和不规则分布的牙骨质细胞组成,分布于根尖 1/3 处和根分叉区。最外层由无细胞、外源性纤维牙骨质覆盖。外源性纤维为牙周膜成纤维细胞分泌的 Sharpey 纤维。这种牙骨质的作用在于补偿牙生理性移动和非生理性移动(如正畸牙的移动);④无细胞、外源纤维性牙骨质(acellular extrinsic fiber cementum,AEFC),这种牙骨质占牙骨质的 40%~70%,分布于牙根颈侧 1/3~2/3 的区域。Sharpey 纤维与无细胞的基质紧密相连,由胶原纤维和黏蛋白组成,作用在于通过牙周纤维锚定牙(图 11-9)。

2. 牙骨质的成分 牙骨质的成分与骨类似,主要成分是胶原。胶原主要为 I 型胶原,还有少量的Ⅶ型胶原。一些研究已经报道了在牙根形成过程中,牙骨质中存在一些非胶原

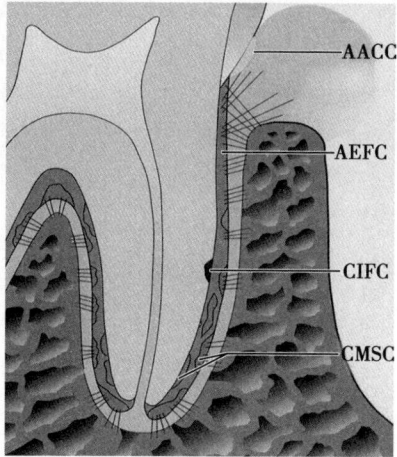

图11-9　不同类型牙骨质的组织学示意图

蛋白的表达,这些非胶原蛋白能够刺激细胞迁移、附着、增殖、蛋白合成及矿化。牙骨质的非胶原蛋白包括骨涎蛋白(BSP)、骨桥蛋白(OPN)、玻连蛋白、纤连蛋白、骨粘连素、γ-羧基谷氨酸、葡萄糖胺聚糖、蛋白多糖等。学者研究发现CIFC及成牙骨质细胞中存在骨钙素,然而在无细胞性牙骨质及其成牙骨质细胞中不存在。另有报道在AEFC中存在骨钙素,但成牙骨质细胞中则无骨钙素表达,而CIFC及成牙骨质细胞中骨钙素表达很弱。此外,研究证实无细胞性牙骨质及牙骨质细胞中存在牙本质基质蛋白1,然而成牙骨质细胞没有发现其表达。目前一些蛋白被当作牙骨质特异性蛋白的标志物:如55kDa的牙骨质附着蛋白(cementum attachment protein,CAP)、促有丝分裂因子(Mitogen factor,MF)和73kDa的蛋白CEM-1。有研究报道成牙骨质细胞和牙骨质细胞产生高水平的GLUT-1单糖转录子,然而成骨细胞或骨细胞不表达这种蛋白,提示GLUT-1可作为区分成牙骨质细胞系和成骨细胞系的生物学标志。最近有学者报道了成牙骨质细胞瘤来源的蛋白CP23(cementum-derived protein 23)在成牙骨质细胞及一些存在于牙骨膜中的成牙骨质前体细胞中表达,根据其在细胞核的定位,推测CP23是成牙骨质细胞分化所必需的,并可作为成牙骨质细胞的标志。

3. 成牙骨质细胞的来源　"经典的"间充质假说已经提出大约50年,认为成牙骨质细胞来源于牙囊的后代细胞。HERS内侧牙乳头细胞分化为成牙本质细胞,分泌形成根部牙本质后,包绕牙根的HERS断裂,牙囊细胞进入裂隙,接触到根部牙本质基质蛋白,分化为成牙骨质细胞。有学者利用牛牙胚分离出的牙囊细胞、牙槽骨细胞和牙周膜细胞,植入免疫缺陷小鼠体内,观察到牙囊细胞和牙周膜细胞组有牙骨质样基质的形成,因此认为成牙骨质细胞由牙囊细胞分化而来。组织学显微观察发现,大鼠磨牙牙根发育过程中,HERS发生破裂,牙囊间充质细胞进入HERS中,进一步破坏HERS的完整结构,并通过细胞突起分泌沉积牙骨质基质。小鼠磨牙器官培养实验发现,荧光标记的牙囊细胞向根尖方向移动,证实了牙囊细胞具有迁移能力。对小鼠脑神经嵴细胞追踪的研究发现,牙骨质起源于脑神经嵴细胞,并不排除上皮的参与。另有研究发现人牙囊细胞在BMP2/7和釉基质蛋白的刺激下,可以向成牙骨质细胞方向转化。认为细胞和无细胞性牙骨质,牙周膜和牙槽骨具有共同的起源,是外胚间充质的经典假说(图11-10)。

"替代的"上皮假说是1975年提出的一个新的关于牙骨质起源的假说,认为成牙骨质细胞来自于HERS细胞的上皮间充质转换(epithelial-mesenchymal transformation,EMT)。有学者发现在牙根发育过程中,HERS经历了上皮细胞向间充质细胞的转变,分化为成牙骨质细胞,并形成类似无细胞牙骨质的细胞外基质,因此认为无细胞牙骨质和细胞牙骨质分别由HERS和脑神经嵴来源的两种细胞合成。另有学者发现上皮*Dlx2*基因在无细胞牙骨质形成中的成牙骨质细胞中表达,而在细胞牙骨质形成中的成牙骨质细胞中表达较弱,提示形成细胞或无细胞牙骨质的成牙骨质细胞来源不同。用免疫金标记方法对猪牙骨质发生进行观察,发现HERS的外釉上皮细胞可能经过上皮间充质的转换,成为紧邻牙骨质发生的,具有

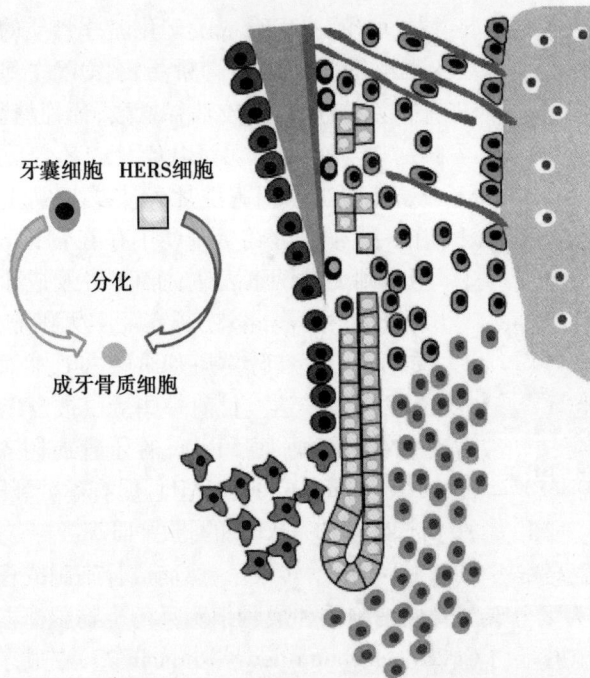

图 11-10　成牙骨质细胞分化来源的示意图

分泌特性的结缔组织细胞样的形态。在对 *Dlx2/LacZ* 转基因小鼠的研究中发现牙骨质形成细胞具有复杂的起源,其可以表达间充质和上皮标志物,认为其可能是 HERS 上皮来源的一个细胞簇群。另外有学者对人和猪牙研究认为 HERS 不仅是无细胞和细胞两种类型牙骨质的来源,而且也是牙周膜成纤维细胞的来源。该假说能够解释成牙骨质细胞和成骨细胞具有不同的表现型以及牙周膜区域中细胞的异质性等问题。

此外,有学者发现骨内膜的前体细胞可以游走至牙周膜;从牙槽骨分离的细胞与牙根共同培养时,在牙根表面形成类似于细胞性牙骨质的组织,而与牙周膜细胞共同培养时,牙根表面则无矿化组织形成。该实验说明形成牙骨质的细胞也可能起源于骨系前体细胞。

综上所述,细胞性和无细胞性牙骨质可能分别起源于不同的细胞,通过对骨细胞和与牙骨质有关的细胞进行表型表达分析,发现这两种成牙骨质细胞不仅表型不同,其发育起源亦不相同;原发性成牙骨质细胞起源于牙囊,与细胞性牙骨质和继发性牙骨质发育有关的细胞属非牙囊来源。

（二）　HERS 对牙骨质形成的调控

1. 形态学变化　学者研究发现,在最初形成牙骨质的部位,随着 HERS 破裂,牙囊细胞接近牙根表面并随后穿透 HERS 屏障,此时 HERS 仍被限定在基底膜内,提示是牙囊细胞而不是 HERS 细胞分泌最初的牙骨质基质。有研究进一步证实,HERS 持续断裂使牙囊、牙周细胞接近牙根表面,认为在牙根形成早期,HERS 作为建立牙根形状的屏障,可能也介导了牙骨质形成,但 HERS 自身并不形成牙骨质。

2. 形成基底膜　HERS 可能还直接参与了牙骨质形成。一些研究发现细胞牙骨质形成前,由 HERS 细胞向根部牙本质表面分泌一层基质蛋白,形成具有重要诱导作用的基底膜结构。有学者将这层薄的、无定形、无细胞的牙骨质,称为中间牙骨质。中间牙骨质可能由HERS 的内层上皮细胞形成,也可能由嵌入破裂 HERS 的牙囊细胞分泌。有学者将牙囊细胞分别与去除或保留基底膜的牙本质片重组,植入鼠眼前房。结果发现去除基底膜组移植物生成与牙本质分离的钙化组织,而保留基底膜组移植物生成与牙本质紧密附着的钙化组织。将 HERS 与牙囊和牙本质片重组,发现去除基底膜组移植物也生成了与牙本质紧密附着的钙化组织,而保留基底膜组移植物不仅全部形成与牙本质紧密附着的钙化组织,还有 25% 的移植物发育成了完整的牙周膜组织。组织重组实验结果说明了基底膜和 HERS 在牙周组织发育中有重要作用。其他研究也证实在牙骨质形成时,基底膜在根部牙本质表面保持着完整性,并包含有趋化蛋白,这种趋化蛋白能够诱导牙囊细胞迁移或诱导成牙骨质细胞分化。从牙骨质分离出的胶原样蛋白 CAP,也在 HERS 细胞中表达,CAP 拥有趋化活性并能够募集成牙骨质细胞的前体细胞。

3. 分泌特异性基质蛋白和细胞因子　釉基质蛋白 EMP 对牙囊细胞分化为成牙骨质细胞并产生无细胞性牙骨质非常重要。有研究观察去除猴第一磨牙颊侧牙槽骨骨板、牙周膜和牙骨质,敷用经同质化处理的猪 EMP,8 周后观察到无细胞牙骨质几乎完全重建且牢固地附着于牙本质,并有牙周膜纤维包埋于其中。也有研究观察到应用 EMP 后,牙根面再生组织主要是细胞性牙骨质及骨样组织。在组织学上,HERS 的内层细胞是内釉细胞的延续,内釉细胞在牙冠发育中可分化为成釉细胞并合成分泌 EMP,因此 HERS 有产生 EMP 的潜力。许多学者从不同角度,包括免疫组化、原位杂交及体外检测等均证实 HERS 细胞能够表达 EMP。然而对于 EMP 的研究还存在一些争议:究竟是哪一种 EMP 成分起主导作用;具体表达的量是多少;EMP 在牙根分布的具体位置以及哪些细胞可以产生 EMP 等。目前FDA 认可的 Emdogain(来源于猪成釉器的 EMP)已在临床广泛用于治疗牙周缺损和牙再植。另外 HERS 还可分泌 laminin、OPN、BSP、TGF-β,促使牙囊前体细胞向成牙骨质细胞定向分化。

4. 上皮间充质转换　研究发现,牙骨质细胞抗角蛋白抗体表达阳性,证实其为上皮来源细胞,可能是上皮根鞘断裂后部分 HERS 细胞被新形成的牙骨质基质埋入,推测 HERS 参与了细胞牙骨质形成。但更多研究者认为,HERS 可以发生上皮间充质转换,转变为成牙骨质细胞,直接形成牙骨质。有学者发现,小鼠牙源性上皮细胞表达 Dlx2,而牙囊和牙乳头细胞不表达;在牙根发育中,部分成牙骨质细胞表达 Dlx2,而另一部分成牙骨质细胞不表达,故推测表达 Dlx2 的成牙骨质细胞为上皮来源。另有学者发现,在部分猪成牙骨质细胞中可见张力丝和细胞桥粒,提示猪成牙骨质细胞有可能来源于上皮细胞。最近学者发现,体外培养的 HERS 细胞表达间充质细胞的标志物——波形丝蛋白;HERS 细胞经矿化诱导可产生类似无细胞牙骨质的矿化细胞外基质,基质包含牙骨质特异性蛋白——CAP,提示 HERS 细胞可能经历 EMT,无细胞牙骨质可能由 HERS 来源的成牙骨质细胞合成。基于对人和猪牙的形态学观察,有学者提出一种假设:HERS 细胞不但能形成细胞和无细胞牙骨质,还包含某一牙周膜成纤维细胞亚群的祖细胞。这一假设在一定程度上能够解释为何牙周膜细胞呈现出的异质性。

5. 与牙囊直接接触　有报道发现,牙囊细胞通过细胞桥粒样结构与 HERS 内釉上皮细胞直接接触,这种直接接触可能对成牙骨质细胞分化起重要作用,从而调控两种牙骨质形成。

三、Hertwig 上皮根鞘与牙本质的发育

（一）HERS 与牙乳头间的基底膜

上皮根鞘形成之后，其内侧的牙乳头细胞也向根尖方向聚集增生，牙乳头的外周细胞与 HERS 基底膜紧密结合。在根部牙本质形成前，HERS 细胞间通过桥粒连接和间隙连接而紧密相连，并被连续的基底膜包绕，基底膜主要由Ⅳ型胶原网构成，含有丰富的胞外基质蛋白。以往认为基底膜是上皮来源的，这一观点已经改变，研究证实基底膜由上皮和间充质共同分泌形成。牙根发育过程中，基底膜一方面介导 HERS 内层上皮细胞对前成牙本质细胞的诱导作用，另一方面基底膜的胞外基质可以同前成牙本质细胞表面受体结合，基质成分可能作为一种诱导信号控制前成牙本质细胞的分化。

基底膜在成牙本质细胞分化中有重要作用。研究表明，使用胰蛋白酶会将牙胚中的牙乳头和成釉器分开并将基底膜降解，而将分开的成釉器和牙乳头进行重组培养，基底膜会在 15~18 小时内重建；分别使用胰蛋白酶和 EDTA 处理已有成牙本质细胞分化的牙胚，EDTA 处理的牙乳头中成牙本质细胞仍维持分化状态，并分泌牙本质基质，而胰蛋白酶处理的牙乳头中，分化的成牙本质细胞开始去极化。钌红染色显示基底膜致密板中聚多糖规则的对称排列模式会发生变化，成牙本质细胞的终末分化伴随着层黏连蛋白 laminin 成分的变化；放射自显影技术显示在牙发育的不同阶段，基底膜中的硫酸软骨素的亚型有变化。研究还发现分化过程中上皮与间充质交界处包绕前成牙本质细胞的Ⅲ型胶原会消失，而纤维粘连素 FN 会在极化细胞的极性末端聚集。上皮与间充质交界处的核心蛋白聚糖在成牙本质细胞分化过程中的分布也会发生改变。成牙本质细胞终末分化过程中，基底膜相关的黏蛋白 tenascin 会增加，而上皮细胞分泌的釉原蛋白会结合到基底膜上。成牙本质细胞分化不同阶段或者同一阶段不同位点，基底膜的成分都有变化。

总的来说，基底膜是一个动态的界面，其构成因位置和发育阶段而不同，作为旁分泌和自分泌因子的载体在成牙本质细胞分化中发挥着重要作用，具体包括：时空特异性表达的信息被整合到基底膜中；基底膜邻近的前成牙本质细胞能够识别这些信息；前成牙本质细胞能够对这些信息产生反应。

（二）根部牙本质的形成

HERS 在根部牙本质形成中的作用很重要，如果上皮根鞘的连续性遭到破坏，或在根分叉处上皮隔的舌侧突起融合不全，则不能诱导牙乳头分化为成牙本质细胞，导致该处牙本质缺损，牙髓和牙周膜直接相连，形成侧支根管。成牙本质细胞分化是上皮与间充质持续相互作用的结果，包含下列步骤：前体细胞脱离细胞循环；胞体变长；细胞极化；前期牙本质与牙本质的沉积与调节。所有这些步骤都受到严格的时空调控。

透射电镜下观察发现，牙乳头细胞的细胞突与 HERS 内侧基底膜接触，细胞内含有发达的细胞器，核极化。当这些牙乳头细胞开始分泌牙本质基质时，HERS 内侧基底膜立即发生断裂。有学者还发现 HERS 细胞表达釉原蛋白 AMGN，可促进牙乳头细胞增殖分化。此外，HERS 内釉上皮还表达 laminin-5，可介导牙乳头细胞的黏附、生长、迁移和分化。研究表明，FN 能够通过整合素与细胞表面发生作用，牙乳头细胞表面有 3 种高分子物质与 FN 相互作用。免疫组织化学研究显示，FN 会瞬时表达在极化成牙本质细胞的极性末端，说明 FN 对成

牙本质细胞的分化诱导有重要作用。有证据表明由基质分子(包括 FN)以及生长因子(包括 TGF-β 家族)和受体组成的网络参与了成牙本质细胞的终末分化,特别是功能性极化。HERS 上皮分泌的 TGF-β 家族成员结合到能够与潜在的前成牙本质细胞接触的基底膜上,并参与调控前成牙本质细胞的 TGF-β 生长因子和 Msx2 等的表达;而 Msx2 参与调控细胞骨架的组配。同时,TGF-β 家族成员能够调控 FN 等细胞外基质的分泌,后者与 165kDa 的非整合素蛋白作用,参与细胞胞体的伸长和极化。极化的前成牙本质细胞在 HERS 内层表面分泌牙本质基质蛋白,这些细胞外基质对成牙本质细胞的分化和牙本质矿化起重要作用。

故可以认为根部牙乳头细胞在 HERS 上皮源性的生物分子作用下分化为前成牙本质细胞,并分泌生长因子及细胞外基质,通过自分泌或旁分泌途径影响成牙本质细胞的成熟、前期牙本质的生成和牙本质的矿化。根部牙本质和冠部牙本质均由外胚间充质来源的成牙本质细胞形成,但也有差别:根部成牙本质细胞呈立方形,冠部成牙本质细胞为高柱状;最早形成的前期牙本质根部较冠部窄,并且其中胶原纤维很少,仅见零星分布,胶原的排列与牙根长轴平行;牙根部的牙本质中没有磷蛋白,而冠部牙本质中则含有磷蛋白;根部成牙本质细胞的胞突随着胞体后退,形成无牙本质小管的 Tomes 粒层,而冠部没有;根部牙本质形成较冠部慢。造成差异的原因不是很清楚,可能 HERS 抗拒来自于牙乳头的诱导信号,不形成成釉细胞。

四、Malassez 上皮剩余的研究

(一) Malassez 上皮剩余的生物学性能

1885 年,Malassez 首次在发育成熟的牙根表面发现了一类上皮细胞,这些上皮细胞成簇状,相互连接形成鱼网状结构,分布于紧靠根面牙骨质的牙周膜中(图 11-11)。Malassez 上皮剩余是牙根发育时期 Hertwig 上皮根鞘退化的上皮细胞结构。ERM 可能终生存在于牙周膜和牙骨质中,维持牙周膜代谢,诱导牙骨质和神经组织形成,抑制牙根吸收或变为牙源性肿瘤或囊肿。在常规组织切片上呈分散的上皮团或上皮岛,胞核深染,胞质少,细胞功能不活跃。透射电镜可以观察到 ERM 细胞的胞核和核膜形态不规则,且其异染色质密集,胞质含有张力丝、丰富的线粒体及游离核糖体和发育不良的粗面内质网。

ERM 可以表达多种类型的蛋白,如细胞角蛋白 CKs、神经肽(Neuropeptides)、细胞外基质及细胞膜蛋白、生长因子等。①人类 ERM 分泌的角蛋白有 CK1、5、6、8、10、15、17、18、19,显示了人 ERM 的特异性表达的上皮源性,与其他哺乳类动物、啮齿类动物不尽相同,显示其进化高等性以及人类牙根发育的精确调控信息。②人类 ERM 分泌的神经肽有降钙素基因相关肽(CGRP)、血管内皮肽(VIP)、P 物质(SP)、甲状旁腺相关蛋白(PTHrP)等,提示神经及激素参与调控牙根发育及功能维持。③人类 ERM 还可以合成一些与间充质细胞关系更为密切的细胞外基质蛋白,如骨桥蛋白(OPN)、骨唾液蛋白(BSP)、骨保护素(OPG)、金属蛋白酶(MMP-13)及金属蛋白酶组织抑制剂(TIMP),提示其在矿化组织

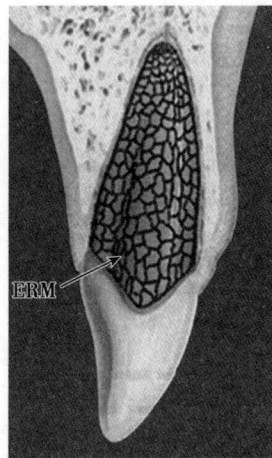

图 11-11　Malassez 上皮剩余组织学形态示意图

形成中的重要作用。④人类 ERM 还表达一些特殊的细胞膜表面蛋白,如钙结合蛋白(calbindin D28)、神经生长因子受体(TrkA)、上皮生长因子受体(EGFR)等,此外,还分泌生长因子 BMP2,4 和细胞因子 IL-1,6 等,提示其潜在的应激分化能力。虽然 Malassez 上皮剩余是 HERS 退化的产物,但是其蛋白表达模式与 HERS 不尽相同,显示其在维持牙生理功能、应激反应和牙根修复过程中不可替代的作用。

(二) Malassez 上皮剩余的分化潜能

对于 Malassez 上皮剩余的研究逐渐引起关注。在人的一生中 ERM 细胞始终存在于牙周膜中,提示其有重要的功能而不仅仅是一个残余的结构。但是目前 ERM 的功能还不清楚。已有研究表明 ERM 细胞在牙髓坏死引起的根尖周炎后可能形成牙周囊肿和肿瘤;也有研究提示 ERM 细胞与结合上皮相连可能促进牙周袋的形成;一些研究还报道了 ERM 具有防止骨和基质吸收的能力,提示其在根吸收中发挥作用。

ERM 细胞还能够对机械压力产生应答,通过增加其细胞增殖率和细胞大小,维持牙槽骨和牙骨质间的间隙以避免强直。有研究发现,在牙发生移动时张力区的 Malassez 上皮剩余细胞增多,呈现较强增殖和分化活性,提示其在牙移动过程中具有积极作用。另外 Malassez 上皮剩余还可以表达骨保护素(OPG),后者可以抑制破骨细胞的分化和活性。此外,犬切牙再植实验研究显示,移植后牙根吸收的程度与 Malassez 上皮剩余在移植中的受损情况密切相关,根面存在上皮剩余结构则未见牙根吸收。ERM 细胞可能具有负性调节根吸收并且诱导无细胞性牙骨质的形成的作用。此外,ERM 细胞具有分泌基质蛋白的能力,如在牙移动中有釉原蛋白的表达,可能有助于牙骨质修复。超微结构观察还发现 ERM 细胞与神经末梢联系密切,提示其在牙周膜神经支配中发挥作用。ERM 细胞还可以分泌透明质酸,后者能够促进牙周膜形成具有类似于疏松结缔组织的特征。此外 Eda 过表达转基因鼠切牙的根尖蕾结可以继续发育为 Malassez 上皮剩余结构,在切牙根颊侧区可以持续地形成牙根结构(图 11-12)。这些事实提示尽管 Malassez 上皮剩余的数量并不多,其潜在的分化能力在维

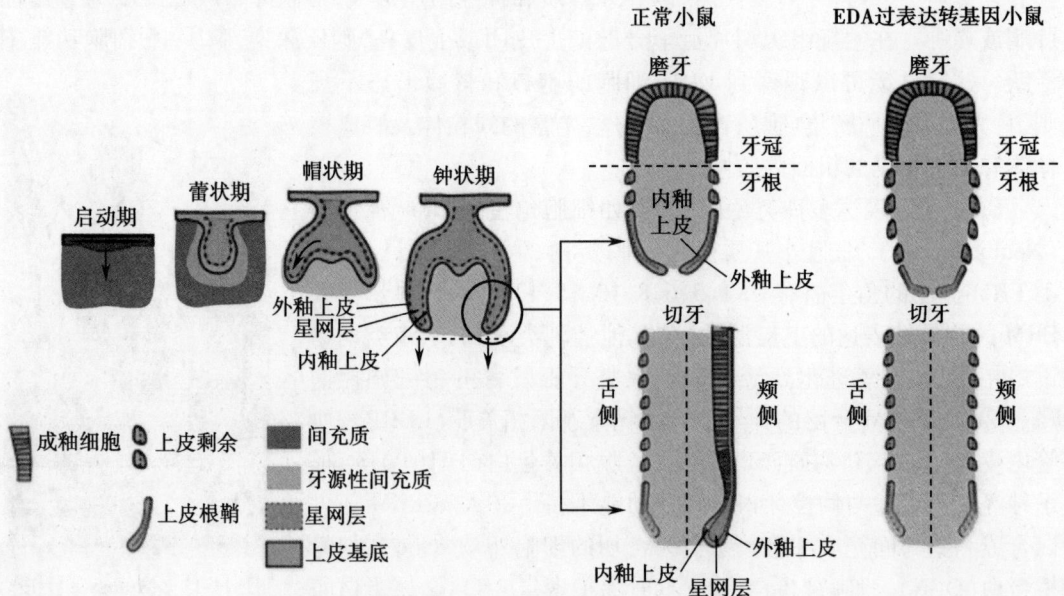

图 11-12　EDA 过表达转基因小鼠牙根发育的示意图

持牙周膜内环境稳定和牙骨质的修复再生中应当起着至关重要的作用。

第四节 牙根尖形成及再生

一、牙根尖形成与再生相关的组织和细胞（DAC、SCAP、SHED）

通过牙胚的发育以及萌出逐步形成具有功能的牙齿,在此过程中形成健康的牙周以及成熟的牙齿,而牙胚发育与萌出阶段的关键细胞是牙源性上皮细胞与牙源性间充质细胞,正是这两种细胞的相互作用形成了牙齿。种子细胞来源及成牙信号分子环境是牙组织工程研究的关键环节和难点。目前比较好的研究结果多采用牙胚来源的细胞,遗憾的是,这些细胞几乎无法在出生后获得,只能通过其他途径来获取相关种子细胞。2000年以来,牙齿发育相关的干细胞不断被发现,给牙齿组织工程的研究带来突破性的进展,但是不同类型的干细胞具有其各自独特的生物学性能,为了达到真正的临床应用目标,学者们一直在努力探索。

（一）发育期根端复合体

牙根发育是一个长期的过程,发育可以持续至牙齿萌出后的一定时间。牙根发育的动力来源于牙根端的组织,包含上皮根鞘 HERS、牙乳头和牙囊。HERS 是牙根形成的诱导者和调节者,参与牙根发育的全部过程。牙胚发育早期,牙囊包绕成釉器与牙乳头,牙囊与牙乳头在细胞密度、大小及其排列上均存在差异,因而两者之间存在明确的组织学界限。而在牙根发育阶段,特别是牙齿萌出后,牙囊仅居于发育期牙根根端,与牙乳头相连,这两种组织间完全失去了牙胚发育早期所存在的组织学分界,在组织学上似乎成为一个整体。牙根端组织体内种植实验发现,根端组织可独立形成牙齿根尖样的组织结构,证实其是一个牙根发育的"生发中心",是成体组织中存在的"胚胎性"的组织。故此时期的根端组织被称之为发育期根端复合体(developing apical complex,DAC)(图11-13)。

研究发现,DAC 结构中以 HERS 上皮结构末端为中心呈现间充质细胞浓聚现象,展现"器官始基"的形态,细胞-细胞及细胞-基质间紧密接触方式决定了组织形态发生;此外 DAC 类似于干细胞龛的结构,包含大量具有高增殖活性的未分化间充质前体/干细胞,其较邻近的牙髓组织具有更为"胚胎源性"的特征,表现出极高的增殖活性、克隆形成能力和体外多向分化能力;DAC 表达多种与牙本质、牙骨质、牙周组织及骨形成相关的活性蛋白,将 DAC 细

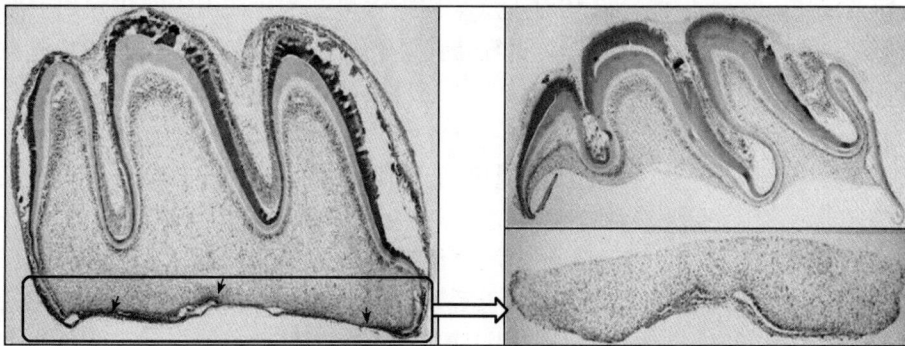

图 11-13 发育期根端复合体的组织学形态
(空军军医大学口腔医学院供图)

胞培养后收集培养液制备成的条件培养液,可以诱导牙源性干细胞分化形成牙根相关组织;DAC 组织中存在大量毛细血管网,丰富的血液供应可提供更多的原始细胞和营养物质。总之,DAC 包含形成牙根相关组织所必需的前体细胞及成牙微环境,是牙根发育的生长控制中心,其发育的最终结果是牙根尖的形成。

(二) 根尖周牙乳头干细胞(Stem cells from the apical papilla,SCAP)

根尖周牙乳头干细胞是指存在于未发育完全的恒牙根尖周组织中具有高度增殖活性、自我更新能力和多向分化潜能的成体干细胞。通常根尖牙乳头是位于发育期根端复合体 DAC 中 HERS 的内侧区域,组织学观察发现,根尖牙乳头与根管牙髓之间由一层细胞密集区分隔。2006 年有学者发现在人年轻恒牙的根尖牙乳头组织中有间充质干细胞特异性标志 STRO-1 表达,进而分离培养出 SCAP。牙髓和根尖牙乳头中分别含有干细胞群落 DPSC 和 SACP,尽管同为间充质来源,但是它们的生物学性能存在显著差异:体外培养的 SCAP 比 DPSC 具有更强的增殖活性、更强的群体倍增能力和细胞迁移能力,含有更多的 STRO-1 阳性表达细胞;此外,SCAP 可以特异性地表达免疫分子标志物 CD24,更高水平地表达凋亡抑制蛋白 survivin 和端粒酶逆转录酶 hHERT;SCAP 体外诱导分化形成牙本质、骨、脂肪和神经的能力均强于 DPSC。与 DPSC 相比,来源于牙根尖部的 SCAP 可能是更早期的干细胞,尽管目前对于 SCAP 的研究尚不全面,但其独特的生物学性能对于牙根尖形成和再生来说也许是更好的细胞来源。

(三) 脱落乳牙牙髓干细胞(stem cells from human exfoliated deciduous teeth,SHED)

SHED 是从人脱落乳牙的残余牙髓组织中分离培养出的一类具有高度增殖能力和多向分化潜力的间充质干细胞。SHED 与 DPSC、SCAP 相同,也来源于神经嵴间充质,但其增殖率和群体倍增数显著高于后两者,具有高度增殖活性。原位组织学观察显示这类细胞主要分布于毛细微血管的周围。SHED 具有较多的间充质源性干细胞特异性分子表型,而造血干细胞的表面标志物表达却很弱。此外,SHED 比 DPSC、SCAP 更高地表达胚胎早期干细胞特异性标志物 OCT4、SOX2 和 NANOG,提示 SHED 更具有胚胎源性。此外,SHED 具有更广泛的多向分化潜能,研究显示 SHED 除了可以分化为成牙本质/牙髓,还可以分化为血管内皮细胞、成骨细胞、软骨细胞、肌细胞、神经元细胞、脂肪细胞、肝细胞等。另外 SHED 还具有一定的免疫调节功能,可以抑制 Th17 细胞活性,维持机体的免疫平衡。基于上述 SHED 优越的生物学性能,一些研究者开始尝试性利用 SHED 治疗皮肤伤口、脊髓损伤、免疫疾病等,并取得一定的成果。在牙再生方面,相对于从个体阻生第三磨牙或因正畸拔除的前磨牙中获取干细胞的途径来说,脱落乳牙是一个更容易获得干细胞的途径,目前国外已经建立了多个 SHED 干细胞库。

二、牙髓再血管化的研究

人类正常恒牙萌出后 2~3 年牙根才发育至应有的长度,3~5 年后牙根尖才发育完成。而由于龋坏、外伤及医源性因素等导致处于后天性发育期的年轻恒牙牙髓发生坏死,牙根尖则发育停滞,呈短而开放的外形。以往临床及基础研究表明,年轻恒牙的发育期根端复合体 DAC 结构包含多种发育期牙源性干细胞,在炎症消除后,可继续进行细胞分化,重建根尖周组织。传统的临床治疗方法-根尖诱导成形术(apexification)和根尖屏障术(apical barriers),

利用抗生素糊剂等药物控制根管及根尖区组织的感染，进而通过氢氧化钙及 MTA 等诱导牙根尖成形。但这些经典方法无法完全恢复根尖周组织的生理结构和功能，如牙髓组织再生、根管壁的增厚、牙根足够的长度。于是学者们一直在探寻将死髓牙变成活牙的诊疗方法。近年来干细胞组织工程方法的发展为牙根尖成形及再生治疗带来了新的希望。

（一）概述

再血管化又可称为牙髓血运重建术（dental pulp revascularization），是由 Iwaya 等在 2001 年首次提出的。作为牙髓感染或坏死的根尖孔未闭合的年轻恒牙的一个新的治疗选择，牙髓血运重建术在传统根尖诱导成形术的基础上，通过控制根尖周感染，采用锐器刺入剩余牙髓或根尖周组织内引导其出血在根管内形成血凝块，并用三氧化物凝聚体（mineral trioxide aggregate，MTA）封闭髓腔，诱导血源性及根尖区的未分化间充质细胞分化增殖，使牙髓再血管化进而让牙根继续发育（图 11-14）。

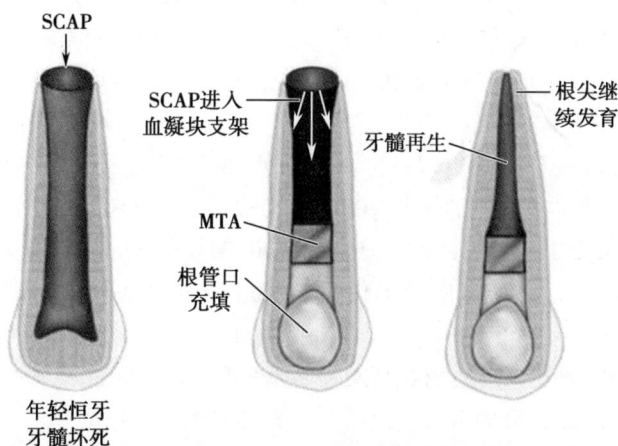

图 11-14　牙髓血运重建术原理示意图

（二）牙髓血运重建术的生物学基础

牙根尖形成与再生治疗是一种生物依赖性的治疗，使受伤或者没有功能的牙髓组织重新获得功能，通过诱导已经存在于根管、根尖周组织的干细胞及前体细胞，并引导这些细胞进入根管内，从而重建牙根的形态和功能。目前牙髓血运重建术的机制尚不清楚，但是根尖区的发育期牙源性干细胞、根管内微环境和药物的诱导作用以及血凝块形成生物支架，是牙髓血运重建和根尖成形必不可少的生物学基础。

1. 根尖形成与再生的细胞学基础　人类牙根尖区组织学结构包括发育期根端复合体（包括 HERS、牙乳头、牙囊）、牙周组织、齿槽骨以及血管神经等组织。目前，根尖区已发现的发育期牙源性干细胞有牙根尖牙乳头干细胞（SCAP）和根尖周牙囊干细胞（PAFSC），而其他成体干细胞有牙髓干细胞（DPSC）、牙周膜干细胞（PDLSC）、骨髓间充质干细胞（BMMSC）和血管内皮干细胞等。这些干细胞是间充质源性干细胞，均拥有多向分化潜能，可以分化成特异性组织形成细胞。牙髓坏死及根尖周炎的年轻恒牙是否能牙髓再血管化取决于根尖周残余发育组织的状态和数量。从发育学角度上说，SCAP 是根尖周组织中数量最多和分化状态较原始的干细胞群落，被公认为是牙髓再血管化和根尖成形的主要因素。许多研究已证实 SCAP 的干细胞生物学性能也强于其他根尖区的干细胞，而且 SCAP 复合羟磷灰石支架植入猪颌骨中可以形成牙根样结构。但是 SCAP 的组织学位置离根管最近,也最容易受到来自根管感染物质的影响,因此根尖周炎症的轻重和临床就诊时间的快慢,直接影响 SCAP 细胞群落的保有量,进而决定牙髓再血管化治疗的效果。

2. 根尖形成与再生的微环境

(1) 首先,发育期根端复合体结构(DAC)及其与周围组织所构成的微环境包括细胞、细胞外基质、微血管系统、细胞因子、信号分子、细胞表面分子以及细胞间相互作用等因素,类似于干细胞"龛"的结构,因此具备维持牙根继续发育的组织学基础和根尖再生所需的物质条件。

(2) 其次,牙乳头位于根尖部,可以从周围组织中获得丰富的血氧供应,具有较强的抗感染能力,而且容易获得外源性的生长因子和诱导分化信号。在牙髓再血管化治疗中,通过刺破根尖周组织使血液进入根管内,而血液中血小板除了具有凝血作用外,还分泌多种生长因子,包括血小板源性生长因子(platelet-derived growth factor,PDGF)、TGF-β、胰岛素样生长因子(IGF)、血管内皮生长因子(VEGF)以及表皮生长因子(EGF)等。这些生长因子可以与未分化的间充质细胞膜表面的相关受体结合,启动内源性的信号通路,促进细胞增殖、基质分泌及诱导分化成。

(3) 此外,根管内壁牙本质组织经过消毒和处理后,可以暴露出新鲜的前期牙本质,其包含多种牙本质基质蛋白(如胶原蛋白、DMP-1、DSP、DPP、BSP、OPN、OCN 等)和细胞因子(包括 TGF-β1、BMPs、IGF、PDGF、EGF、VEGF、FGFs、MMP 等),被称为天然的诱导因子储备库。以往许多体外研究证实牙本质片不仅具有与成牙本质细胞相匹配的孔径大小及孔隙率,而且可提供多种牙齿发育和再生所必需的重要因子,可以诱导种子细胞(如 SCAP、SHED、DPSC)的黏附、增殖、分化,形成牙本质-牙髓复合体。因此根管腔具有独特的局部微环境条件,可以诱导来源于根尖区并与之接触的干细胞增殖、分化。

3. 根尖形成与再生的支架　首先根管内形成血凝块在牙髓血运重建中有着重要的作用。血凝块中包含大量的纤维蛋白(Fibrin)、纤连蛋白(Fibronectin)和玻连蛋白(Vitronectin),可以形成利于细胞黏附的支架,促进细胞贴附、伸展和迁移。而且血凝块中的其他蛋白网架还为根管内间充质源性干细胞提供聚集支架和基质。牙髓再血管化临床治疗结果显示,根管内充盈血凝块或血凝块结合胶原蛋白,则根管内有活力的组织细胞聚集较多,根管壁增厚程度较大。此外,根管内壁的牙本质层具有特异性的形态和结构,也为干细胞的增殖、分化活动提供天然的支架。

(三) 牙髓血运重建的方法

牙髓血运重建术的操作步骤大致如下:在根管彻底清扩以及消毒后,通过针刺的方式使根尖部组织出血,待血液至根管口下 3mm 时静置,待血液凝固后在血凝块上方用 MTA 将根管口封闭,在 MTA 上方使用玻璃离子或者树脂暂封观察 1 年至 18 个月。

1. 根管清理与消毒　去除坏死的牙髓组织以及彻底的根管消毒对于手术的预后有着很重要的作用。但是由于机械清理的方式可能使根管壁变得脆弱以及可能损伤根尖、不残留有活力组织,存在着许多的争议,所以有研究建议在清理时尽量轻柔并且不能超出工作长度。去除坏死的牙髓组织要轻柔地通过 20 号 K 锉并用 2.5% 的 NaOCl 冲洗,NaOCl 是一种有效并且温和的消毒剂,可以快速地溶解坏死的有机组织。在根管清理后需将根管彻底干燥,利用抗生素糊剂进行充填,并使用玻璃离子暂封观察。

2. 血运重建 复诊时,将根管内充填的抗生素糊剂彻底去除,并且使用 2.5% NaOCl 结合生理盐水冲洗。将根管彻底干燥后,通过针刺方式使根尖部组织出血,待血液溢至根管口 3mm 以下后静置,待血液凝固后,在其上方使用 MTA 进行封闭,并使用玻璃离子暂封观察。

3. 疗效评价 定期复诊,每次就诊时拍摄牙片,观察其根尖孔宽度以及根管壁厚度。成功的血运重建术术后根尖孔会闭合,牙根继续发育并且长度增长,牙根根管壁增厚,根尖组织炎症能够得到很好的控制。自 2001 年牙髓血运重建术提出后至今共有不到 100 例临床病例在世界范围内被报道。2012 年有学者对 20 名患者进行牙髓血运重建术的临床实验,结果证明牙髓血运重建术能够有效地促进年轻恒牙牙根继续生长发育,使根尖闭合的同时明显增加根管壁厚度,并且无任何不良反应。其余学者的小样本量的散在病例报道也提示牙髓血运重建术对于牙髓坏死年轻恒牙牙根组织的再生以及根尖血液微循环的建立有着积极的作用。

三、牙髓再生与牙根尖形成的研究

由于牙根发育及萌出机制异常复杂,涉及细胞种类众多(上皮根鞘细胞、牙乳头细胞、牙囊细胞、成牙本质细胞、成牙骨质细胞、牙周膜细胞、成骨细胞等),成功构建完整的具有生物活性的组织工程牙根仍然是再生领域的一大难题。寻找形成牙各部分组织的前体细胞,获取稳定、可靠的种子细胞来源;研究开发适合不同细胞增殖分化的理想生物支架材料以及优化细胞体外培养体系;探讨不同细胞增殖、分化的微环境等是当前牙根组织工程亟待解决的主要问题。

(一)牙髓再生与牙根尖形成的种子细胞

干细胞是具有自我更新和多向分化潜能的未分化细胞,发育早期干细胞具备发育的全能性,可以分化形成各胚层组织和器官;而发育后期的成体干细胞,具备同胚层的多向分化能力,可保持相应组织和器官生长和衰退的动态平衡。

学者已经发现 DPSC、PDLSC 等成体干细胞具有多向分化潜能以及体外形成牙髓及牙本质复合体、牙骨质和牙周膜样复合体结构的能力。近期学者在 DAC 中相继分离出牙根尖牙乳头干细胞(SCAP)和根端牙囊干细胞(PAFSC),引起学者对发育期来源干细胞的关注。学者采用 SCAP 和 PDLSC 两种干细胞在小型猪上再生出了具有牙本质及牙周组织结构,而且能支持陶瓷牙冠功能的生物牙根。牙根发育期来源干细胞(如 SCAP、PAFSC)的发现为牙组织工程注入了新的活力。由于发育期组织能够提供更加丰富的种子细胞,从一颗牙上即可获得大量干细胞;并且发育期组织具有独特的胚胎源性,表现出更强的细胞增殖能力,从而在一定程度上解决了干细胞大量体外扩增所带来的问题;另外,由于本身来源于牙组织,其分化方向较非牙源性细胞更加明确一致。综合以上优点,牙根发育期来源干细胞较成体干细胞和非牙源性干细胞,在牙根组织工程中具有更加广阔的应用前景。

近年来诱导多能干细胞(induced pluripotent stem cells, iPS)是干细胞研究领域的一项重大发现,回避了 ES 研究的伦理争议,在细胞治疗、疾病模型建立(Diseases modeling)、药物筛选和个体化医疗等研究方面具有广泛的应用前景。诱导多能干细胞(induced pluripotent stem cells, iPS)是利用转录因子诱导成体细胞重编程(reprogramming)技术形成的一类具有胚胎干细胞(embryonic stem cell, ES)生物学特性的多功能干细胞(图 11-15)。众所周知,胚

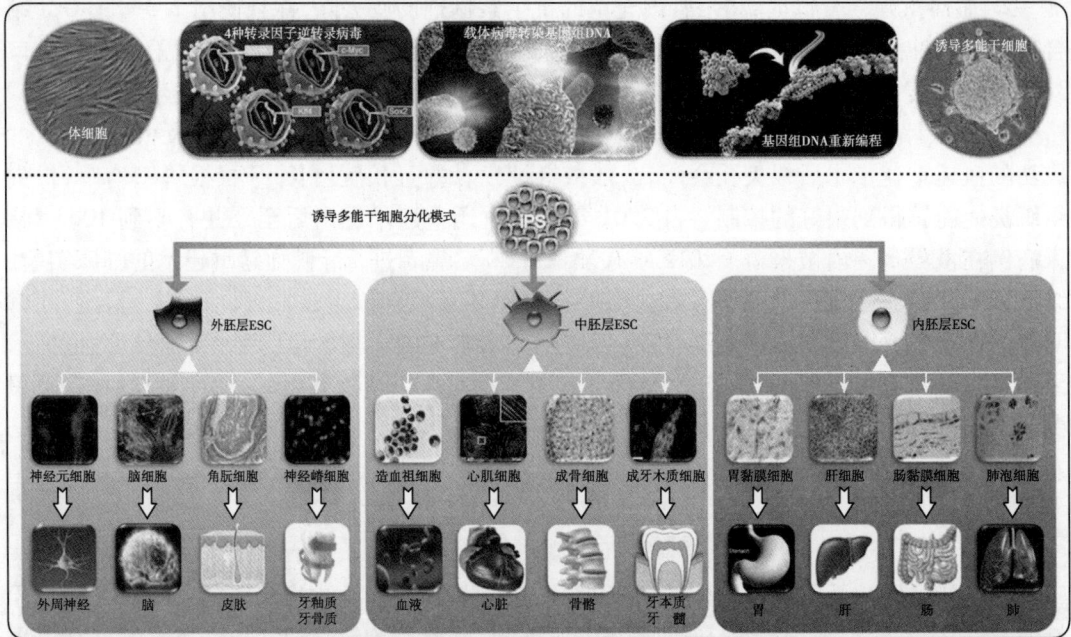

图 11-15 体细胞诱导形成 iPS 及分化的示意图

胎干细胞(ES)是从哺乳动物囊胚期内细胞团分离出的一类具备发育全能性的细胞,理论上具有分化为机体任何组织细胞的潜能,但 ES 研究尽管拥有广泛的科学应用前景,却一直存在道德伦理方面的争议。而 iPS 与 ES 在细胞形态、基因表达、表观遗传修饰状态、细胞增殖与分化能力等方面表现极为相似,其在临床组织器官再生与修复等方面将开启干细胞研究的新篇章。许多学者已经进行尝试摸索诱导 iPS 分化为牙源性干细胞的方法和条件,但这些研究仍不甚完善,诱导后的牙源性干细胞在体内牙齿再生实验中的表现不佳。

(二)牙髓再生与牙根尖形成的诱导微环境

对于牙髓再生与牙根尖形成的支架,许多研究尝试过胶原支架、羟基磷灰石、脱矿骨等多种材料。目前形态结构理想、生相容性较好、具有良好临床应用前景的材料是人类的牙根。脱落或拔除的人类牙齿在临床上往往被废弃,而其天然的形态结构、较少的免疫源性、丰富的牙源性基质蛋白,可以为牙根再生提供良好的支架,许多学者正在尝试利用其进行再生研究。

牙根或牙周组织的再生是通过相关前体细胞的增殖和分化完成的,这一过程与体内各种因子的分泌和相互作用、各种因子与不同受体的结合、周围环境与细胞间相互作用、细胞与细胞间相互作用及不同基因的顺序表达等都密切相关。研究者使用 DAC 的条件培养液(developing apical complex cell-conditioned medium,DAC-CM)来诱导 PDLSC、BMMSC、DPSC,结果证实,DAC-CM 所提供的生长条件与牙根和牙周组织发育期的微环境类似,含有多种能够促进细胞增殖、分化的可溶性信号分子,可以诱导干细胞向功能性成牙骨质细胞、成骨细胞和成牙本质细胞谱系分化,并在体内分别成功形成牙周膜和牙骨质复合体、骨样结构、有规则形状的牙本质牙髓复合体。研究结果提示 DAC 条件培养液的最大优势在于克服了以往单因子诱导的诸多不足,在一定程度上更加真实地模拟了牙根发育细胞分化微环境,在牙根组织工程领域具有较重要的生理意义。

第五节　科研方向与选题

一、研究热点与科学问题

一些动物的牙在牙冠发育完成后其牙根并不发育,并且在一些疾病或基因敲除的鼠中牙根发育受到抑制或完全缺失。因此牙根发育具有相对的独立性,存在着由牙冠向牙根发育转换的决定要素和机制。但是相对于牙发育早期的形态发生分子调节机制研究,牙根发育的相关研究起步较晚,研究不多,不够系统。随着分子生物学技术的快速发展,如基因信号传导通路、转基因技术、基因沉默技术、基因敲除小鼠、比较基因组和蛋白质组研究技术,牙根的发育机制研究从 2003 年开始进入一个崭新的阶段。但是牙根发育过程的干细胞分化与调控机制仍存在许多疑问。

1. 牙根发育启动时期三层结构颈环形成两层结构 HERS 的信号分子来源于颈环上皮周围的间充质细胞,FGFs 信号分子可以维持颈环上皮龛,信号消失则颈环发育成 HERS,但是究竟什么因素导致 FGFs 表达下降,关键的调控因子仍需进一步研究。

2. 牙根发育启动时是先分化成牙本质细胞,还是形成 HERS,进而成牙骨质细胞分化诱导条件是什么?

3. 多根牙和单根牙的 HERS 的生物学行为的差异。

4. 颈环上皮隔融合形成根尖孔的调控机制。

5. 牙根数量的决定因素和形成机制。

6. HERS 与其周围的牙囊干细胞、牙乳头干细胞的分化调控机制。

7. 牙根发育结束的分子调控机制,HERS 末端的细胞结构生物学行为如何?

8. HERS 断裂形成的 Malassez 上皮剩余的生物学性能,在牙外伤修复、预防正畸牙根吸收以及牙根组织工程中的应用。

二、研　究　范　例

芬兰赫尔辛基大学生物化学研究所 Irma Thesleff 教授是世界著名的牙及口腔颌面部发育生物学家,她在国际知名杂志发表了约 190 篇论文。其研究组主要研究牙、毛发以及腺体发育的信号调控网络通路,研究调控这些外胚层器官的形态发生、数量、大小及形状的分子和细胞生物学机制,其研究结果对先天性发育疾病的诊断、预防和治疗,以及再生治疗的设计有重要意义。她们采用转基因鼠模型和器官培养技术分析和研究 FGF、TGF-β、Hedgehog、Wnt 和 Ectodysplasin 等保守信号通路在牙发育过程中调控机制,此外还首先发现一些牙发育的干细胞龛(stem cell niche),并对上皮源性干细胞的维持、增殖及分化的调控机制进行深入研究。2003 年 Irma Thesleff 课题组在 *Development* 发表的上皮干细胞龛对牙冠、根发育转换模式调控的论文,在牙根发育的调控研究上具有里程碑式的意义。2003 年以前对于牙根发育的研究多局限于对牙冠发育早期的重要调控基因,在牙根发育时期进行一些原位表达研究,并初步探讨其生物学作用。而 Irma Thesleff 教授在对啮齿类动物——小鼠切牙的形态发生研究中发现了 apical bud 这个特殊的上皮性干细胞龛,并率先提出了小鼠切牙和磨牙成釉器发育模式的不同,切牙的成釉器颈环不能形成上皮根鞘,因此终生可以形成釉质和牙本质等牙冠结构,却不能形成牙骨质及牙周膜组织。进而对间充质组织信号在维持牙颈环上皮结构中的调控机制进行了深入研究,发现 FGFs、Activin 和 BMPs 等信号分子对于维持牙冠发育模式的决定性作用,并推论这些信号在间充质中表达消失,牙胚的发育就从牙冠发育模式向牙根发育模式转换。但是间充质中这些信号分子是如何消失的,是什么因素导致颈环进一步发育成 HERS,是否存在牙根发育的关键启动因子,还是由于颈部牙乳头间充质组织形态结构变化隔离信号的传递,仍需进一步研究。

(轩昆 金岩)

参 考 文 献

1. FUJIWARA N,AKIMOTO T,OTSU K,et al. Reduction of Egf signaling decides transition from crown to root in the development of mouse molars. J Exp Zool,2009,312B:486-494.

2. HUANG X,BRINGAS P,SLAVKIN H C,et al. Fate of HERS during tooth root development. Dev Biol,2009,334(1):22-30.

3. HUANG X,XU X,BRINGAS P,et al. Smad4-Shh-Nfic Signaling Cascade-Mediated Epithelial-Mesenchymal Interaction is Crucial in Regulating Tooth Root Development. J Bone Miner Res,2009,25(5):1167-1178.

4. HOSOYA A,KIM J Y,CHO S W,et al. BMP4 signaling regulates formation of Hertwig's epithelial root sheath during tooth root development. Cell Tissue Res,2008,333(3):503-509.

5. LEE D S,PARK J T,KIM H M,et al. Nuclear factor I-C is essential for odontogenic cell proliferation and odontoblast differentiation during tooth root development. J Biol Chem,2009,284(25):17293-17303.

6. LI Y,JIN F,DU Y,et al. Cementum and periodontal ligament-like tissue formation induced using bioengineered dentin. Tissue Eng Part A,2008,14(10):1731-1742.

7. LUAN X,ITO Y,DIEKWISCH T G. Evolution and development of Hertwig's epithelial root sheath. Dev Dyn,2006,235(5):1167-1180.

8. OHSHIMA M,YAMAGUCHI Y,MICKE P,et al. In vitro characterization of the cytokine profile of the epithelial cell rests of Malassez. J Periodontol,2008,79(5):912-919.

9. SEO B M,MIURA M,GRONTHOS S,et al. Investigation of multipotent postnatal stem cells from human periodontal ligament. Lancet,2004,364:149-155.

10. SONOYAMA W,SEO B M,YAMAZA T,et al. Human Hertwig's epithelial root sheath cells play crucial roles in cementum formation. J Dent Res,2007,86(7):594-599.

11. SONOYAMA W,LIU Y,YAMAZA T,et al. Characterization of the apical papilla and itsresiding stem cells from human immature permanent teeth:a pilot study. J Endod,2008,34(2):166-171.

12. TUMMERS M,THESLEFF I. Root or crown:a developmental choice orchestrated by the differential regulation of the epithelial stem cell niche in the tooth of two rodent species. Development,2003,130(6):1049-1057.

13. TUMMERS M,THESLEFF I. Observations on continuously growing roots of the sloth and the K14-Eda transgenic mice indicate that epithelial stem cells can give rise to both the ameloblast and root epithelium cell lineage creating distinct tooth patterns. Evol Dev,2008,10(2):187-195.

14. TUMMERS M,THESLEFF I. The importance of signal pathway modulation in all aspects of tooth development. J Exp Zool B Mol Dev Evol,2009,312B:309-319.

15. TUMMERS M,YAMASHIRO T,THESLEFF I. Modulation of epithelial cell fate of the root in vitro. J Dent Res,2007,86(11):1063-1067.

16. WRIGHT T. The molecular control of and clinical variations in root formation. Cells Tissues Organs,2007,186 (1):86-93.

17. XING X,DENG Z,YANG F,et al. Determination of genes involved in the early process of molar root development initiation in rat by modified subtractive hybridization. Biochem Biophys Res Commun,2007,363(4):994-1000.

18. XU L,TANG L,JIN F,et al. The apical region of developing tooth root constitutes a complex and maintains the ability to generate root and periodontium-like tissues. J Periodontal Res,2009,44(2):275-282.

19. YU J,SHI J,JIN Y. Current Approaches and Challenges in Making a Bio-Tooth. Tissue Eng Part B Rev,2008, 14(3):307-319.

20. ZHENG W,WANG S,MA D,et al. Loss of proliferation and differentiation capacity of aged human periodontal ligament stem cells and rejuvenation by exposure to the young extrinsic environment. Tissue Eng Part A,2009, 15(9):2363-2371.

第十二章 牙发育和再生的相关细胞

第一节 概　述

　　牙列缺损和缺失是人类的常见病、多发病,对患者的咀嚼、言语、美观和心理等有明显影响。随着我国社会人口的老龄化,患者的比例还在不断增加。目前的义齿修复和种植牙等治疗措施因其本身的局限性,同天然牙相比,差距仍然十分明显。随着现代生物医学工程技术、细胞生物学技术和基因组学的飞速发展,人类对基因、蛋白质等生物大分子及细胞、组织等的研究不断深入,联合应用多学科理论和技术,实现牙的异位或原位再生已经成为可能。通过此种方法所再生的牙将具有与天然牙完全相同的外形及功能,这是传统修复技术无法比拟的,将是口腔医学和再生医学的革命性进展,具有广阔的应用前景和重要的意义。目前,牙再生研究已经成为国内外的研究热点,多个发达国家已将牙再生列入重大研究规划,试图利用干细胞和组织工程技术实现牙的再生及修复。

　　与其他组织、器官相比,牙的结构最为复杂。从发育的观点来看,它由外胚层来源细胞和中胚层来源细胞共同形成;从组织学观点来看,牙由硬组织和软组织共同形成,其中硬组织又可分为釉质、牙本质和牙骨质。而人的一生中只有两副牙,恒牙不具备完整牙的再生能力,因此如何在体外构建重组牙胚并最终进入临床应用是现今口腔科学研究领域的热点和难点。2002 年 Young 等用猪的第三磨牙牙胚细胞复合生物支架材料移植至无胸腺大鼠肠系膜内 20~30 周,成功地培育出 5mm 大小,含釉质、牙本质、牙髓及髓腔的牙结构。2004 年 Duailibi 等将绞碎的大鼠牙胚细胞体外培养并与支架材料复合移植于近交系大鼠大网膜内,12 周后细胞能重新排列成牙胚的组织形态,并形成牙样结构。国内胡冰等将蕾状期及帽状期牙胚消化分离为单细胞悬液后进行培养,细胞可重新组合形成正常牙形态并可在体外继续发育,说明当牙胚细胞位置信息被打乱后,通过牙源性上皮细胞与间充质细胞的相互诱导作用可重建成为牙胚。田卫东等先后采用脑神经嵴细胞、牙间充质干细胞等牙相关干细胞,与聚乙醇酸、钙磷陶瓷、壳聚糖、藻酸盐凝胶等三维支架载体复合,在裸小鼠皮下和大网膜建立牙源性上皮细胞复合间充质细胞的立体培养模型,成功构建出牙样组织结构。这些研究说明采用适当的种子细胞和理想的支架材料,可以重建出具有釉质、牙本质等结构的再生牙。这为联合应用基因工程、组织工程等多学科理论和技术,最终实现牙再生奠定了理论基础,并提供了重要的实验依据。

　　在牙发育和牙再生的研究中,仍有多项关键问题有待解决(图 12-1)。其中,相关细胞的分离、纯化、鉴定是研究的基础和前提,只有对这些相关细胞有了系统的认识,才能在此基础

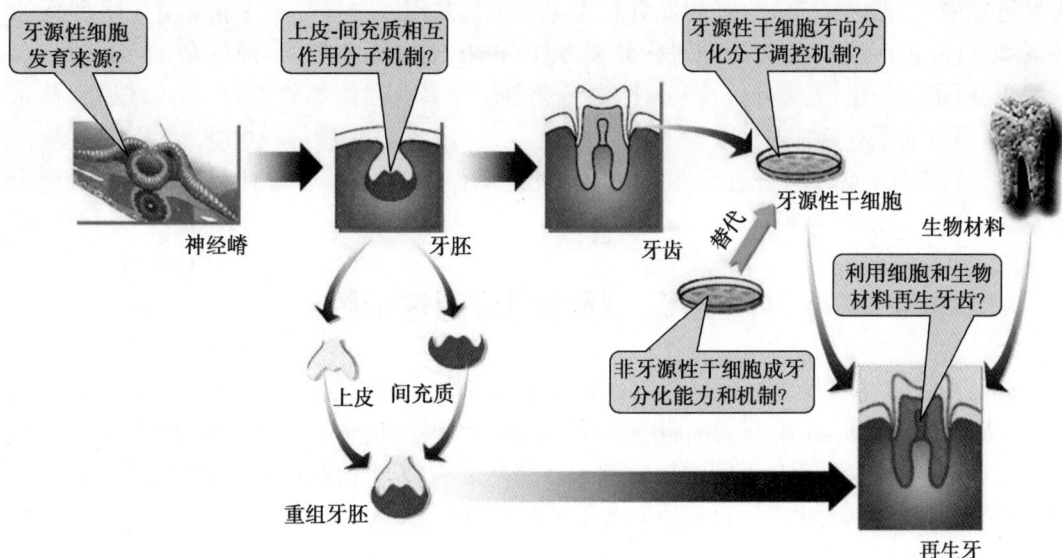

图 12-1　牙发育及再生中的关键问题

上进一步探索牙发育的规律并实现牙再生。根据来源,可将牙发育和再生的相关细胞分为牙源性细胞和非牙源性细胞,其中,牙源性细胞又可分为胚胎期牙源性细胞和成体牙源性细胞。

　　从牙的组织结构和生理功能特点来说,最理想的牙再生种子细胞就是胚胎期牙源性细胞,尤其是牙胚细胞。因此,学者们首先对胚胎期牙源性细胞开展了研究,发现将足量的牙胚细胞(包括上皮性牙胚细胞和间充质性牙胚细胞)植入体内,可在异位形成牙胚并发育为牙。除了牙胚细胞外,采用其他胚胎期牙发育关键细胞也可以形成牙胚。然而,所有胚胎期牙源性细胞均有一个共同的难题——在成体难以获得。因此,在实验研究中可以采用胚胎期牙源性细胞作为种子细胞,在临床上还必须寻找其他的种子细胞来源。

　　鉴于此,学者们将注意力转向了成体牙源性干细胞,如牙髓干细胞、牙周膜干细胞、牙囊干细胞、成牙本质细胞等。研究结果显示这些成体牙源性干细胞确实具有明显的牙向分化潜能,可以成功地分化为不同功能的牙功能细胞。然而,成体牙源性干细胞虽然可以从成体获得,但来源仍然受限,且在取材、培养及鉴定等方面均有较高难度,难以实现大规模的临床应用。

　　经典牙胚重组实验表明,把鼠胚胎口腔上皮与非牙源性外胚间充质(如第二咽弓的外胚间充质)重组时可以诱导形成牙本质,这说明外胚间充质细胞在对口腔上皮信号反应时具有可塑性,而脑神经嵴细胞也并不是唯一能够形成牙本质的细胞。这些研究结果提示非牙源性细胞也可能具有替代外胚间充质细胞参与形成牙的能力。因此,如果能够从患者自身得到较易获得的非成体牙源性干细胞,定向诱导分化为成牙性细胞,就可以为牙再生研究提供充足的种子细胞来源,同时也避免了异体或异种移植造成的排斥反应。鉴于此,国内外学者对多种成体干细胞的牙向分化潜能开展了研究,结果表明多种成体干细胞具有一定的牙向分化潜能,经一定方法诱导后可用作牙再生的种子细胞来源。这些研究成果对于最终实现牙再生的临床化和产业化有积极意义。

近年来,干细胞研究一直是牙发育和再生研究的热点。在研究中重新建立了一些新的概念和名词,包括:不对称分裂和对称分裂、定向和未定向、永生链、干细胞龛、干细胞稳态、自我更新、多向分化、克隆分析、转分化、去分化等。读者可参阅相关专著,深入掌握其概念和内容,当有助于本章学习。

本章将主要讨论与牙发育和牙再生相关的牙源性细胞,而非牙源性细胞将集中于第十三章探讨。

第二节　胚胎期牙源性细胞

胚胎期牙源性细胞主要包括胚胎性口腔上皮细胞、外胚间充质细胞(ectomesenchymal cells,EMSC)、牙乳头细胞、牙囊细胞、成釉细胞、颈环细胞、Hertwig 上皮根鞘细胞等。这些细胞是牙胚发生、发育过程各时期的关键细胞。在牙发生、发育过程中发挥重要的作用,是牙发育研究的热点问题,也是牙再生研究常用的种子细胞来源。

一、胚胎期口腔上皮细胞

胚胎期口腔上皮由两层细胞组成,内层是矮柱状的基底细胞,外层是扁平上皮细胞。在胚胎第 5 周,由于上皮深处外胚间充质组织的诱导,后牙槽突区的上皮开始增生,增生的上皮互相连接,形成一个马蹄形的上皮带,称为原发性上皮带。这一上皮带继续向深层生长,并分裂为向唇颊侧生长的前庭板和位于舌腭侧的牙板(dental lamina)。随后,牙板向深层的结缔组织内伸延,其末端细胞增生,与深层的 EMSC 相互作用,形成牙胚。

胚胎期口腔上皮细胞在牙发生过程中居于重要地位。学者们分别采用不同的上皮细胞和间充质细胞进行了重组试验,研究结果表明胚胎期口腔上皮和非牙源性间充质细胞重组后可以诱导牙胚的发生,从而证明牙胚发育开始的信号来源于胚胎期的口腔上皮。进一步研究表明,牙胚早期的启动、位置以及将来发育的形态,都是由上皮和间充质细胞表达的多种信号分子相互作用决定的。上皮发出的信号分子($Bmp2$、Shh、Fgf 等)诱导或抑制间充质内的基因($MSX4$、DLX、LHX、PAX 等)表达,同时信号分子相互间也发生协同或拮抗作用,在牙胚发育中形成复杂的信号网络,引起有牙区、无牙区、切牙和磨牙的分化。在这一过程中,$Fgf8$ 可能是牙发育启动的第一信号分子,同源异型盒基因可能控制牙的类型,而 $Pax9$ 则控制了牙胚发生的位置。

在牙再生研究领域,胚胎期口腔上皮细胞是最早被采用的种子细胞来源之一。经典的牙胚重组实验显示,小鼠胚胎第 12 天以前的口腔上皮与各种神经嵴来源的 EMSC 重组培养均可发生牙胚。相反,小鼠胚胎早期的 EMSC 与非成牙性口腔上皮重组均不形成牙。进一步研究则表明,小鼠胚胎第 12 天以后的外胚间充质与非成牙性上皮细胞重组也可成牙。该研究结果表明牙胚发生的启动信号在胚胎早期的口腔上皮细胞中,这一信号传至 EMSC 后,在 EMSC 中启动了相关基因,反过来又可诱导上皮细胞继续成牙。因此,学者们采用胚胎早期上皮细胞作为牙再生的上皮性种子细胞来源,与多种间充质细胞(包括非牙源性 EMSC,如骨髓间充质细胞、脂肪间充质细胞等)重组后进行了牙再生的研究,成功地在异位诱导成牙。

二、外胚间充质细胞

随着发育的进行,神经嵴向腹外侧迁移到达鳃弓,并形成头颈部的间充质结构。活体细胞标记显示,菱脑原节的神经外胚层在形成脑后部和后脑前部时转变为脑神经嵴,脑神经嵴继续迁移,其中到达第一鳃弓的部分定位于上、下颌突,被称为外胚间充质。在小鼠胚胎第11.5天,脑神经嵴聚集于第一鳃弓。随着进一步的发育,外胚间充质与上皮之间相互作用,并受生长因子及下游的转录因子调节,可分化为一系列不同的细胞,包括牙乳头细胞、成骨细胞、成软骨细胞等,并诱导牙、颌骨等组织器官发生(图 12-2)。其中与牙相关的外胚间充质,将逐步形成牙乳头细胞、成牙本质细胞,最后形成牙髓、牙本质、牙周韧带等。

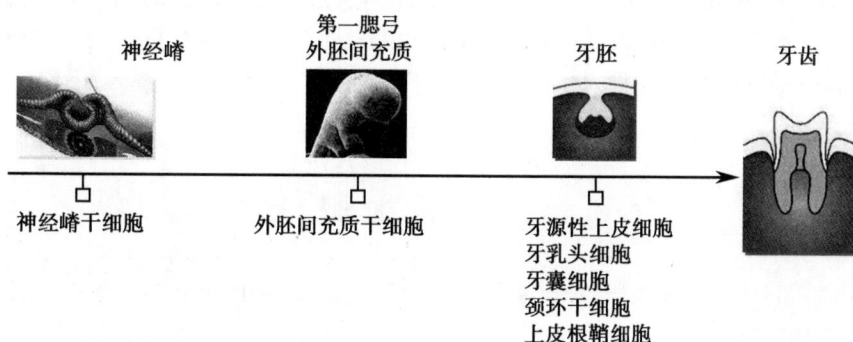

神经嵴　　　　第一腮弓外胚间充质　　　　牙胚　　　　牙齿

神经嵴干细胞　　外胚间充质干细胞　　牙源性上皮细胞 牙乳头细胞 牙囊细胞 颈环干细胞 上皮根鞘细胞

图 12-2　胚胎牙源性干细胞的分化

外胚间充质在牙胚发生、发育中起到关键性作用。研究表明,在牙胚发生早期存在上皮和间充质的相互作用,两者相互诱导形成牙胚原基。后继的牙胚发育经历了帽状期和钟状期,在这些阶段成牙潜能逐渐转移到牙乳头。然而,如果没有成釉器上皮,单纯的外胚间充质并不能形成牙,说明在牙胚的后期发育中仍然需要上皮和间充质的相互诱导作用。

外胚间充质细胞具有广泛发育潜能,可进一步分化为成骨细胞、成软骨细胞、牙髓细胞、成牙本质细胞、听神经节、施万细胞以及黑色素细胞等,并进一步形成上下颌骨、颞下颌关节盘软骨、牙本质、牙髓、牙周膜、听神经等组织器官。学者们的研究也证明,体外培养哺乳动物的外胚间充质干细胞表现出很强的可塑性,可以诱导出多种类型的结缔组织细胞,包括施万细胞。因此,外胚间充质干细胞是近年来干细胞研究的一个热点。

原位状态的 EMSC,类似成纤维细胞样细胞,无极性,呈梭形或多角形。靠近基底膜的牙乳头间充质细胞,在胚胎第 17 天后出现高柱状的特点,单层排列,细胞核远离基底膜一侧,表现前成牙本质细胞的形态特点。体外培养的小鼠 EMSC,与牙龈间充质细胞相比较,大而扁平,胞质多突起;透射电镜下见牙乳头细胞更加扁平,微绒毛膨大,线粒体肿胀,内有电子密度高的物质存在,在细胞之间偶见焦点连接;生长速度慢于牙龈间充质细胞,单层培养至汇合时,细胞密度也较小,约为 1∶1.7。

EMSC 作为牙胚前体细胞,有其重要的生理功能——合成、分泌各种基质蛋白,为牙胚的进一步分化和之后的矿物沉积创造条件。EMSC 可以合成 I 型、III 型、V 型胶原蛋白。在体内原位状态或者高密度体外培养条件下,会出现纤维粘连蛋白(fibronectin,Fn)组成的网状结构,Ⅰ型胶原连接成Ⅰ型胶原三聚体,同期细胞的 Fn 分泌活性增加,外分泌的 Fn 连接Ⅰ型胶原三聚体成为长条形链状结构,并且彼此交错构成细胞外纤维支架。在钟状后期牙乳头细胞合成分泌Ⅰ型胶原活性下降,合成分泌牙本质唾液磷蛋白(dentin sialophosphoprotein,DSPP)的活性和矿化活性均升高,DSPP 和矿化晶体在细胞外纤维支架上沉积,最终形成高密度矿化组织。EMSC 上存在一种 165kDa 的膜蛋白(165kDa-FnBP),可以同时与细胞外的 Fn 和细胞内细胞骨架上的斑黏着蛋白结合,其可能在牙乳头细胞形态改变和细胞骨架改建中发挥关键作用。

鉴于 EMSC 的多向分化潜能,学者们采用它作为种子细胞已经获得多种组织的修复和再生。在牙再生领域,田卫东等将其与聚乳酸聚乙醇酸共聚物(PLGA)复合后植入体内,结果发现在 PLGA 支架材料孔隙中形成类似成牙本质小管状结构,并表达 DSPP。有学者将牙本质基质蛋白 1(dentin matrix protein 1,DMP-1)转染至 EMSC,成功诱导分化出了成牙本质细胞样细胞。后续研究发现,胰岛素样生长因子 1(insulin-like growth factor 1,IGF-1)对 EMSC 向成牙本质细胞样细胞分化具有一定的诱导作用。这些研究结果提示了 EMSC 在牙再生研究领域中的应用前景。

三、牙胚细胞

牙胚由 3 部分组成:成釉器、牙乳头和牙囊。因此,牙胚细胞是包含牙乳头细胞、牙囊细胞和成釉细胞的混合体。

由于牙胚细胞中含有完整的牙发育遗传信息,单纯足量牙胚细胞植入即可在异位形成牙。因此,牙胚细胞是最早应用成功的牙组织工程种子细胞。Young 等用猪的第三磨牙牙胚细胞与生物支架材料复合移植至无胸腺大鼠大网膜内,20~30 周培育出含釉质、牙本质、牙髓及牙髓腔的全牙冠结构。Duailibi 等将绞碎的大鼠牙胚细胞体外培养并与支架材料复合移植于近交系 Lewis 大鼠大网膜内,12 周也培育出组织工程化牙样结构。其他学者也陆续报道了类似的研究成果,证实牙胚细胞可以作为牙组织工程的种子细胞,与基质支架相互作用,最终生成牙。

(一) 牙乳头细胞

牙乳头细胞是密集分布于成釉器下方的外胚间充质组织,为未分化的间充质细胞,有少量微细的胶原纤维分散在细胞外间隙。牙乳头细胞在来自上皮的信号影响下,在钟状晚期开始分化,主要功能是合成和分泌牙本质细胞外基质并促进矿化。牙乳头在牙发育中有着重要的作用,它决定了牙的形状。牙胚重组研究表明,牙乳头可以诱导非牙源性上皮细胞形成成釉器,提示在钟状期之后,牙胚发生的主要信息调控中心位于牙乳头细胞而不是上皮细胞中。

由于牙乳头的多向分化潜能,不少学者都采用牙乳头细胞作为种子细胞开展了牙再生研究。有研究将端粒酶基因整合到大鼠牙乳头细胞内,使细胞长期表达 DSPP 和 DMP-1,并将这种细胞接种于复合型支架并植入 SD 大鼠背部的皮下,组织学分析可见矿化基质环绕在成牙本质细胞样细胞周围。学者们以第 1 代猪牙乳头细胞作为干细胞与 β-磷酸三钙支架复合后将其接种于裸鼠皮下,8 周后行组织学、牙本质唾液蛋白免疫组化和透射电镜检测,结果成功地构建出牙髓牙本质复合体样结构。其他学者的研究表明,人牙乳头细胞经过培养、增殖和处理可分化为成骨组织,提示人牙乳头细胞可用于骨组织再生。

(二) 牙囊细胞

牙囊(dental follicle)是牙胚组织的一部分,起源于外胚间充质组织,环状排列在成釉器和牙乳头的外周,为一层纤维囊性结缔组织,其内含有牙周膜成纤维细胞、牙槽骨细胞、成牙骨质细胞等多种细胞的祖细胞成分,在牙发育过程中逐渐形成牙周膜、牙槽骨、牙骨质。牙的萌出和牙根的发育,特别是牙骨质的发育与牙囊密切相关。有研究发现,在牙萌出之前去除牙囊,牙就不会萌出;如果将剥离的牙囊再放回成釉器表面,牙就会萌出。在这一过程中,巨噬细胞集落刺激因子 1(CSF-1)、白细胞介素 1(IL-1)等生长因子起着重要的调控作用。

作为牙周组织分化发育的前体细胞,牙囊细胞(dental follicle cell,DFC)具有多向分化潜能,能分化形成牙周膜、牙骨质和固有牙槽骨,在分化过程中上皮间充质反应起了关键作用。随着上皮根鞘的破裂,内层牙囊细胞沿着破裂的小孔渗入到牙本质表面,并分化为成牙骨质细胞,胞外大量胶原纤维聚集,其中包埋了散在的根鞘上皮细胞,这些上皮细胞分泌骨唾液蛋白、骨桥蛋白等矿化相关蛋白,促进细胞间的迁徙、黏附和矿化。与此同时,内层牙囊细胞逐渐向外迁徙,分化为牙周膜细胞和成骨细胞,从而形成牙周膜和固有牙槽骨。由此可见,牙囊细胞作为牙周组织发育的直接前体细胞显示了较强的多向分化潜能。

由于牙囊细胞的多向分化特点以及在牙萌出中的重要作用,学者们很早就对其开展了研究。1992 年,大鼠牙囊细胞首次培养成功,组织学、免疫组织化学、扫描电镜和透射电镜、蛋白分析技术等检测证明鼠牙囊细胞主要为成纤维细胞,这种成纤维细胞具有合成与分泌蛋白质的功能。随后,多位学者也成功分离了人和多种动物的牙囊细胞,包括大(小)鼠、牛等。研究表明,培养初期牙囊细胞呈典型的成纤维细胞样形态,长梭形或纺锤形,核呈长圆形;随着培养时间的延长,细胞逐渐呈立方形或多角形,以第 8 天最为明显,核则为卵圆形;此外,还存在少量的极度细长的细胞(此类细胞研究较少)。透射电镜下观察到长梭形细胞内存在丰富的呈膨胀状态的粗面内质网,含有大量絮状物质,表明细胞合成胶原、纤维连接蛋白的能力增强。胞内可见无膜包被的高密度电子颗粒存在。在立方形细胞中,部分含有大量内质网和线粒体,而另一部分则含有大量的高尔基复合体,前者为成骨细胞样细胞,后者为成牙骨质细胞样细胞,这为牙囊细胞向牙周组织的分化提供了细胞形态学方面的证据。免疫组化染色显示细胞的波形蛋白表达阳性,而角蛋白表达阴性,证明了细胞来源于间充质。

(三) 成釉细胞

成釉细胞(ameloblast)是上皮来源的唯一能产生硬组织的细胞。该细胞既能合成和分泌釉质基质,又对这些基质有重吸收和降解作用,同时也与钙盐的活跃转运有关,是釉质形成的关键细胞。

在牙胚发育中,首先形成成釉器。在蕾状期,成釉器由立方或矮柱状的基底细胞构成,形成圆形或卵圆形的上皮芽,状似花蕾。在帽状期,成釉器细胞分为 3 层,外层细胞呈现立方形,称为外釉上皮;内层为柱状细胞,称为内釉上皮或成釉细胞;在内外两层间的细胞呈星形,称星网层。在钟状期,外釉上皮变扁,成釉细胞变为高柱状,细胞核位于近星网层一端,在成釉细胞层与星网层之间,又分化出一层由数列扁平细胞组成的中间层。当成釉器发育至钟状期时,内釉上皮细胞进一步分化为成釉细胞,其形态改变主要经历 3 个阶段:①前成釉细胞,呈矮柱状,胞核居中,胞质内有散在的线粒体,高尔基复合体及粗面内质网未发育成熟。胞质伸出很多突起,越过基底膜与牙乳头间充质细胞紧密相连,这有利于上皮间充质的相互作用。此细胞具活跃的有丝分裂;②分泌期成釉细胞,呈高柱状并出现极性倒置,胞核远离基底膜,随后分泌釉基质,即以后发育为无釉柱釉质。当最初的一层釉基质形成后,成釉细胞向后移动并形成托姆突,胞质内粗面内质网聚集并存在大量分泌膜被颗粒,高尔基复合体形成并发育成熟。此期成釉细胞完成了终末分化;③成熟期成釉细胞,当冠部的釉质形态发育完成,分泌期成釉细胞就退化为成熟期成釉细胞。细胞托姆突消失,为微绒毛所取代,形成纹状缘。粗面内质网及高尔基复合体通过自噬作用而消失。

成釉细胞分化至分泌期成釉细胞时,就产生特异性的细胞外基质,主要包括成釉蛋白和非成釉蛋白,后者主要有釉丛蛋白、釉蛋白等。成釉蛋白是主要的釉基质蛋白,约占釉基质的90%,主要作用是调节釉质晶体形成的方向和体积大小,并随着釉质的矿化成熟而降解消失。非成釉蛋白是一类分子量大小不等、亲水性和糖基化的蛋白家族,占发育期釉质有机成分的10%,并保留在成熟的釉质中。其作用是在釉质矿化过程中对晶体形成起到成核作用,并调节矿化。

目前,国内外已成功培养出离体成釉细胞,并对其在牙形成中的作用进行了不少研究。在对成釉细胞的体外培养的早期研究中,学者们多采用器官培养的方法,即将成釉器或(和)牙乳头共同培养,但这种方法难以就单一因素对成釉细胞的影响进行研究。后续研究表明,成釉细胞的生长与基质及培养液的选择有关,选择无血培养基更有利于成釉细胞的培养。

成釉细胞的生长、增殖、分化、凋亡受到多种基因的调控和生长因子的影响。这些基因和生长因子包括 *c-myc* 基因、同源异型盒基因、*Fgf*、*Tgf-β*、*Cbfa1*、*Pdgf* 等。

四、颈环干细胞

啮齿类动物(如鼠)切牙是一类特殊类型的牙,即终生不断生长,且没有牙根形成,其组织学基础是成釉器在颈环处不形成上皮根鞘结构,而是形成一个颈环干细胞龛结构。研究表明,牙是不断生长还是发育出牙根取决于颈环:如果颈环中存在干细胞,能够维持其结构,则会不断地形成牙冠而不形成牙根;如果颈环受到调控信号诱导,失去其结构,转而形成双层上皮结构的上皮根鞘,则开始牙根发育。有研究发现,小鼠切牙唇侧的颈环形成上皮干细胞龛结构,后者包括内、外釉上皮和含有干细胞的星网层或中间层细胞。研究表明,颈环干细胞可能存在于中间层细胞,终生保持此3层结构不断生长。只有中间层消失,颈环结构变为2层结构的上皮根鞘时,牙根才开始发育。

1999年,通过免疫组化和显微注射荧光显微镜检测,对根尖上皮细胞系进行分析鉴别,首次证实颈环干细胞的存在。这些干细胞的组成以星网状细胞为核心,绕有一层基底上皮细胞。它们具有干细胞的基本特征,具有分化为成釉细胞的能力。随后,多位国内外学者成功地分离和培养了颈环干细胞,这些研究发现Ⅳ型胶原对颈环干细胞具有良好的黏附特性,而且能促进贴壁细胞的增殖生长。利用快速贴壁法可以得到较高纯度的颈环干细胞。

鉴于颈环干细胞的来源,学者们也探索采用其作为牙再生上皮性种子细胞来源的可能性。有研究将切取的颈环结构种植到母鼠肾被膜下,发现上切牙颈环结构仅形成了牙本质牙髓复合体的牙样结构。该研究结果表明，鼠下切牙颈环组织的体内培养只能形成釉质和牙本质，而无牙根组织结构的表现。推测切牙颈环干细胞可能只分化到有分泌功能的成釉细胞，始终维持牙冠部釉质的形成，而无牙根组织的表现。

五、Hertwig 上皮根鞘细胞

当牙冠发育即将完成之际，牙根开始发育。成釉器的内釉上皮和外釉上皮在颈环处增生，向未来根尖孔方向生长，形成 Hertwig 上皮根鞘（Hertwig epithelial root sheath，HERS），从而启动了牙根发育过程，HERS 的末端就是牙根发育的生发中心。在此过程中，HERS 启动牙乳头来源的成牙本质细胞的分化，然后形成牙根的牙本质。在完成此功能后，上皮根鞘细胞逐渐退化，根鞘的片段和牙囊细胞从根鞘游出，上皮细胞从牙根的表面游离并在牙周膜内占据位置。因此，HERS 在牙根发育中具有重要作用，对 HERS 的研究将有助于揭示牙根的发育机制。

1989 年，HERS 细胞被首次培养出来，并逐渐成为学者们的研究热点。有学者将牙囊细胞与去除或保留牙根结合基底膜（root-associated basement membrane，RBM）的牙本质片重组，移植入鼠眼前房，发现去除 RBM 组移植体生成与牙本质分离的钙化组织，而保留 RBM 组移植体生成与牙本质紧密附着的钙化组织。将 HERS 加入牙囊和牙本质片间重组，发现去除 RBM 组移植体也生成了与牙本质紧密附着的钙化组织，而保留 RBM 组移植体不仅全部形成与牙本质紧密附着的钙化组织，25% 的移植体发育出完整的牙周膜组织。这些组织重组结果说明了 RBM、HERS 在牙骨质、牙周组织发育中有重要作用。基于 HERS 细胞合成分泌 EMP，而 EMP 是诱导牙囊细胞分化为成牙骨质细胞关键分子的假设，人们设计了许多实验将 EMP 用于诱导牙周组织再生，证实 ERM 参与了修复性牙骨质的形成过程。

目前，HERS 在牙根发育中具有重要作用已被广为接受，但对于其具体的作用仍存在争议，特别是 HERS 是否经历一种上皮间充质的转化过程，成为功能性的牙骨质细胞，参与到牙骨质的形成。对于牙骨质形成过程中被埋入的上皮根鞘细胞是否发生一定的改变，是否参与分泌牙骨质基质蛋白，甚至经历上皮间充质形成成牙骨质细胞，将是下一步研究的重点。

第三节　成体牙源性干细胞

种子细胞来源是制约牙再生临床化和产业化的关键难题。在实验室研究中，学者们采用牙胚细胞、牙乳头细胞、胚胎期口腔上皮等成功地获得了组织工程化牙。然而，在临床上并无可能从患者获得胚胎性牙源性种子细胞。鉴于此，学者们对成体牙源性干细胞开展了大量研究，企图为牙再生寻找到具有可行性的牙再生种子细胞来源。牙发生和发育的全过程中都存在上皮间充质的相互作用和诱导。因此，牙再生的实现也需要两种来源的种子细胞：需要上皮源性干细胞（epithelia stem cell，EpSC）和间充质干细胞（mesenchymal stem cell，MSC）。其中在成体可获得的牙源性间充质干细胞有牙髓干细胞、牙周膜干细胞、牙囊干细胞等。

一、牙髓干细胞

牙髓干细胞(dental pulp stem cell,DPSC)指存在于成年机体牙髓组织中,具有自我更新和多向分化潜能的未分化细胞,2000 年由 Gronthos 等通过对人牙髓细胞(dental pulp cells,DPCs)及骨髓间充质干细胞(bone marrow stromal cells,BMSCs)的研究首次发现。同其他组织成体干细胞具有相似的生物学特性,该细胞可分化为成牙本质细胞、成骨细胞、神经细胞和脂肪细胞。

DPSC 存在于它们起源组织的微脉管里,并且和 BMMSC 有相同的脉管抗原、平滑肌抗原、内皮细胞抗原和毛细血管抗原标志。多项研究均证明从成体人牙髓组织中可以分离培养出干细胞,在体外能有效增殖并保持低分化状态。有研究分别培养人根髓和冠髓细胞,观察并比较两者的细胞生物学特征,发现根髓细胞比冠髓细胞具有更高的成功率和贴壁率、更强的细胞活性以及相同的增殖活性,根髓细胞比冠髓细胞的形态更具有原始性、更易诱导矿化。由此推断 DPSC 可能存在于全部牙髓之中,在根髓中比在冠髓中具有更高的密度。

DPSC 具有向成牙本质细胞分化的潜能,能形成牙本质样结构。在不同诱导剂的作用下,DPSC 可以分化为成牙本质细胞、脂肪细胞和神经样细胞等多种细胞。碱性磷酸酶(ALP)、牙本质唾液磷蛋白和牙本质基质蛋白 1 常被用作鉴定 DPSC 分化的特异性指标。①ALP 是参与骨等钙化组织形成、代谢和再生的重要物质,也是细胞分化成熟和成骨能力的标志之一,与成牙本质细胞的功能有着密切的联系,其活性的变化体现了牙髓细胞分化的状态,许多学者把 ALP 的测定作为检测牙髓干细胞分化的必需标记物之一。②牙本质基质蛋白 1 是一种矿化组织特异性蛋白,在骨组织、牙本质、牙骨质中表达并由相应的细胞合成。③牙本质唾液蛋白和牙本质磷蛋白在成牙本质细胞、前成釉细胞中存在,来源于同一转录本,由单一基因编码,被称为牙本质唾液磷蛋白,牙本质磷蛋白只存在于成牙本质细胞中,可作为成牙本质细胞的特异性的表型标记。通过检测牙本质唾液磷蛋白、ALP 活性和牙本质基质蛋白 1 等相关标记物的变化,可鉴定 DPSC 的分化能力。DPSC 在体外培养诱导分化时,先汇合成单层生长,部分细胞生长成复层,形成细胞结节,继而形成矿化结节,矿化结节的出现在某种程度上表明了 DPSC 的存在,并作为牙髓细胞向成牙本质细胞分化的标志。Ⅰ型胶原是牙本质中主要的有机成分,约占总胶原量的 80%,能形成交联的网络,为牙本质的矿化提供支持,在人牙髓细胞体外培养时,随着发育的进行,Ⅰ型胶原表达逐渐增多,牙髓细胞分化为成牙本质样细胞后,成牙本质样细胞和内层牙本质小管中Ⅰ型胶原染色明显,因此Ⅰ型胶原可以用来显示 DPSC 的分化程度。

第三磨牙是体外研究 DPSC 的常用来源。Gronthos 等将人的第三磨牙牙髓组织行原代培养,分离 DPSC 并将其置于含矿化液的培养液中,待形成矿化结节后将其与羟磷灰石-磷酸三钙支架复合,再移植到免疫缺陷小鼠的背部皮下,6 周后内衬成牙本质细胞样细胞的牙本质样结构环绕在牙髓样组织周围,形成牙本质牙髓样复合体。Miura 等从脱落的乳牙牙髓中分离出了具有类似特性的乳牙 DPSC。国内学者将大鼠 DPSC 与羟磷灰石-磷酸三钙支架复合培养后,再将其接种至裸鼠背部皮下,同样形成了牙本质牙髓样复合体。这些研究证明了DPSC 的成牙本质和成牙髓的能力,但同时也发现,DPSC 不具备形成牙骨质、釉质和牙周的能力,单纯采用 DPSC 和支架材料复合很难得到具备牙解剖结构特征的再生牙。

二、牙周膜干细胞

牙周组织中存在着具有多向分化潜能的牙周膜干细胞(periodontal ligament stem cell,PDLSC),它具有多向分化潜能,与 BMMSC 和 DPSC 具有相似特征,并能增殖分化成牙周组织。2004 年由施松涛等首次报道从牙周膜中分离得到。进一步研究发现 PDLSC 表达间充质干细胞早期的表面分子标记 STRO-1、CD146/MCU18,并证实 PDLSC 具有参与和组成牙周膜基质微环境的功能。

PDLSC 与各种支架材料复合移植体被广泛应用于构建组织工程牙周组织。Seo 等将其与羟磷灰石-磷酸三钙支架复合并将其植入免疫缺陷小鼠体内,形成了牙骨质和牙周膜样的新生组织。Liu 等从小猪牙周组织中获得其自身同源的 PDLSC 并将其在体外培养,扩增后植入猪的牙周缺损模型中,结果牙周组织再生且缺损修复。Sonoyama 等将人 PDLSC 和根尖牙乳头细胞植入小猪模型中,构建牙根-牙周复合结构以支持烤瓷冠行使正常的牙功能。这些研究表明,PDLSC 与牙周膜的修复再生有密切的关系,在牙周膜再生方面有着较广阔的应用前景。

近年来,组织工程化牙周膜研究出现了细胞膜片工程(cell sheet engineering),该技术无需使用支架材料,而是采用温度感应式培养皿培养牙周膜细胞或其他种子细胞,在温度低于32℃时,无需酶消化,培养皿内的细胞即可自行脱落形成细胞膜片,将获得的膜片植入牙周缺损区,贴附于处理过的根面上,可形成含有无细胞牙骨质层的牙周膜样组织,修复牙周缺损。最近,有学者提出原位牙周组织工程化新方法,将生长因子用可降解生物膜包裹,植入骨缺损区,诱导缺损区周围 PDLSC 增殖、分化,向成牙骨质细胞、成骨细胞和牙周膜成纤维细胞分化,形成牙骨质、牙槽骨和牙周膜,实现牙周组织发育再生。目前发现的与牙周组织再生密切相关的生长因子主要有碱性成纤维细胞生长因子(bFGF)、骨形成蛋白(BMPs)、釉基质蛋白(EMPs)、胰岛素样生长因子(IGF)、血小板源性生长因子(PDGF)和转化生长因子β(TGF-β)等。如何充分发挥各种生长因子的协同作用、最佳效应,从而获得形态、功能均满意的骨组织是未来牙周组织再生的研究方向。

三、牙囊干细胞

牙囊干细胞(dental follicle stem cell,DFSC)可从第三磨牙中分离出来,它包含了牙周组织的前体细胞,具有分化为成骨细胞、成纤维细胞和成牙骨质细胞的能力。2006 年 Luan 等首次报道认为牙囊细胞中存在多潜能干细胞系。DFSC 表达牙周膜和牙骨质的典型的标志物——Ⅻ型胶原和牙骨质黏附蛋白,也表达 MSC 的标记物 STRO-1。此外,DFSC 还表达一些其他的干细胞标记物,如 NOTCH-1 和巢蛋白。有学者报道从人的智齿牙囊中分离牙囊干细胞,发现其在体外可形成牙周膜样结构以及具有骨、牙骨质属性的钙化结节。将 DFSC 与羟基磷灰石粉末混合移植入裸鼠体内,发现移植物中的 DFSC 具有成骨细胞和成牙骨质细胞的表型特点。

目前,国内外不少学者已经采用牙囊干细胞作为再生医学的种子细胞,分别用于牙再生、神经再生及修复等领域,并取得了不少研究成果,提示牙囊细胞在用作牙再生及神经再生种子细胞来源方面的潜在应用前景。

四、牙龈干细胞

牙龈组织作为生物屏障广泛分布于口腔内的上下颌牙槽骨,其在创伤愈合过程中表现出明显较少的炎症反应、快速的伤口闭合以及近乎无创的创面愈合的特点,同时作为口腔内最容易获得的组织,引起了学者们的关注。2009 年学者们成功地在牙龈固有层中分离出牙龈干细胞(gingival mesenchyme stem cell,GMSC),又称牙龈间充质干细胞。GMSC 不仅表达正常牙龈组织固有层中常规表达的 I 型胶原(COL-I),同时也表达 MSC 的标记物 OCT-4、STRO-1 和 SSEA-4。GMSC 具有与多数间充质干细胞相似的完善的自我更新和多向分化能力,有学者发现 GMSC 较其他间充质干细胞有更强的克隆增殖能力,并能够在长期增殖传代的情况下保持稳定的形态和 MSC 特性;GMSC 更重要的特点是其具有独特的免疫调节和抗炎作用,其作用机制与 TNF-α 及 IFN-γ 有密切关系,并通过成熟的炎症反应动物模型得到了验证。

根据来源不同,可将 GMSC 分为神经嵴来源 N-GMSC(约占 90%)及中胚层来源 M-GM-SC(约占 10%)。N-GMSC 较 M-GMSC 具有更强的分化为神经细胞、成骨细胞以及软骨细胞的能力,同时也具有更强的免疫调节和促进炎性组织愈合的能力。学者将 N-GMSC 植入葡聚糖硫酸钠(DSS)诱导的结肠炎模型大鼠体内后,发现其能够有效地改善肠道的炎症反应。Zhang 等发现 GMSC 能诱导 M2 巨噬细胞的两级极化,从而促进皮肤伤口的愈合。Yu 等为了评估 GMSC 在牙周再生中的作用,将绿色荧光标记的 hGMSC 植入 III°牙周组织缺损的比格犬体内,结果显示 GMSC 能显著促进已破坏牙周组织的(牙周膜、牙槽骨及牙骨质)的再生。上述研究结果都提示 GMSC 有可能用作新的理想的牙再生种子细胞,其取材简单及特有的免疫调节功能的特点,使其拥有广阔的应用前景。

五、牙源性上皮干细胞

在牙的发育过程中,口腔上皮提供直接信号来启动牙的发育并决定着牙的形态。然而,人类的胚胎期牙源性上皮干细胞在牙萌出后就消失,给牙再生研究带来了较大困难。目前,在成体牙源性上皮干细胞方面,牙周上皮剩余的研究引起了学者们的重视,为牙源性上皮干细胞提供了新的上皮性种子细胞来源。

1817 年 Serres 首次采用"成釉器残余"一词描述了牙周膜中牙周上皮剩余(periodontal epithelial rest)这一结构,并认为这些上皮细胞逐渐凋亡,在成年牙周组织中几近消失。1885 年,Malassez 首次描述了牙周上皮剩余细胞及其分布,并从成年人牙的横向及纵向切片上发现牙周上皮剩余成围绕牙根的网状结构,于是这一结构被命名为 Malassez 上皮剩余(epithe-lial cell rests of Malassez,ERM)。现在国家科技名词委员会将其更名为牙周上皮剩余。牙周上皮剩余作为牙周膜中的正常结构,终生存在于靠近牙骨质的牙周膜中。作为牙周膜中唯一的牙源性上皮细胞,牙周上皮剩余在维持牙周膜宽度及促进牙骨质形成等方面发挥重要作用。

牙周上皮剩余形成于牙根发育过程中,是上皮根鞘的残余。当牙冠形成后,成釉器的内釉上皮和外釉上皮在颈环处融合,继而根向伸长,形成由双层细胞构成的套筒样结构,即上皮根鞘。随后沿着未来的牙本质牙骨质界增殖,牙根开始发育。上皮根鞘由连续的基底膜包裹,当牙乳头细胞穿过上皮根鞘内层基底膜与内层上皮细胞接触后,被诱导分化为成牙本质细胞,开始分泌牙本质基质。一旦最外层的牙本质基质开始矿化,相邻的上皮根鞘连续性受到破坏,外层细胞首先离开牙根面并发生断裂,使外侧牙囊中的间充质细胞穿过裂解后的空隙,与新形成的牙本质外层接触,接着成牙骨质细胞分化出来,在根部牙本质表面形成牙骨质。随着上皮根鞘的裂解,一些来自于上皮根鞘残余片段的细胞再次被基底膜包绕,形成牙周上皮剩余。

近年来学者们通过对人或猪牙周上皮剩余的体外分离培养、建立大鼠牙骨质修复模型、去除大鼠前牙槽神经等方法,对牙周上皮剩余的细胞形态变化和蛋白表达等进行了研究,发现牙周上皮剩余仍有较强的功能性活动,在防止牙根表面吸收、维持牙周膜宽度、防止牙与牙槽骨粘连以及调控成牙骨质细胞分化等方面起重要作用。研究人员对釉质基质蛋白和牙骨质形成之间的关系进行了研究,发现牙骨质的形成与釉基质蛋白有关。体内研究证实,上皮根鞘细胞表达釉原蛋白 mRNA,同时分泌釉蛋白,提示上皮根鞘可能通过分泌釉基质蛋白来诱导牙骨质发育。在牙周上皮剩余上,釉原蛋白和釉蛋白的表达有一定的区域限制。位于细胞性牙骨质和牙本质分界处的牙周上皮剩余细胞表达釉原蛋白,而不表达釉蛋白;位于细胞性牙骨质基质中的牙周上皮剩余细胞,既表达釉原蛋白又表达釉蛋白;而位于细胞性牙骨质表面的牙周上皮剩余细胞两者均不表达。通过体外分离培养牙周上皮剩余细胞,证实人牙周上皮剩余细胞强烈表达釉原蛋白、ALP 和 OPN,且 OPN mRNA 的表达量明显高于成纤维细胞。猪牙周上皮剩余细胞也表达 OPN mRNA,但是不表达 ALP。Hasegawa 等发现在实验性牙骨质修复早期阶段,牙周上皮剩余表现为 OPN 和成釉蛋白(ameloblastin)免疫阳性。这些结果提示牙周上皮剩余可能通过表达一些骨或牙骨质相关蛋白来参与牙骨质的形成,因此牙周上皮剩余可能作为上皮源性种子细胞在牙再生研究中发挥作用。

第四节　科研方向与选题

一、研究热点与科学问题

在牙发育和再生这一研究领域,其关键细胞无疑是首要的研究问题之一。近年来,大量的研究报告集中于该领域,学者们取得了丰富的研究成果。然而,随着研究的日益深入,需要研究的科学问题也日益增多,这些研究热点和科学问题主要集中于以下研究方向:

(一)细胞特异性标志分子

细胞特异性标志分子不仅是该种细胞的主要功能标志,而且往往是研究其生理、病理作用的关键。在对牙发育和再生关键细胞的研究中,对其鉴定往往通过检测一系列相关标记分子,如牙本质唾液磷蛋白(DSPP)、碱性磷酸酶(ALP)、矿化结节、I 型胶原等间接手段来获得,对其进行精确的定位、分离和纯化有一定的困难。如果能寻找到各种细胞的特异性标志分子,便可利用它们达到对细胞的精确分离和鉴定,这将为细胞的深入研究奠定可靠的实验方法学基础,对细胞的功能学研究也具有重要意义。

（二）定向分化调控机制

在牙发育和再生关键细胞的研究中,定向分化及其调控机制无疑是最引人注目的问题。目前已有大量相关研究报告,已经明确有多种因子参与其中,这些因子形成调控网络,其合力决定了细胞最终的分化方向。已经明确功能的因子可分为两类:①细胞外信号分子及其相应受体:主要包括4类家族,骨形成蛋白(BMPs)、成纤维细胞生长因子家族(FGF)、SHH家族和WNT家族,它们通过影响核转录因子表达实现对牙胚时空分化的有序调控;②转录因子:主要为同源异型盒基因家族,包括 *MSX*、*DLX*、*BARX*、*PAX*、*GLI* 等,作为基因表达调控的反式作用元件,转录因子直接启动细胞分化表型基因表达。学者们已经试图人工模拟这些因子,以诱导相关细胞牙向分化,从而获得理想的牙再生种子细胞来源。然而,迄今为止这张调控网络的许多细节,尤其是各种因子之间的复杂关系仍未完全明了。

（三）微环境

研究表明细胞所处的微环境对细胞的分化、增殖等基本细胞生物学特性有显著影响。调整干细胞所处微环境,可有效控制其分化方向。因此,学者们对干细胞微环境也开展了不少研究,并试图采取不同的微环境促使牙再生种子细胞牙向分化。在此研究方向开展研究有望建立有效的干细胞定向分化诱导技术标准体系,这对牙再生最终实现临床化具有重要意义。

（四）细胞扩增

目前牙再生所采用的各种种子细胞多存在供源有限的问题,因此,对其进行有效扩增,并在此基础上建立相关干细胞库将对牙再生的产业化具有重要意义。

（五）细胞间相互作用

牙是上皮源性细胞和间充质源性细胞相互作用、相互诱导的结果。现有研究已经证明,单纯的上皮源性细胞或间充质源性细胞均不可能形成牙胚并最终形成牙。因此,对各种细胞间相互作用及机制研究是牙发育和再生研究的热点问题。然而,迄今为止,这些细胞间作用机制及其细节仍不清楚,需要学者们深入研究。

随着人类基因组工程、牙发育生物学、干细胞生物学以及各种生物技术的进步,为牙发育和牙再生的迅速发展创造了新的机遇。虽然最终实现牙再生仍需解决不少关键问题,但随着各种新型研究技术的不断应用,牙发育和再生的各项理论和技术将日趋完善。随着这些问题的深入研究和解决,我们有理由相信牙再生具有极其广阔的应用前景,并最终将变为现实。

二、研 究 范 例

2000年施松涛报告从第三磨牙牙髓中成功地分离了一种新的干细胞,具有良好的CFU-F形成能力,具有成纤维细胞样形态和较强的增殖能力;对该细胞进行免疫化学染色发现,该细胞为 CD14(-)、CD34(-)、CD44(+)、CD45(-)、Integrinβ1(++)、VCAM-1(+)、MyoD(-)、Neurofilam(-)、Collagen-Ⅰ(+/++)、Collagen-Ⅱ(-)、Collagen-Ⅲ(++/+)、Osteocalcin(++/+)、Osteonectin(++/+)、BSP(-)、PPARγ(-)、FGF2(++/+),这些免疫化学特征与BMMSC类似;体外培养实验发现该细胞具有钙化能力;随后,该课题组将该细胞与HA/TCP复合后植入裸鼠皮下,6周后发现形成了内衬有成牙本质样细胞的牙本质样结构,环绕在牙髓样组织周围,形似牙本质牙髓样复合体。该课题组认为该种细胞具有干细胞特性,并命名为牙髓干细胞(dental pulp stem cell,DPSC)。该研究发表在 2000 年的 *PNAS* 上,是对 DPSC 的首次报道,该研究成功地证明了 DPSC 的存在,并促使学者们着手于研究成体牙源性干细胞的存在及其在牙发育、修复和再生中的应用,对成体牙源性干细胞的研究具有重要的指导作用。

(刘磊　田卫东　于金华　王怡　崔军辉)

参 考 文 献

1. 胡冰,HERVÉ L,王松灵. 帽状期成釉器重建体外模型的建立. 北京口腔医学,2004,12(1):1-5.

2. 胡冰,HERVÉ L,王松灵. 蕾状期成釉器重建体外模型的建立. 北京口腔医学,2004,12(2):63-66.

3. 金岩. 口腔颌面组织胚胎学. 西安:陕西科学技术出版社,2002:8-35.

4. 田卫东,江宏兵,刘磊,等. 颅神经嵴干细胞的体外培养及其多向分化潜能研究. 华西口腔医学杂志, 2004,22(3):229-231.

5. 于世凤主编. 口腔组织病理学(第6版). 北京:人民卫生出版社,2007.

6. 赵铱民主编. 口腔修复学(第6版). 北京:人民卫生出版社,2008.

7. ANDERSON D,GAGE F,WEISSMAN I. Can stem cells cross lineage boundaries? Nat Med,2001,7(4): 393-395.

8. CHAI Y,JIANG X,ITO Y,et al. Fate of the mammalian cranial neural crest during tooth and mandibular morphogenesis. Development,2000,127(8):1671-1679.

9. DUAILIBI M,DUAILIBI S,YOUNG C,et al. Bioengineered Teeth from Cultured Rat Tooth Bud Cells. J Dent Res,2004,83(7):523-528.

10. FOURNIER B P,LARJAVA H,HÄKKINEN L. Gingiva as a source of stem cells with therapeutic potential. Stem cells and development,2013,22(24):3157-3177.

11. GRONTHOS S,MANKANI M,BRAHIM J,et al. Postnatal human dental pulp stem cells (DPSCs) in vitro and in vivo. Proc Natl Acad Sci,2001,97:13625-13630.

12. HELMS J A,SCHNEIDER R A. Cranial skeletal biology. Nature,2006,423:326-331.

13. LAHAV R,ELISABETH D,LECOIN L,et al. Endothelin 3 selectively promotes survival and proliferation of neural crest-derived glial and melanocytic precursors in vitro. PNAS,1998,95:14214-14219.

14. LISI S,PETERKOVA R,KRISTENOVA P,et al. Crown morphology and pattern of odontoblast differentiation in lower molars of tabby mice. J Dent Res,2001,80(11):1980-1983.

15. LIU Y,ZHENG Y,DING G,et al. Periodontal ligament stem cell-mediated treatment for periodontitis in miniature swine. Stem Cells,2008,26:1065-1073.

16. MIURA M,GRONTHOS S,ZHAO M,et al. SHED:stem cells from human exfoliated deciduous teeth. Proc Natl Acad Sci USA,2003,100:5807-5812.

17. NAKAGAWA S,TAKEICHI M. Neural crest emigration from the neural tube depends on regulated cadherin expression. Development,1998,125(15):2963-2971.

18. OHAZAMA A,MODINO S A,MILETICH I,et al. Stem-cell-based tissue engineering of murine teeth. J Dent Res,2004,83(7):518-522.

19. PRESTON S,ALISON M,FORBES S,et al. The new stem cell biology:something for everyone. Molecular Pathol,2003,56(2):86-96.

20. SEO B M,MIURA M,GRONTHOS S,et al. Investigation of multipotent postnatal stem cells from human periodontal ligament. Lancet,2004,364:149-155.

21. SONIE M,PAUL S. Tissue engineering of teeth using adult stem cells. Arch Oral Biol,2005,50(2):255-258.

22. SONOYAMA W,LIU Y,FANG D,et al. Mesenchymal stem cell-mediated functional tooth regeneration in Swine. PLoS ONE,2006,1(1):79-92.

23. XU X,CHEN C,AKIYAMA K,et al. Gingivae contain neural-crest-and mesoderm-derived mesenchymal stem cells. Journal of dental research,2013,92(9):825-832.

24. YOUNG C,TERADA S,VACANTI J,et al. Tissue engineering of complex tooth structure on biodegradable polymer scaffolds. J Dent Res,2002,81(10):695-700.

25. YU X,GE S,CHEN S,et al. Human Gingiva-Derived Mesenchymal Stromal Cells Contribute to Periodontal Regeneration in Beagle Dogs. Cells Tissues Organs,2014,198(6):428-437.

第十三章 非牙源性干细胞的牙向分化

第一节 概 述

在牙再生的研究领域中,首先要解决的问题就是寻找到能够形成牙体组织的种子细胞。以往国内外学者对于牙再生种子细胞的研究,主要集中在对牙乳头或牙髓中可能存在的干细胞进行定向诱导分化为成牙本质细胞,也有学者诱导脑神经嵴细胞或外胚间充质细胞分化为成牙本质细胞。这些研究主要是利用上述牙源性细胞的牙向分化特性,在体外培养的条件下,通过在培养基中加入多种生长因子等,来诱导其分化为成牙本质细胞。然而这些细胞的获得对于缺牙患者来说非常困难乃至不可能,而异体细胞作为种子细胞又将面临免疫排斥的难题。

成体干细胞横向分化的研究发现为该领域的研究拓宽了思路,即某些成体组织中的干细胞不仅能形成其特定组织,而且可在一定环境下转变成其他组织系统的细胞,也即跨系统甚至跨胚层分化发育。多项研究证实源于一种组织的干细胞在适宜条件下可以分化为多种组织细胞,展示了成体干细胞广阔的应用前景。

对非牙源性干细胞牙向分化潜能的研究中,骨髓间充质干细胞(bone marrow-derived mesenchymal stem cells,BMMSC)是最受关注的一种成体干细胞,BMMSC 是多能成体干细胞,能分化为多种细胞,包括成骨细胞、软骨细胞、脂肪细胞、肌细胞和神经细胞。Ohazama 等把骨髓来源细胞与胎鼠口腔上皮细胞进行重组后培养,发现这些非牙源性细胞出现了牙源性特异基因的表达,并形成了结构完整的牙,这说明骨髓来源细胞中存在有牙向分化潜能的干细胞。Miura 等发现把鼠胚胎口腔上皮与非牙源性外胚间充质(如第二咽弓的外胚间充质)重组后可以形成牙本质,这说明外胚间充质细胞受到口腔上皮信号调控时可牙向分化。有学者将 *DMP1* 基因瞬时转染到非牙源性间充质细胞系中,细胞出现了典型的成牙本质细胞样细胞的改变;体外矿化结节形成实验证实,体外过表达 DMP1 的细胞能够诱导分化和促进矿化结节的形成,说明在多潜能细胞和间充质源性细胞中过表达 DMP1 能够诱导这些细胞分化和形成成牙本质细胞样细胞。有研究对 BMMSC 与 DPSCs 的基因表达进行了比较,发现人 DPSCs 与 BMMSC 所表达的基因中有超过 4000 个已知人类基因是相同的,研究表明两者表型具有相似性。国内学者也开展了相关研究,获得了类似的研究结果,证明 BMMSC 具有牙向分化潜能,可经诱导而发生牙向分化。

然而,对 BMMSC 的研究也发现,BMMSC 用于临床必须进行骨髓穿刺,给患者带来较大痛苦,且来源仍受到限制,大规模临床应用仍有一定难度。因此,学者们将视线转向了脂肪源性干细胞(adipose derived stem cell,ADSC)。ADSC 来源于成体脂肪组织,可采用抽脂术等方法来大量获得,具有来源丰富、取材方便且可反复取材、手术带来的痛苦和损伤小、细胞增殖传代速度快等的特点。如能诱导其牙向分化,将为牙再生提供一个较为理想的种子细胞来源。多项研究结果证明 ADSC 同样具备一定牙向分化潜能,受到一定诱导可发生牙向分化。

随着发育生物学和细胞生物学的深入发展,对神经嵴源性干细胞的研究也日益深入。脑神经嵴干细胞是颅骨、颌面多种间充质干细胞的前体细胞,与牙发生发育具有密切的关系。进一步研究发现,神经嵴源性干细胞不仅在胚胎期存在,在成体同样存在,这就为牙再生提供了新的种子细胞来源。

此外,学者们还先后对表皮干细胞、胚胎干细胞及诱导性多能干细胞等非牙源性干细胞及其牙向分化潜能开展了研究,这些研究为进一步探索新的牙再生种子细胞来源提供了新思路,对最终获得理想的牙再生种子来源有积极的意义。

当然,目前非牙源性干细胞用作牙再生种子细胞仍然存在着来源有限、增殖能力不够强、牙向分化效率低、多需要牙源性细胞诱导等缺点,难以构建牙再生临床化所必需的大规模干细胞库,用于临床仍具有难以克服的缺点。因此,从临床应用及产业化角度出发,寻找无免疫原性或低免疫原性、来源充足的牙再生种子细胞仍然是牙再生研究亟待解决的关键问题。此外,如何有效诱导非牙源性干细胞牙向分化,建立操作性强和安全稳定的诱导体系,仍是亟待解决的关键性技术难题。

第二节 骨髓间充质干细胞

一、骨髓间充质干细胞

骨髓间充质干细胞(BMMSC)在 1966 年首次成功鉴定,是存在于骨髓组织中的一类成体干细胞,在一定的诱导条件下,BMMSC 具有向成骨细胞、脂肪细胞、骨骼肌细胞、软骨细胞、平滑肌细胞、肌腱细胞、造血支持基质细胞等中胚层细胞分化的能力;同时可以向外胚层的星形胶质细胞、神经元、血管内皮细胞和心肌细胞分化。BMMSC 跨系甚至跨胚层横向分化的可塑性及其强大的分化潜能,使得它为组织修复提供可能性(图 13-1)。

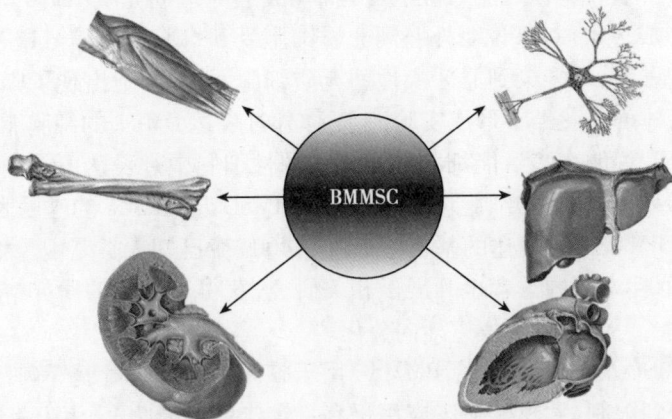

图 13-1 BMMSC 的多向分化及其临床应用前景

BMMSC 用作再生医学种子细胞具有多种优势,包括:取材方便、容易获得、取材时机体损伤较小、易于操作;在体外培养中具有贴壁生长的特性,易于分离纯化;体外培养可以多次传代并保持分化能力,更新率低而代谢活力高,易于扩增数量;具有免疫豁免的特性,可以在异种间或同种异体间进行移植而很少发生移植排斥反应;具有干细胞的多向分化能力,适用于多种组织的修复重建;容易通过转基因技术获得目标基因并在体内外长期表达。因此,BMMSC 是组织工程较理想的种子细胞来源。

(一) 分离和培养

不同物种的 BMMSC 体外培养的形态学特征大致相同,主要表现为梭形、纺锤形,少数为多角形。目前,BMMSC 的分离方法主要有以下几种:①全骨髓培养,将无菌抽取的骨髓加入培养液制成细胞悬液并培养,原代培养中培养物以造血细胞成分居多。为利于 BMMSC 的贴壁生长,可采用 DMEM 和胎牛血清培养。BMMSC 对营养要求高,胎牛血清终浓度为 10%~20%。细胞融合后以 1:2 比例传代,3~4 天换液一次;②离心培养法,根据骨髓中细胞成分比重的不同,采用离心分离法提取单核细胞进行培养。在新鲜无菌的骨髓抽取物中加入抗凝培养液稀释 1500~2000r/min 离心 20~30 分钟,采集交界处的单核细胞层,PBS 洗涤 2~3 次后,加入培养液接种培养;③细胞表面分子标记分选法,主要是根据 BMMSC 的细胞表面分子特征来分离。一般采用流式细胞仪、免疫磁珠或免疫沉积法来进行分选。

影响 BMMSC 扩增的主要因素有:①血清:血清对扩增 BMMSC 起重要作用,不同浓度的血清对培养 BMMSC 纯度的影响亦较大,常用 10%~20% 的胎牛血清;②接种密度:BMMSC 的体外扩增速度与其接种密度也有关,一般认为较低密度种植有益于增殖。高密度接种后细胞生长较慢,可能是由于细胞间的接触抑制,或细胞释放到培养基中的因子影响了 BMMSC 的生长;③细胞因子:一些细胞因子对于维持 BMMSC 增殖和未分化状态十分重要;④动物种属:一般认为 BMMSC 的生长特性相似,但也有资料显示 BMMSC 生长特点有种属差异。

(二) 鉴定

目前鉴定 BMMSC 仍主要依靠间接检测方法,常用的检测方法为成纤维细胞-集落形成单位(colony-forming unit-fibroblast,CFU-F)和多向分化能力检测。

1. 成纤维细胞集落形成单位　BMMSC 培养 3~5 天在组织细胞和单核细胞之间可以看到个别的由 3~4 个成纤维细胞样细胞形成的聚集体,这些细胞可分化成能形成小块骨或软骨沉积物的细胞。这些聚集的细胞称为成纤维细胞集落形成单位(CFU-F)。在不同的物种间,CFU-F 在骨髓悬浮液中出现的频率有很大的差异。刺激 CFU-F 增殖的生长因子包括血小板衍生的生长因子(PDGF)、表皮生长因子(EGF)、碱性成纤维细胞生长因子(bFGF)、转化生长因子、胰岛素样生长因子。相反,白细胞介素-4 和干扰素-α 等能抑制 CFU-F 的形成。CFU-F 的形成被认为是 BMMSC 的标志,但是两者之间的确切关系还不清楚,可能是细胞形态、细胞大小和物种间及集落间的分化潜力的不均一性所致。

2. 多向分化能力检测　BMMSC 在不同诱导条件下可分化成多种细胞。因此,对 BMMSC 鉴定时,可采取不同的条件培养基诱导其多向分化,然后根据形态、免疫表型和功能来确定各种分化细胞的表型。如成骨细胞的分化由碱性磷酸酶的活性及培养皿中矿化的细胞外基质的沉积量决定,这种矿化的细胞外基质可以用茜素红或其他的染剂检测;通过细胞形态和油红 O 染色法易于鉴别出脂肪细胞;至于肌细胞或神经细胞的鉴别,则可以运用免疫细胞化学法检测特异性抗体,分别为肌球蛋白或牛磺酸和神经胶质酸蛋白等。一般来说,BMMSC 的鉴定应常规检测 3 个以上的分化方向。

3. 细胞表面抗原检测　对 BMMSC 的表面抗原检测对明确其来源有重要的参考价值。常用于检测的抗原有 CD29、CD31、CD34、CD45、CD90、HLA-DR 等。

（三）多向分化及诱导技术

BMMSC 的分化方向由机体发育的需要和它们所处的微环境而定。其体外分化因加入的诱导剂不同而发生变化。地塞米松、维生素 C 和 β-甘油磷酸可诱导 BMMSC 向成骨细胞分化;胰岛素和丙酮酸钠可促进 BMMSC 向软骨分化;氢化可的松、异丙基甲基黄嘌呤、吲哚美辛(消炎痛)促进 BMMSC 向脂肪细胞分化;EGF、PDGF-BB、β-巯基乙醇可诱导 BMMSC 向骨骼肌分化;内黄酮、高浓度 β-巯基乙醇能促进 BMMSC 分化为神经细胞。有研究对 BMMSC 向各胚层分化的影响因素进行分析,发现纤维结合素和 VEGF 促进 BMMSC 向内胚层细胞分化;纤维结合素和 bFGF 促进 BMMSC 向外胚层细胞分化;纤维结合素和 FGF-4、HGF 可诱导 BMMSC 向内脏细胞分化。

BMMSC 的体内实验也表明其具有多向分化潜能。有研究采用胎儿 BMMSC 种植到裸鼠体内,发现其向多种组织细胞分化,如骨、软骨、脂肪、肌肉、肌腱等。

（四）应用前景

目前 BMMSC 的应用多集中在骨、软骨损伤及血管损伤的修复等。但 BMMSC 的功能不尽于此。将人 BMMSC 和人造血干细胞混合培养发现前者有很强的促进造血功能,并且阻止造血干细胞的凋亡。将 BMMSC 移植到患帕金森病小鼠大脑的纹状体部位,BMMSC 可存活 70 天并且迁移到其他地方,如对侧皮质、大脑的血管等。将 BMMSC 移植到受伤的脊髓处,可促进脊髓修复。BMMSC 也可促进内皮生长因子依赖性的血管新生。将其移植入猪的心肌缺损模型,BMMSC 能成活,并减轻心肌缺损的症状,对心脏的功能恢复有作用。另有发现,小鼠胫骨前肌肉损伤后,BMMSC 可随血液循环迁移至伤处,并分化为肌肉细胞。以上这些实验结果有一个很重要的共同点,即 BMMSC 可以促进多种疾病的康复,并且有迁移现象。因此,BMMSC 在多种疾病的治疗方面都有应用前景。

二、牙再生中的应用

BMMSC 具有分化成其他组织甚至其他胚层的细胞的可塑性,而且 BMMSC 易于获得,可以从患者自身获取,避免了免疫排斥的问题。因此,探索 BMMSC 替代牙源性间充质细胞形成牙本质的潜能,对于牙再生研究具有重要意义。有研究对 BMMSC 和牙髓干细胞进行比较,发现两者在细胞标记物上拥有很大相似性,均为 VCAM-1、CD146、碱性磷酸酶、Ⅰ 型胶原、骨连接素、骨钙素、骨桥素、Ⅲ 型胶原、FGF2 阳性表达,而 CD14、CD34、CD45、Neurofilament、Ⅱ 型胶原、PPARγ2 阴性表达,这提示两者具有一定的同质性。

2004 年,Sharpe 首次报道通过对小鼠 BMMSC 施加诱导而使其成功牙向分化。该研究组将胚胎第 10.5 天小鼠牙胚的成牙上皮覆盖到小鼠 BMMSC 聚集成的细胞团块,从而获得重组牙胚,并将此牙胚植入裸鼠肾囊膜下生长 10 天。在所植入的 35 个重组牙胚中有 3 个牙胚发育成了含有成釉质细胞样细胞层、釉质、牙本质、成牙本质细胞样细胞层的牙髓样的结构。该研究同时还证明,重组牙胚在体外组织培养条件下,于 3 天内开启了 Msx1、Lhx7、

Pax9 这几个对启动牙发育起关键作用的转录因子的表达。Sharpe 的研究证明,只要有适当的诱导条件,BMMSC 可以实现牙向分化。随后,Ohazama 等采用骨髓来源细胞与胎鼠口腔上皮细胞复合培养,并移植入动物体内的方法,证明骨髓细胞具有向牙源性间充质细胞分化的潜能,且可以在动物体内形成完整的牙结构。

研究表明,干细胞所在微环境是决定干细胞分化方向的关键因素之一。因此,学者们采用共培养及嵌合体牙胚等方法研究 BMMSC 的牙向分化潜能。田卫东等把 BMMSC 与胚胎第 11.5 天胎鼠口腔上皮细胞及胚胎第 17.5 天胎鼠牙胚细胞分别混合培养,结果显示:BMMSC 与胎鼠口腔上皮细胞及牙胚细胞共同培养后均可出现 *Pax9*、*Dmp1* 及 *Dspp* 基因的表达及 DSP 的蛋白表达,且随共培养时间延长而表达增强。该研究结果提示 BMMSC 在与口腔上皮细胞共培养的过程中,出现了牙源性特异基因的表达。随后,田卫东等分别把 BMMSC 与牙胚细胞混合后,以藻酸钙凝胶作为支架材料,植入大网膜内,同时把 BMMSC 与胚胎第 11.5 天胎鼠口腔上皮细胞混合植入肾包膜;通过体内动物实验,从组织水平证实 BMMSC 在与牙源性细胞共培养的诱导下,可以分化为成牙本质样细胞,并可以参与牙本质样结构的形成,具有成牙本质样细胞的分泌功能,证实了 BMMSC 作为牙再生研究中种子细胞来源的可行性。Young 等也制作了嵌合体牙胚,并通过组织学和免疫组化检测证实嵌合体牙胚不仅能形成牙本质、修复牙本质及釉质组织,还能表达骨钙蛋白、骨涎蛋白以及 Ⅲ 型胶原。有研究将 BMMSC 与牙周韧带细胞共培养,发现共培养的 BMMSC 骨钙蛋白和骨桥蛋白的表达量明显增加,而骨涎蛋白的表达量明显降低,说明共培养的 BMMSC 能够获得牙周韧带细胞的特性,可用于进行牙周组织的修复。这些研究提示采用 BMMSC 作为牙再生种子细胞来源是可行的。张彦定等对 BMMSC 在嵌合体牙胚中的比例开展了研究,结果发现:BMMSC 具有被牙胚间充质细胞诱导形成牙组织的能力。但这种诱导成牙能力随着 BMMSC 比例的升高而下降。在低 BMMSC 比例的嵌合体牙胚中,BMMSC 可以被诱导分化成牙结构的多种细胞类性;而当 BMMSC 比例升高或牙胚诱导能力下降时,BMMSC 较多地成为成骨细胞;当其比例超过一定临界值时,BMMSC 将阻碍牙结构的形成并被排斥出重组牙胚。

共培养和嵌合体牙胚等方法能够改变 BMMSC 的微环境从而诱导其牙向分化,然而,对于临床患者来说,胚胎期口腔上皮细胞及牙胚细胞是无法获得的,与之共培养诱导的方法对于 BMMSC 在临床中的应用难以实现。因此,进一步对 BMMSC 定向诱导牙向分化的方法进行研究逐渐成为 BMMSC 牙向分化研究的重点。有鉴于此,田卫东等利用脂质体介导 *Dspp* 基因转染 BMMSC,观察 BMMSC 诱导后的生物学特性及矿化能力的改变,结果证明 BMMSC 转染表达 *Dspp* 基因后,在形态学、牙发育相关基因表达及矿化能力等方面均发生成牙本质细胞样改变,提示 *Dspp* 在 BMMSC 牙向分化过程中具有重要作用,采用 *Dspp* 对 BMMSC 进行基因修饰可以促进其牙向分化。

第三节 脂肪基质细胞

过去人们把脂肪仅看作是氧化供能和储存能量的组织。随着组织工程的迅速发展,Zuk 等 2001 年首次从人脂肪组织中发现了大量类似于干细胞的细胞,并称之为脂肪基质细胞(adipose tissue-derived stromal cells,ADSC),又名为脂肪源性干细胞或脂肪间充质干细胞。后续研究证明,ADSC 具有多向分化的潜能,经体外诱导可分化为脂肪细胞、骨细胞、软骨细胞、神经细胞、肝细胞、血管内皮细胞、肌细胞以及心肌细胞等,在干细胞医学和再生医学领域具有广阔的应用前景。

与其他的干细胞相比,ADSC 在疾病治疗上有显著的优越性。首先,脂肪源性干细胞来源丰富且容易获得,在每克脂肪组织中可获得 5 000CFU-F 的脂肪源性干细胞;脂肪源性干细胞的培殖过程也比其他干细胞快,因此只需要抽出一点脂肪源性干细胞,就能够很快培殖出很多干细胞;临床上可以通过吸脂术获得足量的脂肪用于细胞培养,手术安全且对患者的损伤小,由于脂肪组织容易再生,还可以反复进行吸脂术。其次,ADSC 离体或在体条件下均可诱导分化形成多种细胞类型,如脂肪细胞、成骨细胞、软骨细胞、神经细胞、肌肉细胞和心肌细胞等,且多种生物支架支持其生长分化,便于组织工程研究。第三,患者本身来源的细胞能够进行自体移植,可以克服种属和免疫障碍。第四,ADSC 体外增殖速度快,不必进行永生化处理就能获得足够的细胞用于移植,这为临床移植提供了充足的细胞来源,因此,这种细胞可以作为一种潜在的自体移植的细胞来源。第五,ADSC 体外条件下容易导入外源基因,可作为基因治疗的目的基因载体。这些特点促使学者们对 ADSC 开展了系统的研究,目前 ADSC 已经成为干细胞医学和再生医学的研究热点。

一、脂肪基质细胞

(一) 分离和培养

目前 ADSC 的分离方法主要有胶原酶消化法和组织块法。前者主要采用胶原酶将脂肪组织基质消化溶解从而获得细胞,故被称为消化法。这种方法操作步骤较为繁琐,其中消化和洗涤这两个步骤不但费时,而且长时间脱离培养环境以及反复理化刺激对细胞都有潜在的损伤。这些缺点在大型实验中将对实验效率和质量产生潜在影响。针对此点,田卫东等采用组织块贴壁法对 ADSC 进行了分离,结果表明,贴壁法操作简便,只需剪碎、接种、加液 3 个步骤,可明显提高实验效率;而且细胞脱离培养环境的时间以及受到的理化刺激大大减少,在理论上可更好地保存细胞原有生物学特性,从而提高实验质量。

相对于 BMMSC,ADSC 的体外培养更为简单,不像 BMMSC 那样对培养基中胎牛血清的来源和质量有严格要求。DMEM、αMEM、RPMI1640 都是脂肪 MSCs 的常用培养基。一般只添加 10%胎牛血清即可,且血清生产批号等相对而言影响不大。

(二) 鉴定

迄今为止,仍未发现 ADSC 的特征性标志分子。现有研究成果表明 ADSC 一般表达 CD29、CD44、CD105 和 STRO-1,不表达 CD34、CD45、HLA-DR。因此,对 ADSC 的鉴定,除形态学检测外,主要依靠于检测其多向分化潜能。类似于 BMMSC,在研究中至少应诱导 ADSC 向 3 个以上的方向分化,最常用的分化方向为骨、软骨、脂肪和神经等。同 BMMSC 相比,ADSC 分化的独特之处是有自发分化为脂肪细胞的趋势。

(三) 多向分化诱导方法

欲将 ADSC 应用于各种组织缺损修复,首先需诱导 ADSC 向特定方法分化。

1. 向软骨细胞的诱导分化　将 ADSC 置入含 1%胎牛血清、转化生长因子 β1、β6,胰岛素、地塞米松、转铁蛋白、维生素 C 磷酸酯的 DMEM 培养基中,一般 2 天后可查见软骨样细胞,7 天后可查见硫酸蛋白多糖的存在和碱性磷酸酶活性的增高;免疫组化检测可显示 II 型胶原的表达且逐渐增多;RT-PCR 技术可探测到表达 II 型胶原蛋白 mRNA。

2. 向成骨细胞的诱导分化　将 ADSC 置入含有 10%胎牛血清、地塞米松、维生素 C 磷酸酯、磷酸甘油的 DMEM 培养基中培养,4 天时可见细胞由梭形变为立方形,2 周时碱性磷酸酶活性持续增高,3 周时骨钙素的分泌增加 2～3 倍,4 周时出现大量钙化细胞外基质。

3. 向脂肪细胞的诱导分化　将 ADSC 置入含 10%胎牛血清、异丁基甲基嘌呤、地塞米松、生物素、泛酸盐、胰岛素、吲哚美辛的 DMEM 培养基中,2 周后油红 O 染色可见脂滴,并逐渐增多融合;也可以检测到 aPα、脂蛋白脂肪酶、PPARγ2 和 Glut4 等脂肪细胞相关基因的表达。

4. 向骨骼肌细胞诱导分化　将 ADSC 置入含 10%胎牛血清、5%马血清、氢化可的松的 MDM 培养基内,6 周后通过免疫组化可检测到 MyoD 和骨骼肌肌球蛋白重链阳性表达。

5. 向上皮细胞的诱导分化　将 ADSC 置入含全反式维 A 酸的培养基中,可通过免疫荧光法检测角蛋白阳性表达,波形蛋白阴性表达。

6. 向神经细胞的诱导分化　将 ADSC 置入含氯化钾、丙戊酸、丁羟茴醚、氢化可的松和胰岛素的培养基内,1 天后可表达特异性神经表面标志分子,如 NSE 和神经元特异性核蛋白。

7. 向心肌细胞的诱导分化　将 ADSC 置入含有 5-氮杂胞苷的 RPMI 培养基,1 周后可见细胞形态改变,并可见肌球蛋白重链、α-肌动蛋白及肌钙蛋白 I 的表达。

除上述几种细胞类型外,ADSC 还可在血管内皮细胞生长因子(VEGF)、碱性成纤维细胞生长因子(bFGF)等的诱导下向成熟内皮细胞分化;在肝细胞生长因子(GHF)和抑瘤素 M(OSM)的诱导下,ADSC 表现肝(实质)细胞形态,并表达肝细胞标志物白蛋白和 α 胎蛋白。

总之,随着分子生物学和细胞生物学的迅速发展,ADSC 的研究也会更加深入。促进、支持 ADSC 生长分化成熟的各种生物因子,模拟体内微环境的细胞外基质等均将成为研究热点,并将取得突破,为 ADSC 成为现代组织工程学和再生医学研究的理想种子细胞和最终用于以细胞为基础的临床治疗提供技术保障。

(四) 在临床医学中的应用

由于 ADSC 的生物学特性,近年来 ADSC 相关研究迅速增加,为其在临床上的应用奠定了可靠的理论基础。在临床上,可通过诱导 ADSC 分化为成骨细胞、软骨细胞、骨骼肌细胞、脂肪细胞等中胚层细胞,或神经元等外胚层细胞,或肝细胞和心肌细胞等内胚层细胞,并配合相适应的生物支架材料,用于骨组织工程、脂肪组织工程、软骨、肌肉的损伤修复。也可将 ADSC 作为基因治疗载体,将人的正常基因或有治疗作用的基因通过载体导入人体靶细胞以纠正基因的缺陷或者发挥治疗作用,从而达到治疗疾病的目的。

二、牙再生中的应用

与 BMMSC 类似,ADSC 亦属 MSC,因此,学者们推测 ADSC 也可能具有牙向分化潜能,并对此开展了研究。孙雅娟等将 ADSC 培养于 Apical bud 上皮细胞的条件培养液中,诱导 7 天后,可见细胞变长,并出现极性改变,细胞呈平行排列的趋势。免疫组化均可见 DSPP 呈阳性染色。RT-PCR 检测显示 *DSPP* 和 *DMP-1* 阳性表达。随后,该课题组将 ADSC 与 Apical bud 上皮组成重组细胞团,植入大鼠肾被膜下,8 周后查见管样牙本质和骨样牙本质样结构,Masson 三色法可以观察到有绿色的牙本质样结构,免疫组化检测中 CK14、DSPP 染色阳性。该研究结果证明 Apical bud 上皮细胞在体外能够诱导脂肪来源的干细胞向成牙本质细胞分化,Apical bud 上皮与脂肪来源的干细胞重组在体内可以构建出牙本质样结构。陈小红等也开展了类似研究,研究结果证明牙胚细胞条件培养液,可在体外诱导 ADSC 向成牙本质样细胞分化;ADSC 与成釉器上皮细胞混合接种入体内后,可查见牙尖样结构形成,成釉细胞、釉质、前期牙本质、成牙本质细胞由外向内平行排列,成牙本质细胞处于极化和分泌状态,DSP 染色阳性,进一步说明了 ADSC 能被诱导分化为成牙本质细胞。这些研究证明 ADSC 具有一定牙向分化潜能,可以作为牙再生的种子细胞来源。

此外,由于 ADSC 具有良好的骨向分化能力,学者们也开展了利用 ADSC 进行牙周组织工程的研究。研究表明,经过诱导,ADSC 可参与牙周的修复过程,从而为牙周组织工程提供新的种子细胞来源。

第四节　神经嵴源性干细胞

神经嵴是脊椎动物胚胎发育中的一种过渡性结构,是在神经管建成时位于神经管和表皮之间的一条纵向的细胞带。神经嵴的细胞具有很强的迁移能力,它们逐渐地迁移到胚胎一定部位,分化为各种特定的细胞和组织。

神经嵴干细胞(neural crest stem cell,NCSC)来源于神经嵴,是一种胚胎发育阶段性多能干细胞,由神经管背面向胚胎广泛迁移,可分化为多种细胞,如:口腔颌面部间充质细胞、皮肤色素细胞、肾上腺髓质细胞等。神经嵴根据部位分为脑部和躯干部神经嵴。在口腔颌面部发育过程中,脑神经嵴干细胞(cranial neural crest stem cell,CNCSC)侧腹向迁移、增殖形成鳃弓主体,随着外胚层的迁移,它们广泛分布,发育成头颈部的间充质结构,参与口腔颌面部主要组织器官的形成。躯干部神经嵴干细胞主要参与周围神经系统的形成和肾上腺髓部的发育。此外,躯干部神经嵴干细胞的另一个发育方向是形成各种色素细胞,如黄色素细胞、浅棕色色素细胞、银色素细胞和黑色素细胞,这些神经嵴干细胞以分散的迁移方式在真皮中迁移到胚胎各处,当时并不显示色素细胞的特征,直到相当晚的发育阶段才有所表现。因此,NCSC 不仅在胚胎时期存在,在成体期也存在。近年来,NCSC 已引起生命科学研究领域的广泛关注,并取得了丰富的研究结果。

一、分离和培养

神经嵴源性干细胞体外分离培养的基本原则是:抑制分化以保持其生物学特性;促进分裂增殖获取一定数量的细胞。由于神经嵴源性干细胞对体外培养条件的变化非常敏感,因此培养液的成分对其非常重要。常规培养基为 DMEM/F12 培养液,加入一定量的牛血清、L-谷氨酸、非必需氨基酸、丙酮酸盐、β-巯基乙醇、谷氨酰胺等成分。为了维持神经嵴源性干细胞处于未分化状态,常用饲养层细胞或在培养液中加入白血病抑制因子(LIF)等。饲养层细胞或 LIF 等分化抑制因子可抑制其分化倾向,同时保证其增殖能力不受影响,一旦去除这些因素或加入某些分化诱导剂时,神经嵴源性干细胞会进行定向分化。

（一）胚胎期神经嵴干细胞的培养

神经嵴的取材部位可分为两部分：头颅部和躯干部，这是由于头颅部和躯干部的 NCSC 分化方向不同。头颅部的取材部位一般是第 6 体节之前，而躯干部的取材部位一般是胚胎末端的后 10 个体节。小鼠 NCSC 的取材时间是胚胎第 8.5~9 天，大鼠为胚胎第 10.5 天。此期的体节数大约为 13~22 个。神经管组织块法是经典的 NCSC 取材方式，具体为：选取胎鼠，切取第 6 体节之前的脑段神经管，平衡盐液漂洗，用胰酶或胶原酶消化，分离出头部神经管，将其移至表面含有纤连蛋白（fibronectin，FN）涂层的培养皿中，附着 15~30 分钟后加入无血清培养液，培养 48 小时后剔除神经管，NCSC 在 2 天内即从组织块周围游出来，形态以梭形为主。

（二）胚胎干细胞体外诱导分化法

从体外培养的胚胎干细胞中诱导分化并纯化 NCSC，有助于对此类细胞的发育过程有更好的了解。主要方法是将胚胎干细胞和 ST2 基质细胞株在一定条件下共培养，可得到接近体内 NCSC 样的多分化潜能细胞，而 ST2 基质细胞株为干细胞提供了适宜的生长环境。预先将 ST2 基质细胞株接种培养于六孔板中，取 500~1500 个胚胎干细胞接种至六孔板，使用 αMEM 培养基并加入胎牛血清、地塞米松、成纤维细胞生长因子 2、霍乱毒素、全反维 A 酸以及人重组内皮素 3，每 2 天换 1 次液。培养 9~12 天后，将细胞置于中性蛋白酶 Ⅱ 中消化，清洗重悬，以 c-Kit 作为细胞标记物，以 CD45 作为排除造血系细胞来源的标记物，用抗 c-Kit 和抗 CD45 的抗体标记培养细胞。为提高检出敏感度，选用与别藻蓝蛋白结合的抗体，用流式细胞仪分选出 c-Kit 阳性和 CD45 阴性的细胞。免疫细胞化学、反转录聚合酶链反应和卵内接种试验证实，该类 c-Kit 阳性和 CD45 阴性细胞可形成包含神经元、神经胶质细胞和黑素细胞等多种神经嵴源性的细胞克隆，卵内接种的细胞可沿神经嵴迁移路径迁移。此外，还检测到甲平滑肌抗原阳性细胞。在这一培养系统之中，由胚胎干细胞分化而来的 c-Kit 阳性和 CD45 阴性细胞非常接近体内的 NCSC。

（三）成体 NCSC 培养方法

就再生医学的临床应用来说，在成体上寻找适宜的干细胞更具有治疗的现实意义。成体 NCSC 主要位于毛囊区和角膜区。

1. 毛囊区 NCSC　储存于毛囊膨隆部的 NCSC 不但可循环再生毛发生长初期的毛球，还可再生皮脂腺和表皮组织。在紧邻毛囊的表皮有黑素干细胞、巢蛋白阳性细胞、间充质细胞以及一些未明确的干细胞群。毛囊区 NCSC 容易获取、取材方便、损伤小，不涉及免疫原性和伦理道德问题，可作为理想的 NCSC 来源。主要方法为：取小鼠触须垫，缓冲液冲洗数次后于体视显微镜下解剖出单个毛囊，去除疏松的真皮组织并剖开外根鞘，在毛囊膨隆部上下横断并取出毛囊膨隆部，将其置于 35mm 厚胶原包被的培养皿中预培养 30~90 分钟，待组织块黏附后加入 1.5mL 培养液。48~72 小时后毛囊 NCSC 开始移行出组织块，4~6 天后取出组织块，用胰酶消化重悬细胞，置于胶原包被的 35mm 培养皿中传代培养。

也有研究报道利用神经嵴特征性标记物分选目标细胞。主要方法为大量培养皮肤表皮细胞，再用荧光标记的特异性抗体与 NCSC 特异性蛋白结合，随后通过荧光激活细胞分类技术将其从表皮细胞悬液中分离出来。常用的标记物有巢蛋白、P75 和 SOX-10 等。

2. 角膜区 NCSC 培养　成体角膜中具有神经嵴来源的多能干细胞，表达 NCSC 标记物巢蛋白，可被诱导分化为脂肪细胞和软骨细胞等。取材时，用刀片沿角膜缘外侧环形切下角膜,去除虹膜、睫状体和内皮组织,保留上皮基质,将其置于中性蛋白酶Ⅱ中4℃过夜。去除疏松表皮层,将角膜基质盘切成小块,用胰酶和胶原酶消化,然后用玻璃酸酶处理,将基质细胞机械分离为单细胞悬液,在添加表皮生长因子、成纤维细胞生长因子2和维生素B_{27}等添加物的培养基中培养。7天后可见细胞球形成,每7~14天传代1次。角膜区NCSC不仅表达巢蛋白,还表达胚胎期神经嵴标记物扭曲蛋白、蜗牛蛋白、蛞蝓蛋白和Sox9等。在单克隆培养和体外分化实验中的不同诱导条件下,角膜区NCSC表现出多种细胞分化潜力。

此外,在神经结等部位也有少量NCSC,可通过上述方法进行分离和培养。

二、生物学特征

(一)多向分化潜能

NCSC不断迁移、分化,广泛分布于胚体的3个胚层,故又有"第四胚层"之称。NCSC可分化形成多种细胞。其中,CNCSC是口腔颌面部多种组织发生的前体细胞,如神经节、神经元、色素细胞、成骨细胞、成软骨细胞、成牙本质细胞及成牙骨质等,参与形成颅骨、上下颌骨、牙体(釉质除外)牙周组织、头颈部腹侧皮肤的真皮、平滑肌和头颈部腺体(如唾液腺、泪腺等)中结缔组织基质等。

(二)迁移性

和其他细胞不同,NCSC的特征之一就是在发育的过程中可以发生迁移。随着两侧神经褶的进一步发育,将要演变为神经嵴的细胞开始出现迁移的特征性变化,表现为细胞间隙增大,细胞排列成堆。一旦NCSC脱离神经上皮,即略呈星形或多角形。NCSC的迁移是长距离的,所有的NCSC都要离开背部的神经管迁移到腹侧。在研究神经嵴的迁移途径或衍生物时,研究人员通常将标记物(如活体染料等)直接注射入神经管内,而无需将NCSC和神经管细胞分开,因为在神经管及附近的组织中,只有NCSC可以脱离神经管迁移至别的地方,所以很容易将带有标记物的NCSC与周围的细胞分辨开来。迁移路径可分为背外侧和腹侧两种,前者沿着体节与外胚层之间的空隙迁移,后者沿着神经管与体节之间的空隙迁移。CNCSC以背外侧路径为主,躯干神经嵴以腹侧路径迁移为主。

三、NCSC多向分化的调控因子

NCSC具备多向分化特性,在不同的微环境下会向不同的方向分化。其分化方向受到多种因素影响,包括细胞内在因素和外在信号分子。在NCSC迁移和分化的过程中,各种内外因素相互作用,调控其特定方向的分化。

(一)细胞内在因素

根据NCSC对丝裂原反应性的不同,可将其分为EGF反应性干细胞和FGF2反应性干细胞。一旦将丝裂原从无血清培养基中撤出,NCSC即自动进入分化阶段,EGF反应性干细胞绝大多数分化为胶质细胞系;而FGF2反应性干细胞则更多分化为神经元表型细胞系,这种由细胞本身分化程序决定的细胞系选择分化被称为默认分化。而这种干细胞本身所固有的属性则决定着其对同一种诱导因子的不同反应,如CNTF可以使E16海马分离的FGF2反应性干细胞最终分化为星型胶质细胞的比例由6%上升至98%;而作用于新生大鼠小脑的

EGF 反应性干细胞,其主要效应则是使少突胶质细胞分化比例上升至 20%;BDNF 可使新生大鼠海马 EGF2r 反应性干细胞分化为神经元的比例由 10% 上升至 43%;而 NT23、GDNF 则无诱导神经元分化的效应。

干细胞内源性分化调控的另一个重要机制是分子钟调控。细胞一旦离开其干细胞环境,在发生终末分化前要进行的分裂周期数是由分子钟调控的,通过细胞周期促进和抑制因子的控制性变化以及端粒体长度和染色体功能状态的改变而实现。控制基因表达的核转录因子是 NCSC 的关键性分化调控因子,进入不同鳃弓的嵴细胞表现为不同的 *Hox* 基因表达水平。研究发现,*Hoxa2* 表达是第二鳃弓内 NCSC 表型分化的早期标记,而第一鳃弓则表现为 *Hoxa2* 表达抑制。若第一鳃弓内 *Hoxa2* 过表达,则导致 Meckel 软骨、方形软骨缺失,表现为第二鳃弓舌骨样分化;相反地,敲除 *Hoxa2* 基因的第二鳃弓则呈第一鳃弓样分化。Ferguson 等发现,在下颌弓内,切牙和磨牙区间充质细胞(来自 NCSC)*Hox* 基因呈不同的空间表达分布,推断细胞内基因的差别表达是不同部位、不同形态牙胚发生的基础。

(二)外源性调控因子

NCSC 的分化始终处在体内错综复杂的信号网络的调控下,从分裂、迁移及向神经元或胶质细胞分化的过程中,细胞外部环境,尤其是各种随空间、时间变化而改变的环境因素,发挥着重要的调控作用。局部微环境中的主要调控因子包括上皮源分泌性生长因子、细胞外基质分子及细胞间通讯的调控因子,这种调节干细胞命运的局部微环境又称干细胞龛。

1. 分泌性生长因子 局部微环境的分泌性生长因子在 NCSC 的分化调控中扮演指令性角色。早在 NCSC 自神经板(管)发生、迁出期,邻近的外胚层上皮即对其进行调控。在颅部,当去除一段神经板后,外胚层上皮可通过调节残存的神经管而生成 NCSC,在这一过程中,*Hox* 基因发挥重要作用。

有学者认为,菱脑区 NCSC 呈束状迁出是菱脑与邻近特定鳃弓微环境间信号综合平衡调控的结果。在对 NCSC 的下游分化调控研究中发现,内胚叶上皮对迁入额鼻突及第一鳃弓不同亚群 NCSC 的聚集、分布方向具有调节作用,指导 NCSC 分化发育成一定大小、形态和位置的口腔颌面骨性结构,是个体化口腔颌面外形特征的发生基础。上、下颌弓口腔上皮各具独特的指令性信号,不同模式 NCSC 发生的上、下颌外胚间充质细胞,受到特定口腔上皮信号的影响,从而使上、下颌弓结构呈现差异。来自 NCSC 的牙胚外胚间充质细胞,在其牙向分化中同样表现出明显的上皮性信号调控。有研究发现,TGFβ 家族成员 BMP4、BMP7 表达于神经板侧缘及背侧中线区外胚层上皮中,学者采用外源性 BMP4、BMP7 代替外胚上皮诱导神经板外植体,结果分化出表达特征性标记分子的神经嵴干细胞。

体外分化诱导实验发现,BMP2 能促进 NCSC 神经元向分化,胶质生长因子能促进其胶质细胞向分化,而 BMP2 联合 TGF-β 饱和浓度下促其平滑肌细胞向分化。NCSC 以剂量依赖性方式对外源性 FGF2 产生反应,$0.1\sim1ng/ml$ 引起 NCSC 的增殖活性增强;$10ng/ml$ 的 FGF2 可诱导 NCSC 软骨向分化,长期培养可见软骨内成骨和膜性化骨形成。

2. 细胞外基质分子 细胞外基质(ECM)分子在导引 NCSC 的迁移和在外周组织中"捕获"NCSC 的过程中都有作用。NCSC 与 ECM 分子的特征性分布一致,不同亚群嵴细胞对 ECM 的不同成分具优先选择性。研究发现,发生迁移的嵴细胞会以整合蛋白依赖性方式黏附于纤连蛋白(FN)上,当以 RGD(FN 与嵴细胞膜上整合蛋白类受体的结合位点)或抗 FN、β1、β3 整合蛋白亚基抗体阻断 NCSC 与 FN 黏附时,会引起 NCSC 间的聚集,可能在 NCSC 束状迁移调控中发挥重要作用。以 FN、LN、Ⅰ、Ⅳ型胶原构成 ECM,以抗体分别阻断细胞与 ECM 成分的结合位点,证实躯干部神经嵴干细胞和 NCSC 以不同的分子机制黏附于 ECM。

四、牙再生中的应用

牙的发育过程是牙源性上皮与其下方的间充质之间互相诱导、互相作用的过程。组织重组实验证明,在小鼠胚胎第 11.5 天时,将磨牙上皮与脑神经嵴来源的非牙源性间充质组织重组后,能发育形成牙结构。说明牙发育的潜能位于牙上皮中,即牙上皮是牙发育的诱导者,预定牙上皮的发生部位决定了牙形成的位置。而将小鼠胚胎第 11.5 天磨牙上皮与非脑神经嵴来源的间充质组织重组后不能形成牙结构,说明只有脑神经嵴来源的间充质组织才具有牙发育的被诱导潜能。进一步研究发现,NCSC 能生成除釉质外的所有牙体牙周组织,在牙发生和发育过程中占有重要地位。由于 NSCS 的干细胞特性,人为控制和干预其向着理想化的方向分化成为相关研究的焦点。近年来,在离体实验中,人为诱导神经嵴源性干细胞向成牙本质细胞样细胞、成骨细胞、平滑肌细胞、神经胶质细胞分化均已获得成功。同时,外源性 hTERT 介入已经可以重建神经嵴源性干细胞的端粒酶活性,使细胞永生化而具有无限增殖的能力,但具体调控机制还有待研究。

因此,学者们对 NCSC 的牙向分化潜能及诱导技术开展了研究,试图为牙再生寻找新的种子细胞来源。目前,对躯干部神经嵴干细胞的研究已经进行了牙向诱导分化,对 CNCSC 以及外胚间充质干细胞的定向分化研究也已经起步。由于原代细胞的寿命有限以及缺乏分化标记物,人们仍不能很好地阐明牙源性细胞的分化机制。有学者将小鼠神经嵴和牙源性上皮重组,并移植于小鼠前眼窝中培养,结果形成了牙,为神经嵴源性干细胞在牙再生研究中的应用前景提供了依据。研究表明,在体外培养的外胚间充质干细胞的培养液中加入一些生长因子,可促使其分化为口腔颌面部发育所需的大部分细胞,其中包括成牙本质细胞。研究表明:通过 DMP1 的过表达可使胚胎间充质细胞向成牙本质细胞样细胞分化。金岩等研究发现 bFGF 和 IGF1 可以促进颌突外胚间充质干细胞向成牙本质细胞的分化。田卫东等的研究结果证实,牙本质非胶原蛋白(DMNCP)具有诱导 NCSC 向成牙本质样细胞分化的作用,BMP2、TGF-β1 的加入具有正协同效应。这些研究结果为证实神经嵴源性干细胞的牙向分化潜能提供了可靠的依据,提示了该研究方向的美好前景,但具体技术细节等仍需要深入研究。

第五节　其他非牙源性干细胞

除了上述非牙源性干细胞外,学者们还分别对诱导性多能干细胞、胚胎干细胞、表皮干细胞等进行了研究,借以探索牙再生新的种子细胞来源。

一、诱导性多能干细胞

诱导性多能干细胞(induced pluripotent stemcells,iPS 细胞)是指通过载体将胚胎干细胞特异性转录因子导入体细胞,对体细胞进行重编程,使之去分化为具有胚胎干细胞特性和功能的多能干细胞。iPS 细胞的研究是一项具有开创性治疗性克隆的基础研究,为干细胞医学应用开辟了一条新的途径,被认为是干细胞领域乃至整个生物学领域的重大发现。2006 年,4 个胚胎干细胞特异性转录因子(*Oct4*、*Sox2*、*c-Myc* 和 *Klf4*)被筛选出并导入已分化的小鼠皮肤成纤维细胞,首次成功获得 iPS 细胞。随后,多名学者成功诱导出 iPS 细胞,并且通过外源基因的选择和转染条件的优化以及筛选方法的改进提高了 iPS 细胞的质量和产率。近年来,从反转录病毒载体发展到慢病毒载体,从小鼠 iPS 细胞系的建立到人类 iPS 细胞诱导成功,iPS 细胞技术的研究不断迅速发展。

iPS 细胞在形态和生长特性上都与 ESC 十分相似,并且表达 ESC 特异的表面标志。将 iPS 细胞注入裸鼠皮下,可以产生包含三胚层细胞的畸胎瘤,这一结果证明该细胞具有 ESC 的发育潜能。

(一) 获得方法

首先,将特异性 ESC 转录因子通过病毒载体感染或质粒载体转染的方法,导入小鼠或人类的体细胞中,外源基因导入一段时间后,通过药物或形态学特征对转染的细胞进行筛选,最后对其进行鉴定,鉴定方法包括细胞表型、表面标志、表观遗传状态、基因表达模式和发育潜能等,并和 ESC 相比较,证明其多能性。

(二) 特异性转录因子

目前,最常用的 iPS 细胞特异性转录因子为 *Oct4*、*Sox2*、*c-Myc* 和 *Klf4*。这 4 个因子中,*Oct4* 是 *Pou* 家族的转录因子,能够维持细胞的多能性,是将体细胞诱导为 iPS 细胞所必需的基因。*Oct4* 能够维持 ESC 的未分化状态并促进其增殖,学者们认为 *Oct-4* 的活化是体细胞重编程为多能干细胞的标志。*Sox2* 是胚胎干细胞特异性转录因子,与 *Oct-4* 一样,为体细胞重编程所必需的基因,该因子除了可与 *Oct4* 协同调节维持细胞的多能性之外,还能促进干细胞向神经外胚层分化。*c-Myc* 和 *Klf4* 不是 iPS 细胞形成所必需的基因,其作用是提高克隆形成的效率,同时将两者去除时将不能生成 iPS 细胞,因此 *c-Myc* 和 *Klf4* 在 iPS 细胞产生的过程中同样重要。此外,也有研究报道采用 *Oct4*、*Sox2*、*Nanog* 和 *Lin28* 转入成纤维细胞后也得到类 ESC。由于 *c-myc* 是原癌基因,在体细胞内的表达会增加 iPS 细胞的致瘤性。2007 年底,有研究报道从 4 个转录因子中去掉 *c-Myc*,将 *Oct4*、*Sox2* 和 *Klf4* 导入成纤维细胞,结果成功地将成纤维细胞诱导成为 iPS 细胞,使 iPS 细胞的生产更为安全。

(三) 筛选

挑选出具有多能性的细胞在 iPS 细胞获得过程中是非常关键的。目前,iPS 细胞的筛选有药物筛选和形态筛选 2 种。由于在细胞中导入报告基因在技术上较为困难,且易导致基因插入突变,因此对于从人体细胞诱导 iPS 细胞来说,用形态学鉴定更为理想。iPS 细胞在形态上和 ESC 十分相似,细胞排列紧密,呈集落形状生长,细胞克隆边缘清晰。

(四) 鉴定

iPS 细胞的鉴定方法主要有形态学标准、表面标志分子、生长特性、发育潜能及表观遗传学特征等。iPS 细胞与 ESC 在形态上和生长特性上均十分相似,表面标志分子也有一部分相同,如 TRA-1-60、TRA-1-81 和 SSEA-4 等,只有少部分的基因表达模式有所不同。PCR、ELISA 和流式细胞仪等是对 iPS 细胞表面标志进行鉴定最常用的方法。对 iPS 细胞发育潜能的鉴定则是通过将获得的 iPS 细胞注射到裸鼠皮下可以产生三胚层细胞的畸胎瘤,说明 iPS 细胞的发育潜能和 ESC 基本相似。此外,iPS 细胞有着和 ESC 类似的表观遗传学特征,如 DNA 甲基化模式和组蛋白修饰等。

（五）应用

iPS 细胞可能成为人类各种疾病细胞移植的一个来源，为人类疾病治疗带来了全新的治疗方法，其研究的最终目的是应用于临床进行自体细胞治疗，如糖尿病、帕金森综合征、脊髓损伤等。已有报道采用 iPS 细胞成功治疗镰状红细胞贫血的小鼠。这一结果提示了 iPS 细胞在临床应用的广阔前景。

在牙再生研究领域，也有学者采用 iPS 细胞开展了牙向分化的研究，如果该研究获得成功，将为解决牙再生种子来源问题提供全新的途径，也为个性化医疗提供新的方法。

二、胚胎干细胞

胚胎干细胞（Embryonic Stem Cells，ESC）是由早期胚胎内细胞团（桑葚胚，囊胚）或原始生殖细胞经体外分化抑制培养筛选出的一种多潜能细胞。胚胎干细胞可以在体外稳定地自我更新，可以在长时间继代培养后仍维持正常的二倍体染色体结构；具有与早期胚胎细胞相似的形态特征和很强的分化能力，在一定的条件培养下，它可以无限增殖并分化成为全身多种细胞类型。由于 ESC 在体外可以定向诱导分化，并可用于制备嵌合体和生产克隆动物，所以该细胞在基因遗传修饰、人体发育、器官移植、细胞治疗、药物开发等基础研究和临床治疗方面都有广阔的应用前景。

1981 年小鼠胚胎干细胞系被首次建立。1998 年，第一株人类胚胎干细胞成功分离。随后，多种其他动物 ESC 的分离和建系相继取得成功。ESC 具有以下 4 个特点：①能大量繁殖并保持未分化状态；②在一定条件下能向内、中、外 3 个胚层组织和细胞分化；③具有全能性、易于进行基因改造操作；④能够形成嵌合体动物，从而成为联系细胞和个体之间的桥梁。ESC 的发现为许多组织器官的移植提供了可能。目前，已成功诱导小鼠等多种动物的 ESC 向神经细胞、心肌细胞、肺泡上皮细胞、骨细胞、造血细胞、表皮上皮细胞、色素上皮细胞等分化。

ESC 的形态特点为体积小，细胞核大、核质比高，核仁明显，有 1~2 个核。ESC 呈克隆状生长，克隆大而平，细胞紧密地聚集在一起，细胞间界线不明显，形状类似鸟巢状，培养时呈集落样生长。

ESC 的主要细胞表面特异性抗原为阶段特异性胚胎抗原（stage-specific embryonic antigens，SSEA），但这具有种属特异性，在不同种属 ESC 中表达不同的 SSEA。在 ESC 中，肿瘤排斥抗原（tumor rejection antigen，TRA）TRA-1-60、TRA-1-81 也呈阳性表达，但其功能有待伸入探讨。ESC 的其他细胞表面标记分子还有碱性磷酸酶（alkaline phosphatase，AKP）、端粒酶、OCT3/4 等。其中 OCT3/4 是 ESC 的细胞多能性标志。当干细胞分化时，其表达量就会降低，是哺乳动物胚胎发生中一个关键的调控因子，维持干细胞全能性及未分化状态。

ESC 可以在体外定向诱导分化为多种细胞类型，对 ESC 的了解有助于了解人类疾病的发生发展机制。因此，ESC 发育与基因调节的关系，就成为研究者不懈努力的方向。目前，科学家已经能够在体外鉴别、分离、纯化、扩增和培养 ESC，并以这样的干细胞为种子，培育出一些人的组织器官。目前所使用的 ESC 诱导分化方法主要包括：外源性生长因子诱导 ESC 分化、转基因诱导 ESC 分化、ESC 与其他细胞共培养的方式诱导 ESC 分化等。

目前已有学者开展了 ESC 牙向分化的研究,试图为牙再生寻找到新的种子细胞来源。有研究将 ESC 诱导分化形成拟胚体,然后将拟胚体细胞与牙髓成纤维细胞共培养,结果显示,拟胚体细胞与牙髓成纤维细胞共培养 10 天后,可检测到成牙本质细胞的特征性分子牙本质涎磷蛋白的表达;共培养 15 天后,表达有所增强。该结果提示与牙髓成纤维细胞共培养,可以促进胚胎干细胞向成牙本质样细胞分化。

三、表皮干细胞

表皮干细胞(Epithelial stem cell)是各种表皮细胞的祖细胞,来源于外胚层,具有双向分化能力。一方面可向下迁移分化为表皮基底层,进而生成毛囊;另一方面可向上迁移,并最终分化为各种表皮细胞。表皮干细胞在形态学上具有未分化细胞的特征,细胞体积较小,核大而胞质少,核质比大,胞内 RNA 含量低,细胞器较少且不成熟,在组织结构中位置相对固定。在生物学上其典型特征有:①长周期性:可以通过活体细胞标记滞留来加以鉴定,即在新生动物细胞分裂活跃时掺入氚标记的胸苷或尿苷,因干细胞分裂缓慢,可长期探测到放射活性,这一重要特性维持了其高度的增殖潜能,降低了 DNA 复制时出错的几率;②自我更新和增殖潜能:在体外培养时细胞呈克隆性生长,可进行 140 次分裂,产生 1×10^{40} 个子代细胞,这一特性对维持组织的再生和长期动态平衡具有重要意义;③对皮肤基底膜的黏附:主要通过表达整合素来实现其对基底膜各种成分的黏附。在增殖分化过程中,基底层细胞表面整合素的表达逐渐下调,直至最后消失,而细胞逐渐向皮肤表面迁徙,最终角质化脱落。不同的整合素作为受体分子与基底膜各种成分相应的配体结合,其中 β1 整合素是介导表皮干细胞与细胞外基质黏附的最主要的受体,它通过与配体结合激活胞内的信号转导,影响细胞的增殖与分化。

表皮干细胞为组织特异性干细胞,胎儿时期表皮干细胞主要集中于初级表皮嵴,至成人时呈片状分布在表皮基底层和毛囊隆突部,即皮脂腺开口处与立毛肌毛囊附着处之间的毛囊外根鞘,在基底层中约占 1% ~ 10%。不同发育阶段的人皮肤表皮干细胞的含量不同,胎儿期表皮基底层增殖细胞均为表皮干细胞和短暂增殖细胞(TAC),少儿表皮基底层中只有部分细胞为表皮干细胞和短暂增殖细胞,成年人两者所占比例则进一步降低。在人体不同部位的皮肤,其分布也存在差异,在没有毛发的部位如手掌、脚掌、乳头等处,干细胞与短暂增殖细胞位于与真皮乳头顶部相连的基底层,呈片状分布。有毛皮肤中毛囊间表皮内无干细胞,其更新所需的干细胞可能来源于毛囊的膨出区。毛囊干细胞是表皮干细胞的主要来源,毛囊隆突部是表皮干细胞的主要分布部位,对毛囊的生长和新陈代谢以及表皮损伤后的修复有重要的作用。

当前用于表皮干细胞分离与鉴定的表面标志物有很多,但尚未能找到一种绝对的公认的表皮干细胞的标记物。目前表皮干细胞的标记物主要有整合素、角蛋白、PCNA、基因物质 P63 及 CD71、连接蛋白 43、C8/144B 以及 CD34 等。因此,对于表皮干细胞的鉴定亦多采用多个标记物,同时结合其分子生物学特性,包括细胞形态、增殖分化特点及黏附特性等。

表皮干细胞不仅能在体外长期传代培养,并保持其增殖分化潜能,而且在一定环境条件下,还表现出与胚胎干细胞相似的分化潜能。因此,获得纯化的人类和动物表皮干细胞,不仅可以为构建有生理功能的人工皮肤提供种子细胞,对了解皮肤组织器官发育、肿瘤疾病发生也有重要意义;并且可用于基因治疗和转基因动物的研究与生产,还将成为转基因和组织工程技术中重要的靶细胞。

皮肤和牙的发生发育过程相似,都需要上皮细胞和间充质细胞的相互作用和相互诱导。鉴于此,有学者试图采用表皮干细胞作为牙再生的上皮源性种子细胞。有学者将表皮干细胞与牙上皮细胞混合后再与牙乳头组织构建的重组体植入肾被膜下,发现植入体能够良好发育,形成牙样结构,其内部有明显的类釉质结构。类釉质结构能够释放PKH26 的红色荧光,CK-14 呈阳性表达。说明表皮干细胞参与了类釉质结构的形成。表皮干细胞与牙胚细胞共培养后胞体形态变长,呈簇状生长,CK-14 阳性表达,AMBN 和AMGN 的 mRNA 表达呈弱阳性。该研究结果说明牙胚细胞可以诱导表皮干细胞向牙上皮细胞分化。当然,将表皮干细胞用于牙再生研究还存在许多问题和技术难点,需要在以后的研究中逐渐解决。

第六节　非牙源性干细胞牙向诱导技术

一、共　培　养

细胞共培养技术是以细胞培养技术为基础,在体外相同培养环境下对两种或两种以上的细胞进行共同培养和孵育的生物技术,其目的是模拟在体内生长环境下不同细胞间的相互作用。1965 年 Cole 等发现将小鼠胚胎与放射线照射过的 HeLa 细胞共培养,能够提高小鼠胚胎体外发育能力。Hirokazu 等将造血干细胞与肝间质细胞共同培养后成功获得成熟肝细胞;同时,Takeo 等通过 BMSC 与心肌细胞共培养的方式,成功地诱导骨髓间充质干细胞向心肌细胞分化。目前,越来越多的文献报道提示,干细胞与成熟体细胞共培养技术可以有效诱导干细胞定向分化,该技术极大地促进了组织工程和再生医学的发展。

牙发育是一系列胚胎上皮细胞和外胚间充质细胞相互作用的结果,其中由牙上皮细胞分泌的各种细胞因子在牙发育过程中发挥了决定性的作用,这为利用牙上皮细胞诱导非牙源性干细胞牙向分化提供了理论依据。1987 年 Mina 等将小鼠 E11.5 天的牙上皮与第二鳃弓来源的间充质细胞共培养后,成功地发育成牙的结构,为细胞共培养技术在牙再生领域的应用提供了实验依据。利用细胞共培养技术诱导非牙源性干细胞牙向诱导的方法主要可分为两类,分别为接触式共培养和非接触式共培养。

(一) 接触式共培养

接触式共培养是指将共培养的两种或两种以上细胞混合培养。在非牙源性干细胞牙向诱导试验中,通常将口腔上皮细胞或者牙胚细胞与非牙源性干细胞混合培养,从而达到诱导非牙源性干细胞牙向分化的目的。接触式共培养的方法同普通细胞培养方法类似,唯一特殊的是,接触式共培养应将分离好的牙源性细胞与非牙源性干细胞混合后置于同一培养瓶中培养诱导。接触式培养操作简单,易于实施,在牙组织再生领域已有许多成功的报道。冯帆等将 E11.5 天的大鼠牙上皮细胞与其骨髓间充质干细胞共培养 15 天后,检测到骨髓间充质干细胞表达 DMP-1、DSPP 等成牙本质细胞特异性基因,成功证明通过细胞共培养技术能够使骨髓间充质干细胞牙向分化。同时,张彦定等将人的表皮干细胞与小鼠 E13.5 天的牙胚间充质干细胞共培养后植入裸鼠体内,3周后在植入部位观察到了牙本质样结构。这些研究表明,通过与口腔上皮细胞或者牙胚细胞接触共培养能使非牙源性干细胞牙向分化,为进一步的牙组织再生创造了条件。

（二）非接触式共培养

非接触式共培养是指在相同环境下培养两种或者两种以上细胞,但不同种细胞间并不直接接触的一种培养方法。非接触式共培养主要有两种形式,分别为远距离共培养和条件培养基共培养。远距共培养是指培养的两种或者两种以上细胞在同一培养基中培养,但不同种细胞间并不接触。条件培养基共培养则是指预先收集诱导细胞(如口腔上皮细胞或牙胚细胞)的培养液上清,将其作为条件培养基来培养目标细胞(非牙源性干细胞)。牙胚条件培养基的制作步骤主要包括牙胚细胞的分离和培养、牙胚细胞培养基的更换和收集、收集的牙胚细胞培养基与普通培养基按一定比例的混合等。冯帆等通过收集大鼠乳鼠的上下颌第一磨牙牙胚细胞体外培养过程中更换下来的培养液,将其按1:1的比例与常规培养液混合后制成牙胚条件培养基,并用该条件培养基培养大鼠的骨髓间充质干细胞和脂肪间充质干细胞,成功诱导其牙向分化。余永春等采用类似的方法使用大鼠牙胚条件培养基成功地将人脐带间充质干细胞诱导为类成牙本质样细胞。这些研究表明,非接触式共培养也是一种有效的诱导非牙源性干细胞牙向分化的方法。

综上所述,大量的研究结果表明,应用共培养技术能成功实现非牙源性干细胞的牙向诱导。由于共培养技术操作简单,技术门槛要求不高,且效果可靠,已成为非牙源性干细胞牙向诱导的主要实验方式之一。

二、转基因技术

转基因技术是指利用特定基因转染相应细胞从而使目的基因在种子细胞内有效表达,诱导种子细胞定向分化从而获得特定的组织。Tang等利用腺病毒载体将 *BMP2* 转染山羊间充质干细胞后植入裸鼠体内成功实现异位成骨;Jin等用腺病毒作为载体将 *TGF-β2* 基因导入人脂肪干细胞并与支架材料复合植入裸鼠皮下,12周后在三维支架上观察到软骨样组织形成。近年来,随着调控牙发育相关基因研究的深入,转基因技术也逐步被应用于牙再生与组织工程领域。Narayanan等将 *DMP1* 基因转染到非外胚间充质细胞系中,发现细胞出现了典型的成牙本质细胞样的改变。朱峰等通过重组腺病毒载体将小鼠 *DSPP* 基因导入小鼠骨髓间充质干细胞中成功诱导其牙向分化。

（一）转基因载体

转基因载体是指搭载目的基因并能将其转导至靶细胞中的工具。理想的转基因载体应该满足以下条件:第一,载体能够与靶细胞高效整合,在靶细胞分裂期与非分裂期均可转导;第二,目的基因能够在靶细胞内有效表达;第三,价格合理。目前使用的转基因载体可分为病毒载体和非病毒载体两类。病毒载体包括腺病毒载体、腺相关病毒载体以及反转录病毒载体等。非病毒载体则包括脂质体、质粒等。

1. 腺病毒载体　腺病毒载体为线性的双链 DNA 无包膜病毒,携带的外源基因可长达 7.5kb。腺病毒载体有许多优点,例如转染效率高,对于分裂期和非分裂期的细胞均有较高的转染效率,同时由于其病毒基因组不会整合到宿主的染色体上,因此不会引起基因的插入突变。然而,由于腺病毒载体在转移目的基因的同时会在靶细胞中表达大量的病毒蛋白质,受到感染的细胞能够被人体的免疫系统识别并清除,以至于目标基因只能在体内短暂表达,同时由于腺病毒载体感染人体后容易导致强烈的炎症反应,因此腺病毒载体在人体的应用仍然受到一定的限制。

2. 腺相关病毒载体 腺相关病毒载体是一种单链 DNA 病毒,同腺病毒载体类似,具有广阔的宿主细胞谱,对于分裂期和非分裂期的细胞均有较高的转染效率。与腺病毒载体相比,其转导的目的基因在宿主内表达更稳定,表达时间更长。然而,其包装容量较小,并且进行体内基因治疗时需靠野生型腺病毒辅助等缺点也限制了其在组织工程领域的进一步应用。

3. 反转录病毒载体 反转录病毒为有包膜的单链 RNA 病毒,感染细胞后由病毒 RNA 编码的逆转录酶将载体的 RNA 反转录为双链 DNA 分子。反转录病毒可携带较长的外源基因,同时也具有转导效率高、拷贝数恒定等优点。与腺病毒不同,反转录病毒只能感染分裂期细胞,因此其靶细胞的选择范围较窄。然而,近年来在人类免疫缺陷病毒基础上建立的慢病毒载体系统不仅拥有反转录病毒载体的优点,而且其具有转染非分裂期细胞的能力,大大提高了靶细胞的选择谱,成为转基因研究中的热门选择。

4. 非病毒载体 相比于病毒载体,非病毒载体制作简单、化学稳定性好、抗原性低、生物安全性高,然而转染效率很低,除了用于转染细胞作基础研究,很少应用于组织工程体内外基因治疗中。非病毒载体包括脂质体、质粒等。

(二) 转基因模式

在组织工程基因治疗领域,基因转导可分为体内和体外两种模式。体内模式是指将目的基因直接转导至组织缺损处,使缺损组织周围的细胞向特定细胞增殖分化从而修补缺损组织;体外模式则是指预先收集自体的各类型细胞,经细胞培养、增殖、目的基因转染等步骤后,细胞单独或者与支架材料复合后植入体内从而达到组织再生的目的。以骨组织工程为例,Baltzer 等人利用腺病毒载体把 *BMP* 基因转导至兔股骨缺损处,13 周后观察到缺损骨段完全修复,属于典型的转基因体内模式;而 Lieberman 等用腺病毒载体转染体外培养的骨髓间充质干细胞后再将其与脱钙骨基质材料复合植入骨缺损处同样成功修复了骨组织缺损,则属于基因治疗的体外模式。

利用转基因技术诱导非牙源性干细胞牙向诱导的模式通常是体外模式。体外模式与体内模式相比有诸多优点,首先体内模式缺乏特定的靶细胞,且靶细胞的数量和质量无法人为干预,相比而言,体外模式能够获得更多的靶细胞,为组织再生提供稳定的细胞来源,效率也更高。其次,体外模式通过转基因的细胞与支架材料复合更加复合组织工程修复原则,更适用于牙齿这一复杂组织的再生。此外,体外模式避免了直接在体内注射病毒,比体内模式更加安全。前述 Narayanan 等及朱峰等均成功采取体外模式转染非牙源性干细胞诱导其牙向分化。因此,利用体外细胞扩增培养结合转基因技术可用于牙再生方向的研究,且具有潜在的临床应用价值。

(三) 存在的问题及前景

目前应用转基因技术诱导非牙源性干细胞牙向诱导的研究主要存在靶基因的选择、转基因效率、临床转化以及伦理与安全性等问题。其中,靶基因的选择是需要首先解决的技术难题,目前学者们多采用 DSPP、DMP1 等牙源性细胞的特征性分子,但其诱导效率等尚存在不少问题和争议。因此,寻找具有明确牙向分化诱导效果和较高诱导效率的靶基因仍是未来一段时间内的重要课题。转基因技术存在的问题主要有如何保证安全的前提下提高转染效率,如何控制转染后细胞生长因子的释放量等问题。临床转化存在的问题则主要集中在如何实现完整牙齿的再生,如何安全地将多种基因转染细胞提高成牙效率等。而关于伦理和安全性的问题则体现在如何控制机体对载体的免疫反应,以及如何控制及预防转基因带来的不良后果等。

虽然目前转基因技术应用于临床医疗还有很长的道路要走,但作为一个快速发展的新兴技术,转基因技术在牙再生医学领域仍具有广阔的应用前景。

第七节　科研方向与选题

一、研究热点与科学问题

随着对非牙源性间充质干细胞及其牙向分化研究的日益深入,许多问题已经得以澄清,为寻找新的牙再生种子细胞来源提供了可靠的理论和实验依据。然而,在这一领域,仍有大量科学问题有待解决,并成为目前的研究热点。这些科学问题主要包括:

(一) 牙向分化调控机制

以往研究已经证明,不少非牙源性干细胞确实具有牙向分化潜能,其分化方向受到细胞因子等多种因素组成的网络控制,但该调控网络的细节仍不清楚,各调控因素之间的关系也需要深入研究。此外,干细胞的预决定分化机制也需要明确。只有在彻底了解非牙源性干细胞牙向分化的调控机制的基础上,才能采用人工手段对干细胞进行精细调控。

(二) 上皮向分化

在牙发育过程中,牙源性上皮和间充质的相互作用和诱导是牙发育和再生的必要条件。目前的研究主要集中于间充质干细胞的种子来源问题,对上皮性牙再生种子细胞来源的研究仍较少。王松灵等报道 BMMSC 也可作为牙再生的上皮源性种子细胞来源,这为该研究方向提供了新的思路,但不少细节仍需深入研究。

(三) 牙向分化诱导技术

研究已经证明了多种非牙源性间充质干细胞的牙向分化潜能,并初步建立了相应的技术。但这些方法均有一定缺陷,如共培养需要牙胚细胞、基因修饰安全性差等,难以直接应用于临床。因此,对现有的牙向分化诱导技术进行改善,或建立全新的牙向分化诱导技术,仍是这一研究方向的关键问题。

(四) 临床化研究

目前牙再生的研究主要仍拘泥于实验室,距临床应用仍有较远的距离。如欲实现牙再生的临床化和产业化,还必须解决多项关键技术难题,如大规模干细胞的培养技术体系、定向分化干细胞系的建立、异体干细胞应用的免疫豁免问题、牙再生支架材料的改善等。

近年来,细胞生物学、分子生物学等相关学科的飞速发展为牙再生研究,尤其是非牙源性间充质干细胞研究,提供了全新的研究工具,从而显著推进了这一研究方向的发展。经过国内外学者的努力,这一研究方向取得了丰硕的成果。当然,应该看到,牙发育和再生的研究仍然处于初级阶段,离牙再生的临床化和产业化仍有很长的路要走,这不但是该领域研究者的巨大挑战,也为该领域研究者提供了难得的机遇。

二、研 究 范 例

2004 年 Sharpe 课题组从胚胎第 10 天 *GFP* 转基因小鼠上显微解剖出下颌骨始基,并采用 Dispase 酶解法结合机械法获得上皮,并采用上皮细胞制成上皮细胞包囊,分别用其包裹胚胎干细胞、神经干细胞和骨髓细胞,从而构建组织工程牙胚。体外实验表明,经过孵育后,3 种细胞均表达 *Barx1*、*Lhx7* 和 *Pax9*,说明这 3 种细胞均出现了牙向分化;随后,该课题组将其分别植入肾包膜下,经过 10~14 天后,3 种细胞均表达 *Dspp*,并在组织学水平出现牙样结构,说明这些组织工程牙胚具有发育为牙的能力;最后,该课题组将胚胎第 14.5 天的牙胚植入到成年小鼠上颌骨远中的软组织内,经过 26 天,发现在移植区形成了多生牙,证明牙胚移植到成体可发育成牙。该研究发表于 Journal of Dental Research,首次系统地研究了全能干细胞、多能干细胞和非牙源性间充质干细胞的牙向分化潜能及组织工程牙胚构建方法,其研究结果对从非牙源性干细胞中寻找牙再生种子细胞来源具有重要的参考价值。

(刘磊 田卫东 陈袁伟 孙荃)

参 考 文 献

1. CHAI Y. SLAVKIN H C. Prospects for tooth regeneration in the 21st century:a perspective. Microscopy Research and Technique,2003,60:469-479.

2. DUAILIBI M,DUAILIBI S,YOUNG C,et al. Bioengineered Teeth from Cultured Rat Tooth Bud Cells. J Dent Res,2004,83:523-529.

3. HU B,UNDA F,BOPP-KUCHLER S,et al. Bone marrow cells can give rise to ameloblast-like cells. J Dent Res,2006,85:416-421.

4. LI Z Y,CHEN L,LIU L,et al. Odontogenic potential of bone marrow mesenchymal stem cells. J Oral Maxillofac Surg,2007,65:494-500.

5. MIURA M,GRONTHOS S,ZHAO M,et al. SHED:stem cells from human exfoliated deciduous teeth. Proc Natl Acad Sci USA,2003,100:5807-5812.

6. NARAYANAN K,SRINIVAS R,RAMACHANDRAN A,et al. Differentiation of embryonic mesenchymal cells to odontoblast-like cells by overexpression of dentin matrix protein 1. Proceedings of the National Academy of Sciences,2001,98:4516-4521.

7. OHAZAMA A,MODINO S A,MILETICH I,et al. Stem-cell-based tissue engineering of murine teeth. J Dent Res,2004,83:518-522.

8. SEO B M,MIURA M,GRONTHOS S,et al. Investigation of multipotent postnatal stem cells from human periodontal ligament. Lancet,2004,364:149-155.

9. SEO B M,MIURA M,SONOYAMA W,et al. Recovery of stem cells from cryopreserved periodontal ligament. J Dent Res,2005,84,10:907-912.

10. SONOYAMA W, LIU Y, FANG D, et al. Mesenchymal stem cell-mediated functional tooth regeneration in Swine. PLoS ONE,2006,1:e79-92.

11. STEMPLE D L. Isolation of mammalian neural crest stem cell. Cell,1992,71:973-984.

12. YOUNG C,TERADA S,VACANTI J,et al. Tissue engineering of complex tooth structure on biodegradable polymer scaffolds. J Dent Res,2002,81:695-700.

13. YU J,DENG Z,SHI J,et al. Differentiation of Dental Pulp Stem Cells into Regular-Shaped Dentin-Pulp Complex Induced by Tooth Germ Cell Conditioned Medium. Tissue Eng,2006,12:3097-3105.

14. ZHENG Y,LIU Y,ZHANG C M,et al. Stem cells from deciduous tooth repair mandibular defect in swine. Journal of Dental Research,2009,88:249-254.

第十四章　全牙再生与牙组织工程研究

第一节　全牙再生与牙组织工程研究基础

牙病是人类最常见的疾病之一,龋齿的发病率仅次于流行性感冒。世界卫生组织(WHO)把牙健康列为人体健康的十大标准之一。在我国,龋齿及牙周病的发病率一直居高不下,每10个老年人中就有1个人全口没有一颗牙。作为一个即将进入老龄化的人口大国,未来一段时间内需要修复缺失牙的患者数量会非常惊人。传统的活动义齿及固定义齿修复因存在异物感等诸多缺陷而难以满足患者的需求;近年来新开展的种植义齿虽为牙缺失修复开辟了一条治疗途径,但因为价格昂贵而难以被广泛接受,无法形成牙周支持组织以及与人体组织的相容性等问题又使之难以获得长期满意的生物学效应。

科学家们一直致力于寻找良好的牙修复技术以解决临床常见的缺牙问题,从牙异体移植、自体移植、义齿替代修复到种植义齿,人类在这条艰辛的道路上已探索了几百年。随着实验胚胎学、发育与分子生物学、生物仿生学以及3D打印技术的飞速发展,科学家们开始遵从和模拟牙发育的自然机制,利用组织工程技术设计并制造具有生物学活性的牙。

一、全牙再生和牙组织工程基本概念

全牙再生(whole tooth regeneration)是通过获得自体或异体的牙源性种子细胞,在体内构建具有一定形态和功能的牙器官,替换病损的牙。牙组织工程(tooth engineering)是指应用牙发育原理和组织工程技术,在体外构建产品化且有功能的生物活性牙。大多数情况下,这两种概念没有严格区分,且最终目的都是为了替换体内的病损牙。体外构建的优点在于在成牙过程中,可及时监测组织形成过程,并在置入颌骨前通过施加某些影响因素来建立其功能。作为牙组织中的三种成分,基质、细胞和可溶性调节因子是体内或体外牙组织工程研究的三大要素。

二、全牙再生和牙组织工程基本原理

牙发育的基本原理对指导全牙再生和牙组织工程研究起到决定性作用。迄今为止,全牙再生和牙组织工程研究中颇有意义的成就,都是在牙发育学及其实验手段的基础上获得的。同样,全牙再生和牙组织工程研究中许多新的研究成果往往又是对牙发育规律的有力补充。

全牙再生和牙组织工程的基本设计原理:从活体牙器官中获取并分离牙源性细胞,进行体外培养,将这些高浓度的、功能相关的活细胞种植于天然或人工合成的细胞外基质上,经过一定时间的体内(或体外)培养,形成具有一定外形、结构和功能的牙。全牙再生和牙组织工程研究的三个关键环节在于:首先,获取具有成牙潜能且来源丰富的种子细胞;其次,所构建的生物活性牙能够在成体颌骨环境中继续发育、形成牙根,并与颌骨通过牙周膜进行连接;最后,生物活性牙的形态和大小必须可以预期和可控。虽然这些问题很难一下子全部得到解决,但是研究人员已经取得一些成就。

三、全牙再生和牙组织工程研究内容

牙的形成同其他器官的发育一样包括 3 个基本过程,首先在正确的位置发生,然后细胞增殖形成牙胚雏形,最后细胞分化形成特定的器官,即牙。

全牙再生和牙组织工程研究主要包括以下 3 个方面的内容:①牙源性种子细胞的培养及其诱导分化;②细胞外基质替代物及牙源性微环境的优化,如复合生长因子的诱导性生物支架材料研制等;③组织工程牙(含牙周复合组织)的构建及在颌骨区的萌出、生长并恢复咀嚼功能研究。

四、牙发育的基因调控网络

牙是通过胚胎发育过程中上皮与间充质之间一系列的相互诱导作用发育而成的。牙形成过程中,需要两种组织间的信息交换,这种信息交换是通过可扩散的蛋白质信号分子介导的。这些信号分子通常为生长因子,其中 TGF-β、FGF、WNT 和 SHH 家族中的许多成员在牙发育过程中起着重要的信号传导作用。这些生长因子同时发挥协同或拮抗作用,控制牙的形成。供体细胞分泌的信号分子通过与受体细胞膜上的受体结合,激活细胞内信号通路,信号传导进入细胞核内,激活相关转录因子,控制特定靶基因的表达;受体细胞的转录因子也可激活自身细胞分泌相关生长因子,作用于相邻的供体细胞,形成一个完整的信号网络来调节牙发育。

牙发育过程涉及的大量分子信号、受体、转录因子等在上皮和间充质中呈时空特异性表达,并相互作用,构成调控牙形成的非常复杂的基因调控网络,决定牙发育的进程。基因调控网络描述了各个元素如基因、反式作用因子以及其他生物分子之间全局性的互作关系,这些元素以一种团队的形式去完成单个蛋白所不能完成的生物学过程,如生物代谢、解毒作用、对不同微环境的响应等。

第二节　全牙再生和牙组织工程研究手段

现行的研究手段可粗略地归为两类:一类是将牙源性细胞复合支架材料进行体内移植;另一类则是借鉴牙发育研究中的胚层重组方法,由上皮成分提供牙发生信号,诱导牙源性或非牙源性细胞进行组织工程尝试。

一、器官培养技术

器官培养(organ culture)技术是将动物的整个器官、器官的一部分或器官原基放在体外环境中让其生存和生长,模拟并再现相关器官在体内的生物学特性。绝大多数器官如肾、肺、乳腺、毛发和牙,都是由外胚层和外胚间充质相互诱导形成的,在发育的早期,这些器官的形态发生特征都有相似之处。为便于研究器官发生过程中胚层间的相互作用,常用器官培养模型来分析发育器官的继发诱导机制,并将提出的假说外延至其他组织。另外,由于组织工程即是在体外进行组织或器官再造,因而常涉及组织和器官的培养。牙发育和再生研究中,常用的器官培养模型有全牙胚培养、牙本质牙髓复合体培养和发育期根尖复合体(developing apical complex)培养等。

(一)全牙胚培养模型

完整牙胚的体外三维培养模型,是研究牙胚发育、成牙本质细胞分化、上皮间充质相互作用的重要手段,因而也是最完整、最有意义的实验模型之一。其优越性主要在于:①可用多种方式操作所培养的牙胚器官,可持续监控它们的发育;②培养的条件是可重复和可控的;③培养液的组成成分明确并可改变;④可以对感应信号的性能进行分析。牙胚器官培养有多种方法,广泛应用的 Transwell 法被证实适合分析多种不同器官的发育,在该系统里,牙胚植块置于由金属栅格支撑的介于气液界面的滤网膜上进行体外培养。

以小鼠的全牙胚培养为例,通常取出生前的胎鼠(或刚出生的仔鼠)下颌第一磨牙胚或切牙胚,置于培养皿中的微孔滤膜上培养。在培养过程中,要维持牙胚正常的三维结构,使之按照近似于在体时的发育规律进行生长和分化,必须注意两个基本原则:第一,提供充足的营养和 O_2,及时排出代谢废物,这是维持牙胚正常生长的首要条件,否则,牙胚将发生内部坏死;第二,要抑制细胞从牙胚植块向外迁移,尽可能防止植块内的细胞在培养过程中发生迁移,这是维持牙胚三维结构的前提条件。

(二)牙本质牙髓复合体培养模型

牙本质牙髓复合体的体外三维培养模型,是研究成牙本质细胞分化、牙本质牙髓复合体损伤后再生修复的重要手段。除上述全牙胚培养的优点外,牙本质牙髓复合体培养的优越性还体现在:①将牙髓牙本质复合体作为一个整体进行研究,有利于研究牙髓和牙本质间的相互作用;②在体外可进行较长时间培养,并能保持相应的细胞形态、位置关系和生物学功能;③与全牙胚培养相比,复合体的体积相对较小,培养液中营养成分更易渗透至复合体内部,组织细胞生长发育更均衡。

有学者将人第三磨牙牙根去除,冠部牙髓轻轻去除,然后用无血清或含10%血清的培养液继续培养牙本质及与之相连的成牙本质细胞复合体,发现该复合体成牙本质细胞的合成和分泌功能维持尚不到24小时。将出生后7天的大鼠切牙分离后,体外培养14天,发现成牙本质细胞仍有基质分泌活性,说明牙髓组织的存在是维持体外成牙本质细胞代谢和发挥功能的关键,为成牙本质细胞提供支持、营养和气体交换。

在总结细胞和牙本质基质-成牙本质细胞复合体培养优缺点的基础上,学者们提出了牙厚切片法器官培养模型。取新鲜、健康、完整的恒牙,纵向或横向将牙切成约2mm厚的片状结构,每片均包含牙本质和牙髓,保持了牙本质牙髓复合体原来的结构关系,将其用低熔点凝胶固定后置于气液面培养,在 2 周的培养期内,成牙本质细胞和牙髓细胞仍能保持良好的细胞形态和功能状态。用 BMP-7、TGF-β1、TGF-β3 刺激牙本质牙髓复合体,能显著促进成牙本质细胞分泌细胞外基质,形成前期牙本质,甚至在牙髓断面形成新的牙本质牙髓复合体样结构。该模型为离体条件下进行牙本质形成与修复机制的分子和细胞水平研究搭建了技术平台。

(三) 发育期根尖复合体培养模型

在牙根发育的后期,根尖牙乳头及其周围组织(如 HERS)构成了牙根和牙周组织继续发育的中心,该复合体可分化为成牙本质细胞、牙周成纤维细胞、成牙骨质细胞和成骨细胞,形成牙本质、牙周膜组织、牙骨质和骨组织。其优越性在于:①避免了全牙胚培养过程中因牙胚体积过大而导致的组织间营养分布不均衡;②作为一个功能性整体发挥作用,有利于细胞-细胞、细胞-基质间相互作用;③有利于研究牙根和牙周组织的形态发生和相互作用;④所获得的研究结果有利于揭示牙齿的萌出机制。

以大鼠为例,取材方法如下:取 3 周龄幼鼠的第一磨牙,倒置,组织镊钝性分离根尖孔外的软组织,转移至微孔滤膜上,常规培养。组织学观察显示,在根尖复合体与牙髓组织的交界处,为根尖细胞富集区(apical cell-rich zone),与牙髓组织相比,根尖复合体内血管和细胞成分均较少,体外器官培养时,复合体内细胞增殖速度是牙髓细胞的 2~3 倍。

尽管器官培养对研究牙及相关组织的发育很有意义,能保持整个器官型植块的完整性,但也存在一些不足:①器官培养过程中牙胚生长增殖常受到限制。②培养过程中有丝分裂只出现在外缘,非随机分布,在牙胚中心区经常出现坏死。由于肿瘤生长也是外缘性细胞分裂伴中心坏死,因此有人认为器官培养是研究肿瘤生长的良好模型。③器官培养的样本间可重复性较差。这是由于器官中细胞类型及比例的不同导致样本差异较大,使得研究分析方法受到限制,以采用组织学分析手段为主,而不能依赖生物化学和分子生物学技术,因为后两种技术需要样本间具有可重复性。④器官培养实验需要原始供体的组织器官,取材工作繁琐。⑤器官培养毕竟是非生理条件下获得的结果,不能完全代替正常生理条件下的细胞反应。

二、胚层重组实验

胚层重组实验是将发育期的牙胚组织或细胞经机械分离成上皮成分和间充质成分两种组分,在体外将两者重新组合后进行体内或体外培养的一种实验方法(图 14-1)。

经典的胚层重组实验是将上皮和间充质组织进行重组,近年来这一模式已经发展为两胚层细胞水平的重组或细胞-组织形式的重组。重组实验是研究组织工程牙发育的最常用手段,近年来所进行的大部分牙组织工程研究都与重组实验有关。牙胚是由外胚层和外胚间充质经过相互诱导发育而来,发育过程中存在一系列的相互作用,通过胚层重组实验可再现牙早期的发育模式,有利于观察分析上皮-间充质间的相互作用机制,为研究牙发育和再生提供了有力的工具。有学者将牙胚上皮和间充质干细胞分离后,体外扩增培养,然后按照牙胚原有结构进行重组,并植入大鼠体内,2 个月后观察到完整的牙齿样结构形成。

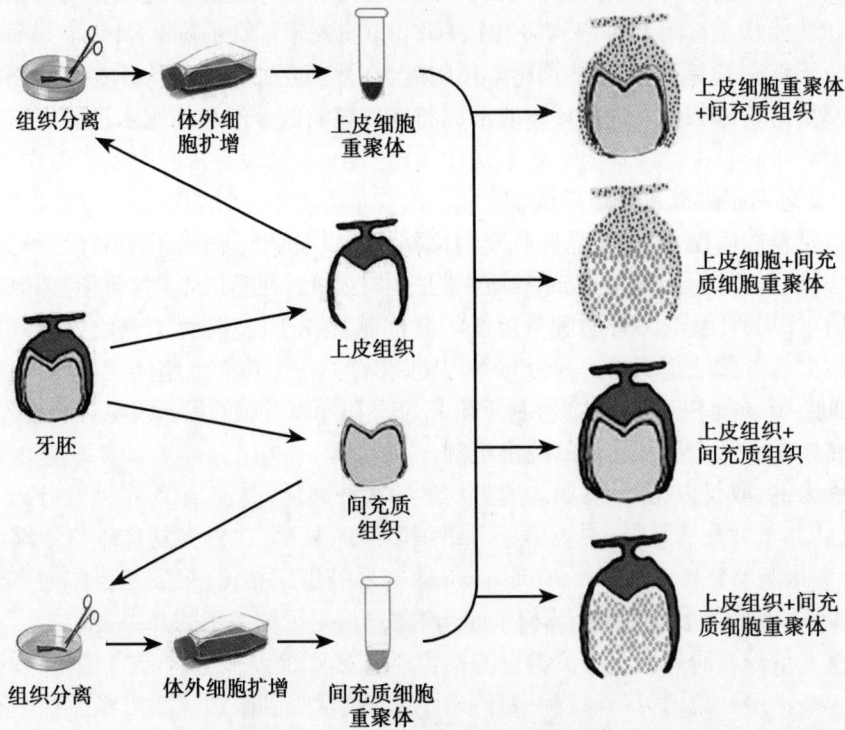

图 14-1 胚层重组实验方法模式图

上皮细胞重聚体+间充质组织

上皮细胞+间充质细胞重聚体

上皮组织+间充质组织

上皮组织+间充质细胞重聚体

三、细胞共培养

　　组织工程诱导微环境的建立是通过利用动物体内滋养环境和在支架材料中加入各种诱导成分(如生物活性因子)来实现的。牙发育的微环境十分复杂,涉及各种基质成分、矿物离子和生长因子等,单纯依靠支架材料或某几种生长因子的诱导作用远不能满足组织工程牙的构建要求。研究者们试图通过建立细胞间的共培养体系来弥补这方面的不足。

　　共培养是让两种细胞以适当的方式相互诱导所进行的培养模式,目的是观察一种细胞或其所分泌的活性因子对另一种细胞的作用效应。主要方式有:①接触式共培养:一般是将两种细胞直接混合进行培养。常用的有滋养层培养法,即将一种细胞用 ^{60}Co(钴)或 ^{135}Ce(铈)照射后使其丧失有丝分裂能力,然后将另一种细胞接种在照射后的细胞表面,通过前一种细胞分泌的因子来满足后一种细胞的生长需求;另外,也可将一种细胞标记(如 PKH26、Hochest33342 等染料)后与另一种细胞直接混合进行共培养,通过荧光标记观察细胞间的相互作用。②非接触式共培养:主要有条件液培养法和分层培养法两种方式。细胞培养过程中释放出某些生长因子、分泌一些化学信息,可促进自身或其他细胞的生长、增殖和分化。那么,通过收集一种细胞培养过程中的上清液制备成条件培养基,用于研究另外一种细胞的增殖、分化情况,即为条件液培养法。条件培养基的制备方法如下:待细胞生长至70%汇合时,更换新鲜培养基继续培养 24~48 小时后,收集培养基,1000g 离心 20 分钟,上清液通过 $0.22\mu m$ 微孔滤膜去除杂质,按 1:1 比例(或其他比例)与常规培养基混合后即为条件培养基。分层培养法是指将两种细胞用特殊的培养装置分层进行共培养,常用的有 MILLICELL™-HA 半透膜培养装置(孔径为 $0.45\mu m$)、Transwell 小室等。

牙胚的发育离不开上皮间充质的相互作用,共培养是观察这两种细胞相互作用的常用手段之一。共培养诱导模式克服了先前单一因子诱导的诸多不足,具体表现在:①牙胚细胞发育过程中往往同时分泌多种因子而不是单一因子;②多种因子常同时发生作用,相互间还存在协同和拮抗作用;③许多因子的生物学作用有重叠现象;④某些因子可通过自分泌和旁分泌途径同时发挥作用。Shiba 等将切牙的牙源性上皮细胞与牙髓细胞单独培养时,碱性磷酸酶(ALP)活性及其 mRNA 表达水平均非常低,共培养后在靠近上皮细胞的牙髓细胞中其活性显著增强。碱性磷酸酶是细胞向成牙本质细胞样细胞分化的重要标志,共培养体系可通过上皮信号-间充质相互作用来调控间充质细胞的分化。学者们用牙发育早期的牙胚细胞条件液来诱导牙髓干细胞(dental pulp stem cells,DPSC),可成功构建出有规则形状的牙本质牙髓复合体。当然,如何用好条件液中的这些生长因子以及这些有效因子成分能否诱导非牙源性成体干细胞进行牙向分化,还需进一步摸索、评估。

四、细胞重聚体工程

鉴于支架材料在牙组织工程研究中所暴露的种种缺陷,且目前尚没有一种理想的支架材料在基质微环境模拟过程中能完全遵循牙发育的自然规律,我们提出了一种新的牙组织工程构建方法——细胞重聚体工程(cell pellet engineering)。经典的牙发育学表明:牙实际上来自于不同的细胞重聚体,即上皮、间充质细胞的凝聚。因此,利用组织工程方法模拟、再现这种早期的牙发育模式,是牙组织工程研究中的上策。细胞重聚体工程正是按照胚层重组的方法,将牙源性上皮细胞重聚体与间充质细胞重聚体重新复合,或直接用牙胚细胞重聚体经过适当处理后形成外植体,通过体外培养或直接移植至体内,进一步发育成组织工程牙。这种培养方法通过细胞自身分泌的细胞外基质形成内源性支架(endogenous scaffold),有利于细胞与细胞间、细胞与细胞外基质间的相互作用和遗传信息的传递,有利于维持细胞有序的三维发育空间,有利于细胞外基质的分泌和局部微环境的建立,进而有利于组织工程牙的形态发生。但这种细胞重聚体体外培养时间不宜过长,常受到中心营养物质和氧气供应不充分的限制,体外培养时需要经常换液,以保持其内部营养环境的稳定,体内移植后形成正常牙的成功率仍较低。因此,细胞重聚体组织工程真正应用于临床还有很长一段路要走。

五、生物支架材料的应用

全牙再生研究中的支架材料作为人工的细胞外基质,主要作用是模拟细胞在体内的三维空间结构,为细胞形成牙器官提供继续增殖、分化的基质微环境。

理想的支架材料除了在新生牙完全形成之前提供足够的机械强度支持细胞和组织外,还包括模拟正常牙细胞外基质的生物学功能,调控细胞的正常代谢、迁移和增殖,将细胞高效输送至特定生长位置,携带细胞生长分化所必需的信号分子,使不同类型细胞保持正确的接触方式,按预制的支架形态生长,形成具有特定功能的生物活性牙。

常用的牙组织工程的生物支架材料有胶原、壳聚糖、水凝胶、羟基磷灰石-磷酸三钙（hydroxyapatite-tricalcium phosphate，HA-TCP）、可吸收胶原海绵、陶瓷化骨、聚乳酸、聚乙醇酸以及两者的复合物聚乳酸-聚乙醇酸、聚乙醇酸-左旋聚乳酸（polyglycolic acid-poly-L-lactic acid，PGA-PLLA）等。不同支架材料有不同的特点，其组织相容性、空间结构、降解速度、力学性质等多种因素都可能影响接种的细胞活性。目前尚没有一种理想的支架材料被广泛应用于牙组织工程研究。

牙是高度特化、高度矿化且结构复杂的器官，运用支架材料构建组织工程牙本身具有较大的局限性：①支架材料的使用虽然没有妨碍上皮细胞与间充质细胞在分子水平上的充分相互作用，但是很明显，支架材料的存在一定程度上阻碍了细胞与细胞间、细胞与基质间的相互作用，并导致细胞间位置信息大量丧失，这不利于正常的牙结构形成和形态发生；②支架材料本身存在一定的不足，如细胞毒性、组织相容性、降解产物等因素的影响，使用过程中往往会导致受体的非特异性炎症反应；③细胞接种至支架材料的效率低下，表现为材料表面细胞密度明显高于支架材料内部；④支架材料中心部位养分供应不均，易导致细胞在支架材料中增殖分布不均匀；⑤牙组织工程所用的大部分支架材料不能完全降解，其残留部分必然会影响牙的形态和功能。因此，支架材料的应用与学者们的预期结果相差甚远，其临床应用前景仍需进一步评估。

已有的研究结果表明，利用支架材料来控制牙的大小和形态并不可行。尽管如此，我们仍不能否定支架材料在未来全牙组织工程研究中的作用，或许从细胞外基质以及基底膜在成牙本质细胞分化中的作用这一角度，能够更好地挖掘支架材料的潜力，将来可以利用支架材料复合发育信号精确有序地调控成牙本质细胞、成釉细胞等牙形成细胞的分化。

六、体内移植试验

在组织工程牙研制过程中，体内移植实验是检验其发育进程最常用的实验方法，可在生理环境中长期追踪观察组织工程牙发育情况。因此，建立一种简单易行、可以很方便地施加人为干预措施的体内培养模型，对牙发育和全牙再生研究具有重要意义。近年来牙组织工程和牙发育研究中常用的移植方法有：

（一）异种移植术

将细胞、组织或器官移植至不同种属的宿主体内，即为异种移植术（xenotransplantation），如异种心脏移植、异种肝移植和异种小肠移植等。异种移植是未来生物学领域中的重要课题之一，其中转基因猪有望为人类提供移植所需的供体器官。在牙发育和全牙再生研究中，常用的移植手术有以下几种：

1. 裸小鼠体内移植　是最经典也是最常用的体内移植方法，移植所用的小鼠先天无毛、无胸腺、T淋巴细胞功能完全缺乏、对异种移植不产生排斥反应，接种后存活率高，异种移植后的组织在裸小鼠体内仍保持原有的组织形态、免疫学特点及其他原有的生物学特性。因此，特别适用于异种动物组织的移植，但裸鼠价格昂贵，实际操作繁琐，必须配备专门的无菌饲养室和无菌实验室。

牙组织工程研究中常用的裸小鼠体内移植方法有：①皮下移植：最常用，多移植至背侧和耳廓部位皮下，优点是易于接种和肉眼观察，并可测量移植物大小；②肌肉内移植：血管丰富,且易于接种,但由于肌肉组织在不断运动,不利于牙发育;③腹腔内移植:操作较复杂,不易定位观察,取材较麻烦。

2. 鸡胚外胚层移植　可以很方便地施加人为干预措施,但由于是液态环境,主要用于观察完整牙胚的发育,不适宜细胞重聚体及组织重组体的培养,且鸡胚的孵育需专门技术。

（二）同种异体移植术

将细胞、组织或器官移植至同一种属的不同宿主体内,即为同种异体移植术(allotransplantation),如同种异体肝移植、肾移植及骨移植等。在牙发育和再生领域,常用的同种异体移植部位如下:

1. 肾被膜下移植　肾被膜下属免疫"优惠区",对植入其中的组织或器官有免疫隔离作用,且血管丰富,可立即供给移植物充分的氧气及营养,故移植物可直接进行增殖,发育不会延迟,而且肾被膜菲薄,可采用带测微尺的解剖显微镜测量移植物的大小,发育过程中移植物位置相对固定,取材较方便,是常用的移植部位。正因为肾被膜极薄易破,故操作有一定技巧,且不适用于较大硬组织或支架材料的移植,但在细胞团培养、胚层重组实验时有较大优势。实验结果显示,牙胚植入后能继续发育成典型的含釉质、牙本质、前期牙本质及牙髓等组织的牙冠样结构,免疫排斥反应和炎性反应较轻。

2. 大网膜内移植　该区域营养丰富,免疫排斥反应较低,可容纳较大的移植体,尤其是含支架材料的组织工程牙,是比较理想的全牙再生部位,可在同种异体动物间广泛开展。但是较小的移植物取材时比较麻烦,因其在腹腔中的位置不固定,不易寻找。

3. 眼前房区移植　是经典的移植部位之一,眼前房区属液态环境,可以人为施加干预措施,但不适合重组后的牙胚生长,取材时移植物位置相对固定,容易找到。但操作较为复杂,需专门的眼科手术器械。

4. 颌骨区移植　由于上述牙异位移植时的微环境组成与牙槽窝局部环境相差较大,对牙发育有无负面影响以及影响程度的大小至今仍不清楚,且在实际临床应用中有很大的局限性。因此,组织工程牙最终的再生部位应该是颌骨区的牙槽窝,从这里萌出的生物活性牙才是最有说服力的。有学者将重组类牙胚组织植入成年大鼠新鲜拔牙窝,两个月后观察到完整的牙齿结构形成。在临床实际操作中,牙丧失患者以老年人群为主,直接移植至该区域的牙胚存在萌出难度大、潜在排斥反应、移植后创口封闭性能差、易受唾液污染和牙槽骨血供较差等不利因素。

另外,将生物支架材料复合牙源性细胞或者将单纯的细胞重聚体直接植入体内进行培养,虽然宿主可为移植体提供良好的营养供应,但在已进行的有关实验中,宿主组织对于新形成的牙结构和功能的影响并不明确,因此常需结合体外实验进行综合评估。另外,宿主细胞是否参与了牙重建尚有争议。

（三）自体移植术

将自体细胞、组织或器官经体外处理后回植至宿主体内,或将自体组织器官从一个部位移植至另一个部位,即为自体移植术(autotransplantation),如自体牙异位移植术、自体脂肪移植和自体毛囊移植术等。

七、基因治疗技术

基因治疗在20世纪取得了很大进展,运用基因治疗设计制造的"DNA探针"检测肝炎病毒等病毒感染及遗传缺陷,不但准确而且迅速。通过基因治疗给患有遗传病的人体内导入正常基因可"一次性"解除患者的疾苦(图 14-2)。转基因动、植物由于植入了新的基因,获得了原先没有的全新的性状,这引起了一场农业革命。转基因动物用于牙胚发育、牙再生研究一直是近年来的热门课题,如 *Wnt*、*Fgf10*、*Runx2*、*Mint*、*Notch*、*Lef1*、*Msx*、*Follistatin*、*Cnbp* 等基因敲除的小鼠,其牙发育均受到不同程度的影响。

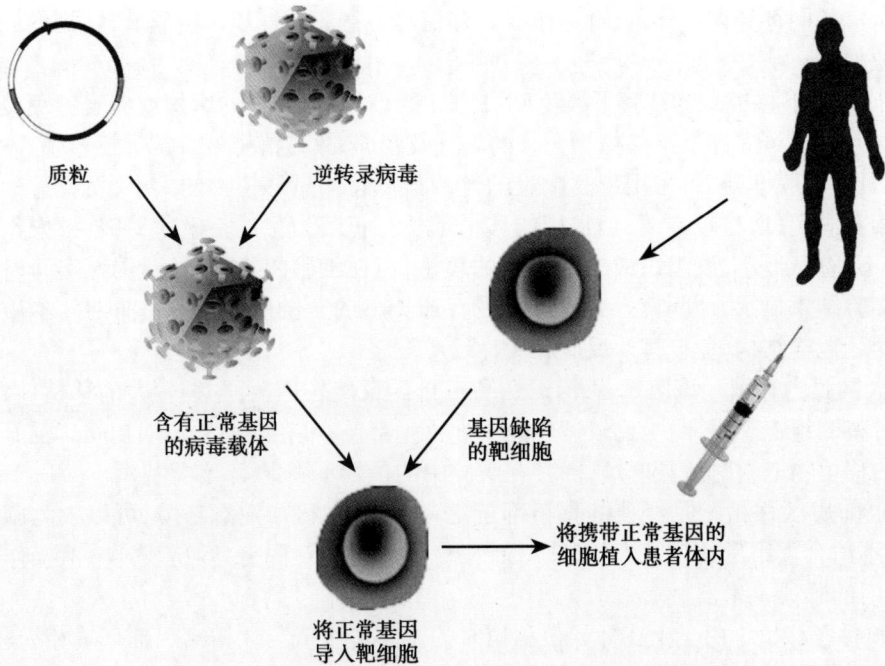

质粒　　　　　　　逆转录病毒

含有正常基因
的病毒载体

基因缺陷
的靶细胞

将携带正常基因的
细胞植入患者体内

将正常基因
导入靶细胞

图 14-2　外源性基因导入靶细胞用于疾病治疗模式图

　　牙齿发育涉及许多信号通路,研究表明,与胚胎发育相关的基因在牙胚中均有表达,在这些复杂的信号分子调控下,牙齿有规律的形成、萌出和替换。通过基因治疗技术将 4 种遗传基因(*Oct3/4*、*Sox2*、*c-Myc* 和 *Klf4*)转导入成体细胞改造成诱导性多能干细胞,即 iPS 细胞,该细胞具有胚胎干细胞的多种功能,可以替代胚胎干细胞制备人体多种器官和组织,包括制备组织工程牙。

　　牙髓干细胞具有分化为成牙本质细胞的潜能,通过再编程方式可形成 iPS 细胞,是进行基因治疗实现牙本质修复和再生的潜在种子细胞。有学者采用复合有生长/分化因子 11(*GDF11*)的三维细胞重聚体经体外基因疗法(电转法)处理,成功上调牙髓干细胞的牙向分化能力和细胞存活能力,通过体内实验成功地诱导出修复性牙本质,为 *GDF11* 基因治疗用于牙髓再生修复研究奠定了基础。

第三节　全牙再生与牙组织工程研究策略

　　人类基因组学、牙发育学、牙髓生物学和近年来干细胞尤其是成体干细胞技术的飞速发展,成就了全牙再生研究赖以生存的基础。人们不禁要问,目前所掌握的科学技术是否足以设计和制造用于临床牙科替代治疗的具有生物学活性的牙？科学家是否会在实验胚胎学、牙自体移植、人类遗传学、成体干细胞学以及逐渐被认识的牙发育关键调控基因研究的基础上，从仿生学角度设计和制造牙器官？答案是肯定的。尽管目前仍有许多障碍需要克服，但组织工程牙的研究已经成为基础研究向临床应用转化的典范。随着牙发育研究的深入以及干细胞生物学和组织工程技术的快速发展，我们距离实现利用生物手段再生牙的梦想更近了！

现行的实验策略可归为两类：一类是将牙源性细胞复合支架材料进行体内移植；另一类则是借鉴牙发育研究中的胚层重组方法，由上皮成分提供牙发生信号，诱导牙源性或非牙源性细胞进行全牙再生尝试。

一、组织工程牙胚研究策略

组织工程牙胚的研制是近年来牙再生研究的主流，临床应用前景比较乐观。利用上皮间充质相互作用原理来指导全牙再生、重建，一直是近年来牙组织工程研究中的经典策略（图 14-3）。有学者将解离的猪牙胚组织单细胞悬液复合生物支架材料后，移植到大网膜培养 20~30 周后，形成了具有牙本质、成牙本质细胞、牙髓腔、成牙骨质细胞、成釉细胞、上皮根鞘和成釉器的牙胚样结构。2004 年，有学者将大鼠牙胚细胞体外培养 6 天后与支架材料（PGA 和 PLGA）复合移植于近交系大鼠大网膜，培育出完整的多个组织工程牙胚样结构。研究者认为牙胚中存在的干细胞发挥了种子细胞的作用；在细胞进行扩增的时候，它们所携带的遗传信息似乎并没有过多的丧失，这一点对于组织工程牙的研究意义十分重大。单个牙胚细胞中可能携有牙所在发育阶段的全部或大部分遗传信息（包括位置信息），使之即使在无序状态下仍能通过复杂的交互作用重新识别自己的位置，恢复原有的有序排列并继续

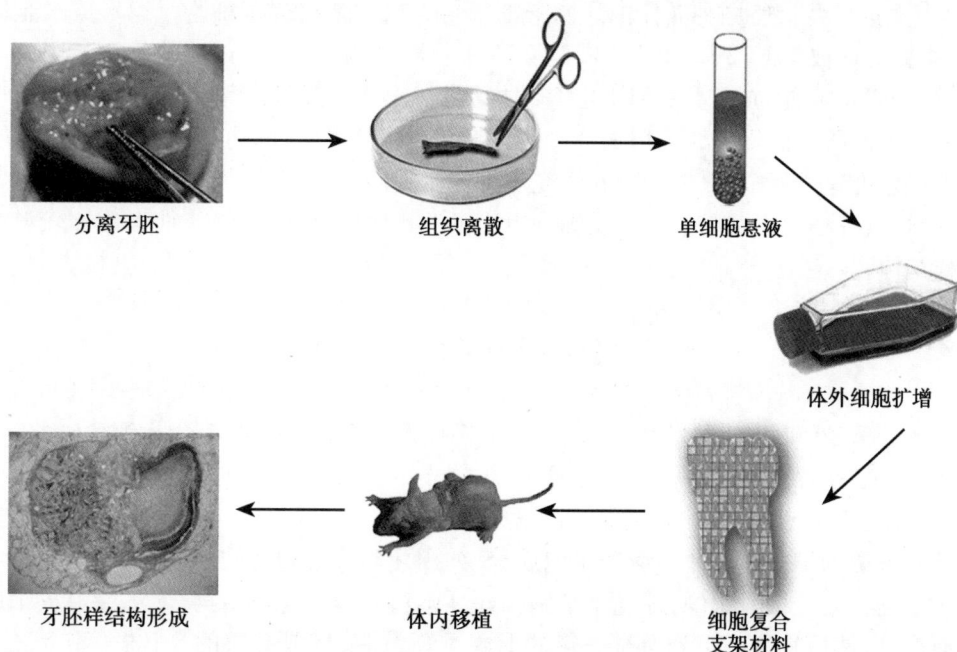

图 14-3　组织工程牙胚研究思路模式图

发育分化,这一论点在随后的研究中陆续得到了验证。此实验为组织工程技术构建生物活性牙的研究奠定了坚实的基础,但所用细胞未经体外培养扩增传代,大大降低了种子细胞的使用效率。

有生物活性的组织工程牙胚可以通过下述方法获得:离散后的牙胚细胞与支架材料复合体、胚胎期的牙源性上皮与间充质成分重组体、骨髓来源细胞与胚胎性口腔上皮重组体、牙间充质组织与混有骨髓细胞的牙源性上皮细胞重组体、小鼠神经嵴细胞与鸡胚的嵌合体等。有学者分离了6月龄猪的第三磨牙牙胚上皮与间充质,然后将间充质细胞接种在胶原海绵上,将牙源性上皮细胞接种在间充质上,使两者直接接触,随后体内移植实验表明每个植入物均形成单个牙胚样结构,该项研究在组织工程牙形态、数量的控制方面进行了有益的探索。英国国王学院的 Modino 和 Ohazama 等证实,将胚胎第10天小鼠口腔上皮与胚胎干细胞或者成体骨髓来源的混合细胞重组后培养,体内种植后可诱导后两者分化为成牙本质细胞,并形成牙样结构,首次证实非牙源性成体干细胞具有成牙能力。这是一项具有重要意义的研究成果,证明非牙源性成体间充质干细胞在口腔上皮的诱导下,能够进行牙向分化,形成牙组织。但该实验的局限性是必须使用牙发生初始期的胚胎性口腔上皮,且诱导非牙源性间充质干细胞形成牙间充质的机制尚不清楚,所得结论能否外延至其他间充质来源的干细胞仍有待进一步的研究。全牙再生关键问题之一是牙胚发育的具体调控机制未明,这也是所有器官再生过程中存在的共性问题,因此,加快研究牙胚发生、发育机制将促进全牙再生的进程。

作为多能干细胞,牙髓干细胞最显著的特征就是分化为成牙本质细胞和形成牙本质牙髓复合体。然而,这些牙髓干细胞在缺乏牙源性上皮的情况下,无法形成含釉质的牙样结构。大鼠切牙的根尖蕾作为一种牙源性上皮干细胞龛,其微环境相对稳定,类似于人类牙发育起始阶段的牙蕾,在根尖端不断再现牙早期的形态发生过程,以维持大鼠切牙切缘在一生中的不断磨耗。我们将同种异体的牙髓干细胞与大鼠切牙根尖蕾细胞重组形成细胞团复合体,移植至肾被膜下,2周即可形成典型的牙冠样结构。该结构中,成釉细胞层、釉质、牙本质、前期牙本质、成牙本质细胞层等结构清楚,成牙本质细胞呈栅栏样排列于前期牙本质内侧。该研究使得单纯采用成体细胞实现全牙再生成为可能。进一步研究发现,在组织工程牙构建过程中,上皮细胞和间充质细胞的重组比例不同,对牙冠形态发生的影响也不一样,只有在上皮细胞与间充质细胞以1:1的比例复合移植后,才能形成比较典型的牙冠样结构。

二、全牙组织工程研究策略

全牙组织工程以构建整颗牙为目的,是上述局部牙构建过程的综合和延续(图14-4)。主要构建策略有以下几种:①采用胚层重组方式,模拟牙发育早期的上皮-间充质相互作用原理,在组织工程牙胚构建的基础上,直接移植至颌骨区,进行全牙器官再生尝试;②采用不同组织来源的细胞构建牙相应的组织成分,如用牙周膜干细胞构建牙周膜组织,骨髓间充质干细胞构建牙槽骨组织,牙髓干细胞构建牙本质牙髓复合体结构,牙源性上皮细胞构建釉质成分,然后将这些组分通过一定的形式重新组装,形成完整的牙;③采用牙胚细胞或再编程的牙胚细胞直接构建成体牙器官所有的结构成分和牙周组织;④将干细胞(如

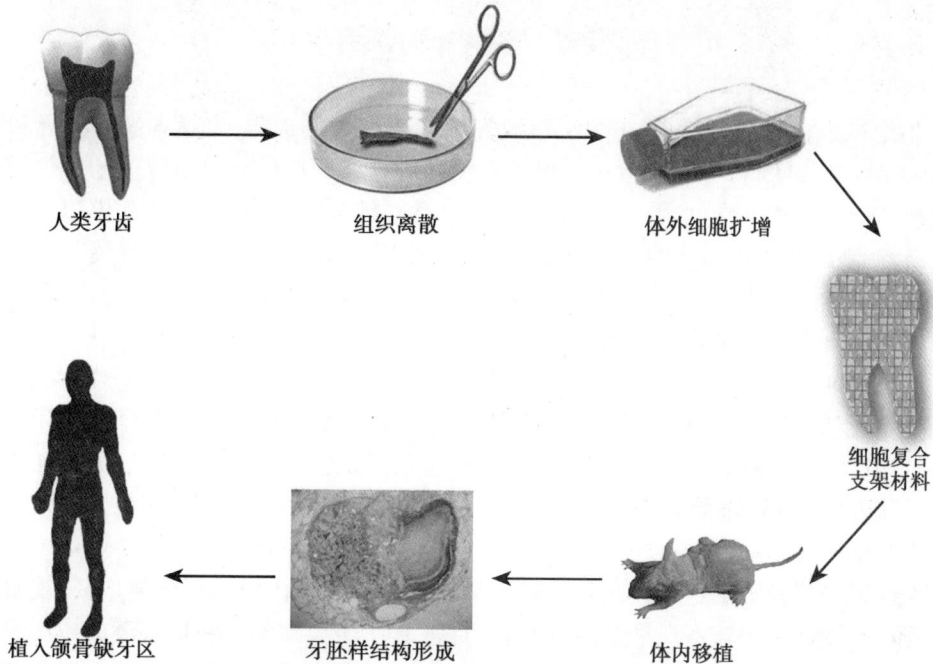

图 14-4 全牙组织工程研究思路模式图

iPS 细胞、牙胚细胞）与预制成全牙形状的诱导性生物支架材料复合，接种于颌骨区形成全牙组织，或单独采用牙形诱导性支架材料接种至颌骨区进行全牙再生；⑤将牙源性干细胞与支架材料复合，在颌骨区原位构建含牙周膜结构的生物活性牙根，牙根完全形成后直接行桩冠修复。

有学者将帽状期切牙上皮细胞与间充质细胞重组后移植至肾被膜下，14 天后取出，再植入下颌切牙的拔牙窝，仍能继续发育成比较完整的切牙结构。利用胚层重组方法，将牙胚上皮和间充质干细胞分离，体外扩增培养，按照牙胚原有结构特点进行重组，移植于成年鼠牙槽窝内，5 周左右即萌出了一个具有完整结构且能行使咬合功能、能承担机械应力的功能牙。

全牙构建面临许多棘手的难题，即使构建成功，将来的临床应用局限性也较明显，治疗效果类似于牙移植术，其应用前景并不乐观。全牙组织工程的最佳应用策略是采用自体细胞，将牙及其周围组织（包括牙冠、牙根、牙周膜、牙槽骨和部分颌骨组织）同时进行异位构建（如接种至宿主皮下），然后植入颌骨缺损区，用以治疗牙缺失伴颌骨缺损、萎缩的患者。这方面的相关工作已经启动，并取得了初步的进展。但这样带骨块的组织工程牙体内移植后能否存活仍有待进一步研究。

综上所述，从牙胚再生到全牙组织工程，牙再生研究各个层面的工作均已展开，成绩喜人。但问题同样存在，如组织工程牙构建的可重复性仍然较低，在 Modino 等的实验中，共 35 个骨髓基质细胞与胚胎性口腔上皮的重组体，其中仅有 3 个形成牙样结构；哈佛大学的研究者也只有 15% ~ 20% 的成功率。相信随着牙发育学以及相关研究的深入开展，这些问题将会得到解决。显然，我们采用组织工程方法修复缺失牙在现阶段仍然是一个梦想，如何顺利培育出组织工程牙并无一致策略，这恰恰也正是这项研究的魅力所在。

第四节　牙的原位再生

21 世纪以来,全牙再生和牙组织工程研究取得了喜人的成果,发达国家均将牙再生列入重大研究规划,试图利用干细胞和组织工程技术实现牙的原位重建修复。牙原位再生的最终目标是:通过一定的技术手段,将种子细胞接种在缺牙部位,让它遵从和模拟牙发育的自然机制,在缺牙部位进行牙的原位再生和萌出,其大小和形态可控,并能行使与正常牙相当的功能。

人牙原位再生的主要思路有两种:细胞移植和细胞归巢(cell homing)。可用于人牙原位再生的种子细胞主要有:①人自体胚胎期的牙胚细胞(含牙源性上皮和牙源性间充质细胞成分),基本无法获得;②同种异体或异种牙胚细胞,易导致免疫排斥和(或)再生牙形态异常;③自体成体牙胚细胞(主要来自第三磨牙)和自体牙源性干细胞,来源较局限;④通过再编程方式获取的人 iPS 细胞,应用于牙原位再生,存在基因污染问题,其安全性和基因转染效率一直备受质疑。

细胞移植是将种子细胞单独或与支架材料复合后接种于体内或颌骨缺牙区,观察其在体生长发育规律的一门技术。早期的研究表明:将 E14.5 大鼠磨牙胚移植至成体小鼠上颌骨区后,仍能够继续发育成牙样结构,说明同种异体牙原位再生是可行的。将小鼠磨牙牙胚上皮和间充质细胞分离,体外扩增培养,按照一定比例进行重组培养,5~7 天后形成平均长度为 $534.4\pm45.6\mu m$ 的钟状期牙胚。将重组后的牙胚组织移植于成年鼠上颌第一磨牙牙槽窝内,5 周后 56.6% 的移植物可在植入区萌出。随着牙齿垂直高度的增加,7~8 周时与下颌第一磨牙形成咬合接触。牙萌出后,其周围的牙槽骨逐渐收拢,两者在界面处形成足够的牙周膜间隙。生物活性牙具有完整而精确的牙结构,包括牙釉质、牙骨质、牙本质、成牙本质细胞、牙髓、牙槽骨和血管;具有与正常牙相同的硬度;其牙周膜能准确介导机械应力的传导;牙髓及牙周膜内的神经组织可感受外界刺激并传导至中枢神经系统。对 *Csf1* 和 *Pthr1* 的检测结果表明:生物活性牙的萌出再现了牙萌出过程所涉及的分子机制。通过体外、肾被膜下、颌骨内的一系列器官培养措施,成功地实现了含牙根结构的功能性原位牙再生,并能够维持良好的生长状态和咀嚼功能。

有学者将悬浮于骨髓液中的猪牙胚细胞与支架材料复合,接种于原牙槽窝内,移植后 40 周,可长出新的完整的牙,包括形态明确的牙冠、牙根、牙囊、牙釉质、牙本质、成牙质细胞、牙骨质、血管和牙周韧带等结构,说明来自骨髓液的骨髓基质干细胞分泌的生长因子和成形素可促进自体牙再生,并在一定程度上满足牙原位再生的需求。将牙胚细胞悬浮于纤维蛋白胶然后用富血小板纤维蛋白包裹形成的牙胚细胞-纤维蛋白胶-富血小板纤维蛋白复合物,自体移植到原位牙槽窝中,36 周后放射影像学和组织学检查证明牙原位再生成功,此研究思路为进一步的临床应用提供了重要借鉴。

除上述细胞移植手段实现牙原位再生外,近年来,细胞归巢技术也被应用于牙的原位再生研究。其原理主要是利用趋化生长因子的趋化作用动员储存于机体循环系统及各组织器官中的干细胞向缺损区聚集,吸附于支架材料所构建的结构中,并分化出相应的细胞来进行组织结构的重建。通过参照对侧同名健康牙的 CT 或 MRI 图像,将缺失牙进行三维重建,采用 3D 打印技术打印出具备该缺失牙解剖外形的、复合有生物活性因子(如 SDF1 和 BMP7)

的支架材料(PCL-HA),移植至拔牙窝,9周左右,即可形成含有周围牙槽骨组织和天然牙结构的生物活性牙。组织学结果显示,牙槽窝中的支架材料中形成了牙槽骨、类牙周膜、不规则牙骨质和牙本质样结构。含生长因子的支架材料募集到的宿主细胞数量较多,血管形成更丰富。该原位再生技术无须额外收集和培养干细胞,而是通过支架材料本身黏附的生长因子募集自体干细胞,进行生物活性牙重建。与细胞移植技术相比,细胞归巢技术临床操作更简便,成本更低廉,应用前景更乐观。

尽管植入的生物工程牙可展现相应的生理学功能,如咀嚼功能、牙周韧带缓冲功能、对骨组织的重塑和对毒性刺激反应的能力,但仍缺乏神经的长入,因此,还不能称为完全意义上的自体牙再生。只有彻底掌握牙发育再生的机制,并借鉴其他器官再生研究的先进成果,才能最终在原位重新实现如同恒牙胚发育一样的可控性牙再生。

随着新型种子细胞的不断涌现(如组织工程胚胎样细胞、再编程牙胚细胞等)、完整牙再生方法的不断优化以及通过细胞募集方法促进牙再生技术手段的不断完善,临床上应用全牙再生的技术成果原位修复颌骨区牙丧失,只是一个时间问题。相信随着转化医学研究的广泛开展和深入,这些技术成果必将在提高人类健康和生活质量方面发挥重要作用。

第五节　全牙再生与牙组织工程研究面临的问题与展望

全牙再生和牙组织工程研究的三个关键问题在于:首先,获取具有成牙潜能且来源丰富的种子细胞;其次,所构建的组织工程牙必须能够在成体环境中继续发育、产生牙根并与颌骨通过牙周膜进行连接;最后,组织工程牙的形态和大小必须可以预期和可控。虽然这些问题很难一下子全部得到解决,但是研究人员正在努力取得一些成就。

一、牙形态发生问题

组织工程牙在现有条件下,大小和形态尚不可控,而将来临床使用中的活性牙必须具有一定的大小和形态,否则无法建立正常的咬合关系、邻接关系,更无法恢复咀嚼功能。因此,牙的形态发生至关重要。

牙发育的启动、位置和形态都是由上皮和间充质细胞表达的多种信号分子间相互作用决定的。上皮发出信号分子(BMP-2、WNT-10a、WNT-10b、SHH、FGF)诱导或抑制间充质基因(*Msx*、*Dlx*、*Lhs*、*Pax*)的表达,并且信号分子内部也可能存在拮抗,于是在牙胚发育中就形成了复杂的信号网络,造成有牙区和无牙区的不同、切牙和磨牙的区别。如何利用这一精确而复杂的信号网络来构建具有特定形态和功能的组织工程牙是当前亟待解决的难题。

PAX9 的杂合突变与非综合征牙齿发育不全有关(主要发生在磨牙)。有研究报道了2种在 *PAX9* 配对域的新突变:发生在两个不相干的患有非综合征型牙齿发育不全日本患者细胞中的三核苷酸缺失(73-75 del ATC)和错义突变(C146T)。另有文献报道 YAP 作为 Hippo 信号通路的转录辅激活因子,对器官生长的调节是必不可少的,当 YAP 过表达时,会导致牙板增宽和畸形牙形态发生。

为了达到全牙再生并恢复正常的牙形态、结构和咬合关系,细胞间除了具有正常的位置关系外,还应保持相对数量关系,即细胞通过互抑作用维持平衡状态。有学者认为,通过调节上皮间充质细胞的相对数量,有助于形态正常的组织工程牙的形成。但目前尚缺乏一种实验技术能够引导组织工程牙沿着预设的形态和类型发育。

二、牙大小控制问题

在骨组织工程研究中,应用支架材料可有效地控制组织工程骨的大小,其研究思路是制备这些可降解性聚合物多孔支架,并提供初始强度,调节和控制其降解速度,使材料的降解与新骨的生长相匹配,进而应力逐渐从材料转移到愈合的骨组织上,最终形成的骨组织大小、形态与预制的支架材料基本一致。但由于牙发育过程的特殊性,在牙组织工程研究中应用上述思路是否可行仍有待进一步论证。美国哈佛医学院学者曾将支架材料(PLGA 和 PGA-PLLA)预制成 1.0cm×0.5cm×0.5cm 的切牙和磨牙形状,复合牙源性细胞,体内移植后仅获得了 2mm×2mm 大小的牙样结构。另有学者将牙胚间充质细胞接种在直径 11mm、厚 2mm 胶原海绵圆盘上,上方覆盖牙源性上皮细胞,结果表明每个植入物仅形成了 1mm 大小的单个牙胚样结构。上述研究中采用的支架材料与所形成的牙胚组织大小相差甚远,利用支架材料控制牙胚大小的实验目的并未达到。如何控制组织工程牙的大小是国内外学者们必须解决的共性问题(图 14-5)。

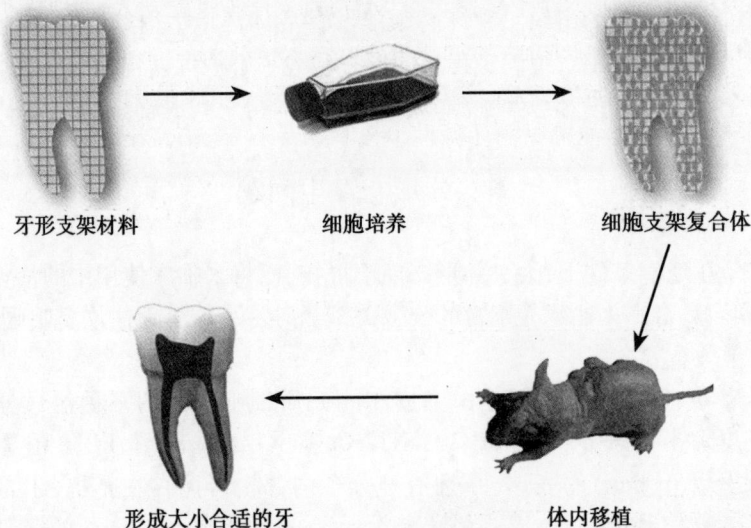

牙形支架材料　　　　　细胞培养　　　　　细胞支架复合体

形成大小合适的牙　　　　　　　　体内移植

图 14-5　牙大小控制方法模式图

三、牙源性上皮来源问题

就目前的研究成果来看,组织工程牙构建过程中的间充质细胞来源问题基本得到了解决。那么牙发育过程中的另一类细胞——牙源性上皮细胞来源问题能否彻底解决将直接关系到组织工程牙研制的成败。由于成釉器在釉质形成后逐步消失,因此,如何进行成釉器重建是组织工程牙的难题之一。

　　有研究发现啮齿类动物切牙是一类特殊的牙类型,即牙冠终生不断生长却无牙根结构形成,其颈环部位终生保持3层结构——内釉上皮、外釉上皮和中间层细胞,但其磨牙则可形成具有典型形态结构的牙根。有学者认为鼠切牙颈环区星网层的上皮细胞为干细胞,可分化为成釉细胞、中间层细胞、星网层细胞和外釉上皮细胞。之后的研究又表明这种存在于鼠切牙、几内亚猪和兔的磨牙根尖端的结构就是一种牙源性上皮干细胞龛,于是命名为根尖蕾(apical bud),以区别于其他牙胚中的非永久性颈环组织。该区域的干细胞也称为根尖蕾干细胞(apical bud stem cell,ABSC),根尖蕾干细胞的存在使得切牙在一生中不断生长发育,以补偿其切端的不断磨耗。根尖蕾干细胞终生表达 Notch 信号、BMPs 和 FGFs。FGF-3、FGF-10 特异性地表达于根尖蕾周围的间充质组织中,FGF-10 对于干细胞微环境的维持至关重要,可通过调节 Notch 信号刺激这些干细胞的分化。FGF-3、FGF-10 与 Notch 信号共同参与小鼠切牙根尖蕾干细胞龛的维持和调节。根尖蕾干细胞可诱导牙髓干细胞和骨髓间充质干细胞向成牙本质细胞系分化,根尖蕾干细胞与牙髓干细胞(或骨髓间充质干细胞)的重组体可分别形成牙冠和牙本质-牙髓复合体样结构。作为一种出生后牙源性上皮干细胞,啮齿类切牙的根尖蕾干细胞可用于组织工程牙的研制,但能否应用于人类的全牙再生研究仍有待进一步探索。

　　目前解决牙源性上皮来源问题的研究主要集中于两个方面:①嵌合体牙的研制(图14-6):所谓嵌合体牙(chimeric tooth),是指组织工程牙构建过程中,包含了来源于两种不同遗传背景的细胞。众所周知,牙萌出后成釉细胞消失,成体牙组织中没有成釉细胞的前体细胞,釉质一旦受损,无法再生修复。牙发育的这一规律启发人们,如果用人自体的牙源性间充质细胞(如牙髓干细胞、牙周膜干细胞、根尖牙乳头干细胞等)与另一物种(如猪)的牙源性上皮成分形成重组体,并在合适的环境中(如裸鼠体内)培育出嵌合体牙胚,待其釉质基本形成后(异种来源的牙源性上皮成分完全消失),再回植至人的缺牙部位继

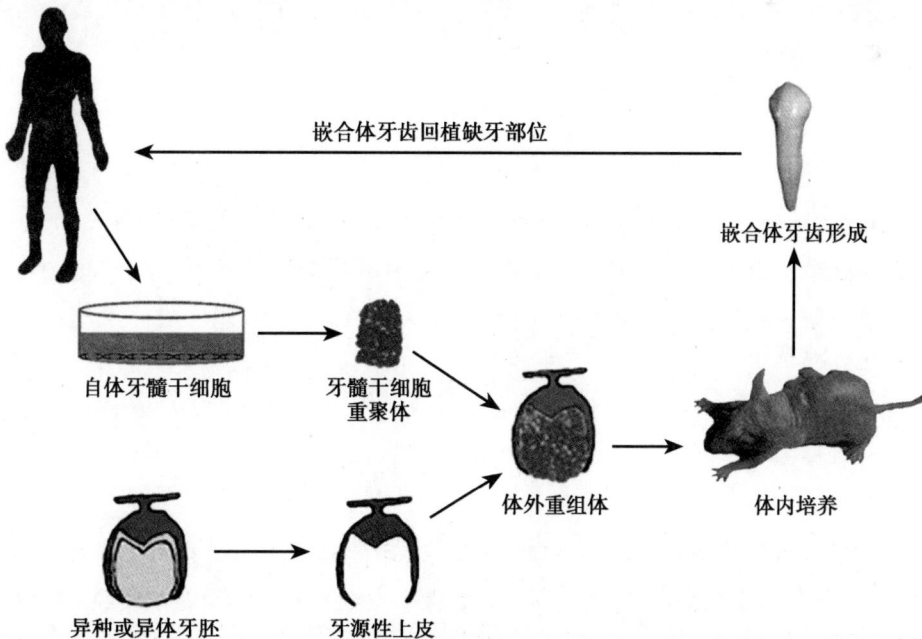

图 14-6　嵌合体牙构建模式图

续发育成完整牙,这样既解决了自体牙源性上皮来源匮乏的问题,又避免了所形成的组织工程牙与受体间的免疫排斥反应,这就是目前学者们所描绘的"嵌合体牙"的蓝图;②诱导非牙源性细胞向牙上皮细胞转化:早在1987年Richman和Kollar就发现,胚胎第16天、17天的小鼠腭部非口腔上皮与脚掌上皮在同期外胚间充质的诱导下能够分化为成釉细胞。近年来的研究发现,其他一些细胞在合适的诱导环境中,也可分化为成釉细胞,如上皮干细胞、表皮干细胞、骨髓基质细胞、iPS细胞等。同样也有学者报道称,人类胚胎干细胞来源的上皮细胞(ES-ECs)可作为釉质形成细胞再生的替代细胞。如此一来,通过研究活体条件下非牙源性细胞分化为成釉细胞的分子途径和通路信号,将最终解决牙源性上皮细胞的来源问题。

四、牙发育相关基因分子调控机制的应用

牙发育过程中涉及多种基因、蛋白和信号通路的调控,形成了庞杂的信号分子网络。如*WNT*基因家族是启动牙胚发育和调控牙形态发生的重要因素,其编码的分泌型蛋白,与细胞表面特异性受体Frizzled蛋白相互作用,可激活通路下游分子,保证牙在正确位置发生,并调控牙的形态、影响牙的大小等。如何将这些信号分子应用到全牙再生和牙组织工程构建研究中,是国内外学者们非常感兴趣的课题。

鉴于牙发生过程中的众多分子生物学机制尚不清楚,这方面悬而未决的难题也就成为影响全牙再生研究的关卡,如何规避或突破这些关卡构建有活性牙,是全牙组织工程当前的主要任务之一。现阶段的研究要进一步明确牙发育的基因分子调控机制,通过分析牙形态发生关键基因的对应蛋白产物及其分子级联效应,结合已有的分子调控机制诱导成体干细胞分化为具有成牙能力的细胞,再通过组织工程手段模拟已知的牙发育进程,最终培育出具有特定形态和功能的生物活性牙。

五、牙起源与干细胞的关系

大量的研究表明:①在成釉器上皮和牙乳头间充质组织中存在干细胞;②帽状晚期和钟状期牙胚中含有干细胞;③成人牙髓和牙周组织中存在多种亚型的干细胞;④成年许多组织中余留一种极少量的胚胎样原始干细胞,被命名为多能性成体干细胞,能在细胞因子的体外诱导下分化成内、中、外各胚层的组织干细胞;⑤牙类型的不同(切牙、磨牙)是由于牙间充质源自不同的干细胞克隆所致。基于这些线索,可以肯定,牙发育的不同阶段一直伴随着干细胞和(或)原始干细胞的存在,那么,单个牙发育会不会像早期个体发育起源于一个受精卵细胞那样,也来自于1个原始的牙胚干细胞呢?单一iPS细胞能否分化发育成具有完整牙体、牙周组织结构的牙?这方面的研究尚未有实质性突破。但不难设想,如果牙果真起源于单个牙胚干细胞,将会大大简化组织工程牙的研制模式,随着治疗性克隆技术的飞速发展,在不远的将来,来自于单个干细胞的克隆牙将会变得更加现实!

六、移植排斥问题

由于每个人的白细胞抗原(human leukocyte antigen,HLA)不同,自体细胞移植不产生免疫排斥,但对于异体细胞移植,若 HLA 配型不合,则会产生严重的免疫排斥反应,因此组织工程牙研制的最佳种子细胞来源仍然是自体成体(干)细胞。通过提取自体牙源性成体干细胞,在体外进行诱导分化培育出遗传特征与患者完全吻合的牙,再向提供干细胞的患者颌骨牙列缺损区移植这些牙。利用这种方法,将从根本上解决同种异体器官移植过程中的免疫排斥反应,同时还使患者移植所需的牙有了更充足的来源。但自体细胞经体外扩增后,由于部分表型的改变,会不会导致自体免疫系统不能识别而产生排斥;另外,组织工程牙的临床使用对象以老年人群为主,其颌骨区骨质致密、血运较差,能否为组织工程牙(胚)的进一步发育提供良好的局部环境都值得斟酌。

有学者认为,通过改变基因结构创建万能细胞供体,即破坏细胞中表达组织相容性复合物的基因,进而躲避受体免疫系统的监视,可有效防止免疫排斥反应的发生。这一方法如果可行,将有可能彻底解决种子细胞来源问题。但由于这种方法需要破坏和改变细胞中许多基因,所以这种细胞发育成的组织和器官是否有生理缺陷(如免疫功能下降)还不得而知。

另一种克服移植免疫排斥的策略,就是把已分化体细胞核注入到一个卵细胞中,重新启动已分化的供体细胞核的原始发育程序,使其发育形成囊胚,再从中分离患者特异性的胚胎干细胞,这就是常说的治疗性克隆技术,也叫做体细胞核移植技术。用这种胚胎干细胞培养获得的细胞、组织或器官,其基因和细胞膜表面的主要组织相容性复合体与供体患者完全一致,不会导致任何免疫排斥。如果这一设想能够变成现实,将是人类医学史上一项划时代的成就,从根本上解决免疫排斥问题,并将使器官培养产业化、专业化。人体的任何器官和组织出现故障,都会像更换汽车零件一样随意取舍和修理。但由于胚胎干细胞有形成畸胎瘤的倾向,因此,必须对胚胎干细胞及其衍生细胞的移植安全性做一全面、客观、深入的评价。另外,核移植后的卵细胞能否激活沉默基因、启动 DNA 的合成、改变染色体的结构等问题,还有待进一步研究。

七、萌　出　问　题

牙的萌出是多种因素协同作用的结果,其萌出所需的力很小,约为 5g,主要来自牙根的不断伸长、牙髓的根向发育、牙囊结缔组织的增厚和血管通透性增加、根部牙骨质的不断沉积等。牙胚能否萌出,牙囊的正常发育起关键作用。牙囊起源于神经嵴间叶细胞,是包绕在成釉器、牙乳头外围的一层纤维样组织。牙囊组织对于牙萌出及牙周组织形成具有重要作用。缺乏牙囊的牙不能萌出,不能形成正常的牙根和牙周组织。

从形态学上讲,牙囊处于牙槽骨和牙胚之间,是一个调控牙萌出的理想位置。有研究表明,以手术方法去除小鼠的牙囊,牙不能萌出,而保留牙囊用其他惰性物质置换牙胚,结果置换物仍可以萌出。在犬的前磨牙牙冠形成后、萌出前 4 周,去除牙囊,牙不能萌出;而将剥离的牙囊立即重新放回成釉器表面,牙却能萌出。由此证明,牙萌出有赖于牙囊或牙囊-成釉器的共同作用,而不是单纯依靠成釉器。对犬前磨牙早期的研究发现,在牙萌出之前,冠方牙囊中出现单核细募集高峰,继而在冠方牙槽骨发现破骨细胞数量增多,随后单核细胞和破骨细胞数量减少。对牙囊的超微结构研究发现牙囊中的单核细胞具有破骨细胞前体细胞的特征,常见于破骨细胞附近,因此,推测单核细胞流入牙囊是破骨细胞形成、牙槽骨吸收、牙萌出通道形成所必需的。在大鼠出生后第 3 天,第一磨牙周围的单核细胞进入牙囊达到高峰,此时骨陷窝表面的破骨细胞数量也最多,随后两种细胞数都减少。小鼠出生后第 5 天牙囊出现单核细胞、破骨细胞高峰,随后下降,第 9 天又出现小高峰。有学者分离培养出大鼠牙囊细胞,并对其在促进破骨、形成萌出通道方面进行了系列研究,发现牙囊细胞可以分泌许多重要的成骨细胞因子和破骨细胞因子,如集落刺激因子-1(colony stimulating factor,CSF-1)、单核细胞趋化蛋白-1(monocyte chemoattractant protein,MCP-1)、TGF-β1、EGF 及受体、白介素-1α(interleukin 1α,IL-1α)及受体、肿瘤坏死因子 α(TNF-α)等,并受到这些因子的影响,从而诱导单核细胞从牙囊组织毛细血管中进入牙囊,然后进一步转移至牙槽骨中成为破骨细胞。在牙萌出开始时,牙槽窝咬合面部位 RANKL 的表达,对破骨细胞的激活至关重要;在牙萌出期间,由牙囊介导的缩余釉上皮凋亡,将导致破骨细胞活性及骨吸收能力逐渐减弱。除此之外,牙囊在牙胚根方所发生的变化,是牙萌出不可缺少的因素。萌出开始时,牙囊组织形成牙周膜,其中多数的成纤维细胞活跃,进行纤维的合成和分泌。成纤维细胞内的收缩性细丝,通过细胞膜与外部纤维的纤维连锁结构相连。成纤维细胞收缩带动牙周膜纤维收缩,牵引牙向萌出方向移动。有学者认为这种牙周膜的牵引力是牙萌出的主要力量。随着牙囊的发育成熟,结缔组织增厚,血管不断长入,通透性增加,牙周组织液生理性堆积,形成冠向推力,促进牙的进一步萌出。根尖部的牙囊组织为牙根形成提供必要的空间,另一方面牙槽骨的发育也是牙萌出的动力之一。

由此看来,组织工程牙的顺利萌出,关键在于牙囊组织的形成。在牙构建过程中要充分考虑牙囊细胞的作用,必要时可复合牙囊相关细胞,这样制备出的生物活性牙才会形态和功能兼备。

八、血运重建问题

牙髓局部的血运重建是再生牙有效发挥功能的关键。有学者将人牙髓干细胞与支架材料复合后,移植于裸鼠皮下,在所形成的类牙本质结构中,发现有类似牙髓的血管和结缔组织,提示牙髓干细胞自身即含有促进血管形成的细胞成分。在脱落乳牙牙髓干细胞(stem cells from human exfoliated deciduous teeth,SHED)的体内实验中,无论是否添加血管内皮细胞,均能较高的表达Ⅷ因子,并形成微血管,表明脱落乳牙牙髓干细胞在体内具有分化形成血管,并与宿主血管吻合的潜力。另外,非牙源性骨髓间充质干细胞能改变内皮屏障,以旁分泌的形式促进血管再生,在三维培养条件下,能够分化为血管系细胞,支持微血管形成。

临床上,影响脱位再植牙牙髓血管再生的因素主要有牙根发育情况、根尖孔大小、牙脱位持续时间、口外保存方式、保存介质、牙髓长度以及抗生素使用等。研究表明,完善消毒对血运重建至关重要,完全脱位牙回植前,采用抗生素平衡盐水贮存,能有效地提高牙髓血管的再生率。牙髓血管再生大多出现在再植后 6 个月,随后可发生明显的髓腔缩窄,这主要与牙髓干细胞从休眠状态被激活、大量分泌牙本质基质有关。

对牙髓坏死伴发根尖周炎的年轻恒牙,使用含有抗生素(混有环丙沙星、甲硝唑、米诺环素)的根管内冲洗液(如次氯酸钠)连续冲洗数周,可以使根管内的牙本质继续生成,使根尖孔闭合,牙根长度增加。除常规根管冲洗外,刺激根尖周组织出血产生血凝块,结合根管口附近放置的生物活性材料(MTA 等)诱导,亦有助于牙髓组织形成、血运重建和根尖孔闭合,这种血运重建技术已成功应用于临床,诱导年轻恒牙的牙髓再生(图 14-7)。与成熟恒牙相比,年轻恒牙的脱位再植时,牙髓血运重建效率较高,这主要与根尖孔开放性解剖结构有关,年轻恒牙开放的根尖孔与短小的牙根能使新生组织相对快速地长入牙髓腔内,这提示我们对那些根尖孔已经完全形成的外伤脱位牙,利用适当的工具扩大其根尖孔,有利于全身性血流进入根管系统。这种血运重建方法技术简单,如结合自身的血管内皮细胞在根管内进行牙髓组织再生,可避免潜在的免疫排斥反应。

总之,实现组织工程牙的血运重建是全牙再生研究必须面对的课题,无论是扩大根尖孔引入自身血流,还是促进牙局部的血管再生都值得进一步研究。

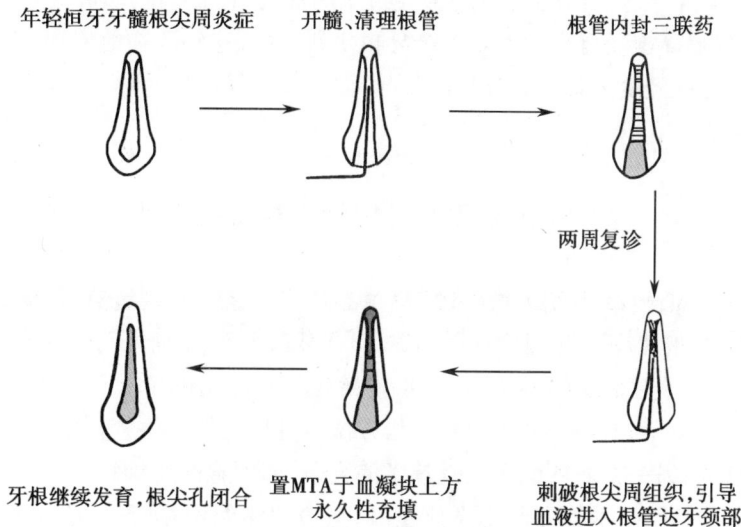

年轻恒牙牙髓根尖周炎症　　　开髓、清理根管　　　根管内封三联药

两周复诊

牙根继续发育,根尖孔闭合　　置MTA于血凝块上方永久性充填　　刺破根尖周组织,引导血液进入根管达牙颈部

图 14-7　牙髓血运重建技术模式图

九、神经再生问题

牙髓神经的再生可以使牙在受到各种外界刺激时产生保护性反应,有利于恢复牙的正常功能,维持牙的长期稳固。

研究表明,胶质细胞系衍生的神经营养因子(GDNF)在牙髓神经发育和再生过程中起重要的促生长作用。它是一种多效能营养因子,是 TGF-β 家族成员之一,其促神经再生作用较神经生长因子(NGF)强。在牙受到创伤后,随着牙髓修复反应的启动,GDNF 的合成和分泌能力增强,以促成神经纤维的"发芽"修复;伴随着神经纤维"发芽"的完成,GD-NF 的主要功能变为营养神经、促进生长,且随着牙髓神经的修复和新生神经纤维的生长,这种作用逐渐减弱。另外,利用新型材料无机三氧化聚合物(mineral trioxide aggregate,MTA)进行盖髓治疗,在所形成的基质中发现有神经上皮干细胞表面标志物——巢蛋白的表达。

牙髓干细胞、脱落乳牙牙髓干细胞和骨髓间充质干细胞经诱导均可向神经细胞谱系分化,表达巢蛋白,骨髓间充质干细胞能自发地或者通过化学诱导表达神经和星形胶质特异性蛋白。在无血清培养条件下,牙髓干细胞可形成神经球,表明牙髓干细胞群中含有神经嵴来源的原始干细胞亚群,有利于其向神经细胞谱系分化。牙髓干细胞可促进小鼠海马区神经细胞的增殖和分化,显示其有可能像骨髓来源的干细胞一样,具有独特的诱导神经再生的潜能。视神经损伤后,玻璃体内移植的牙髓干细胞,可分泌多种神经营养素,促进视网膜神经节细胞的神经保护和轴突再生。

另外,皮肤和脂肪组织中的一些成体干细胞,也能够分化为神经组织再生的关键细胞——施万(Schwann)细胞。虽然这些细胞都能表达神经细胞特异性蛋白,但是它们是否能够发挥神经细胞的功能仍有待进一步研究。

除了诱导干细胞向神经细胞分化外,还有一些药物如神经营养因子、雄激素、FK1706(一种非免疫抑制衍生物)等,均有促进神经再生的能力,而在药物诱导的过程中附加电刺激,能够更有效的提高神经再生效果。在全牙再生研究中,这些药物的应用研究比较少。在干细胞团块中施加神经诱导条件,同时辅以局部注射促神经再生药物,可以为牙髓神经的再生研究提供新的途径。

十、全牙再生与牙组织工程研究前景

科学家们早就预言:21世纪人类将由"移植器官"时代转向"制造器官"时代,由"药物治疗"时代过渡到"细胞治疗""基因治疗"时代。牙组织工程研究也不例外。组织工程牙的发展,一方面受到临床治疗需要的推动,在人口老龄化日趋严重的情况下,人们急需这种再生的器官来提高生活质量。因而,采用组织工程方法培育出完整的生物活性牙,将具有十分诱人的临床应用前景;另一方面依赖于关键技术的突破,如细胞的三维培养、生理微环境模拟、生物支架材料、3D打印技术等方面的飞速发展,将会使体外构建符合不同临床需要的组织工程牙成为可能。

2003年,加州大学的学者们还在憧憬利用非牙源性骨髓间充质干细胞构建组织工程牙的可行性,2004年Sharpe就将其变为现实。虽然目前组织工程牙的研究和开发费用十分昂贵,但是由于组织工程牙不但可以获得更好的医疗质量,而且通过优化设计,可以减少由于疗效不佳所产生的额外费用,与目前传统的治疗方法相比,反而可能在整体上降低整个治疗过程的总费用。

组织工程生物活性牙以其无可比拟的优越性吸引着各国研究者,展示出令人振奋的临床应用前景。研究前景之一就是打破以往口腔科治疗牙疾病的框架,以生物技术取代传统的修复技术,将经典发育学实验方法与基因治疗、3D打印等技术相结合,让缺牙患者长出具有完整功能的新牙,而不是简单的补缺或修复。因此,寻找牙各部分组织形成的前体细胞,获取稳定、可靠的种子细胞来源;研究开发适合不同细胞增殖分化的理想生物支架材料,以及优化细胞体外培养体系;探讨不同细胞增殖分化的微环境等是当前牙组织工程亟待解决的几个主要问题。

近年来的 3D 打印技术(3D printers)为牙组织工程和全牙再生研究注入了新的活力。这种 3D 打印机具有纳米级的"喷墨"头,可以同时进行生物材料和活细胞"打印",使细胞和细胞外基质更准确地"摆放"于人们想要的空间位置,有利于细胞-细胞间的相互作用,达到自主再生的目的。将自体细胞扩增后,"打印"出膀胱,移植入患者体内,可长期发挥正常生理功能。随着胚层重组、生物支架材料、仿生矿化以及体内移植实验等技术的成熟和发展,3D 打印技术在全牙再生和牙组织工程领域定会有更广阔的应用空间,组织工程牙的研究也必将取得重大突破。其中牙源性干细胞如牙髓干细胞、根尖牙乳头干细胞以及牙周膜干细胞等,将在组织工程牙的研究中扮演重要角色。

有学者描绘了组织工程牙"3D 打印"的美好前景:将牙源性上皮干细胞与牙源性间充质干细胞体外扩增后,在合适的诱导条件下,"打印"出具有一定形状和大小的牙胚,将其植入缺牙区颌骨内,在该位置继续发育、萌出新牙,实现真正意义上的"种"牙。这一憧憬如果在 21 世纪变为现实,将是现代组织工程学向口腔疾病的传统治疗理念和方法发起的最具革命性的挑战,必将在口腔医学领域引起一场划时代的变革。相信随着相关学科的飞速发展,通过各国研究人员的不懈努力,在不远的将来,全牙再生的梦想一定能够变为现实。

第六节　科研方向与选题

一、研究热点和科学问题

同其他器官再生一样,组织工程牙的研究热点主要是围绕组织工程的三要素(细胞、支架材料和信号分子)展开的,包括牙源性干细胞的定向分化、微环境的模拟以及新型支架材料的研制等。

(一) 干细胞状态的维持和定向诱导分化

体外培养的干细胞经反复传代或长期培养后,往往丧失干细胞的固有特性,如何在体外长期维持干细胞的未分化状态是值得探究的课题。干细胞定向诱导分化是多种细胞因子相互作用,引起细胞一系列复杂理化反应的过程,要诱导其产生某种特定类型的组织,需要了解各种因子在何时何地发挥作用,以及何时何地停止作用。另外,尽管科学家们已经将成体的皮肤成纤维细胞改造成胚胎干细胞样细胞(即 iPS 细胞),但现有的 iPS 细胞如何应用到牙的再生仍有待进一步研究。

(二) 牙髓血运重建和神经再生

牙髓局部的血运重建和牙神经的再生是再生牙有效发挥功能的关键。实现组织工程牙的血运重建和牙神经的再生是全牙再生研究必须面对的课题,无论是扩大根尖孔引入自身血流,还是促进牙局部的血管再生都值得进一步研究。在干细胞团块中施加神经诱导条件,同时辅以局部注射促神经再生药物,可以为牙髓神经的再生研究提供新的途径。

(三) 新型支架材料的3D打印

在全牙再生研究中,现有的支架材料均不能满足牙形态发生,尤其是牙根发育的基本需求,因此,采用3D技术打印符合细胞生长需求和形态发生的新型支架材料,或者直接将诱导性牙形支架材料植入颌骨区,通过细胞归巢作用实现全牙再生,均具有十分广阔的临床应用前景。

二、研究范例

(一) 基础研究范例

全牙再生研究中涉及多种间充质干细胞(MSCs)的参与,学者们对MSCs的体外分化调控研究较多,对体内干细胞龛方面的研究较少。大鼠切牙在一生中不断生长,因而被认为是最佳的MSCs研究模型。Zhao等在大鼠切牙模型基础上进行谱系追踪研究,标签保留分析(label-retaining analysis)结果证实神经血管束(NVB)是MSCs生长的微环境。TdTomato荧光和免疫组织化学染色结果表明,NVB感觉神经分泌Shh蛋白。通过建立去神经支配大鼠模型,发现随着间充质中Shh表达的显著下降,Gli1活性也明显降低,表明Shh可激活颈环周围动脉静止状态的干细胞中Gli1的表达,而静止状态的干细胞不断分裂为短暂扩增细胞(transit amplifying cells,TACs),随后这些细胞分化为成牙本质细胞和其他牙间充质衍生物来支持切牙快速的细胞更新。但GLi1[+]细胞不表达经典的MSCs标志物,相反,来源于GLi1[+]细胞的一种MSCs亚群——NG2[+]周细胞则表达经典的MSCs标志物。虽然NG2[+]周细胞对内环境的稳定作用较小,但是切牙损伤模型的H&E染色与荧光结果显示该细胞参与修复性牙本质形成和损伤修复。体外结果表明,与NG2[+]周细胞相比,切牙GLi1[+]细胞表现出更典型的MSCs特征。这一结果于2014年发表在Cell Stem Cell上。该研究证实神经血管束是MSCs生长的微环境,MSCs起源于动脉周细胞且受NVB分泌的Shh调节,同时阐明了MSCs在体内的性质与功能,为MSCs的体内鉴定提供重要参考,而如何将该结果更好地应用到人MSCs的体外培养过程,仍需要进一步研究。

(二) 临床研究范例

牙髓局部的血运重建是再生牙发挥有效功能的关键。Jadhav等将20例活髓年轻恒牙随机分为2组,对其进行牙髓血运重建术。第1组使用未处理的胶原海绵,第2组采用复合富血小板血浆(PRP)的胶原海绵。两组病例随访6~12周。结果显示:所有病例的疼痛、肿胀及窦道等临床症状完全缓解;X线片结果表明,第2组中根尖愈合、根尖封闭和牙本质壁厚度增加等指标显著高于第1组(P<0.05)。牙根长度在两个组中均呈明显增加趋势,但差异无统计学意义(P=0.053)。表明牙髓血运重建是促进活髓年轻恒牙牙根继续发育的一种保守而有效的方法,且PRP能显著提高牙髓血运的重建效果。这一结果于2012年发表在 *Journal of Endodontics* 上。但该研究未能定量分析两组之间各个指标的差异,并且未能在组织学水平证实牙髓血运重建过程中所形成的硬组织性质。另一学者的组织学研究结果进一步表明:根管壁的增厚及根尖孔的闭合并不是由于牙本质再生,而是由于牙骨质特别是细胞性牙骨质的沉积造成的,牙髓腔内血管重建所形成的软组织类似于牙周韧带样组织,该实验结果提示牙髓血运重建技术所产生的软硬组织并不是真正

意义上的"牙本质牙髓复合体"。因此,牙髓组织再生研究任重而道远,人类牙齿的牙髓血管再造方法还需进一步完善。

三、科研选题参考

1. 生理性激素水平(如雌激素等)的改变对牙齿发育和再生的影响。
2. 临床拔除的完整健康牙在全牙再生研究中的再利用。
3. 新型组织工程支架材料的研制及其表面改性。
4. MicroRNAs 在干细胞牙向分化中的作用机制。
5. MicroRNAs 对牙原位再生及萌出能力的影响机制。
6. MicroRNAs 调控牙大小和形态的网络机制。
7. 支架材料的 3D 打印及其在组织工程全牙构建中的应用。
8. 牙髓再生过程中的细胞归巢能力评估。
9. 牙髓神经再生的机制研究。
10. 临床牙髓再生的组织学机制及疗效评估。
11. 全牙组织工程和牙原位再生的微环境模拟。

(于金华)

参 考 文 献

1. 付小兵,王正国,吴祖泽. 再生医学基础与临床. 北京:人民卫生出版社,2013.

2. 金岩. 口腔颌面发育生物学与再生医学. 北京:人民卫生出版社,2011.

3. 金岩. 小鼠发育生物学与胚胎实验方法. 北京:人民卫生出版社,2005.

4. BECERRA P,RICUCCI D,LOGHIN S,et al. Histologic study of a human immature permanent premolar with chronic apical abscess after revascularization/revitalization. J Endod,2014,40:133-139.

5. GRONTHOS S,MANKANI M,BRAHIM J,et al. Postnatal human dental pulp stem cells (DPSC) in vitro and in vivo. Proc Natl Acad Sci USA,2000,97:13625-13630.

6. GUO W,GONG K,SHI H,et al. Dental follicle cells and treated dentin matrix scaffold for tissue engineering the tooth root. Biomaterials,2012,33:1291-1302.

7. JADHAV G,SHAH N,LOGANI A. Revascularization with and without platelet-rich plasma in nonvital,immature,anterior teeth:a pilot clinical study. J Endod,2012,38:1581-1587.

8. MAO J J,PROCKOP D J. Stem cells in the face:tooth regeneration and beyond. Cell Stem Cell,2012,11:291-301.

9. NAKAO K,MORITA R,SAJI Y,et al. The development of a bioengineered organ germ method. Nat Methods,2007,4:227-230.

10. YANG H,GAO L N,AN Y,et al. Comparison of mesenchymal stem cells derived from gingival tissue and periodontal ligament in different incubation conditions. Biomaterials,2013,34:7033-7047.

11. YAN M,YU Y,ZHANG G,et al. A journey from dental pulp stem cells to a bio-tooth. Stem Cell Rev,2011,7:161-171.

12. YU J H,DENG Z H,SHI J N,et al. Differentiation of dental pulp stem cells into regular-shaped dentin-pulp

complex induced by tooth germ cell conditioned medium. Tissue Eng,2006,12:3097-3105.

13. YU J H,SHI J N,JIN Y. Current approaches and challenges in making a Bio-Tooth. Tissue Eng Part B Rev, 2008,14:307-319.

14. YU J H,WANG Y J,DENG Z H,et al. Odontogenic capability:bone marrow stromal stem cells versus dental pulp stem cells. Biol Cell,2007,99:465-474.

15. ZHANG J,AN Y,GAO L N,et al. The effect of aging on the pluripotential capacity and regenerative potential of human periodontal ligament stem cells. Biomaterials,2012,33:6974-6986.

16. ZHAO H,FENG J,SEIDEL K,et al. Secretion of Shh by a neurovascular bundle niche supports mesenchymal stem cell homeostasis in the adult mouse incisor. Cell Stem Cell,2014,14:160-173.

第十五章　生物牙根与牙再生

第一节　概　　论

　　牙齿是口腔发挥咀嚼、言语和美观等功能的重要组织器官。牙齿缺失严重影响人类身心健康。牙齿再生是解决牙齿缺失最根本的有效手段。长期以来,人类模拟牙齿发育模式进行大量全牙再生尝试,取得了部分成功。然而,由于牙齿发育环境的复杂性及胚胎组织来源的伦理问题导致这种再生策略可行性较差,无法满足临床实际需求。因此,人们把目光从全牙再生转移到了牙齿部分组织再生,以期能获得突破。牙齿部分组织再生主要包括牙根再生和牙冠再生。牙根再生包括由牙骨质及牙周膜构成的牙周组织及牙髓牙本质复合体的再生。由于涉及多种组织的再生,牙根再生显得更为复杂。牙齿通过垂直插入牙骨质与牙槽骨的牙周膜的悬吊作用对咬合力进行缓冲,并通过牙周组织内的神经感受器对咬合力大小做出反应以抵御超出生理性范围的外力破坏,进而保护牙齿免受伤害。而目前临床上采用的种植技术是通过骨性连接而非正常牙周连接,所以无法代替生物牙根行使其相应功能。在牙根再生的基础上结合目前成熟的牙冠修复则可实现修复牙齿代替正常牙齿的解剖生理功能。因此,牙根再生不仅是恢复缺失牙齿生理功能迫在眉睫的任务,而且也是实现牙齿再生较为合理的的研究策略。

一、生物牙根与牙再生相关概念

　　所谓牙再生,是指通过获得成牙种子细胞,使其扩增增殖、迁移及分化,进而在体内再生出具有一定形态和功能的牙器官以替换病损牙或缺失牙。牙根对牙齿起着非常重要的支持和保护作用,牙根的再生是全牙再生的关键。生物牙根是指利用细胞生物学及组织工程学等研究手段再生出具有牙周及牙髓组织,具有正常牙根生理解剖结构及其功能的牙根样组织器官。具体讲,就是既具有正常的、包括牙骨质及牙周膜的牙周组织结构,又具有包括牙髓及牙本质或牙髓-牙本质复合体结构;既能发挥牙周组织的支持及改建等功能,又能发挥牙髓组织的温度敏感效应及提供营养供应等功能。

二、生物牙根与牙再生研究内容

　　生物牙根与牙再生相关研究主要包括以下四个方面:①成牙种子细胞的获取及其增殖、

迁移及分化相关研究;②成牙诱导微环境相关研究;③生物牙根与牙再生构建策略研究;④生物牙根咬合功能重建相关研究。

三、生物牙根与牙再生研究的基本策略

脊椎动物的器官发育取决于上皮与间充质之间相互作用,两者相互诱导并作出相应的反应进而形成独立的组织器官。牙的发育与形成亦是如此。在获得相应的种子细胞之后,生物牙根再生策略主要包括三种。第一种策略是采用传统的组织工程学方法,将特定的种子细胞与适宜的具有特定牙根形态的生物支架相复合,经过一段时间的体内或体外培养再移植到目标位置,移植物继续发育形成具有生物功能的牙根;第二种策略则是利用牙发育学中的胚层重组相关原理,将来自两个不同胚层的细胞或组织模拟牙发育进行重组形成重组体,重组体在体内继续发育分化形成包括牙根在内的牙组织或牙器官;第三种策略则是获取具有成牙能力的牙胚进行体外培养,使牙胚在体外继续发育形成牙齿,然后将牙齿移植到相应缺牙部位发挥牙齿咬合功能。

第二节　生物牙根与牙再生的发育学基础

一、牙根发育基本过程

上皮与间充质相互作用调控着外胚层器官的生长和形态发生。牙齿作为外胚层器官的一种,上皮与间充质的相互作用始终贯穿着其发育的整个过程。当牙冠发育即将完成时,牙根开始发生。内釉上皮与外釉上皮在牙冠颈环处增生,向未来的根尖孔方向生长,融合形成双层上皮结构,即赫特维希上皮根鞘(Hertwig epithelial root sheath,HERS)。牙发育经典理论认为,HERS 是牙根发育启动的形态学标志,在牙根发育中起着关键作用。从形态学上来说,在牙根发育初期,HERS 的内侧为与牙本质及牙髓发育密切相关的牙乳头,外侧为牙囊组织包绕整个牙胚,形成一个"类三明治"样的结构,这一较为特殊的结构提示上皮-间充质相互作用在牙根发育过程中起着重要作用。

普遍观点认为 HERS 与内侧的牙乳头接触后,释放信号分子及生长因子(如骨桥蛋白、转录因子 Msx2 等),诱导牙乳头细胞分化为成牙本质细胞,进一步发育成根部牙本质结构。但对于 HERS 细胞在根部牙骨质及牙周组织形成过程中的作用,仍存有较大争议。根部牙骨质及牙周组织的发育起源于 HERS 细胞和牙囊细胞(dental follicle cells,DFCs)的相互作用,当根部牙本质初级矿化形成后,HERS 细胞断裂形成马拉瑟上皮剩余或上皮索,位于外侧的 DFCs 穿透 HERS 的断裂间隙,与新形成的根部牙本质的外表面直接接触。研究发现,HERS 细胞经过上皮-间充质转化(epithelial-mesenchymal transformation,EMT)后可能分化为成牙骨质细胞的前体细胞,直接参与牙骨质的形成。牙根发育过程中,DFCs 通过细胞连接结构与 HERS 细胞直接接触,随后 HERS 分泌相关趋化蛋白,如釉基质蛋白(enamel matrix proteins,EMP)和上皮刺激因子等至基底膜内,给 DFCs 提供一个合适的微环境,可诱导牙囊细胞向牙周组织方向分化。

（一）根部牙本质

牙根发育之初,HERS 细胞之间紧密连接,并被连续的基底膜包绕。HERS 在根部牙本质形成中的作用很重要,如果上皮根鞘的连续性遭到破坏,或在根分叉处上皮隔的舌侧突起融合不全,则不能诱导牙乳头分化为成牙本质细胞,导致该处牙本质缺损,牙髓和牙周膜直接相连,形成侧支根管。当牙乳头细胞与 HERS 的内釉上皮接触,前者开始表达骨桥蛋白(osteopontin,OPN),表明向成牙本质细胞方向分化。同时内釉上皮产生的骨形态发生蛋白(Bone Morphogenetic Protein,BMP)被 HERS 基底膜收集,联合作用于牙乳头细胞中有分化潜力的前成牙本质细胞,并启动各种相关生长因子基因和转录因子,如 MSX2,促使细胞极化,并逐渐向成牙本质细胞分化。根部成牙本质细胞形成后,开始分泌前期牙本质和牙本质相关成分。在成牙本质细胞外基质分子的作用下,根部牙本质开始矿化,HERS 开始断裂,使得牙囊细胞与根部牙本质接触。此过程可能是 DFCs 主动迁移和突破 HERS 基底膜的结果。

牙乳头细胞的胞突与 HERS 内侧基底膜接触,细胞内含有发达的细胞器,核极化,OPN 强阳性表达。当这些牙乳头细胞开始分泌牙本质基质时,HERS 内侧基底膜立即发生断裂。HERS 细胞表达釉原蛋白(amelogenin,AMGN),AMGN 可促进牙乳头细胞增殖分化。HERS 内釉上皮表达 laminin5,而 Laminins 可介导细胞黏附、生长、迁移和分化。HERS 内层细胞产生的 BMP7 被上皮根鞘的基底膜相关成分募集,并且联合作用于牙乳头细胞中有潜力的前成牙本质细胞,促使细胞极化并逐渐分化为成牙本质细胞。极化的成牙本质细胞在 HERS 内层上皮细胞上形成前期牙本质及牙本质相关成分,如 Ⅰ 型胶原、骨钙素(osteocalcin,OCN)、OPN、牙本质涎蛋白(dentin sailoprotein,DSP)、牙本质磷蛋白(dentin phosphoprotein,DPP)及牙本质基质蛋白 1(dentin matrix protein,DMP1)等。这些细胞外基质对成牙本质细胞的分化和牙本质的矿化起重要作用。因此,牙乳头细胞可能在来自上皮源性的生物分子作用下分化为成牙本质细胞,并促使该细胞分泌生长因子及细胞外基质,通过自分泌或旁分泌途径影响成牙本质细胞的分化、前期牙本质形成和牙本质矿化。

（二）根部牙髓

牙乳头是产生牙髓的原始组织,牙乳头周围一旦有牙本质形成时,内侧相应邻近部位的牙乳头即发育为牙髓。随着根部牙本质不断形成,成牙本质细胞向中心移动,牙乳头体积逐渐减小,至原发性牙本质完全形成,余留在髓腔的牙乳头即为牙髓。早期牙髓血管丰富,细胞成分多,牙乳头未分化间充质细胞常位于血管周围且分化为多突起的星型细胞,即牙髓细胞。根部牙髓通过根尖孔与根尖周及牙周组织交通,并随牙根数量出现多个根髓。

（三）根部牙骨质

牙骨质是覆盖在根部牙本质表面的薄层矿化组织,在牙齿发育过程中,随着根部牙本质的形成,牙骨质也逐步沉积,有效封闭牙本质小管。

当根部成牙本质细胞开始形成牙本质基质时,HERS 内侧基底膜破裂,HERS 细胞间出现间隙并逐渐增大,HERS 外侧基底膜破裂,牙囊细胞进入,与断裂的 HERS 细胞和新形成的根部牙本质接触,被诱导分化为成牙骨质前体细胞,分泌牙骨质基质,而该前体细胞在牙本质基质分子和牙骨质基质的作用及影响下分化为成牙骨质细胞,形成无细胞牙骨质。当牙根发育约 2/3,牙齿进入功能状态后,在根尖 1/3 沉积细胞牙骨质。

HERS 对牙骨质形成具有重要的诱导作用,可能通过分泌细胞因子、与 DFCs 直接接触或直接参与牙骨质形成的方式进行。细胞牙骨质形成前,由 HERS 细胞向根部牙本质表面分泌釉基质蛋白(enamel matrix proteins,EMP),该类蛋白对 DFCs 分化为成牙骨质细胞并产生无细胞性牙骨质非常重要。此外,HERS 的产物,如 laminin、Ⅳ 和转化生长因子 β(transforming growth factor β,TGF-β)超家族,可促使牙囊前体细胞向成牙骨质细胞定向分化。DFCs 通过细胞桥粒样结构与 HERS 内釉上皮细胞直接接触,推测这种直接接触可能对成牙骨质细胞分化起重要作用,从而调控两种牙骨质形成。另外,HERS 可能还直接参与了牙骨质形成。在根部牙本质表面有一层薄的、无定形、无细胞的牙骨质,被称为中间牙骨质。中间牙骨质可能由 HERS 的内釉上皮细胞形成,而不是成牙骨质细胞。

二、牙根发育相关调控机制

牙冠发育是由上皮-间充质之间不断进行信号传递来实现的,Wnt、FGF、BMP、Shh 等通路在牙冠发育过程中发挥重要调控作用。相对于早期牙冠发育的调控机制,目前对牙根发育的调控机制研究较少。已有研究证实,HERS 细胞表达类胰岛素生长因子-Ⅱ(insulin-like growth factor,IGF)、TGF-β 家族细胞因子、表皮生长因子及其受体等。体外培养的 HERS 永生化细胞,可分泌一些信号分子,如 BMP2、BMP4、MSX2 等,从而来诱导根部牙源性间充质组织的成牙分化。此外,HERS 表达 Shh 信号通路相关转录因子,如 Shh、Patched 1、2、Smoothened 和 Gli1 等。因此,HERS 作为牙根发育过程中唯一存在的上皮组织,可能与牙冠发育过程中的信号中心釉结一样,是牙根发育过程中牙根向根方延伸、形成根部牙本质及根部牙骨质的信号中心。研究发现,HERS 细胞能增强 DFCs 的矿化形成能力,加速牙骨质形成,但是具体的诱导机制以及可能存在的信号通路仍未明确。而 Wnt 信号通路可能调控了 HERS 细胞对 DFCs 的矿化调控。Wnt3a 促进 HERS 细胞诱导下的 DFCs 成骨分化,使其形成明显的矿化基质,并能与生物支架结合形成生物牙根样组织。

HERS 通过 EMT 转分化为成牙骨质细胞,直接形成牙骨质。在 HERS 发生 EMT 过程中,TGF-β1 诱导 HERS 细胞向成纤维细胞方向分化,而 FGF2 则可诱导 HERS 细胞向成牙骨质细胞方向分化。HERS 细胞的 EMT 可能是由 TGF-β1 以及 FGF2 介导的 MAPK/ERK 信号通路进行调控的。

第三节　生物牙根与牙再生

一、器官培养再生生物牙根与牙

器官培养是指将整个器官、部分器官或器官原基在体外环境下培养让其生长发育,待器官发育成熟后移植入体内特定位置继续发育分化,最终发育形成能发挥相应功能的组织器官。常用的牙培养模型有全牙胚培养、牙本质牙髓复合体培养和发育期根尖复合体培养等。牙胚培养是研究牙胚生长发育过程中上皮与间充质相互作用机制以及各种因素对牙胚发育影响的理想方法,鼠牙胚模型被广泛应用(图 15-1)。与普通组织块培养方法不同,牙胚体外培养过程中要维持器官内在的三维结构,尤其需要通过各种手段来抑制器官植块内细胞的迁移,保留与在体时相似的解剖关系和功能特征。

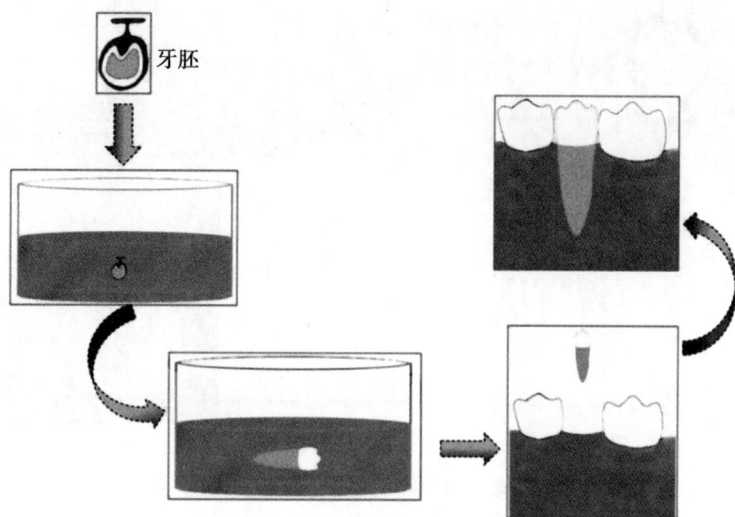

图 15-1　器官培养再生生物牙根

　　与牙胚体外培养不同,牙本质牙髓复合体培养模型是成体器官培养。成体器官内部细胞迁移不明显,培养环境中一定要有足够的 O_2 供应,在培养微环境中需要加入一定的细胞因子。牙根发育后期,根尖牙乳头及其周围组织构成了牙根和牙周组织继续发育的中心,该复合体可分化为成牙本质细胞、牙周成纤维细胞和成牙骨质细胞并形成牙本质、牙骨质和骨组织。

　　鼠全牙胚器官三维培养模型已成为牙发育再生研究领域较为成熟完整的模型。获取胚胎 14.5 天小鼠磨牙牙胚上皮和间充质细胞,在凝胶中进行细胞团重组,体外培养 5~7 天形成新牙胚,将其植入小鼠的口腔颌骨后能继续发育分化形成牙齿。形成的牙齿与天然牙齿一样能继续萌出并与对颌牙建立正常咬合,发挥正常的咬合功能。

　　牙根发育来源于由牙囊和牙乳头形成的牙胚组织,而器官培养适合于培养较为早期的完整器官,且器官培养过程中器官生长受限,植块区中央常出现坏死,样本间可重复性较差,另外,需要原始供体的组织器官不足等也使得器官培养在牙齿再生及生物牙根再生中应用受限。

二、胚层重组再生生物牙根与牙

　　牙胚是由口腔上皮和外胚间充质经过相互诱导、相互作用进而发育分化而来。胚层重组再生生物牙根即模拟牙胚上皮间充质相互诱导作用模式,在体外将发育期的牙胚组织或细胞经机械分离成两组分——上皮成分和间充质成分,将两者重新组合形成复合体,复合体进一步在体内继续发育分化形成牙根(图 15-2)。通过胚层重组实验可再现牙发育模式,有利于观察分析上皮间充质间的相互作用机制,为研究牙发育和再生提供了有力的工具。胚层重组被认为是理论和实践中最有前途的一种牙再生策略。但由于胚层重组需以发育期牙胚组织为原基,应用于人体时取材涉及医学伦理问题,而且来源有限,并且外源性重组牙胚移植的免疫排斥问题目前仍未得到很好解决,使得胚层重组应用受限。

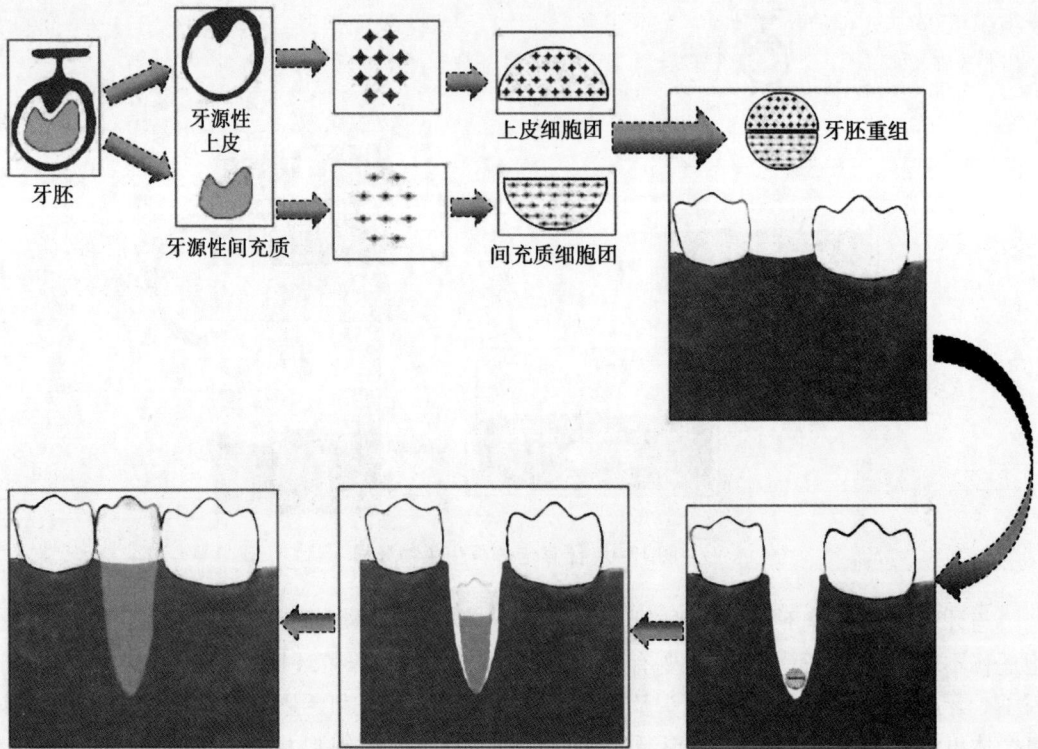

图 15-2　胚层重组再生生物牙根

　　分离 6 月龄猪的第三磨牙牙胚上皮及间充质,然后将间充质细胞接种在直径 11mm、厚 2mm 的胶原海绵圆盘上,上方覆盖牙源性上皮细胞,使两者直接接触,体内移植后每个植入物均形成 1mm 大小的单个牙胚样结构。将 E10.5 小鼠牙胚的成牙上皮覆盖到 $5×10^8 ~6×10^8$ 小鼠骨髓干细胞聚集成的细胞团块上形成重组牙胚,并将此牙胚植入裸鼠肾囊膜下生长 10 天。在所植入的 35 个重组牙胚中有三个牙胚发育成了含有成釉质细胞样细胞层—牙釉质—牙本质—成牙本质细胞样细胞层—牙髓样的结构。重组牙胚在体外组织培养条件下,于 3 天内开启了 Msx1、Lhx7 及 Pax9 这几个对启动牙齿发育起关键作用的转录因子的表达。将鼠 E10 口腔上皮与胚胎干细胞和骨髓干细胞分别重组后体内移植,两者均可分化为成牙本质细胞并形成牙齿样结构,在此过程中骨髓间充质干细胞分化成为成牙本质细胞,形成牙本质。在试管中将骨髓间充质干细胞植入被损伤的牙周组织中,这些细胞可以形成牙骨质、牙周韧带和牙槽骨,提示成体非牙源性间充质干细胞在口腔上皮的诱导下,能够分化为牙源性细胞并形成牙齿组织。

三、组织工程生物牙根与牙再生

　　近年来,众多研究采用以生物支架、成牙微环境及种子细胞基础的牙工程、细胞聚合体工程、嵌合体牙再生、基因操纵牙再生等不同方法构建生物牙。然而,由于牙的结构复杂、发育时间长以及与周围组织的关系密切,导致了全牙再生稳定性差,成功率低,距离临床应用还有很多关键问题需要突破。由于单纯的牙根再生不涉及牙冠形态和大小的调控,因而在牙组织工程中具有独特的优势,最有可能较早应用于临床以期取代目前已广泛开展的各类义齿修复(图 15-3)。

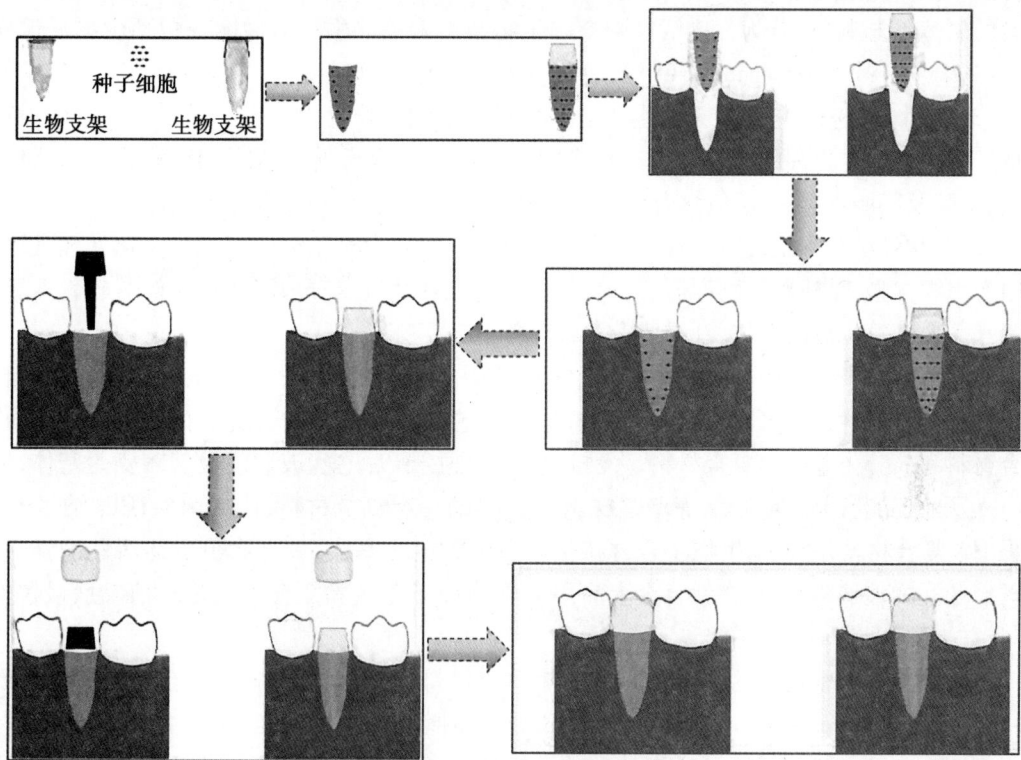

图 15-3 组织工程再生生物牙根

(一) 生物支架及成牙微环境的构建

1. 生物支架选择 牙根形态与其在口腔内的稳定性与其功能的发挥密切相关。然而,目前对于控制牙根发育形态的机制尚不明了。因此,寻求理想的形态可控的支架材料一直以来便是再生生物牙根的重点。

支架材料是指由不同的生物材料合成的具有多孔结构的细胞外基质,其基本功能是作为细胞的载体,刺激并支撑细胞的生长,同时引导、协助细胞在三维支架结构上分化并形成新的组织或器官。天然的细胞外基质在恰当的时间和地点释放特定的生物信号分子以促进和维持细胞的黏附、增殖、分化和组织形成。因此,理想情况下,构建人工组织的支架需要模拟体内微环境,使其不仅能够提供合适的几何学和物理化学性质,最大程度上促进细胞迁移,还能促进细胞增殖和分化所必需的生物信号的分泌。换言之,理想的生物支架材料应具备生物相容性好、可降解、有一定力学强度、可塑性、材料本身具有引导或诱导组织再生的能力等条件。此外,还需要从基因、蛋白等分子水平阐明细胞与支架材料的相互作用,才能使其临床安全性得到保证。常用的生物支架材料大致分高分子材料、陶瓷材料、生物衍生材料及复合材料。

(1) 高分子材料:可来自人工合成,也可来自天然产物,可分为非生物降解和生物降解型。非生物降解型高分子材料包括聚乙烯、聚丙烯、聚丙烯酸酯、聚硅氧烷、聚氨酯、聚四氟乙烯等;生物降解型高分子材料也称生物可吸收型高分子材料,在体温下可以在一定的时间内分解为小分子化合物,由体内代谢排出体外,包括明胶、胶原、甲壳素、纤维素、聚氨基酸、聚乳酸(PLA)及聚羟基乙酸(PGA)等。

(2) 陶瓷材料:可分为生物活性陶瓷和生物惰性陶瓷。生物活性陶瓷包括生物玻璃陶瓷、羟基磷灰石(hydroxylapatite,HA)及磷酸三钙(tricalcium phosphate,TCP)等。

(3) 生物衍生材料:包括天然生物衍生材料和提纯生物衍生材料。天然生物衍生材料包括经戊二醛固定处理的猪心瓣膜、牛心包、牛颈动脉、人脐动脉;经冻干处理的骨片、猪皮、牛皮、羊膜及胚胎皮等;经脱氧鸟苷和冻干处理的肌腱;经脱细胞技术处理制成的天然皮肤、肌腱、软骨和骨组织支架及脱钙骨等。提纯生物衍生材料是对动物组织进行生化处理,以拆散原有组织构型,重建新的物理形态,如再生的胶原、弹性蛋白、羟基磷灰石、硫酸软骨素、纤维素和壳聚糖等构成的粉体、纤维膜及海绵体等。

(4) 复合材料:是指两种或两种以上的材料复合而成的新型材料,是充分利用各组成材料间优势互补而优选出来的复合材料。根据基体的不同可分为无机复合材料、金属基生物复合材料和高分子基生物复合材料。无机复合材料主要以陶瓷、玻璃或玻璃陶瓷为基体,通过引入颗粒、晶艺、晶须或纤维等增强材料而获得的一类复合材料,比如 HA-TCP、纳米 SiC 增强 HA 复合材料;金属基生物复合材料是以金属材料为基体,表面涂覆生物活性陶瓷、生物玻璃和生物玻璃陶瓷,如在钛合金上涂覆 HA;高分子基生物复合材料是目前发展最快的材料,如聚乳酸与 HA 颗粒复合。

牙组织工程中常用到的支架材料有天然生物材料、人工合成材料和复合材料等。主要有:①松质骨基质(cancellous bone matrix,CBM):一种较早研究的天然生物材料,可被用作牙周组织工程支架材料。②经过适当处理的牙本质(treated dentin matrix,TDM):既有支撑作用,又能诱导承载的细胞牙向分化的作用,可被视作一种较为理想的生物支架。③胶原膜:属于生物衍生材料,目前已大量应用于临床,可引导牙周组织再生。④HA-TCP 多孔复合材料:兼具两种组分材料的特性,通过调整配比,可以满足许多临床要求。⑤聚乳酸支架和聚乙醇酸-左旋聚乳酸共聚物支架。

2. 成牙微环境构建　能够近距离调控细胞兴奋或抑制其活动的微量理化和生物因素以及细胞在进化和分化过程中形成的对相关因子敏感的特殊结构和受体在细胞局部形成的机能环境称为微环境。在牙组织中,细胞、生长因子与细胞外基质同处于一个动态环境中,三者之间的多重相互作用构成了牙齿发育、萌出及发挥功能的生物学基础。适宜的局部微环境是细胞生存、增殖、分化、形成组织的基础。细胞之间以及细胞与细胞外基质之间形成网络调节,影响着细胞表型和功能。

干细胞是一类能自我更新并具有多向分化潜能的细胞。在组织再生中,要想充分利用干细胞的特性,需要构建干细胞向预定方向分化所需要的诱导微环境。只有让干细胞按照设定的诱导方向分化生长,才可能得到想要的具有特定结构和功能的组织。微环境应当提供适当的生长因子,与干细胞相互作用,控制干细胞的更新和分化。成牙微环境要能模拟正常牙齿细胞外基质的生物学功能,调控细胞的正常代谢、迁移和增殖,将细胞高效输送至特定生长位置,并携带细胞生长分化所必需的信号分子,使不同类型细胞保持正确的接触方式,按预制的支架形态生长,形成具有特定功能的生物活性牙齿。

目前发现与牙胚发育和分化密切相关的生长因子有转化生长因子、骨形成蛋白、Wnt基因家族等。骨形成蛋白主要功能是参与调控牙胚在颌骨上发生的位置及形态发育;转化生长因子对前期成牙本质细胞的形态和功能上的转变发挥重要作用;Wnt基因家族编码的分泌型蛋白是启动牙胚发育和调控牙齿形态发生的重要因素。DMP1、DSP、BSP、OPN、TGF-β1、COL-Ⅰ、decorin及biglycan形成一个调控网络,参与牙本质组织的发育及再生,是牙本质发育及再生的关键蛋白及因子。研究发现,TDM强表达这些蛋白及因子,尤其在暴露的内外侧表达更为明显,这提示TDM是构建牙本质组织的合适诱导微环境。更为重要的是,不同形态的TDM中相关成牙蛋白及因子的表达呈现出规律性的强弱,即在比较厚的部位表现比较强,而在薄的部位则表现相对弱,这表明TDM具有构建形状可控性牙本质组织的诱导条件。而经过EDTA梯度脱矿处理的牙本质基质保留了完整的纤维束,为牙本质组织再生提供了很好的网络支架作用。

(二) 成牙种子细胞选择

根据来源,干细胞可分为胚胎干细胞和成体干细胞。胚胎干细胞的研究由于受伦理道德、种族观念的约束和潜在异体排斥反应的影响,应用前景不是十分乐观。成体干细胞是存在于人和哺乳动物的成熟组织器官中的,具有自我更新和一定的多向分化潜能,处于全能细胞和成熟细胞之间的中间体。在自然条件下,成体干细胞倾向于分化成所在组织的各种细胞,以利于维持机体的正常新陈代谢。在特定的外界条件诱导下,一种组织的成体干细胞可以"横向分化"成其他组织的功能细胞,参与组织的损伤修复。牙组织工程的种子细胞大致可分为两类,牙源性种子细胞和非牙源性种子细胞。

1. 牙源性种子细胞 包括牙髓干细胞、脱落乳牙干细胞、牙周膜干细胞、牙囊干细胞和牙乳头干细胞。

(1) 牙髓干细胞(dental pulp stem cell,DPSC):牙髓组织受外界刺激或损伤时会产生修复性牙本质来防御或自我修复,具有自我更新和维持自身内环境稳定的能力,提示牙髓组织中存在丰富的牙髓干细胞。从体外培养的成人牙髓组织中获得集落状生长的细胞,该细胞可被诱导分化为成牙本质样细胞并形成牙本质样结构,根据干细胞具有体外分裂增殖的能力,首次提出了牙髓干细胞概念,由此提出了人牙髓组织中存在成体干细胞即牙髓干细胞。现在普遍认为牙髓组织中具有形成细胞克隆能力和较强增殖能力的未分化间充质细胞即牙髓干细胞。其依赖于微环境的调节,可增殖分化为各种不同种类的功能细胞。

DPSCs具有与其他成体干细胞相似的形态和培养特性及某些表面标志,目前尚缺乏特异性的表面标志对其进行鉴定。DSPP作为牙本质相对特异性蛋白,其表达水平在DPSCs分化中由无到有至分化成熟后高表达,可作为DPSCs鉴定的标志之一。但最近研究发现,骨组织中也有DSPP的表达。DPSCs和其他成体干细胞(adult stem cells,ASC)共同表达一些细胞表面分子,如CD44、Intergrin B1、collage Ó、OC、ON、ALK及FGF-2等,所不同的是这些分子在各种ASC中表达水平有所差异。因而,对DPSCs的鉴定需从多方面来确定,其分离和纯化也是根据这些识别标志借助于其他ASC的分离方法进行。

(2) 脱落乳牙干细胞(stem cells from human exfoliated deciduous teeth,SHED):SHED存在于脱落乳牙的活髓当中。SHED培养成功后出现成纤维细胞样生长且增殖率和群体倍增数均比骨髓基质干细胞高(可能与端粒末端转移酶活性有关)。SHED 表达多种间充质干细胞的特异性分子标志,包括 CD73、CD90、CD105、CD146 及 STRO-1,但不表达造血干细胞的标志,如 CD14、CD34 及 CD45 等,提示 SHED 来源于间充质。SHED 在体内可分化为成牙本质样细胞,在体外可分化为成骨细胞。从儿童未脱落的乳牙牙髓中分离得到的 SHED 可向脂肪细胞、神经细胞、肌肉细胞、软骨、血管内皮细胞及肝细胞等方向分化。

(3) 牙周膜干细胞(periodontal ligament cell,PDLSC):牙周膜来源于牙囊,起源于神经嵴细胞,是一种特殊的结缔组织,围绕在牙齿周围,位于牙槽骨和牙本质之间。2004 年,Byoung-Moo 等首先从牙周膜组织中分离培养并鉴定出了具有多向分化潜能的成体干细胞并命名为 PDLSCs,并发现其具有向成骨细胞和脂肪细胞分化的能力。人牙周膜包含较多的单克隆干细胞,这些干细胞具有分化为牙髓细胞、脂肪细胞和成纤维细胞的能力,在体外微环境的作用下可分化为成牙骨质细胞或成骨细胞。牙周膜干细胞表面标记分子主要包括 CD90、CD44、CD73、CD105、CD146 和 STRO-1。这些牙周膜干细胞除了表达中胚层前体细胞的标记物 Stro-1 和 Muc-18 外,还表达一种特异性的肌腱标记 Scleraxis,可将该干细胞与其他干细胞如牙髓干细胞和骨髓干细胞区别开。牙周韧带中含有多个细胞亚群,在体内愈合过程中,由于聚集于创伤区的细胞具有异质性,导致牙周韧带组织的形成及类型不同。在体外培养中,牙周韧带细胞的表型各有不同,有的表现出成纤维细胞的特征,有的表现出成骨或成牙骨质细胞的特性。

(4) 牙囊干细胞(dental follicle stem cell,DFSC):牙囊是牙齿发育期间包绕成釉器和牙乳头的疏松结缔组织,来源于外胚间充质,是牙骨质、牙周膜及牙槽骨的起源组织,含有 DFSC 和形成牙周组织的前体细胞亚群。DFSC 是成体中具有较强胚胎干性的一类细胞。与成牙本质细胞的前体细胞牙乳头细胞及牙髓(干)细胞相比,DFSC 具有更强的增殖能力、自我更新能力、克隆形成能力及多向分化能力。同时,DFSC 与牙乳头均来源于神经脊细胞,而且又是分化最接近的牙源性细胞。在临床上,由于各种原因导致拔牙从而扔弃大量的牙囊组织,这使得 DFSC 的获取比较方便。与目前已了解的其他成牙种子细胞相比,DFSC 可能是一种更具有良好研究及应用前景的成牙种子细胞。

(5) 牙乳头干细胞(dental papilla stem cell,DPaSC):在牙胚发育过程中,帽状成釉器凹陷内的外胚间充质被称为牙乳头,因此 DPaSC 又是神经嵴来源的外胚间充质细胞中的特殊群体,它是牙胚发育过程中唯一可以自发分化为成牙本质细胞的间充质细胞群。牙乳头间充质干细胞在体内最终分化为成牙本质细胞和牙髓细胞。因此,它成为牙再生研究中构建组织工程化牙髓-牙本质复合体的理想种子细胞。

牙根及牙周组织由发育期根端组织细胞持续增殖分化而形成,发育期根端组织由 Hertwig 上皮根鞘细胞层分为内侧的牙乳头和外侧的牙囊。牙乳头是根端牙髓及牙本质的始基。与 DPSC 相比较,DPaSC 具有更强的组织再生能力,是一种比 DPSC 更早期的牙源性干细胞。但 DPaSC 存在于发育期牙齿或年轻恒牙,取材较 DPSC 困难。在组织再生过程中,如何大量扩增而继续保持 DPaSC 的自我更新能力和分化潜能将是需要进一步解决的难题。

2. 非牙源性种子细胞　包括骨髓基质干细胞、脂肪基质干细胞、胚胎干细胞和其他非牙源性干细胞。

（1）骨髓基质干细胞（bone marrow mesenmchymal stromal stem cell，BMMSC）：BMMSC 是目前最受关注的一种多能成体干细胞，具有分化为骨、软骨、脂肪、肌肉和神经组织等的多向分化潜能。BMMSC 取材方便、对机体损伤小、容易获得、易于分离培养，可从自体获取，从而避免了免疫排斥反应。BMMSC 在与牙源性细胞共培养的诱导下，或者通过基因转染的方法，均可以形成成牙本质样细胞以及牙周膜细胞，证实了其可作为牙再生的理想种子细胞。尽管 BMMSC 具有较强的成牙能力，但是否能替代牙源性种子细胞仍需进一步研究。

（2）脂肪基质干细胞（adipose-derived stem cell，ADSC）：2001 年，ADSC 得以从抽脂术废弃的脂肪组织中被分离并成功培养。脂肪来源的间充质细胞是一组具有多能性的间充质干细胞，可以形成骨细胞、软骨细胞和脂肪细胞等中胚层细胞，也可以分化成外胚层细胞系。与 BMMSC 相比而言，ADSC 具有来源充足、取材方便、对人体造成的创伤较小、可反复取材、容易分离、获取细胞量大、脂肪组织中所含干细胞的数量不会随着患者年龄的增加而减少、体外增殖迅速、生物学性状稳定等特性。因此，ADSC 相对于 BMMSC 具有很大的优势，很有可能成为新的组织工程种子细胞来源。研究表明，行抽脂术所获取的脂肪中至少有 10% 是人脂肪干细胞，其具有与骨髓干细胞相似的干细胞特性，是继骨髓干细胞后在成体干细胞中具有重大发展潜力的一类干细胞。因此，随着研究的深入，作为人体组织工程潜在的最大的成体干细胞库——人 ADSC 将成为细胞治疗中理想的细胞来源。

脂肪干细胞可以用于牙周组织再生已经在大鼠、犬类、猪、猴子等动物实验中得到了证实。从 Wistar 大鼠中分离提取脂肪干细胞，从近亲繁殖的大鼠中获得富含血小板的血浆，然后将脂肪干细胞与血浆混合，然后移植到大鼠体内，在术后 2、4 周，通过组织学分析，可看到少量的牙槽骨再生。术后 8 周，在再生的牙槽骨周围有牙周膜样结构形成。

（3）胚胎干细胞（embryonic stem cells，ESCs）：ESCs 来源于囊胚的内细胞团，具有全能性，在一定条件下，能被诱导分化为机体中几乎所有类型细胞。将 ESCs 与具有诱导成牙能力的 E10.5 鼠胚下颌原基上皮重组，体外培养 3 天，在嵌合体中可检测到 Msx1、Lhx7 和 Pax9 的表达，三者的同步表达标志着牙源性间充质细胞的形成。将小鼠 ESCs 放在无血清培养基中培养，并诱导其向牙上皮细胞方向分化。将诱导的类胚体移植到裸鼠的体内，能够长出具有类似牙源性上皮细胞特性的结构。这些研究表明 ESCs 具有分化为牙源性间充质细胞和上皮细胞的潜能。

（4）其他非牙源性干细胞：其他非牙源性干细胞还有脐带间充质干细胞及诱导多能干细胞（induced pluripotent stem cells，iPS）等。

（三）组织工程生物牙根再生

牙根包括牙髓-牙本质复合体及牙周膜-牙骨质复合体。因此，组织工程化生物牙根再生首先需要获得牙髓-牙本质复合体及牙周膜-牙骨质复合体再生。

1. 牙髓-牙本质复合体（dental pulp-dentin complex，DPDC）再生　涉及牙髓-牙本质复合体再生的细胞主要包括 DPSC、DPaSC 及 DFSC。

DPSC 是牙髓中未分化的间充质细胞，在适当条件下能形成所在牙髓组织的多种细胞类型。将人 DPSC 与支架材料、牙本质片复合培养，接种到裸鼠皮下，8 周后分别形成了 DPDC 和修复性牙本质样结构。将人 DPSC 与 HA/TCP 支架相复合，移植到免疫缺陷小鼠的背部皮下,6周后可见内衬成牙本质细胞样细胞的牙本质样结构环绕在牙髓样组织周围—牙本质牙髓样复合体。原位杂交显示这些成牙本质细胞样细胞表达成牙本质细胞特异的标志物 DSP。

将人 DPSC 和 HA/TCP 粉末混合移植入免疫缺陷小鼠皮下 7 周后,可观察到网状新生骨在 HA/TCP 的表面形成,成骨细胞丰满嗜碱性,显示出活跃的骨形成,但并未形成牙本质;移植 15 周后,则形成由规则平行排列的薄板构成的板层骨,而在对照组(单纯 HA/TCP 支架)移植物中未发现骨形成。该研究表明:DPSC 是成牙本质细胞和成骨细胞共同的祖细胞,且 DPSC 本身含有间充质干细胞并拥有修复损伤或疾病组织的潜能。

将 DPSC 在体外经牙胚细胞条件液诱导,以细胞团方式植入体内,也可形成规则的 DP-DC。牙源性上皮细胞与 DPSC 的比例可影响嵌合体牙的形态发生,只有在等比例条件下,方可发育成形态规则的牙胚样结构。细胞团的应用为体内构建组织工程化 DPDC 提供了新的思路和选择,有效避免了支架材料在牙组织工程应用中的诸多不足。将 DPSC 单细胞悬液离心成团,加入一定浓度的 BMP-2,体外继续三维培养,组织学分析显示细胞团块中形成了大量的骨样牙本质,进一步将细胞团植入狗牙髓断面上,4 周后髓腔中有骨样牙本质和管状牙本质形成。上述研究提示,利用 DPSC 构建 DPDC 样结构,实现真正意义上的牙本质、牙髓再生,具有一定可行性。

利用细胞团组织工程技术,将分离提纯后的牙根尖乳头细胞与细胞外基质成分复合,与 hTDM 结合植入裸鼠皮下。6 周后,在原有的牙本质表层有新的牙本质生成,并形成了 DPDC 样结构以及血管结构。该研究结果提示,利用牙根尖乳头及细胞团组织工程技术可以在空根管内再生牙髓牙本质复合体,为牙髓疾病的治疗提供了一种新的方法。

将大鼠 TDM 复合大鼠 DFC 接种到大鼠大网膜进行培育 4 周,结果再生出了形状可预制性的完整的牙本质样结构组织。利用人的 TDM 与人的 DFC 进行重复验证,结果证明该策略可再生完全性牙本质组织。

2. 牙周膜-牙骨质复合体(periodontal ligament-cementum complex,PLCC)再生　牙周组织附着结构复杂,其修复重建也非常困难,要实现结构上和功能上完整的的牙周组织再生更是难上加难。牙周组织的修复再生从某种意义上讲就是利用人工的方法模拟再现牙周组织的发育或修复过程以实现牙周组织再生。

牙骨质是建立牙周韧带与牙根之间锚状结构的附着点,对于牙周组织再生具有重大意义,是防止牙颌骨性粘连的关键。由于牙骨质独特的解剖结构和细胞量少等原因,导致成牙骨质细胞的体外培养相当困难。Errico 等分离培养了成牙骨质细胞和牙周膜细胞的混合体,随后又建立了稳定的、永生化的混合细胞培养体系,并通过改进,纯化了成牙骨质细胞。

利用组织工程技术可以再生牙骨质样组织和抑制牙骨质形成。采用 PLA 与 PGA 的共聚物 PLGA 海绵复合成牙骨质细胞和 DFC,并移植到小鼠病损牙周组织,结果证明牙骨质细胞和 DFC 能够促进缺损牙周组织的修复。将成牙骨质细胞接种于缺损的牙周组织,6 周后可见一层牙骨质样组织覆于根面。这种矿化组织中骨涎蛋白和骨钙素的表达与牙骨质和牙槽骨近似,但这种组织的性质尚不明确。相比之下,仅接受 PLGA 海绵处理(或者海绵和 DFC)的缺损牙周组织,其矿化组织形成较少。将成牙骨质细胞接种于海绵上,植入免疫缺陷小鼠体内,也表现出诱导矿化的能力。在这种系统中,成牙骨质细胞可传导表达 Noggin (一种糖蛋白,可与 BMP 结合而阻止 BMP 的信号传递)。Noggin 可下调成牙骨质细胞中骨涎蛋白和骨钙素的表达,抑制成牙骨质细胞诱导的矿化。

牙周膜细胞是由不同亚型(成骨亚型及成纤维亚型)构成的具有较强异质性的细胞群。同时,PDLSC 可能存在空间上的分型,即牙根表面的 PDLSC(根型)与牙槽窝壁表面的牙周膜干细胞(壁型)。根型 PDLSC 能促进 PLCC 再生。与根型 PLCC 相比,壁型牙周膜干细胞具有更强的多向分化潜能,促进骨-牙周膜样组织的形成。从鼠尾静脉注射 BMMSC,结果发现所注射的 BMMSC 能大量归巢至牙周及牙髓组织,提示 BMMSC 是牙齿组织间充质干细胞的一个主要来源,在牙齿组织修复再生中发挥关键性作用。将 BMMSCs 和 PDLSCs 共培养,观察 BMMSCs 对 PDLSCs 的影响。应用细胞膜片技术,将共培养后的 PDLSCs 制成膜片,复合煅烧的陶瓷牛骨(CBB),行裸鼠体内异位移植,探索 BMMSCs 对再生牙周膜样组织的作用。体内移植结果发现,共培养的 PDLSCs 膜片在 CBB 表面出现矿化沉积,并有牙周膜样纤维埋入。对照组矿化不明显。更值得注意的是,实验组的血管化程度高于对照组,表明 BMMSCs 可以促进牙周膜样组织的血管再生。其机制可能是骨髓基质干细胞可诱导血管内皮因子分泌,从而促进组织的血管生成。

牙根形成启动了牙周组织的发育,牙根和牙周组织作为一个功能性的复合体,其组织结构和发育过程密不可分,称为发育期根端复合体(developing apical complex,DAC)。在异位的环境中(近交系 SD 大鼠肾被膜下),无论完整的 DAC 组织或是离散的 DAC 细胞与陶瓷化牛骨支架复合后均能准确地重现有序的牙周组织形态发生,分化成为功能性的牙周组织形成细胞,并形成结构完整的 PLCC。同时,经过根端牙胚细胞培养液诱导的 PDLSC 聚合体分别与 CBB 和牙本质片重组后均形成了形态上更加排列有序的 PLCC,提示 PDLSC 聚合体利用细胞自身分泌的生物活性因子和细胞外基质建立局部微环境,加上根端牙胚细胞提供的生长因子微环境,最大限度地模拟了牙周组织形成过程中类似上皮根鞘和基底膜的作用。这为牙周组织乃至牙根再生提供一种新思路。

3. 生物牙根(biological root)再生　生物牙根再生需要实现 PLCC 与 DPDC 同时再生,甚至骨-牙周膜-牙本质牙髓复合体再生。获得在颌骨区能发挥牙周咬合功能的 PLCC 的再生是生物牙根再生的关键。将小型猪 SCAP 放置在类似牙根状的 HA-TCP 支架中,在 HA-TCP 支架的外部用含有 PDLSCs 的胶原海绵包裹,将其植入拔除了下颌切牙的小型猪牙槽窝。3 个月后 CT 检查结果显示 HA-SCAP-胶原海绵-PDLSC 结构在牙槽窝内有矿化的牙根样组织和牙周带空间形成。暴露移植物顶部,将预先制成的人工牙冠安装在预留了桩道的 HA-TCP 支架内,形成具有咬合功能的牙齿(生物牙根-人工牙冠)。行使功能 4 周后,CT 和组织学分析证实牙根牙周结构得到再生。同时发现,新形成的生物学牙根明显地改善了 HA-TCP 支架的压缩能力。尽管再生的生物学牙根的抗压力低于天然根部牙本质,但是仍然可以支持人工牙冠在口腔内行使功能。待小型猪牙齿拔除 3 个月,牙槽骨修复完成后,使用牙科种植机在相应处制备一牙根形状的种植窝,并将包绕有 PDLSC 薄膜的 HA/TCP/DPSC 植入到种植窝内。6 个月后,重新暴露植入物,并在此构建完成的生物牙根上进行烤瓷冠修复。采用临床检查、影像学检查、组织学、扫描电镜观察修复完成时及修复后 6 个月时修复体的变化,发现修复后 6 个月时牙根的矿化程度及抗压程度均提高,甚至与正常牙相当,同时也形成了类似正常牙的牙周膜结构及典型的沙比纤维。

DFCs 是牙周组织细胞的前体细胞,分化为牙周膜成纤维细胞、成牙骨质细胞及牙槽骨成骨细胞。同时也是可以在成体中获得的一种具有较强的胚胎干细胞特性的细胞,是再生复杂牙周组织合适的种子细胞。除了具有较强的成神经分化潜能,DFCs 在成牙微环境诱导下能分化为成牙本质细胞,并具有分泌基质形成牙本质组织的功能。因此,DFCs 可能是生物牙根再生中较为理想的种子细胞。

种子细胞要发挥定向分化的功能离不开微环境的诱导。正常牙齿组织的牙髓侧能形成大量的生理性或病理性的修复性牙本质,而牙周侧也能形成生理性或病理性的牙周组织。这种现象的发生与牙髓及牙周中的 DPSC 及 PDLSC 在经过长期发育成熟的牙本质基质微环境及牙槽窝微环境作用下不断发挥它们的分泌基质功能密切相关。

把 TDM 作为再生 DPDC 的诱导微环境联合牙槽窝作为再生牙周组织微环境即构成生物牙根再生的微环境。利用 TDM 作为生物支架及采用 DFCs 作为种子细胞来再生生物牙根,结果发现,经过四周的牙槽窝内移植后,包括牙髓组织及牙本质样组织的牙 DPDC 和包括牙骨质及牙周膜纤维的牙周组织形成。在 DPDC 内,除了观察到血管样及神经样结构外,还可以观察到大量长梭形的成纤维细胞、短三角形相对幼稚的间充质细胞、血细胞及有极性的成牙本质样细胞等。在牙周组织一侧,可以观察到成熟矿化并较厚的牙骨质样结构以及垂直插入牙骨质样组织与宿主牙槽窝壁的、具有比较好的走行的纤维组织。同时,再生的生物牙根组织具有和正常牙根组织相类似的蛋白表达表型。

利用 Brdu 标记种子细胞 DFCs 进行体内移植示踪,检测显示阳性表达细胞分布于牙髓牙本质复合体中、牙髓样组织中、牙骨质样组织中、牙周膜样组织及牙槽窝壁组织中,提示 DFCs 在生物牙根再生过程中发挥了种子细胞的作用。

进一步使用大动物模型验证小动物模型上所实现的组织再生策略是组织工程器官或组织再生进入临床试验之前的经典研究模式。将 TDM 生物支架与 DFCs 复合后植入小型猪牙槽窝 3 个月后,在生物支架牙髓侧(内侧)形成 DPDC 结构,生物支架牙周侧(外侧)能够形成 PLCC 结构。提示 TDM 是再生生物牙根的理想支架材料。更为重要的是,在再生的生物牙根上行桩冠修复后,构建的生物性牙齿能够行使咬合功能,提示再生的生物牙根既具有类似于天然牙根的牙周及牙髓组织,又能行使咀嚼功能,完成了牙根的生物性再生,为进一步临床应用打下了坚实基础。

第四节　科研方向与选题

一、研究热点与科学问题

(一) 器官培养再生生物牙根

器官培养是将整个器官、器官的一部分或器官的原基在体外培养让其生长,器官成熟后再移植入体内发挥功能。牙根发育来源于胚胎时期牙胚的一部分——牙囊和牙乳头,而器官培养较适合于培养完整的器官如牙胚,且培养过程中器官生长受限,植块区中央常出现坏死,样本间可重复性较差,需要原始供体的组织器官不足等也使得器官培养在牙齿再生及生物牙根再生中应用受限。因此,探讨器官培养再生生物牙根相关机制,优化器官培养再生生物牙根相关策略,寻求原基的替代供体等可能是器官培养再生生物牙根的研究热点及重要的科学问题。

(二) 胚层重组再生生物牙根

胚层重组是将发育期的牙胚组织或细胞机械分离成两组分:上皮成分和间充质成分,两者在体外重新组合后再进行体内或体外培养;或由上皮细胞提供牙齿发生信号,诱导牙源性或非牙源性细胞进行组织工程尝试,复合到支架材料上,形成比较完整的牙胚组织。胚层重组被认为是理论和实践中最有前途的一种牙再生策略。但上皮与间充质相互作用发育形成牙齿的相关机制仍不清楚。同时,由于胚层重组需以发育期牙胚组织为原基,应用于人体时取材涉及医学伦理问题,而且来源有限。外源性重组牙胚移植的免疫排斥问题目前仍未得到很好解决。

(三) 织工程生物牙根再生

组织工程生物牙根指的是利用组织工程技术构建出具有正常牙根生理解剖结构及功能的一类在生物材料基础上再生出具有牙周及牙髓组织的牙根。通过以种子细胞及生物材料为基础的牙工程、细胞聚合体工程、嵌合体牙再生及基因操纵牙再生等不同方法构建生物牙。然而,由于牙的结构复杂、发育时间长以及与周围组织的关系密切,导致了全牙再生稳定性差、成功率低,距离临床应用还有很多关键问题需要突破。即使构建成功,将来的临床应用局限性也很大,治疗效果可能类似于自体牙移植术,因此,其应用前景并不被看好。由于单纯的牙根再生不涉及牙冠形态和大小的调控,因而在牙组织工程中具有独特的优势,最有可能较早应用于临床。但组织工程再生生物牙根中,种子细胞与宿主细胞之间如何进行串话及其相关串话机制仍有待阐明。同时,生物支架与宿主对生物牙根再生过程中涉及的相关细胞的分化机制仍有待探讨。组织工程再生生物牙根相关安全性及生物支架与种子细胞来源问题仍需进一步研究。

二、研 究 范 例

日本东京理工大学科技研究所的 Takashi Tsuji 教授主导的干细胞培养移植小组致力于利用三维器官培养再生技术,模拟器官发生过程中上皮-间充质相互作用,从而形成生物工程器官的研究。其研究成果对于器官的再生及功能的实现具有重要意义。2007 年,Takashi Tsuji 课题组在 *Nature Methods* 发表文章,利用来自于胚胎期小鼠牙胚的上皮及间充质细胞进行重组,结合 3D 器官体外培养技术,形成了生物工程牙胚样结构,并可在小鼠肾被膜下继续发育形成生物工程牙胚。当生物牙胚植入颌骨环境下可继续发育形成正确的牙齿结构。更重要的是,Takashi Tsuji 团队进一步发现该生物工程牙胚不仅能够在颌骨内继续发育,而且还可以萌出至小鼠的咬合面,具有一定的咬合功能。在 2011 年,该团队更是提出了生物工程牙单位的概念,既包括成熟的牙体组织、牙周韧带,也包括牙槽骨结构,这对于实现生物牙单位与受体颌骨骨整合移植具有重要意义。并且该团队掌握了基于 3D 器官培养技术,通过控制上皮与间充质细胞层的角度,而控制生物工程牙胚牙尖形态的技术。这对于生物工程牙齿再生过程中,进一步实现生物工程牙齿形态的调节和控制具有重要意义。

同时,Takashi Tsuji 在利用器官重组培养技术培养生物工程牙单位的过程中,通过对牙源性上皮的追踪,提出了结合上皮来源于牙源性上皮等理论。然而,成体组织来源的干细胞是否可以在 3D 器官培养技术条件下,进行器官重组再生,形成生物工程牙胚,仍需要进一步的研究。

(郭维华)

参 考 文 献

1. BATOULI S,MIURA M,BRAHIM J,et al. Comparison of stem-cell-mediated osteogenesis and dentinogenesis. J Dent Res. 2003;82;976-981.

2. BOSSHARDT D D. Are cementoblasts a subpopulation of osteoblasts or a unique phenotype? J Dent Res. 2005;84;390-406.

3. BOSSHARDT D D,NANCI A. Hertwigs epithelial root sheath,enamel matrix proteins,and initiation of cementogenesis in porcine teeth. J Clin Periodontol. 2004;31;184-192.

4. CHEN J,CHEN G,YAN Z,et al. TGF-beta1 and FGF2 stimulate the epithelial-mesenchymal transition of HERS cells through a MEK-dependent mechanism. J Cell Physiol. 2014;229;1647-1659.

5. DIEKWISCH T G. The developmental biology of cementum. Int J Dev Biol. 2001;45;695-706.

6. GRONTHOS S,BRAHIM J,LI W,et al. Stem cell properties of human dental pulp stem cells. J Dent Res. 2002;81;531-535.

7. GRONTHOS S,MANKANI M,BRAHIM J,et al. Postnatal human dental pulp stem cells (DPSCs) in vitro and in vivo. Proc Natl Acad Sci U S A. 2000;97;13625-13630.

8. GUO W,HE Y,ZHANG X,et al. The use of dentin matrix scaffold and dental follicle cells for dentin regeneration. Biomaterials. 2009;30;6708-6723.

9. HELDER M N,KARG H,BERVOETS T J,et al. Bone morphogenetic protein-7 (osteogenic protein-1,OP-1) and tooth development. J Dent Res. 1998;77;545-554.

10. LINDSKOG S. Formation of intermediate cementum. Ⅱ:a scanning electron microscopic study of the epithelial root sheath of Hertwig in monkey. J Craniofac Genet Dev Biol. 1982;2;161-169.

11. LIU T M,MARTINA M,HUTMACHER D W,et al. Identification of common pathways mediating differentiation of bone marrow-and adipose tissue-derived human mesenchymal stem cells into three mesenchymal lineages. Stem Cells. 2007;25;750-760.

12. SEO B M,MIURA M,GRONTHOS S,et al. Investigation of multipotent postnatal stem cells from human periodontal ligament. Lancet. 2004;364;149-155.

13. SONOYAMA W,LIU Y,FANG D,et al. Mesenchymal stem cell-mediated functional tooth regeneration in swine. PLoS One. 2006;1;e79.

14. WANG L,SHEN H,ZHENG W,et al. Characterization of Stem Cells from Alveolar Periodontal Ligament. Tissue Eng Part A. 2011;17(7-8);1015-1026.

15. WEI F,SONG T,DING G,et al. Functional tooth restoration by allogeneic mesenchymal stem cell-based bioroot regeneration in swine. Stem Cells Dev. 2013;22;1752-1762.

16. YANG Y,GE Y,CHEN G,et al. Hertwigs epithelial root sheath cells regulate osteogenic differentiation of dental follicle cells through the Wnt pathway. Bone. 2014;63;158-165.

17. YANG Z H,ZHANG X J,DANG N N,et al. Apical tooth germ cell-conditioned medium enhances the differentiation of periodontal ligament stem cells into cementum/periodontal ligament-like tissues. J Periodontal Res.

2009;44:199-210.

18. YU J,DENG Z,SHI J,et al. Differentiation of dental pulp stem cells into regular-shaped dentin-pulp complex induced by tooth germ cell conditioned medium. Tissue Eng. 2006;12:3097-3105.

19. ZEICHNER-DAVID M,OISHI K,SU Z,et al. Role of Hertwigs epithelial root sheath cells in tooth root development. Dev Dyn. 2003;228:651-663.

20. ZHOU J,SHI S,SHI Y,et al. Role of bone marrow-derived progenitor cells in the maintenance and regeneration of dental mesenchymal tissues. J Cell Physiol. 2010;226:2081-2090.

第十六章 牙周组织发育与再生的研究

第一节 概　　述

　　牙周病的治疗和牙周组织缺损的修复再生一直是国际关注的难题。传统的牙周治疗，如洁治术、刮治术、翻瓣术等，虽然在一定程度上控制了牙周炎的进一步发展和减少了牙周支持组织的进一步丧失，却不能使缺失的牙周组织获得良好的再生。骨移植、引导组织再生（guided tissue regeneration，GTR）、引导骨再生（guided bone regeneration，GBR）等新技术的广泛开展和临床应用大大提高了牙周病治疗的临床疗效，但在恢复牙周组织的生理结构和功能上还远远没有达到临床医患所期望的目标。因此，促进牙周组织再生的研究一直是专家关注的热门课题。

　　近年来，组织工程和再生医学的研究取得了突飞猛进的发展。利用组织工程的原理、技术和方法促进牙周组织再生，引起了日益广泛的重视和关注。进一步研究探索牙周组织的生理发育过程，了解调控该过程的重要因子和关键步骤，有利于在设计新的生物学治疗手段时，模拟自然条件下牙周组织发育、再生的微环境，寻找未来牙周组织再生研究的突破口，为实现真正意义上的生理性、功能性牙周再生带来新的希望。本章简要介绍了牙周相关组织发育的基本过程，重点论述了牙周组织再生研究的基本原理、技术和方法，同时结合当前的研究进展、困难和挑战，对未来研究策略进行了展望。

第二节　牙周组织的发育

　　牙周组织（periodontal tissues）是具有极其复杂结构和功能的复合体，主要包含牙骨质（cementum）、牙周韧带（periodontal ligament，PDL），又称牙周膜纤维、牙槽骨（alveolar bone，AB）和牙龈（gingiva）4 种结构和功能完全不同的组织，四种组织共同完成对牙的营养和支持作用，是牙能够正常行使咬合功能的基础，因此又称为牙周支持组织（periodontal-supporting apparatus）（图 16-1）。牙萌出穿过口腔黏膜的过程中，口腔黏膜发生适应性变化，逐渐形成牙周支持组织，因此牙周组织的起源与口腔黏膜一致。除牙龈表面的上皮层来源于外胚层外，其余所有牙周组织均来自中胚层。最近有证据表明牙周膜（periodontium）的前体细胞可能来源于牙发育的钟状期游走至牙囊（dental follicle）的牙乳头细胞，所以目前一般认为牙周膜起源于牙囊。因此，牙乳头干细胞用于牙周组织工程的研究正引起科学家的注意。在牙根形成过程中，部分牙囊细胞分化为成牙骨质细胞穿过上皮根鞘形成牙骨质的同时，另一部分牙囊细胞则分化为成纤维细胞(fibroblast),合成分泌胶原纤维并形成牙周膜,牙周纤维(periodontal fibers)的近牙根端埋于牙骨质中。牙周膜形成后,在骨隐窝壁上,牙囊外侧的细胞中分化出成骨细胞(osteoblast),形成牙槽骨。由此可见,牙囊来源的前体细胞和干细胞可以同时分化为成牙骨质细胞、成纤维细胞和成骨细胞。牙骨质和牙槽骨的不断沉积使牙根和骨壁之间的间隙逐渐减小,行成一定宽度的牙周膜腔隙。牙周膜纤维两端分别埋植于牙骨质和牙槽骨中,从而将牙牢固地悬吊、固定于牙槽窝中,这种结构可以对咬合力进行有效地分散,对牙周支持组织起到有效的保护作用(图16-2)。

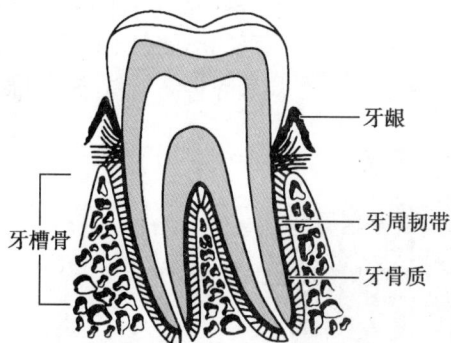

图 16-1　牙周支持组织示意图

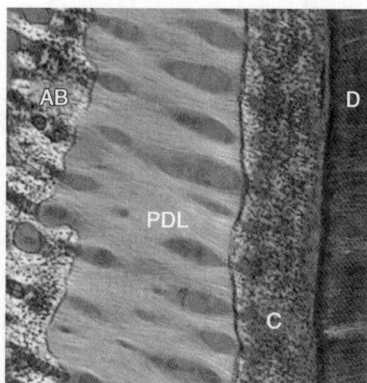

图 16-2　牙周膜的结构
AB:牙槽骨　PDL:牙周膜纤维　C:牙骨质　D:牙本质

在牙周膜形成的开始,颈环处首先形成包绕牙根的牙周膜,由于牙槽嵴位于釉牙骨质界的上方,牙周膜纤维束向牙冠方向斜行排列(图16-3);随着牙萌出,釉牙骨质界与牙槽嵴处于同一水平,纤维束呈水平排列;当釉牙骨质界在牙槽嵴的上方时,水平纤维又成为斜行排列,形成牙槽嵴纤维。该纤维束下方,成纤维细胞不断合成胶原纤维,形成致密的主纤维束,并不断改建成功能性的分组有序的排列,以发挥支持牙的功能。

一、牙骨质的发生

牙骨质是覆盖于牙根表面的钙化结缔组织,在维持牙周组织的结构和功能中起到重要作用。在牙的发育过程中,牙本质先于牙骨质沿 Hertwig 上皮根鞘内侧沉积,随后在牙本质的表面形成一层薄的、无定形、无细胞的牙骨质,称为中间牙骨质(intermediate cementum)。中间牙骨质与覆盖在牙冠表面的无釉柱釉质类似,可能是由上皮根鞘的内层细胞形成的。中间牙骨质沉积后,上皮根鞘即发生断裂,导致牙囊中的间充质细胞与中间牙骨质接触并分化为成牙骨质细胞(ce-

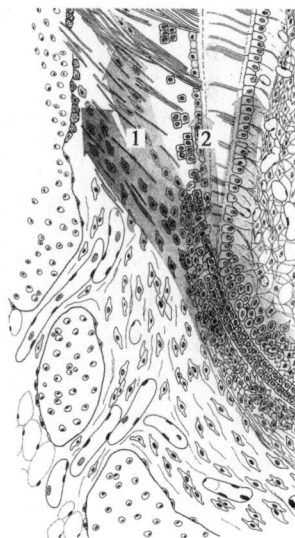

图 16-3　牙周膜的形成示意图(不包括龈牙结合的形成)
1. Hertwig 上皮根鞘断裂,成牙骨质细胞起源于牙囊细胞
2. 牙囊形成牙周膜的纤维束

mentoblast），牙骨质的形成要略慢于邻近的根部牙本质形成。超微结构表明，上皮根鞘的断裂包括牙骨质侧基底层的降解或消失，基底层丧失连续性，紧接着根鞘上皮细胞间出现胶原纤维和成牙骨质细胞。

　　Hertwig 上皮根鞘断裂不久，结缔组织内未分化的间充质细胞（mesenchymal cells）开始分化为成牙骨质细胞，从而合成组成牙骨质有机基质的胶原和蛋白多糖。这些细胞含有丰富的线粒体、发达的高尔基复合体和大量的粗面内质网，细胞核大，核仁明显，细胞质丰富。新分化的成牙骨质细胞能够合成有机基质，包括胶原纤维和含有蛋白聚糖的基质成分，当有部分牙骨质基质沉积后，矿化随即开始。矿化过程是一高度有序的过程而不是离子在基质内的随机沉积，组织液中的钙离子和磷离子沉积于基质并排列成羟磷灰石单位。牙骨质不断沉积，形成层板状结构，层板之间为生长线（incremental lines）间隔，直至达到应有的厚度（图 16-4）。此后，牙骨质表面附近的成牙骨质细胞变为静止状态，但在修复或生长需要时仍然可以发挥功能。

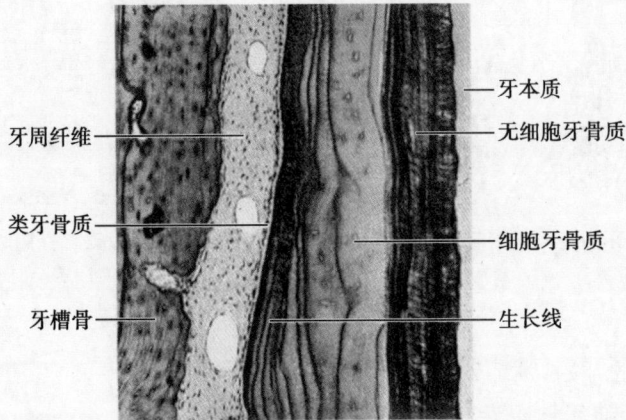

图 16-4　牙骨质生长线

　　正常情况下，牙骨质的生长是有节律的过程，每当形成新的一层牙骨质基质，旧的随即发生矿化。尚未矿化的牙骨质基质称为类牙骨质（cementoid）。在牙骨质表面常可观察到薄层类牙骨质的存在，厚度约 $3\sim5\mu m$，其表面可见成牙骨质细胞，类牙骨质逐渐形成新的无细胞性牙骨质和细胞性牙骨质。牙周膜内的结缔组织纤维穿过成牙本质细胞进入牙骨质并埋入其中，被埋入的纤维称为 Sharpey 纤维，由许多胶原原纤维组成。

　　根据基质内是否含有细胞可以将牙骨质分为两种类型：细胞牙骨质（cellular cementum）和无细胞牙骨质（acellular cementum）。在基质形成过程中，成牙骨质细胞的行为决定了牙骨质的类型。细胞牙骨质的形成是由于成牙骨质细胞被埋入形成的牙骨质基质中；无细胞牙骨质的形成是由于成牙骨质细胞全部退至牙周膜内，其后未遗留埋入的细胞而形成的。通常无细胞牙骨质覆盖在牙本

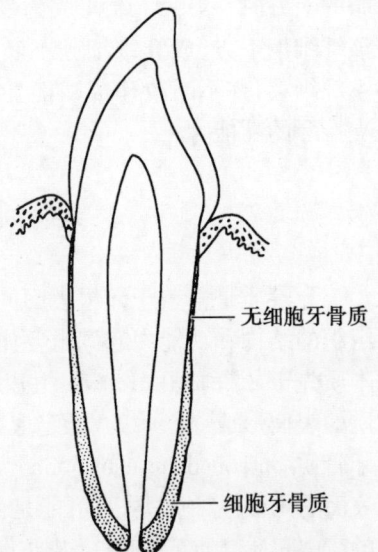

图 16-5　两种牙骨质分布模式图

质的颈部 1/3 处,而细胞牙骨质位于根尖 1/3 处,牙根的中 1/3 部常为两者移行交界处(图 16-5)。有时细胞牙骨质和无细胞牙骨质也可以交替排列。中间牙骨质和无细胞牙骨质的区别在于中间牙骨质中无胶原纤维。

Hertwig 上皮根鞘启动牙乳头来源的成牙本质细胞的分化,然后形成牙根部的牙本质。牙冠部新形成的外套牙本质的胶原与基底膜呈直角沉积,而根部新形成的外套牙本质的胶原与根鞘基底膜呈平行沉积,并与基底膜有一定的距离。中间的间隙充满牙乳头基质和纤细而稀疏的胶原纤维,支持根鞘的基底膜降解,根鞘细胞形成大量的粗面内质网并分泌釉质样蛋白。罩牙本质的矿化不包括表层,表层的矿化发生在以后,在根部牙本质表面形成约 $10\mu m$ 厚、高度矿化、无结构的透明层(hyalin layer)。牙根表面在一段时期内被非矿化层所覆盖,此层为外胚间充质和上皮产物的混合物,原发性牙骨质沉积于此层的表面。

(一) 原发性牙骨质的形成

原发性牙骨质(primary cementum)的形成必须有上皮根鞘的断裂(图 16-6),以使牙囊细胞到达新形成的牙根表面,在此部位牙囊细胞分化为成牙骨质细胞,其特征为细胞体积增大,细胞质内与蛋白合成和分泌有关的细胞器增多。一旦开始分化,这些细胞的胞突插入未矿化的透明层,在与牙根垂直的方向开始有胶原原纤维的沉积,故牙根内有纤细的胶原原纤维束的存在,然后成牙骨质细胞从透明层移行,但仍不断沉积胶原,因此纤细的纤维束逐渐伸长并不断增厚,形成无细胞牙骨质的纤维基质。在分泌胶原的同时,这些细胞也分泌非胶原蛋白,如骨涎蛋白(bone sialoprotein)和骨钙素(osteocalcin)。最先形成的牙骨质内无细胞,只在其表面有细胞,它在牙萌出过程中形成相对较慢,覆盖至少牙根的冠方 2/3 部位。最先形成的牙骨质包括矿化层和从其中伸出的纤维。原发性牙骨质及其纤维一旦形成,形成两者的成牙骨质细胞即从牙骨质表面游离,此种情况持续存在,直至形成的牙周膜纤维束与牙骨质内的纤维接合。此时,牙周膜内的成纤维细胞对牙根表面胶原纤维束内部及其周围矿物盐的继续沉积具有重要作用,这与牙根表面牙骨质缓慢而持续增加有密切关系。

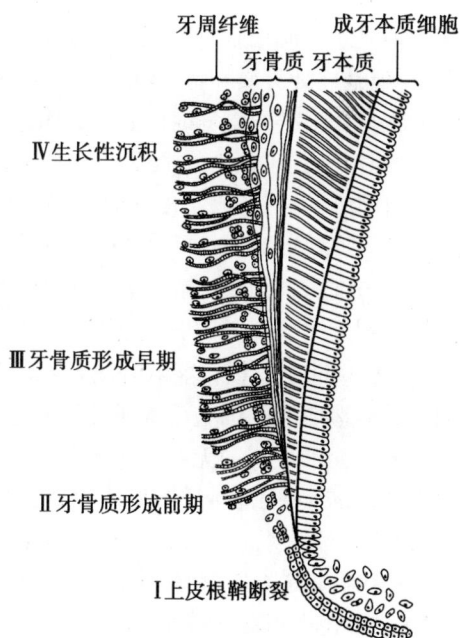

图 16-6 牙骨质形成示意图

(图中标注:牙周纤维　牙骨质　牙本质　成牙本质细胞；IV 生长性沉积；III 牙骨质形成早期；II 牙骨质形成前期；I 上皮根鞘断裂)

(二) 继发性牙骨质的形成

牙一旦达到咬合,根尖 1/3 处即有矿化程度较低的牙骨质快速沉积,称为继发性牙骨质(secondary cementum)。起初,成牙骨质细胞分泌含有非胶原蛋白和胶原原纤维的有机基质,胶原原纤维的排列方向几与牙根平行。随后,成牙骨质细胞以出芽方式分泌基质小泡,其内有磷灰石晶体沉积,有机基质逐渐矿化,同时成牙骨质细胞被埋于基质中,形成陷窝,此时其分泌功能下降,称为牙骨质细胞。成牙骨质细胞掺入牙骨质的过程比成骨细胞掺入骨的过程更具偶然性,尽管成牙骨质细胞具有胞突占据的小管,它们之间并不形成合胞体,而在骨组织中则存在此种情况。

牙周膜形成后,细胞性牙骨质继续在胶原纤维束的周围沉积,胶原纤维束掺入牙骨质并部分矿化。继发性细胞牙骨质位于根尖 1/3、前磨牙和磨牙的根间区,而单根牙常无继发性细胞牙骨质,提示它的存在并不是支持牙所必需的。

在牙骨质形成中有两个事件需明确。首先是成牙骨质细胞的分化是如何启动的。因为在启动成牙骨质细胞的分化过程中有上皮的参与,一般认为上皮或上皮产物肯定参与了牙囊细胞分化为原发性成牙骨质细胞的过程。许多研究证实了此观点,例如当牙囊组织与釉质接触时,若去除缩余釉上皮,则牙骨质沉积于釉质表面。在某些动物(如草食类),牙骨质通常沉积于牙的咬合面,这与牙上皮的选择性降解有关。此外,透明层内的上皮源性物质,如釉原蛋白可能在启动成牙骨质细胞的分化中起一定的作用。其次是原发性和继发性牙骨质是否是表型不同的组织。通过对骨细胞和与细胞牙骨质有关的细胞进行表型分析表明,胚胎第 11 天(E11),抗骨细胞的单克隆抗体特异性着色于细胞性牙骨质的成牙骨质细胞和牙骨质细胞,成骨细胞和骨陷窝内的骨细胞;而位于原发性牙骨质表面的细胞不着色。提示这两种成牙骨质细胞不仅表型不同,其发育起源亦不相同:原发性成牙骨质细胞起源于牙囊,与细胞性牙骨质和继发性牙骨质发育有关的细胞为非牙囊来源的。例如,从牙槽骨分离的细胞与牙根共同培养时,在牙根表面形成类似于细胞牙骨质的组织,而当与牙周膜细胞共同培养时,则无矿化组织形成。

目前的研究认为,上皮和间充质之间的相互作用是釉质(成釉细胞)和牙本质(成牙本质细胞)形成所必需的。上皮和间充质的相互诱导作用可来自于细胞和细胞之间、细胞外基质分子与细胞表面受体和(或)扩散性信号分子(如生长因子)之间。对于牙骨质的形成,同样的作用发生于外胚间充质细胞(牙囊细胞)和 Hertwig 上皮根鞘之间。近年来的研究结果表明,Hertwig 上皮根鞘能够分泌釉基质蛋白(enamel matrix proteins,EMP),这些蛋白对于启动牙骨质形成和无细胞牙骨质的形成起着非常重要的作用,当牙囊细胞暴露于釉质基质时,在釉质表面形成一种无细胞的硬组织基质。免疫组化研究证实,在人牙根形成过程中有釉原蛋白(amelogenin,釉质基质的主要组成成分)的表达,而且在 Tomes'粒层(Tomes' granular layer)亦有釉原蛋白的表达。釉基质蛋白(emdogain)为釉基质衍生物(enamel matrix derivative,EMD)与其相应载体的结合物,具有良好的生物相容性和生物安全性,是商品化的 EMD。EMP 在形成牙骨质和牙周组织黏附中起重要作用。动物实验证实,将猪来源的釉质基质置于猴切牙的实验性龋洞底部,能够诱导无细胞牙骨质的形成,且与牙本质附着良好。EMD 在体外可以形成蛋白聚合体,因此为细胞-基质之间的相互作用提供了一个独特的环境,在此种环境下,EMD 促进牙周膜细胞而非牙龈细胞的增殖,增加牙周膜细胞总蛋白的产生,并促进牙周膜细胞矿化结节的形成。免疫分析表明,EMD 中不含有集落刺激因子(GM-CSF)、calbindin D、表皮生长因子(EGF)、纤维粘连素(fibronectin)、干扰素γ、IL-1β、IL-2、3、6、IGF-1、2、碱性成纤维细胞生长因子(bFGF)、神经生长因子(NGF)、PDGF 肿瘤坏死因子(TNF)和转化生长因子 β(TGF-β)。

(三) Hertwig 上皮根鞘的结局

上皮根鞘细胞在完成其形成和刺激成牙本质细胞的功能后逐渐退化。当根鞘的片段和牙囊细胞从根鞘游出,上皮细胞从牙根的表面游离并在牙周膜内占据位置。根鞘的断裂包括基板破裂和某些细胞丢失(未发生凋亡,可能转化为间充质细胞)。但是大多数细胞形成条索或团块并重新形成基底膜,有时胶原纤维被埋入上皮团,以后通过上皮细胞的吞噬作用被清除。在常规组织切片,上皮剩余很易分辨,呈分散的上皮团或上皮岛,即 Malassez 上皮剩余,在磨牙牙周切片中有时可以找到(图 16-7)。其胞核深染,胞质少,细胞功能不活跃。关于 Malassez 上皮剩余的功能有多种推测,从防止牙根表面的吸收到维持牙周膜的宽度,但是目前均未明确。上皮剩余在牙的功能期可持续存在,随年龄增长数量略有减少。最新的研究认为,上皮剩余并不是牙周组织结构中孤立、无功能的"剩余物",其不但与牙周组织内的血管系统、神经支

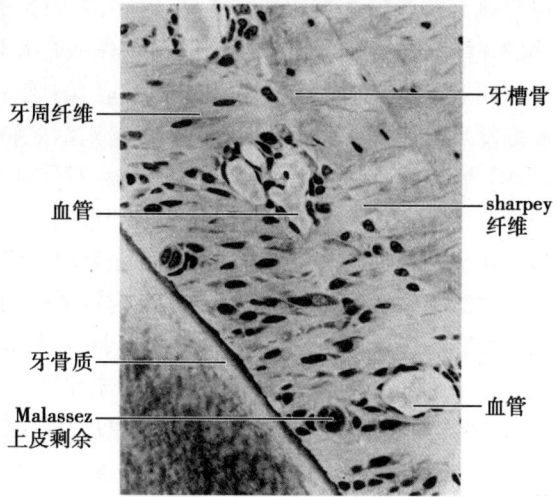

图 16-7　磨牙牙周切片

配存在密切联系,而且可能参与维持牙周膜的宽度、稳定牙周内环境。总而言之,上皮剩余细胞不仅在正常牙周组织中发挥一定作用,而且在牙周再生过程中及再生完成后,都被认为是必需的,甚至有学者认为缺少上皮成分的牙周再生,不是真正完善的牙周组织再生。相信上皮剩余在牙周膜内环境稳定和牙骨质的修复、再生中具体作用和机制的深入研究,可能会为牙周组织的再生提供新的希望和途径。

二、牙槽骨的发生

牙槽骨是随着牙的发生而发生的,牙萌出前,牙槽骨本身尚未发育。最初,牙槽骨围绕每个牙胚形成薄的蛋壳样的结构,称为骨隐窝。随着牙根的不断生长和延长,牙槽骨与牙的伸长和萌出保持同步,并与牙根维持联系。牙槽骨的发育开始于胚胎第 8 周末,此时的上、下颌骨内正在发育的牙槽骨形成一个开口于口腔马蹄状的沟,此骨性沟由上、下颌骨体的面板和舌板的生长形成,包含正在发育的牙胚及牙槽血管和神经。发育的牙胚在沟内最初是游离的,渐渐地牙之间形成骨性间隔,这样每一牙就包含于独立的骨隐窝内。在胚胎期,牙槽骨的发育同身体其他部位的骨骼一样,是由包含骨针的胚胎性骨形成的,这种胚胎性骨由各种粗纤维或编织骨组成,逐步被密质骨和海绵状骨替代。固有牙槽骨是由牙囊最外层的细胞分化为成骨细胞,然后分泌骨基质或类骨质,最后矿化而成。从严格意义来讲,牙槽突是在牙萌出过程中发育起来的,牙缺失后其高度亦逐渐降低。值得注意的是,随着牙槽突的生长而逐渐与上、下颌骨合并,其游离缘保持较快的生长速度。在快速生长期,牙槽嵴形成一种既有软骨特征又有骨特征的结构,称为软骨样骨(chondroid bone)。

三、牙周膜的发生

前面已提及,大多数研究均认为牙周膜从牙囊发育而来。牙周膜的形成开始于上皮根鞘发生分离后,此时牙囊在邻近发育的牙根侧有凝缩伸长的成纤维样细胞,在邻近发育的牙

槽骨侧有较多的血管和细胞成分。两者之间为疏松的结缔组织,主要包含细胞外基质和不成熟的成纤维样细胞。当牙根形成时,首先从骨和牙骨质表面伸出一些细小而短的纤维束进入牙周间隙,这些纤维排列较紊乱,根尖部位的成纤维细胞增殖并向牙颈部移行,是形成第一组胶原纤维的干细胞。此时牙囊的细胞增殖活跃,在邻近根部牙骨质和牙槽窝的内壁分别分化出成牙骨质细胞和成骨细胞,进而形成牙骨质和固有牙槽骨,而大量位于中央的细胞则分化为成纤维细胞,所产生的胶原纤维部分被埋入牙骨质和牙槽骨,形成穿通纤维。穿通纤维的排列适应于牙的萌出运动和咬合的建立。在牙萌出前,牙槽嵴位于釉质-牙骨质界上方,所有发育的牙周膜纤维束从牙到牙槽骨向牙冠方向斜形排列。随着牙的萌出,牙槽嵴位于釉质-牙骨质界处,游离龈下方的牙周膜纤维束斜度减小,几乎水平排列,当牙最终达到功能性咬合时,牙周膜细胞增生,形成致密的主纤维束并呈功能性排列(图 16-8)。牙周膜在发育期和牙的整个生活期,均进行不断地更新和改建,改建是通过成纤维细胞快速合成和吸收胶原来完成的。整个牙周膜内均存在胶原的快速更新,根尖区最快,牙颈区最慢。关于 oxytalan 纤维的发育所知甚少,它的形成要晚于胶原纤维,与形成的牙骨质关系密切,并常常被埋于牙骨质中或被埋于牙龈上皮下的浅表区。随着年龄的增加,oxytalan 纤维的直径增加。

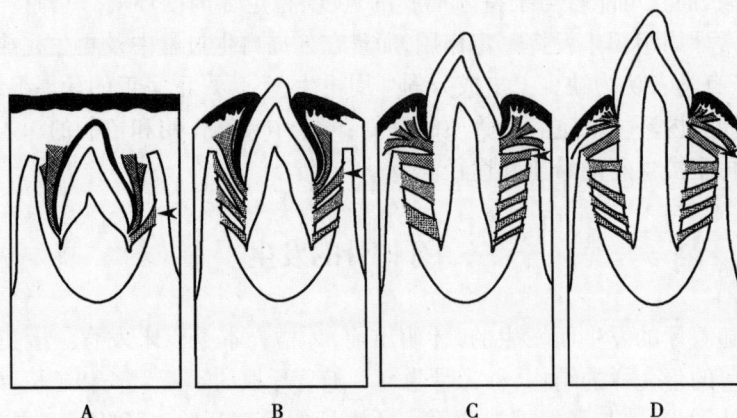

图 16-8　牙周膜纤维的发育(箭头所指为牙槽嵴组纤维)
A.开始形成　B.先斜形分布　C.后呈水平分布　D.最终再呈斜形分布

牙的支持器官起源于牙囊具有重要的临床意义。例如,在过去牙脱位后,医师的处理方法为充填牙根,去除牙根表面粘连的软组织,将牙重新种植于牙槽窝内,其结果往往是发生强直性(ankylosis)再附着,即牙与颌骨融合而中间无牙周膜的存在,只能维持较短的时间。目前,在牙重新种植前则要尽可能保留牙根表面的软组织,这样就保留了牙囊的程控性、胚胎性的特异细胞,使牙支持组织得以修复。由于牙支持组织的特殊起源,当牙周疾病导致部分附着器官丧失后,其正常结构的修复很困难,甚至有时是不可能的。

四、龈牙结合的发生

牙龈面向牙的部分构成牙周膜的一部分,是口腔黏膜的适应性变化(adaptation)。在牙萌出之前,牙冠被双层上皮细胞所覆盖,内层与釉质接触的细胞为成釉细胞,此时的成釉细胞已完成其功能,形成半桥粒,分泌基板并与釉质表面紧密附着;外层细胞扁平,为成釉器所有层的剩余部分,这两层细胞被称为缩余釉上皮(reduced dental epithelium)。缩余釉上皮和口腔上皮之间为结缔组织,龈牙结合的发生体现了上皮和结缔组织的关系。当牙开始萌出时,结缔组织发生降解,缩余釉上皮的外层细胞和口腔上皮的基底细胞增生并游走至降解的结缔组织,最终形成包绕牙的细胞团。细胞团中间的细胞死亡后形成牙萌出的通道,通过此通道牙的萌出过程不发生出血。

上皮团(上皮领圈,epithelia cuff)和残留的缩余釉上皮构成了龈牙结合的上皮成分。上皮领圈的细胞具有增殖性和游走性,细胞间间隙较大,因此当牙尖一露出口腔即有抗原进入,引发支持上皮组织的结缔组织内的急性炎症反应,临床表现称为出牙现象(teething)。在此炎症性结缔组织上,龈牙结合的上皮继续发育。

牙尖一旦露出口腔,口腔上皮即在缩余釉上皮的表面沿根尖方向迁移,此时牙龈上皮和牙的附着是通过残留的成釉细胞和细胞之间的半桥粒与釉质表面的基底层来维持的,称为原发性上皮附着(primary epithelium attachment)。随后,缩余釉上皮逐步转化为结合上皮,已失去分裂能力的残留成釉细胞转变为鳞状上皮细胞,仍附着于釉质表面。缩余釉上皮的外层细胞仍保留分裂能力,转变为结合上皮的基底细胞。发生转化的成釉细胞最终被具有分裂能力的基底细胞所代替。当上皮领圈来源的细胞持续生长并开始分层,进而使转化的牙上皮细胞与营养供给隔离时,后者细胞退化形成龈沟。缩余釉上皮转化为结合上皮要在牙萌出后3~4年才能最后完成。

在所有的缩余釉上皮发生转化后,龈牙结合的发生可被认为已经完成,此时龈牙结合位于釉牙骨质界,其上皮成分包括由缩余釉上皮转化而来的结合上皮和来源于上皮领圈的龈沟上皮(见图 16-8)。形态学和免疫细胞化学的研究表明,口腔上皮能够形成结合上皮的正确表型,在牙龈切除后,龈牙结合可在较低的水平重建,其上皮成分唯一的来源是口腔上皮。

支持龈牙结合的结缔组织内存在炎症性变化。随时间的推移,牙的支持组织渐渐丧失,龈牙结合向根尖移位,可达牙骨质表面,称为被动萌出(passive eruption),它造成临床牙冠伸长。在龈牙结合形成后,缩余釉上皮最终消失。因而,该上皮在牙发育中有如下功能:形态发生作用,有助于决定牙冠形态;对牙冠和牙根的牙本质发生有诱导作用,进而决定牙根的大小、形状和数量;其细胞能够形成釉质,具有形成功能;允许在不暴露结缔组织的情况下使牙萌出;有助于龈牙结合的建立。

关于牙周组织神经及血供的发育目前所知甚少。在胚胎发育的早期,神经和血管在其周围呈网状分布,但是何时以及如何形成成熟构型,尚未得到充分的研究。由于牙周组织的重要功能之一是感觉功能,神经及血管的发育是不容忽略的问题,值得深入探讨。

五、牙根发育期根端复合体与牙周组织的生长调控

在人类,牙根发育持续至牙萌出后的3~5年。在这个过程中,牙根与牙周组织的发育同步进行,都依赖于发育期牙根根端组织不断的增殖并分化,从而形成一个牙根-牙周复合体样的功能单位,使牙被锚定在颌骨上而行使功能。如临床上应用的根尖诱导成形术,当去除受损的年轻恒牙的坏死牙髓组织后,其根端组织能够继续形成牙根,使根尖孔闭合。这一点也预示了发育期牙根的根端组织所具有的巨大的继续发育潜力。故有学者推测,发育期牙根的根端组织可能作为牙根和牙周组织发育的生长和调控中心,长期存在于发育期牙根

的根端。由于牙根和牙周组织在结构和发育上的复杂性和特殊性,需多种细胞和组织类型参与并涉及一系列级联的信号现象,故目前对牙根和牙周组织发育的机制还不清楚。对于发育期根端组织的研究可能有助于探讨牙根和牙周组织共同发育的机制。

牙根形成启动了牙周组织的发育,两者发育的同步性、两者之间结构及功能上的整体性以及发育期牙根根端组织各种细胞成分间密切的相关性,预示牙根和牙周组织作为一个功能性的复合体,其组织结构和发育过程密不可分。在牙胚发育早期,牙囊包绕成釉器与牙乳头,牙囊与牙乳头在细胞密度、大小及排列上均存在差异,因而两者之间存在明确的组织学界限。而在牙根发育阶段,特别是牙萌出后,牙囊仅居于发育期牙根根端,与牙乳头相连,这两种组织间完全失去了牙胚发育早期所存在的组织学分界,在组织学上似乎成为一个整体。从结构上看,发育期牙根的根端组织包含 3 种成分,即 HERS、牙乳头和牙囊。虽然发育期牙根的根端组织细胞在构成上具有异质性的特征,但是考虑到牙根、牙周组织在发育上的同步性以及两者功能上的完整性,存在于这 3 种成分间的相互作用及各自的功能对于建立结构完整的牙根-牙周复合体是必需的。因此发育期牙根的根端组织似乎成为一个发育上的复合体,这个复合体由多种相互作用、密切相关的细胞类型构成,其功能已经不同于牙胚发育早期的牙乳头或牙囊组织,而是作为一个功能性的整体发挥作用。因此,将其命名为发育期根端复合体(developing apical complex,DAC)。

研究表明,DAC 不仅是牙根和牙周组织发育的生长控制中心,也是牙根和牙周组织发育的干细胞龛,为牙根和牙周组织的发育持续不断地提供相应的干细胞以及必备的微环境。将 DAC 细胞培养后收集培养液制备成 DAC 条件培养液,观察其对牙囊细胞增殖分化的影响。结果显示,经 DAC 条件培养液诱导后,牙囊细胞增殖受到抑制,碱性磷酸酶(alkaline phosphatase,ALP)活性增强,表达矿化组织形成细胞和牙周膜成纤维细胞的相关蛋白,在牙本质载体中生成大量的骨样组织和纤维组织,免疫组化确定矿化组织为骨组织。结果提示在 DAC 条件培养液中含有多种与牙根和牙周组织发育相关的生物活性因子,可以诱导牙囊细胞向成骨细胞、成纤维细胞分化。将 DAC 条件培养液作用于牙周膜干细胞,同样可以诱导其向成牙骨质细胞谱系和成骨细胞谱系分化,并且可在体内异位形成牙周膜牙骨质复合体样结构以及骨样结构。

自从 DAC 概念的提出,空军军医大学金岩教授已经证实 DAC 是成体组织中存在的胚胎性的组织,它不仅包含所有的牙根和牙周组织形成细胞的前体细胞,同时也为细胞的增殖、分化提供适宜的局部微环境,而有利于建立结构完整的功能性的牙根-牙周复合体。DAC 具有很高的体外增殖和分化能力,并且在临床上极易获得(正畸拔除阻生智齿),有望成为组织工程构建结构复杂的、功能性的牙根-牙周复合结构的种子细胞。然而 DAC 作为一种杂化的前体细胞群,其中每一种细胞的生物学特性及各自的功能将有待于进一步研究。此外,对 DAC 中其他间充质干细胞,甚至是上皮干细胞的筛选及鉴定对于组织工程牙根、牙周组织构建都是十分有意义的。

第三节　牙周再生治疗的基本手段与方法

目前牙周病的治疗包括 3 个方面:消除炎症、防止感染复发及重建牙周组织的正常结构和功能。牙周病变过程中牙周组织因炎症而破坏,如何获得牙周组织结构和功能的重建,即牙周组织再生,是牙周病研究领域中的重要课题。近年来的研究发现,只有来源于牙周膜的牙周前体细胞才具备形成牙骨质、牙槽骨和牙周膜的能力。要使这些牙周前体细胞占据病损部位并有效地重建牙周组织,必须阻止不能合成牙周组织的细胞占据病损部位、改善病变根面的生物相容性及增强牙周前体细胞的活性。目前可供临床选择的牙周组织再生治疗方法主要有引导组织再生术(guided tissue regeneration,GTR)和牙周骨移植技术。近年来,外源性生长因子的开发和应用为牙周组织再生治疗带来了新的思路,成为目前最接近临床的研究热点。

一、引导组织再生术

引导组织再生术(GTR)的基本原理是阻止牙龈上皮细胞根向生长,引导因牙周炎而破坏的牙周组织,包括牙骨质、牙周膜和牙槽骨再生,形成新附着。研究证明,牙周组织的愈合过程和类型决定于首先占据根面的组织细胞种类。多数情况下牙龈上皮细胞先附着于根面,形成长结合上皮;如果龈瓣结缔组织先附着根面,将导致牙根吸收;只有具备产生牙骨质、牙周膜及牙槽骨功能的牙周膜细胞首先附着于牙根面,才有可能在牙周治疗后实现牙周组织的新生及新附着的形成。常规牙周手术治疗(袋内壁刮治、翻瓣术等)后生长最快的是牙龈上皮细胞,形成长结合上皮贴附于根面,阻止了牙周结缔组织对根面的附着,不利于牙周组织重建,组织愈合的方式是修复而不是再生。GTR 就是在牙周骨丧失部位使用生物相容性膜阻止牙龈上皮的根向生长,并形成一定间隙以利于牙周膜细胞占据根面,重建牙周结构(图 16-9)。

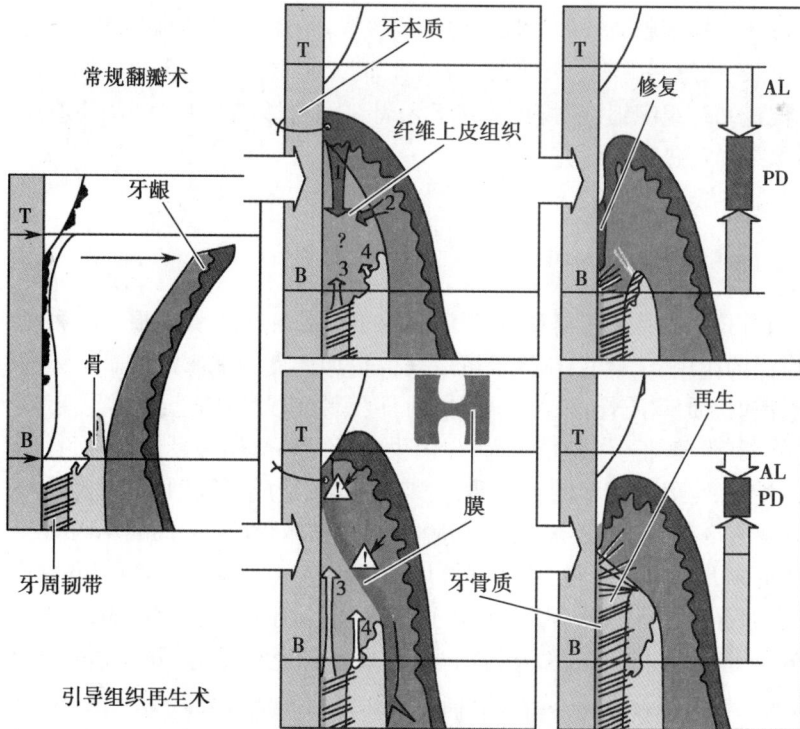

图 16-9　引导牙周组织再生示意图

迄今，研究得较多的是 Gore-Tex 膜，这是一种不能降解的聚四氟乙烯膜，Becker 等报道应用 Gore-Tex 膜治疗牙槽骨垂直吸收和Ⅱ度根分叉病变，经过 5 年临床观察，牙周袋深度减少 6.4mm，附着水平增加 4.5mm，疗效满意。Pontoriero 和 Lindhe 报道 GTR 对Ⅱ度和Ⅲ度根分叉病变的临床疗效较好。但亦有临床研究认为 GTR 对Ⅲ度根分叉病变疗效欠佳。总之，GTR 能明显改善牙周状态。组织学观察发现，在骨缺损修复部位靠根向为新生的牙周膜、牙槽骨和牙骨质，冠向仍有部分结合上皮附着，两者之间有结缔组织形成。由于 Gore-Tex 膜不能降解，需二次手术取出，近年来研究者们相继研制了一系列可降解的生物膜，包括胶原膜、氧化纤维素膜、卡吉膜、可水解聚酯膜、聚乳酸膜等。研究证实，中国医学科学院生物医学工程研究所研制的胶原膜，能有效地阻止龈向上皮的根向生长，使用胶原膜部位有明显的牙骨质和牙槽骨新生，并有接近正常结构的牙周膜形成。近年来由 Guidor 公司研制的另一种由聚乳酸和枸橼酸酯组成的可吸收性膜也被广泛用于临床，取得了和 Gore-Tex 膜一样的临床效果。对于可吸收性膜尚需进一步研究其在局部保留的最佳时间及膜的降解对牙周愈合有无影响等，以期得到更佳的治疗效果。

同时，我们还应注意到，牙周炎会造成根面牙骨质的病理性改变。牙周附着的破坏、结合上皮根向迁移，使牙根暴露于牙周袋或口腔；表面附着的菌斑、牙石、细菌及其毒素还可渗入到牙本质内；牙根面还可发生脱钙和过矿化等改变。病变的根面不利于牙周组织的新生及附着。改善病变根面的生物相容性，使之具备良好的生物相容性以利于牙周前体细胞游走、移行、生长、附着及表型表达，是获得牙周组织再生的一个关键。改变根面生物相容性的方法除了龈下刮治、根面平整和酸处理外，用盐酸四环素处理根面能使根面脱矿、基质纤维暴露，以利于新附着形成并阻止上皮根向迁移。四环素对牙骨质具有亲和力，可吸附于其上发挥抗菌效能；还可抑制胶原酶的活性。体外研究显示，用四环素处理根面能促进牙周膜细胞冠向移动、生长、增殖和附着。纤维结合蛋白（fibronectin，FN）用于根面处理能抑制牙龈上皮细胞生长、促进结缔组织细胞附着，有利于牙周新附着形成。由于 FN 的应用受诸多因素影响，其远期效果尚需进一步研究。

二、牙周骨移植技术

近年来，植骨技术和骨移植材料得到了很大的发展，在牙周骨缺损和牙种植区骨缺损的治疗中得到广泛的应用，配合 GTR 技术可以获得更加优良的临床疗效。自体骨移植材料有松质骨、皮质骨和松质-皮质骨，来源有髂骨、肋骨、颅骨以及口内上颌隆突、下颌骨的正中联合区、下颌升支，其中髂骨的供骨量最大，口内供骨区以颏部供骨量最大，而且供骨便捷。自体骨生物相容性好，是骨移植术的金标准，但来源有限，造成供区创伤，大大限制了其临床应用。同种异体骨有 3 种，包括冷冻、冻干和脱钙冻干异体骨（demineralized freeze-dried bone，DFDB）。通常是从尸体骨中获得，不能直接用于骨移植，经脱脂、脱矿和盐酸胍以及 X 线等处理后备用，免疫原性大大降低，但也丧失了骨诱导性，骨修复能力较弱，与自体骨比较，骨形成缓慢。异种骨移植材料有新鲜冷冻骨、脱矿骨和矿化冻干骨，具有血管化迅速，植骨区坚硬、稳定植入种植体的特点，所起作用同自体骨，具有骨诱导性，但是存在潜在的疾病传播的危险。

人工骨替代材料主要有生物活性陶瓷类，目前最常用的是颗粒羟基磷灰石（Hydroxyapatite,HA)、磷酸三钙和高生物活性玻璃 Bioglass、Perioglass 等，这些材料具有来源广泛、组织相容性的特点，但是没有骨诱导性，只有骨传导性，与宿主骨之间可发生化学接触，最终形成异源材料加强的结合骨，具有良好的抗压强度，但抗张强度差，其吸收率受颗粒的大小、多孔性、化学结构和成分的影响。

用骨移植的方法可以解决骨量不足的问题，增高和加宽牙槽嵴，然而在种植区是否适合植入牙种植体？哪些移植材料更利于种植体骨结合的发生？以及牙种植与植骨是同期种植还是延期进行？这些都是学者关心的问题，也是近年来研究的热点。Schlieohke 等在小型猪的实验中发现，在小孔径的 HAP 块中植入种植体，骨结合的程度明显减少，因此认为移植材料用于扩大牙槽嵴是可行的，但种植区不适合植入种植体。不过另外一些学者却得出了相反的结果。Shepers 将 beagle 犬的下颌骨缺损中植入生物活性玻璃（bioglass），4 个月后，在种植区植入种植体，通过质、量分析发现，生物活性玻璃对种植体的植入不仅没有影响，而且受植区-骨界面骨形成和骨重建更明显。虽然种植区可以植入种植体，但是各种材料对种植体的影响不尽相同，异种骨与种植体骨结合率明显低于自体骨。Quinores 等实验发现自体骨、牛矿化骨基质、多孔颗粒 HA，以及自体骨与 HA 的混合物均利于种植体骨结合的发生，而自体骨与 HA 的混合物可明显促进骨的形成和改建。Ishiharas 等将覆盖髂骨的种植体植入多孔 HA 中，也得出了相同的结果。因此选择合适的骨移植材料对于以后的种植还是必要的。在植入合适的骨移植材料后，需要确定种植体的植入时间。Schlieohke H 等在实验中把恒河猴分成两组，一组在植入骨移植材料的同时植入牙种植体，另一组 4 个月后植入，观察发现，延期种植的效果优于同期种植。在后来的研究中，他们植入 HA 涂层的种植体，却得到相反的结果。由此看来，同期种植不一定比延期种植效果差，而且不同种植体可影响其与种植区的骨结合。

在拔牙窝内放入合适的骨移植材料，可以防止牙槽嵴的最终塌陷与吸收，确保种植牙修复达到美观和功能的要求，实现即刻牙根修复，还可预防拔牙后 2 年 40%~60% 的骨吸收率。Ashmen A 在新鲜拔牙窝内放入柱形种植体，颈部及周围拔牙窝内植入骨移植材料，结果种植体骨移植物在功能方面达到 94.1% 的成功率。牙槽嵴表面移植技术与种植体结合可用于治疗牙槽嵴萎缩，临床结果表明，只要有严格的适应证，种植成功率是很高的。Venhoeven 在萎缩的牙槽嵴上移植髂骨，同期植入骨膜下种植体，结果 30 个种植体放入 877 天没有脱落，第一年的水平吸收率为 36%，仅 7 例患者的 8 个种植体发生种植体周围炎。在延期植入的临床应用中，Williamson 观察了 29 例用各种自体骨移植物进行牙槽嵴表面移植，延期植入 114 个种植体，仅 3 例患者拔除 12 个种植体，获得上颌 100%、下颌 86% 的成功率。牙槽嵴表面移植在种植体放置和负载后，可能引起移植骨的吸收，此外还需要二期软组织手术。Marx 等经口外切口，在下颌骨下缘植入用 γ 射线处理的尸体下颌骨和自体髂骨松质骨的混合物，即刻植入骨融合种植体，获得满意的临床效果。Peter 采用这项技术延期植入种植体，下颌骨的平均吸收率是 18%，而且发生吸收的是下缘植骨区，对种植体的稳定没有影响。

上颌窦底骨移植的目的就是在移植的顶部提供一层皮质层，以确保上颌窦底的封闭及种植体植入以后获得足够的骨支持。自体骨、异体骨和异质成型材料均被认为是很好的移植材料，究竟哪一种较理想，尚无定论。一些学者认为异质成型材料加高上颌窦底，不仅可以减少禁忌证和愈合时间，而且产生的骨足以支持种植后的负载。Pecora 报道 2 例患者用硫酸钙窦底移植，同期植入钛螺纹种植体，结果发现种植体与移植材料发生骨整合。一些学者比较发现用自体骨、HA/自体骨基质、HA/DFDB 和 HA 等作窦底移植物,种植体的存活率是相同的,但不同窦底移植材料复合与牙种植的临床结果具有相关性。牙缺失后牙槽骨的宽度通常要减少,可用骨移植技术治疗种植体植入以后或植入同时种植体周围的骨缺损。Misch 应用脱矿冻干骨加磷酸钙的混合材料植入唇侧的骨缺损,并在植入区覆盖软组织,6个月后植入种植体,获得满意的结果。对于种植体近远中及唇侧的缺损,Gottlow 等植入自体骨,在自体骨的上方加磷酸钙,避免软组织长入,从而促进骨形成,结果发现 6 个月后可作牙种植。种植体植入后,承载过早、咬颌创伤和种植体周围炎等原因,也常造成种植体周围及近远中骨缺损,一些学者应用骨移植技术,表面覆盖诱导组织再生膜控制,早期种植体周围炎造成的骨缺损,维持种植体的修复重建。由于种植体的功能活动,单独放置骨移植材料,容易发生移位和外形塌陷,而导致修复失败,膜可以起到固定移植材料的作用。此外,Von Arx T 和 Kurt B 在种植体周围的骨缺损中移植自体骨后,使用微钛帽来固定移植材料,结果完全恢复了骨缺损的外形。骨移植技术在牙周缺损修复效果的远期疗效有待进一步观察。

三、生长因子的局部应用

生长因子是一类存在于体内的生物活性因子,与靶细胞上的相应受体结合,可以调节细胞生长、伤口愈合及组织再生的有关基因表达。近年来的研究表明,生长因子调节作为机体细胞学反应和功能的重要因子,能促进组织的修复和再生,它们能在相应靶细胞表面高度亲和性受体的介导下,影响不同类型细胞的增殖、分化、趋化、移行、代谢、免疫应答、物质合成等,在软、硬组织的修复再生中发挥重要作用。在牙周组织的修复中,不同种类的生长因子对牙周膜细胞合成蛋白能力有剂量依赖性增强效应,对牙周组织有选择性趋化作用,能明显促进牙周组织的修复和再生。这些生长因子包括碱性成纤维细胞生长因子(basic fibroblast growth factor,bFGF)、骨形态发生蛋白(bone morphogenetic proteins,BMPs)、釉基质蛋白(en-amel matrix proteins,EMPs)、胰岛素样生长因子(insulin-like growth factor,IGF)、血小板源性生长因子(platelet-derived growth factor,PDGF)、转化生长因子 β(transforming growth factor-β,TGF-β)等。

动物实验表明,局部应用外源性的 bFGF 能明显促进牙周膜、牙骨质和牙槽骨的修复重建。Rossa 将 bFGF 与 GTR 联合应用于犬的Ⅲ度根分叉人工牙周缺损,术后 3 个月可见 bF-GF 与 GTR 联合治疗组较单独应用 GTR 组有更多的新生牙周组织形成;Nakahara 等将 bFGF 作成明胶微球达到生长因子的控制释放,修复犬的人工牙槽骨缺损,4 周时可见血管和骨生成,在暴露的根面形成(2.4±0.9)mm 的牙骨质,并可见牙周膜功能明显恢复,进一步表明 bFGF 可以促进牙周组织再生。

BMP 可促进 PDLCs 增殖和 DNA 合成,升高 PDLCs 的碱性磷酸酶活性,能诱导牙周组织中未分化间充质细胞分化为成牙骨质细胞和成骨细胞。王勤涛等将 BMP 和 GTR 法联合应用修复牙周缺损,较单纯 GTR 法获得了更多的牙槽骨及牙骨质的再生。近年来,随着分子组织工程学的迅速发展,以基因转染为重要内容的分子生物学技术,在牙周组织工程领域得到广泛的应用。Jin 等利用基因转染技术,获得稳定表达 BMP 的种子细胞,体外将此细胞与明胶复合,修复鼠牙槽骨人工缺损取得成功,为 BMP 在牙周在组织工程中的应用开辟了新的研究空间。已有大量研究证实,EMPs 能促进 PDLCs 的增殖和蛋白合成,提高 PDLCs 的

ALP 活性,促进牙骨质形成。有研究表明 EMPs 和 GTR 联合可在根尖缺损部位形成无细胞性牙骨质,而单纯应用 GTR 则仅形成细胞性新牙骨质。Giannobile 等实验亦表明治疗牙周骨缺损中,利用釉基质蛋白衍生物(enamel matrix derivative,EMD)可以提高临床附着水平而减少牙周探诊深度,Heden 等应用 EMD 为 72 例骨下袋的患者进行治疗,术后 12 个月其牙周探诊深度及临床附着水平等指标得到明显改善。

Giannobile 等发现 PDGF 对牙周组织再生具有明显促进作用,Anusaksathien 等利用 *PDGF-A*、*PDGF-B* 基因转染人 GFCs,在体外修复胶原三维晶体,通过图像分析和 RT-PCR 检测,表明 *PDGF* 基因转染 GFCs 有潜在的修复牙周软组织缺损的能力;Camelo 等第一次用实验表明,利用人 PDGF-BB 重组体可以获得 Ⅱ 度根分叉病变牙周组织的完全再生。同时,也有大量研究显示,IGF、TGF-β 等也能明显促进牙周组织的再生和修复。最近也有血管内皮细胞生长因子(vascular endothelial growth factor,VEGF)等其他生长因子用于牙周组织再生的报道。

人体结缔组织都处于不断更新之中,牙周组织是人体改建最活跃的组织之一。正常情况下胶原基质合成和分解处于平衡状态,当分解作用大于合成作用,表现为牙周组织崩溃,即为牙周病。近年来,基质金属蛋白酶(MMPs)被认为是一类可引起组织降解的重要酶,但它又受组织基质金属蛋白酶抑制剂(TIMP)的调控,Reynolds 等研究表明,生长因子可以调节 MMPs 和 TIMP 的表达,从而促进牙周软组织再生。

TGF-β 在维持牙周组织的完整性方面有重要作用。TGF-β 刺激牙周膜细胞蛋白的合成,包括细胞外基质中胶原及纤维凝集素合成增多。TGF-β 还通过增加 *TIMP* 基因转录促进 TIMP 合成。Sodek 等研究显示,TGF-β 通过抑制 *MMPs* 基因转录、抑制胶原酶合成和基质金属蛋白酶及组织蛋白酶 L 等的活性而促进牙周软组织再生。b-FGF 可促进牙周膜成纤维细胞增殖,刺激细胞外基质的合成。Zhan 等研究 b-FGF 对牙周膜成纤维细胞 DNA 合成的影响,发现 b-FGF 可使 DNA 合成量提高 182%;其次,bFGF 还可促进牙周膜新生血管网形成,提供牙周膜成纤维细胞的血供,为牙周软组织再生创造良好条件。

近来,已证实 PDGF 与 IGF 的联合应用能增强牙周软组织再生。Giannobile 等在犬牙周炎模型上,以甲基纤维素凝胶为载体,分别将 PDGF、IGF 和 PDGF-IGF 置于创面,经 4～12 周定量观察,发现单用 IGF 和 PDGF 组牙周新附着改变较小,而联合应用组却有明显增加。由此可见,生长因子之间的协同作用也是很重要的。Giannobile 还用 PDGF-IGF 与空白作对照,发现合用组牙周新附着形成增加 64.1%,而不用组只增加 34.1%。牙周治疗除了要诱导残余牙周膜细胞增殖外,还需建立正常牙周附着结构。生长因子与 GTR 联合应用能够发挥两者的诱导作用,达到牙周治疗的最终目的。Sigurdsson 等用 PTFE 生物膜与 BMP 联合植入牙周缺损区,发现联合应用组比单用生长因子组达到了较好的愈合。

生长因子是骨组织形成和改建的重要调节因子。牙周组织的免疫组化研究表明,有细胞牙骨质中的大多数成牙骨质细胞和成骨细胞内有大量 TGF-β 表达,而无细胞牙骨质附近的成牙骨质细胞内则无 TGF-β 表达,表明 TGF-β 与牙骨质和牙槽骨的再生密切相关。b-FGF 也可促进骨组织修复。b-FGF 通过刺激成骨细胞基因表达而促进成骨细胞增殖,而成骨细胞本身也能合成和分泌 b-FGF。动物实验证实,b-FGF 和脱钙骨基质联合植入体内,能明显促进骨形成过程。Wang 用外源性 b-FGF 加入脱钙骨基质一起修复牙槽骨缺损,表明 b-FGF 能刺激新骨往移植骨区生长,但有浓度依赖性,在 0.4～10ng/mm³ 有效,呈现双相剂量反应曲线。

至于如何进行生长因子对牙周骨组织修复的临床 I、Ⅱ 期试验已有报道。Howell 等将 PDGF-IGF-1 合用对 8 例病例进行了临床 I、Ⅱ 期试验。对这些病例进行常规翻瓣后,分别加入 50g/L、150g/L 两种剂量的生长因子,术后进行安全性测试分析和新骨形成的评价。发现应用 50g/L 组与对照组新生牙槽骨形成无明显差别,用 150g/L 组的新生骨量有明显增加,结果表明用此两种生长因子在 150g/L 剂量水平是安全的,并且能有效促进牙周骨组织新生。

第四节　牙周组织工程与牙周组织再生

引导牙周组织再生、牙周骨移植技术的广泛开展,大大提高了牙周病临床治疗的疗效,但由于传统 GTR 生物膜和牙周植入材料缺乏主动诱导组织再生修复的能力,在恢复牙周组织的生理结构和功能上尚不能达到所期望的目标。牙周组织工程(periodontal tissue engineering)和基因工程技术研究的深入与发展为牙周病治疗和牙周缺损修复带来新的希望。围绕牙周组织再生相关干细胞研究、支架材料的改性和外源性生长因子的开发与应用一直是牙周组织工程和再生医学研究领域的热点课题,正受到日益广泛的重视和关注。

人体组织损伤、缺损会导致功能障碍,传统的修复方法是自体组织移植术,虽然可以取得满意疗效,但它是以牺牲自体健康组织为代价的办法,会导致很多并发症及附加损伤。组织工程学是 20 世纪 80 年代提出的一个崭新概念,它融合了工程学和生命科学的基本原理、基本理论、基本技术和基本方法,将体外培养的高浓度、功能相关的活细胞种植于具有良好生物相容性和生物降解性的细胞外基质材料上,经过一段时间的培养,将这种细胞与生物材料复合体植入机体病损部位,以形成新的具有原来特殊功能和形态的相应组织和器官,达到修复创伤和重建功能的目的。将组织工程技术引入牙周组织再生治疗,为牙周支持组织的修复再生提供了新的契机,国内外均有许多学者致力于这方面的研究,包括种子细胞研究、支架材料研究和生长因子的研究等,这也就是通常所说的牙周组织工程的三要素(periodontal tissue-engineering triad)。近年来也有基因工程技术应用于促进牙周组织再生的研究,但牙周组织工程还处于初级阶段,其种子细胞来源、异体种子细胞的免疫原性以及转基因细胞的潜在危险问题,依然制约着研究的进一步深入,这也是组织工程、基因工程研究领域急需解决的问题。

一、种子细胞来源

细胞是生物体内最基本的功能单位,而生物材料自身不能独立修复组织,需要协助或者调控细胞进而促进细胞修复组织,因此细胞是组织工程的核心。牙周组织再生的基础是牙周膜组织中的牙周膜细胞(periodontal ligament cells,PDLCs),但在牙周病损部位,PDLCs 的来源非常有限,以致牙周组织很难达到有效地组织再生和功能重建,而组织工程技术有望解决这一难题。许多研究已经表明利用组织工程方法可以实现牙周组织再生。牙龈成纤维细胞(gingival fibroblast cells,GFCs)、骨髓间充质干细胞(bone marrow mesenchymal stem cells,

BMMSCs)等来源丰富,可以作为牙周组织修复再生的种子细胞来源。近年来的研究表明,牙源性干细胞特别是来源于牙囊的牙囊干细胞,显示了同时分化为成牙骨质细胞、成纤维细胞和成骨细胞的能力,有望成为牙周组织再生的重要种子细胞来源。

由于 PDLCs 直接来自于牙周组织,具有很强的分化增殖能力,而自体 PDLCs 植入可避免免疫排斥反应,故目前牙周组织工程方面的研究多采用自体 PDLCs 作为种子细胞。但因自体 PDLCs 来源有限,对同种异体或异种 PDLCs 以及牙周膜细胞系或基因工程化 PDLCs 的研究已逐渐受到关注。Hoang 等 1997 年已通过用含 SV40 大 T 基因的重组反转录病毒质粒转染人 PDLCs 使之永生化,建立了稳定的人牙周膜细胞系,从而促进了牙周组织工程种子细胞的进一步研究。

除 PDLCs 外,GFCs 作为牙周组织的组成成分,来源丰富、容易获得、具有很强的生长和自我繁殖能力,在适当的刺激下,可表达成骨细胞表型,有望成为牙周组织工程的理想种子细胞。

Zhao 等通过研究成牙骨质细胞和牙囊细胞在哺乳动物牙周缺损模型中的作用,发现成牙骨质细胞在牙周创伤修复中具有明显的诱导矿化作用,并且体内矿化组织免疫组织化学研究发现骨唾液蛋白和骨钙素基因高表达;然而牙囊细胞对创伤修复可能起着相反的作用。Jin 等观察成牙骨质细胞、牙周膜成纤维细胞和牙囊细胞的作用,以聚乳酸(polylactid acid,PLA)和聚羟基乙酸(polyglycolic acid,PGA)的共聚体(PGA/PLA Co-polymers,PLGA)为载体,在生物反应器或植入免疫缺陷的大鼠皮下 6 周以上,研究这些细胞的生长、矿化相关基因的表达并且对矿化作用进行组织学分析。结果表明成牙骨质细胞静态和动态培养均可以在 PLGA 上吸附,仅成牙骨质细胞形成矿化(在两种培养条件下),Ⅰ型、ⅩⅢ型胶原纤维、骨唾液蛋白和骨钙素基因均在大鼠体内表达。这些研究充分表明成牙骨质细胞是牙周组织工程的又一重要种子细胞来源。

牙源性和非牙源性干细胞均具有多向分化潜能,在一定诱导条件下可分化为成骨细胞、成纤维细胞和成牙骨质细胞,应用于牙周组织工程的许多研究均取得了成功。其中研究最多的是骨髓基质干细胞(bone marrow stromal stem cells,BMSSCs)、牙周膜干细胞(periodontal ligament stem cells,PDLSCs)、牙囊干细胞(dental follicle stem cells,DFSCs)和牙乳头干细胞。尽管利用干细胞促进牙周组织再生研究已取得了很大的进展,然而,要将这些技术应用于临床还存在许多问题,有待于进一步的研究。组织工程种子细胞来源还有一种途径是胚胎干细胞,后者是来源于胚胎的具有高度增殖和多向分化能力但尚未分化的细胞,在一定条件下具有向 3 个胚层组织和细胞分化的全能性。1998 年美国 Gearhart 实验室报道了人胚胎干细胞的建系,2000 年 Reubinoff 等又成功地从人囊胚建立了两株未分化的人胚胎干细胞系。胚胎干细胞领域的迅速发展及近年来所取得的瞩目成就,有可能为牙周组织工程提供足够的种子细胞来源。近年来,成体干细胞已经从许多牙源性组织中被发现,为牙周组织再生开辟了新的研究空间。牙源性干细胞可以向几乎所有牙周相关组织分化,通过分子生物学和发育生物学的发展,我们可以从基因和分子水平理解牙组织发育的调控机制。最近美国国立卫生研究院已经从牙周膜干细胞中见到成牙骨质细胞的分化。Young 等将猪的第三磨牙牙蕾在生物降解性支架上通过组织工程的方法培养,形成可辨认的牙本质、成牙本质细胞、上皮根鞘、釉质等,证明了在猪的第三磨牙组织中有上皮的和间叶细胞的牙干细胞的存在,显示了干细胞在牙周组织工程研究中的应用潜能。

二、生物活性因子

生长因子在牙周组织修复再生过程中起到的关键作用已经引起了广泛关注,研究表明,多种生长因子可以调节牙周相关细胞的增殖、趋化、分化和细胞外基质的生物合成,能明显促进牙周组织的再生和修复。这些生长因子包括碱性成纤维细胞生长因子(basic fibroblast growth factor,bFGF)、骨形态发生蛋白(bone morphogenetic proteins,BMPs)、釉基质蛋白(enamel matrix proteins,EMPs)、胰岛素样生长因子(insulin-like growth factor,IGF)、血小板源性生长因子(platelet-derived growth factor,PDGF)、转化生长因子β(transforming growth factor-β,TGF-β)等。然而外源性生长因子半衰期短,局部使用很快被稀释和代谢,故需反复大剂量使用,而且价格亦非常昂贵。因此,如何使生长因子持续高效发挥作用,一直是组织工程学研究亟待解决的关键问题之一,许多人利用转基因细胞在缺损局部持续表达高生物活性的内源性生长因子,来解决这一关键问题并获得成功,但由于自体种子细胞来源有限、异体种子细胞的免疫原性和转基因细胞的潜在危险等许多问题目前还没能很好解决而大大地限制了其临床应用前景。将药物控释技术引入组织工程,让基质材料负载各种生长因子,向种子细胞定量、持续释放,有利于细胞的生长和分化,为组织工程学的完善和发展提供了新的研究空间。利用缓释或控释系统在体内持续、缓慢释放具有高生物活性的生长因子,持续促进组织再生是组织工程研究的又一方向。目前这种生长因子载体释放系统的研究还处在初步实验阶段,其核心问题就是,目前没有哪一种载体材料能同时满足以下几个方面的问题:①可以制成不同形式的载体,如微球、纳米微球等,满足可分散、可注射等多种给药方式,制备工艺简单、反应条件温和;②载药量大、包封率高,利于保存,能持久保存生长因子的生物学活性;③释药符合一定的规律,可在较长时间内维持生长因子的有效治疗浓度,释药可控性;④组织相容性好,可降解,降解产物无毒;⑤满足其他生物载体材料的基本要求。由此可见,深入进行生长因子载体材料的研制与开发是目前最急需解决的问题。在这方面,可以考虑将不同材料的特性结合起来,取长补短,并寻找最佳组合的复合生长因子构建缓释系统,发挥最佳组织再生能力。

生长因子载体与缓释或控释系统可以避免生长因子被组织液稀释代谢或因酶的降解而失活;同时借助合适的载体与缓或控释系统,可以使活性因子向缺损组织定位、持续释放,极大刺激缺损区域组织自身的修复再生潜能。虽然生长因子与多种支架材料、生物膜复合后都可以达到一定的缓释效果,但这种有限的缓释作用远不能满足组织再生的需求,而且越来越多的研究表明牙周组织工程领域,仅靠传统材料本身对生长因子有限的缓释作用,不能实现缺损组织的完全再生。目前生长因子可以通过多种途径与载体和材料结合,达到不同的控释效果,其中最为主要的是共价结合与非共价结合。经验表明,将不同生物材料复合,就可以相互取长补短,制备具有更优良性能的具有不同形态和功能的载体材料(图16-10,见书后彩色插页)。通过一定的制备工艺获得的生物材料微球载药系统,具有传统缓释载体材料无与伦比的优良性能,主要包括:①微球结构可以保护药物免受外界环境的破坏,将不可混合的多种药物隔离,使不同类的材料具有良好的亲和性;②作为生长因子的释放体系时,还可以通过制备工艺改变微球或囊内药物的释放性能;③生物相容性好,在生物体内易吸收、易游走;④对外界非响应因素(智能生物材料对外界刺激能够产生反应,这种刺激称为响应因素)稳定性好,易功能化,制备简单;⑤更为重要的是,微载体可以进行体外释药的动态观察研究,根据不同需要制备不同缓释效果的缓释系统,从而适应不同组织再生的要求。因此新型生长因子微载体的开发日益成为此领域内的研究热点。

生长因子微载体的研究还处在初级阶段,还有很多问题没能解决。主要表现在:

第一,突释效应问题还没有真正解决:药物缓释系统在释放初期,系统通过微球或微囊表面的微孔迅速吸水,快速溶胀,有时体积会增加十倍甚至几十倍,导致微球或微囊膜表面微孔广泛开放,同时通透性增加,导致绝大多数药物在极短的时间内迅速释放(释放行为遵守溶胀控制机制),即所谓的突释效应;而溶胀达到平衡后,只有少量的药物通过骨架扩散或通过系统的降解释放(释放行为遵守扩散控制机制),这种释药方式决定了释药后期虽然药物继续释放,但却不能达到有效的治疗浓度。

第二,生长因子的可控释放问题:组织再生不同时期对生长因子的需要量不是恒定的,再加上不同组织间也有较大差别,制备生长因子控释系统实现生长因子持续、可控释放,可以根据不同组织再生的需要对释药进行调节,更好地促进组织再生,这在我们前期的研究中还没有实现。生长因子控释系统的研制,必须借助控释给药技术和载体材料上的创新与发展,目前大多数研究还在探索中。智能生物材料的开发和利用为生长因子的控制释放提供了契机,借助智能给药的手段是实现生长因子的可控释放的希望所在。

第三,多种生长因子的协调释放问题:组织再生是多种因子协调作用的结果,避免生长因子的相互作用,就必须借助微载体对药物的包封、保护作用,然后将包封不同生长因子的微载体物理混合,就可实现多种生长因子的协调释放。但是这需要建立在单一生长因子载体完善研究的基础上,因此只有解决突释效应后多种生长因子的协调释放的目标才可以实现。将智能给药的经验引入活性生长因子的控制释放,制备生长因子控释系统,成为外源性生长因子开发和利用的得力手段,将为组织再生、组织工程、器官移植等多领域的研究提供更为广阔的空间。将生长因子控释系统复合细胞支架材料,可以制备具有控释机制的、适合牙周组织再生和组织工程需要的功能型智能型网络支架系统,是实现多种生长因子的协调、可控释放的有效手段,可以更好地引导组织再生。

三、生物载体支架材料

组织工程核心技术在于构建细胞与生物材料复合物。其中生物材料是构建组织工程牙周组织的物质基础,细胞在支架材料中不断生长、增殖,并分泌细胞外基质取代逐渐降解的生物材料,最终形成具有活力的组织,修复牙周缺损,这方面的研究国内外才刚刚起步,大多数研究都集中于把组织工程其他领域的支架材料,直接或通过简单的表面修饰用于牙周组织工程。鲁红等将体外培养的动物自体 PDLCs 接种到纳米羟基磷灰石材料三维支架上,观察细胞生长、增殖及附着情况,结果提示支架材料与细胞相容性良好;动物实验可见将此细胞与支架材料复合体植入人工牙槽骨缺损,可以获得比对照组更多的新生牙槽骨、牙周膜和牙骨质,缺损处牙周组织几乎完全再生。Bhatnagar 等研究发现,P-15(一种人工合成含有 15个氨基酸残基的多肽)的生物活性与 I 型胶原类似,能促进人表皮成纤维细胞和人牙周膜成纤维细胞黏附到牛无机骨基质上,两者的复合物有可能成为牙周膜细胞的三维细胞载体支架。Jin 等研究结果表明细胞静态和动态培养均可以在 PLGA 上吸附和生长。最近也有利用血小板凝胶治疗侵袭性牙周炎骨下袋骨质缺损的报道。

四、牙周组织工程的研究策略

广义牙周组织工程学同样包括生长因子、支架材料、种子细胞三要素;构建方式包括支架材料和种子细胞,生长因子、支架材料和种子细胞,支架材料和生长因子3种;构建策略包括细胞治疗(cell therapy)、体内法(in vivo)和体外法(in vitro)3种(图16-11,见书后彩色插页)。①体外法是指体外将扩增后的细胞接种于一定的支架材料上,加入生物活性因子,通过一定时间的体外培养,初步或基本形成一定的生物结构,然后植入体内。此法对实验室要求和细胞培养条件极高,必须在大型实验中心方可完成,因此目前尚无法推广。②体内法是指将体外扩增后的细胞接种于一定的支架材料上,加入生物活性因子,直接植入体内,通过细胞的增殖、分化和材料的降解,形成具有特定结构和功能的组织。此法克服了体外法的苛刻条件,简化了程序,是牙周组织工程研究最为普遍的策略。③单纯细胞在特定的条件下(例如矿化诱导等)仍然能参与结缔组织和矿化组织的重建,在没有支架的情况下,也可以形成新的组织甚至复杂结构。因此,一种新的组织工程技术——细胞膜片技术(cell sheet)在近年来吸引了国内外很多学者的注意。在牙周组织工程方面,利用温敏材料在矿化诱导下,牙周膜细胞片证实可以明显促进牙周组织再生。

由于种子细胞离临床应用还有许多问题(如种子细胞的来源、免疫原性等)不能解决,所以在牙周组织工程中,利用合适的载体材料携带外源性生长因子促进牙周组织再生报道较多。所谓载体及缓释系统,是指生长因子与之结合后植入体内时,可持续保持活性并延长作用时间,在此过程中,载体及缓释系统起到了载负生长因子使之与周围组织均匀接触、利于诱导周围细胞的增殖分化、可作为骨生长支架促进骨生长三重作用。Nakahara 等报道以胶原作为支架,携带 bFGF 明胶微球修复犬的人工牙槽骨缺损;Holland 等已经成功将 TGF-β 的缓释延长到 3~4 周。将这些研究成果应用于牙周组织再生技术的研究,必将给 GTR 的治疗效果带来质的飞跃。

组织工程研究取得的巨大成功,预示了组织工程技术在牙周组织修复再生领域的巨大应用潜能。然而,牙周组织工程研究尚处于初级阶段,还有许多问题亟待解决。深入进行支架材料和种子细胞的研究和开发,构建理想的支架材料-细胞复合体;建立和完善牙周组织工程动物实验模型;选择合理的生长因子组合和研制新型载体控释系统将是牙周组织工程研究的方向。但牙周组织工程的研究才刚刚起步,围绕牙周组织工程的种子细胞来源、支架材料的选择和外源性生长因子的开发和利用等都是此领域亟待解决的关键问题。在种子细胞研究领域,成牙骨质细胞、牙周膜细胞、骨髓基质细胞和骨髓间充质干细胞等多种细胞,都有作为牙周组织工程种子细胞来源的报道。而对于牙周组织工程支架材料,却极少有人进行深入的研究,多数研究均将骨组织工程支架材料直接用于牙周组织工程之中。如果研制成功这种具有良好释放效能的微控释系统,就可以将其与合适的牙周植入材料相结合,为牙周组织工程研究提供一种功能型支架材料,有望实现牙周组织生理性、功能性再生,并可以很快服务于临床。利用药物控释的手段与方法,实现生长因子微凝胶载体的智能化控释,研制开发复合生长因子智能控释系统的水凝胶型牙周组织工程支架材料,实现生长因子牙周可控释放,诱导牙周膜细胞的增殖与分化,将为牙周组织再生和牙周组织工程提供有效的研究基础,为恢复牙周组织的生理结构和功能提供新的治疗方法,具有重要的临床意义和广阔的应用前景。

第五节　科研方向与选题

一、研究热点与科学问题

牙周病的治疗和牙周缺损的修复再生是国际关注的难题,利用组织工程的原理、策略和方法实现牙周组织再生是未来牙周治疗研究的热点和方向。经过近30年的飞速发展,组织工程研究已进入一个非常关键的发展时期。当前组织工程研究的热点、重点与组织工程发展的初期有很大不同,正在逐步走向围绕临床应用与产品开发的研究方向上来。新的突破依赖基础研究与临床应用结合、研究成果与产业化结合。组织或器官的构建须由单一、简单的方式向复杂仿生化、智能化方向转变,组织工程产品的初步临床应用、安全性评价、产业化开发等方面的研究是今后组织工程发展的趋势与方向,也是牙周组织再生研究必须关注的重点。生物材料学、干细胞生物学和生物工艺学的发展,以及我们对牙周组织发育再生过程认识的进一步深入,给利用组织工程和再生医学的策略治疗牙周病带来希望,必将成为该领域最具影响力和研究空间的课题。特别要强调的是,牙源性干细胞研究的成熟和临床应用,将为牙周病的治疗带来深刻的变革,对牙周医师的临床治疗手段产生深远的影响。不容忽视的是,富血小板血浆(Platelet-rich plasma,PRP)和基因治疗等用于牙周组织再生研究,也取得了一些令人振奋的结果,值得关注。

二、研究范例

2004年,美国南加州大学施松涛教授在《lancet》杂志上率先报道了在人的牙周膜里,存在一小部分具有自我更新与多向分化潜能的干细胞,命名为牙周膜干细胞(PDLSCs)。该课题组随后对此类干细胞进行了系统深入的研究,并证实了PDLSCs具有形成新的牙周韧带和牙骨质样结构的能力。该研究给牙周组织工程研究带来了深刻的影响,为牙周组织的生理性、功能性再生提供了理论基础和依据。2008年,国内王松灵教授在《Stem Cell》上报道了利用自体PDLSCs治疗牙周炎动物模型的实验结果,显示了PDLSCs具有显著的促进牙周复合组织再生的潜能。目前,PDLSCs已经进入临床前期应用研究,相信在不久的将来,PDLSCs将成为临床牙周病治疗的重要工具,为牙周炎防治带来新时代。

(陈发明)

参 考 文 献

1. 陈发明,吴织芬,金岩.牙周组织工程研究进展.中华口腔医学杂志,2004,39:520-522.
2. 陈发明.生长因子载体及缓释系统的研究进展.国外医学口腔医学分册,2005,32:44-46.
3. 金岩.口腔颌面组织胚胎学.西安:陕西科学技术出版社,2002.
4. 金岩.组织工程学原理与技术.西安:第四军医大学出版社,2004.
5. 金岩,徐琳.发育期根端复合体是牙根牙周发育的生长调控中心.华西口腔医学杂志,2009,27:469-472.

6. 吴奇光. 口腔组织病理学. 第 3 版. 北京:人民卫生出版社,1994.

7. BERKOVITZ B K. Periodontal ligament:structural and clinical correlates. Dent Update,2004,31:46-58.

8. CHEN F M,JIN Y. Periodontal tissue engineering and regeneration:current approaches and expanding opportunities. Tissue Eng Part B Rev,2010;16 (2):219.

9. CHEN F M,MA Z W,WANG Q T,et al. Gene Delivery for Periodontal Tissue Engineering:Current Knowledge-Future Possibilities. Curr Gene Ther,2009,9:248-266.

10. CHEN F M,SHELTON R M,JIN Y,et al. Localized delivery of growth factors for periodontal tissue regeneration:role,strategies and perspectives. Med Res Rev,2008,29:472-513.

11. CHO M I,GARANT P R. Development and general structure of the periodontium. Periodontol,2000,24:9-17.

12. GESTRELIUS S,ANDERSSON C,LIDSTROM D,et al. In vitro studies on periodontal ligament cells and enamel derivative. J Clin Periodontol,1997,24:685-692.

13. HAMMARSTROM L. Enamel matrix,cementum development and regeneration. J Clin Periodontol,1997,24:658-681.

14. HAMMARSTROM L,HEIJL L,GESTRELIUS S. Periodontal regeneration in a buccal dehiscence model in monkeys after application of enamel matrix proteins. J Clin Periodontol,1997,24:669-677.

15. KANEKO H,HASHIMOTO S,ENOKIYA Y,et al. Cell proliferation and death of Hertwig's epithelial root sheath in the rat. Cell Tissue Res,1999,298:95-103.

16. LIU Y,ZHENG Y,DING G,et al. Periodontal ligament stem cell-mediated treatment for periodontitis in miniature swine. Stem Cells,2008,26:1065-1073.

17. PITARU S,MCCULLOCH C A G,NARAYANAN S A. Cellular origins and differentiation control mechanisms during periodontal development and wound healing. J Periodontal Res,1994,29:81-94.

18. PONTORIERO R,LINDHE J,NYMAN S,et al. Guided tissue regeneration in degree II furcation-involved mandibular molars. A clinical study. J Clin Periodontol,1988,15:247-254.

19. SEO B M,MIURA M,GRONTHOS S,et al. Investigation of multipotent postnatal stem cells from human periodontal ligament. Lancet,2004,364:149-155.

20. THESLEFF I. Molecular mechanisms of cell and tissue interactions during early tooth development. The Anatomical Record,1996,245:151-161.

第十七章　颌面部发育及再生的临床相关问题

第一节　颌面部发育异常临床相关疾病

指因颌骨发育异常(malformation)所引起的颌骨体积、形态,以及上下颌骨之间及与颅面其他骨骼之间的关系异常和随之伴发的𬌗关系及口颌系统功能异常,外观则表现为颌面形态异常。

颌面发育异常主要表现为颌面部发育性缺损和畸形(craniofacial defects and deformities)。目前已知的颌面发育异常疾病多达上百种,本章将从唇腭裂疾病、颅缝发育相关的颅颌面畸形综合征、面裂发育相关的颅颌面畸形综合征三个方面,对造成颌面部发育性缺损和畸形的代表性疾病做重点介绍,并对环境等后天因素造成的发育畸形做简单阐述。

一、唇腭裂疾病

唇腭裂(图 17-1)是发生在口腔颌面部最常见的先天畸形,与面裂畸形一同被称为口面裂。根据不同的遗传学特征及临床表现,可将唇腭裂分为综合征及非综合征两种。

以往研究证明,唇腭裂的发生有着较强的遗传因素,具有显著的遗传异质性。目前基因的筛选、定位以及研究分析方法仍然是唇腭裂病因学的研究难点和热点。随着分子生物学技术的发展及广泛应用,国外学者以动物实验和大样本人群为研究基础,自 1942 年以来,经过大量实验研究已经发现了一些可能与唇腭裂的形成有关的染色体异常区域、候选基因和位点。国外陆续报道了 50 多个与唇腭裂有关的候选易感基因,其中 *IRF6*、*TGFα*、*MSX1*、

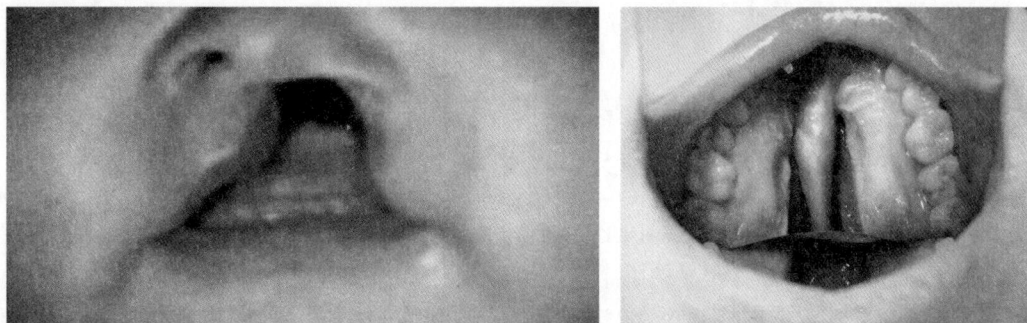

图 17-1　唇腭裂临床表现

TGFβ3、*RARA*、*BCL3*、*TGFβ1*、*MYH9*、*ZNF533*、*SUMO1* 这些基因得到了较多研究的支持。

而近年来一些研究发现唇腭裂的发生还与环境因素有关,包括母亲吸烟、饮酒、用药、新陈代谢和接触农药等。母亲怀孕早期吸烟可以增加子女发生唇腭裂的风险。叶酸为预防唇腭裂的有效干预手段之一。近年来许多学者普遍给予孕妇补充多种维生素而非单一维生素进行临床研究,结果发现能显著减少唇腭裂的发生率。我国学者发现母亲孕期早期患病、吃药、被动吸烟、有堕胎史等能增加唇腭裂发病风险。乙醇在唇腭裂发病过程中的作用尚存在争议。

唇腭裂作为一种"多因子"疾病,是遗传因素与环境因素共同作用的结果。已有越来越多的流行病学调查报道及动物实验证实环境暴露因素与遗传因素相互作用,增加唇腭裂的患病风险。

二、颅缝发育相关的颌面部畸形综合征

颅缝早闭是导致颅骨异常发育的一种先天疾病,在新生儿中发生率约为 1/2500。颅缝早闭的患儿通常表现为颅缝宽大,颅型异常,可伴或不伴有其他发育异常。伴有其他颅颌面发育异常的颅缝早闭称为颅缝早闭综合征,在患病人群中的发生率约为 40%,即每出生 6250 名新生儿就有可能有一名患儿。多数综合征型颅缝早闭的发生与 *FGFR* 基因相关突变有关,并呈现常染色体显性遗传的特点。虽然近年来遗传学检测手段的发展迅速,但是并没有发现很多的新突变而从遗传基因角度解释颅缝早闭各类亚型。基因修饰与表观遗传对于各类颅缝早闭亚型的作用尚不明确。颅缝发育异常导致的综合征具有代表性的为 Apert,Crouzon,Saethre-Chotzen,Pfeiffer 等综合征。

（一） Apert 综合征

Apert 综合征临床表现为颅面发育异常并伴有手足发育异常,是一种多颅缝早闭所致的综合征,并且是膜内骨形成紊乱导致颅缝闭合中最严重的一种。从基因水平,Apert 综合征的发生与 10 号染色体基因 *FGFR2* 的两个错义突变有关,*FGFR2* 的第二和第三细胞外免疫球蛋白区域的连接处发生邻近氨基酸的错义替代(Ser252Trp 和 Pro253Arg)。临床表现为头颅畸形多为尖头和短头,枕部扁平,前额陡峭。在放松态,患者唇部表现为斜方形结构,腭盖高拱,上颌牙弓狭窄呈 V 型。可有腭裂和反颌畸形。鼻咽部结构改变包括咽高、咽宽及咽深的变化。中枢系统异常主要表现在多数患者有智力发育延缓,大多数病例伴有胼胝体缺乏或缺陷、肢体结构缺陷。手和足异常表现在第 2、3、4 手指(趾)团块,第 1 和 4 指(趾)可并入或分开。颈椎、手足随年龄变化在 X 线出现骨融合和进行性钙化。

（二） Crouzon 综合征

Crouzon 综合征表现为常染色体显性遗传,并且完全外显。表型除无并指(趾)外,与 Apert 综合征相似。其编码的基因定位在 10q25-q26,是编码成纤维细胞生长因子 2 (*FGFR2*)基因位置。研究表明 *FGFR2* 基因的突变是四个表型独特的颅缝早闭综合征 (Crouzon、Apert、Pfeiffer、Jacksojn-weiss 综合征)的原因。根据骨缝闭合顺序及过程可表现为斜头、狭颅、三角颅等。常有明显的眶距增宽且眶浅导致突眼是 Crouzon 综合征的恒定特征;面中部凹陷伴鹰钩鼻;正常的下颌骨生长导致下颌骨相对突出;另外还可有腭裂、外耳道闭锁、眼球麻痹。

（三）Saethre-Chotzen 综合征

Saethre-Chotzen 综合征也是一个常染色体显性遗传综合征。临床表现为短头畸形、面部不对称、额部发际低、眉异常、眼睑下垂、睑裂斜向下、眶距增宽、鼻中隔偏曲、面中部凹陷、小耳、错𬌗、并指。病因学研究发现，该综合征是目前不多的与 *FGFR* 基因突变无关的颅缝早闭综合征。研究表明，*TWIST* 基因的突变是 Saethre-Chotzen 综合征发生的原因。TWIST 表达在不分化的细胞，与肌肉、软骨的形成有关。Saethre-Chotzen 综合征的畸形表现与其他颅缝早闭畸形类似，可出现短头或尖颅畸形等。泪管狭窄是另一种特征。耳可以低位、小并且后部成角，还可出现耳部皱褶、对耳轮脚突出、听力障碍等。口腔异常可表现为腭狭窄或者高拱。偶见腭裂，多生牙，釉质发育不全和其他牙齿缺损。

（四）Pfeiffer 综合征

Pfeiffer 综合征是由颅缝早闭造成的颅颌面发育异常综合征的一类，由于合并了掌指及脚趾异常，又称尖头并指综合征 V。临床表现包括颅缝早闭、宽拇指（趾）、手部分软组织并指等。导致 Pfeiffer 综合征的突变在 *FGFR1* 和 *FGFR2* 上，仅一个突变在 *FGFR1* 的连接区域上（Pro252Arg），多数突变是在 *FGFR1* 簇的 IgIII 上。这些突变有 6 个在 Crouzon 综合征中也有报道。

三、面裂发育相关的颌面部畸形综合征

各种致畸因子可影响面突的生长和发育，使其生长停止或减慢，导致面突不能如期联合而形成面部畸形。面部的发育畸形主要发生在胚胎第 6 至第 7 周的面突联合期，常见的有唇裂、腭裂、面裂及颌裂。颌面裂的发生常表现为颌面部发育异常的一部分，如 Pierre Robin 序列征，Treacher Collins 综合征，Stickler 综合征和腭心面综合征等。面部发育异常相关的临床表现包括 500 种，严重影响到患者的颌面部美观和功能。

（一）Pierre Robin 序列征

Pierre Robin 序列征（Pierre Robin sequence）以小下颌或下颌后缩、舌后坠、腭裂等为特点，此类临床疾病的发生是由于一个因素激发导致的序贯症状群，所以称之为序列征。本病既可单独发生，也可作为某些综合征的一个临床表现，例如 Stickler 综合征（Stickler syndrome）、Treacher-Collins 综合征（Treacher-Collins syndrome）、腭心面综合征（velocardiofacial syndrome）等，还可伴发其他畸形。根据是否伴有其他综合征，Robin 序列征可以分为单纯性 Robin 序列征（isolated Robin sequence，iRS）和综合征性 Robin 序列征（syndromic Robin sequence，sRS）。Robin 序列征的患者常伴有许多其他畸形，包括眼部异常、耳部异常、肢体畸形、寰枕半脱位、胸廓畸形和舌骨畸形等，约有 20% 的患儿存在智力发育障碍，可能是继发于呼吸困难导致的长期脑缺氧。若患儿通气量严重不足，则可能有向肺源性心脏病发展的危险。

（二）Treacher Collins 综合征

Treacher Collins 综合征（TCS）是以常染色体显性遗传为主要遗传方式的先天颅面畸形，典型 TCS 常累及双侧中、下头面部，表现为以眼裂下斜、不同程度的下眼睑缺失伴睫毛缺失、面部骨骼发育不良、外中耳畸形、巨口为特征的"鱼面样"面容，常伴有外中耳发育不良所致的传导性聋、下颌骨发育不良所致呼吸道梗阻及咬合错乱、腭裂等。在受累面骨中，颧骨复

合体(zygomatic complex)、下颌骨最为多见。同一家系或不同家系的 TCS 患者受累程度可有较大差别,受累程度较轻者难以凭临床症状做出明确诊断,重者可因严重的发育不良、呼吸道梗阻在出生前或出生后不久死亡。Treacher Collins 综合征致病基因具有异质性。TCS 分为由 *TCOF1* 突变引起的 TCS1 型,*POLR1D* 基因突变引起的常染色体显性遗传的 TCS2 型及 *POLR1C* 基因突变引起的常染色体隐性遗传的 TCS3 型。除 *TCOF1*、*POLR1D*、*POLR1C* 基因外,可能尚有其他相关致病基因。

(三) Stickler 综合征

Stickler 综合征是一种常染色体显性遗传性胶原结缔组织病,主要临床表现以眼部、口面部、关节及听觉损伤为特征性。其发生主要与常染色体显性遗传的三个 II 型胶原合成基因 *COL2A1*、*COL11A1* 和 *COL11A2* 突变及常染色体隐性遗传的 *COL9A1* 和 *COL9A2* 基因有关。

(四) 范德伍综合征(Van Der Woude syndrome,VWS)

范德伍综合征(Van Der Woude syndrome,VWS)属于综合征唇腭裂,是比较少见的先天性发育畸形,具有家族性的下唇凹(瘘)和唇裂或伴发腭裂的临床特征。为常染色体显性遗传的单基因遗传病,外显率在 0.89 到 0.99。目前发现高血压蛋白酶基因与之关联,也有学者报道了 VWS 家系中 17 号染色体短臂 11.2 的变异。临床表现为下唇凹(瘘),典型的下唇凹为 2 个圆形对称凹陷,位于下唇中线两旁,凹陷周缘隆起,中央为瘘口。唇裂偶伴发腭裂或唇腭裂,可为双侧唇裂、黏膜下腭裂或双侧完全性唇腭裂。部分患者伴发缺牙,该特征作为 VWS 诊断标准尚存在争议。

四、后天因素造成的颌面部发育异常

是指由炎症、损伤和肿瘤等引起的后天性口腔颌面部组织器官发育缺损及畸形,也称获得性缺损和畸形。

(一) 炎症

在颌面部发育期,软组织的化脓性炎症一般不会引起面部组织缺损。但颌面骨的化脓性炎症,由于骨质坏死、溶解或分离排出受限,常可造成不同程度的颌面部不对称性畸形。这种畸形可由于骨质缺损本身引起;也可以由于颌骨生长发育中心,例如髁状突的破坏而使颌骨一侧发育受到抑制而造成继发性畸形。特异性炎症,包括梅毒、结核等均可以引起颌面部软硬组织的缺损与畸形。例如晚期梅毒的树胶肿可导致腭部穿孔;梅毒可引起下一代鼻部发育缺陷而形成典型的鞍鼻。在特异性炎症中,最容易引起颌面部严重发育性缺损的则要数坏疽性口炎(走马疳)。坏疽性口炎不但可引起大片软组织或骨组织坏死,而且还常因严重瘢痕挛缩而导致牙关紧闭,造成假性颞颌关节强直。此外,由于某些传染病,例如天花及狼疮(皮肤结核)不仅可遗留面部皮肤多发性凹陷性病损,有时还可因严重继发感染而导致鼻前庭瘢痕增殖,形成鼻腔闭锁。

(二) 损伤

儿童期的跌落伤是造成一侧(或双侧)颞下颌关节损伤、偏颌(或小颌)发育畸形的主要原因,有时还可因此伴发张口受限,并发真性颞下颌关节强直。灼伤也常造成颌面部软组织甚至器官的部分或全部缺失,后者最常发生于鼻尖及耳廓。由于瘢痕增殖以及瘢痕牵引所致的器官移位,如唇外翻、睑外翻、鼻孔缩窄等也很常见。

(三) 肿瘤

由于肿瘤本身造成颌面部畸形者多为一些良性肿瘤,其中多数属于先天性肿瘤,例如管型瘤、神经纤维瘤等。少数非先天性肿瘤,如颌骨囊肿、牙源性肿瘤等,则可因肿瘤的发展、压迫等因素而导致不对称畸形。肿瘤导致的发育性畸形或缺损,已是近年来颌面部获得性缺损的主要原因之一。

(四) 其他

包括环境中异常化学物质对妇女孕期影响造成的颅颌面发育异常,如食用赭曲霉毒素 A 可以造成新生儿体重下降和颅颌面畸形。

第二节　颌面部再生医学与临床转化

颌面部发育异常各类综合征表现复杂,涉及器官广泛,其治疗需要多学科团队的参与,团队的结构应该是由具有丰富颅面部疾病经验的儿科医生为主导,神经科、口腔科、眼科临床医生参与治疗方案实施,遗传学等基础研究提供发病机制理论支持的联合治疗。通过多学科协作恢复患者因发育缺损带来的功能障碍,使其通过治疗及缺损部位的再生修复获得美观的外形,减少发育缺损带来的生活障碍。

一、唇腭裂的临床治疗策略

唇腭裂畸形的影响不仅仅是解剖方面,还会引起生理功能异常。异常的临床表现有些在出生时即伴有,有些则随生长发育逐渐显现。唇腭裂及面裂的序列治疗是由多学科专家对患者在生长发育过程中进行评价、诊断和治疗,使患者最大程度克服畸形带来的生长发育抑制。

序列治疗的内容主要包括两个方面:团队序列和时间序列。团队序列主要指由不同专家对唇腭裂及面裂造成的多方面解剖畸形及生理功能的障碍进行治疗,主要包括:儿科和产科专家、口腔颌面部专家、整形专家、语音病理学专家、耳鼻喉科专家、口腔修复专家、心理咨询工作者等。时间序列主要指随着患儿生长发育在不同时间进行评估。目前唇腭裂治疗的最佳时间为患儿出生后 10 周或 3 个月,需要强调的是不同治疗中心、不同患者的病情和背景导致了序列治疗时间和实施过程的灵活性。譬如术者需要根据实际情况决定整复方式是简单的切开缝合还是进行口轮匝肌功能重建,是否同期开展硬腭犁骨板的修复或软腭成型,以及鼻畸形的初期整复等具体内容。由于外科前治疗能使腭裂患者裂隙显著缩窄,并且手术方式的改进,如避免板间劈开术、不剪短鼻腔黏膜和腭腱膜、不凿断翼沟和游离腭大神经血管束,使腭裂整复时间提前,从而有益于语音功能的恢复(图 17-2)。

二、颅缝发育相关的颌面部畸形综合征临床治疗策略

先天性颅面畸形的手术整复时机一般分为早期、中期、后期。早期手术指征主要根据患儿的早期诊断、有无颅内高压、有无视神经障碍及视神经萎缩而决定,以期通过外科手术进

```
                    ┌─ 唇裂修复
            基本手术 ┼─ 腭裂修复术（同期中耳引流术）
                    └─ 牙槽嵴裂植骨修复

                    ┌─ 咽成形术
            辅助手术 ┼─ 鼻唇继发畸形二期修复
                    ├─ 腭瘘修补
                    └─ 外科正畸术
                                                    ┌─ 新生儿期
                    ┌─ 正畸治疗 ──────────────────────┼─ 乳牙列期
                    │                               ├─ 混合牙列期
            辅助治疗 ├─ 语音治疗                        └─ 恒牙列期
           （非手术治疗）├─ 矫形修复治疗
                    ├─ 心理治疗
                    └─ 耳科治疗

                           ┌─ 生长发育评价
                           ├─ 腭咽闭合评价
                           ├─ 语音发育评价
            形态及功能评价 ──┼─ 听力评价
                           ├─ 面容形态评价
                           └─ 心理评价
```

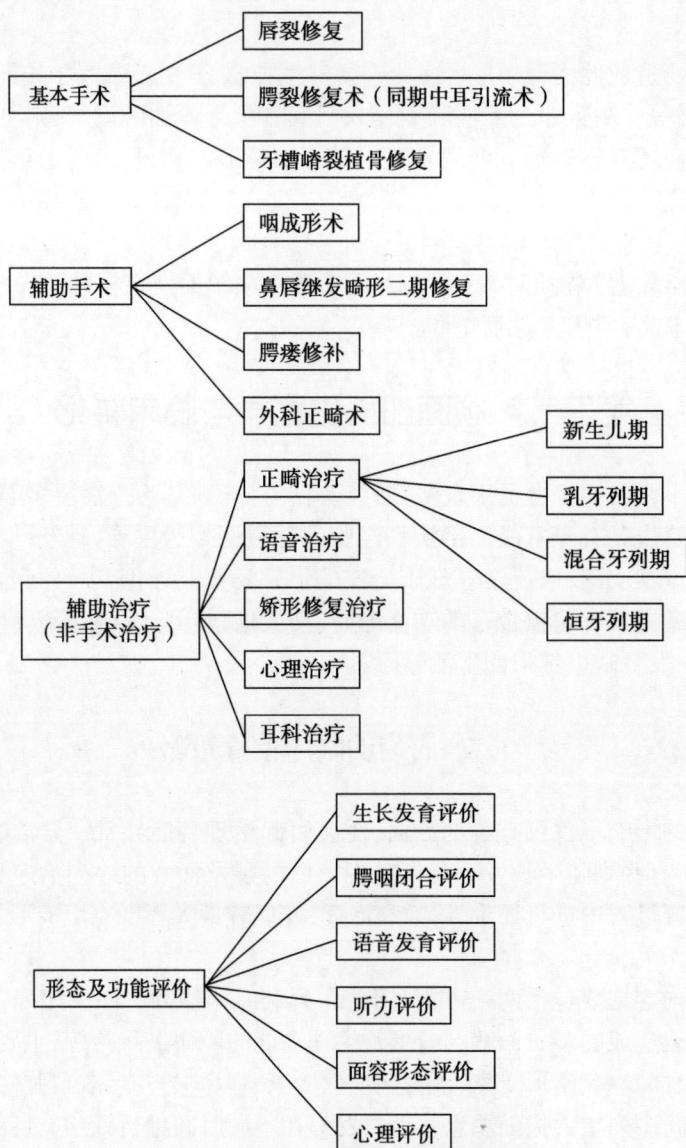

图 17-2　唇腭裂序列治疗内容

行颅骨扩容减压,改善功能。减少颅内压增高引起的脑组织受压、眶腔容积减少而致眼球和视力受损;改善上面部(如颅、额、眶)和中面部(如鼻上颌、颧骨)的外形;减少手术风险,在患儿出生 6 个月左右,大脑向前发育较快,这种脑发育可迅速充满颅面前遗留死腔,减少手术后颅内外交通的严重并发症。中期手术一般于 1~9 岁间进行,手术指征主要为颅狭症、眶缝或颌面缝早闭,多为发现晚、症状出现较迟的患者及第一次手术复发的病例。还有部分学者认为面中部发育不全患儿常伴有严重的呼吸暂停,对于这类患儿的治疗常选择于青春期早期进行。眶部发育在此期已经完成,选择青春期早期进行手术不会造成患儿因手术导致的眶部生长抑制并且减少了患儿的复诊次数。后期手术指在儿童 10 岁后至成年进行的手术,指征为仅有面缝或眶缝早闭。手术需将眶壁和整个上颌骨前移及植骨。

颅缝早闭的患者常伴有耳部异常,包括低位耳、前耳凹陷、外耳道狭窄、耳廓畸形以及传导性、感觉神经性或混合性体力损失。小颅底以及狭窄高拱的颚部可能导致咽鼓管功能障碍从而需要行咽鼓管置换术。因此,患者应行听力评估并考虑行适当的干预治疗。听小骨链畸形也有可能发生,所以在治疗中应加以考虑。低位耳若不伴有畸形或听力损伤,除有美观性的考虑外,可以不考虑干预性治疗。

颅缝早闭中常见的眼距异常可通过额眶重塑及提升术部分改善。这一过程是治疗严重视力问题的基础,也有益于美学方面的改善。考虑到骨的可塑性以及新生儿麻醉的操作性,手术一般在 7~12 个月时进行。Maltese 等人描述了两种额眶重塑和眼距改善的术式:第一,横跨额鼻连结进行矢状截骨后植入骨移植物;第二,弹簧辅助的外科手术,在眉间区域植入横跨中线的弹簧,进行额眶缝的横向扩张。增宽和下斜的睑裂可以通过矫正颅缝早闭中其他面中部的缺陷来进行矫正,如额部拉皮术、内眦固定术、外眦固定术、重睑术等。

对于不同程度的上颌骨和(或)下颌骨发育不全,早期干预至关重要,能够使鼻窦适当发育膨胀并减少对前后齿槽神经发育的影响。对于面中部畸形矫正的时机尚有争议:一些人认为应在 4 到 7 岁进行外科手术;另一些人选择等到骨骼发育成熟再行治疗,因为早期行矫正手术的患者有较高的可能性需行二次治疗。外科手术的目的为针对患者个体的面中部畸形,通过 Le Fort Ⅲ 截骨,单纯下颌前移或牵张成骨,最大限度的突出颧骨并修复眼眶容积。Shetye 等人认为对处于生长期的患者行牵张成骨最佳,因为后者能减少住院时间、术中出血量,更大限度地改善面中部外科手术治疗的持久性,以及减少依靠骨移植物和骨板之间的内固定。

虽然颌面部发育异常的手术整复是其重要治疗方式,但存在以下缺点:

1. 早期手术干预可能造成颅颌面多结构的生长发育受限,如早期额眶带前移会阻碍额窦发育,使额部自然弧度消失;早期的颅面联合前移会使中面部发育受阻。

2. 对于后期手术,成年人颅面骨已发育成熟骨质坚硬手术难度较大。

3. 由于许多先天性颅面畸形综合征患者(如 Apert)常伴有原发性神经中枢系统器质性结构缺损,患儿神经系统发育异常并不能依靠单纯的手术整复治疗。

三、致病基因诊断与治疗

许多颌面部发育缺损畸形遵循单基因疾病的遗传特点,随着测序技术和分子生物学的不断发展,更多致病基因被检出,针对相关基因的动物模型得以建立,疾病发病机制得到阐述,通过基因调控对异常的生长发育进行控制是颌面部发育缺损和畸形治疗的美好愿景。

多基因病是一类患病率高、发病较为复杂的疾病,其中遗传因素和环境因素共同作用决定一个个体患某种遗传病的可能性称为易患性(liability)。单基因疾病虽然种类远较多基因疾病为多,但是由于多基因疾病的发生率大多较高,所以其产生的危害更加严重。部分唇腭裂的发生被证实为多基因遗传。利用现代生物学技术,筛选出与唇腭裂的形成与发展相关的基因或多态性遗传标记;在此基础上,定位和克隆这些基因;明确哪些基因是唇腭裂发生的"关键"基因或主基因;最后探讨这些基因在疾病发生、发展中的作用,以及基因与基因之间、基因与环境的相互作用网络结构。

第三节　颌面部再生医学临床治疗研究方向与展望

　　口腔颌面部是由骨、软骨、软组织、神经以及血管组成的复合体,口腔颌面部结构的损伤,即使是很微小的损伤或缺陷,也会造成明显的畸形。当损伤范围较大时,这些畸形与缺损除可导致外貌缺陷外,常引起口腔颌面部功能障碍,诸如进食、咀嚼困难及语言障碍,若长期不整复,还可导致患者心理障碍及人格方面改变。

　　为了克服传统修复手术的缺陷,越来越多的医疗科研工作者开始探索更为先进和有效的颌面部组织修复治疗策略。其中以种子细胞、支架和生长因子作为三大元素的组织工程学是近二十年来的研究热点。创建具有功能的组织将解决复杂的生理学问题,此外进一步的组织结构复合体的构建将能更好地模拟正常组织的结构和功能。

一、皮肤组织工程与再生

　　临床治疗中需要一个保护屏障来预防大范围伤口的感染和干燥。目前对于真皮元素可诱导细胞从而促进愈合的认识,掀起了生物敷料、合成敷料和皮肤替代品的改革。未来的发展方向为体外培养皮肤替代物,而目前初期临床应用可分为三种不同的培养思路:①培养多层真皮细胞作为移植物,也称细胞片移植(sheet grafts);②培养并构建多层真皮表皮复合类似物;③融合前细胞移植。

二、软骨组织工程与再生

　　软骨是一种独特的无血管、无神经、无淋巴的承载结构。其细胞外基质是由特殊排列的Ⅱ型胶原纤维和非常大的锁水分子 Aggrecan 所组成的复杂组合。由于软骨没有自愈能力,软骨缺陷的修复被视为组织工程与再生的热点。制造软骨移植体的主要问题之一是软骨细胞的去分化——失去软骨细胞表型,变为成纤维细胞样细胞,并伴有基因表达模式的变化。解决策略则包括使用含有琼脂糖、透明质酸和自体纤维蛋白的生物相容性支架;取全关节置换患者股骨头骨髓间充质干细胞,行高密度细胞球培养,并在其表面压力附着聚乳酸聚合物;使用结合有不同生长因子的支架。然而针对体外培养的软骨细胞不能维持在成熟软骨细胞阶段而继续终末分化凋亡并矿化的现象,目前尚无有效的控制方法。

三、骨组织工程与再生

　　再生骨治疗大量骨缺损对于临床医生来说是个挑战,而头颈面部是治疗中最具挑战性的区域。体内骨愈合被认为是生物最优的方式,因此大部分骨组织缺损都使用最少的介入性治疗使其自体愈合。目前临床上使用自体或同种异体骨组织移植的方法,而这种治疗方法具有很大的局限性。自体移植骨很难被用于不规则骨缺损的修复,取材量有限,并会导致供区不健全。同种异体骨移植则经常会导致炎症和感染。骨组织工程应结合自体骨移植的优势并减少因获取移植骨组织对患者进行的二次创伤。目前置换和再生骨组织可以分别或结合使用两个主要策略。

（一）基于生长因子的骨缺损治疗

由细胞分泌生长因子或形态因子诱导骨再生，包括血管新生和成骨分化。骨形成蛋白（BMPs）是肌肉骨骼组织再生运用中最常见的分子家族，不仅能诱导细胞分化为成骨细胞，并能作为化学诱导物和有丝分裂原在体内招募成骨分化前体细胞。此外，TGFβ1 也被证实在体内外均可诱导骨生成；血管内皮生长因子（VEGF）能在骨或其他组织诱导血管生成；胞内蛋白，如 LIM 矿化蛋白-1（LMP-1），可以用于成骨诱导。

（二）基于细胞的骨缺损治疗

使用新鲜自体骨髓移植首次提出了基于细胞治疗的概念。骨髓内所含有的成骨前体细胞具有诱导骨再生的潜能。在临床应用中，来源于髂棘的骨髓被直接运用于骨缺损。对于骨组织工程学而言，骨髓前体细胞、分化的成骨细胞或骨膜细胞可与生物材料如脱钙的骨基质结合。成骨细胞可来源于骨活检或骨髓分离的前体细胞或骨膜细胞在体内诱导分化。与软骨组织工程概念相似，成骨细胞可被接种于具有生物相容性的支架上，用于体内骨缺损的修复。

（三）肌肉组织工程与再生

骨骼肌是一种高度分化的组织，其主要功能为产生纵向收缩，由高一致性和高密度的肌肉纤维束组成，每个多核细胞都来源于多个成肌细胞。传统的肿瘤切除后、创伤或长期去神经治疗后行自体肌肉移植，在恢复肌肉功能方便存在较大的问题。

人工构建骨骼肌肉组织有两种方法，一种是在三维人工生物反应器内使自体卫星细胞激活、扩增、分化，并在其分化后植入；另一种则是在体外扩增卫星细胞，并将细胞与运输载体基质结合植入体内，使细胞在体内分化为肌管（成肌纤维细胞移植治疗）。植入肌母细胞可以作为提供重组蛋白包括胰岛素、促红细胞生成素和血管内皮生长因子等成血管因子和生长因子的载体。对于骨骼肌功能而言，最重要的因素为肌原纤维与肌球蛋白和肌动蛋白单纤维应平行排列，胞内有足够的钙存积以及富有乙酰胆碱受体。移植新生肌肉组织必须具有生物相容性，与周围组织融合并弥补缺失的肌肉组织，有新生血管，并受神经支配。

总之，替代受损肌肉组织有两大策略：①使用体外分离和分化的细胞，用基质支架作为载体，植入体内（体内组织工程）；②在体外预制缺损组织类似物再植入体内（体外组织工程）。组织工程的未来发展方向以及哪种方法更为适用，取决于哪种方法更能模拟体内组织发育过程中细胞生长分化、三维环境、细胞的结构以及基因的表达。此外，随着组织工程技术越来越多样复杂，血管化、神级支配等问题有待解决。

（四）涎腺组织工程与再生

目前治疗由辐射引起的口腔干燥主要使用唾液替代品和催涎剂，但具有较强的副作用。利用患者自体腺体细胞创建一个具有功能的唾液腺的基本条件之一即为细胞。因此，开发可靠的细胞增殖系统是组织工程学的重要挑战之一。成功建立细胞培养系统预示着从患者自体收集细胞、体外培养，并植回患者体内、进行功能构建的可行性。基本条件之二为唾液。在唾液中约有 99.5% 成分为水。Aquaporin 5 是一种水通道蛋白，在维持从唾液腺细胞到唾液腺腔的水通道中起到了重要的作用。在组织工程组织中发现 Aquaporin 5 蛋白质和 mRNA 的表达，表明再生组织具有唾液功能。基本条件之三即为载体。大多数情况下均使用具有生物可降解性的聚乙烯酸聚合物作为支架。此外，聚合物通常被设计为在 6~8 周后降解完毕,为种子细胞在体内形成组织提供了足够的时间。从理论上来说,对于头颈部肿瘤接受放射治疗的患者,可在广视野内镜检查时进行唾液组织的收集。收集的组织可以冻存,用于后期的扩增,并种在支架上。在放射治疗结束后,种有细胞的支架可使用现有的主导管系统植入腮腺内床上。此外,可以使用纳米技术制造具有微通道的纤维支架用于修复导管系统。含有细胞的支架可以移植在口腔黏膜下,唾液可以通过设计的导管系统分泌至口腔。

(五) 神经组织工程与再生

早期对于周围神经缺损的修复并未得到好的疗效,直到二十世纪六十年代,随着显微外科概念的提出和应用,能够精确对齐神经束内的每一根神经,才大大提高了神经组织功能恢复的效率。对于神经组织工程均应具备如下几个关键条件:①需已制成特定直径和厚度的管道;②能够通过显微外科技术简便地植入;③必须灭菌。此外,材料不能是永久性的,因为永久性材料将增加感染风险、引起结缔组织反应、压迫神经以及脱落。多种可生物降解的合成材料已被证明可用于支持神经再生。此外,神经支持细胞对轴突增殖至关重要,施万细胞在周围神经再生中起到多重作用,包括生长因子的释放以及作为轴突生长锥迁移和基底膜之间的连接。尽管施万细胞在神经组织再生中起到重要作用,但在支架上接种施万细胞并未解决轴突再生所面临的所有问题。未来的发展方向可能是使用多种细胞系作为细胞支持。可溶性亲神经性生长因子和神经营养因子可直接被融合入神经诱导管中。这些因子包括神经生长因子(NGF)、脑源性神经生长因子(BDNF)、胰岛素样生长因子(IGF-1、IGF-2)、血小板源性生长因子、成纤维细胞生长因子和睫状神经营养因子。有越来越多的证据表明,很多神经营养因子(如神经生长因子、脑源性神经营养因子、NT-3、NT-4/5)能直接促进轴突的存活,并通过非神经细胞间接作用于轴突再生。其中 NGF 作用最强,已被证实能够完全抑制外源性因素造成的微感觉神经元的死亡。

第四节　科研方向与选题

一、研究热点与科学问题

广义上讲,再生医学是一门研究如何促进组织、器官创伤或缺损修复及再生与功能重建的学科,即任何与组织修复有关的内容都可以包含在再生医学范畴内。而狭义上讲,再生医学是研究和开发用于替代、修复或再生人体各种组织器官的科学,它的范畴涉及组织工程、细胞与分子生物学、发育生物学、材料学、生物力学以及计算机科学等诸多领域。发育生物学研究是真正的再生医学的基础。损伤组织的修复与再生过程也是再发育的过程。在低等动物中,其损伤的组织能够实现完全再生,这一过程涉及三种再生机制的参与:一是损伤部位休眠的细胞被激活;二是部分残留在损伤部位的干细胞参与修复过程;三是部分已经分化的细胞在创面环境作用下,通过去分化途径转变为干细胞或类干细胞样细胞。而在人类中实现像低等动物一样出现完全的再生过程还需要继续探索。

传统的组织工程(种子细胞、支架材料、生物因子生长微环境)是再生医学治疗手段的一种体现。近年来,组织工程与计算机辅助设计制造技术相结合,实现临床的高精度治疗,成为一个热点方向。使用计算机辅助设计/制造技术,三维打印个体化支架材料,然后通过对支架材料的生物改性及在支架材料上种植干细胞,进而修复颌骨组织缺损(图 17-3)。

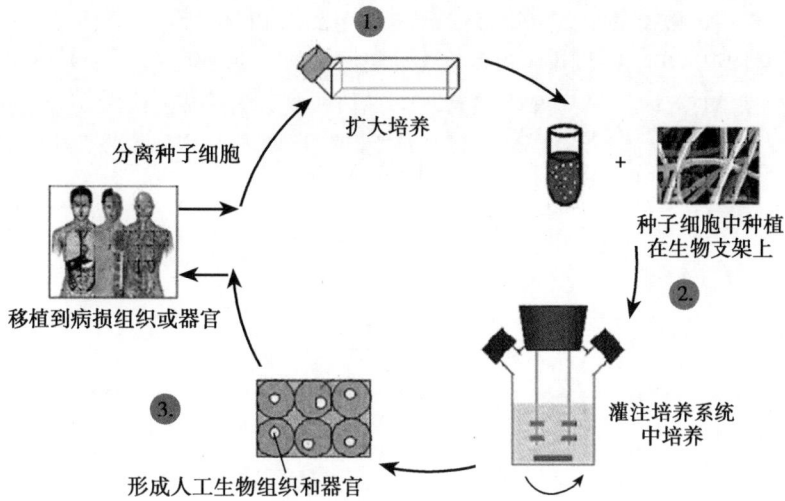

图 17-3 组织工程示意图

基于对发育生物学的理解与认识,启动人体组织缺损的再发育过程,将是未来研究的重点。利用并激活人体组织内蕴含的再生机制,从而实现真正意义上的再生医学,我们至少需要在以下几个方面有更深入的探索:第一,发育过程中-发育停止-再发育(再生)过程中,干细胞及干细胞微环境的相互作用演化过程;第二,干细胞与免疫系统的相互促进、制约的转化条件及作用关系;第三,干细胞在再生修复与肿瘤形成过程中的不同角色和实现条件等。

在发育畸形方面,除了注重预防及早期诊断,能够利用发育生物学的认识,实现出生前的阻断性治疗(手术治疗及非手术治疗)将成为未来可以展望的方向。特别是颌面部组织位置表浅,使出生前的干预治疗成为可能。出生前机体均处在干细胞活跃的快速生长期,通过合适的诱导手段,更容易促进局部组织发育来弥补先天缺损畸形,从而获得良好的治疗效果。同时,颌面部的出生前治疗对于理解发育生物学及对生命科学领域将产生深远影响。

二、研究范例

2003 年 Alhadlaq 等人将大鼠的骨髓间充质干细胞体外进行成骨诱导和成软骨诱导,包裹于多聚乙二醇凝胶材料形成的支架材料内,塑造成类似于髁状突样的结构,并将其在培养 8 周后植入免疫缺陷小鼠的背部。组织学切片染色后提示植入物内形成了类似于下颌骨髁状突软骨和骨的双层结构,研究发表于 JDR 杂志。

（周彦恒）

参 考 文 献

1. 马莲. 唇腭裂与面裂畸形. 北京:人民卫生出版社,2011.
2. 邱蔚六. 口腔颌面部缺损修复重建的现状和展望. 中国修复重建外科杂志,2005,19(10):769-772.
3. ALHADLAQ A,MAO J J. Tissue-engineered neogenesis of human-shaped mandibular condyle from rat mesen-chymal stem cells. Journal of dental research,2003,82(12):951-956.
4. BUCHANAN E P,XUE A S,HOLLIER JR L H. Craniofacial syndromes. Plastic and reconstructive surgery,

2014,134(1):128e-153e.

5. ROBERT J. Gorlin 头颈部综合征(第 4 版)北京:人民卫生出版社,2001.

6. ROTTER N,HAISCH A,BÜCHELER M. Cartilage and bone tissue engineering for reconstructive head and neck surgery. European Archives of Oto-Rhino-Laryngology and Head & Neck,2005,262(7):539-545.

7. WARD B B,BROWN S E,KREBSBACH P H. Bioengineering strategies for regeneration of craniofacial bone:a review of emerging technologies. Oral diseases,2010,16(8):709-716.

第十八章 唾液腺发育与再生

全面系统地研究唾液腺发育及其基因调控机制可以为唾液腺疾病基因治疗、唾液腺组织工程及再生、唾液腺功能重建研究奠定必要的基础。同时唾液腺发育与再生的研究，还有助于对体内其他与唾液腺发育相似的器官，如肺、肾及胰腺等器官发育机制的理解，为这些器官发育与再生研究提供重要参考。

目前唾液腺生长发育的主要研究模型为果蝇胚胎唾液腺和小鼠下颌下腺，经过不断研究，对唾液腺生长发育所涉及的基因及其调控机制已经有所了解。但是这些动物的唾液腺在发生、发育、解剖结构以及生理功能等方面与人类唾液腺差别较大。大型哺乳动物中，中国实验用小型猪在解剖学、生理学、组织学、免疫学及营养代谢等方面与人类有很多相似之处，已广泛应用于生物医学研究的各个领域。我国学者通过对成年小型猪、猕猴、新西兰白兔、Wistar大鼠、昆明小鼠及人类正常腮腺和下颌下腺组织进行了较为系统的比较，发现小型猪唾液腺在形态、大小、体积、重量等方面均与人类较为相似。组织学及超微结构上，小型猪与人类最为接近。现已利用小型猪进行了唾液腺基因转导、唾液腺组织工程、唾液腺放射损伤模型建立、唾液腺功能等多项研究。小型猪还具有易于饲养、繁殖快、价格较低、体积大利于手术操作等特点，是唾液腺研究较为理想的模式动物。但利用小型猪唾液腺研究唾液腺发育及其基因调控机制的研究国内外报道极少。

第一节 唾液腺发育的理论要点

哺乳动物有三对大唾液腺，分别在口腔特定的位置发育，下颌下腺和舌下腺位于舌的下部，腮腺位于口腔的后部，上、下颌之间。除了三对大唾液腺外还有许多小唾液腺也在口腔发育，位于口腔黏膜下，包括唇腺、舌腺、腭腺。大唾液腺产生90%的唾液。三大唾液腺不但发育的位置不同，其结构和产生的唾液也不同。腮腺具有树样结构，导管较长，在生长的上皮分支中有较多的间充质组织。相比较而言，下颌下腺和舌下腺的导管较短，结构更显紧凑，表现为葡萄团样，腺体被间充质细胞包绕。唾液腺分支的终末端是产生唾液的腺泡。根据所分泌唾液的黏度将腺泡分为浆液性和黏液性腺泡。黏液性腺泡细胞分泌黏液，这种黏液大多是带有碳水化合物链的糖蛋白。一般而言，黏蛋白带有负电，并且使得唾液具有黏滞性。浆液性腺泡细胞分泌大量的蛋白，例如淀粉酶，但是缺少黏蛋白。另外一些腺泡被命名为混合性腺泡，能够产生黏蛋白和浆液性蛋白。唾液经腺泡至闰管，再到纹管。在许多啮齿类动物的下颌下腺中，闰管和纹管间有颗粒管。小鼠的下颌下腺是混合性腺，有浆液和黏液性腺泡。腮腺只含有浆液性腺泡,舌下腺腺泡大部分为黏液性腺泡。大鼠的下颌下腺大部分为黏液性腺泡,只产生少量的淀粉酶,在腺泡的周围可见收缩细胞,称为肌上皮细胞。这些细胞的收缩使得唾液从腺泡到达导管,并且受到神经系统的调节。在胚胎发育过程中,下颌下腺最先发育,接着是舌下腺,最后是腮腺。小鼠三大腺体的功能存在性别差异,这些腺体的形态学上相似,但是在成年动物中,其功能特征有较大差别。唾液腺不只局限在哺乳动物,鸟类、爬虫类都有唾液腺,果蝇也有唾液腺并且是研究唾液腺发育较好的模式动物。

一、唾液腺发育的组织起源

唾液腺发育的组织起源问题一直存在争议,争议焦点为唾液腺是起源于外胚层还是内胚层。在颌面部发育的过程中,口咽膜分隔口凹和原始咽腔,口咽膜的位置决定外胚层上皮和原肠内胚层上皮的分布。三对大唾液腺都从磨牙胚后部的口腔上皮发育而来。然而外胚层上皮和原肠内胚层上皮的分界、大唾液腺起源的确切位置以及它们之间的关系无法明确界定。最新的研究表明,利用基因谱系追踪技术可以很好地揭示唾液腺中不同细胞类型的组织来源。使用 Wnt1-Cre 转基因小鼠研究发现,大唾液腺中的间充质和神经组织来源于神经嵴,而其上皮细胞的组织来源还有争议。传统的观点是,腮腺上皮起源于外胚层,下颌下腺和舌下腺上皮起源于内胚层。支持下颌下腺上皮起源于内胚层观点的论据是,成体下颌下腺上皮祖细胞移植入切除的肝脏组织中可以分化为胰腺 β 细胞和肝细胞,这两种细胞均来源于内胚层。然而这种在特定条件下的分化能力不能完全证明下颌下腺上皮起源于内胚层。利用内胚层标志物 Sox17 构建 Sox17-2A-iCre/R26R 小鼠实验表明,大唾液腺的上皮组织均不来源于内胚层,而来源于外胚层。小唾液腺上皮组织来源是混合性的,前部来源于外胚层,后部来源于内胚层。关于唾液腺的上皮组织起源,从外胚层发育不良症(ectodermal dysplasias,ED)患者的临床表现上可以得到间接证据。唾液腺发育异常是无汗性外胚层发育不良症(hypohidrotic ectodermal dysplasias,HED)患者的重要临床表现,动物实验的结果也证实了这一点。

二、唾液腺发育的形态学分期及特征

唾液腺发育是一个动态连续的过程,根据小鼠唾液腺发育的组织学特点,将发育的过程大致分为 5 个时期:①上皮蕾前期(prebud),为胚胎第 11~12 天(E11~E12 天);②上皮蕾初期(initial bud),为 E12~E13 天;③假腺管期(pseudoglandual),为 E13~E14 天;④小管期(canalicular),为 E14~E16 天;⑤终末上皮蕾期(terminal bud),为 E16~E18 天(图 18-1)。

上皮蕾前期　　上皮蕾初期　　假腺管期　　小管期　　　　终末上皮蕾期

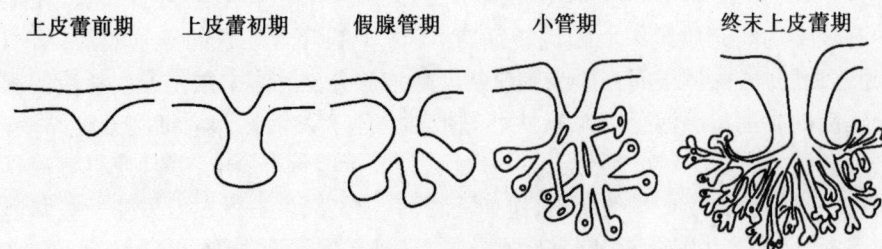

图 18-1　小鼠下颌下腺发育分期

（一）小鼠唾液腺发育的形态学特征

以小鼠唾液腺发育为模型，下颌下腺有着经典的分支形态发生过程。E11.5 天，口腔上皮局部增厚，形成上皮基板，迁徙而来的神经嵴细胞紧贴上皮基板，此时为上皮蕾前期。E12天，上皮基板伸长，嵌入下方的间充质，形成带蒂的原始上皮蕾。E12.5 天，间充质紧紧包绕上皮，形成原始导管，末端上皮蕾增殖、形成裂隙。原始导管未来将会形成主导管，此时为上皮蕾初期。E13.5 天，开始有分支发生，形成大约 4~5 个上皮蕾及次级导管，此时为假腺管期。E14.5 天，不断发生的分支形成了许多小叶结构。唾液腺来源于一个实性的上皮团，为了能行使分泌功能，导管必须经历空化，形成腺泡与口腔之间的自由通道。导管管腔的形成大部分在 E15.5 天，此时为小管期。管腔形成时，上皮细胞增殖，管腔中心上皮细胞凋亡，导管和终末上皮蕾变得中空，形成了导管和腺泡，这时为终末上皮蕾期，大约在 E17.5 天。这一时期，在终末的上皮蕾和可能的导管中可见明显发育的管腔，但是在导管和管腔之间的连续性还不完全。在出生后分化继续发生，并出现颗粒小管。在唾液腺的形成过程中，不仅需要上皮细胞和间充质的协调发育，还需要内皮和神经源细胞相互协调，最终形成完整复杂的有序结构。

（二）小型猪唾液腺发育的形态学特征

大型哺乳动物唾液腺发育研究极少，以往的研究观察过成年小型猪唾液腺的组织学特点。国内学者以小型猪唾液腺为研究对象，动态观察小型猪唾液腺发育过程中的组织学变化。

在胚胎第 40 天，原始口腔上皮靠近舌的部分上皮内陷形成下颌下腺始基（图 18-2），上颌突和下颌突连接部分的上皮内陷形成腮腺始基（图 18-3）。内陷的上皮局部增生，呈条索状向下长入间充质中，条索末端膨大，上皮条索的细胞形态均一，未见细胞形态差异，上皮与间充质之间有基底膜相隔。

胚胎第 60 天，上皮条索末端分支呈树枝状，上皮条索中间出现腔隙，腔隙周围有 2~3 层细胞排列，腔面为柱状细胞，基底为扁平细胞，树枝状结构末端细胞聚集呈球形结构，其中部分细胞开始分化，细胞呈锥形，胞质宽大，细胞核偏基底侧，周围有 2~3 层扁平细胞或似基底样细胞，上皮细胞开始向导管上皮细胞、分泌细胞、肌上皮细胞分化（图 18-4）。

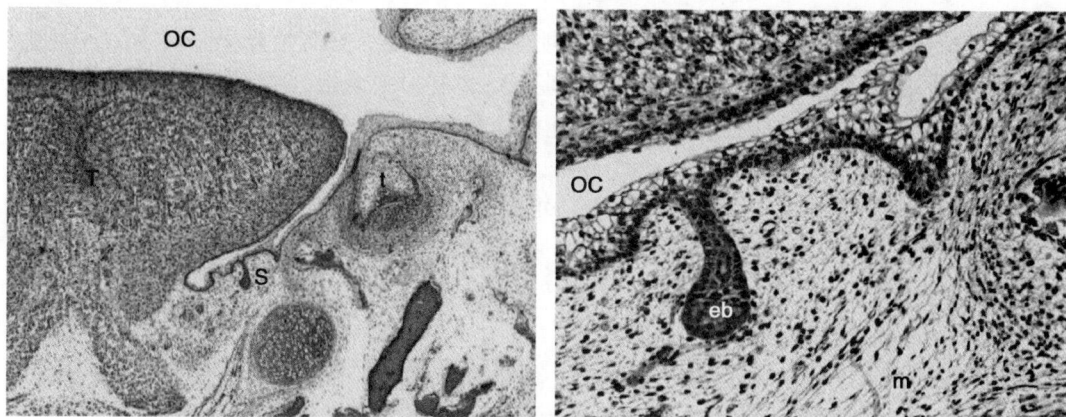

图 18-2　E40 天小型猪胚胎下颌下腺发育位置及组织形态
T:舌　S:下颌下腺始基　OC:口腔　t:牙胚　eb:上皮条索　m:基质

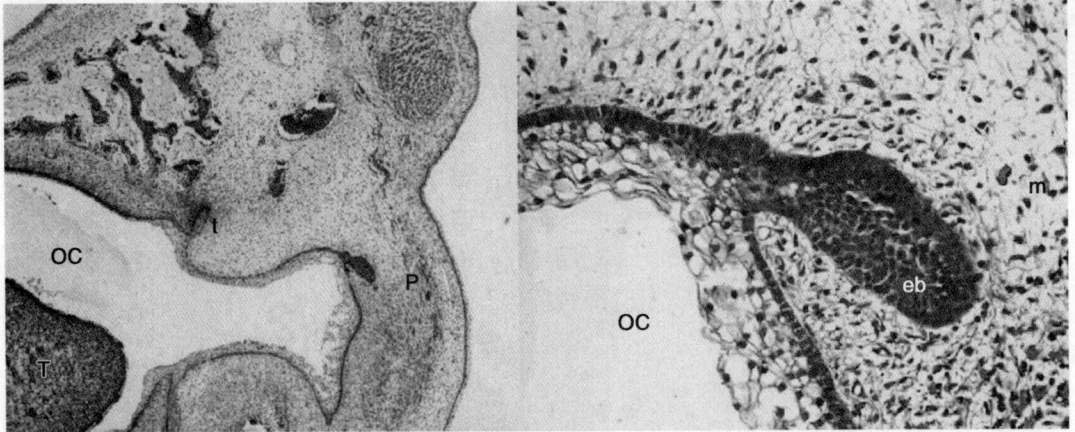

图 18-3　E40 天小型猪胚胎腮腺发育位置及组织形态
T:舌　P:腮腺始基　OC:口腔　t:牙胚　eb:上皮条索　m:基质

下颌下腺　　　　　　　　　　　　　　　腮腺

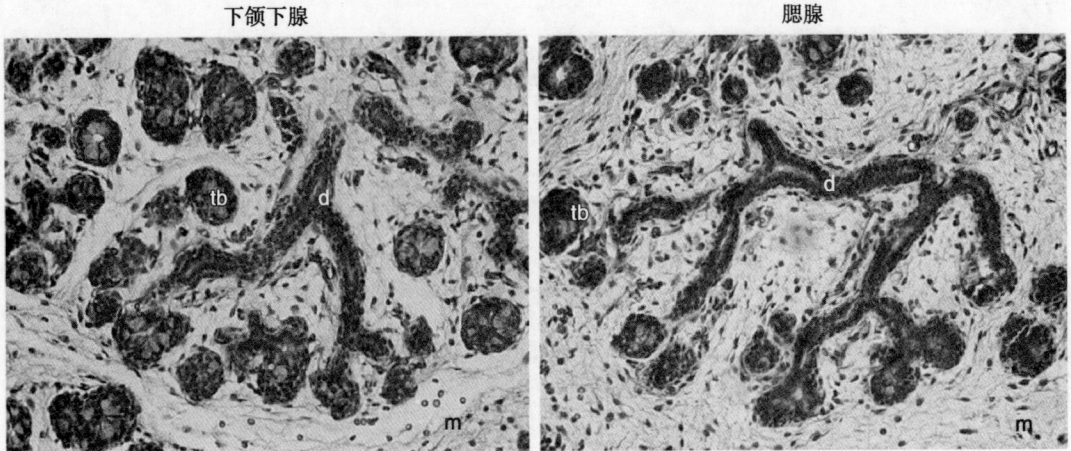

图 18-4　E60 天小型猪胚胎唾液腺组织形态
tb:末端上皮蕾　d:导管　m:基质

　　在胚胎第 80 天,腺小叶结构较上一时期明显,腺泡分泌细胞继续分化,多数腺泡中细胞呈锥形,胞质宽,细胞核位于基底,在腺泡周围有 1~2 层扁平细胞,在下颌下腺中,一些腺泡一侧可见排列成新月形的细胞覆盖,说明腺泡已向混合腺泡分化,管壁细胞层数减少为 1~2 层,腔面为立方细胞,外周为一层扁平细胞(图 18-5)。

　　在胚胎第 95 天,腺小叶结构更加明显,下颌下腺出现大量腺泡,大部分为混合性腺泡样结构,在分支导管和腺泡周围可以见到类肌上皮细胞(图 18-6)。在出生时,腺体结构接近成熟动物的腺体,出现各种特征明显的细胞形态和结构分布(图 18-7)。

(三)　小型猪唾液腺发育的形态学分期

　　根据观察到的组织学变化特点,参考对小鼠下颌下腺发育的分期,将小型猪唾液腺发育过程大致分为 5 个阶段:①上皮蕾初期:外胚层来源的上皮细胞在间充质的诱导下向深部的间充质增生,形成实性的上皮芽,胚胎第 40 天胚胎唾液腺发育处于该时期;②假腺管期:上皮芽上皮反复增殖,上皮条索不断伸长并发出分支,形成实性的末端膨大的树枝状上皮条

下颌下腺　　　　　　　　　　　　　　腮腺

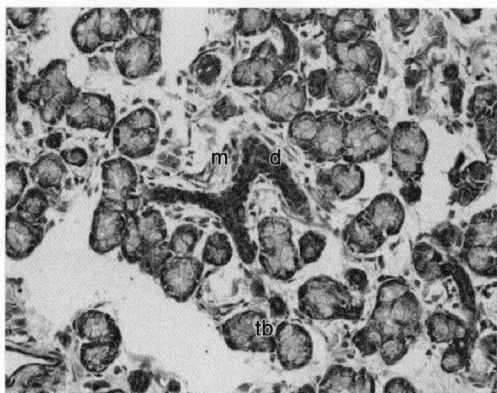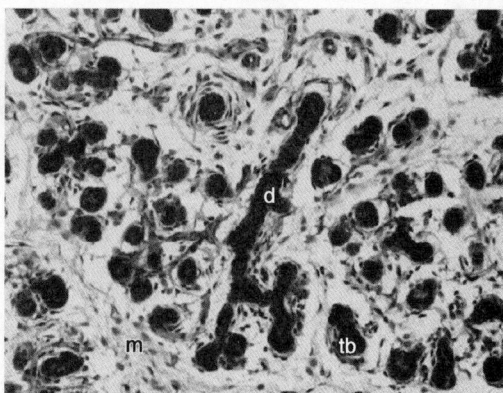

图 18-5　E80 天小型猪胚胎唾液腺组织形态
tb:末端上皮蕾　　d:导管　　m:基质

下颌下腺　　　　　　　　　　　　　　腮腺

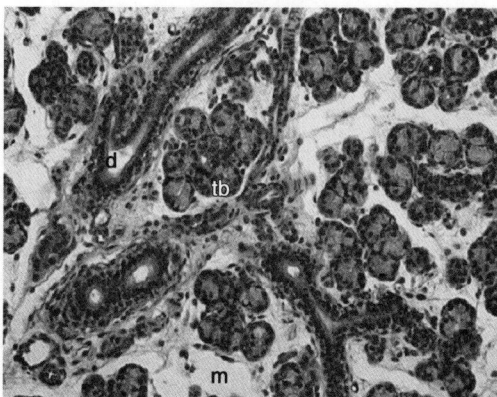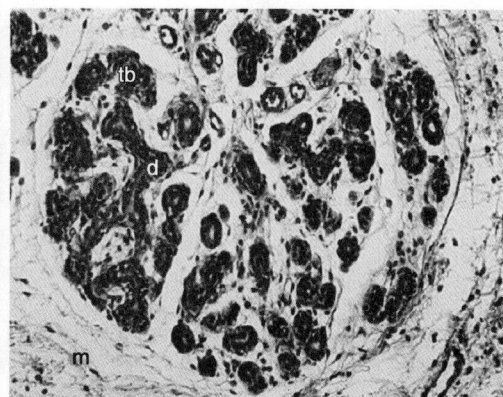

图 18-6　E95 天小型猪胚胎唾液腺组织形态
tb:末端上皮蕾　　d:导管　　m:基质

下颌下腺　　　　　　　　　　　　　　腮腺

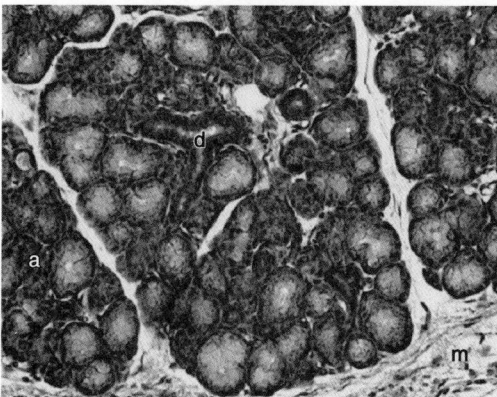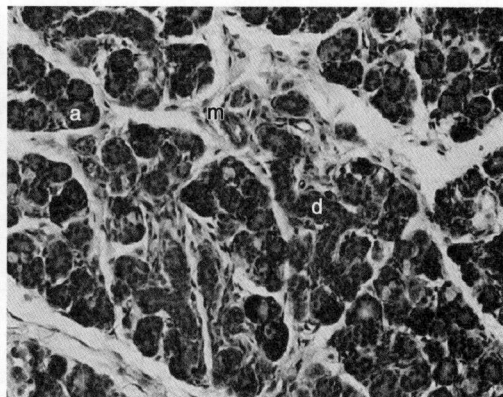

图 18-7　P0 天小型猪胚胎唾液腺组织形态
a:腺泡　　d:导管　　m:基质

索,周围的间充质包绕某部分分支形成腺小叶样结构,胚胎第 60 天胚胎唾液腺发育处于该时期;③小管期:树枝状上皮条索中心的上皮细胞通过凋亡等机制逐渐消失,形成上皮条索中央的管腔,末端膨大的上皮球细胞开始分化,胚胎第 80 天胚胎唾液腺发育处于该时期;④终末期:分支末端膨大的上皮球细胞增殖,分化形成腺泡细胞,上皮球中央出现腔隙,形成将来的腺泡腔和终末导管,胚胎第 95 天胚胎唾液腺发育处于该时期;⑤成熟期:此时期的腺体结构接近成年动物的腺体,各级导管分化趋于成熟,下颌下腺腺泡数量多,可见黏液性腺泡和浆液性腺泡,腺体接近成熟。腮腺腺泡为浆液性腺泡,但比成熟腺体腺泡细胞胞质少,出生时小型猪的唾液腺发育大致处于该时期。

唾液腺的发育过程并非截然分开,某一阶段以某种组织学特征为主,同时兼有其他相近阶段的组织学结构成分。在整个观察过程中发现在相同的胚胎时期,下颌下腺发育比腮腺发育早,这与早期以啮齿类动物为研究对象进行组织学观察得出的结论一致。

(四) 人类唾液腺发育的形态学分期及特征

国内有学者收集了不同发育时期的人类胚胎,通过 HE 染色动态观察唾液腺发育过程中的形态结构变化。根据发育过程中的形态变化,参考 Myat 等对唾液腺胚胎发生的分期,从组织形态学角度动态观察唾液腺的发育过程,将其分为 4 个阶段:①外胚层来源的上皮基底细胞在外胚间充质的诱导下,向深部增生,形成实性上皮芽;②上皮芽增生,分支形成实性树枝状上皮索条,间充质包绕腺小叶样结构;③上皮索中心部细胞变性,形成管腔;④分支末端细胞增生,末端膨大分化为终末导管和腺泡细胞。唾液腺的发育过程并非截然分开,某一阶段以某些形态结构特征为主,同时兼有其他相近阶段的形态结构成分。发育 7~8 周的人类胚胎,可见唾液腺上皮芽深入周围间充质,此时细胞形态均一,未见细胞形态差异;发育 9~10 周的人类胚胎,唾液腺上皮芽进一步增生,出现树枝状上皮条索,细胞仍未见明显形态学差异,组织学上尚未出现明显分化;发育 11~14 周的人类胚胎,树枝状上皮条索中央出现腔隙,可见大小不等的管腔结构,细胞分别向腺管上皮细胞、肌上皮细胞分化;发育 15~20 周的人类胚胎,唾液腺器官基本完成发育过程,出现不同的细胞形态及结构分布。

综上所述,无论是小鼠、小型猪还是人类,唾液腺发育都是一个动态连续的过程。虽然分类标准有所差异,但在组织学上基本都包括相似的环节。这一过程是胚胎期上皮和间充质相互作用的结果,其中涉及了复杂的分子信号调控。

三、上皮间充质相互作用

分支形成是许多器官发育的基本过程,例如唾液腺、肺、肾以及乳腺,通过一系列反复的分叉形成了具有分支结构的上皮。基于一系列的将早期蕾状期的上皮和间充质分离然后重组的实验提示,不同腺体的分支模式的特点以及不同分泌物的特点都是由间充质来源的信号控制的。

在不同组织重组实验中,唾液腺间充质与其他部位的上皮细胞重组,可以使这些上皮形成类似唾液腺分支样结构,如乳腺上皮和胚胎第 13 天的唾液腺间充质、口腔和鼻腔上皮与唾液腺间充质的重组实验。在胚胎第 14 天的唾液腺间充质与早期垂体上皮的重组实验中,也观察到了唾液腺样的结构。作为唾液腺间充质具有决定性作用的证据是,当上皮蕾初期和更晚时期的唾液腺上皮与下颌支、乳腺、肢芽间充质重组时,并不能形成典型的唾液腺上皮结构。间充质也能控制唾液腺分叉的不同类型。当大鼠的下颌下腺上皮与腮腺的间充质重组时腺体表现为腮腺腺泡的结构特点，反之亦然。唾液腺间充质还可以决定唾液腺上皮的分支方向。

虽然间充质决定上皮的分支模式，但是在很多情况下间充质并不能改变上皮细胞的分化，这一过程被认为是由上皮细胞的固有特性决定的。当大鼠下颌下腺的间充质与腮腺上皮重组时，上皮组织分化为合成淀粉酶的浆液性腺泡，而不是黏液性腺泡。

四、下颌下腺发育各期的相关基因调控

（一）上皮蕾前期到上皮蕾初期

小鼠和人类的唾液腺发育不全与一些基因突变相关。在成纤维细胞生长因子 10（fibroblast growth factor 10，FGF 10）突变小鼠中，唾液腺、肺、甲状腺缺失。杂合子小鼠唾液腺缺陷，导管和顶芽数量较少。在人类，*FGF10* 突变可以导致 ALSG、LADD 综合征。在前腺泡时期，FGF10 的表达围绕在发育的腺体周围。*Fgfr2b* 敲除小鼠唾液腺发育不全，杂合子唾液腺缺陷。FGF8 条件敲除，胚胎唾液腺发育可以起始，但是不能出现分支，提示唾液腺的起始可能不受 FGF 信号的控制。PITX2 是 FGF8 的正性调节物，是 BMP4 的负性调节物。口腔正常发育是唾液腺发育的前提条件。*Pitx2* 敲除的小鼠，唾液腺及牙发育均不能起始，可能在早期唾液腺发育就阻止了。

（二）上皮蕾初期到假腺管期

唾液腺分支的发生受到细胞外基质的调控。基底膜是由细胞外基质构成的，其将上皮和周围的间充质分开，基质中的分子与上皮紧密接触。细胞外基质不仅是细胞生存的支架，还是一种不断变化的模型元素，这种模型能够控制组织的发育。在胚胎第 13 天，如果将上皮和基底膜分开，分支形成不佳。但是用其他的胶质膜代替时，上皮生长正常。上皮周围的基底膜含有大量的分子，例如糖胺多糖（glycosaminoglycans，GAGs）、胶原、纤维黏联蛋白、整合素。这些分子在分支形成过程中发挥作用。整合素和钙黏素在唾液腺分支发育中也发挥重要作用。整合素表达受到表皮生长因子（epidermal growth factor，EGF）水平的调节。表皮生长因子受体（epidermal growth factor receptor，EGFR）在发育中的导管高度表达，EGF 和肿瘤坏死因子 α（TNF-α）都能充当配体。*Egfr* 突变的小鼠，顶芽数量减少，细胞外基质（extracellular matrix，ECM）增加。在唾液腺分支发育过程中，成纤维细胞生长因子（FGF）发挥重要作用，如 Fgf7 引导上皮蕾的形成，Fgf10 导致导管的伸长。*Shh* 敲除的小鼠唾液腺发育停止在假腺管期。TGF-β（transforming growth factor β）超家族在唾液腺分支发育中也发挥了作用。虽然 *Tgfβ1*、*Tgfβ2* 敲除的小鼠唾液腺发育正常，但是将 TGFs 加入下颌下腺培养后能提高分支的形成。下颌下腺的分支形成可以被 BMP4 抑制，而 BMP7 则可以通过加强增殖过程来促进形成分支。*Bmp7* 敲除小鼠下颌下腺间充质结构混乱，上皮分叉和管腔形成很少。

（三）小管期

唾液腺导管的空腔形成一直被假设为导管中央的细胞发生凋亡，形成管腔。凋亡的细胞被定位在发育中的导管，一种凋亡通路上的中心调节子——细胞凋亡蛋白酶 3（caspase 3）也在这些区域表达。导管中心的细胞凋亡，是什么阻止凋亡细胞周围的细胞发生凋亡呢？一种解释是在周围的组织中存在凋亡蛋白抑制成分——存活素（survivin），在许多发育中的组织内和癌症组织内可以发现它的高表达。在唾液腺发育中，形成的管腔周围的细胞中，细

胞核上也有存活素表达,可能是阻止凋亡扩散的因素。抗凋亡蛋白 Bcl-2 和 NF-κB 在管腔周围细胞中表达。TNF 也参与管腔形成,IL-6 表达与 TNF 水平相关,是 NF-κB 的下游信号。SHH 除了在发育早期发挥作用外,在管腔形成和细胞极化过程中也发挥作用。SHH 过表达会导致管腔形成过早以及管腔面的连接复合体聚集。外胚叶发育不全基因 A(Eda)突变的小鼠管腔形成消失或减少。

(四) 终末上皮蕾时期

当细胞开始分化的时候,黏蛋白转录物开始表达。在胚胎唾液腺中,其转录物与成体不同。在假腺管期,黏蛋白转录物在分支上皮表达,但是,在胚胎第 17 天才可以在顶芽和前腺泡的细胞膜上检测到黏蛋白表达。早期转录物的作用不明,可能是发挥细胞-细胞间相互作用。刺激分泌的受体——肾上腺素受体,直到出生才表达,因此分泌的功能和神经控制直到出生才发生。

五、神经支配与唾液腺发育

唾液的分泌受到副交感神经和交感神经的支配。最近的研究表明,神经支配与唾液腺的发育及组织形成密切相关。在唾液腺形成的早期,周围的神经组织就参与其中,伴随着唾液腺发育的全过程。以小鼠下颌下腺为例,E11.5 天口腔上皮增生,E12 天副交感神经颌下神经节紧紧包绕增生的上皮,与之平行发育。通过体外培养发现,去除副交感神经颌下神经节后,下颌下腺上皮生长显著受阻。进一步研究证实,即使颌下神经节存在,通过抑制乙酰胆碱(ACh)及胆碱能受体 M1(Chrm1)功能,下颌下腺上皮生长也显著受阻。以上研究揭示,副交感神经支配对于唾液腺的生长和发育至关重要。从副交感神经节发出的神经纤维会随着上皮分支的形成而延伸,调节上皮祖细胞的增殖和分化,从而调控唾液腺的生长和发育。支配唾液腺的交感神经来自颈上神经节,通常认为出生前后随血管长入唾液腺,这个时候唾液腺腺泡和导管已接近成熟,故而交感神经对唾液腺的发育影响较弱。

六、神经轴突的引导

因为神经支配在下颌下腺发育和功能中起到重要作用,所以明确神经轴突引导的机制就特别重要。Semaphorin 家族是一类可分泌或跨膜分布的轴突导向因子,影响包括下颌下腺在内的许多器官的发育。Semaphorin 信号影响下颌下腺裂隙的形成和分支发生,而与上皮增殖无关。交感神经轴突随血管延伸进入下颌下腺。内皮素(endothelin)是血管源性的轴突导向因子,具有收缩血管的功能,有证据表明其可能来源于交感神经元。交感神经轴突更多的功能在于调节成体唾液腺功能,其与发育的相关性还需要进一步研究。

第二节　果蝇唾液腺发育的调控机制

一、果蝇唾液腺发育位置及细胞类型的决定

果蝇的唾液腺只含有两种细胞,从两个大约只有 100 个细胞的腹侧外胚层始基上发育

而来。在果蝇唾液腺发育过程中,胚胎细胞形态的改变、胚胎外胚层上皮细胞的内陷及内陷细胞的迁移等过程以及所涉及的调控机制与高等动物相似。研究发现,果蝇唾液腺始基形成位置、主要细胞类型(分泌细胞和导管细胞)等都是由局部的转录因子及其介导的细胞信号决定的。

果蝇唾液腺发育主要相关基因及信号通路见表 18-1。

表 18-1　果蝇唾液腺发育主要相关基因及信号通路

在唾液腺发育中功能	相关基因及信号通路
唾液腺形成位置和细胞类型	
决定唾液腺形成位置	*scr*、*exd*、*hth*
在 PS3-13 中阻止唾液腺形成	*tsh*
在 PS14 中阻止唾液腺形成	*Abd-B*
阻止在胚胎背侧形成唾液腺	*Dpp*、*thick veins*、*punt*
	Mad、*med*、*shh*,Dpp 信号通路
阻止最腹侧细胞形成分泌细胞	*Rho*、*spi*,Egf 信号通路
唾液腺形态发育	
细胞存活,分泌细胞内陷及细胞顶膜压缩	*fkh*
决定细胞内陷顺序和器官形状	*hkb*
保持单细胞上皮层	*fas*
分泌细胞定向移动和保持细胞及器官状	*rib*
导管细胞内陷	*trh*
区分分支导管细胞和总导管细胞,调控分支导管形态发生	*eyg*

(一) 果蝇唾液腺形成位置的决定

胚胎体轴前后方向主要由两种同源异型基因 *Scr* 和 *Abd-B* 及编码锌指样蛋白的 *Tsh* 基因共同作用决定,它们共同作用,将唾液腺发生的位置控制在果蝇胚胎第二副节(parasegment 2, PS2)中。*Scr* 基因最初在包括唾液腺前体细胞在内的整个 PS2 的外胚层中都有表达,其表达缺失将导致唾液腺不能形成,而异位表达将导致在 PS2 以外的位置形成唾液腺。在 PS2 以后的体节中有两种蛋白阻止了 *Scr* 诱导的唾液腺形成:在 PS3-PS13 中,锌指蛋白 TSH 阻止唾液腺形成,在 PS14 中,同源异型蛋白 ABD-B 阻止唾液腺形成,但它们的作用机制还不是很清楚。

由 *exd* 和 *hth* 基因编码的转录因子 EXD、HTH 也和唾液腺位置发生有关,它们有两种作用:①维持 *Scr* 基因在唾液腺始基的持续表达;②与 SCR 一同作用,调节下游唾液腺基因的表达。当唾液腺始基开始内陷时,SCR/EXD/HTH 共同抑制其下游目的基因 *hth* 的转录,*hth* 的表达降低又可以使 *Scr* 的表达降低,通过这种反馈抑制使这些正性调节因子从唾液腺始基中消失。

胚胎体节的背腹方向由 *dl* 基因及 Dpp 信号通路共同决定,形成唾液腺的细胞主要来源于腹侧细胞。*dl* 基因编码一种转录因子,其活性受核转录调控,并在胚胎期决定腹侧细胞的发育过程,其缺失将导致不能形成唾液腺。在大部分腹侧细胞,都有核 DL 蛋白的高表达,它能激活 *twi* 和 *sn* 的表达,其转录因子 TWI 和 SN 能够直接阻断 SCR 对唾液腺目的基因的激活作用。在胚胎的腹侧和腹外侧，DL 阻断 *dpp* 基因的表达，*dpp* 表达缺失将会导致 PS2 背侧外胚层细胞全部表达唾液腺基因，而 *dpp* 的广泛表达将会导致在 PS2 不能形成唾液腺。*dpp* 是 Dpp 信号通路中的分子，通过其下游效应子起作用，这些效应子包括丝/苏氨酸酶受体 thick veins、punt、smad 家族成员 MAD、MED 及核内蛋白 SHN。DPP 与其受体的结合导致 MAD 的磷酸化，磷酸化的 MAD 与 MED 结合，复合体进入细胞核。在细胞核 MAD/MED 复合体与 SHN 结合，阻止了 SCR/EXD/HTH 在胚胎背侧细胞中激活唾液腺目的基因的表达。因此，Dpp 信号通路的作用是在果蝇唾液腺始基上建立背侧边界。

（二）唾液腺细胞类型的决定

唾液腺始基中局部信号分子的作用决定了细胞类型。EGF 信号通路在这一过程中发挥重要作用，其组成部分有 *rho*、*spi* 基因。该信号通过在腹侧细胞阻断特异基因的表达、分泌来决定细胞类型。EGF 信号使下游目的基因 *fkh* 只在分泌细胞的前体细胞表达，而 *fkh* 又抑制了 *trh* 在这些细胞中的表达，使得 *trh* 只能在要形成导管细胞的唾液腺始基最腹侧细胞表达。*fkh*、*trh* 编码的转录因子分别调控分泌细胞和导管细胞的基因表达，从而决定两种唾液腺细胞类型。

二、果蝇唾液腺形态发生中的基因调控

当唾液腺发生的位置、细胞类型等被决定后，唾液腺形态发生过程启动。这一过程主要包括细胞的内陷、细胞的存活、细胞的定向移动、唾液腺导管的形成和分支发生等。

（一）唾液腺分泌部的形态发生

分泌细胞起源于胚胎体节腹中线两侧的两个唾液腺始基。当分泌部形态发生启动后，始基中的上皮细胞以一定顺序向间充质中内陷。从始基背后方的细胞开始，到始基前部的细胞，最后是始基腹侧的细胞。在内陷的同时，分泌细胞经历顶膜压缩（apical constriction）过程，包括细胞核向基底方向移动和细胞膜顶部压缩。研究表明细胞核向基底方向移动与微管网络系统相关，而顶膜压缩与肌动-肌球蛋白网络系统相关。当大部分的分泌细胞内陷后，唾液腺始基远端细胞开始向后方移动，以保证成熟腺体形成的正确位置。在这一过程中有几种重要的唾液腺基因参与形态发生的调控。

1. *Fkh* 基因　*Fkh* 是唾液腺发育中最早表达的基因之一，它编码一种哺乳动物 HNF-3b 的同系物转录因子，*Fkh* 表达缺失的唾液腺表型是虽有分泌始基形成，但上皮细胞不能内陷。*Fkh* 可以保持不分裂细胞的数量。分泌始基细胞内陷过程中，细胞要发生顶膜压缩。在 *Fkh* 突变的胚胎中无顶膜压缩过程，但细胞核的移动无异常，说明 *Fkh* 在分泌细胞内陷中的作用一定是通过激活一种肌动或肌球蛋白相关调节信号的表达来调节顶膜压缩过程，而不能发生顶膜压缩是细胞不能内陷的主要原因。因此，*Fkh* 在分泌始基有两种相互独立的作用：决定细胞存活和参与细胞内陷过程。

2. *Hkb*、*Fas* 基因　*Hkb*、*Fas* 基因突变可以打乱上皮内陷的顺序，导致形成的唾液腺表型缺陷。在 *Fas* 和 *Hkb* 突变的胚胎中，上皮细胞不能以正常的顺序内陷，而是以对称的方式从分泌始基的中心部开始内陷，最终形成的唾液腺没有正常的分支结构。*Hkb* 突变胚胎中形成的唾液腺具有单细胞上皮层结构，而 *Fas* 突变胚胎形成的唾液腺不具有这种单细胞上皮层结构，这些突变后的唾液腺表型缺陷说明 *Hkb*、*Fas* 在决定分泌细胞内陷的方式上起作

用,并且 *Fas* 还可以使内陷的细胞形成一种单层结构。

3. *Rib* 基因　当大部分分泌细胞内陷后,分泌腺管背侧末端的细胞开始向后方迁移,这种迁移方向的改变可以保证唾液腺最终在正确的位置形成。在 *Rib* 突变的胚胎中,分泌细胞停留在准备开始迁移的位置上。通过对 *Rib* 突变的胚胎后期气管和唾液腺结构分析发现,其管腔均有所增大,并且在唾液腺和后肠中,内陷细胞的楔型特征消失。说明 *Rib* 的功能可能是在组织形态发生过程中指导细胞定向移动和在胚胎后期保持器官形状。*Rib* 基因可能是通过调节细胞骨架系统发挥以上作用。

(二) 唾液腺导管部的形态发育

胚胎唾液腺导管部由在 PS2 腹中线两侧的唾液腺始基细胞形成。始基前半部分的细胞形成总导管,后半部的细胞形成两个分支导管。整个导管的形状发生可能是通过汇聚延伸(convergent extension)作用发生,这一过程的形态学变化是细胞彼此之间互相插入,使原组织变窄,并且在一个方向上延伸。这种作用在许多组织的发生中都存在。*Trh* 基因及其下游目的基因 *Egy* 在唾液腺导管部形态发生过程中起重要作用。

Trh 基因也是唾液腺发育早期表达基因之一,编码一种"螺旋-环-螺旋"PAS 家族转录因子。它对导管细胞的作用与 *Fkh* 对分泌细胞的作用相似:导致导管细胞内陷,形成特征性管腔。在 *Trh* 缺失的胚胎中,唾液腺导管部前体细胞能够形成,但是不能内陷形成特征性管腔。*Trh* 通过调节下游目的基因发挥作用,在唾液腺导管形态发生过程中,目前只有一种 *Trh* 目的基因已知,即 *Eyg* 基因。在 *Eyg* 突变胚胎中,唾液腺分支导管不能形成,在总导管中发现有更多的细胞。这些 *Eyg* 突变胚胎唾液腺表型缺陷说明,*Eyg* 的功能是区分形成分支导管和总导管的细胞及调控分支导管的形态发生过程。

综上所述,在果蝇唾液腺发育过程中,多种基因相互影响,协同发挥作用。

第三节　哺乳动物类唾液腺发育的调控机制

哺乳动物唾液腺发育过程较果蝇唾液腺发育过程复杂,目前的研究对象主要是小鼠下颌下腺,其发育涉及细胞增殖、细胞静止、细胞凋亡以及组织分化等过程。下颌下腺的形态发生依靠上皮-间充质相互作用,许多时-空特异表达的生长因子、细胞因子、转录因子参与调控。为了发现下颌下腺形态发生过程中关键的分子及信号通路,利用基因敲除等分子生物学技术,对许多时-空特异性分布的生长因子、细胞因子(及其受体)和许多细胞信号在细胞增殖和细胞凋亡过程中的表达模式进行研究,发现了一些细胞因子、生长因子及其受体在小鼠下颌下腺发育中的时空分布特点及作用机制。

一、成纤维细胞生长因子及其受体

成纤维细胞生长因子(FGF)家族包括至少 22 个成员,已经发现 4 种 FGF 受体,并且 FGFR1~3 的不同剪切可以形成不同的受体亚型,这些受体亚型对 FGF 的亲和性和特异性具有组织特异性。在发育过程中 FGF 信号通路中受体-配体结合并激活 4 种酪氨酸激酶受体,启动下游多种胞内级联反应,包括 ERK/RAS/MAPK、PI3K、PLCγ/PKC 等信号通路,从而介导多种生物学功能,例如细胞增殖、迁移和分化、分支的形态发生和组织分化等。FGFs 的过表达将会影响血管生成及导致肿瘤发生,FGFRs 的缺失或者突变导致发育以及口腔颌面部缺陷,已知人唾液腺发育不良与 FGF10 突变有关。已有的下颌下腺体外培养研究发现 FGFs 及其受体在下颌下腺发育过程中发挥重要调节作用,随着基因修饰技术的诞生与进步,利用其研究 FGFs 及其受体基因体内功能成为可能。以往的研究显示 FGFs 及其受体基因修饰小鼠下颌下腺出现多种相关表型。*Fgf10* 基因敲除小鼠出现唾液腺、肺、甲状腺、垂体缺如等表型,并且在牙、肾脏、毛发以及消化器官的发育过程中出现轻微缺陷。*Fgf10* 基因杂合突变小鼠也出现唾液腺和泪腺发育不全表型。分泌性 *Fgfr2* 转基因小鼠和 *Fgfr2b* 基因敲除小鼠出现唾液腺不能发育表型。但是近期的相关表型组织学分析显示,*Fgf10*、*Fgfr2b* 基因敲除小鼠在胚胎第 12.5 天时可见下颌下腺形成一个发育不良的单个上皮芽,但在胚胎第 13.5 天,即分支发生开始时,下颌下腺上皮芽完全消失。对 *Fgf10*、*Fgfr2b* 基因杂合突变小鼠下颌下腺进行组织学分析发现,其下颌下腺发育不良,导管和终末上皮芽数量减少。*Fgf8* 条件基因敲除小鼠下颌下腺表型包括腺体的发生可以开始,但是存在严重的发育不良和分化缺陷;下颌下腺发育将会停滞在初始蕾状期。小鼠乳腺肿瘤病毒(MMTV)介导的 *Fgf8* 基因过表达可以导致唾液腺发生肿瘤。*Fgf7* 基因敲除小鼠下颌下腺的表型没有报道,但是该小鼠可以出现肾脏和毛发发育缺陷表型。以在下颌下腺导管基底部细胞和肌上皮细胞表达的细胞角蛋白 14(K14)为启动子介导的 *Fgf7* 基因过表达,小鼠下颌下腺可以出现腺体体积减小、唾液分泌增多、腺体分化延迟等表型,但是出现这种表型的机制还不清楚。通过观察这些基因修饰小鼠下颌下腺相关表型,可以推测 *Fgf10/Fgfr2b* 基因在下颌下腺发育起始以及早期阶段发挥中心调控作用,*Fgf8* 基因在下颌下腺发育后期阶段发挥调控作用,*Fgf7* 基因则可能与下颌下腺腺体分化过程的调控有关。体外实验表明,Fgf10 仅诱导小鼠胚胎下颌下腺末端上皮蕾的增殖,而 Fgf7 可以诱导全腺体上皮的增殖。

二、表皮生长因子及其受体

表皮生长因子(EGF)在从线虫到人类的多种生物体发育过程中发挥必不可少的作用,并且与多种人类肿瘤细胞的发生和生长有关。表皮生长因子家族包括 EGF、TGFα、epiregulins、neuregulins、肝素结合 EGF(HB-EGF)等,通过与 4 种受体 EGFR/ErbB-1、ErbB-2、ErbB-3、ErbB-4 结合,并启动 MAPK、PI3K、PLC/PKC 等胞内信号通路转导,激活细胞分裂等过程。前期的大量体外研究表明,表皮生长因子是另外一类参与下颌下腺发育调控的生长因子。*Egfr* 基因敲除小鼠的上皮组织发育异常,并且在出生后 8 天由于上皮性器官的发育缺陷而死亡。*Egfr* 基因敲除小鼠下颌下腺表型为腺体终末上皮芽数量明显减少,但是与野生型小鼠相比,其成熟没有明显区别。通过分析这些表型,可以说明 EGFR 信号通路在调节体内分支形态发生过程中发挥作用,但是对于下颌下腺发生的起始和成熟阶段并不是必需的。EGFR 功能的缺失也许会被其他在下颌下腺发育早期阶段表达的 EGF 受体亚型所补偿,因此今后的研究还需要进一步明确不同受体亚型在下颌下腺发育调控中的作用。

三、转化生长因子 β 超家族

转化生长因子 β 超家族(TGF-β)在胚胎发育、细胞分化、器官形成、免疫反应、生长控制等生理过程中起重要作用。TGF-β 超家族的成员包括至少 25 种相关的蛋白,如 TGF-βs、骨形态发生蛋白(BMPs)、活化素(activin)、抑制素(inhibin)等。TGF-β 超家族的成员通过与Ⅰ、Ⅱ两种类型的跨膜丝氨酸激酶受体相互作用而发挥作用。TGF-β 相关分子先与Ⅱ型受体结合,然后结合Ⅰ型受体,在细胞表面形成一个异源复合物,此复合物中Ⅰ型受体上的丝氨酸和苏氨酸残基经Ⅱ型受体的激酶活性磷酸化而被激活。Ⅰ型受体激活后通过 SMADs蛋白将信号从细胞质转移到细胞核。有关研究表明,在胚胎发育过程中,TGF-β、BMP、ac-tivins 通过调节细胞外基质的合成而控制下颌下腺的分支形态发生。但是 *Tgf-β2* 和 *Tgf-β3*基因敲除小鼠下颌下腺表型正常,说明 TGF-β 信号通路的其他成员可能代偿了这两种分子的功能,这也说明 TGF-β 信号通路在下颌下腺发育过程中的调控作用还需要进一步深入的研究。骨形态发生蛋白(bone morphogenetic proteins,BMPs)迄今为止已经发现 20 多种,属于TGF-β 细胞因子超家族,是一类从骨基质中分离提纯并能高效诱导骨、软骨和组织发生的疏水性酸性糖蛋白,是一种多功能的细胞生长因子。BMPs 作为细胞外信号可结合并激活靶细胞膜上的特异性受体,通过 Smads 依赖性和 Smads 非依赖性两种途径传递特异性信号。*Bmp*转基因和基因敲除小鼠表型研究显示,BMP 信号在心脏、神经、软骨以及多种器官发育的模式形成过程中发挥重要作用。*Bmp7* 基因敲除小鼠胚胎下颌下腺表型异常,主要表现为腺体间充质紊乱,上皮分支减少,管腔形成减少。对不同发育时期的下颌下腺基因表达进行分析发现,*Bmp4*、7 基因在发育的早期高度表达,其表达受到 FGF 信号通路的调节。BMP4 能够抑制下颌下腺的分支形成,而 BMP7 的作用则相反。BMP7 还能挽救由于 FGF 被抑制而导致的下颌下腺分支形成减少,这些结果说明 BMP7 可能是 FGFR 的下游信号或是与细胞增殖调控相关的平行通路。

四、Sonic Hedgehog(*SHH*)基因

SHH 是诱发发育的 hedgehog 信号分子家族的成员之一,与多种胚胎组织中细胞存活、增殖、分化以及模式形成有关。以往的研究利用基因修饰技术证明,SHH 信号级联反应对于哺乳动物胚胎发生过程的许多方面是必需的,包括神经管、口腔颌面部、肢体以及肾脏的正常发育。*Shh* 基因敲除小鼠出现第一鳃弓衍生的多种器官发育缺失(牙、舌、Meckel 软骨)表型。*Shh* 基因敲除小鼠下颌下腺表型为腺体发育停滞在胚胎第 14 天,即假腺管期。体外研究发现 Shh 能促进下颌下腺发育过程中的分支形成,干扰 Shh 信号导致上皮细胞的增殖和分支形成减少,但是这种表型能够被外源性 FGF8 挽救。这提示 Shh 信号通路可能是下颌下腺发育过程中 FGF 信号通路的上游信号或者是与 FGF 信号平行的相关信号,说明 FGF 信号通路和 Shh 信号通路之间的交流在下颌下腺发育过程中发挥作用。

五、*PITX1* 基因

PITX1 基因是一种同源结构域转录因子,在下颌下腺上皮大量表达,*Pitx1* 敲除小鼠出现肢体发育缺陷、腭裂、下颌骨和舌变短,以及胚胎第 17 天下颌下腺缺失等表型。人类 *PITX1*基因缺失导致 Treacher-Collins 综合征,即下颌颌面部成骨不全综合征,患者出现唾液产生障碍等症状。*Pitx1* 敲除小鼠表型产生的原因可能是目的基因的诱导作用缺失影响了 FGF、

SHH、BMP、WNT 信号通路对细胞增殖的调控作用。

六、非编码 RNA

MicroRNAs(miRNAs)是小分子非编码 RNA，在转录后调节基因的表达。例如 miR-21 能够下调靶基因 *Reck* 和 *Pdcd4*，调节分支形成，而 miR-21 缺失会导致上皮分支减少，其表达受到 Egf 的调控。*Reck* 和 *Pdcd4* 被抑制后，基质金属蛋白酶(matrix metalloproteinase, MMP)激活，导致细胞外基质(ECM)降解，促进分支形成。miR-200c 家族在胚胎唾液腺末端上皮蕾中高表达，并且影响上皮增殖。miR-200c 下调 *Vldlr* 基因及其配体 reelin 的表达，影响下游 FGFR 依赖的基因表达，从而调控上皮增殖。miR-200c 在下颌下腺中作用于 *Zeb1* 和 *Hs3st1* 基因，调节 E-cadherin 和硫酸乙酰肝素(heparan sulfate, HS)的功能。

七、分支形成过程中细胞外基质降解

MMP 通过重塑 ECM 和细胞膜表面结构来调节胚胎唾液腺上皮的增殖和分支。膜型 MMP1(MMP14)基因敲除小鼠($Mmp14^{-/-}$)下颌下腺分支明显减少。下调体外培养的小鼠胚胎下颌下腺中的膜型 MMP2(MMP15)，下颌下腺形态发生和上皮增殖也明显下降。具体机制是，MMP 功能缺失和表达下降抑制了 NC1 结构域从Ⅳ型胶原上降解下来，从而阻碍了上皮的增殖和分支。

八、外胚叶发育不全基因 A(*EDA*)及其受体

EDA 及其受体 EDAR 是肿瘤坏死因子超家族信号通路中与外胚层器官发育相关的信号通路。在人类，这些基因的突变将导致无汗型外胚层发育不全(HED)，患者出现唾液腺、毛发、牙、汗腺异常等症状。Eda 表达缺陷的 *Tabby*(Eda^{Ta})和 *Downless*($Edar^{dl}$)突变小鼠表现出与无汗型外胚叶发育不全相似的表型。最近的研究表明，(Eda^{Ta})基因突变小鼠的下颌下腺出现发育不良表型，而($Edar^{dl}$)突变小鼠的下颌下腺出现腺泡和导管缺失等严重发育不良的表型，这些结果说明 Eda/Edar 信号通路对于唾液腺分支形态发生、管腔形成以及组织分化是必需的，但是对于唾液腺发生的起始却不是必需的。

通过对果蝇和小鼠唾液腺生长发育基因调控机制的研究，已经对许多调控机制有所了解，但主要集中在唾液腺分支发生过程，对于其他唾液腺发育基因调控机制的了解十分有限，例如唾液腺发育起始以及唾液腺发育位置的决定基因、唾液腺类型的决定基因等。随着分子生物学技术的不断进步与唾液腺生长发育基因调控研究的不断深入，有望逐步了解唾液腺发育相关的分子调控机制。

第四节 唾液腺再生

一、组织再生的一般规律

再生可分为生理性再生及病理性再生。生理性再生是指在生理过程中，有些细胞、组织

不断老化、消耗,由新生的同种细胞不断补充,始终保持着原有的结构和功能,维持着机体的完整与稳定。例如,表皮的表层角化细胞经常脱落,而表皮的基底细胞不断地增生、分化,予以补充;消化道黏膜上皮约 1~2 天就更新一次;子宫内膜周期性脱落,又由基底部细胞增生加以恢复;红细胞平均寿命为 120 天。病理性再生指病理状态下细胞、组织缺损后发生的再生。各种组织有不同的再生能力,这是动物在长期进化过程中形成的。一般说来,低等动物组织的再生能力比高等动物强;分化低的组织比分化高的组织再生能力强;平常容易遭受损伤的组织以及在生理条件下经常更新的组织有较强的再生能力,反之则再生能力较弱或缺乏。

(一) 腺上皮再生过程

腺上皮虽有较强的再生力,但再生的情况依损伤的状态而异:如果仅有腺上皮的缺损而腺体的基底膜未被破坏,可由残存细胞分裂补充,完全恢复原来腺体结构;如腺体构造(包括基底膜)被完全破坏,则难以再生。构造比较简单的腺体如子宫腺、肠腺等可从残留部细胞再生。肝细胞有活跃的再生力,肝再生可分为三种情况:①肝大部分切除后,剩余的肝细胞分裂增生十分活跃,短期内就能使肝恢复原来的大小。例如大鼠肝切除90%后,只需 2 周就可恢复原肝的重量,不过之后要经过较长时间的结构改建,形成新的肝小叶,才能恢复原结构;②肝细胞坏死时,无论范围大小,只要肝小叶网状支架完整,从肝小叶周边区再生的肝细胞可沿支架延伸,恢复正常结构;③肝细胞坏死较广泛,肝小叶网状支架塌陷,网状纤维转化为胶原纤维(网状纤维胶原化),或者由于肝细胞反复坏死及炎症刺激,纤维组织大量增生,形成肝小叶内间隔,此时再生肝细胞难以恢复原来小叶结构,成为结构紊乱的肝细胞团,例如肝硬变时的再生结节。

(二) 再生的调控

就单个细胞而言,细胞增殖是受基因控制的,细胞周期出现的一系列变化是基因活化与表达的结果,已知的相关基因包括癌基因(oncogene)及细胞分裂周期基因(cell division cycle gene)。然而机体是由多细胞组成的极其复杂的统一体,部分细胞、组织丧失引起细胞再生予以修复,修复完成后再生便停止,可见机体存在着刺激再生与抑制再生两种机制,两者处于动态平衡。刺激再生的机制增强或抑制再生的机制减弱,则促进再生,否则抑制再生。目前已知短距离调控细胞再生的重要因素包括以下三方面:①细胞与细胞之间的作用。细胞在生长过程中,如果细胞相互接触,则生长停止,这种现象称为生长的接触抑制,细胞间的缝隙连接(可能还有桥粒)也许参与了接触抑制的调控;②细胞外基质对细胞增殖的作用。正常细胞只有黏着于适当的基质才能生长,脱离了基质则很快停止于 G1 或 G0 期。基质的各种成分对不同细胞的增殖有不同的作用,如层黏连蛋白可促进上皮细胞增殖,抑制成纤维细胞的增殖,而纤连蛋白的作用则正好相反。组织中层黏连蛋白与纤连蛋白的相对比值可能对维持上皮细胞与间质细胞之间的平衡有一定的作用;③生长因子及生长抑素的作用。近年来分离出许多因子及某些细胞分泌的多肽类物质,能特异性地与某些细胞膜上的受体结合,激活细胞内某些酶,引起一系列的连锁反应,从而调节细胞生长、分化。能刺激细胞增殖的多肽称为生长因子(cell growth factors),能抑制细胞增殖的则称为抑素(chalon)。

目前已分离纯化出一些重要的生长因子,如:①表皮生长因子(epidermal growth factor,EGF),对上皮细胞、成纤维细胞、胶质细胞及平滑肌细胞都有促进增殖的作用;②血小板源性生长因子(platelet derived growth factor,PDGF),来源于血小板 α 颗粒,在凝血过程中释放,对成纤维细胞、平滑肌细胞及胶质细胞的增生有促进作用；③成纤维细胞生长因子（fibroblast growth，FGF），能促进多种间质细胞增生及小血管再生；④转化生长因子（transforming growth factor，TGF），最初从肉瘤病毒转化的细胞培养基中分离出来，其实许多正常细胞都分泌 TGF。TGF-α 与 EGF 在氨基酸序列方面有 33%～44% 同源，也可与 EGF 受体结合，故有相同作用。TGF-β 能刺激间质细胞增生。此外，还有许多生长因子，如造血细胞集落刺激因子、神经生长因子、IL-2（T 细胞生长因子）等。许多细胞因子（cytokines）也是生长因子，例如白介素Ⅰ（IL-1）和肿瘤坏死因子（TNF）能刺激成纤维细胞的增殖及胶原合成，TNF 还能刺激血管再生。

与生子因子相比，人们对抑素的了解甚少，至今还没有一个抑素被纯化和鉴定。抑素具有组织特异性，似乎任何组织都可产生一种抑素抑制本身的增殖。例如已分化的表皮细胞能分泌表皮抑素，抑制基底细胞增殖。当皮肤受损使已分化的表皮细胞丧失时，抑素分泌中止，基底细胞分裂增生，直到增生分化的细胞达到足够数量为止。前面提到的 TGF-β 虽然对某些间质细胞增殖起促进作用，但对上皮细胞则是一种抑素。此外，干扰素-α、前列腺素 E2 和肝素在组织培养中对成纤维细胞及平滑肌细胞的增生都有抑制作用。

二、唾液腺再生的研究进展

唾液腺再生研究的焦点问题是头颈肿瘤放疗后唾液腺腺上皮损伤，导致唾液腺分泌功能下降，甚至完全丧失。唾液腺分泌功能下降会引发一系列的口腔疾病，如龋病、口腔卫生差、细菌感染、味觉障碍、咀嚼困难、吞咽困难，可导致患者生活质量下降。通过结扎大鼠的下颌下腺导管但保留舌下神经，2 周后打开结扎，利用免疫组织化学、生化分析和 RNA 分析，观察其后 3 天、5 天、7 天和 8 周的腺体组织，发现再生出的新腺泡细胞是从导管细胞分化而来，并且腺泡祖细胞标志物的表达方式与发生在腺体发育过程中细胞分化的过程相似。研究表明唾液腺中存在唾液腺干细胞（Salivary stem/progenitor cells，SSPCs），通过 SSPCs 的增殖、分化，可再生出部分腺体。利用 Sox2--Cre/R26-lox-STOP-lox-EYFP 和 K5TetOff/TreH2BGFP 转基因小鼠研究发现小鼠大唾液腺和小唾液腺中都存在 SSPCs。目前唾液腺再生的基本策略为：①促进唾液腺干/祖细胞向腺泡细胞分化；②通过导管逆行注射骨髓间充质干细胞的裂解液上清，恢复受损的腺泡细胞功能；③通过导管逆行注射 AAV 介导水通道基因，使导管细胞转化为具有分泌功能的腺泡细胞；④局部移植骨髓间充质干细胞、c-kit$^+$唾液腺细胞或 c-kit$^+$/Sca-1$^+$骨髓间充质干细胞，恢复受损的唾液腺功能。

虽然这些研究获得了改善唾液腺分泌功能的作用，然而唾液腺组织再生的机制与肝脏的再生机制是否相同、相关基因如何调控、如何利用组织的再生能力治疗唾液腺功能低下等，这些问题仍需大量研究。

第五节 唾液腺组织工程

最初提出的人造唾液腺构想，是通过生物支架形成一端开口、内附唾液腺细胞的装置，唾液腺细胞分泌的唾液可从开口流入口腔。由于腺泡区域是分泌原始唾液的部位，人造唾液腺要构建出相应的结构必须最少包括 3 个组成部分：最外侧是由可降解的生物聚合材料制成的单端开口的支撑结构;其表面覆盖一层促进细胞贴附和生长的细胞外基质作为涂层衬里;其上方为同源的种子细胞,要求能像天然的单层极性分布的腺泡细胞那样单向分泌原始唾液。这种设计成像试管一样的单端开口的人造唾液腺,可通过外科手术植入颊黏膜下,开口端朝向口腔以利于分泌的唾液流出。

种子细胞的研究是组织工程研究领域中最基础、最重要的环节之一,种子细胞的存在和功能发挥是组织工程研究的前提。目前用于实验研究的唾液腺种子细胞主要是人下颌下腺细胞系(HSG)细胞。HSG 细胞是于软琼脂中克隆出的,来源于一因口底鳞状细胞癌而作放射治疗但组织学良性的下颌下腺组织。超微结构检查可见细胞为立方状,由含有桥粒及紧密连接的连接复合体连接,缺乏张力细丝、肌原纤维、分泌颗粒以及基底部皱褶。免疫组织化学显示癌胚抗原(CEA)、分泌部分(SC)、乳铁蛋白、角蛋白、波形似蛋白、结合蛋白及原肌球蛋白阳性。基于所见的形态学和免疫组织化学特征,HSG 细胞可能来源于人下颌下腺的闰管。通过比较肾 MDCK-II 细胞系和 HSG 细胞发现,HSG 细胞体外不能合成紧密连接相关蛋白 ZO-1、occludin、claudin-1 和 claudin-2,而且不能限制周围细胞的渗透性,无法形成引起液体分泌的渗透压。故认为 HSG 细胞不适于作为唾液腺组织工程的异源植入细胞。此外,为克服 HSG 细胞可能有恶性转化的缺点,用第一代复制缺陷重组腺病毒进行了唾液腺细胞单纯疱疹-胸腺嘧啶脱氧核苷激酶 HSV-tk 自杀基因转染的研究,以保证异体唾液腺种子细胞植入体内后的安全性。比较理想的种子细胞是建立永生化的正常唾液腺细胞系。目前已建立的永生化细胞系有通过磷酸钙沉淀法转染含有复制缺陷 SV40 基因组的质粒的大鼠腮腺腺泡细胞系 C5 及 C10 细胞系;以磷酸钙沉淀法转染的含有复制缺陷 SV40 基因组的质粒大鼠下颌下腺腺泡细胞 SMG C6 及 C10 细胞系。所得永生化唾液腺腺细胞已克隆出导管、肌上皮、鳞状上皮和腺泡上皮,动物实验证实永生化细胞无肿瘤形成能力,但这些永生化的细胞系都未直接作为种子细胞用于唾液腺组织工程的研究。人唾液腺种子细胞成功的关键是获得能行使分泌功能的自体同源细胞,目前有两种技术路线:一是分离唾液腺干细胞,诱导其分化成腺泡细胞,目前尚无实验室成功获得学界认可的唾液腺干细胞;二是利用原代培养的唾液腺细胞。这些细胞必须是像腺泡细胞一样能形成紧密连接的、极性的上皮细胞。细胞极性的存在是任何产生液体和分泌离子的细胞最重要的特点。因为只有在极性上皮细胞上,离子通道蛋白特定的分布才可能出现。紧密连接的存在将细胞分为顶膜侧和基底侧,使细胞表现极性并提供一种屏障的作用,限制水、蛋白和小分子物质经细胞间隙流动。利用在手术过程中切除的小块正常唾液腺组织,在无血清的环境下培养,人下颌下腺细胞能生长并表现出上皮细胞的特征,在恒河猴腮腺细胞原代培养的研究中得到类似结果。经原代细胞培养获得的人下颌下腺细胞(HuSMG)能自发形成紧密连接,表现极性特征,能提供限制水、蛋白和小分子物质经细胞间隙流动的屏障,但仍不甚理想。它表现出类似体内的唾液腺导管细胞的特点,细胞内无致密的分泌颗粒,电镜下发现其类似分泌管和排泄管细胞,所以无法直接应用于人造唾液腺,仍要利用载体转染必要基因,如 AQP1 改变其对水的通透性和表达必要的离子通道蛋白,NKCC1 使其能制造渗透梯度,驱动唾液分泌。在唾液腺组织分泌唾液的过程中,多种细胞成分如腺泡细胞、导管上皮细胞、肌上皮细胞均发挥着不同的功能。由于唾液腺组织工程还处于刚刚起步阶段,对在体外培养而获得的唾液腺组织中各种组成部分在增殖与分化、相互关系及相互影响方面的研究报道较少。

支架材料应该是种子细胞在管道内壁形成单层、有分泌功能的极性排列,有合适的降解速率,以便让管道内壁的唾液腺细胞分化形成有分泌功能的管道结构(彩图18-8,见书后彩色插页),同时又不会堵塞液体的分泌而形成囊肿的材料。

目前常用的支架材料有聚乳酸(PLLA)、聚乙醇酸(PGA)、聚乳酸聚乙醇酸共聚物(PL-GA)等高分子可降解生物材料以及胶原、葡萄糖胺聚糖、人工合成的细胞外基质等。研究HSG细胞在覆盖了10%牛血清的不同生物材料上生长的情况,发现细胞能在PLLA、PLGA上较理想地着床和生长。将小型猪腮腺细胞种植于改性后的聚醚酯膜及管状支架上进行原代培养,发现培养的细胞在材料膜和管状支架上均能形成极性的致密单层结构,并能维持腺上皮的分化特性,具备分泌淀粉酶的功能(图18-9)。

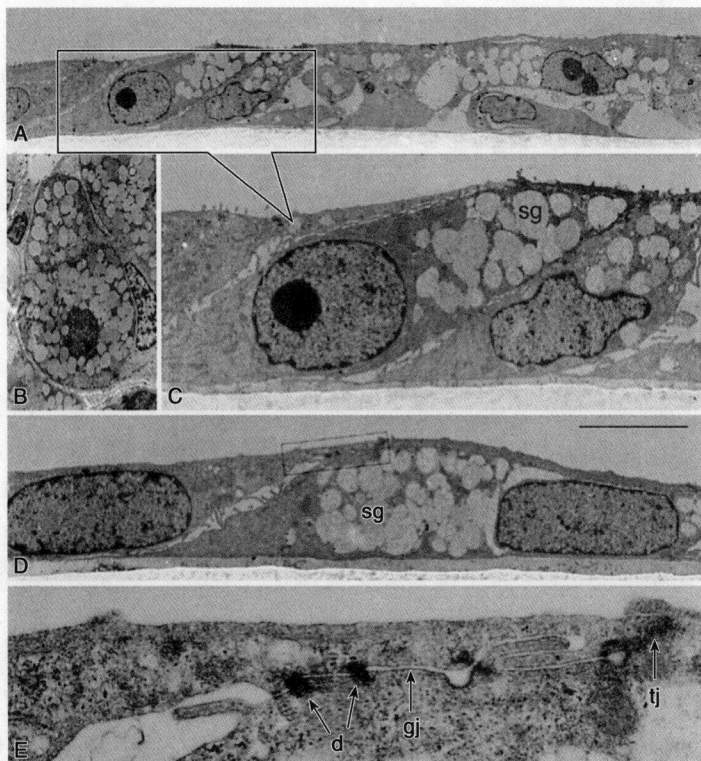

图18-9 小型猪腮腺细胞在材料膜生长的透射电镜显示:单层细胞间有紧密连接形成
A. 小型猪腮腺细胞在材料膜上生长呈连续的极性单层结构　B. 小型猪正常腮腺细胞呈典型的极性单层结构　C. A中框取部分的放大,在材料膜上生长的小型猪腮腺细胞内呈连续的极性单层结构,可见分泌颗粒位于游离侧,线粒体位于基底侧　D. 在材料膜上生长的小型猪腮腺细胞之间近顶部可见连接复合体　E. D中框取部分的放大,示连接复合体所在区域
sg:分泌颗粒　d:桥粒　gj:缝隙连接　tj:紧密连接

支架材料通常需要加以衬里材料以方便细胞的黏附和生长,如FN、LN、Ⅰ型胶原、明胶等。现有材料尚未达到理想要求,寻找及合成新的生物材料仍是今后研究的一个重要方面。

组织工程唾液腺的研究目前仍处于起步阶段,如何构建一个有外分泌功能的唾液腺组织,不仅在种子细胞、支架材料的选择、构建具有盲管的树枝状支架结构等方面需要进一步深入研究,唾液腺种子细胞支架材料复合物植入体内的血管化和神经的支配和调节也是亟需解决的问题。

第六节 基因转导重建唾液腺功能

头颈部肿瘤放射治疗不可避免地损伤唾液腺,造成口干等一系列口腔症状,目前无有效重建其唾液腺功能的方法。放射损伤唾液腺中具有分泌功能的腺泡细胞,但无分泌功能的导管上皮通常能保存下来。利用基因转导将导管上皮改变为分泌唾液的细胞,是基因转导重建唾液腺功能的策略。对哺乳类动物细胞膜水通道基础研究表明,细胞膜水分泌是由水通道蛋白控制。用重组复制缺陷腺病毒介导 $AQP5$ 基因转染到人类下颌下腺上皮细胞、人类肾上腺皮细胞(293)、大鼠下颌下腺上皮细胞、猴肾上腺皮细胞(MDCK),细胞中均有 AQP5 表达,并集中在顶膜上。腺病毒介导 AQP5 在 MDCK 细胞中表达后,细胞净液体分泌率较对照组增加 5~6 倍。20Gy 放射经腺病毒介导 AQP5 基因治疗的大鼠下颌下腺,其下颌下腺唾液分泌恢复到正常水平;而 20Gy 放射对照组大鼠下颌下腺,其唾液分泌只有正常分泌的 1/4。腺病毒介导的基因转移能有效地保护大鼠唾液腺,但免疫反应强烈限制了它的体内基因转移的有效性。为了深入研究机体对腺病毒介导的基因转移的免疫反应,人们开始利用不同的动物模型进行基因转移研究。例如小鼠下颌下腺内经导管逆行投递携带荧光素酶的重组腺病毒载体(AdCMVluc)的转基因表达研究表明,最佳的荧光素酶表达条件是将载体混悬于 50μl 缓冲液中,这个剂量完全充满腺体实质且被膜轻微膨胀,然后选择两种免疫抑制方法抑制免疫反应,延长转基因表达持续时间。这些研究证实小鼠下颌下腺腺病毒介导的基因转移可以经导管逆行注入,急性和慢性炎症的减轻不能延长或增强长期的转基因的表达。

小型猪腮腺的形态学方面与人类相近,尤其是腮腺的体积和重量与人类接近,是研究唾液腺疾病较为理想的动物模型。对小型猪腮腺经导管逆行导入含有荧光素酶报告基因的重组腺病毒载体(AdCMVluc),进行基因转导研究表明,腺病毒载体能够将外源基因转导到小型猪腮腺组织内表达。该研究证实腺病毒介导小型猪腮腺基因转导后的转基因表达和炎症反应,与啮齿类动物转基因研究结果相似。这些结果提示唾液腺基因转移研究自啮齿类动物延伸至大型动物,且对应用小型猪唾液腺组织的临床前期基因转移研究提供了有效数据。进一步建立了小型猪腮腺放射损伤动物模型,并在此动物模型上转导水通道基因治疗腮腺放射损伤,结果表明腺病毒介导水通道基因表达能明显增加小型猪放射损伤的腮腺的分泌。该治疗方案已获美国 FDA 批准进入临床试验,有望进一步推广应用到临床。由于腺病毒介导的基因表达较短暂,而腺病毒相关病毒(AAV)介导的基因转导有长时间表达,并且 AAV 介导的水通道基因表达亦能明显增加小型猪腮腺放射损伤的唾液分泌,使其有望成为有效重建唾液腺放射损伤的治疗方法。

第七节 科研方向与选题

一、问题的提出

唾液腺对于维持口腔、消化道及全身的健康具有非常重要的作用。多种损伤原因会导致唾液腺功能障碍,如干燥综合征、放射损伤、退行性变等。唾液腺功能障碍导致唾液分泌减少,会引发一系列的口腔疾病,如龋病、口腔卫生差、细菌感染、味觉障碍、咀嚼困难、吞咽困难。唾液分泌减少还会增加发生胃溃疡的可能性,以及增加患高血压的可能性。如何解决唾液量少的问题是医学界需要解决的关键问题。

二、解决问题的思路

当前解决唾液量少的策略是使用人工唾液或者药物刺激唾液分泌。使用副交感神经M3 受体激动剂,如匹鲁卡品或西维美林可以刺激腺泡细胞分泌唾液。然而,以上策略只能利用损伤后残留的腺泡细胞,作用有限。如何增加具有分泌功能的腺泡细胞的数量和恢复受损的腺泡细胞功能应该是我们解决问题的思路。基于这一思路,科研人员开展了一系列的研究。①通过激活 Shh 信号系统,促进唾液腺干/祖细胞向腺泡细胞分化;②通过导管逆行注射骨髓间充质干细胞的裂解液上清,恢复受损的腺泡细胞功能;③通过导管逆行注射AAV 介导水通道基因,使得导管细胞转化为具有分泌功能的腺泡细胞;④局部移植骨髓间充质干细胞、c-kit$^+$唾液腺细胞或 c-kit$^+$/Sca-1$^+$骨髓间充质干细胞,恢复受损的唾液腺功能;⑤基于组织工程学的再生唾液腺。

三、研 究 范 例

2013 年发表于 *Nature communications* 的研究提供了一个全新的策略。在这个研究中,研究者利用胚胎 13.5 天的唾液腺上皮和间充质细胞重组形成新的生物工程唾液腺,将其移植到体内后发育成熟,形成具有生理功能的唾液腺。新的唾液腺不仅具有浆液性腺泡、黏液性腺泡、肌上皮细胞、成熟腺泡结构、成熟导管结构,还具有分泌水分和蛋白的功能。成熟导管结构与原导管成功相连,唾液可以分泌进入口腔。更为重要的是,失神经支配的移植唾液腺重建了神经支配。基于这项研究,未来生物工程唾液腺将是研究的热点。需要解决的问题是,具有定向分化潜能的上皮和间充质细胞的来源、iPS 细胞是否可以通过诱导作为生物工程唾液腺的种子细胞? 成体唾液腺上皮和间充质干细胞是否具有相似的潜能? 非唾液腺来源的上皮和间充质干细胞如何调控定向分化,发育为唾液腺?

(王松灵)

参 考 文 献

1. 李怡宁,何志秀,刘来奎等. P63 蛋白在人胚唾液腺发育中的表达及意义. 华西口腔医学杂志,2007,25(2):111-114.

2. BAUM B J,TRAN S D. Synergy between genetic and tissue engineering:creating an artificial salivary gland. Periodontol,2006,41(1):218-223.

3. BAUM B J,ZHENG C,COTRIM A P,et al. Transfer of the AQP1 cDNA for the correction of radiation-induced salivary hypofunction. Biochim Biophys Acta,2006,1758(8):1071-1077.

4. BORGHESE E. Explantation experiments on the influence of the connective tissue capsule on the development of the epithelial part of the submandibular gland of Mus musculus. J Anat,1950,84(3):303-318.

5. COTRONEO E,PROCTOR G B,CARPENTER G H. Regeneration of acinar cells following ligation of rat sub-

mandibular gland retraces the embryonic-perinatal pathway of cytodifferentiation. Differentiation,2010,79(2):
120-130.

6. JASKOLL T,WITCHER D,TORENO L,et al. FGF8 dose-dependent regulation of embryonic submandibular salivary gland morphogenesis. Dev Biol,2004,268(2):457-469.

7. KAGIMI H,WANG S L,HAI B. Restoring the function of salivary glands. Oral Diseases,2008,14(1):15-24.

8. KNOSP W M,KNOX S M,HOFFMAN M P. Salivary gland organogenesis. Wiley Interdiscip Rev Dev Biol, 2012,1(1):69-82.

9. KNOX S M,LOMBAERT I M,REED X,et al. Parasympathetic innervation maintains epithelial progenitor cells during salivary organogenesis. Science,2010,329:1645-1647.

10. MELNICK M,JASKOLL T. Mouse submandibular gland morphogenesis:a paradigm for embryonic signal processing. Crit Rev Oral Biol Med,2000,11(2):199-215.

11. MIN H,DANILENKO D M,SCULLY S A,et al. Fgf-10 is required for both limb and lung development and exhibits striking functional similarity to Drosophila branchless. Genes Dev,1998,12(20):3156-3161.

12. OGAWA M,OSHIMA M,IMAMURA A,et al. Functional salivary gland regeneration by transplantation of a bioengineered organ germ. Nat Commun,2013,4(10):141-155.

13. PATEL V N,REBUSTINI I T,HOFFMAN M P. Salivary gland branching morphogenesis. Differentiation,2006, 74(7):349-364.

14. ROCK J R,HOGAN B L. Developmental biology. Branching takes nerve. Science,2010,329:1610-1611.

15. ROTHOVA M,THOMPSON H,LICKERT H,et al. Lineage tracing of the endoderm during oral development. Dev Dyn,2012,241(7):1183-1191.

16. SAKAKURA T,NISHIZUKA Y,DAWE C J. Mesenchyme-dependent morphogenesis and epithelium-specific cytodifferentiation in mouse mammary gland. Science,1976,194:1439-1441.

17. SUN T,ZHU J,YANG X L,et al. Growth of miniature pig parotid cells on biomaterials in vitro. Arch Oral Biol, 2006,51(5):351-358.

18. TUCKER A S. Salivary gland development. Semin Cell Dev Biol,2007,18(2):237-244.

19. TUMBAR T,GUASCH G,GRECO V,et al. Defining the epithelial stem cell niche in skin. Science,2004,303: 359-363.

20. WANG S L,LIU Y,FANG D J,et al. The Miniature pig:A useful large animal model for dental and orofacial research. Oral Diseases,2007,13(6):530-537.

21. ZHANG X,LI J,LIU X Y,et al. Morphological characteristics of submandibular glands of miniature pig. Chinese Medical Journal,2005,118(16):1368-1373.

22. ZHOU J,WANG H,YANG G,et al. Histological and ultrastructural characterization of developing miniature pig salivary glands. The Anatomical Record,2010,293(7):1227-1239.

第十九章 颞下颌关节发育与再生研究

第一节 概　述

一、颞下颌关节组织结构

颞下颌关节(图 19-1)位于颅骨与下颌骨之间,分左右两侧,为双侧联动关节,由颞骨的关节窝、关节结节、颞下颌关节盘、下颌骨髁突、关节囊、关节韧带以及营养血管和神经等组织构成。咀嚼肌如翼外肌、咬肌、颞肌、翼内肌等与颞下颌关节紧密相连并行使功能。颞下颌关节在语言、咀嚼、感情的表达中起着重要作用。

(一) 关节窝

颞骨关节面由两部分组成,包括前方突起的关节结节和后方光滑凹陷的关节窝。关节窝呈横向的卵圆形,关节面从鼓鳞裂延伸到关节结节,关节窝骨质较薄,窝中央与颅中窝仅隔薄层骨板。关节窝表面衬以薄层纤维组织。关节窝后方与外耳道和中耳紧密相邻,两者之间仅隔颞骨鼓板,在幼儿期两者之间仅为一层软组织相隔。

(二) 关节结节

位于颧弓根部,侧面观为一斜向前下的突起,从最低点分成前、后两面,分别叫前斜面和后斜面,后斜面比前斜面长。后斜面为颞下颌关节的功能面,是颞下颌关节的负重区,表面

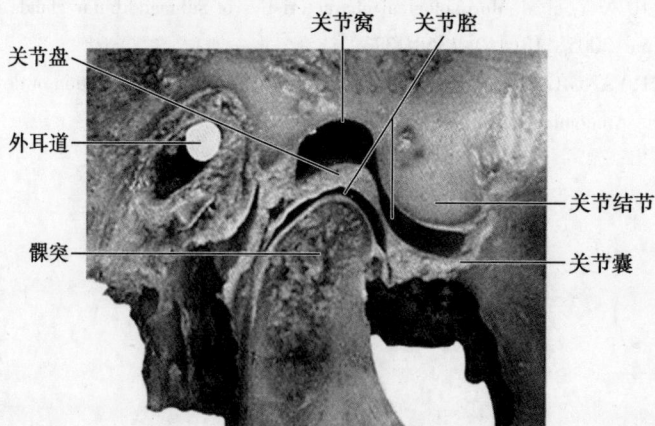

颞下颌关节(矢状剖面)

图 19-1　颞下颌关节

覆盖较厚的纤维组织和纤维软骨。关节结节的斜度随关节结节的改建发生变化,与咬合关系、牙尖斜度及同侧或对侧的髁突运动等有密切关系。

(三)下颌骨髁突

下颌骨髁突位于下颌升支末端,呈椭圆形突起。髁突向内突出多,向外侧突出少,两侧髁突的长轴不在同一延长线上,其延长线相交于枕骨大孔前缘,形成角度约为145°~160°(图19-2)。

下颌骨髁突前后径明显比内外径小。从侧面观,在髁突顶上有一条横嵴,依此将髁突分为较小的

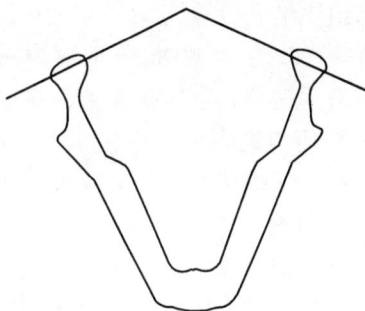

图19-2 两侧下颌骨髁突长轴延长线夹角

前斜面和较大的后斜面。髁突前斜面相对于关节结节的后斜面,是关节的功能面,其表面覆盖有纤维软骨,后者表面纤维组织覆盖较厚,分为增殖带、纤维软骨带、钙化软骨带等(图19-3)。

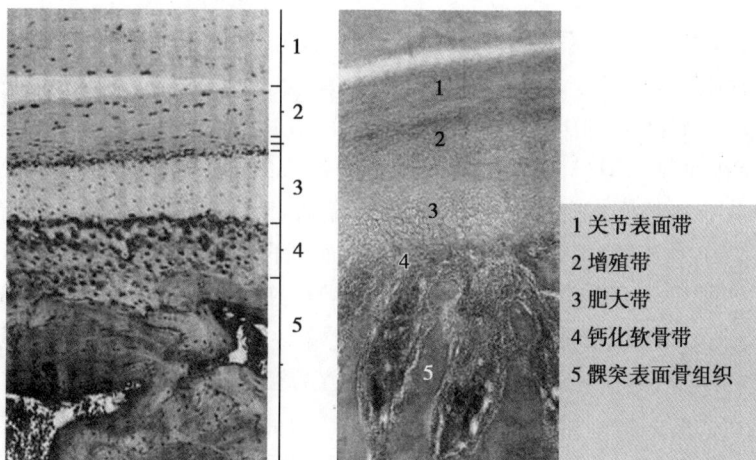

1 关节表面带
2 增殖带
3 肥大带
4 钙化软骨带
5 髁突表面骨组织

图19-3 颞下颌关节髁突组织

纤维组织由大量的胶原纤维组成,其纤维排列方向与髁突表面平行。越过髁突横嵴向后,后斜面纤维组织层较薄,有时缺如。髁突的皮质骨较薄,深部松质骨的骨小梁排列方向与皮质骨垂直。

(四)关节囊和关节腔

关节囊是由韧性很强的纤维结缔组织组成、呈袖状包裹颞下颌关节的纤维囊。前上起于关节结节和关节窝周缘,后上起于鼓鳞裂,向下与关节盘的周缘相连,再向下附着于髁突的颈部,密闭关节腔。关节盘踞其中,将其分为上、下两腔,囊腔内壁衬有滑膜,可分泌滑液。

关节囊(图19-4)分为两层,即纤维层和滑膜层。纤维层为关节囊的外层,松而薄,外侧纤维增厚形成侧副韧带,即颞下颌韧带深层,加强关节的稳定性。前内方与翼外肌上头融合,内侧止于蝶骨嵴。纤维层似一个由上至下的封套,包绕整个颞下颌关节,有丰富的血管和神经分布。滑膜层为关节囊的内层,薄而柔润,平滑闪光,因血管丰富而呈淡红色,由疏松

结缔组织组成,紧衬于纤维层的内面,附着于纤维软骨的周缘。在关节腔穹隆部,滑膜层形
成许多小突起或皱褶,分别称为滑膜绒毛或滑膜皱褶,滑膜皱褶在髁突前伸时被拉平而消失。滑膜还衬于关节盘上、下腔面。这些结构在颞下颌关节运动中起调节和填充的作用,同时也有利于滑膜的分泌和吸收。滑膜在颞下颌关节腔内压力减低时分泌滑液。滑液的主要成分有黏液素、透明质酸、酶和少量细胞。滑液在颞下颌关节腔内含量不多,但可以增加颞下颌关节的润滑,减少摩擦和关节面的蚀损,还可营养颞下颌关节腔内软骨和关节盘,增加关节活动功效。

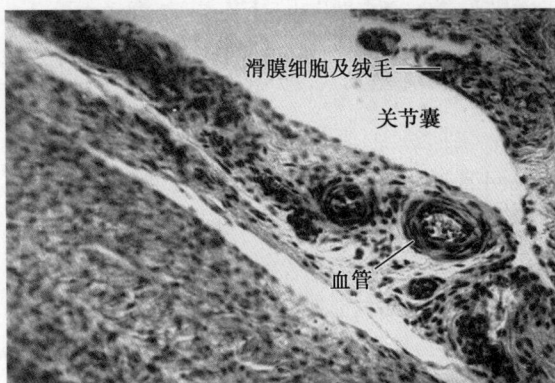

图 19-4 颞下颌关节关节囊及滑膜

(五) 颞下颌关节盘

颞下颌关节盘位于关节窝和下颌骨髁突之间,呈卵圆形,与下颌骨髁突水平轴一致,其内外径大于前后径。

按照颞下颌关节盘(图 19-5)的位置和厚薄,将其由前向后分成前、中、后 3 个带。前带较厚,内外径宽而前后径窄,由胶原纤维和弹力纤维组成,纤维排列方向主要为前后向,有血管和神经分布。其前方有两个附着,即颞前附着和下颌前附着,两个附着之间为翼外肌上头的肌腱。中间带最薄,介于关节结节后斜面和下颌骨髁突前斜面之间,胶原纤维和细弹力纤维排列的方向仍为前后向排列,可见软骨样细胞和软骨基质,无血管和神经。后带最厚,前后径较前带和中间带为长,介于髁突横嵴与关节窝顶之间。后带的胶原纤维和细弹力纤维方向不定,无血管和神经。后带的后方为双板区,双板区分上层和下层。上层由胶原纤维和粗大的弹力纤维组成,止于颞后附着。下层由粗大的胶原纤维和细小的弹力纤维组成,有韧带功能,止于下颌后附着。上、下层之间充满富于血管、神经的疏松结缔组织。

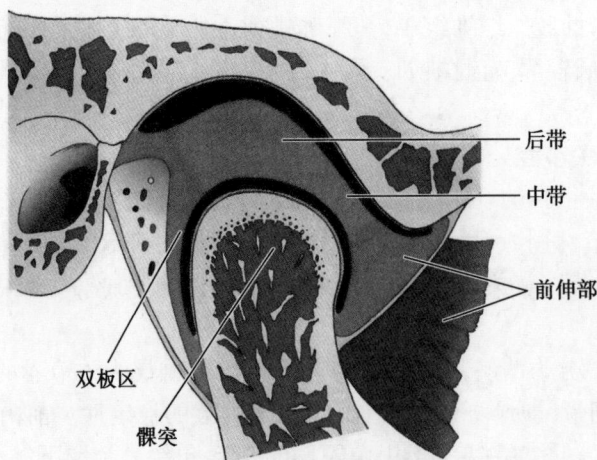

图 19-5 颞下颌关节盘

（六）韧带

颞下颌关节韧带包括颞下颌韧带、茎突下颌韧带和蝶下颌韧带（图 19-6），主要作用是悬吊下颌骨和限制下颌骨运动。

（七）颞下颌关节的血管

颞下颌关节的动脉来自颈外动脉分支，在关节内外互相吻合成血管网，其中主要为来自颞浅动脉和上颌动脉的分支。在颞下颌关节后方，颞浅动脉的关节后分支和鼓室前动脉从关节后方发出分支到颞下颌关节；颞下颌关节外侧有面横动脉的分支；颞下颌关节前方有颞深后动脉、翼外肌动脉和咬肌动脉等分支参与颞下颌关节血供。

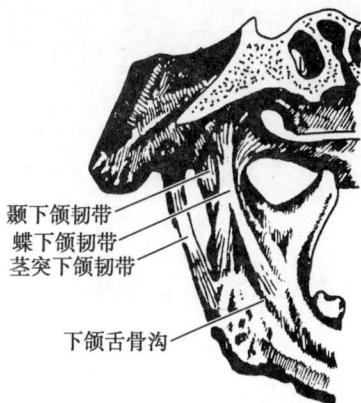

颞下颌韧带
蝶下颌韧带
茎突下颌韧带

下颌舌骨沟

图 19-6　颞下颌关节韧带

1. 关节囊血管分布　关节囊纤维层血管较滑膜层血管少，血管走行与关节囊的纤维排列方向一致，有时动脉分支直接穿过纤维层而到滑膜层。滑膜层内血管极为丰富，动脉分支呈弯曲长条状，有袢状吻合。关节囊血管在其内层形成血管网，包绕整个关节腔。动脉分支进入关节囊后自下而上分支，接近关节盘时分支增多。关节囊血管有很好的弹性，以适应关节的运动。

2. 髁突的血管分布　髁突的血液供应主要来自髁突颈部关节囊血管网、翼外肌动脉分支和骨膜滋养动脉。这些血管进入髁突后，与软骨膜内层血管和骨髓动脉相交通。骨髓动脉是髁突骨髓腔内的血管，垂直向上，穿行于骨髓腔内，其终末支到达骨板血管层，进入骨板后再分细支，呈放射状进入髁突钙化层，最后到达软骨膜内层，与该层血管相交通。髁突的骨膜动脉和滋养动脉穿过骨皮质，以水平方向的穿支参与骨髓内血液循环。

3. 关节盘的血管分布　关节盘的血液供应主要为关节囊血管网和穿过关节囊进入关节盘的血管分支。双板区血管丰富，主要来自于颞浅动脉的关节后支、鼓室前动脉分支和关节囊血管网。前带由颞深后动脉、翼外肌动脉的分支以及关节囊血管网供应。前、后带的血管无直接交通。关节盘中间带无血管分布，盘周围有环状血管。关节盘前部血管稀疏，分支短小，而后部血管粗大且密集。关节盘周缘血管分支较多，与髁突软骨膜内层血管和滑膜绒毛内的血管相交通。

4. 关节窝的血管分布　主要接受来自骨髓血管和关节囊血管网的血液供应。

（八）颞下颌关节的神经分布

颞下颌关节的神经主要来自耳颞神经、咬肌神经、颞深神经和翼外肌神经的关节分支，这些都是三叉神经下颌支的分支。耳颞神经的分支分布到关节囊后部和外侧，咬肌神经的关节支分布于关节囊的前部，颞深神经的分支布于关节囊的前内侧，翼外肌神经的分支随翼外肌分布于关节囊的前内侧。关节盘大部无神经分布，只在其周围和双板区有神经分布。一般认为滑膜无神经分布。

颞下颌关节的末梢感受器（表 19-1）也发现有 4 种：Ruffini 小体、Pacini 小体、Golgi 腱器官和游离神经末梢。这些末梢感受器的功能总结如下：

（九）咀嚼肌

咀嚼肌与下颌骨相连，是运动下颌骨的主要肌群，主要包括 4 对肌肉，即咬肌、颞肌、翼

表 19-1　颞下颌关节末梢感受器

名称	功能
Ruffini 小体	感受下颌骨髁突位置变化
Pacini 小体	感受颞下颌关节运动
Golgi 腱器官	感受颞下颌关节囊和韧带所受的牵张刺激
游离神经末梢	感受疼痛刺激

内肌和翼外肌。咀嚼肌中翼外肌分为上、下两头，目前研究认为其上头和下头具有不同的功能。上头有闭口运动特性，与升颌肌活动一致，在从大开口、前伸和侧方运动返回牙尖交错𬌗时(图 19-7)，翼外肌上头的肌电幅值由小变大，在牙尖交错𬌗紧咬时，上头肌电幅值达到最大。而翼外肌下头具有开口运动特性。

广义的咀嚼肌群(图 19-8)还应包括舌骨上肌群中的二腹肌(前腹)、下颌舌骨肌与颏舌骨肌，这些肌肉附着于下颌骨，当舌骨固定时，可下降下颌骨。升颌肌群与降颌肌群之间保持着一种生理平衡，产生自然的咀嚼运动，并参与吸吮、吞咽、言语、摄取食物等下颌运动。下颌运动的主要方式，分解起来有下降、上升、前伸、后退及侧向运动。咀嚼肌群牵拉着下颌骨完成较为复杂的左右联动的下颌运动，或使下颌骨处于生理休息位。

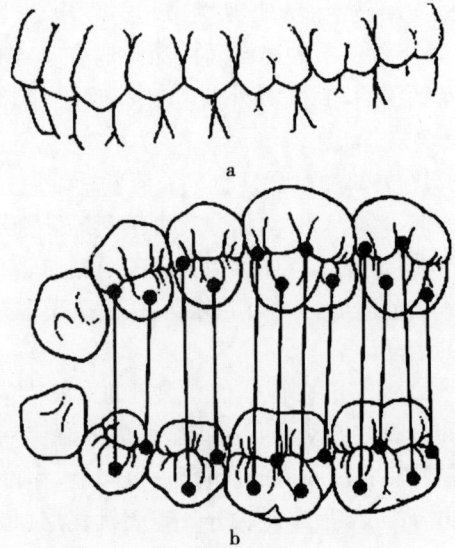

图 19-7　牙尖交错𬌗的对应接触关系

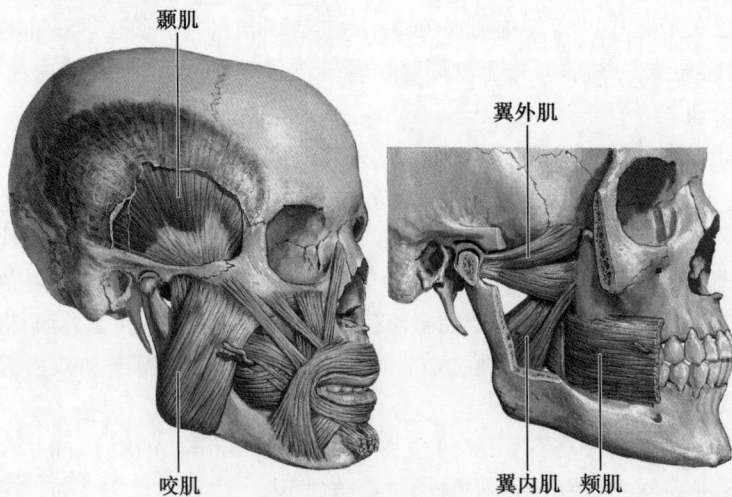

图 19-8　咀嚼肌

二、颞下颌关节发育与再生的理论要点

如前所述,正常成人下颌骨髁突的组织学结构包括纤维层、增殖层、软骨细胞层和软骨下骨。纤维层在早期发育时细胞较多,随年龄的增长细胞成分减少并变得致密。增殖层的细胞是未分化间充质细胞,有分化为纤维细胞或软骨细胞的能力。软骨细胞层又分为肥大软骨带和钙化软骨带。下颌骨髁突表面的纤维软骨在正常的情况下,是有一定的代谢活性,可以维持一种相对缓慢的相互转归的过程。虽然该软骨有一定的代谢活性,但是当其受到破坏甚至是较小的损伤与破坏时,都可能导致髁突的持续性的损害。

传统的关节软骨修复是采用自体组织移植的方法。但这种方法容易造成供体区域与移植区域的损伤,并且很少应用于颞下颌关节。以干细胞、组织工程为基础的再生医学的发展,为颞下颌关节修复再生提供了新的方法。早在1991年就有学者利用颞下颌关节盘细胞与生物材料相结合进行了首次的尝试。1994年第一个颞下颌关节组织工程生物化学与生物力学模型建立。目前认为理想的组织工程下颌骨髁突应该包含骨、软骨结构,同时也要有一定的生物力学特性,符合组织再生分化的需要,这也是目前研究的难点之一。至今已经有多种种子细胞用于颞下颌关节组织工程,包括骨髓间充质干细胞、胚胎干细胞、人脐血干细胞以及各种组织细胞。但是到目前为止,还未发现最适合的种子细胞。

三、颞下颌关节发育和再生研究进展

颞下颌关节的发育有其自身的特殊性,其中包含了很多复杂并且相互联系的分子机制,并且受到多种环境因素例如激素刺激、髁突运动等的影响。近年来,一些有关颞下颌关节发育的分子机制被逐渐揭示出来,如甲状旁腺激素(parathyroid hormone,PTH)和甲状旁腺激素相关蛋白(parathyroid hormone-related peptide,PTHrP)是重要的骨形成刺激因素,可以调节下颌骨髁突发育。Indian hedgehog(Ihh)在体内由肥大软骨细胞分泌,可以诱导PTHrP的产生,继而调节颞下颌关节的生长。S. Matsuda认为细胞凋亡(apoptosis)与颞下颌关节下腔的形成密切相关。同源盒基因*Shox2*基因也对颞下颌关节发育起到作用,该基因的缺失可导致颞下颌关节发育异常甚至导致先天性关节强直。

颞下颌关节的再生能力的差异对疾病的转归起到重要作用。研究发现许多生长因子,如血小板源性生长因子(platelet derived growth factor,PDGF)、碱性成纤维细胞生长因子(basic fibroblast growth factor,bFGF)、胰岛素样生长因子1(insulin-like growth factor-1,IGF-1)和转化生长因子β(transforming growth factor-beta,TGF-β)均可以促进关节盘细胞分泌糖胺多糖(细胞外基质的一种)和胶原,从而提高颞下颌关节的再生能力。

第二节　颞下颌关节发育

一、颞下颌关节胚胎发育

人类颞下颌关节的胚胎发育(部分内容可参考本书第二章相关内容)可分成以下4个

阶段：

（一）初始前阶段

初始前阶段（胚胎 0~8 周）锤砧关节形成。围绕在 Meckel 软骨周围的间叶组织开始发生原发性膜内成骨而形成下颌骨胚芽，软骨末端膨大分化出的锤骨软骨，与来自第一鳃弓的砧骨软骨形成锤砧关节，行使原始颞下颌关节的功能。

（二）初始阶段

初始阶段（胚胎 8~9 周）髁胚基和颞胚基出现。胚胎于 8 周左右在下颌孔的后上方出现致密的胚胎性结缔组织膜，其中位于锤砧关节前方的一团间叶细胞包绕的软骨细胞正对着发育中的下颌支，此即为髁突软骨的始基——髁胚基。同时，间叶细胞开始聚集在未来关节窝的部位，此时的关节窝外形为凸形、平坦或略凹。而在未来关节窝和髁突之间的部位出现一条间充质组织带，即为关节盘的始基。

（三）分化阶段

分化阶段（胚胎 10~20 周）髁突出现软骨内成骨；关节盘、关节腔和滑膜形成。胚胎 10~11 周，髁突软骨内出现血管，膜内成骨开始出现。同时在髁突软骨中央部位破软骨细胞出现。关节窝开始骨化并逐渐凹陷，与发育中的髁突相匹配。关节囊开始分化。12~13 周，髁突软骨明显增大，髁突骨髓腔内造血组织形成。关节窝与髁突之间的间充质组织与骨组织间出现裂隙，成为关节的上下腔，间充质发育成关节盘。关节盘开始出现明显的胶原纤维。15~16 周，髁突软骨开始出现软骨内骨化。锤骨软骨和砧骨软骨通过膜内成骨转变成中耳的听骨。17 周开始，髁突软骨内成骨和骨髓腔的形成开始明显加快。关节窝的骨化速度加快。关节囊发育明显。18 周开始，Meckel 软骨耳前区部分形成锤前韧带和蝶下颌韧带，其余部分退化消失。第 20 周时，髁突除头部仍保留一层软骨外，已经完全骨化。关节盘纤维软骨成分明显增加，主要纤维成分是 I 型胶原纤维。

（四）完成阶段

完成阶段（胚胎 21 周~分娩）颞下颌关节各组成部分已基本形成。20 周以后髁突表层软组织分化出典型的纤维层、增殖层、软骨层。随着胎龄的增长，纤维层逐渐增厚，而增殖层和软骨层逐渐减少。22 周时关节结节开始发育；26 周时，关节周围可见发育良好的关节囊和滑膜；第 31 周后，关节结节变得非常致密。

二、颞下颌关节生长

髁突软骨属于继发性软骨，骨性髁突形成后，其表面细胞快速分化为肥大软骨细胞，同时软骨发生骨化，使下颌支不断变化。生长区指发生生长变化的区域；生长中心指生长能够自主、独立、有遗传控制发生的区域或控制某个部位发生的区域。一般认为骨骺板软骨骨化发生生长的区域为生长中心，而骨膜或骨骺的骨形成和吸收改建以适应环境的生长区域则为生长区。因此髁突软骨是生长区，而非生长中心。生长发育期下颌骨髁突的生长活性随年龄的增长而逐渐递减，其变化以髁突最明显，髁突生长可受到局部因素的影响，导致下颌骨发育不足或发育过度。髁突在面骨中是最后停止发育的，大约到 20~25 岁时，髁突才完全骨化而不再生长。

因为髁突存在软骨组织，而软骨是一种能适应不同环境并在压力环境中继续生长的组织,所以髁突是下颌骨生长的主要部位。下颌升支向后上生长,在髁突与关节窝之间需要软骨内成骨。髁突向上生长,使下颌升支垂直高度增加,下颌体水平方向增加,使之适应面部高度和正常咬合关系(图 19-9,图 19-10)。

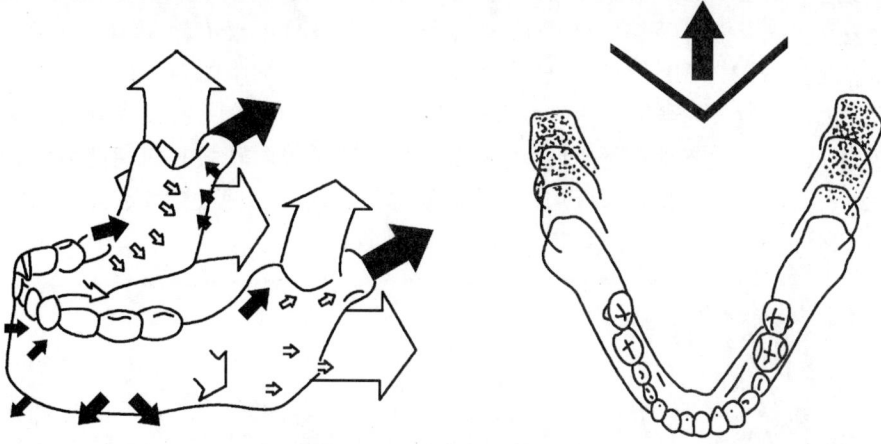

图 19-9 下颌骨发育模式图

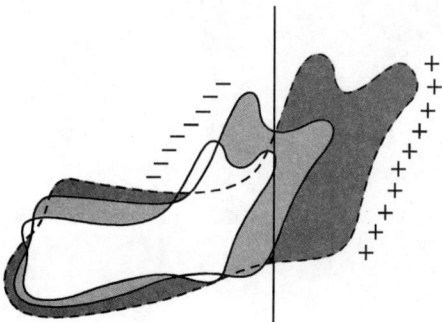

图 19-10 下颌骨生长

髁突生长发育主要的特征是,在胚胎的后 3 周,髁突内出现一些裂隙,血管通过这些裂隙长入快速生长的髁突软骨内。通常认为人体内的其他软骨是无血管的,髁突软骨的这种特征可能与髁突的生长速度较快有关。由于软骨的增殖性生长,髁突向后上方移动,形成头部大、颈部细的形态。在这过程中,外侧骨表面吸收,内侧骨质增生。从额断面来看,髁突呈 V 字形。根据 Enlow 的 V 字形原理,面向生长方向的内面为骨的增生,离开生长方向的外侧为骨质吸收。髁突的位置根据 V 字形原理,向 V 字开阔的侧方,连续变化。

髁突在生长速度上显示出性别双向性,女性髁突生长比男性早 2 年进入青春期高峰生长速度期,在青春期显示出缓和的生长速度。男性髁突的生长规律为,在童年期生长速度降低,在青春期升高,大约在 14.3 岁时获得最大的生长速度,约为每年 3.1mm。女性髁突生长在童年显示出稳定的生长速度,在青春期生长速度略为升高,大约在 12.2 岁达到顶峰,约为每年 2.3mm,之后生长速度逐渐降低。

三、颞下颌关节改建

覆盖于颞下颌关节表面的纤维软骨,是其保持改建的基础。颞下颌关节的改建包括 3 个类型,即进行性改建、退行性改建和周边性改建。进行性改建是指在髁突和关节结节出现增殖带细胞增生和细胞外基质增多,软骨组织钙化并骨化。退行性改建是指由于破骨细胞使软骨下骨和邻近的软骨吸收,软骨下出现缺损并由含血管的间充质组织充填,最后可由纤维软骨或骨组织取代。周边性改建是指增殖带细胞活跃使软骨过度生长,如在髁突前缘的唇样增生。

(一) 关节硬组织的改建

骨改建是一个复杂的多步骤过程,多种细胞参与了此过程,其中破骨细胞和成骨细胞的作用最为关键。成骨细胞(图 19-11)和破骨细胞(图 19-12)不仅依赖 MMPs 对骨基质成分的直接降解,而且需要 MMPs 参与介导成骨细胞对成熟破骨细胞的活化以及破骨细胞的迁移和黏附等过程。改建的结果可使骨的内部结构或外部形态发生变化,表现为髁突软骨增厚、髁突变平或变大、关节盘变薄变形、关节表面凹凸不平等。轻微的周期性力的作用能引起关节组织表面的进行性改建,以更好地适应功能的变化,但负荷过大或时间过久,则改建停止,代之以骨的退行性变,导致关节结构和功能的破坏。

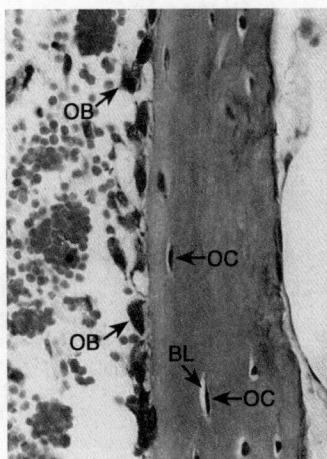

图 19-11 成骨细胞

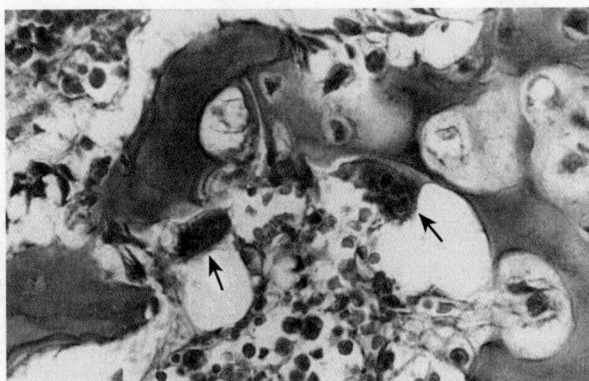

图 19-12 破骨细胞

(二) 关节软组织的改建

颞下颌关节的软组织包括软骨、关节盘、关节囊等。软骨包括结缔组织层、增殖层和纤维软骨层,被覆在髁突和关节窝表面。增殖层细胞增生,向外可以补充外面的纤维结缔组织,以适应其受力的情况变化;向内可以补充软骨细胞并钙化形成骨组织。关节软骨组织的改建是由于关节的生物力学负重刺激增殖层细胞增殖、分化进而影响软骨的代谢所致。髁突软骨是下颌骨的一个生长区,也是髁突生长变化最活跃的部位,随受力的情况而变化,可以出现增生、磨损等改建。

关节盘组织中无增殖层存在,其改建被动适应于关节窝与髁突的形态,并与关节的功能状态有关。双板区是具有高度顺应性的纤维结缔组织,在受到功能性压缩负荷时能够发生一定的改建,表现为组织的纤维化适应性代偿,使颞下颌关节在功能中承受部分外来负荷,但长期受压会导致组织缺血和纤维化,成为颞下颌关节紊乱的主要病变之一。

四、颞下颌关节与颌面部的发育

一般认为面部发育是面部向下向前生长的过程。但这种过程并不是单纯地向下向前生长,而是面部骨组织通过骨吸收与骨沉积,在复杂的三维空间扩展的过程。面部与颅部不同部位的生长变化并不是孤立的,相互之间有密切的形态发生学关系。

上颌骨的生长是依靠骨缝间质的增生(图 19-13),而下颌骨的生长则主要是髁突软骨及骨表面增生,髁突在下颌生长发育中起着关键作用。下颌骨的生长既是内部生长区发育的结果,又与外部功能刺激的作用密切相关。

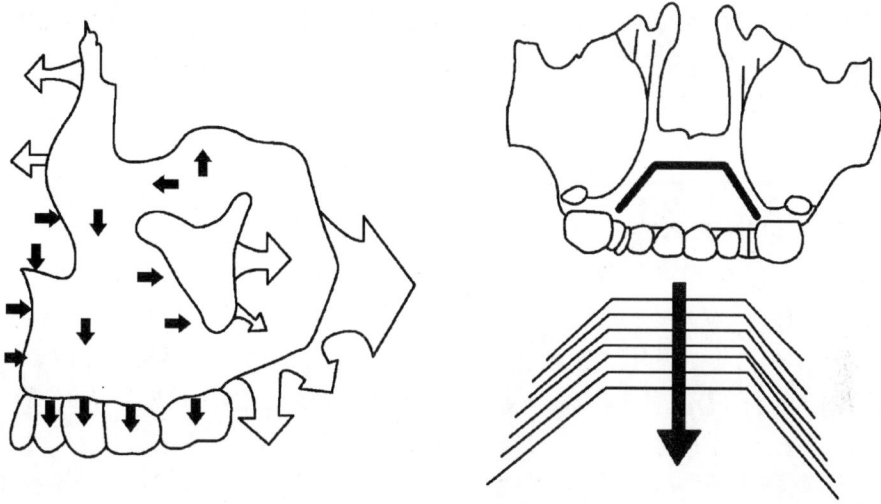

图 19-13　上颌骨发育模式图

下颌骨随着面部生长向前下方移动,此时髁突离开关节窝。与此同时,髁突与下颌升支向相反的后上方向改建。下颌骨向前下方向移动的能力依赖于软组织的生长。下颌骨向后上方的改建是在下颌骨骨膜表面出现一半骨吸收一半骨沉积,通过髁突软骨内成骨的形式向后上方向生长。

髁突是下颌骨的重要生长区之一,在下颌生长发育以及功能运动中发挥重要作用。下颌骨的生长发育为三个方向生长:①下颌骨前后方向长度的增长:下颌升支后缘新骨沉积,升支前缘发生吸收,结果使下颌升支后移,下颌体增长;②下颌骨宽度的增长:骨的外侧面不断增生,内侧面逐渐吸收,结果使下颌骨向两侧不断扩大;③下颌骨高度的增长:髁突是生长区,它的生长使下颌骨向前向下生长,逐渐增高。整个生长过程基本上都是在青春发育期前和青春发育期中结束。

髁突软骨必须在颌骨运动的功能刺激下才能实现下颌骨的正常生长,目前国内外已做了大量的研究。Yonemitsu 等通过切除大鼠双侧咬肌建立咀嚼力降低模型,发现大鼠下颌角变大,提示咀嚼力与下颌骨形态密切相关。Poikela 等发现,磨除一侧磨牙的幼兔,单侧咀嚼后与对照组相比,两侧髁突基质的蛋白多糖明显减少,因此认为在生长发育期,髁突软骨基质的合成对应力的作用十分敏感。处于生长发育期的颞下颌关节损伤后,下颌骨应力、血流和相关生长因子均受影响,使得髁突的生长发育受到影响,进而影响到下颌骨发育和面部形态。

在发育过程中髁突也受到生长因子及转录因子的控制,如骨形成蛋白(BMP)、甲状旁腺激素相关肽(PTHrP)、结缔组织生长因子(CTGF)等。Takatsuka 等研究发现,年轻的日本大白兔髁突颈部骨折并且脱位后,会发生骨的改建,此时在再生软骨表面见大量的 BMP-2。BMP-2 会使间充质细胞分化为正常的成骨细胞和成软骨细胞,而这种因子在骨折断面的释放明显增加。Shii-suzuki 等发现,PTHrP 缺乏将导致颅颌面不同软骨发育的异常以及髁突的体积变小。这说明在髁突成骨相关的主要调控因子中,PTHrP 起着重要的作用。CTGF 参与了体内的多种病理生理过程,在软骨细胞和成骨细胞的增殖、分化方面发挥着重要作用。Fukunaga 等对小鼠肋骨骨折愈合过程中 CTGF 表达的研究发现,CTGF mRNA 表达明显上调;CTGF 主要存在于再生软骨组织增殖带和肥大带的软骨细胞以及膜内成骨区功能活跃的成骨细胞中。

五、颞下颌关节发育畸形

(一) 颞下颌关节发育畸形的病因

颞下颌关节发育畸形可分为先天性畸形(congenital deformities)和后天获得性畸形(acquired abnormalities)。颞下颌关节先天畸形是由胚胎发育异常所致,主要原因有遗传、环境、病毒、感染、化学药物等。另外,在胚胎发育完成后、出生之前,外伤、感染等也可导致先天畸形,其主要原因在于关节尤其是髁突的发育受到不同程度的干扰。这些干扰因素可能包括基因的缺陷、下颌运动的创伤、肿瘤、感染等,它们主要通过影响髁突的发育程度、形状和大小,导致颞下颌关节畸形并最终导致面容畸形、咬合紊乱和运动功能障碍。出生后由于感染、外伤、手术等因素导致的颞下颌关节畸形是后天获得性畸形。

颞下颌关节形态分化的时间与畸形发生的机制有重要的关系。身体大多数结构出现畸形的时间是在胚胎的 20~45 天。颞下颌关节的发育比全身其他部位的滑膜关节要晚一些,当膝、髋、肘关节发育成熟时,颞下颌关节的形态分化才刚刚开始。颞下颌关节胚胎发育包括原始的颞下颌关节和继发的颞下颌关节两个阶段,这种复杂的、长时间的发育过程使颞下颌关节很容易受到致畸因素的影响。

颞下颌关节有两个易发生畸形的特殊阶段。第一个阶段是在胚胎的 20 天,下颌弓的 Meckel 软骨发育成软骨条时,神经嵴细胞的转移或融合因素都可使髁突的分化过程受到阻断。第二个阶段是在颞下颌关节窝的发育阶段,颞下颌关节窝的颞骨鳞部在组织发育过程中有不同的细胞分化,其中也有神经嵴细胞的移行。如果影响这些细胞的分化和移行,关节窝的发育也会受到影响。

颞下颌关节的形态分化与耳部的发育有着重要的联系,颞下颌关节与中耳以及外耳有一个共同的发育区域。因为它们来自围绕第一鳃弓的间充质组织,并且在发育的 32~42 天时间里共享一个血供,即镫骨动脉干,这些组织的任何形态分化或发育失败、血供失败均可导致相邻组织的畸形。

在颞下颌关节成形后,任何物理、机械或化学的刺激,都可导致子宫内胎儿颞下颌关节形态的异常。

Pirttiniemi 等按照其病因学与畸形表现时间将颞下颌关节畸形分为:①先天因素畸形导致生长紊乱;②原发性生长紊乱;③后天疾病或肿瘤导致生长紊乱。

先天性的关节发育不足和不发育通常是某些源自胚胎第一、二鳃弓发育障碍的综合征的症状之一,从病因学上可分为遗传因素、发育因素和机械因素。目前已知的发育因素有胞外基质蛋白,如转化生长因子 β(TGF-β)可以影响 Meckel 软骨作为正常的下颌骨发育的模板过程。

后天疾病或肿瘤导致生长紊乱通常是指因幼年或青少年时期罹患的青少年特异性关节炎、颞下颌关节紊乱病、外伤、感染、肿瘤等因素造成髁突生长发育过程的破坏,干扰髁突的正常发育,使成年时关节发育完毕时出现畸形形态,以致面容畸形。

(二)颞下颌关节畸形的类型

1. **下颌骨发育不全(aplasia of the mandible)**　下颌骨发育不全是第一、二鳃弓最严重的发育异常,其临床表现为面部短小、低耳、部分或完全下颌骨以及舌骨缺损,眼眶、上颌骨多发性缺损。这种先天性畸形很罕见,常导致死亡。这种畸形在胚胎的发生机制上仍是一个谜,但有人认为,在胚胎发育过程中,当下颌骨与发育的中耳分离后,出现下颌骨和舌骨的缺血性坏死,导致下颌骨和舌骨缺损。同时,由于下颌骨周围软组织的继发性发育受到抑制,而耳廓的发育良好,导致面部短小和出现对称性的低耳。这种畸形在新生儿期不能存活,没有临床意义,仅用于学术研究。

2. **髁突发育不全(agenesis of the condyles)**　髁突发育不全指颞下颌关节的颞骨侧和下颌骨端发育障碍,伴有头和颈部不同的综合征,是一种少见的畸形。一般认为是由于在胚胎形成过程中,髁突软骨胚基的间充质受到抑制,使特殊的神经外胚叶细胞移行到位受阻,或破坏了诱导形成髁突的成软骨细胞的聚集等。临床表现为单侧或双侧髁突缺失。单侧髁突缺失可出现明显的面部不对称,下颌偏向患侧,使患侧面部挤压、变形。可伴有关节窝缺失、关节结节发育不完全或缺失、面部短小。下颌体和下颌升支的发育障碍,可导致咬合关系发生改变,如牙槽骨发育受限和牙不能正常萌出。另外可伴有耳部的畸形,如外耳缺失、小耳、内耳缺失等。

3. **髁突发育不良(hypoplasia of the condyles)**　髁突发育不良比髁突发育不全多见。这种畸形导致下颌髁突发育不足,可为先天性,也可以是后天性,单侧或双侧均可发生。其病因不明,有学者称为特发性畸形。动物实验表明,内分泌和维生素缺乏可使髁突发育和生长受到阻碍。后天性髁突发育不良的病因包括外伤、放射治疗、感染以及儿童类风湿性关节炎等。从轻微的髁突发育不良到严重的髁突发育不良,临床表现各不相同。一些小的对称性改变与正常关节结构不易区别。髁突发育不良可导致面部畸形。畸形发生的时间越晚,面部畸形越不严重。单侧髁突发育不良可出现面部不对称,下颌中线向患侧偏移、殆关系紊乱、错殆。开口运动时,下颌偏向患侧,侧方运动受限。双侧髁突发育不良可出现下颌后缩、咬合紊乱等症状。

髁突发育不良可伴有头颈部畸形综合征,如下颌面骨发育障碍、半侧面部短小、眼耳椎骨综合征、眼下颌口腔颌面部骨畸形、Hurler 综合征、Morquio 病、Hunter 综合征以及 ophthal-mo-mandibulo-melic dysplasia 等。

4. **髁突溶解症(condylysis)**　髁突溶解症与溶解有关,髁突逐渐变小,甚至丧失。与髁突发育不全的区别在于,该疾病不伴发面部畸形。一般认为与下颌骨、髁突、关节结节等关节表面的发育不足有关。在出生前或出生后,由于局部的溶解机制引起发育的髁突出现溶解。后天性的髁突溶解是由外伤、感染等多因素所致。有的病例还伴有青少年硬皮病。所以有人认为髁突溶解是一种后天性畸形,可发生在不同的年龄。髁突可以正常发育,溶解症发生时出现病理性改变。大多数病例是双侧髁突溶解,也有单侧髁突溶解的病例发生,一般无明显的面部畸形,也无关节强直或关节窝的破坏。

5. 偏面萎缩(hemifacial atrophy) 偏面萎缩是一种上颌骨和耳前区缓慢地、进行性的萎缩性疾病。这种疾病非先天性而是发育性的疾病。偏面萎缩的病因不明,约30%的病例有外伤史,有人认为与交感神经有关。有报道称此疾病与硬皮病有关。这种疾病常在几年内自行发生,一侧面部呈进行性地、缓慢地萎缩,萎缩的范围从表面皮肤到面部表情肌、咀嚼肌、软骨、软骨下骨、下颌骨,甚至累及髁突。一侧面部塌陷,但面部向患侧偏斜不明显。

6. 先天性偏面肥大(congenital hemifacial hypertrophy) 先天性偏面肥大在出生时即可被发现,畸形的程度和范围有很大的差异。病因不明,可能与三叉神经分布区域神经营养性紊乱有关。有学者认为其与局部组织的淋巴和血管功能异常以及解剖的异常有关。有些患者有家族史,属于常染色体显性遗传。出生时即可被发现,畸形的异常生长可一直持续到青春期以后,青少年时病变加重,男性多见。有一侧颞下颌关节窝、髁突、下颌升支以及下颌体的肥大,受累侧的牙变大,一般在乳牙列的第二磨牙多见。半侧唇、颊、舌及耳部均增大,未受累一侧无明显异常。这种畸形对咀嚼及下颌运动功能无明显影响。但受累侧可伴发Wilm's瘤和肾上腺皮质癌。可伴有患侧肢体与躯体肥大。

7. 髁突增生(condylar hyperplasia) 髁突增生又称髁突肥大,是髁突的过度发育导致髁突变大,可以是先天性,也可为后天所致。髁突增生的病因不明,许多学者认为在下颌骨的生长过程中,髁突的一致性、协调性和平衡性生长,对一个对称性的面部和正常的牙𬌗关系有重要的影响。这种平衡生长可能与基因有关。以往有学者认为,由于局部组织的淋巴或血管功能受到抑制,形成外生性软骨或因关节炎导致髁突的过度生长。但髁突增生(图19-14)的组织病理学检查发现,病变髁突的软骨是正常生长的软骨,从而否定了以上的假设。要保持髁突的对称性

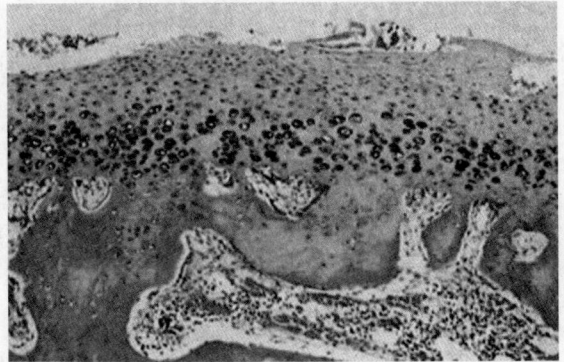

图 19-14 髁突增生

生长,在儿童时期,髁突生长的生理因素和功能因素是很重要的。在髁突正常生长期间或儿童期,髁突的生长方式受到干扰,则可导致髁突增生。后天性髁突增生多为内分泌障碍、外伤和感染所致。

8. 半侧下颌骨增生(hemimandibular hyperplasia) 半侧下颌骨增生或称半侧下颌骨肥大,是髁突、下颌升支、下颌体在三维空间上的增大。病因不明,可能与髁突增生活跃有关。组织病理学检查表明,病变的髁突表面纤维层变宽、增厚,髁突增殖带增生。另外,存在多核细胞的部位有改建性吸收。多在青春期发病,表现为面部不对称,一侧面部的高度增加,咬合关系无明显改变。X线检查可见一侧下颌骨增大,使患侧上颌骨与上颌窦的发育受限而变小。下牙槽神经管被推移到下颌骨下缘,受累侧的下颌骨以粗糙的编织骨为主,髁突增大并且有不规则的变形。核素骨扫描检查可发现髁突生长活跃。

9. 半侧下颌骨伸长(hemimandibular elongation) 半侧下颌骨伸长主要是髁突颈部伸长,与其他发育异常的过度生长不同,髁突、下颌升支和下颌体的结构正常,其病因不明。临

床表现为面部不对称,下颌偏向健侧,即偏颌畸形,可伴有开𬌗,受累侧的牙出现移位。咬合关系改变在健侧的后牙为反𬌗,下颌升支的弯曲畸形可一直持续到成年。X 线检查可见受累侧的下颌骨的骨小梁结构无变化,下颌升支的骨皮质出现弯曲。

10. 第一、二鳃弓综合征(first or second arch syndrome)　第一、二鳃弓综合征又称为面部短小、面部发育不良(facial microsomia, lateral facial dysplasia),是由于第一和第二鳃弓的组织发育不全导致的面部不对称。Otani 等成功地建立了相应的转基因鼠模型,证实其可能与基因突变有关,在形成口腔颌面功能形态结构迅速分化期,镫骨动脉与颈动脉吻合时出血,引起第一、二鳃弓损伤,对颌骨、耳附近的分化组织无选择的破坏,产生了这一组畸形。对初期的形态以及继发性生长的阻断作用,与局部破坏的程度和形态形成结束之前阻止组织分化的程度有关。外耳、中耳以及髁突畸形轻微的病例,只是在肌肉-骨-骨膜的基质有轻微的受损。在畸形严重的病例,血肿的扩散使形成下颌升支以及咀嚼肌的大块组织条索消失,血肿范围大可延迟废物的吸收,阻止后继的组织修复,使耳、眼球、下颌骨以及颌面部肌肉严重受损。

11. Goldenhar 综合征　Goldenhar 综合征又称眼耳脊椎发育不良(oculoauriculovertebral dysplasia),其基本畸形类型与面部短小相同,许多学者认为,这两种畸形是相同病理类型的不同表现。Goldenhar 综合征中面部畸形的病因与面部短小的病因是相同的,但其他畸形的病因还不清楚。在 Goldenhar 综合征中有不同畸变的染色体核型,如常染色体 5p、6q、8q、18q 和 22q 的缺失,22q 染色体复制异常。Goldenhar 和染色体显性遗传之间有表型表达的重叠。临床主要表现为颞下颌关节、下颌升支以及耳的发育不全,另外还有面部的副耳、眼球上皮样囊肿以及椎骨异常。面部短小和 Goldenhar 综合征的面部畸形,主要发生在面部生长发育时期,颞下颌关节发育不全导致咀嚼肌发育不全和功能受限,而且颞下颌关节本身在生长过程中也出现畸形。

12. Nager-de Reynier 综合征　Nager-de Reynier 综合征又称头面骨发育不全(acrofacial dysostosis),与面部短小畸形相似,但发育畸形仅累及颞下颌关节和下颌升支。头面骨发育不全发生的髁突畸形与面部短小发生的髁突畸形病因相同,但与面部短小的整个耳及下颌被局部形成的血肿所累及有明显的区别。颞下颌关节的畸形临床表现与面部短小相同,可出现颞下颌关节发育不全或缺失,常出现双侧不对称的畸形。头面骨发育不全与面部短小最大的区别在于无耳的缺损或颞骨的畸形、听力正常,X 线检查颞骨的鳞部或岩部无畸形改变。

13. Treacher Collins 综合征　Treacher Collins 综合征又称下颌面部发育不全。(mandibulo-facial dysostosis),是两侧对称性的面部畸形,源自常染色体支配的遗传紊乱。一系列胚胎发育阶段的动物实验观察发现,其致畸的机制是面部和耳的原始神经嵴细胞在转移到第一、二鳃弓上之前已被破坏。Treacher Collins 综合征患者通常携带 *TCOF* I 变异基因,该基因编码核糖体,在胚胎形成早期高度表达于第一、二鳃弓。当该基因缺失时,神经上皮细胞和神经嵴细胞的核糖体即不能正常合成,最终导致神经嵴细胞正常的分化增殖过程受阻,迁移至第一、二鳃弓的神经嵴细胞数量不足,导致颌面部结构发育异常。Sulik 利用维生素 A 样的复合物 13-顺-视黄醛在小鼠体内作为致畸物质,发现第一、二鳃弓区域以及第一鳃裂的异常,包括神经嵴转移到的区域,导致过多的细胞死亡。视杯邻近的细胞缺陷使周围组织与受累区域之间产生移动,视点从邻近的第二鳃弓移到第一鳃弓区域,所以,耳位于下颌角而不是在头面的后部。面部发育的外胚叶神经嵴细胞的丧失导致颅骨、颌骨以及耳部软组织的发育不全,但这些结构不完全缺失,是因为部分神经嵴细胞残存,同时中胚叶外板在起作用。

Treacher Collins 综合征有 50%的病例是染色体的显性遗传,其余病例有自发性变异和畸变的倾向。当基因的显性遗传率达 100%时,畸形的严重程度很广泛,甚至可出现在同一家庭内。

对称性两侧面部畸形主要表现为下颌骨发育不全、牙及牙槽骨缺失、耳畸形、眼睑裂的反先天性愚型。颞下颌关节发育不全常是对称性的。髁突的形态从接近正常到完全缺失,通常表现为髁突小、短或没有髁突颈部,关节窝可能位于关节的内侧,关节结节扁平。虽然关节的结构有明显的畸形,但对关节的功能无明显的影响。

14. Hallermann-Streiff 综合征 又称为眼下颌颅面骨畸形(oculomadibulofacial dyscephaly)是一种罕见的畸形综合征。病因不明,可能与基因突变导致弹性蛋白缺失与糖蛋白代谢异常有关。临床表现为面部明显比颅骨小,下颌骨狭窄,鼻子呈鹰钩状,导致鸟状面容。双侧颞下颌关节可出现发育不全,髁突前移位或髁突缺失,使整个关节前移。发育不全的髁突的关节面与关节结节相对,而在 Treacher Collins 综合征的面部畸形中,发育不全的髁突与关节窝有正常的前后关系。颞下颌关节的畸形、下颌升支和下颌体的发育不足可导致咬合关系紊乱,出现Ⅱ类切牙关系,前牙开𬌗。Hallermann-Streiff 综合征除面部畸形外,还有颅骨的异常,如舟状头、眼缺损、先天性白内障以及成比例的侏儒症。

15. Hurler 综合征   属于黏多糖贮积病系列,是一种先天缺乏 a-L-艾杜糖醛酸苷酶(a-L-iduronidase)导致全身黏多糖代谢异常的疾病,为常染色体隐性遗传。头颈部的表现有滴水嘴、眦距过宽、前额及眶上嵴突出、舟状头、鼻梁平、单侧或双侧髁突发育不全,颞下颌关节只能做有限的转动运动。

16. 胎儿乙醇中毒综合征(fetal alcohol syndrome) 胎儿乙醇中毒综合征与孕妇严重酗酒和长期慢性酒精中毒有关,可导致中枢神经系统的功能紊乱、生长发育缺陷以及口腔颌面异常。患儿出生时下颌小、髁突发育不全、耳畸形,可见耳轮向后旋转,耳甲形态有时发生改变。在某些病例,颌骨发育受限比严重的面中部发育不足还明显,所以在青少年期出现颌前突。在这种情况下,难以与耳下颌畸形以及其他相类似的畸形综合征相鉴别。

17. Pierre Robin 异常和 Pierre Robin 序列征(Pierre Robin abnormality and Pierre Robin sequence) Pierre Robin 异常是下颌骨的生长在某种程度上受到抑制。在动物模型中羊水可导致下颌骨下缘低下对胸骨产生压迫,下颌升支和髁突发育成不同的形态,舌头被陷在腭板之间,导致腭中线变形。髁突对下颌骨生长的具体作用还不清楚,但在 Pierre Robin 异常中下颌骨可出现严重变形。在动物实验的组织学检查上没有发现髁突发育的异常。Pierre Robin 序列征的病因不清楚。Pierre Robin 异常和 Pierre Robin 序列征的主要特点是下颌后缩、腭裂和舌下垂,在新生儿期间可产生严重的功能障碍。两者的主要区别在于序列征是先天性的、连续、多发性异常。Pierre Robin 异常的患儿出生后,如呼吸道和进食出现的问题能得到及时防治,下颌骨有正常生长的潜力。Pierre Robin 序列征的婴儿预后很差。

18. 口哨面容综合征(Whistling face syndrome) 口哨面容综合征又称为颅腕跗骨营养不良(craniocarpotarsal dystrophy),是一种染色体显性遗传性疾病。引起下颌病变的主要原因不明,但生长发育严重滞后。临床表现为面部短小,下颌骨发育不足。由于口腔颌面部缺损导致变形。除下颌骨发育不足外,还伴有其他类型的异常。尽管有不同类型的发育异常,但全身状况不受影响,因为生长发育受限主要累及骨组织,包括下颌骨。

19. 先天性多发性关节弯曲综合征(arthrogryposis alatiplex congenital syndrome)　先天性多发性关节弯曲综合征病因不明,可能与脊髓前角细胞受损有关。另一原因可能是羊水过少,或由 Pierre Robin 和 Potter 综合征所致。神经的脱髓鞘可累及脑运动神经,导致颞下颌关节挛缩和变形。这种疾病是少见的,可发生在一组或许多神经综合征的基础上。患者存在四肢关节僵硬、关节脱位、肌肉萎缩或缺失,严重者肌肉挛缩。

颞下颌关节异常主要表现为关节窝、关节结节、髁突、关节囊以及关节盘不能发育成正常的结构。颞下颌关节活动受限,髁突缺乏滑动运动,导致小颌畸形。咀嚼肌挛缩可使下颌骨生长延迟,导致颌后缩以及下颌骨角前切迹加深。同时可伴有耳部的异常。

20. 双叉髁突(bifid condyle)　双叉髁突可能是由于发育的髁突受到外伤所致。有文献报道,在髁突骨折或脱位后出现同一侧的两个髁突,新的髁突沿着移位髁突的方向长出。另外也有患儿在出生时受到产钳的损伤后,出现双叉髁突。出生前髁突软骨的发育是被分隔开的,这种双叉的髁突也可能是胚胎发育的残余组织所致。

21. 部分和完全的先天性关节强直(partial and complete congenital ankylosis)　在文献中很少有先天性颞下颌关节强直的报道。先天性关节强直的病因不明,可能是发育中的颞下颌关节以及颌骨区域的血管出现坏死,或在胚胎后期子宫内出现外伤,导致错位。大多数关节强直是继发于外伤、感染或在出生后发生的。部分关节强直的下颌运动受限在出生时不被注意,直到婴儿断奶时,甚至到儿童期或青少年时才被发现。出生时发生的关节强直,在下颌骨的不同部位出现融合,从牙槽骨到喙突、邻近的上颌骨以及颧弓部分。颞下颌关节本身受累很少见。颌骨之间的骨性融合部位可在下颌升支内侧、喙突并延伸到翼外板,甚至到达颅底。

22. 后天性颞下颌关节强直　后天性颞下颌关节强直最常见的病因是外伤和感染。关节区直接受外伤、髁突骨折、下颌骨受外伤间接引起髁突骨折或关节内出血等均可导致关节强直。非感染性炎症,如类风湿性关节炎也可引起关节强直,通常为双侧和纤维性强直。放射治疗直接照射关节区也可引起关节强直。

发生在儿童的关节强直,随着年龄的增长,出现进行性张口受限。早期为纤维性强直,进一步发展为骨性强直,所以关节强直病史较长,一般在几年以上。儿童期发病者,由于髁突是下颌骨的生长发育中心,其病变会影响下颌骨的发育,表现为面部两侧不对称,患侧丰满,健侧平坦,颏部偏向患侧,下颌角前切迹明显凹陷。双侧关节强直,特别是骨性强直的患者,由于整个下颌发育障碍造成下颌后缩,形成小颌畸形,严重者呈鸟嘴畸形,多伴发睡眠呼吸暂停综合征。

23. 颞下颌关节感染　颞下颌关节的炎性疾病比全身其他关节少。在 19 世纪与 20 世纪初,由于没有抗生素,牙源性感染以及耳部感染性疾病导致的颞下颌关节感染很常见。随着社会的进步,抗生素的广泛使用,颞下颌关节感染的发生率明显降低。颞下颌关节感染分为急性感染和慢性感染。根据感染的来源可分为血源性、损伤性、邻近组织扩散、特异性感染。按感染的类型可分为急性化脓性关节炎、损伤性关节炎、结核性关节炎、梅毒性关节炎、放线菌性关节炎、类风湿性关节炎、骨关节炎、牛皮癣性关节炎、强直性脊柱炎等。根据感染的类型、程度、患病时间等,对颞下颌关节的生长发育能产生不同程度的影响。

24. 颞下颌关节外伤　颞下颌关节损伤包括软组织和硬组织的损伤,有直接损伤,也有间接损伤。随着社会的发展,损伤的类型也在变化,目前最多见的损伤是交通事故。另外有摔伤、工伤、打击伤、爆炸伤,火器伤等。颞下颌关节软组织损伤包括:关节囊及韧带的撕裂伤、关节囊松弛、关节囊炎、关节囊纤维化、关节腔内积血、创伤性滑膜炎、创伤性关节炎、关节内粘连、关节盘附着损伤、关节盘后组织损伤、关节盘移位、关节盘破裂、关节软骨损伤、软骨纤维化、关节周围软组织损伤等。颞下颌关节的硬组织包括髁突、关节窝和关节结节。临床上最常见的硬组织损伤是髁突骨折(图 19-15),约占下颌骨骨折的25%。髁突骨折后可出现周围软组织损伤、张口受限、创伤性骨关节炎、髁突坏死、咬合关系紊乱、关节强直等并发症。

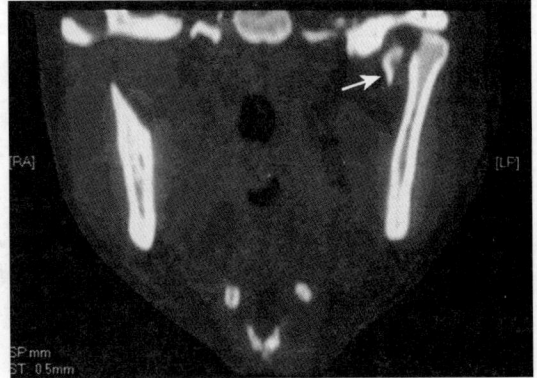

图 19-15　髁突骨折

25. 颞下颌关节肿瘤　颞下颌关节肿瘤和类肿瘤在临床上少见,大多数文献仅作了一些个案报道。这些肿瘤可来自于颞下颌关节的任何细胞,如髁突、关节窝和关节结节的骨与软骨细胞、关节囊和关节盘的滑膜细胞以及血管、神经来源的细胞等。邻近组织的肿瘤或肿瘤远处转移也可侵犯颞下颌关节。颞下颌关节肿瘤分为良性肿瘤(图 19-16)、恶性肿瘤、瘤样病变、转移性肿瘤、相邻结构的原发性或转移性肿瘤以及广泛的颌骨病损累及颞下颌关节等,可导致颞下颌关节及面部畸形。

26. 颞下颌关节紊乱病　颞下颌关节紊乱病是指精神因素、社会心理因素、外伤、微小创伤、殆因素、免疫等多因素导致颞下颌关节及周围咀嚼肌群出现功能、结构与器质性的改变。颞下颌关节紊乱病分为咀嚼肌紊乱疾病、结构紊乱疾病、炎性疾病和骨关节病(图 19-17)。当病变累及关节软骨和骨组织时,可出现关节及肌肉疼痛、下颌运动受限、关节杂音、开口型偏斜、关节囊挛缩、纤维粘连以及关节盘移位。关节骨质明显破坏者可出现面部畸形、咬合紊乱和下颌中线偏移。

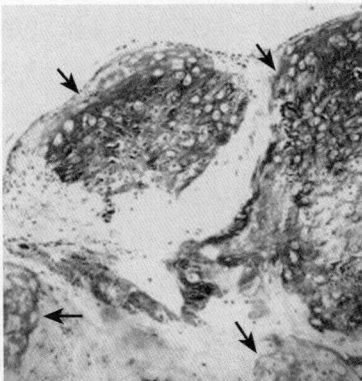

图 19-16　颞下颌关节滑膜软骨瘤病

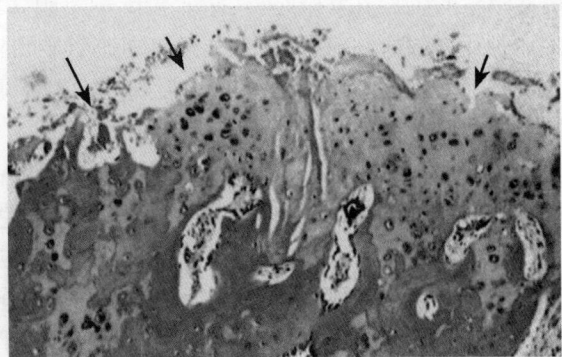

图 19-17　颞下颌关节骨关节病

六、与颞下颌关节发育相关的研究

（一）髁突

在颞下颌关节胚胎发育过程中，髁突软骨究竟是来源于胚胎时期下颌骨骨膜还是独立始基仍存在争议。胚胎8周左右在下颌孔的后上方出现致密的胚胎性结缔组织膜，其中位于锤砧关节前方的一团间叶细胞包绕的软骨细胞正对着发育中的下颌支，此即为髁突软骨的始基——髁胚基。Lee等发现在胚胎8周下颌骨后端骨膜组织形成髁胚基，认为下颌骨原发性生长中心对髁突软骨的发育起重要的诱导作用。李晓箐等通过对Ⅰ、Ⅱ、Ⅹ型胶原及碱性磷酸酶在鼠胚髁突软骨中表达的研究，也发现髁突软骨可能来源于下颌骨后端骨膜或前骨膜。

髁突软骨的发生机制和四肢软骨不同。髁突由纤维软骨组成，而其他大多数关节软骨则由透明软骨组成。在髁突软骨内成骨的早期，Ⅰ、Ⅱ、Ⅹ型胶原均有表达，而根据对胚胎鼠长骨原基的研究，Ⅰ、Ⅱ型胶原的分布与髁突软骨不同。表皮生长因子（EGF）在髁突软骨细胞及成纤维细胞的分化和增殖中可能起了重要的作用。而Kuboki等通过对鼠的研究发现，作为成骨细胞分化和软骨内成骨的主要调节因子的核心结合因子（cbfa 1）在髁突软骨肥大细胞层表达，其主要作用可能是抑制血管生成和软骨钙化，从而使髁突软骨得以保持到成年。

（二）Meckel软骨的间接作用

Meckel软骨也称第一鳃弓软骨或下颌软骨，为胚胎发育时期形成的左右第一鳃弓中的实性柱状透明软骨。胚胎7周以后，围绕在Meckel软骨周围的间叶组织开始发生原发性膜内成骨，形成下颌骨胚芽，可见Meckel软骨对下颌骨的发育不仅起支架作用，亦可能对其边缘的凝聚区细胞有重要诱导作用，而凝聚区细胞对未来下颌骨发育具有重要作用。Meckel软骨在下颌骨发育中的重要作用提示其对颞下颌关节早期发育有间接作用，可以认为能影响Meckel软骨发育的因素均可能对颞下颌关节发育产生一定影响。有研究显示，很多细胞外基质，比如TGF-β，在Meckel软骨对下颌骨形成起到支架作用的过程中有重要影响。

（三）细胞凋亡

细胞凋亡是一种由特定的信号分子启动，在基因调控下，细胞遵循自身的程序而自我消亡的过程。在胚胎发育过程中，骨和软骨的形成都由未分化的间充质细胞分化而来，经过聚集、增殖、分化、成熟到最后形成骨和关节的整个过程中，都有细胞凋亡的参与。

胚胎第12周起，关节窝与髁突之间的间充质组织与骨组织间出现小的裂隙，这些裂隙不断扩大、融合，到14周左右成为明显的关节上腔和下腔，这些裂隙的产生被认为与细胞凋亡有关。李松等通过TUNEL法及原位杂交检测mRNA技术，对胚胎及出生后1周SD大鼠颞下颌关节不同时期的细胞凋亡及*Bcl-2*基因的表达情况进行观察，发现从13天的胚胎到出生后的下颌髁突软骨，均有规律分布的细胞凋亡；胚胎第14~15天的关节腔开始形成时，髁突软骨表面凋亡细胞增多；出生后凋亡细胞主要分布在髁突软骨的增殖带及浅层肥大层与深层肥大层交界的区域，因此认为髁突软骨细胞的凋亡影响髁突的形态发育。软骨细胞的凋亡是受内在的*Bcl-2*及*Bax*基因控制的主动过程，*Bcl-2*及*Bax*基因可通过调控细胞凋亡的数量调节髁突软骨细胞的增殖、分化、成熟，参与控制颞下颌关节的发育。王丽等用不同胎龄的人胎儿研究颞下颌关节的细胞凋亡,结果发现 *Bcl-2* 基因与髁突软骨细胞的分化及凋亡有关,TUNEL 法显示在 13～33 周胎儿髁突发育中均发现有凋亡细胞,主要位于增殖层和成软骨层,并且还发现一些毗邻的肥大软骨细胞发生凋亡。这种现象被称为成簇性死亡,可能与软骨细胞的存活需要自分泌、旁分泌信号分子以避免凋亡有关。Matsuda S 等发现,大鼠出生后第 1 天,部分髁突软骨表层下方及翼外肌附着处即有凋亡的软骨细胞,这可能与出生后立即吮奶及下颌运动增加有关,推测细胞凋亡可能在出生后在外界刺激如机械应力作用下,在颞下颌关节髁突软骨的功能改建中起重要作用。将大鼠颞下颌关节进行免疫细胞化学观察,在滑膜的内膜细胞和软骨的成熟层和肥大层都发现有热休克蛋白 25(Hsp25)表达,因此认为 Hsp25 可能是颞下颌关节软骨细胞和滑膜的内膜细胞凋亡的抑制剂。

(四) 甲状旁腺激素相关肽

PTHrP 在颞下颌关节的生长发育过程中起着重要的作用。PTHrP 与甲状腺激素(parathyroid hormone,PTH)从来源上是同族的,尤其两者的 N 端 1～13 位氨基酸残基完全相同,并且 PTHrP 也具有 PTH 活性。Suda 等通过敲除纯合子大鼠的 *Pthrp* 基因发现,增殖的软骨细胞大大减少,而且软骨细胞的凋亡在髁突肥大层中几乎观察不到,证实 PTHrP 对调节髁突软骨细胞的分化与凋亡起着至关重要的作用。Yamazaki K 等发现,在大鼠胚胎第 18 天,髁突软骨靠近骨缘的肥大软骨细胞中有部分凋亡的软骨细胞,扁平细胞层和肥大层中有广泛的 PTHrP 和 I 型 FFH/PTHrP 受体表达,提示 PTHrP 可能是在髁突发育过程中调节软骨细胞分化与凋亡的一个自分泌或旁分泌因子。Ishii 通过 *PTHrP* 突变裸鼠发现,PTHrP 缺乏将导致颅颌面不同软骨发育的异常,使整个髁突体积变小。

(五) 应力

应力也是影响颞下颌关节发育的一个重要因素。人胚在第 7～8 周时即可观察到胚胎的主动张口运动。Habib 等通过宫外培养的方法,缝合胚胎鼠口部以限制其张口,观察到髁突肥大软骨细胞体积增大,而肥大层几乎没有软骨细胞和破骨细胞的凋亡,证明限制胚胎颞下颌关节运动将会影响髁突软骨内成骨,提示颞下颌关节运动所产生的应力对其正常发育起到重要作用,肌负荷异常也将导致 TMJ 发育异常。Herring 等用基因突变所致咀嚼肌发育不全的胎鼠研究发现,胚胎时期肌发育不全导致颞下颌关节负荷的缺失可影响到关节软骨发育。Maki 等用硬食和粉末状食物对出生 3 周的大鼠进行对比喂养,发现喂食粉末状食物组的髁突高度比硬食组明显降低。Poikela 等磨除幼兔一侧磨牙造成单侧咀嚼后,发现两侧颞下颌关节髁突基质的黏多糖比对照组明显减少,可见在生长发育期髁突软骨基质的合成对负荷十分敏感,负荷改变可导致基质变化。

第三节　颞下颌关节的再生研究

由于颞下颌关节的特殊解剖结构,其病变往往很难自我修复,利用组织再生修复颞下颌关节组织是一种有益的尝试。组织工程方法体外重建颞下颌关节、基因治疗修复病变颞下颌关节以及药物治疗是颞下颌关节再生研究的主要方面。

一、颞下颌关节组织工程

组织工程方法(图 19-18)是其中最常用的方法。选用不同的种子细胞,测试各种支架材料

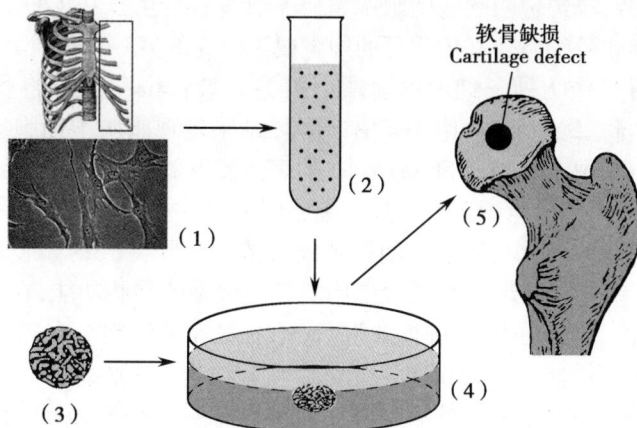

图 19-18　组织工程方法治疗软骨缺损

和诱导因子,体外构建颞下颌关节或者体内诱导再生颞下颌关节组织是常用的组织工程方法。目前研究内容涉及颞下颌关节各组成结构,包括颞下颌关节髁突、关节盘以及滑膜等。

（一）种子细胞

种子细胞是工程化组织构建过程中的重要因素之一。种子细胞的选择有几个原则:①细胞来源丰富;②细胞要有较强的增殖能力;③细胞能够在一定的细胞因子作用下特向分化并产生丰富的细胞外基质成分;④在一定的培养条件下,细胞表型能够发生改变。目前研究中有许多种子细胞可选择,包括:自体或异体关节盘的细胞、髁突软骨细胞、关节软骨细胞、滑膜细胞、骨髓基质干细胞等。种子细胞可以与支架联合使用,也可以通过直接注射或者经过诱导后再行注射的方法诱导组织再生。

在颞下颌关节髁突的组织工程研究中,很多研究都是选用髁突软骨自体细胞作为种子细胞。通过酶消化法获得髁突软骨细胞,体外扩增后应用。但髁突软骨细胞的获得在临床实际中有一定难度,自体髁突软骨的细胞量有限,处于病理状态的细胞状态也存在一定不足。因此,具有多向分化功能的干细胞是重要的选择。间充质干细胞、胚胎干细胞和脐血干细胞在特定的细胞因子作用下能够分化形成软骨、骨、韧带以及其他结缔组织等。大多数学者认为骨髓间充质干细胞取材方便、细胞量大、增殖分化能力强,是髁突组织工程较为理想的种子细胞。也有研究者认为,间充质干细胞的自我更新和增殖能力有限,随着年龄增长,细胞的数量也减少,并且获取组织时会造成供体部位相应并发症,因此,胚胎干细胞更具有应用前景。但胚胎干细胞不是自体细胞,会引起免疫反应;再者,由于医学伦理所限,它的应用也受到了限制。Baily 等用脐血干细胞进行髁突组织工程研究,发现脐血干细胞能够分化成软骨样细胞,其细胞数量、胶原和 GAG 含量都明显优于髁突软骨细胞。并且脐血干细胞还能分化为骨细胞,因此有学者认为其作为髁突组织工程的种子细胞有一定的优势。

颞下颌关节盘组织工程与髁突组织工程一样,也有多种细胞被选为种子细胞。关节盘自体细胞数量有限,在病理状态时细胞的健康状态也受到影响,并且临床上获取关节盘也存在一定的困难,所以它并不是工程化颞下颌关节盘最为理想的种子细胞。有研究者认为自体对侧健康的颞下颌关节盘细胞、髁突软骨细胞、关节结节软骨细胞等都可作为种子细胞,但是获取这些部位的细胞会造成供体部位严重并发症,影响了这些细胞的应用。由于颞下颌关节盘是纤维软骨,单纯透明软骨细胞作为种子细胞不能够产生纤维软骨的细胞外基质,因此,能够产生纤维软骨细胞外基质成分的细胞成为研究的另一个热点。Athanasiou 等研究发现,肋软骨细胞可以作为种子细胞构建颞下颌关节盘。Maenpa 等将脂肪干细胞接种于PLA 支架材料上进行三维培养,并用 TGF-β1 诱导,结果发现脂肪干细胞能够产生纤维软骨的细胞外基质成分,其中 I 型胶原和 Aggrecan 的表达接近关节盘本体细胞,因此认为脂肪干细胞可以作为颞下颌关节盘组织工程的种子细胞。值得一提的是,颞下颌关节是滑膜关节,其关节腔内面衬覆着滑膜组织,研究表明颞下颌关节盘与髁突的发育形成过程都与滑膜组织有着密切的关系。研究证实,B 型滑膜细胞具有干细胞的某些功能,在一定诱导因素作用下具有多向分化功能,能够分化为脂肪细胞、软骨细胞和骨细胞。在软骨缺损的动物模型中,也发现滑膜细胞能够修复软骨缺损并分化为软骨细胞。滑膜组织具有很强的自我修复能力,切取部分滑膜组织对于关节的结构和功能都没有明显影响,因此,滑膜细胞也是一种具有广阔应用前景的间充质干细胞。

(二)支架

理想的支架材料需要具备以下几个特点:①具有可控的降解速率,其降解速率要与新组织的形成相匹配;②能够促进种子细胞的黏附、增殖、分化和迁移;③有利于营养物质和细胞代谢产物的转运;④具有良好的组织相容性,降解产物不影响周围组织的健康;⑤其外形可以根据缺损部位而修整;⑥必须具有一定的机械性能。目前应用于颞下颌关节组织工程的支架材料总体上分为人工合成材料和天然材料两类。人工合成材料主要有膨体聚四氟乙烯(expanded polytetrafluoroethylene,ePTFE)、PEG、PGA(non-woven meshes)、PLLA(non-woven meshes)以及 PGA 和 PLLA 的共聚物 PLGA。应用于软骨和骨的天然材料主要有胶原、透明质酸、纤维蛋白以及壳聚糖等。

PGA、聚乳酸、左旋聚乳酸是颞下颌关节组织工程主要使用的支架材料。可单独使用支架或支架与生长因子(有时为软骨细胞)联合来促进缺损的关节软骨修复。采用的支架材料可分为如下几种:①非吸收性材料,包括碳纤维、涤纶、聚氯乙烯塑料、多孔金属塞等;②可吸收性材料,为可吸收性聚合物或异分子聚合物,包括多羟基醋酸(乙酸)、多聚乳酸和纤维素;③胶原;④关节盘自体移植。单纯应用支架可诱发组织愈合,但不能恢复原有的关节面。近来越来越多的研究报道通过移植治疗关节软骨缺损的疗效,并采用含有生长因子的支架植入。

(三)生物学信号分子

生长因子是组织工程中最常用的生物学信号分子。近年来研究发现,使用生长因子和细胞因子或与支架结合治疗关节软骨和软骨下骨损伤的恢复作用显著。研究资料显示,转化生长因子(transforming growth factor,TGF)、胰岛素样生长因子 1(insulin-like growth factor-1,IGF-1)和骨形成蛋白(bone morphogenetic protein,BMP)等有促进软骨形成的作用。关节内注射生长因子或其他生物活性制剂能促进软骨的愈合。血小板源性生长因子(platelet-derived growth factor,PDGF)、碱性成纤维细胞生长因子(basic fibroblast growth factor,bFGF)、胰岛素样生长因子和转化生长因子对细胞增生、胶原合成和复合物的力学性能具有影响。颞下颌关节组织工程中的细胞因子的作用主要是促进种子细胞增殖、分化和细胞外基质形成。刺激软骨形成的细胞因子目前主要有血小板源性生长因子(PDGF)、碱性成纤维细胞生长因子(bFGF)、转化生长因子 β(TGF-β)、胰岛素样生长因子 I(IGF-I)等。在间充质干细胞向软骨或骨诱导分化时,还有其他生物因子参与。软骨分化过程中,需要 2-磷酸抗坏血酸、地塞米松、脯氨酸、胰岛素、转铁蛋白、亚硒酸和亚油酸等成分参与。而骨的诱导过程中,除了地塞米松、2-磷酸抗坏血酸外,还需要 β-甘油磷酸钠。

(四) 生物力学信号与生物反应器

生物力学刺激是软骨细胞生存和不断生成细胞外基质的一个基本信号。在体外细胞培养中,静水压、直接压缩力、高剪切流环境和低剪切流环境等机械刺激被整合到培养器中承担生物反应器的功能,改变细胞接种和生物反应器培养状态,从而控制工程化软骨的质量。生物反应器是指能够提供可重复及可调控的特定细胞和组织培养环境(如温度、pH、力、营养供应及废物转运等)的装置,在组织工程研究中的应用非常广泛。从最初的种子细胞增殖、分化,到关键的组织体外构建,都可以利用生物反应器来模拟细胞和组织在体内的生长环境,提高工程化组织构建的效率。目前应用于组织工程的生物反应器类型包括:搅拌式生物反应器(stirred/spinner flask bioreactor)、旋转式生物反应器(rotating wall bioreactor)、灌注式生物反应器(perfusion bioreactor)、气升式生物反应器(airlift bioreactor)、膜式生物反应器(membrane bioreactor)和脉冲式生物反应器(pulsatile flow bioreactor)等。

二、基 因 治 疗

基因治疗用于颞下颌关节再生是目前非常有前景的治疗方法。基因治疗主要是通过将目的基因转入活体细胞,用于治疗疾病或者促进组织再生。目前为止已经有很多临床前试验来检验基因治疗的方法。常用的基因治疗载体分为病毒载体和非病毒载体。非病毒介导基因的转入称为转染,主要通过宿主细胞自身的转运体系完成,常用的方法有注射 DNA、脂质体转染、电穿孔转染等。这些方法相对安全,同时可以转入较大的 DNA。病毒介导基因的转入称为感染。常用的病毒载体有腺病毒载体、腺相关病毒载体、逆转录病毒载体等。有研究发现,通过腺病毒感染,将 *BMP-2* 基因转入颌骨来源 BMSC,将感染后的细胞植入骨缺损后,可以诱导成骨。同样,通过腺病毒感染,将 *bFGF* 基因转入颌骨来源 BMSC,同样可以促进成骨。除了细胞因子或生长因子的基因可以转入种子细胞以外,一些重要的调控蛋白也可以转入种子细胞中,如 *Runx2* 基因转入种子细胞后,能显著提高细胞的成骨能力。尽管利用病毒载体基因感染效率高,然而其存在潜在毒性。以上这些问题影响着基因治疗的具体临床应用。

三、药 物 治 疗

药物治疗是临床治疗疾病最常用的方法。目前用于治疗颞下颌关节紊乱病的药物主要有非甾体消炎药、甾体类消炎药、透明质酸等,应用方式包括口服、关节腔注射和局部应用。以上药物的主要作用多为控制症状,很少具有促进颞下颌关节组织再生的能力。目前的研究趋势主要是设计合适的缓释体系或支架材料携带药物,用于促进颞下颌关节的再生。

第四节　科研方向与选题

一、研究热点与科学问题

颞下颌关节是包括软硬组织的复杂结构,其再生研究涉及颞下颌关节各组织,包括髁突软骨、骨、关节盘和滑膜,这些结构在维持颞颌关节功能中起到重要作用。

　　首先,颞下颌关节中的软骨组织包括髁突软骨及关节盘,均为纤维软骨。但是与透明软骨类似,纤维软骨的修复能力也有限。例如颞下颌关节盘穿孔是临床常见疾病,穿孔一旦发生,将很难自我修复。颞下颌关节骨关节病一旦破坏颞下颌关节软骨,将很难自我修复。利用组织工程方法再生纤维软骨是可能的治疗方法之一。但是纤维软骨中的主要纤维成分是Ⅰ型胶原,而其他软骨均为Ⅱ型胶原,因此颞下颌关节软骨组织工程有其特殊性。其次,颞下颌关节滑膜有重要生理功能,是维持颞下颌关节功能的重要结构,颞下颌关节的病变往往累及滑膜,同时病变滑膜也往往会导致颞下颌关节病变的进一步恶化,因此通过组织工程或者再生医学的方法再生颞下颌关节滑膜,恢复其生理功能,是修复颞下颌关节滑膜功能的可能方法。

二、研究范例

　　文献来源(Johns DE, Athanasiou KA. A comparison of primary and passaged chondrocytes for use in engineering the temporomandibular joint. Arch Oral Biol, 2009, 54:138-145)该研究拟检测第3代(P3)和原代(P0)的颞下颌软骨细胞(ACs)与第3代和原代的肋软骨细胞(CCs)在成熟的颞下颌关节(TMJ)组织工程中的应用效果。这几种细胞同样被接种于非支架的组织工程结构中,并培养4周,然后对组织工程结构复合体进行细胞、胶原和糖胺多糖物质的生化检查,以及胶原Ⅰ型和Ⅱ型免疫酶联检测。同时,对组织工程结构复合体进行抗压和牵拉性能检测。结果表明:应用第3代和原代的肋软骨细胞比关节细胞的复合物中糖胺多糖的湿重大;应用原代关节细胞,在复合物中胶原总量明显较少,而且不含Ⅰ型胶原;应用第3代关节细胞,可以获得最大的胶原Ⅰ型/Ⅱ型比例;应用第3代肋软骨细胞与原代肋软骨细胞结果相似;应用原代关节细胞,复合物不能进行机械学测量,然而,传代的ACs和CCs构建的复合物的抗牵拉性明显优于应用原代CCs的复合物。

　　虽然原代软骨细胞的研究结果比以前的研究结果效果差,但是传代的ACs和CCs效果明显好于过去。应用传代细胞的复合物都会发生外形缩小,湿重下降,组织硬度增加。这些都表明,相对于应用原代细胞的复合物,应用传代细胞的复合物内部ECM组织性更高。虽然传代细胞构建的复合物较原代细胞构建的复合物在性能方面明显提高,但是也要考虑到关节组织工程的自身特点,比如正常关节软骨中主要是Ⅱ型胶原,关节盘中主要是Ⅰ型胶原。正常关节软骨的作用主要是抗压,关节盘是抗压的同时抗牵拉。与正常组织比较,关节软骨和关节盘软骨的GAG含量相似,CCs原代组中GAG湿重占2%,CCs第3代组中GAG湿重占5%,说明两者都适合于关节软组织的组织工程。CCs原代组胶原湿重0.5%,CCs第3代组胶原湿重0.7%,机械性能都比正常组织低很多倍。两组之间的差别也许是Ⅱ型胶原含量与Ⅰ型胶原含量比的问题。组织工程中,复合物的胶原比和机械性能是必须解决的。

　　传代的关节细胞与传代的肋软骨细胞的组织工程效果统计学上相似,但是传代肋软骨组的GAG含量高8倍,外形也大些。考虑细胞来源获得的可行性、外科并发症和组织供应量等因素,肋软骨细胞更适合关节盘组织工程。

三、科研选题参考

1. 颞下颌关节人工滑膜的构建。
2. 颞下颌关节髁突软骨(纤维软骨)的组织工程方法。
3. 颞下颌关节髁突组织工程的构建。
4. 颞下颌关节软骨组织工程中软骨化的调节机制。
5. 透明质酸在构建人工滑膜中的调控作用。
6. 颞下颌关节滑膜分泌透明质酸的调节机制。
7. 颞下颌关节紊乱病动物模型的建立。
8. 颞下颌关节紊乱病中髁突软骨的修复机制。
9. 颞下颌关节组织工程中种子细胞的特性研究。
10. 颞下颌关节组织工程支架材料的研究。

（龙　星）

参 考 文 献

1. 李健,龙星,柯金等. 颞下颌关节滑膜间充质干细胞的分离与培养. 中华口腔医学杂志,2005,40(5)：362-364.

2. 龙星. 实用临床口腔医学丛书——颞下颌关节疾病的诊断与治疗. 武汉:湖北科技出版社,2002.

3. 马绪臣. 颞下颌关节病的基础与临床. 北京:人民卫生出版社,2000.

4. 王丽,陈新明,汪说之等. 胎儿下颌髁状突发育中软骨细胞凋亡及 bcl-2 的表达. 中国组织化学与细胞化学杂志,2002,11(2)：192-194.

5. ALHADLAQ A,MAO J J. Tissue-engineered neogenesis of human-shaped mandibular condyle from rat mesenchymal stem cells. J Dent Res,2004,82(12)：951-956.

6. ALLEN K D,ATHANASIOU K A. Growth factor effects on passaged TMJ disk cells in monolayer and pellet cultures. Orthod Craniofac Res,2006,9(3)：143-152.

7. BAILEY M M,WANG L,BODE C J,et al. A comparison of human umbilical cord matrix stem cells and temporomandibular joint condylar chondrocytes for tissue engineering temporomandibular joint condylar cartilage. Tissue Eng,2007,13(8)：2003-2010.

8. DETAMORE M S,ATHANASIOU K A. Evaluation of three growth factors for TMJ disc tissue engineering. Ann Biomed Eng,2005,33(3)：383-390.

9. DETAMORE M S,ATHANASIOU K A. Use of a rotating bioreactor toward tissue engineering the temporomandibular joint disc. Tissue Eng,2005,11(8)：1188-1197.

10. HOBEN G M,WILLARD V P,ATHANASIOU K A. Fibrochondrogenesis of hESCs：growth factor combinations and cocultures. Stem Cells Dev,2008,18(2)：283-292.

11. JOHNS D E,ATHANASIOU K A. Growth factor effects on costal chondrocytes for tissue engineering fibrocartilage. Cell Tissue Res,2008,333(3)：439-447.

12. JOHNS D E,ATHANASIOU K A. A comparison of primary and passaged chondrocytes for use in engineering the temporomandibular joint. Arch Oral Biol,2009,54(2)：138-145.

13. KANEYAMA K,SEGAMI N,HATTA T. Congenital deformities and developmental abnormalities of the mandibular condyle in the temporomandibular joint. Congenit Anom,2008,48(3)：118-125.

14. LAHIJI A,SOHRABI A,HUNGERFORD D S,et al. Chitosan supports the expression of extracellular matrix proteins in human osteoblasts and chondrocytes. J Biomed Mater Res,2000,51(4):586-595.

15. LI J,LONG X,KE J,et al. Regulation of HAS expression in human synovial lining cells of TMJ by IL-1beta. Arch Oral Biol,2008,53(1):60-65.

16. MEINEL L,KARAGEORGIOU V,FAJARDO R,et al. Bone tissue engineering using human mesenchymal stem cells:effects of scaffold material and medium flow. Ann Biomed Eng,2004,32(1):112-122.

17. SHIBATA S,SUDA N,YODA S,et al. Runx2-deficient mice lack mandibular condylar cartilage and have deformed Meckel's cartilage. Anat Embryol,2004,208(4):273-280.

18. WANG L,DETAMORE M S. Tissue engineering the mandibular condyle. Tissue Eng,2007,13(8):1955-1971.

19. YAMAZAKI K,SUDA N,KURODA T. Distribution of parathyroid hormone-related protein (PTHrP) and type I parathyroid hormone (PTH) PTHrP receptor in developing mouse mandibular condylar cartilage. Arch Oral Biol,1999,44(10):853-860.

20. YONEMITSU I,MURAMOTO T,SOMA K. The influence of masseter activity on rat mandibular growth. Arch Oral Biol,2007,52(5):487-493.

第二十章 面部神经发育与再生

第一节 概 述

脑神经又称颅神经,人体共有 12 对脑神经,其生理功能涉及头、颈、胸、腹的大部分器官。12 对脑神经在胚胎 5~6 周时出现,逐渐发育成熟,按其与脑相连的排列顺序用罗马数字表示。脑神经的纤维成分复杂,含有 7 种纤维成分,这些纤维主要是根据胚胎发生、功能等方面的特点而划分。本章所叙述的面部神经是脑神经的一部分,主要根据其支配范围确定,将与支配口腔颌面部有关的脑神经统称为面部神经,包括三叉神经(trigeminal nerve)、面神经(facial nerve)、舌咽神经(glossopharyngeal nerve)、迷走神经(vagus nerve)和舌下神经(hypoglossal nerve)。从口腔医学研究和临床治疗的角度仍有其积极意义。

一、面部神经发育的研究发展概况

作为脑神经的一部分,面部神经发育的研究发展像胚胎学或者发生学本身的发展历史一样,伴随着神经系统研究历史而发展。也可大致分为描述(比较)胚胎学、实验胚胎学与现代胚胎学(发育生物学)3 个相互重叠的时期。事实上,对脑神经的研究在第一个时期与脊神经的研究是不能完全分开的。His(1868)发现了神经嵴,并里程碑式提出脊神经节(spinal ganglia)和脑神经节(cranial ganglia)起源,开启了周围神经发生的研究大门,并引发出一系列重大的理论问题,如神经嵴细胞的起源、迁移、分化等。这一时期基本明确了面部神经胚胎发生的基本过程。此外,这一时期还有一个与口腔医学有关的重要进展,就是 Platt(1893)通过对泥螈的神经嵴研究发现并提出神经嵴能够衍生出头部软骨。

Harrison(1904)、Kuntz(1922)等分别用不同的方法损坏神经嵴,结果都造成成长的幼体缺少脊神经节或脑神经节,从而证实了脊神经节、脑神经节来自神经嵴的结论。切除部分神经嵴及神经管背侧半的蛙胚仍然能长出运动神经,但这些神经纤维没有髓鞘细胞包绕,从而证明髓鞘细胞也来源于神经嵴。进一步的研究证明了脊神经、脑神经运动神经的来源。为了研究交感神经和副交感神经的来源问题,Raven(1937)用异种螈胚做移植实验,证明了交感神经来源于神经嵴。Weston(1963)用氚标记的胸腺嘧啶脱氧核苷酸作为标记物,进一步证实了交感神经节来自神经嵴。Douarin(1977)将前脑部位神经管的组织移植到后脑部位,产生正常的三叉神经节及睫状神经节。Noden(1978)发现有些在正常情况下不形成神经节神经元的嵴细胞,在合适的环境下却能形成神经节的神经元。这些结果表明,神经嵴细胞在迁移之前还没有决定最后的分化形式,迁移前的嵴细胞有多种发育潜能,属于多能干细胞。这一时期内,最有意义的成就是证明了脑神经 7 种纤维成分的来源和发生过程,证实了神经嵴细胞的多潜能性。

20 世纪 50 年代后,随着分子生物学的兴起,研究也进入了一个新的时期。这一时期最重要的成果是发现了神经生长因子(nerve growth factor,NGF)以及 30 年后一系列的神经营养因子,它们与周围神经的发育密切相关得到了证实。进入 21 世纪后,随着对各种神经生长调控因子及基因的研究,对周围神经发育及调控因素的研究更加深入,范围更加广阔,进展十分迅速。事实上,这一时期对面部神经发育与再生的研究是不能完全分开的,更多的研究是从再生的角度阐明其发生机制。

二、面部神经再生的研究发展概况

周围神经损伤修复与再生的研究已经有 100 多年历史,面部神经再生的研究同样伴随着周围神经修复与再生研究而发展起来。总体来看,面部神经再生的研究落后于躯体神经的再生研究,但许多面部神经再生的研究也推动了周围神经损伤修复与再生研究。现就周围神经再生研究的发展历程及面部神经再生的研究对其发展的贡献作一总结。

公元 200 年 Glen 首先提出神经组织有再生的可能性。公元 600 年 Pawl 报道用缝合方法修复神经。19 世纪 50 年代 Waller 重新提出了周围神经有再生的可能性。真正有临床意义的比较早期的研究是 Hucter1873 年用外膜缝合进行损伤神经端端修复的临床研究。1879 年 Drobnik 用副神经与面神经周围端的吻合术获得成功。1895 年,Balance 在文献中正式报道了副神经与面神经端-端吻合术的成功。但随后的 100 多年中,神经组织不能再生的观念始终占主要地位。直到 20 世纪 60 年代 Bora 提出将神经束膜缝合修复神经损伤,之后的多项研究证明了将损伤神经相同性质功能束的远、近端准确对合,是最有效的神经损伤修复方法。神经损伤修复的研究才得到了进一步发展。这一阶段最大的贡献是证明周围神经损伤是可以再生的,损伤后远端相同性质功能神经对合对神经再生有促进作用。

随着对周围神经损伤后修复机制认识的深入,周围环境因素对周围神经损伤后的修复与再生的影响逐渐被发现。1939 年发现 Schwann 细胞后,随着对其研究的开展,其在周围神经损伤修复中的作用逐渐得到认可,证明了其在神经再生中的机械引导作用。Slack(1979)、Buchler(1990)发现轴芽生长由轴突断端发生新枝外,也可在损伤处近侧完整的郎飞结节段发出侧枝芽。Torigoe(1997)发现 Schwann 细胞能刺激诱导神经断端,诱发侧芽生长。其中轴芽生长侧枝芽的发现对面神经损伤治疗实践有很大贡献。早在 1903 年,Balance 就报道将切断的面神经与副神经做端侧缝合治疗面瘫,直到 1992 年 Viterbo 的动物实验和随后进行的面神经瘫痪临床修复成功,端侧缝合才重新受到重视并得到应用,也最终导致轴芽生长始发于损伤近端郎飞结处的发现。这一阶段的贡献是证明 Schwann 细胞存在对神经再生的重要性,发现了神经再生轴芽生长方式。神经再生的机械引导学说也是这一阶段形成的。

自 Levi-Montalcini 发现神经生长因子以来的 50 余年间,已有 10 余种神经因子被发现。神经因子对中枢和周围神经细胞的生长、发育、再生及正常状态下维持神经细胞存活都起着重要作用,为周围神经再生开辟了新的思路,应用各种细胞因子促进和引导神经再生的研究应运而生。尽管神经再生趋化学说是 Cajal 在 20 世纪初就提出的,但真正得到认可却在这一时期。这一阶段最大的贡献是证明了改变细胞内外因素可促进和引导周围神经再生。

第二节　面部神经的发生

一、脑的发育

中枢神经系统起源于早期胚胎背侧中轴的外胚层,胚胎第 3 周初,这一区域凹陷形成管状结构,即神经管,最终分化为中枢神经系统。位于神经管两侧的神经嵴,最终分化形成周围神经系统。周围神经在发育过程中与其他组织器官建立联系,而中枢神经系统内部逐渐发育形成大量神经细胞聚集,有机地构成网络或回路,接受全身各处的传入信息,经过整合加工后成为神经冲动传出,使周围结构发生适宜的功能活动。

（一）脑外形的发育

胚胎第 3 周,神经管颅侧部出现 2 个环形缩窄,并弯向腹侧。3 个原始脑泡形成,分别是前脑(prosencephalon)、中脑(mesencephalon)和菱脑(rhombencephalon)。

第 5 周,前脑又分为端脑(telencephalon)和间脑(diencephalon),菱脑又分为后脑(deuterencephalon)和末脑(metepencephalon),形成端脑、间脑、中脑、后脑和末脑 5 个脑部。至第 5 周末,5 个脑泡已明显形成。

第 6 周,末脑(延髓)表面已出现数对脑神经。后脑背侧增厚,形成小脑原基。中脑扩展,稍突出于小脑原基上方。端脑泡扩大成大脑半球,在间脑两侧向后、向上与向前扩展。

第 12 周后,两半球扩大向后盖过间脑,再继续向后盖过中脑的背外侧,扩展到与小脑贴近。大脑半球的扩展是不均一的,它们主要向前、上和后 3 个方向扩大,致使两半球的下外侧面相对凹陷,称为脑岛区。其余的分别形成颞叶、枕叶、额叶和顶叶。此时,脑外形结构已基本形成。

（二）神经嵴的演变

胚胎第 3 周,当神经褶闭合形成神经管时,在神经管和表面外胚层之间的一些细胞逐渐分为左右两部分,自中线向两侧移动,在神经管的背外侧形成神经嵴。神经嵴细胞沿两条路径迁移:一条路径是向两侧,在外胚层下面移动,形成黑色素细胞;另一条路径是向腹侧,到达神经管与体节下方,形成脑(脊)神经节与自主神经节。在头区,神经嵴细胞除形成面神经的膝神经节(geniculate ganglion)、咽神经的上节和迷走神经的颈节外,还形成与动眼神经、面神经、舌咽神经和迷走神经相联系的自主神经节。头部间充质也来源于神经嵴,称为中外胚层(mesectoderm),它们形成面部的软骨、骨以及唾液腺、牙的成牙质细胞、眼肌、咽肌和头部某些肌肉等。此外,肾上腺髓质细胞、神经膜细胞等也由神经嵴细胞分化而成。

（三）面部神经相关脑区的局部发育

1. 末脑(延髓)的发育　末脑的尾端仍保持和脊髓相似的内部构形,但末脑头段以上的脑干的组织形式和脊髓明显不同,这种差别的形成是由于:①中间层(套层)的细胞群受许多下行的纤维束穿过的影响,变得分散;②从中间层向边缘带再度迁移出大量神经细胞;③在脑的特定区域内,神经元的群聚构成脑干神经核。

在第 4 周之前,末脑下段伴随脊髓的发生而发展,第 5 周,末脑才逐渐形成,其内部结构也逐渐出现了变化。5~6周时,末脑成神经细胞继续增生,腹侧形成基板,背侧形成翼板。基板在末脑下段最终发展成舌下神经核(hypoglossal nucleus)和副神经核(accessory nucleus)(由脊髓上颈段基板形成),翼板在末脑下段最终发展成三叉神经脊束核(spinal nucleus of trigeminal nerve)的一部分。此时,末脑保持较细的中央管状态,仍保持和脊髓相似的内部构形。与脊髓不同之处是,翼板内有的成神经细胞在第5周向背侧迁移到边缘带中,形成孤立的两个灰质区,内侧形成薄束核(gracile nucleus),外侧形成楔束核(cuneate nucleus),并与脊髓上升入延髓的本体感觉神经纤维联系。

末脑上段的桥曲在第2月中显著变化,其腹侧壁向两侧张开,使末脑上段的基板与翼板的位置由腹背方向变成内外方向。翼板形成的感觉性核团和基板形成的运动性核团分别位于末脑上段内侧和外侧。翼板形成一般躯体感觉核和一般内脏感觉核,基板形成一般躯体运动核和一般内脏运动核。内脏运动与感觉核位于一般躯体感觉核和一般躯体运动核之间。

末脑上段还有一显著变化。在第5~6周,随着鳃弓发育,末脑头段基板所形成的一般躯体运动核和一般内脏运动核之间又出现了特殊内脏运动核,支配鳃弓肌的神经纤维开始出现。同时,随着特殊躯体感受器(位听觉)的发育,在翼板最外侧的细胞群分化成特殊躯体感受核。

经过上述变化,末脑腹侧从外向内形成多个灰质团,即脑神经核,它们是:①特殊躯体感觉核(special somatic sensory nucleus),形成部分前庭神经核群,接受位置觉的传入纤维;②一般躯体感觉核(general somatic sensory nucleus),形成三叉神经脊束核,接受头面部躯体痛温度感觉末梢的传入,纤维加入三叉神经;③一般内脏感觉核(general visceral sensory nucleus),形成孤束核(solitary tract nucleus)中下段,接受胸、腹部内脏和咽喉黏膜的一般感觉传入纤维,纤维加入舌咽和迷走神经;④一般内脏运动核(general visceral motor nucleus),形成下泌涎核(inferior salivary nucleus)和迷走神经背核(dorsal nucleus of vagus nerve),其轴突是分布到胸腹内脏去的自主神经系统的副交感节前纤维,纤维分别加入舌咽和迷走神经;⑤特殊内脏运动核(special visceral motor nucleus),形成疑核(ambiguous nucleus),这些运动细胞发出纤维到达中胚层起源的头部或鳃弓肌肉,纤维分别加入舌咽、迷走神经;⑥一般躯体运动核(general somatic motor nucleus),形成舌下神经核(hypoglossal nucleus),其纤维形成舌下神经,支配躯体中胚层所形成的舌内外肌肉。

2. 后脑(脑桥)的发育 后脑包括3部分:①原始中轴部分的被盖(tegmentum),是末脑向上的延续部;②翼板的最后区,即菱唇(rhombic lip),形成未来的小脑;③末脑翼板外侧的增生部,称为桥球隆突,形成较分散的桥核。其中,原始中轴部分的被盖与面部神经发育密切相关,本节主要介绍被盖的发育。

类似末脑上段的发育过程,第5~6周,后脑被盖部的基板与翼板逐渐发育,分别形成以下6对神经核,从外向内依次形成:①特殊躯体感觉核,形成蜗神经核(cochlear nucleus)和前庭神经核(vestibular nucleus),接受外胚层分化特殊感觉器官(耳)的感觉纤维的传入,纤维形成位听神经;②一般躯体感觉核,形成三叉神经脑桥核(pontine nucleus of trigeminal nerve),接受头面部触觉末梢的传入,纤维加入三叉神经;③特殊内脏感觉核,形成孤束核头端,接受味觉纤维的传入,纤维加入面、舌咽和迷走神经;④一般内脏运动核,形成上泌涎核(superior salivary nucleus),分化的纤维加入面神经,支配下颌下腺、舌下腺和泪腺;⑤特殊内脏运动核,形成三叉神经运动核(motor nucleus of trigeminal nerve)与面神经核(facial nucleus),纤维加入面神经和三叉神经,支配第一、二对鳃弓肌肉;⑥一般躯体运动核,形成展神经核(abducens nucleus),纤维形成展神经,支配眼外直肌。

前述菱脑(末脑与后脑)的各神经核与神经束在第8周(56天)时均已形成,其排列与出生时的状态基本相似。

二、面部神经的发生

面部神经包括三叉神经、面神经、舌咽神经、迷走神经和舌下神经。除了舌下神经为单纯的躯体运动纤维外,其余的神经均为混合性神经。面部神经除了管理头面部各组织器官的感觉和运动外,在管理面部情感表达方面也起到关键作用。由于纤维成份和所处脑部位置的差异,各种神经发生过程各不相同。

(一) 三叉神经的发生

三叉神经由一般躯体感觉纤维和特殊内脏运动纤维组成。其中一般躯体感觉纤维包括触觉、痛温觉和本体感觉纤维。

一般躯体感觉纤维的神经节为半月节(semilunar ganglion),由神经嵴最前端发育而成,位于后脑头端的第二神经管节平面。胚胎第5~6周后,神经嵴最前端的细胞聚集成前后两群。前群较小,其外周突逐渐形成眼支,分布到眼与额鼻突;后群的外周突形成上颌与下颌神经,分布于颌面部。两群细胞逐渐靠拢融合成一群,形成三叉神经半月节。同时,中枢的末脑和后脑内也分别发育形成三叉神经脊束核和脑桥核,而且脊束核头端与脑桥核相连,尾端与脊髓后角相连续。形成半月节细胞的中枢突在桥曲平面形成粗大的感觉根进入后脑,部分纤维终止于后脑的三叉神经脑桥核,形成触觉纤维,另一部分纤维转向背侧,组成三叉神经脊束,进入末脑,终止于末脑的脊束核,形成痛温觉纤维。感觉纤维的另一支起源于中脑核,该核起源有争议,多数人认为此核由未迁离神经板的神经嵴细胞形成,它由类似于节细胞的假单极神经元构成,这是唯一位于中枢神经系统内的细胞发出的一级感觉纤维。它们的纤维主要进入三叉神经下颌支中,形成头面部本体感觉纤维。

三叉神经的特殊内脏运动纤维主要起源于后脑所形成的三叉神经运动核。胚胎5~6周后,核内发出纤维,形成单独的运动根,沿半月节旁离开后脑,支配第一对鳃弓的肌肉(咀嚼肌、二腹肌前腹、腭帆张肌与鼓膜张肌)。以后,这些运动纤维逐渐与三叉神经的下颌支融合。

上述三叉神经4种纤维及其核团在胚胎7周内完成。

(二) 面神经的发生

面神经为混合性神经,由一般内脏运动、特殊内脏运动、一般躯体感觉和特殊内脏感觉纤维组成。

特殊内脏运动纤维由位于后脑尾部第三神经管节之后的面神经核发出的轴突构成。胚胎5~6周后,后脑被盖部的基板形成面神经核。此时,面神经核位于展神经核的头端,以后该核逐渐向展神经核的尾端外侧移动。这样,面神经核的轴突便从展神经核的头端内侧向尾端外侧环绕一圈,形成面神经膝(geniculum of facial nerve)。胚胎7周初,纤维在展神经外侧,从脑桥与延髓间穿出。此时,面神经周围部分已明显形成,分为若干束,继续向头端行走至眶下区,行走过程中发出分支支配第二鳃弓肌肉。胚胎7周中期,二腹肌后腹、镫骨肌和茎突舌肌支形成。胚胎7周末,面神经的所有周围支已形成,包括颞支、颧支、颊支、下颌支和颈支。

胚胎5~6周后,伴随面神经核发育,后脑被盖部的基板形成上泌涎核,位于面神经核外侧,其纤维加入面神经的中间神经。同时,神经嵴的头区逐渐形成下颌下神经节(submandibular ganglion)。一般认为蝶腭神经节(sphenopalatine ganglion)由三叉神经半月节细胞向下迁移形成,但也有人认为其来自面神经膝状节。面神经的中间神经支配颌下腺与舌下腺,其纤维进入下颌下神经节内换元,节后纤维再分别到达各自的支配器官。支配泪腺的纤维在蝶腭神经节内形成突触。

面神经的特殊内脏感觉纤维起源于神经嵴形成的听面原基(acousticofacial primordium)。胚胎第3周,在后脑听泡嘴侧可见听面原基,后者逐渐向腹侧走行,其前部细胞分离出去。胚胎第4周,鼓索(chorda tympani)及膝状神经节开始发育。胚胎5~6周,膝状神经节形成,节内细胞的外周突随面神经一起长出,最后形成鼓索支,加入三叉神经下颌支,分布于舌前2/3的味蕾。节细胞的中枢突加入面神经的中间神经进入后脑,加入孤束终止于翼板所形成的孤束核头端。膝状神经节另一小部分分布到外耳区,中枢突加入三叉神经脊束及核,为一般躯体感觉纤维。胚胎7周末面神经及其中枢核团已基本形成。

(三) 舌咽神经的发生

舌咽神经由较复杂的纤维成分组成,由一般内脏运动、特殊内脏运动、一般内脏感觉、特殊内脏感觉和一般躯体感觉纤维组成。

特殊内脏运动纤维起源于后脑前部细胞形成的疑核的头端,其轴突分布到第三对鳃弓肌肉(茎突咽肌和上咽肌)。

在末脑基板中形成的下泌涎核的一般内脏运动纤维到达耳神经节,换元后节后纤维支配腮腺。

舌咽神经的感觉纤维包括一般内脏感觉纤维与特殊内脏感觉纤维(味觉),其神经节起源于神经嵴头区细胞。这些细胞以后发育成两个神经节,分别称为上节和下节,下节又称岩节。岩节远离脑干,节细胞的外周突组成舌咽神经的大部分,其远端又分成咽支与舌支,咽支到达第二对鳃弓,接受咽与软腭的感觉,舌支到达第三对鳃弓,接受舌后1/3感觉(一般内脏感觉纤维与特殊内脏感觉纤维)。岩节的中枢突进入末脑翼板,与面神经向尾端走行的感觉纤维一起构成孤束,并终止于孤束核。舌咽神经上节的外周突主要分布于耳后皮肤(躯体传入),中枢突终止于三叉神经脊束核。

(四) 迷走神经的发生

迷走神经行程最长,分布范围广,纤维成分复杂,由一般内脏运动、特殊内脏运动、一般内脏感觉、特殊内脏感觉和一般躯体感觉纤维组成。

特殊内脏运动纤维与支配第三对鳃弓肌肉的舌咽神经运动纤维一样,起源于后脑前部细胞形成的疑核,分别形成喉上神经和喉下神经,支配第四、六对鳃弓的咽肌与喉肌。

迷走神经的主要成分是一般内脏运动纤维,它们由末脑基板形成的迷走神经背核发出,纤维在器官附近或壁内与神经嵴形成的副交感节细胞建立突触,再通过短的节后纤维支配各器官。这些副交感节由位于1~7体节平面的神经嵴迷走区迁移分化而成。

迷走神经的传入纤维除来自神经嵴细胞外,有一部分来自第三对鳃弓的外胚层板细胞,形成上节(颈静脉节)与下节(结状节)。结状节细胞的外周突分布于胸腹脏器和咽部黏膜,为一般躯体感觉纤维。另有少数细胞的外周突分布到舌的最后部和会厌,成为特殊内脏感觉纤维(味觉)。还有少数细胞的外周突分布于耳部皮肤,与面神经和舌咽神经的感觉纤维一起终止于三叉神经脊束核。

(五) 舌下神经的发生

舌下神经为一般躯体运动纤维,支配舌内、外肌。与其他的脑神经运动纤维相比,更像典型的脊神经前根。它不起源于原始头区,由 3 或 4 个颈前部的前根合并而成。舌下神经与脊神经前根是同源的,舌下神经核与脊髓上颈节灰质前角为连续的细胞柱,位于末脑下段紧靠中线处。胚胎 5~6 周时,舌下神经纤维向头端生长,通过心包上嵴,终止于枕节所形成的舌肌。在此处,它和上部颈神经密切联系,形成丛状。随着颈部的发育,舌肌上升,舌下神经位置同样升高,在颈部的主要神经血管束的外侧向上移动。

三、神经发育过程中的相关分子调控机制

神经系统的复杂性不仅因其细胞数量大、种类多,而且还在于其形成复杂的纤维连接,这些复杂的结构是神经系统在遗传与环境因素作用下发育而成的。神经系统的发育包括神经板的诱导、神经细胞和胶质细胞的产生、分化与迁移、轴树突的生长与导向、靶标的选择、突触的形成以及突触连接的精细调节、细胞的凋亡、神经环路的建立和行为的发生等。其发育过程是一个多步骤、多因素的调控过程。

(一) 神经诱导与 BMP 信号通路调控

神经诱导包括形成神经板的初级诱导和形成早期脑和脊髓的次级诱导。脊椎动物早期神经形态形成时,背侧外胚层在组织者诱导下,逐渐形成神经板,并进行前后轴和内外轴定型发育。之后,神经板形成神经管。神经管沿着 A-P 轴和背腹轴进行区域化,最终形成中枢神经系统的基本结构。在这一过程中有极其复杂的信号通路发挥作用,目前认为与诱导有关的信号通路有很多,包括 BMP、WNT、Hedgehog、FGF、RTK 和 Notch 等。其中,BMP 信号通路被认为是神经诱导最重要的基因表达调控通路。

1. 神经上皮形成中的 BMP 信号　围绕背侧中胚层是否对其上方的外胚层诱导形成神经板的实验结果均表明,在外胚层内存在对神经发生起负调控作用的抑制性信号,能阻止神经化。研究发现 BMP4 是内源性的神经抑制因子,证据如下:①在胚胎原肠形成开始,BMP4 及其受体就存在于整个动物帽、腹侧部,但很快从即将成为神经板的部分外胚层中消失;②BMP4 蛋白可抑制动物帽细胞神经化;③BMP 的负显性受体促进神经发生。这些结果提示,胚胎原肠形成初期,BMP4 抑制细胞神经化;BMP4 转录阻遏后,即阻断 BMP 信号转导,外胚层的细胞分化为神经板。研究也发现,组织者可分泌信号因子拮抗 BMP 的神经抑制作用,如 Noggin、Chordin、Follistatin、Cerberus、Xnr3 等信号因子。这些信号因子可与 BMP 直接结合,阻止 BMP 与其受体结合,导致背侧外胚层 BMP4 信号转导受到抑制。BMP 信号通路的工作模型如图 20-1。

按照这一模型,人们提出了神经诱导的"default model"假说,即:原始外胚层中的多潜能干细胞具有自发分化为神经组织的默认趋向,而这一神经分化潜能被 BMP 信号抑制。在将要发育为神经组织的区域,背唇分泌的 BMP 抑制因子阻断 BMP 信号,使其发育分化为神经组织。

外胚层细胞 —分化→ 神经细胞

BMP RNA → BMP 蛋白

(−)

(−)

BMP抑制因子

分泌

背侧中胚层

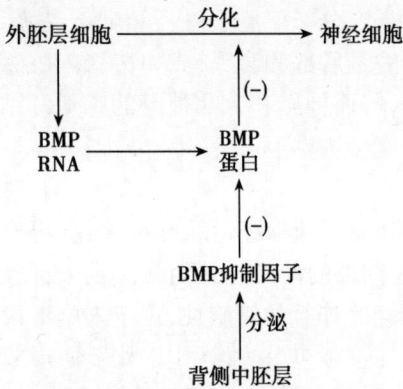

图 20-1 BMP 信号通路的工作模型

2. 神经诱导因子 诱导的方式有两种,包括接触性诱导和非接触性诱导。接触性诱导是通过细胞之间的直接接触而实现诱导;非接触性诱导则是通过细胞所分泌的化学物质来发挥作用。诱导本质就是通过信号分子诱导作用最终实现调控基因表达。神经诱导因子就是引起细胞内某些特异基因激活并开始表达,导致细胞向神经元分化的物质。前面已介绍了被广泛认可的神经诱导的"default model"假说,参与这一模式的关键分子是 BMP 拮抗剂,如 noggin、chordin、follistatin、cerberus、Xnr3 等是研究较深入的神经诱导因子。

(1)noggin:noggin 是最先被发现的神经诱导因子,是组织者的分泌蛋白之一。研究表明,将 noggin 加入到原肠胚的外胚层后,外胚层可表达前脑特异性的神经标志分子,却不表达后脑及脊索的标记物。比较 *noggin* 单突变型和 *chordin、noggin* 双突变型小鼠发现,前者胚胎前脑发育正常,后者胚胎表现为前脑不分裂成两个半球,而后脑发育相对正常。因此认为 noggin 与 chordin 作用互补,noggin 是前脑发育所必需的。

有关 noggin 作用机制的研究发现,注入的 noggin 可以拮抗 BMP4 作用,但对 BMP4 受体的活性没有影响。Noggin 的作用是通过直接与 BMP4 结合,阻止 BMP4 与其受体结合,阻断 BMP4 信号。noggin 对 BMP7 的亲和性较低,对 TGF-β 或 activin 的活性无影响。所以 noggin 被认为在预定外胚层的神经化中起着主要作用。

(2)chordin:chordin 也是组织者的分泌蛋白,在小鼠中与 noggin 表达部位重叠,其基因可被含同源异形域结构的转录因子 goosecoid 和 Xnot2 激活。在脊椎动物胚胎早期表达在原条前端,以后出现在原结和脊索。chordin 突变型小鼠除耳发育异常外,头部发育正常;但 chordin 和 noggin 全突变小鼠的表现为前脑畸形。chordin 也是小鼠前脑发育所必需的。chordin 和 noggin 都是通过抑制 BMP4 活性发挥作用的。

(3)cerberus:cerberus 是前脑神经组织的强烈诱导因子,可分别与 BMP4、Xwnt8 和 nodal 结合,抑制后者的信号转导。研究表明,*cerberus* 基因的转录既可以被 follistatin、noggin 和 chordin 激活,又能被 nodal/activin 和 Wnt 信号激活。此外,当 cerberus mRNA 注入到在爪蟾囊胚腹侧区域后,在受注射的异位区域形成头部结构,包括大脑和眼。

总之,noggin、chordin 和 cerberus 都是 BMP 拮抗剂。它们只诱导前端神经组织,不会诱导后端结构。此外,其他信号通路诱导因子,包括 Notch、Wnt、FGF、HGF(肝细胞生长因子)、Dorsalin、Hedgehog 等,共同作用诱导神经组织发生。

3. 神经诱导的 BMP 信号通路调控

(1)BMP 成员组成:骨形成蛋白(bone morphogenetic protein,BMP)是转化生长因子(transforming growth factor,TGF)超家族成员之一,按照蛋白氨基序列的相同性可分为 4 组:第 1 组包括 BMP2 和 BMP4,它们有 92% 相同的七半胱氨酸区;第 2 组包括 BMP5、BMP6 和 BMP7,它们的相应区域有 89% 的氨基酸序列相同;第 3 组包括生长分化因子(growth differentiation factor,GDF);第 4 组包括 BMP3 和 GDF-10。BMP 最早被发现是与骨骼系统的发育形成过程相关,近年的研究表明,BMP 信号通路在中枢神经系统发育过程中起着关键的调控作用。BMP 不仅和早期神经诱导直接相关,在神经干细胞的增殖、分化以及神经系统各亚型细胞的形成过程中也与其他信号通路,如 Wnt、Shh 等一起协同发挥作用。有关 BMP 信号通路的相关内容在第三章已有描写。

（2）BMP 信号通路在神经诱导中的作用:有关 BMP 与神经诱导的研究在 20 世纪 90 年代发现背唇组织表达并分泌 3 种神经诱导因子:Noggin、Chordin 和 Follistatin。这些因子与 BMP 蛋白的结合,抑制 BMP 信号从而诱导神经分化。BMP 蛋白自身也可以抑制神经诱导过程,促进胚胎外胚层向表皮分化。在此基础上,研究者提出了神经诱导的"default model"假说,但 *Noggin* 和 *Chordin* 双基因敲除小鼠的表型只有前脑发育异常,而中枢神经系统的其余部分基本正常,说明还有其他信号参与神经诱导过程。随后的研究发现 FGF、Wnt 等信号通路都参与神经诱导过程。但最近的研究结果显示,BMP 信号的抑制对神经诱导是必不可少的。在爪蟾胚胎发育早期,如果用 morphlino 同时抑制背唇组织 Noggin、Chordin 和 Follistatin 的表达,整个神经板不发育。相反,用 morpholino 同时抑制 BMP2、BMP4、BMP7 及其受体,几乎整个胚胎都有神经组织。有研究认为 FGF/MAPK 和 Wnt/GSK 信号通路参与神经诱导过程,分别通过 MAPK 和 GSK 两个激酶磷酸化 R-Smads 的 linker 区域,进而调控 BMP 信号下游效应分子 Smad1、Smad5 和 Smad8 的活性,发挥它们在神经诱导过程中的促进或抑制功能。总之,越来越多的证据表明,BMP 信号通路在早期胚胎神经发育过程中占据了重要的地位,它抑制非神经区域的原始外胚层细胞分化为神经干细胞,保持其多能性,使得整个胚胎正常发育。

（3）BMP 信号通路调控:BMP 信号通路本身在多个层次上受到调控,这些调控作用对该信号通路的神经诱导作用极其重要。

1）配体受体结合阶段的抑制因子:Noggin 和 Chordin 在胞外与 BMP 结合后抑制后者与其受体结合,弱化 BMP 信号的激活,促进神经发生。目前已经发现的具有抑制 BMP 受体与配体结合的因子还有很多,如 follistatin、Chordin/SOG 家族等,这些抑制因子都是通过与配体结合,抑制其与受体结合。BAMBI(BMP and activin membrane-bound inhibitor)与 Ⅰ 型受体结合形成异源二聚体,阻止 Ⅰ 型受体磷酸化。FKBP2（FK506 binding protein 2）结合 Ⅰ 型受体的 GS 结构域,阻止 Ⅰ 型受体被 Ⅱ 型受体活化。

2）促进和抑制 Smad 信号转导的因子:细胞内的抑制型 Smad 包括 Smad1、Smad6 和 Smad7,其中 Smad7 与 R-Smad 竞争 Ⅰ 型受体,阻止其被受体磷酸化;Smad6 与 Smad1 结合,抑制 R-Smad 与 Smad4 结合形成激活复合物,也可与 R-Smad 或 Ⅰ 型受体结合后促进其泛素化降解,从而发挥抑制作用。Smurf-1(Smad ubiquitination regulatory factor-1)促使 R-Smad 泛素化;RAS-ERK 具有阻止 R-Smad 进入细胞核内的作用;PPM 磷酸酶家族中的 PPM1A 和 PPM2C 对磷酸化的 R-Smad 具有 C 末端去磷酸化作用,从而下调 BMP 信号通路的激活。SARA(Smad anchor for receptor activation)可以促进 R-Smad 与活化的受体结合。

（二）神经干细胞增殖和分化的信号转导通路

神经干细胞的增殖和分化调控受到环境因子的影响,生长因子和细胞因子的相互调控作用使神经干细胞的增殖、存活和分化随着神经发育过程的环境变化而变化。而这种对细胞核内的转录调控是依赖于受体介导的信号转导途径来实现的,其信号转导可分成受体酪氨酸蛋白激酶(receptor tyrosine kinase,RTK)途径和非受体酪氨酸蛋白激酶(non-receptor tyrosine kinase,NRTK)途径两大类。

1. 酪氨酸蛋白激酶介导信号转导途径　RTK 是一类跨膜糖蛋白家族,所有的 RTK 都是由三个部分组成的:含有配体结合位点的细胞外结构域、单次跨膜的疏水 α 螺旋区、含有酪氨酸蛋白激酶(protein tyrosine kinase,PTK)活性的细胞内结构域,其配体以生长因子为代表,如 FGF、EGF、PDGF 和 IGF。激活过程:首先细胞外源配体与受体的细胞外结构域结合,导致受体的构象改变产生磷酸化,受体的构象改变以及磷酸化导致受体细胞内结构域的 PTK 的激活,而 PTK 可以通过转移 ATP 上 γ-磷酸基团催化含有蛋白质酪氨酸残基的底物磷酸化;然后,磷酸化的受体招募细胞内大量含有 SH2 结构域的信号分子,通过细胞内酪氨酸激酶及其对应的蛋白磷酸化酶作用激活 Ras,由活化的 Ras 引起蛋白激酶的磷酸化级联反应;Ras 蛋白与 Raf 的 N 端结构域结合并使其激活,Raf(又称 MAPKKK)是丝氨酸/苏氨酸(Ser/Thr)蛋白激酶,MAPKK 又使 MAPK 的苏氨酸和酪氨酸残基磷酸化而活化,MAPK 进入细胞核,最终实现调控细胞核的转录效应。受体酪氨酸蛋白激酶途径的模式可以概括如下:配体 RPTK→衔接子蛋白(adaptor)→GEF→Ras→Raf(MAPKKK)→MAPKK→MAPK→进入细胞核→转录因子激活→调控基因表达→细胞效应产生。受体型蛋白酪氨酸激酶(PTK)还可通过激活磷脂酰肌醇 3 激酶(phosphatidylinositol 3-kinase,Pl3K)/AKT 转导途径。PI3K 是由 p85 和 p110 两个亚单位构成的异二聚体,p85 与磷酸化的受体酪氨酸相结合,调节 p110 催化亚单位的活性,促进 AKT 蛋白磷酸化。

近年来研究表明酪氨酸蛋白激酶介导的信号转导途径,在神经干细胞增殖和神经元的分化中起着正调节作用。与神经干细胞增殖和分化诱导调控相关的生长因子,如碱性成纤维细胞生长因子、表皮生长因子、血小板源性生长因子和胰岛素样生长因子 1,均可依循这一基本途径调控神经干细胞增殖和分化。尽管这些配体均可通过这一途径发挥调控作用,但由于配体不同导致的该通路激活的持续性和时序性差异,以及配体诱导其他信号转导路径的作用,导致它们在调控神经干细胞增殖和分化上的差异。这些不同的生长因子激活的具体信号转导途径及其精确调控依然处于探索中。血小板源性生长因子和神经生长因子被认为可以激活 PI3K/AKT 转导途径,其主要功能是促进神经干细胞和神经前体细胞的存活。

2. 非受体酪氨酸蛋白激酶途径　这类受体为单次跨膜糖蛋白,受体胞内区不具备酪氨酸蛋白激酶活性,与配体结合可引起二聚体的构象改变,导致受体胞内区被激活,后者可以直接与胞内非受体的 JAK(Janus 激酶)家族结合使其激活,激活的 JAK 可直接催化其底物 STAT 分子磷酸化而使其活化,活化的 STAT 可以携带信号分子进入细胞核内直接调控转录因子。非受体酪氨酸蛋白激酶信号转导的途径可以概括如下:配体→受体结合→受体二聚体化→JAK 激活→STAT 二聚体化激活→进入细胞核→转录因子激活→调控基因表达→细胞效应产生。非受体酪氨酸蛋白激酶(NRTK)信号转导以细胞因子(如 LIF、白细胞介素和 CNTF)为配体,在神经干细胞的自我更新和胶质细胞的分化诱导中起着正调节作用。

3. 神经干细胞增殖和分化的线粒体机制　由于子宫胎盘的厌氧环境,早期胚胎干细胞 ATP 的产生在很大程度上依赖于糖酵解,此时的胚胎干细胞只有少量发育不良的线粒体(Mitochondrion)。有效控制线粒体数量和功能可预防损害胚胎干细胞的氧化应激(氧)产生。当这些细胞分化时,线粒体嵴明显增大,数量明显增多,说明短时间内出现了线粒体复制/合成增加。早期的研究表明,线粒体 DNA 复制与细胞分化时的能源需求相匹配。而胚胎干细胞分化能力与线粒体代谢率呈负相关。大量研究也表明骨髓干细胞和间充质干细胞在分化前后线粒体的形态结构、数量和功能的变化均与胚胎干细胞相似。诱导多能干细胞研究发现,细胞重新编程后也重置线粒体功能及氧化应激的水平,使其类似于胚胎干细胞。研究还表明各种干细胞分化过程中线粒体 DNA 拷贝数及线粒体生物合成相关基因的表达水平明显提高,线粒体性能和能量代谢变化的同时,抗氧化防御能力也提高。结果表明线粒体基因调节参与了干细胞分化过程中线粒体生物合成和能量代谢变化,由此提出了"代谢状态假说"。该假说重点就是干细胞的分化过程中线粒体结构功能变化和代谢表型差异。然而,干细胞在分化过程中究竟如何协调线粒体的行为仍是不清楚的。

研究发现线粒体结构和功能变化同样有明显调控成体干细胞增殖、分化的作用。实验证明骨髓间充质干细胞向成骨诱导分化后,依赖于较高糖酵解的供能方式转变为有氧代谢。激活线粒体合成 ATP 增多的同时伴随抗氧化物上调,包括超氧化物歧化酶和过氧化氢酶,抑制细胞内活性氧,保护分化后的细胞免受氧化损伤。研究表明,缺氧条件抑制间充质干细胞向成骨细胞分化,却不影响其向软骨细胞分化,其向成骨细胞分化的细胞产生的由氧化磷酸化获得的 ATP 比例明显高于向软骨细胞分化的细胞。利用多能干细胞过度表达 PGC-1 的研究发现,PGC-1 增加线粒体数量和体积,促进活性氧的生产和氧消耗,同时促进多能干细胞向脂肪细胞分化的发展,但显著抑制其向成骨细胞分化。总之,线粒体数量增加和功能加强、ATP 的产生由依赖于糖酵解转变为有氧代谢是干细胞分化过程中的普遍现象,但其向不同的细胞分化过程中的代谢状态仍存明显差异。在研究干细胞移植治疗脊髓损伤时,在干细胞移植早期通过抑制线粒体功能,减少干细胞移植后的凋亡,诱导干细胞自我更新增加,使局部移植的干细胞数量明显增多,随后再恢复其线粒体功能,促进其向神经元分化,获得良好效果。有人研究发现,骨骼肌损伤后周围多能干细胞线粒体功能出现下调,影响其增殖和分化,通过注射大鼠线粒体基因组从而恢复线粒体基因水平,细胞器的翻译增加,激活内源性干细胞分化为骨骼肌细胞,促进了骨骼肌再生。

最近的研究表明线粒体并不是简单地通过调节 ATP 代谢过程影响细胞分化和发育,线粒体可通过细胞内钙离子浓度变化直接影响细胞核,调控细胞转录和凋亡。研究也表明线粒体与 Notch、Wnt 信号通路存在相互调节作用,而这些信号通路在干细胞增殖、存活、迁移和分化中起到重要作用。有研究发现胞质中 Notch 胞内区(Notch intercellular domain,NICD)抑制线粒体分裂和 Bax 的聚集,减少细胞凋亡,但详细的分子机制并不清楚。有人利用果蝇的细胞研究发现,敲除 *DRP1* 基因抑制卵泡细胞分化,同时也下调 Notch 信号通路,但卵泡细胞增殖仍能维持,而 Drp1 是介导线粒体分裂的主要分子之一。然而,DRP1 下调是如何使 Notch 在毛囊细胞中的作用失活的机制并不清楚。另一份研究发现线粒体可通过活性氧(ROS)影响 Notch 信号作用。条件性敲除线粒体转录因子 A(*TFAM*)基因促进表皮细胞的增殖,但却可通过抑制这些细胞线粒体活性氧和 Notch 信号而抑制它们的分化。Wnt 信号通路是另一个与线粒体相关的核信号转导通路。例如,Wnt3a 增加线粒体生物合成,提高 mtDNA 含量、耗氧量和 ROS 水平。此外,B-连环蛋白可激活造血干细胞的线粒体凋亡途径,与损失的线粒体膜电位和降解 caspase 3 和 9。Wnt5a 可拮抗 Wnt3a 对线粒体的影响。然而,线粒体形态和功能改变是否影响到 Wnt 信号在细胞发育和分化过程中的作用仍有待进一步探索。总之,线粒体如同一个细胞内的一个信号通路,联系着细胞内外,调控着细胞存活,也调控细胞增殖和分化。

(三) 神经发育过程中的神经细胞程序性死亡及调控因素

神经系统发育中伴随着细胞生长分化的同时也发生了大量的细胞死亡,这种由细胞内特定基因程序性表达介导的细胞死亡,称为程序性细胞死亡(programmed cell death,PCD)。胚胎时期产生的神经元在向成体发育过程中,程序性死亡的细胞丢失超过50%。大量的研究表明,在神经系统发育过程中,各个部位都有 PCD 的发生。在神经系统发育过程中的 PCD 具有重要的生物学意义,首先发育进程中神经元的过度增殖是神经系统形态及功能发育的需要,可以说整个神经系统的发育是在神经细胞的增殖与凋亡的动态平衡中进行的。PCD 过程中,逐渐建立引导轴突投射的间隙、小管、小孔,PCD 还在神经元表型的分化、修正发育过程、神经元的错位、迷路以及与靶细胞的错误匹配中发挥作用,使神经系统发育在结构和功能方面都日趋完善。因此,PCD 在神经系统发育中最突出的意义是雕塑了神经系统,它使神经系统的发育达到了结构的高度精细和功能的尽善尽美。

1. 调控神经细胞死亡的外部因素　神经元凋亡的启动包括两个方面:一方面是维持细胞存活的外部因素持续降低或缺乏,多见于发育中的细胞死亡;另一方面是促进细胞死亡的外部因素持续增强,在神经疾病中更常见。

在神经发育中,神经营养因子存在是细胞存活的重要外部因素,在调控发育中的神经细胞凋亡中,神经营养因子也是重要的外部因子。一般认为在发育中过量产生的神经元通过在与靶组织连接中发生细胞死亡来调节其合适的数量,能与靶组织形成正确连接的神经细胞才能成功获得神经营养因子而存活,否则将死亡。不同的靶组织可能分泌不同的神经营养因子,同样调控着神经元存活。研究发现,神经营养因子有多种,包括 NGF、BDNF、NT-3、NT-4、NT-5 等,中枢和周围神经系统对不同神经营养因子的生物学效应是不一样的。如 NGF 促进背根神经节内的交感神经元存活,而 BDNF 和 NT-3 则对背根神经节的躯体神经元存活起作用。调节中枢神经系统细胞死亡的因子较周围神经系统更为复杂,通常为多因子形成的调控作用,如在小鼠小脑细胞发育过程中颗粒细胞的存活就需要 BDNF、NT-3 以及它们的受体 TrkB 和 TrkC 共同作用。

神经元的存活除需要神经营养因子外,还有赖于神经元正常电活性的维持。神经元轴突的生长、与靶组织细胞建立突触联系、逐渐形成正常电活动也是维持神经元存活的重要因素。实验研究表明,在小脑和大脑皮层等脑区发育过程中,电刺激可抑制其神经元凋亡发生。研究也发现突触电活性的缺失可启动发育中的脑细胞凋亡。

神经发育过程中促进细胞死亡的外部因素研究并不多,但也有外源性促凋亡信号启动凋亡的证据。研究发现,神经营养因子以及神经营养因子的前体分子可通过激活低亲和力的受体 p75(p75NTR)而导致神经细胞凋亡。在 Trk 家族受体缺乏的情况下,p75NTR 被激活可启动发育中的神经细胞凋亡。

2. 调控神经细胞死亡的内部因素　研究发现,从蠕虫到哺乳动物,调节细胞程序性死亡的因子和细胞器都是高度保守的,由 Bcl-2 家族和 caspase 家族共同启动和调控细胞的程序性死亡。

(1) Bcl-2 家族:*Bcl-2* 基因首先在人类 B 细胞淋巴瘤中被发现而得名,目前已经证实并命名的 Bcl-2 家族成员有 20 多种,其中有些成员与抑制凋亡有关,有些则与促进凋亡有关。Bcl-2 家系的成员均由 1~4 个 Bcl-2 同源区域(Bcl-2 homology domain,BH)构成,BH1~BH4 均具有 α 螺旋结构。抗凋亡因子具有 BH1~BH4 四个同源区域,而促凋亡因子缺乏第一个 α 螺旋片段 BH4 区域。在正常情况下,抗凋亡成员作为膜内蛋白,分别与内质网膜、线粒体膜和核膜相结合。促凋亡成员大部分位于胞质中,少量疏松黏附于细胞内膜结构。在凋亡信号作用下,促凋亡成员发生构型改变,易位并插入线粒体外膜发挥促凋亡活性。

研究发现 Bcl-2 家族的另一个主要成员 *Bax* 是维持正常神经系统发育所必需的基因。在 *Bax* 缺失的纯合子小鼠,周围神经节、脊髓的运动神经元、脑干三叉神经核团、海马、小脑及视网膜等部位的细胞死亡减少,这些本该死亡的细胞却发育,表现为轴突发育不良,提示 Bax 参与调节正常神经系统的发育。如果 Bax 失去作用,发育中应该凋亡的细胞即使存活下来也不具备正常细胞的功能。

(2)Caspase 家族:Caspase 为半胱氨酸天门冬氨酸蛋白酶(cysteinyl aspartate specific proteinase)的简称,是一组具有相似的氨基酸顺序、二级结构的半胱氨酸蛋白酶,根据其蛋白酶序列相似性可分为 3 个亚族:Caspase-1 亚族,包括 Caspase-1、4、5、13;Caspase-2 亚族,包括 Caspase-2、9;Caspase-3 亚族,包括 Caspase-3、6、7、8、10。Caspase 家族在诱导细胞凋亡的分子机制中起着关键作用,是多条凋亡通路的汇聚点,是执行凋亡的最终途径,还参与细胞因子的成熟、细胞生长和分化。

Caspase 家族是细胞凋亡的主要执行者,Caspase 既可作为蛋白酶的始动者,特异性地引起 Caspase 家族成员的级联反应;又可作为效应器(如 caspase-3、6、7),降解重要的细胞蛋白。Caspase 家族在正常情况下均以酶原形式存在于细胞内。其中,Caspase-8、10 含有两个 DED(death effector domain),被认为是 Caspase 瀑布的起始分子,Caspase-8、10 与相应配体分子结合为异源二聚体后,促使 Caspase 与死亡受体结合并导致 Caspase 的活化;Caspase-1、2、4、5、9 含有 CARD(Caspase recruitment domain)域,与含 CARD 的配体结合后,进行配体介导的聚集和自身活化。而 Caspase-3、6、7 被认为是 Caspase 的下游分子并依靠上游 Caspase 分子的激活。Caspase 的靶蛋白包括结:构蛋白,如层黏连蛋白、纤连蛋白和肌动蛋白;DNA 修复酶,如 poly A 聚合酶、拓扑异构酶Ⅰ;调节蛋白,如激活 caspase 的 DNA 酶抑制剂(inhibitor of caspase-activated DNase,ICAD)。

Caspase 家族多数成员都涉及神经元凋亡。应用不同的小鼠模型在体实验发现 Caspase-1、2、3、9、11 和 12 缺陷小鼠有神经元表型,但 Caspase-3 和 Caspase-9 缺陷小鼠有极其严重的神经发育缺陷,这类小鼠由于凋亡缺陷,脑内出现大量的异位神经元。

(3)神经元凋亡的线粒体机制

细胞凋亡在形态上首先出现细胞体积缩小,连接消失;然后是细胞质密度增加,线粒体膜电位消失,通透性改变,Cytc 释放到胞质,核质浓缩,核膜、核仁破碎,DNA 断裂。其中线粒体在调节细胞凋亡的过程中处于重要位置,被认为是凋亡的执行者。线粒体在细胞凋亡中的变化包括:释放 Caspases 激活因子;减弱电子传递功能并减少 ATP 的产生;线粒体跨膜电位降低最终消失。线粒体的这些变化可先于核或染色体的改变,提示线粒体可能是在凋亡过程中起枢纽作用。

在细胞凋亡早期,线粒体膜电位下降。其膜电位变化与线粒体通透性转变孔(mitochondrion permeability transition pore,MPTP)开放密切相关。正常情况下,MPTP 间歇性开放,Ca^{2+}、谷胱苷肽等小分子物质可通过线粒体膜,维持着线粒体膜电位和 Ca^{2+} 平衡。当 MPTP 持续开放时,大分子物质也可持续通过线粒体膜,导致线粒体膜的去极化,膜电位下降,氧化磷酸化失偶联,启动了细胞的凋亡。有研究表明一旦出现低线粒体膜电位,细胞将走向凋亡,即使消除凋亡诱导因素也无法逆转。这也被认为是线粒体参与调控细胞凋亡的最直接特征性标志。然而,线粒体如何调控细胞凋亡?目前研究提示,该过程涉及许多因子和一系列复杂通路。

研究表明明确参与线粒体凋亡通路的分子包括 Caspase 家族分子、细胞色素 C（Cytc）、Smac/Diablo、凋亡诱导因子（apoptosis inducing factor，AIF）、核酸内切酶 G、Bcl-2 蛋白家族、Bax、Bak、VDAC 和 ANT 等几十种。Caspase 家族是最早被发现的细胞凋亡分子之一。细胞凋亡线粒体通路的 Caspase 活化常由同源活化启动，包括 Caspase-8、9、10。细胞被诱导凋亡后，同源活化的 Caspase 通过 adaptor 被募集到特定的起始活化复合体，形成同源二聚体构象改变，导致同源分子之间的酶切而自身活化。Caspase-9 参与线粒体通路的细胞凋亡，被募集到 Cytc/dATP/Apaf-1 组成的凋亡体，再激活 Caspase-3、6、7，导致一系列不可逆的细胞凋亡过程。而 Caspase-8、10 介导死亡受体通路的细胞凋亡，分别被募集到 Fas 和 TNFR1 死亡受体复合物。线粒体细胞凋亡通路另一重要分子 Cytc 位于线粒体内、外膜之间，是线粒体呼吸传递链复合体重要组成部分。当细胞被诱导凋亡时，Cytc 从线粒体释放进入细胞质，并与 Apaf 21 结合，两者一旦结合，Apaf 21 结合 ATP 或 dATP 的亲和力明显提高，激发 Apaf 21/Cytc 复合物与 ATP/dATP 的结合多聚化，多个 Apaf 21/Cytc 复合物的多聚体形成凋亡体（apoptosome）。此时凋亡体上的 Apaf 21 的 CARD 结构域向外暴露，以吸引 Caspase-9 前体结合到凋亡体上并激发其自活化，引起细胞凋亡线粒体通路下游一系列过程。而线粒体内另一物质 Smac 进入细胞质内与凋亡抑制蛋白结合，可拮抗 Caspase-9 活化，起到阻止细胞凋亡作用。AIF 也定位于线粒体双层膜间区，当凋亡发生时，AIF 能以不依赖于 Caspase 的方式自身被活化，并进入细胞核，直接导致染色质凝集和 DNA 降解。

调节线粒体凋亡通路的因素也有不少，Bcl-2 蛋白家族是其中最重要的调控蛋白之一，Bcl-2 蛋白家族又可分为抗凋亡亚族和促凋亡亚族，分别可以促进和抑制线粒体凋亡因子的释放。Bcl-2 蛋白家族中的 Bid 被认为是细胞凋亡信号通路的放大器，位于细胞质中。细胞凋亡过程中，活化的 Caspase-8、Caspase-3、粒酶和一些溶酶体蛋白酶等可以切割 Bid，使 tBid 从细胞质转位于线粒体，诱导和促进 Cytc 释放，放大了线粒体凋亡信号通路作用。Bad 对凋亡信号通路却有双重调节作用，Bad 以去磷酸化形式存在时，与 Bcl-2 家族蛋白的其他抗凋亡家族成员结合，拮抗 Bcl-2 的抗凋亡功能；而磷酸化 Bad 可使与之结合的 Bcl-2 抗凋亡家族成员解离，使后者发挥抗凋亡功能。此外，Bcl-2 家族蛋白在转录水平受到其他因子的调节。线粒体膜上的 Bax、Bak、VDAC（voltage dependent anion channel）和 ANT（adenine nucleotide translocator）受到 Bcl-2 家族蛋白及其他凋亡相关分子的影响后，可出现构象变化，导致线粒体膜通透性改变，使得凋亡蛋白分子更易通过线粒体膜进入细胞质中。总之，在细胞凋亡过程中，与线粒体结构和功能相关的许多分子均参与了调控线粒体凋亡信号通路。此外，线粒体结构和功能的改变本身就可能使 ATP 产生受阻，产生更多氧自由基和过氧化物，使细胞凋亡进入一个恶性循环中。

（四）轴突生长及其引导机制

在神经系统发育过程中，神经细胞迁移到其预定的位置后，开始沿特定的路线生长出树突和轴突，联系其他神经元或靶器官，形成十分精密的神经网络。神经元轴突的长出不是随意的，而是具有严格的方向性，生长中的轴突顶端膨大呈扇形，称生长锥（growth cone）。它是所有轴突、树突分支活跃生长的尖端，轴突的生长、伸长仅发生在生长锥。大量的研究表明，在发育过程中，轴突和树突的长出是神经元内在的固有特性，它的始发方向由神经元内在因素决定，但其进一步生长和延长受其细胞外环境影响。轴突的生长锥可以表达多种细胞表面受体,以识别局部信号和远程的信息。不同信息对轴突的生长具有吸引或者排斥的作用,各种信息的相互作用引导轴突向正确的方向生长。

1. 引导轴突生长的机制　在神经系统发育过程中神经元如何形成突触联系、构成极其复杂的神经网络,目前对其确切机制仍不十分清楚。研究发现,轴突生长锥表面的受体能识别其生长路径不同时间和空间表达的信号分子,发生相应改变,通过与其周围环境的相互作用,向靶器官方向生长;轴突到达靶器官后,又发出信号使轴突与靶细胞建立突触联系。生长锥与内、外因素的相互作用包括:①轴突生长过程中遇到的各种组织结构的被动引导,如胶原、软骨和血管等;②细胞外基质分子和细胞粘连分子对轴突生长的促进或抑制作用;③轴突生长过程中遇到的各种组织细胞和靶细胞释放的生长因子作用;④轴突到达靶器官后,靶细胞释放某些抑制因子抑制轴突的继续生长;⑤各种神经刺激可引起轴突和树突结构的改变;⑥生长锥也可释放各种酶,改变细胞外基质。

在内、外因素的作用下,轴突生长锥的生长又是如何引向靶细胞的? 引导生长锥生长的机制主要有下列 4 种:①接触介导吸引(contact mediated attraction)作用,研究表明,轴突生长过程中,生长锥表面对其周围组织的多种细胞黏附分子(cell adhesion molecule,CAM)有吸引作用;②化学吸引(chemoattraction)作用,靶组织和神经胶质细胞释放的生长因子对不同神经元生长锥吸引的作用有差异,如神经生长因子(NGF)对感觉神经元生长锥有较强的吸引作用,多种非扩散性吸引分子营造了允许某类轴突生长和附着的空间通道;③接触介导排斥(contact mediated repulsion)或抑制作用,不同性质轴突之间可能也存在相互排斥,如中枢神经系统和外周神经系统的轴突之间的排斥作用;④化学排斥(chemorepulsion)作用,近年来研究发现导向蛋白(semaphohn)具有可扩散、远程的化学排斥作用。在吸引与排斥的双重作用下,轴突的生长只能沿着一个特定的通道穿行。在神经纤维的选择性成束过程中也有接触吸引与接触排斥分子参与,轴突向前生长过程中与排斥物质接触而发生转向,也可发生生长锥的塌陷与回缩,从而导致轴突生长停止。通过吸引、排斥作用使得轴突行经空间通道更为精细。

2. 轴突引导相关分子　神经元的轴突生长过程中,经过周围复杂环境时,通过识别各种各样的信号到达靶器官。许多因子、因素及信号参与了引导轴突的延伸,其中,细胞外基质和细胞黏附分子被认为在引导轴突生长中起到重要的作用。

(1) 细胞外基质(extracellular matrix,ECM)　由 4 大家族组成:胶原蛋白、蛋白多糖、弹性蛋白和细胞外基质糖蛋白。其中细胞外基质糖蛋白的层黏连蛋白、纤连蛋白和硫酸软骨素蛋白聚糖对轴突生长影响的研究较深入。

层黏连蛋白(laminin)是基底膜的主要成分,由 3 个亚单位组成。体外培养研究发现,层黏连蛋白对神经元存活的影响并不明显,但对神经突起的生长有强大的促进作用。用抗层黏连蛋白抗体阻断层黏连蛋白,神经元虽然可以长出轴突,但生长缓慢。在哺乳动物胚胎发育过程中,层黏连蛋白在中枢神经系统有短暂表达,在成年后中枢神经系统无层黏连蛋白的表达。因此,层黏连蛋白被认为是胚胎发育过程中促进轴突生长的分子。纤连蛋白(fibronectin)也能促进外周神经元突起的生长,且其作用比层黏连蛋白弱。在胚胎发育期间,纤连蛋白在中枢神经系统也有短暂的表达。

硫酸软骨素蛋白聚糖(chondroitin sulfate proteoglycan,CSPG)广泛分布于脑和脊髓等神经组织中,已发现 30 多种成员,可分为 3 大类:①Aggrecan 家族,包括 aggrecan、versican、neurocan 和 brevican;②Phosphacan;③Neuroglycan C(NGC)。此外,decorin、testican、neuroglycan2 (NG2)和淀粉前体蛋白等也是 CSPG 成员。它们分泌到细胞外基质,或在细胞膜上表达,形成穿膜蛋白。研究表明,CSPG 具有抑制细胞迁徙和神经轴突向外生长的作用。在中枢神经系统发育过程中,CSPG 提供排斥性信号,引导轴突生长。迁徙细胞和生长轴突通常绕过 CSPG 边界到达其支配区域。CSPG 也可抑制靶细胞附近的轴突错误分支,可避免轴突错误支配或过度延伸。

(2) 细胞黏附分子(cell adhesion molecules,CAM) 已发现的 CAM 有几十种,并且还不断有新的成员被发现。按其基因家族可分为:免疫球蛋白(immunoglobulin superfamily)、钙黏素(cadherin superfamily)、整联蛋白(integrin superfamily)、选择素(selectin superfamily)和地址素(addression superfamily)5 大家族。不同细胞黏附分子在引导轴突生长过程中所起的作用差别很大,如神经细胞黏附分子(neural cell adhesion molecule,NCAM)和束素 Ⅱ(fasciclin Ⅱ)有接触介导吸引作用;细胞表面的连接蛋白(connectin)有接触介导排斥作用;巢蛋白Ⅰ有化学吸引作用;导向蛋白Ⅱ(semaphorin Ⅱ)有化学排斥作用。另外,同一种细胞黏附分子在发育的不同阶段及不同脑区所起的作用可能也不同。

1) 免疫球蛋白家族:免疫球蛋白家族的代表成员分子结构上具有极大的相似性,其分子内有不同数量的类似 Ig 的结构片段。主要成员有 NCAM、神经胶质细胞黏附分子(neuroglia cell adhesion molecule,NGCAM)、轴突黏附分子、Thy-1、血管黏附分子和 TAG-1 等,它们在引导轴突生长作用中起到不同作用。

NCAM 是免疫球蛋白家族中研究最全面的一员,NCAM 可能对神经发育过程中的细胞迁移、神经突起的长出、轴突的分类、重排与分束、靶细胞的识别和突触的可塑性都有作用。在胚胎发育过程中,NCAM 可通过与多聚唾液酸的结合和分离来调控轴突的分类和重排、轴突对靶细胞的识别等过程。束素 Ⅱ 在胚胎中枢神经系统的某些轴突和运动神经元的外周轴突表达,通过控制束素 Ⅱ 在动物发育中的基因表达,提示束素 Ⅱ 对神经发育过程中轴突的分类和分束起重要作用。

Netrin 在神经系统发育中的不同脑区可起化学吸引或排斥作用。研究表明,基板细胞可分泌 Netrin I,吸引脊髓联合神经元的轴突伸向腹正中线,却排斥后脑的滑车运动神经元轴突生长,引导轴突离开腹正中线方向。导向蛋白(semaphorin)、Ephrin 蛋白和 SLIT 蛋白均在神经系统发育过程中起化学排斥作用,调控轴突的生长方向,抑制轴突的分支,防止轴突进入某些特定的靶区和调控轴突的投射模式等。

2) 钙黏着蛋白家族:钙黏着蛋白(cadherin)是一类介导细胞间粘连作用的跨膜糖蛋白,现已发现了 30 余种钙黏着蛋白,其主要作用是以同种亲和的方式介导细胞间黏附,有高度的特异性,使表达相同钙黏着蛋白的细胞聚集。在外胚层中最早表达的钙黏着蛋白是 E 钙黏着蛋白,形成神经板时开始表达 N 钙黏着蛋白。N 钙黏着蛋白可能有促进各种神经细胞轴突生长的作用,也可能与运动神经纤维末梢进入神经肌肉接头突触位点有关。T 钙黏着蛋白可能有引导脊髓联合神经元的轴突越过腹侧正中线向对侧生长的作用。

3) 整联蛋白家族:整联蛋白(integrin)是一种异二聚体,其分子包括胞外段、跨膜段和胞内段,胞外段可能参与整联蛋白与 ECM 的结合作用,胞内段具有酪氨酸激酶活性,参与细胞和 ECM 间的信息传递。在生长锥表面表达的整联蛋白,可识别层黏连蛋白和纤连蛋白分子多肽序列,使生长锥表面与细胞外基质相黏附。同时整联蛋白的跨膜片段可与生长锥内的肌动蛋白丝作用,促进和引导神经突起向黏附处生长。在神经系统发育过程中,生长锥和细胞外基质的黏附作用可以通过生长锥表面的整联蛋白和细胞外基质表达的时间和空间特异性调节神经突起的生长方向。

4) 髓鞘相关蛋白:NOGO 是中枢神经系统表达的髓鞘相关蛋白(myelin-associated protein,MAP),被认为是中枢神经轴突发育和再生重要的抑制信号分子之一,对轴突生长具有明显抑制作用。*NOGO* 基因编码 3 种蛋白:NOGO-A、NOGO-B 和 NOGO-C。NOGO-A 在少突神经胶质细胞中强烈表达,而 NOGO-B 和 NOGO-C 在某些神经元和非神经元组织中表达,如肌肉、肾脏、软骨和皮肤等。*NOGO* mRNA 在脊髓腹侧 2/3 部分有强烈的表达,在背根神经节、自主神经节中也有较强表达。在鼠胚神经组织中,海马、皮质的梨状细胞层,红核和动眼神经核中有明显的表达。在人胚组织中,*NGR* mRNA 在脊髓前角和背根神经节中有表达;在鼠胚组织中,*Ngr* mRNA 的活性可在皮质、脑干、三叉神经节、脊髓和背根神经节中检测到。研究表明,NOGO-A 可能对生长较晚的 CNS 神经束起界限作用,约束纤维束只能进入靶组织特定的区域或板层中。

第三节 面部神经的再生和修复

一、神经的再生和修复原理

(一) 神经再生和修复的学说

1. 机械引导学说　19 世纪 70 年代已有研究者发现周围神经离断后,其远端神经纤维实质性接触近端轴突,近端轴突轴芽才可能重新长入远端,并且远端神经纤维也能引导轴突按一定方向生长,由此逐渐形成神经再生和修复的机械引导学说。更为明确的是,20 世纪 80 年代 Cabaud 发现,神经离断后,近端再生轴芽进入远侧断端除了可通过纵向排列的神经膜细胞(neurilemmal cell)索带的引导定向性生长作用外,还可通过非神经膜细胞的基膜引导,这种引导基膜可以是神经组织,也可以是非神经组织的基膜。这一发现进一步强化了机械引导学说,也为非神经组织桥接神经缺损的临床应用提供了理论基础。

2. 神经趋化学说　20 世纪初 Cajal 研究发现,神经再生不仅依赖机械引导作用,而且也明显受到趋化作用的影响。尽管之后也有不少关于远端神经对近端再生轴突有明显的趋化和吸引作用的报道,但机械引导学说当时是优势观点,Cajal 的神经趋化学说一直受到冷落。直到 Levi-Montalcini 发现了神经生长因子后,特别是近 30 年来的多种神经营养因子及有神经趋化作用因子的发现,使 Cajal 的神经趋化学说得到完善,明确了神经趋化性在神经再生过程中所起到的重要作用。这种神经趋化性有两种特性:①空间有限性,神经断端远端对近端再生轴芽趋化作用在一定的距离内才有效;②特异趋化性,同类神经趋化性更明显,如近端感觉神经朝向远端感觉神经生长,近端运动神经朝向远端运动神经生长。神经趋化学说也为神经再生室桥接神经缺损临床应用提供了理论基础。

(二) 周围神经再生的基本过程

周围神经受损断裂后,细胞短时间内就启动神经再生。在神经受损断裂后,如神经元胞体未受致命性损伤,神经元胞体在 24 小时内出现合成旺盛,并将合成物质大量运输到轴突端。此时,在两断端之间有液体充填,诱导纤维蛋白基质形成,近段轴突末端开始膨大。

受损 1 周内，由纤维蛋白聚合体形成的基质逐渐连于两神经断端，近段轴突末端发出再生轴芽，其末端为生长锥，这些生长锥有众多突出的丝状伪足和板状伪足。

受损 2 周内，神经膜细胞、成纤维细胞等细胞开始从神经两端向基质中迁移并聚集成簇状，近段轴突生长锥逐渐形成许多新生的枝芽。

轴突再生枝芽生长有两种形式：①由轴突断端（即终末端）发生新枝；②在切断处近侧完整郎飞结节段发出侧枝芽，一根轴突可以发出许多枝。

受损 3 周后，非神经细胞全部替代纤维蛋白基质，形成神经基膜管，新生的轴突枝开始长入远侧断端的神经基膜管。

新生轴突进入远侧断端的归宿有几种：①感觉和运动神经的新生轴突进入远端性质相同的基膜管后，轴突逐渐增粗、髓鞘逐渐增厚、成熟；②感觉纤维虽然同样进入感觉纤维，但不是传递相同递质的纤维，如肾上腺素能纤维长入胆碱能神经纤维基膜管，则自行萎缩而不能发挥其生理功能；③感觉和运动神经未能进入性质相同的基膜管，这些新生纤维可发出许多枝芽，同时其周围也有许多成纤维细胞增生，逐渐形成结缔组织所包绕的纤维瘤。

（三）神经再生信号分子及其调控机制

神经元轴突损伤引起一系列分子的、超微结构和细胞的反应，这些反应伴随着神经再生的启动和随后的功能恢复，可能起到极其重要的作用。在受损伤的神经元中，细胞的损伤和应激信号快速出现，随后诱导产生转录因子、黏附分子、生长相关蛋白和轴突延伸所需的结构元件，这些分子的变化伴随着细胞结构的变化：在近损伤轴突的尖端出现生长锥、神经元胞体增大、神经元胞质尼氏体增加和局部散布。

1. 轴突损伤信号　神经再生的启动和维持信号包括多种信号机制的连续作用，可分为 3 个时期。在神经损伤后的几秒（第 1 期），受损轴突的轴浆与细胞外基质相通，引起快速的细胞外离子（Na^+、Ca^{2+}）通过短暂开放的细胞膜进入细胞内，导致细胞去极化和一连串损伤诱导的逆行动作电位。Ca^{2+} 的流入以及细胞内环磷酸腺苷（cyclic adenosine monophosphate，cAMP）的增高，能够激活几种蛋白激酶通路，包括钙及钙调节蛋白依赖性激酶 2（calcium/calmodulin-dependent protein kinase-2，CMAK2）、蛋白激酶 A（protein kinase A，PKA）、蛋白激酶 C（protein kinase C，PKC）和细胞分裂素活化蛋白激酶（mitogen-activated protein kinase，MAPK）。此外，强烈的兴奋引起脊髓或脑干递质（如谷氨酸、神经肽和 BDNF）的释放，也可能激活 PKA、PKC 和 MAPK。这些信号通路激活转录因子 cAMP 应答元件（CREB），调节再生相关基因的转录，进一步诱导再生必需的基因表达。

接下来（第 2 期）的信号通过逆行轴突转运传递，包括神经靶点生成的营养因子的早期丧失，以及来自于受损轴突自身和非神经元的激活信号的传入。损伤处的蛋白在本期也被激活，称为正性损伤信号，作为内源性轴突蛋白在轴突切断损伤处翻译后修饰，然后通过逆行转运系统运输到胞体。轴突蛋白的合成对于生长锥的形成和轴突的再生是必需的。

在接下来的几天（第 3 期），巨噬细胞浸润，反应性 Schwann 细胞在溃变的神经轴突释放细胞因子和神经营养因子，通过逆行转运至受损的神经元胞体，维持神经元再生过程。在这个过程中，钙蛋白酶激活以及顺向转运囊泡、细胞支架成分的聚集，导致细胞支架的重塑，把轴突尖端转变成有延伸能力的生长锥。

2. 轴突再生的分子调控作用　轴突损伤信号诱导转录因子、黏附分子、生长相关蛋白和轴突生长结构元件的产生。诱导的转录因子包括 c-jun、junD、P311、Sox11、STAT3 和

ATF3，它们的上调可调控轴突生长相关基因的表达。此外，还有 Islet-1、Fra-2 和 ATF2 表达的降低，可以作为不同的 MAPK 通路激活的补充。转录因子对神经再生具有显著作用，直接影响与再生相关的转录因子依赖的 mRNA 和蛋白的合成。在这些因子中，c-jun 的作用是促进神经元的分化和轴突的外生生长；STAT3 是一种细胞内促进存活的因子，可介导神经营养因子的神经节细胞因子家族效应的功能。此外，NO 在神经轴突损伤和再生中均起到重要作用，研究发现，无论感觉或运动神经纤维损伤均可调高其细胞内 nNOS 活性，同时也上调 c-jun 的作用。c-jun 也有上调损伤细胞内 nNOS 活性的作用，在神经轴突损伤修复中呈现 NO 和 c-jun 的相互促进效应。研究认为在运动神经元轴突损伤修复中 NO 的上调可能起到关键作用。

外周轴突切断后，在转录因子作用下最显著的变化就是再生相关蛋白的增加，其中最具特征性的是生长相关蛋白43（growth-associated protein 43，GAP-43）。它从轴突损伤后第 1 天就开始升高，沿轴突被快速转运到生长锥处聚集。此外，还有细胞骨架蛋白质的合成增加，例如，微管蛋白在轴突切断的运动和感觉神经元中显著增加。另一个重要的变化是受损神经元的细胞表面黏附分子的表达增加或重新出现，它们改变了受损神经元的生长状态，使其沿着受损的外周神经的基质以及芽生的纤维扩散。同时，受损外周神经的非神经元细胞的细胞外基质分子（包括层黏连蛋白、纤连蛋白和黏蛋白）的表达在损伤后急剧上调。在生长锥的多种整合素亚单位中，$\alpha7\beta1$ 整合素是层黏连蛋白的受体，它在轴突生长中起到重要作用，例如：编码 $\alpha7$ 整合素亚单位的基因缺失导致面神经切断后运动轴突再生速度严重受损，降低了几乎 40%，并且神经再分布至外周靶点显著延迟。在生长锥处黏附分子结合整合素受体，并且在局部激活磷酸肌醇 3 激酶（phosphoinositide 3-kinase，PI3K），结果引起活化的 Akt 在轴突与层黏连蛋白的接触处聚集。激活的 Akt 磷酸化糖原合成酶（glycogen synthase kinase-3β，GSK-3β），使其活性降低，从而调节细胞骨架结合蛋白的形成。这样，在整个细胞局部的促进细胞骨架形成的结构伴随激活的内在生长能力使得轴突沿着基底膜管快速生长，在这个过程中，黏附分子同时也起到了导向分子的作用，延伸的轴突生长锥伴有 Schwann 细胞以及周围神经管的基底膜基质。

损伤的神经元的内在生长能力增加是通过促进再生蛋白的活性增高实现的，然而，在轴突再生的过程中，PKA 的激活也抑制 Rho 对抗髓鞘相关蛋白或髓鞘诱导的 Rho 激活和轴突生长的抑制，起到间接促进再生的作用。

二、面部神经再生的形态结构和功能因素

面部神经是脑神经的一部分，包括三叉神经、面神经、舌咽神经、迷走神经和舌下神经。这些神经在形态结构、纤维来源及功能方面均不同，除舌下神经外，面部神经均是混合性神经，有多种神经纤维。由于不同的纤维再生微环境要求不同，其纤维相应神经元所在的位置也有差别，造成神经损伤后的再生能力差别很大。同一神经的不同纤维成分的再生能力也不同，因此，神经损伤后，不同的神经功能恢复有明显差别。同一神经不同功能纤维恢复也有差别，常造成不完全性恢复。

有研究发现下牙槽神经损伤一年后触觉和温度的定量感觉测试显示，感觉功能的恢复是有差别的，同时研究也发现三叉神经的 $A\beta$ 纤维、$A\delta$ 纤维和 C 纤维功能再生速率相似。另

一项研究比较了三叉神经和坐骨神经交感神经纤维损伤后的再生,发现三叉神经节内交感神经纤维不能再生,而坐骨神经损伤后在受累背根神经节内交感神经广泛生长。这说明由于不同纤维对微环境要求不同,出现再生上的差别。

此外,同一神经内不同纤维生长速率的差别也可能相互影响纤维再生。有研究表明,面神经运动纤维(特殊内脏运动纤维)和味觉纤维(特殊内脏感觉纤维)的再生能力不同,面神经中的味觉纤维属于 C 纤维,损伤后生长迅速,从而影响了运动纤维的生长。因此,有报道称切除膝状神经节后,味觉纤维再生受到抑制,但却成为运动纤维再生的导向,有利于运动纤维再生。

三、面部神经再生的生物学因素

近 40 年来,随着免疫组织化学和分子生物学技术的发展,人们逐渐认识到神经组织周围微环境对神经损伤后再生起到重要作用。这些微环境包括神经膜细胞、巨噬细胞等重要的细胞,也包括各种细胞表达及分泌的众多具有生物活性的分子,它们对轴突的再生、趋化性生长以及神经纤维再生的调控具有极为重要的作用。

(一) 细胞因子与面部神经再生

多年来人们一直认为细胞因子只是调节并介导免疫反应的小分子多肽或糖蛋白。随着研究深入,人们逐步认识到细胞因子在神经系统损伤修复中的作用。当外周神经损伤后,侵入的免疫细胞可产生多种细胞因子,如白细胞介素(interleukin, IL)、肿瘤坏死因子(tumor necrosis factor, TNF)、转化生长因子 β(transforming growth factor β, TGF β)、巨噬细胞集落刺激因子(macrophage colony stimulating factor, M-CSF)等,神经系统本身亦能促进免疫细胞产生这些细胞因子。研究发现,细胞因子在中枢和外周神经外损伤修复中均起到重要作用。尽管中枢和外周神经差异很大,但其轴突损伤后的免疫反应极为相似,至少在损伤后一周内所产生的细胞因子是相似的。这些因子在面部神经损伤修复中也有作用。Colosetti 研究发现,面神经损伤 3 天后,TGF-β 在同侧面神经核神经元中表达明显增强,可延续 24 天以上,而在小胶质细胞及星形胶质细胞表达不明显。由此说明 TGFβ 在运动神经元的再生过程中可能起着重要的作用。Strei 通过研究面神经损伤后细胞因子的表达情况发现,面神经损伤后,面神经核中可表达 IL-6 mRNA、IL-1β mRNA 和 TNFα mRNA,而 MCSF mRNA 水平未见明显升高;在外周血单核细胞和中性粒细胞内却能检测出明显增多的 MCSF mRNA、IL-1β mRNA、TGFβ mRNA、TNFα mRNA 和 IL-6 mRNA;并发现 L1p、TNFα、IL-6 首先产生于神经胶质细胞,可能有利于神经修复。还有研究发现面神经感觉传入神经纤维被激活时,能诱导逆向释放多种神经肽,如 P 物质、降钙素基因相关肽(calcitonin gene-related peptide, CGRP),而这些神经肽能诱导巨噬细胞产生炎症细胞因子。

(二) 神经营养因子与面神经再生

从 Levi-Montalcini 发现了神经生长因子以来,各种神经营养因子被发现对神经再生起关键性调控作用。现已知对神经再生有调控、营养及趋化作用的细胞因子有许多,包括:①NGF 家族,包括 NGF、脑源性神经营养因子(brain derived neurotrophic factor, BDNF)、神经营养因子-3(neurotrophic factor-3, NF-3)、神经营养因子-4、神经营养因子-5 以及神经营养因子-6;②成纤维细胞生长因子(fibroblast growth factor, FGF)家族,其中以 bFGF 最为重要;

③Neurokines 家族,包括睫状体神经营养因子(ciliary neurotrophic factor,CNTF)、白细胞介素-6(Interleukin-6)等;④胰岛素样生长因子(insulin-like growth factor,IGF)中的 IGF、IGF2 及其受体;⑤转化生长因子(transforming growth factor,TGF)家族。虽然目前对这些神经因子的作用仍需进一步了解,但对某些分子的作用已取得较为一致的意见,体内、外实验已经表明它们对再生神经的生长和功能趋化性具有十分重要的营养、调控和引导作用。而且随着研究工作的进一步深入,不断有新的活性物质被发现、命名和分类。其中 NGF 家族是最早被发现的,对其在神经再生中的作用也研究最多。神经营养因子(neurotrophic factors,NTF)具有维持神经细胞的存活、正常功能活动及促进神经再生的重要作用。从相隔 30 年间分别发现 NGF 和 BDNF 后,近 30 年来发现了大量来源于神经元的具有不同功能的神经营养因子,研究表明这些神经营养因子对面部神经再生有明显促进作用。

研究发现 NGF、BDNF 和 NT-3 等神经营养因子可通过神经元膜上 Trk 受体和 P75 的糖蛋白跨膜受体发挥作用。Trk 蛋白有三种,分别为 TrkA、TrkB 和 TrkC,不同神经营养因子作用的特异性由不同的 Trk 蛋白介导决定。NGF 由 TrkA 介导,BDNF 和 NT-4/5 由 TrkB 介导,而 NT-3 主要是通过 TrkC 起作用。P75 的主要作用是加强 TrkA 的信号通路作用。神经营养因子与 Trk 蛋白结合后启动一系列的反应。首先 Trk 受体二聚化,使其胞内域特殊的酪氨酸残基自动磷酸化,启动了酪氨酸蛋白激酶介导的信号转导途径(见本章第二节),最终使活化的 ERK 进入细胞核,在核内起转录因子的作用,改变特异基因 mRNA 的合成速率。有研究表明,通过 PI3K(磷脂酰肌醇(-3)激酶)/Akt(蛋白激酶 B)通路和 cAMP/PKA(蛋白激酶 A)通路促进周围神经再生是神经营养因子作用的重要分子机制。

许多研究已证明这些神经营养因子在周围神经损伤后的神经元存活及轴突再生中有明显促进作用。轴突损伤后,其近端轴突 Schwann 细胞也可分泌各种神经营养因子,促进损伤后的神经元存活及轴突再生,其中有两个关键的分泌因子——胶质细胞源性神经营养因子(glial cell line-derived neurotrophic factor GDNF)和 NT-3 发挥重要作用。这些因子在面部神经损伤修复中的作用研究也有不少报道。Saika 等报道了面神经损伤后,面神经核神经元 NGF 受体的 mRNA 水平增高,这种增高与轴突再生有相关性。外源性的 NGF 也可以促进面神经损伤后的轴突再生。Savignat 等发现,大鼠颏神经压榨伤后,外源性的 NGF 在压伤早期具有改善颏神经再生的作用,同时也促进神经损伤后相应的神经元存活。研究还发现 BDNF mRNA 及 BDNF 阳性细胞分布于正常面神经核及其周围的胶质细胞,面神经损伤后,面神经核 BDNF mRNA 及 BDNF 阳性神经元细胞和胶质细胞数量增高,外源性 BDNF 也可以拮抗面神经损伤所致的变性。也有脑源性神经因子与神经营养因子 4 参与三叉神经牙髓感觉神经纤维的发育、分化或再生的报道。

在正常情况下,周围 Schwann 细胞表达 CNTF,运动神经元及其靶器官肌肉细胞表面表达较高水平的 CNTF 受体,由于最初发现其具有提高睫状神经元的存活能力而得名。GDNF 因能明显提高中脑腹侧多巴胺神经元的生存及对多巴胺的摄取而获得重视。CNTF 和 GDNF 对面部神经的损伤修复研究并没有神经生长因子家族那么多。有研究表明,外源性 CNTF 可以维持面神经损伤后运动神经元的存活。GDNF 也被发现可减少对新生鼠面神经切断引起的面神经元的凋亡。在面神经损伤中,内源性 CNTF 具有促进轴突生长和保护运动神经元的作用。

研究也发现,面部神经再生过程中,生长相关蛋白 43、胰岛素样生长因子 1、胶质细胞源性神经营养因子、碱性成纤维生长因子等有或强或弱的表达，因此，这些因子也可能在面部神经的损伤修复中起重要作用。

（三）其他因素与面部神经再生

黏附分子是介导细胞间或细胞与细胞外基质间相互接触和结合的分子的统称，包括整合素、钙依赖黏附素、免疫球蛋白超家族、选择素等。研究表明，黏附分子在面部神经再生中起到一定的作用。Jones 的研究表明，面神经损伤后，面神经核周、树突及轴突中白细胞分化抗原分化簇第 44 号（cluster of differentiation 44，CD44）均明显升高。其他研究也认为 CD44 在面神经轴索的生长以及激活的胶质细胞黏附到面神经运动神经元的核周体上起着重要作用。研究发现 NCAM 支持及促进支持轴突-Schwann 细胞接触和轴突沿 Schwann 细胞膜生长。现已证明 NCAM 是提高轴突穿过 Schwann 细胞柱生长的主要黏附分子。

面神经损伤后给予雄激素研究表明，雄激素可以促进损伤面神经的功能恢复。性别比较研究结果表明，雄鼠面神经再生率明显高于雌鼠。雄激素受体在面神经运动核的表达变化的研究结果表明，内源性雄激素受体水平的性别差异存在于面神经运动核，在面神经运动核，雄激素受体阳性神经元的密集度和分布模式也不同，这些结果符合这样一个观点：雄激素受体的性别差异可能与面神经损伤后神经再生和溃变的性别差异一致。

研究发现，丙酸睾丸酮（丙酸睾丸素）增加仓鼠轴突损伤后雄激素介导的面神经运动神经元再生，而丙酸睾丸酮能够代谢成为雌激素。研究也发现，应用超过生理剂量的雌激素，也能够促进面神经的再生。近来研究发现，在大鼠发育过程中，面神经运动核雌激素受体短暂表达，并且再生可以发生在发育过程中，由此推断面神经损伤可能诱导成年仓鼠面神经运动核，或其主要的传入神经之一——三叉神经感觉主核的雌激素受体短暂表达。但是，实验结果证实，面神经损伤后或应用丙酸睾丸酮后，并未发现雌激素受体在面神经运动核和三叉神经感觉主核中表达。在无雌激素受体情况下，雌激素增强面神经再生的机制需进一步确定。此外，研究也发现，年轻成年大鼠舌下神经损伤后，丙酸睾丸素有促进其轴突生长的作用。总之，有关性激素对面部神经再生的作用及其机制仍有待进一步研究。

神经肽 Y 是一种含有 36 个氨基酸的多肽，位于口腔组织中交感神经的末梢。研究表明，神经肽 Y 可能与损伤的初级传入纤维的再生过程关系密切。半乳凝素-1 是具有保守共有序列和相似的糖类结合专一性的动物凝集素家族成员之一。研究表明其在神经再生过程中起到重要作用。半乳凝素-1 mRNA 在成年大鼠的生理状态下主要表达在三叉神经运动核、面神经核、舌下神经核等，研究发现面神经轴突切断后大约 6 小时，半乳凝素-1 mRNA 短暂性表达升高，提示其可能通过短暂的表达变化在神经损伤和再生的早期起作用。定量分析 NADPH-d 和 nNOS 活性反应，在大鼠单侧分布于肌肉的三叉神经切断，三叉神经核团同侧和对侧不同时间的变化，提示 NOS/NO 可能参与了神经的再生。神经节苷脂存在于神经细胞膜的脂质双层结构的外层中，实验表明，神经损伤后内源性神经节苷脂在新生轴突末端聚集。外源性神经节苷脂可促进轴突再生。此外，近年来有研究表明免疫调节剂也可影响神经再生。

四、面部神经再生的相关医学材料

由于严重创伤、肿瘤切除、先天性畸形等原因造成的面部神经缺损是很常见的，特别是面神经更多见,造成修复与重建困难。目前临床上修复周围神经损伤的最常用的方法有直接缝合法和自体移植法。直接缝合法适用于神经断损较小的情况,自体移植法以牺牲机体的某些功能为代价,都存在明显的缺陷,移植物代替治疗是患者和临床工作者最为期待的治疗方法。移植材料除自体组织移植材料外,还包括异体组织移植材料和非组织移植材料,特别是非组织移植材料越来越受到重视,寻找更好的修复材料是当前神经领域的重要研究内容之一。尽管现在已有很多成功的报道,但离成熟的相关技术还有一段距离。

（一）自体组织移植材料

早在 19 世纪 Phillipe 就提出神经纤维可以通过游离神经移植段。经过 100 多年临床应用,自体神经游离移植已在临床广泛应用。面部神经游离神经移植物主要以皮神经为供体。常见的皮神经包括腓肠神经、前臂内侧皮神经、桡神经浅支、隐神经、股外侧皮神经及肋间神经等。最常应用的是腓肠神经,其次为桡神经浅支及隐神经。

1976 年,Tayler 在实验研究基础上,首次报道了用桡神经浅支及伴行的桡动、静脉,修复患侧缺损神经。之后逐渐有带血管蒂神经移植的研究和临床应用,带血管蒂神经移植体的最主要的优点是由于吻合了血管,增加了神经移植体的成活率,特别在较长距离神经缺损的移植中有优势。常用的带血管蒂神经移植体为带血管的桡神经浅支移植体,其中包括头静脉动脉化的桡神经浅支移植体和带桡动脉的桡神经浅支移植体。

20 世纪后,相继有人提出使用动脉、静脉、神经外膜、筋膜管、骨骼肌、肌腱等自体组织修复神经缺损,已经有限地应用于临床并取得了一定的修复效果。其中,使用静脉移植是非神经组织移植物中较为成熟的一种。静脉数量丰富,位置表浅,易于取材,供区损害创面小,静脉壁薄,渗透性好。但其存在易塌陷、对再生神经无支撑作用等缺点。

（二）异体组织移植材料

由于应用自体组织材料修复周围神经缺损的供体来源受限,许多研究者把目光投向同种异体和异种异体组织。不过这些组织需要应用免疫抑制剂或者经去抗原处理。目前有许多方法用来处理异体组织材料,如:热技术、射线照射和化学处理等,其目的在于减低或破坏异体组织细胞的免疫原性而保存细胞外基质成分,减少受体组织免疫反应。随着各种去抗原技术的发展,尤其是近年来多种去细胞组织在临床的成功应用,为将来应用异体细胞组织修复神经缺损创造了广阔的前景。

（三）非组织移植材料

自 20 世纪 70 年代 Lundborg 等利用硅管桥接大鼠周围神经缺损,逐渐发展到以合成材料为研究对象的实验性研究及临床应用。目前应用于周围神经缺损修复的合成材料可大体分成非降解和可降解两大类。非降解材料以硅胶管为代表,还包括四氟乙烯(tetrafluoroethylene)等材料,可隔开神经断端与周围组织,用于研究修复神经损伤,目前许多神经再生机制都是应用硅胶管修复神经缺损模型阐明的。但是,由于其不可吸收性,晚期管壁对再生神经的限制可能对神经的进一步生长产生不利的影响,需二次手术去除,在临床上逐渐停止使用,目前主要用于实验室研究。可降解材料是目前广泛应用的合成材料,在神经再生完成后可迅速被机体吸收,克服了不可吸收性材料的缺点。常用的生物降解材料有胶原、核聚糖、聚乳酸、聚羟基乙酸、聚乳酸聚羟基乙酸共聚体、q-己内酯乳酸共聚体物、聚碳酸酯等,研究较多的是多聚脂类,如聚乳酸(polylactic acid)、聚羟基乙酸(polyglycolic acid)和它们的共聚物。另外,氨基甲酸乙酯(ethyl carbamate)和聚丁酸(polybutano-ic acid)等材料也被应用于促进神经再生的研究。聚乳酸、聚羟基乙酸的应用大大提高了神经再生的成功率。除了材料性质的选择外,应用许多先进的材料加工技术来制造仿生性神经导管,如加工成三维具有特殊的孔隙或纤维结构等,使之类似于正常的周围神经结构,更利于神经轴突生长。

(四) 神经再生室

20世纪80年代已创立了神经再生室的概念,真正人工神经再生室的实验在90年代开始,为研究神经再生过程中的细胞、生化现象及神经趋化性提供了一个理想的实验模型。神经导管构建神经再生室是由Schwann细胞和生物材料构成的三维空间复合体,能够连接两神经断端,使断端相对固定,能防止两断离神经端间的细胞液的外溢,也可加入不同种类的神经营养因子,为轴突生长提供获取营养、气体交换、排泄废物和生长代谢的理想场所。可以说,人工室是研究神经再生的重要工具,也是神经缺损修复的理想材料。

(五) 移植材料在面部神经再生的应用

有关神经移植物在面部神经缺损修复中的应用已有不少的报道,自体组织移植已广泛用于面部神经缺损修复,游离神经移植、带血管蒂神经移植已成为临床上治疗面神经、舌下神经缺损的成熟的技术方法,在国内较大的医院已得到广泛推广。有关应用自体组织移植治疗面部神经缺损的临床研究,已转为如何提高成功率及功能恢复程度、寻找更佳供体移植材料的研究。面部神经缺损修复的非组织材料移植的临床应用也逐步展开。

关于神经再生室在面部神经缺损修复中的作用研究也逐渐开展。Spector研究了兔面神经在硅室再生情况,结果发现面神经损伤后的再生过程分为4个阶段,包括:再生室中渗液及基质桥的形成;多种细胞的迁移和促轴突生长环境的形成;Schwann细胞和新生轴突进入再生室;轴突长入远端并形成髓鞘,再生的面神经初步形成。对神经再生室的截面积大小、长度和室内加入外源性促再生因子的研究认为,再生室的横断面积2~3倍于神经横断面积最为适宜,太小(太紧)压迫吻合处,太大(太松)则不能有效地支持面神经连接。研究也发现在再生室中加入外源性NGF、成纤维细胞生长因子及血清可促进面神经再生。

第四节 科研方向和选题

一、研究热点与科学问题

近年来,随着细胞和分子生物学的深入研究,对周围神经的发育和再生机制的研究早已进入细胞和分子水平。神经发育和再生的微环境、各种营养因子及其他细胞因子、细胞外基质的作用机制,仍有待于进一步研究。特别是神经发育或再生的多因素综合作用及其机制的研究才刚刚开始,面部神经发育与再生在这方面的研究仍存在巨大的空间。

(一) 基因水平认识神经发育和再生

由于分子遗传学、基因工程的研究突飞猛进,人们逐步开始从基因水平认识神经发育和再生。关于周围神经发育和再生的基因调控机制及其信号转导的研究是近年来的热门课题,面部神经发育和再生的研究也进入了分子和基因时代。从基因水平、第 2 和第 3 信使水平研究面部神经发育和再生过程中的变化、信号转导及其调控机制,将使面部神经的研究与其他学科处于同一发展水平。

(二) 神经诱导

神经诱导是神经发育中的一个重要过程,也是当今发育神经生物学领域中一个有重要意义的研究课题,同时对神经诱导因子的探索在干细胞的定向诱导及神经再生方面也存在着重要价值。有哪些神经诱导因子决定着神经外胚层发展的命运? 神经诱导因子是否决定神经元分化、迁移和发育成熟? 是什么机制在其中发挥着作用? 近一个世纪以来,发育神经学家试图回答这些问题。尽管针对面部神经发育的相关研究并不多见,如果能在这方面有所突破,将对神经发育研究起到积极推动作用。

(三) 神经移植材料的基础研究和临床应用

尽管周围神经非组织移植材料的基础研究取得了巨大进展,临床也积累了不少经验,但与代替组织移植材料的最终目标仍相距甚远。材料基础研究和临床应用都有巨大空间供研究,特别是寻找外周神经长距离缺损修复所需的非生物材料桥接物的工作已进行了多年,但达到共识或真正供临床使用的桥接物仍有待进一步研究。此外,非组织移植材料对机体的长期影响也是未来研究方向之一。

二、研究范例

与神经发育和再生密切相关的神经生长因子家族的系列研究,尽管并非完全是针对面部神经的研究,但对科学研究很有启发意义。该系列研究的背景是 Levi-Montalcini 发现神经生长因子后,证明 NGF 对神经元生长、发育及再生具有作用,同时也发现 NGF 对包括脑神经的结状神经节在内的多类神经元无效。因此,研究者设想机体内应该有除了 NGF 以外的同源神经营养因子,科学家也是在这样的思维背景下苦苦寻找 30 年。1982 年 Barde 等从猪脑中提取和发现了 BDNF。1989 年德国科学家 Leibrock 等根据所测出的 BDNF 部分氨基酸残基序列设计 PCR 引物,用 RT-PCR 方法从猪脑 mRNA 中成功克隆了 BDNF cDNA,序列比较分析表明 *BDNF* 基因编码区不存在内含子,其成熟区残基序列与 NGF 比较,肽链长度仅相差 1 个残基,且超过 50%(63 个)残基同源,其中包括全部 6 个半胱氨酸残基和 N-乙酰糖基化位点,证实 BDNF 与 NGF 是同源因子。之后,世界顶尖杂志 *Nature* 及神经科学权威杂志 *Neuron* 分别发表文章称 BDNF 对躯体运动元损伤具有保护作用,证明了 BDNF 可以抑制新生躯体运动神经元轴突损伤后的神经元退变。为进一步研究 BDNF 对轴突损伤后的面神经运动神经元退变的影响,利用相同的技术方法证明了 BDNF 对面神经损伤具有保护作用。该项研究的最大贡献是证明了 BDNF 与 NGF 是同源因子,从而也开启了神经营养因子家族的研究,导致了一系列神经营养因子的发现。这给研究者带来启发:研究项目的形成可根据现有理论和研究结果进行大胆的设想,形成一定假说,根据假说内容逐步深入研究。这是科学研究最有效和最成功的思维方法。

三、科研选题参考

1. 神经嵴细胞迁移分化的分子机制。
2. 神经营养因子与神经干细胞在增殖和分化调控通路的相互作用。
3. 周围神经损伤修复的分子机制。
4. Schwann 参与周围神经发育和损伤修复的分子机制。
5. Caspase-8-NLRP1/3 信号通路在面部神经损伤中的作用。
6. 神经营养因子调控 Notch 通路在面部神经损伤中的保护作用。
7. 面部神经发育与儿童心理、情绪和情感表达的关系。
8. 线粒体在神经干细胞增殖和分化作用的分子机制。
9. 线粒体功能和结构改变对周围神经发育和再生作用的分子机制。
10. 新型神经再生室构建及临床应用。

（何宏文）

参 考 文 献

1. 蔡文琴. 发育神经生物学. 北京:科学出版社,2007.

2. 崔益群(主译),夏玉军(审校). 奈特人体神经解剖学彩色图谱. 北京:人民卫生出版社,2006.

3. 李济豪,李志伟,吴立连. 面瘫诊断与治疗. 武汉:湖北人民出版社,2005.

4. 刘斌,高英茂. 人体胚胎学. 北京:人民卫生出版社,1996.

5. 朱盛修,宋守礼. 周围神经伤学. 北京:人民军医出版社,2002.

6. BONGENHIELM U,BOISSONADE F M,WESTERMARK A,et al. Sympathetic nerve sprouting fails to occur in the trigeminal ganglion after peripheral nerve injury in the rat. Pain,1999,82(3):283-288.

7. CHEN C T,HSU S H,WEI Y H. Mitochondrial bioenergetic function and metabolic plasticity in stem cell differentiation and cellular reprogramming. Biochimica et Biophysica Acta,2011,1820(5):571-576.

8. DOMINIC B,STEVE L. Cytokine pathways regulating glial and leukocyte function after spinal cord and peripheral nerve injury. Experimental Neurology,2014,258(1)62-77.

9. ERNFORS P,LEE K F,JAENISCH R. Mice lacking brain-derived neurotrophic factor develop with sensory deficits. Nature,1994,368:147-150.

10. GENNADIJ R,MILAN M. The making of successful axonal regeneration:Genes,molecules and signal transduction pathways. Brain Res. Rev,2007,53(2):287-311.

11. JAASKELAINEN S K,TEERIJOKI O T,VIRTANEN A,et al. Sensory regeneration following intraoperatively verified trigeminal nerve injury. Neurology,2004,62(11):1951-1957.

12. LEIBROCK J,LOTTSPEICH F,HOHN A,et al. Molecular cloning and expression of brain-derived neurotrophic factor. Nature,1989,341(6238):149-152.

13. MAKWANA M,SERCHOV T,HRISTOVA M,et al. Regulation and function of neuronal GTP-Ras in facial motor nerve regeneration. J Neurochem,2009,108(6):1453-1463.

14. RICHARD E C,DONALD L P,VASSILIS E K. Further characterization of the effects of brain-derived neurotrophic factor and ciliary neurotrophic factor on axotomized neonatal and adult mammalian Motor Neurons. J Comp Neurol,1994,342(1):45-56.

15. SAIKA T,SENBA E,NOGUCHI K,et al. Effects of nerve crush and transection on mRNA levels for nerve growth factor receptor in the rat facial motoneurons. Brain Res Mol Brain Res,1991,9:157-160.

16. SAVIGNAT M L,DONCKER C D,VODOUHE C,et al. Rat nerve regeneration with the use of a polymeric membrane loaded with NGF. J Dent Res,2007,86(11):1051-1056.

17. VITERBO F,TRINDADE J C,HOSHINO K,et al. A Latero-terminal neurorrhaphy without removal of the epineural sheath. Rev Paul Med,1992,110(6):267-275.

18. YU W H,MCGINNIS M Y. Androgen receptors in cranial nerve motor nuclei of male and female rats. J Neurobiol,2001,46(1):1-10.

第二十一章 口腔颌面骨与软骨的发育与代谢

第一节 概　　述

口腔颌面部骨和软骨的发育与代谢是一个长期复杂的过程,不仅在胚胎期,而且在发育成熟后仍然受到很多因素的影响。了解该部位骨与软骨的组织发生、代谢的基本理论,是我们研究解决由于各种原因导致的骨与软骨病变等临床医学难题的基础。

一、口腔颌面骨与软骨发育与代谢的基本理论

(一) 骨的组成和结构

口腔颌面部的骨性支架由 14 块骨组成,其中除了下颌骨和犁骨之外,上颌骨、鼻骨、泪骨、颧骨、腭骨及下鼻甲均为左右成对,呈对称性排列(图 21-1,图 21-2)。上述诸骨构成颌面部的基本轮廓,并作为软组织的支架。

骨组织由大量钙化的细胞间质和细胞组成(表 21-1)。细胞包括骨原细胞、成骨细胞、骨细胞、破骨细胞。位于基质内的骨细胞最多,其余细胞均位于骨组织表面。不同的骨骼外形不一,但构造有相似之处。松质骨由不规则骨板及骨细胞构成的呈细片状或针状的骨小梁

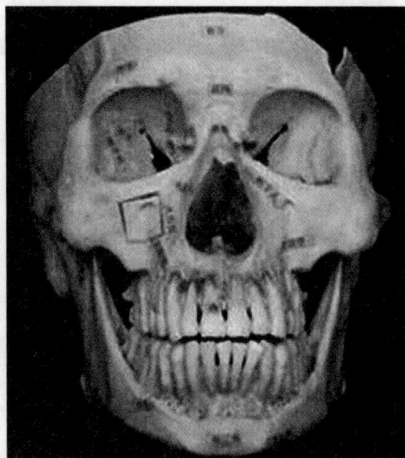

图 21-1　颌面骨正面像
(南京医科大学口腔医学院供图)

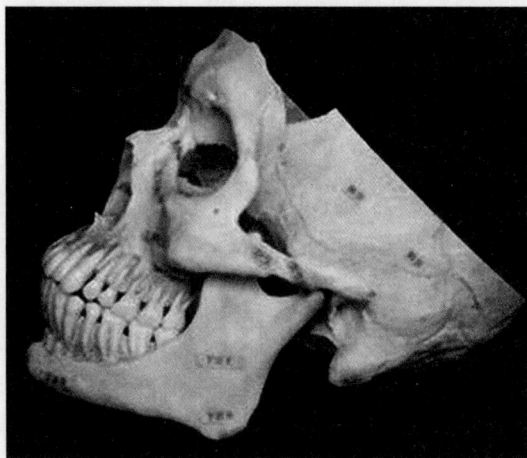

图 21-2　颌面骨侧面像
(南京医科大学口腔医学院供图)

交织而成,其间有很多空隙,内含红骨髓、血管和神经。密质骨由规则有序排列的骨板及其间的骨细胞构成。骨板共有四种:外环骨板、内环骨板、哈弗斯系统、间骨板。骨膜由致密结缔组织构成,包绕在骨外表面的称骨外膜;骨外膜分为内、外两层。外层内部经内层插入至外环骨板的穿通纤维或沙比纤维(Sharpey's fiber)具有固定骨膜和韧带的作用;内层含有较多的骨原细胞,对骨的生长、修复有很重要的作用。覆盖在骨髓腔、骨小梁及中央管内表面的称骨内膜,骨内膜也有小血管经穿通管进入骨组织。

表 21-1　骨与软骨中的细胞组成

皮质骨	松质骨	软骨
— 成骨细胞	— 成骨细胞	— 软骨细胞
— 骨细胞	— 骨细胞	
— 衬细胞	— 衬细胞	
— 破骨细胞	— 破骨细胞	
— 内皮细胞	— 内皮细胞	
— 成纤维细胞	— 成纤维细胞	
	— 骨髓细胞	

骨基质是由有机物和无机物两种成分构成的钙化的间质。骨干重的 35% 为有机物,主要为胶原纤维(95%)和少量无定形基质(5%);其余 65% 为无机物,主要为羟基磷灰石结晶和少量碳酸钙,此外,还含有极少量的镁、氟等离子。骨组织的细胞主要为骨细胞,位于骨陷窝内,呈扁椭圆形,胞质弱碱性,细胞表面有很多突起伸入骨小管内,相邻细胞突起彼此以缝隙连接接触。骨细胞质膜和骨基质间存在骨细胞周围间隙,其间充满细胞外液,是骨细胞的唯一营养来源。所有骨细胞均源于成骨细胞,其内陷于自身形成的基质中直至钙化。骨细胞结构随着细胞老化和功能活性不同而有所改变。

(二)软骨的组成和结构

软骨由软骨细胞和细胞外基质构成,是一种特殊类型的结缔组织。软骨细胞包埋于细胞外基质中,基质呈凝胶状态,其中含有纤维成分。被覆于滑膜关节面的软骨称为关节软骨,根据结构和形态不同,关节软骨由浅至深可分为四层:表层、移形层、辐射层和钙化层。每层基质可划分为三种类型:细胞周围区、软骨囊和囊间基质。水、胶原和蛋白聚糖是构成软骨基质的主要成分,其次,还有存在于电解质溶液中的 Na^+、Ca^{2+}、Cl^- 等离子。

胶原占关节软骨湿重的 10%~30%,是其主要的纤维蛋白成分,排列成网状结构,维持软骨的结构和形状,并且是其张力强度的决定因素。胶原有多种类型,其中 II 型胶原占 90%,为其主要类型,其他类型还有:VI 型、IX 型、X 型、XI 型、XII 型等。IX 型胶原与 II 型胶原交联有助于维持软骨的稳定性,还可促进 II 型胶原的生成;XI 型在调节纤维与纤维、纤维与蛋白聚糖间的相互作用中起重要作用。从关节软骨的浅层到深层,胶原的含量逐渐减少。

蛋白聚糖是一类大的蛋白多肽分子,由核心蛋白和氨基葡聚糖构成,约占软骨干重的一半。蛋白聚糖分布广泛,且在不同区域的密度与该区域内胶原的密度成反比。它能为软骨提供一定的抗压和分散负荷的能力。

（三）骨髓间充质干细胞、成骨细胞、破骨细胞、骨细胞、软骨前体细胞和软骨细胞的形态及功能

1. 骨髓间充质干细胞　骨髓间充质干细胞（Bone Mesenchymal Stem Cells，BMSCs）源于中胚层，存在于全身结缔组织和器官间质中，其中以骨髓中含量最为丰富。骨髓间充质干细胞外观呈梭形，呈漩涡状生长，具有很强的自我复制和横向分化潜能，在体外特定的诱导条件下可分化为骨、软骨、神经、脂肪、肌肉及肝等多种功能细胞，对间质组织，如骨、软骨、肌腱、脂肪和骨髓基质的再生也有重要作用。骨髓间充质干细胞还具有支持造血细胞和调节免疫的功能。它可以与其他间充质干细胞构成结缔组织支架，同时分泌细胞活素，即细胞外基质蛋白，调节造血细胞的增殖和归巢。在骨髓中，红细胞、白细胞、血小板等细胞的分化、成熟都要依赖于与骨髓间充质干细胞和细胞外基质及血管组成的微环境的接触，包括：造血细胞通过细胞表面分子与微环境直接接触、微环境通过分泌多种细胞因子对造血细胞的分化成熟进行调控。多项研究结果显示，BMSCs 可能是造血微环境中的重要细胞成分。BMSCs 不仅可以防止免疫移植失败，而且可以在 T、B 淋巴细胞的免疫调节中发挥重要作用。

2. 成骨细胞　成骨细胞（osteoblast）主要来源于骨祖细胞。骨形成期间，成骨细胞被覆骨组织表面，活跃的成骨细胞胞体呈立方形或矮柱状，排列成单层上皮样结构，并借细短的突起彼此连接。成骨细胞胞质呈强嗜碱性，高尔基复合体发达，位于胞核与细胞基部之间的浅染区，线粒体丰富，大多呈细长形。胞质碱性磷酸酶强阳性，可见许多 PAS 阳性颗粒，一般认为它是骨基质的蛋白多糖前体。成骨细胞有活跃的分泌功能，能合成和分泌骨基质中的多种有机成分，包括 I 型胶原蛋白、蛋白多糖、骨钙蛋白、骨粘连蛋白、骨桥蛋白、骨唾液酸蛋白等；还分泌胰岛素样生长因子 I、胰岛素样生长因子 II、成纤维细胞生长因子、白细胞介素-1 和前列腺素等，它们对骨生长均有重要作用；此外，还分泌破骨细胞刺激因子、前胶原酶和胞质素原激活剂，它们有促进骨吸收的作用。成骨细胞是参与骨生成、生长、吸收、代谢的关键细胞。

3. 骨细胞　骨细胞（osteocyte）为扁椭圆形多突起的细胞，核扁圆、染色深，胞质呈弱嗜碱性。电镜下，胞质内有少量溶酶体、线粒体和粗面内质网，高尔基复合体亦不发达。骨细胞夹在相邻两层骨板间或分散排列于骨板内，相邻骨细胞的突起之间有缝隙连接。在骨基质中，骨细胞胞体所占据的椭圆形小腔称为骨陷窝（bone lacun），其突起所在的空间称骨小管（bone canaliculi）。相邻的骨陷窝借骨小管彼此通连。骨陷窝和骨小管内均含有组织液，骨细胞从中获得养分。骨细胞是骨组织中数量最多的细胞，能产生新的基质，改变晶体液，使骨组织钙、磷沉积和释放处于稳定状态，以维持血钙平衡。骨细胞对骨吸收和骨形成都起作用，是维持成熟骨新陈代谢的主要细胞，也是生物力学调节骨量和骨结构的关键细胞。

4. 破骨细胞　破骨细胞（osteoclast）是多核巨细胞，核的形态与成骨细胞、骨细胞类似，呈卵圆形，染色质颗粒细小，着色较浅，有 1~2 个核仁。在常规组织切片中，胞质通常为嗜酸性。但在一定 pH 值下，用碱性染料染色，胞质呈弱嗜碱性，即破骨细胞具有嗜双色性（amphophilic）。破骨细胞移动活跃，细胞能分泌有机酸，使骨矿物质溶解、羟基磷灰石分解。它还可分泌多种蛋白分解酶，主要包括半胱氨酸蛋白酶（cysteine proteinase，CP）和基质金属蛋白酶（matrix metalloproteinase，MMP）两类，并且还可降解基质中的 I 型胶原蛋白，故破骨细胞具有很强的溶骨能力。破骨细胞完成骨吸收活动后，在原来骨组织边缘处留下一个吸收腔。同时，破骨细胞可吞噬上述矿物质和残余物，进一步进行细胞内消化，并释出其中可

溶性有机物质。此外,破骨细胞能产生一氧化氮(nitric oxide,NO),后者对骨吸收具有抑制作用,同时也使破骨细胞数量减少。

5. 软骨前体细胞　软骨前体细胞(chondrocyte precursor cell)是软骨组织发生过程中最原始的细胞,由间充质细胞分化而来。间充质细胞首先收回其突起,聚集成团,细胞团中间的细胞经分裂分化转变成一种大而圆的细胞,即为软骨前体细胞。软骨前体细胞产生基质和纤维,当基质的量增加到一定程度时,软骨细胞就被分隔在陷窝内,分化为成熟的软骨细胞。

6. 软骨细胞　软骨细胞(chondrocyte)位于与其形状相同的软骨基质小腔内,该小腔称为软骨陷窝(cartilage lacuna)。紧靠陷窝的软骨基质中硫酸软骨素较多,HE 染色呈强嗜碱性,称软骨囊(cartilage capsule)。生理状态下,软骨细胞几乎充满软骨陷窝,但在 HE 染色切片中,细胞因脱水收缩变成不规则的形状,使得软骨囊和细胞之间出现较大的空隙。

软骨细胞具有分泌基质的能力,软骨及其中的胶原纤维和无定形基质成分均由软骨细胞产生。胶原和其他蛋白质在粗面内质网上合成,无定形基质中的糖胺多糖在高尔基复合体中装配和硫化。由于氧供不足,软骨细胞的大部分能量由无氧酵解获得。软骨细胞的分泌过程与体内其他蛋白质或糖蛋白分泌细胞的分泌过程相似。

(四) 口腔颌面骨和软骨发育中细胞外基质与生长因子的相互作用

口腔颌面部骨和软骨的发育是一个复杂连续的过程,受到上皮-外胚间充质组织间的相互作用调控,生物信号分子可通过细胞间、细胞-基质间、基质间的自分泌或旁分泌途径来调控颌骨的发育,也可通过激素和外周生长因子进行远距离调控。

生长因子是细胞分泌的一类可调节细胞功能的生物活性多肽,由具有特定序列的多个氨基酸组成,一般不直接进入细胞,而是通过自分泌或者旁分泌的方式作用于不同的细胞,通过与细胞表面特异受体结合,再经信号转换机制,在细胞内产生第二信使或激活蛋白激酶、蛋白磷酸酶,引起细胞的应答反应。脑神经嵴迁移到面突后即为外胚间充质,其迁移过程一方面取决于内源性遗传编码,另一方面也取决于上皮-间充质之间不断形成的反馈信号。研究表明,BMP、FGF、Shh、Wnt 信号分子家族以及 TGF-β、血小板源性生长因子等生长因子及受体,在颌骨发育中发挥重要的作用。总的来说上皮-间充质细胞间相互作用:首先上皮细胞产生一些信号分子,这些信号分子可以使间充质中细胞因子的表达水平发生变化,这些生长因子表达量的变化,促进细胞与细胞之间、细胞表面的黏附分子与细胞基质之间的相互作用,从而调节间充质的发育。随后,上皮中的信号就转移到间充质中,诱导间充质产生各种生长因子,这些因子又可以反作用于上皮,促进上皮的进一步发育。这样,通过上皮-间充质的相互作用,两者都得到充分的发育,为将来形成各种组织和器官奠定了基础。

组织中细胞外基质(extracellular matrix,ECM)被看作是许多生长因子的存储站,而生长因子释放到周围环境中会影响到许多生理过程,因此研究生长因子对 ECM 组份的合成、降解、重构过程及基因表达等的调控作用,以及 ECM 对生长因子的保护、对其活性和表达水平的调节作用等具有重要的意义。

1. ECM 对生长因子的作用　包括三个方面,分别是 ECM 对生长因子的保护作用、对生长因子活性的调节作用以及对生长因子表达水平的调节作用。

(1) ECM 对生长因子的保护作用:ECM 组分大多数分子质量较大,通常含有大量的酸性基团,ECM 分子所含有的特定位点可与包括生长因子在内的许多物质结合,形成生长因子-ECM 复合物,使生长因子性能保持稳定。例如,TGF-β 由细胞分泌释放后,ECM 可使潜伏状态的 TGF-β 与外界相隔绝而保持活性,直到生长因子与其受体结合进入生物利用状态时,才从生长因子-ECM 复合物中分离,其分离过程可能是通过基质金属蛋白酶(matrix metalloproteinase,MMP)介导 ECM 的蛋白酶解而实现的。ECM 对生长因子的这种保护作用,要求在组织工程研究中设计和制备生长因子控释载体时,利用适宜的固定方法将生长因子复合到载体上,使得生长因子在所需时期内可以稳定而持续地释放。

(2) ECM 对生长因子活性的调节作用:ECM 分子对生长因子活性的调节主要与 ECM 分子本身的结构有关,或者由于生长因子与 ECM 结合后引起构型、构象上的变化所致。ECM 中诸多黏连分子结构上具有许多 EGF 样的区域(一种类似于 EGF 的富含半胱氨酸的结构域),该结构域可引起特定蛋白质间的相互作用而促使细胞间、细胞-ECM 之间相互黏连,并通过与 EGF 受体相互作用来调节细胞的生长。同时,ECM 中有多种蛋白对处于潜伏状态的生长因子具有激活作用,进而调节生长因子的活性。

(3) ECM 对生长因子表达水平的调节作用:ECM 组分可以刺激和诱导体内多种细胞分泌生长因子,从而达到对生长因子表达水平的调节,在细胞的分裂、增殖、分化及凋亡等过程中发挥着重要的作用。

2. 生长因子对 ECM 的作用　包括两个方面,分别是对 ECM 组成的调节和对 ECM 重构过程的影响。

(1) 生长因子对 ECM 组成的调节:研究表明,诸多生长因子,如 TGF-β、FGF、IGF 可促进 ECM 中各种蛋白的合成和降解,调节 ECM 的组成成分。许多事实证明,对 ECM 组分含量的任何改变及破坏都会导致病态。因此,生长因子对 ECM 组成的动态调节直接影响机体的健康状况。

(2) 生长因子对 ECM 重构过程的影响:ECM 的重构是一个活跃的降解与再合成过程,生长因子可通过诱导 ECM 组分的变化而引起 ECM 重构,或通过引起 ECM 的积聚及影响细胞在 ECM 中的迁移速率,导致 ECM 的结构和稳定性变化,引起 ECM 重构。

除上述交互作用外,还存在 ECM 与生长因子之间的协同与拮抗作用,共同对各种细胞的增殖及功能进行调节。研究认为,ECM 分子对生长因子功能的影响可能主要表现为 ECM 分子对生长因子的协同作用或拮抗作用,且两者的相互作用可能是认识各种病理、生理状态及创伤愈合过程的关键。ECM 与生长因子之间的协同与拮抗作用对维持细胞正常行为和平衡体内综合状态具有重要的作用。

二、口腔颌面骨与软骨发育障碍

颅面复合体及鳃弓结构中大部分骨和结缔组织都来自于神经嵴细胞的迁移和分化。这些外胚间叶细胞在数量和质量上的任何缺陷都将导致临床上可见的异常,如较严重的前脑单脑室畸形(holoprosencephaly)和最轻微的唇裂和颊部的酒窝。实际上,神经嵴的分化和迁移过程的确容易受到内外因素的作用而发生异常。如在视黄酸综合征(retinoic acid syndrome,RAS),表现为外耳、中耳发育异常,下颌骨发育不完全,有时有腭裂(8%),小脑发育缺陷,心血管系统、胸腺、甲状旁腺发育缺陷,常在出生后数年内死亡。患者母亲在妊娠早期服用过量 13-顺-视黄酸,可造成神经嵴细胞迁移前(特别是第二鳃弓)和迁移过程中的死亡,导致此综合征的发生。DiGeorge 综合征与视黄酸综合征有相似之处,有外耳、中耳发育异常,不同程度的上、下颌骨发育缺陷,可伴有唇、腭裂(10%),脑发育缺陷,而部分患者与酒精中毒有关。染色体 22q11.2 的缺失使神经嵴细胞的分化受到影响,乙醇严重影响神经嵴细胞黏附分子 L1 的表达,使神经嵴细胞死亡。半侧面部过小畸形的病因还不清楚,可能属多病因性,主要是第二鳃弓神经嵴细胞选择性死亡。神经嵴细胞在头部神经始基发生异常时也可受到影响,如在 Treacher Collins 综合征有外耳、中耳轻度发育异常,颧骨对称性发育不全或缺失,上、下颌骨后部发育缺陷,约 35% 的患者可出现腭裂,以软腭裂为主,其原因可能是神经节原基(ganglionic placode)细胞死亡,邻近的神经嵴细胞吞噬了许多死亡细胞的碎片,而使本身的迁移和分化受到影响,导致发育上的异常。

各种致畸因子可影响面突的生长和发育,使其生长停止或减缓,导致面突不能如期联合而形成面部畸形。面部的发育畸形主要发生在胚胎第 6 至第 7 周的面突联合期,常见的有唇裂、面裂等。腭裂是口腔较常见的畸形,为一侧侧腭突和对侧侧腭突及鼻中隔未融合或部分融合的结果,腭裂也常常伴有颌裂。在腭突的融合缝隙中,有时有上皮残留,可发生发育性囊肿,如鼻腭囊肿、正中囊肿。

三、口腔颌面骨与软骨发育与代谢的研究现状与进展

在胚胎发育期间,全身的骨骼系统通过膜内成骨和软骨内成骨两种形式发育。膜内成骨主要形成颅面部的扁骨,而软骨内成骨主要形成脊柱、四肢及部分颅面骨架(图 21-3)。下颌骨的发生与其他骨骼系统有着明显的不同,即其下颌体部是通过膜内成骨形成,而下颌支及髁突是通过软骨内成骨形成。颌骨功能及损伤修复机制与其胚胎发生机制关系密切。

在颅面部发育早期,来自前脑、中脑及后脑的脑神经嵴细胞迁移至额鼻突及上下颌突,分化为第一鳃弓间充质细胞,继而形成原发性及继发性软骨,通过膜内成骨和软骨内成骨,在颅面骨架形成中发挥着重要的作用。神经嵴细胞增殖、分化、迁移至第一鳃弓形成颌突外胚间充质细胞,此细胞进一步分化为下颌骨-软骨前体细胞,通过膜内成骨和软骨内成骨分别形成下颌体和下颌支。关于神经嵴细胞如何参与形成下颌骨,目前有两种观点。一是模式预成观点,即神经嵴细胞在迁移之前已经获得了分化为下颌骨架的信息,不同部位的神经嵴细胞形成的结构不同,如中脑区嵴细胞发育成 Meckel's 软骨,而菱脑前份的嵴细胞形成关节软骨。另一种是近年来提出的新观点,即神经嵴细胞并非在迁移前已确定未来的分化走向,其分化模式是一个多步骤的过程,周围微环境信号的维持以及上皮-间充质之间的相互作用使其分化具有可塑性。

下颌骨的发生是以 Meckel's 软骨为基础,通过膜内成骨形成下颌体部,而下颌支是由继发性髁突软骨通过软骨内成骨形成。髁突继发性软骨与原发性软骨有所不同,髁突软骨的组织结构、对外界刺激的反应及其软骨内成骨的过程均与原发性软骨不完全一致。髁突软骨与关节及生长板软骨不同的原因可能是在胚胎发育时,髁突软骨与肢体软骨分别来源于不同的间质细胞,髁突软骨来源于神经嵴细胞的颌突外胚间充质细胞分化成骨,由软骨前体细胞形成,其他关节及生长板则是由中胚层的间充质细胞分化而来。

在早期的下颌发育过程中,下颌突可分化为口腔区和非口腔区,口腔区可形成牙齿结构,位于上层,而非口腔区形成下颌骨架,位于下层。在此过程中,一系列的分子信号发挥着

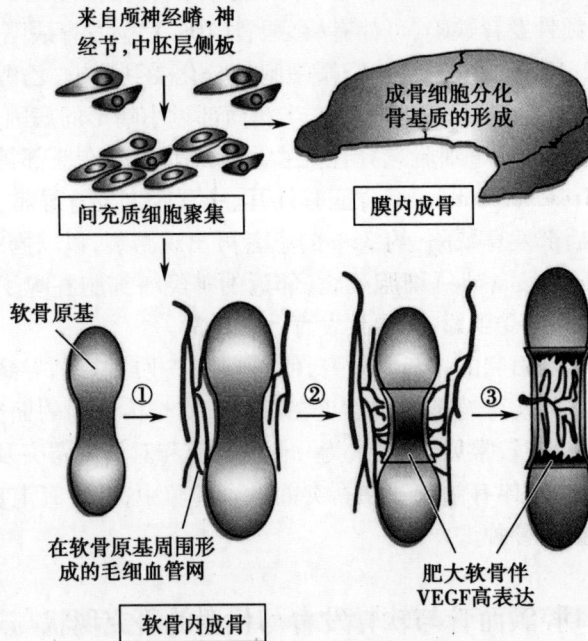

来自颅神经嵴,神经节,中胚层侧板

成骨细胞分化骨基质的形成

间充质细胞聚集

膜内成骨

软骨原基

① ② ③

在软骨原基周围形成的毛细血管网

肥大软骨伴VEGF高表达

软骨内成骨

图 21-3　骨形成途径
（南京医科大学口腔医学院供图）

重要的调控作用。*Hox*（homeobox）基因是一组编码转录因子调控其下游目的基因的一组基因的总称。在神经嵴细胞迁移过程中，*Hox* 基因的区域性精确表达导致了各个鳃弓系统的差异，此基因的表达对颌骨的发育至关重要。在第一鳃弓间充质细胞中，*Hox* 基因不表达。在第一鳃弓神经嵴细胞中过度表达 *Hox* 基因将导致下颌骨及软骨的分化障碍。

第二节　口腔颌面骨与软骨的发育、形成与代谢

一、颌面骨与软骨的胚胎发育

（一）颌面骨的胚胎发育

颅面骨的形成最初起源于自后脑菱迁移至鳃弓的神经嵴细胞。神经嵴细胞是具有多分向化潜能的干细胞,其在脊椎动物的发育和各种细胞、组织的发生中具有广泛的作用,包括哺乳动物的颅面部发育。神经嵴细胞从神经外胚层迁移至咽弓,在咽弓中增殖成为外胚间充质,形成间充质凝聚物,并分化成为骨和软骨。目前,神经嵴细胞迁移的潜在分子机制尚不清楚,但是细胞在迁移过程中与相遇组织间的相互作用对其迁移方式具有重要影响。神经嵴细胞有整合蛋白受体的作用,这些受体与细胞外基质分子的相互作用至关重要。神经嵴细胞的异位迁移会导致颅面部发育缺陷。对血小板源性生长因子受体 α（PDGFRα）和 Shh 缺失小鼠胚胎发育的研究表明,在胚胎发育中,纯合子胚胎全部死亡并表现出头部发育不全。随着神经嵴细胞的迁移,能够观察到越来越多的凋亡,说明这些信号分子影响了神经嵴细胞的存活。

外胚间充质来源的神经嵴细胞与其周围细胞间的相互作用是至关重要的,这一过程中的缺陷也会导致颅面部发育畸形。面部原基的发育部分受到一系列复杂的细胞内信号编码的转录因子的调控。*Hox* 基因产物包括 Hoxa1、Hoxa2、Hoxa3。它们在源自第二、三鳃弓的颅面结构的发育中起重要作用,但是并不参与第一鳃弓来源的颅面部发育。表达于迁移至第一鳃弓的神经嵴细胞的同源蛋白包括 Gsc、MHox 以及 Dlx 和 Msx 家族成员。这一过程的重要作用是通过内皮素通路的成员来实现的。G 蛋白偶联内皮素 A 受体(ET_A)表达于外胚间充质中,而 ET_A 同源配体内皮素 1(ET-1)表达于鳃弓上皮和轴旁中胚层来源的鳃弓中心。缺少任何一个 ET-1 或 ET_A 都会导致大量颅面部缺陷的产生。ET_A 缺失的胚胎头部神经嵴细胞的迁移是正常的,而上皮-间充质相互作用时,鳃弓中与头部神经嵴细胞分化密切相关的转录因子(如:Gsc、Dlx-2、Dlx-3、dHAND、eHAND、Barx1)的表达要么缺失,要么显著降低。因为在上述突变动物中 Dlx-1、Hoxa-2、MHox 的表达是正常的,所以有争议的是,与 ET_A 通路相关的其他通路是否参与到面部原基从未分化间充质到一系列复杂的骨与软骨的结构,连同肌肉和其他组织一起,发育为成年的面部的这一过程。

(二) 下颌骨膜内成骨的胚胎发育

膜内成骨是指间充质细胞直接转化为成骨细胞,从而参与骨形成。大多数扁骨的发育就是通过这种方式,如颅骨、部分面部骨以及部分下颌骨和锁骨。成骨细胞分化的分子机制是非常简略的,软骨和骨细胞最初由适配特异的上皮诱导发生。

膜内成骨区域凝聚物生长的停止导致了细胞的分化,成骨分化细胞特异性表达 Runx2,而在软骨细胞系中 Runx2 的表达是下调的。Runx2 的表达依赖于 Wnt 信号,而 Wnt 信号能够导致间充质细胞中高水平表达 β-catenin。接着 Runx2 诱导下一个转录因子 Osx 的表达。这两个转录因子在间充质细胞向成骨细胞分化过程中至关重要。细胞开始产生 I 型胶原,并与各种非胶原细胞外基质蛋白相结合,从而进入非有机物矿化沉积阶段。矿化是以钙和磷组成的羟基磷灰石晶体的方式进行的。

(三) 软骨的胚胎发育

形成关节软骨(如髁状突软骨)的细胞分化受到哪些因素的调控尚不十分清楚。与长骨中软骨细胞经历成熟、肥大、矿化、并最终被骨组织所替代的发育过程不同,关节表面的软骨细胞终生抑制分化并产生大量细胞外基质来维持正常关节功能。驱使软骨细胞经历这一命运的机制目前已有所报道。维持关节稳态的外源性 TGFβ 在不适宜的软骨分化中受到抑制。这是因为骨骼中的 TGF II 型受体的主导负性形式的表达导致了生长板和关节软骨中肥大性分化的增加。

有研究表明 Ets 转录因子 ch-ERG 的新型变异体 C-1-1,在 Ets 上游 DNA 结合域缺失了一个 27-氨基酸片段。C-1-1 的表达定位在发育中的关节软骨,而 *ch-ERG* 主要表达在生长板肥大软骨细胞中。在发育的鸡腿软骨中,C-1-1 过表达,阻滞了肥大细胞的成熟并抑制了骨组织替代软骨组织。C-1-1 还能够诱导 tenascin-C 的合成,tenascin-C 是发育中关节软骨特异性表达的细胞外基质蛋白。相反,ch-ERG 的表达能够刺激软骨细胞成熟。

运用 *Col2a1* 基因启动序列的转基因小鼠将人 C-1-1 蛋白(hERG3Delta81)表达于软骨骨骼中,骨骼表型是严重的新生致死。转基因小鼠较同窝野生型小鼠体型变小,骨骼大多为软骨性的,四肢长骨原基完全是由活性表达的胶原IX、蛋白聚糖和关节标志物 tenascin-C 的软骨细胞,典型的生长板缺失,成熟和肥大标志物低表达。这一研究表明 *hERG3Delta81* 是

C-1-1 的人类对应蛋白,作为一个转录因子,hERG3Delta81 在骨骺关节软骨的发生和维持中起作用。该研究首次为非经典的软骨细胞发育通路的机制研究提供了实验基础。

二、骨基质与矿化

细胞外基质是指位于生物体内细胞外空间中,由细胞分泌的蛋白质和多糖所构成的网络结构的总称,主要包括胶原蛋白类、糖蛋白类、蛋白聚糖类和弹性蛋白类。

骨修复和再生最终的结局是矿化,形成能承受机械力的组织。骨矿化与软骨和骨的细胞外基质的类型相关。胶原作为胞外基质的主要成分,在矿化和形成能承载机械力的基质方面起了很重要的作用。这些富含胶原的基质组织提供了矿化的微环境。在不同的钙化组织中,有不同的胶原组织存在,Ⅰ型胶原是最重要的胞外蛋白(表 21-2)。对于不同钙化组织中的胶原矿化的亚结构观察,可以发现有很多相似性,但从晶核形成到组织成熟的过程又不同。胶原内外的矿化是一个复杂的过程,其过程与胶原外和胶原表面的非胶原类蛋白相关。胶原矿化的过程目前还没被完全认识。对这些基质的研究有利于在体外形成细胞矿化结构以及在实验室制备能承受机械力的骨样结构。

表 21-2　骨和软骨中胶原主要成分

骨	软骨	再生组织
Ⅰ型胶原	Ⅱ型胶原	Ⅰ型胶原
Ⅲ型胶原	Ⅸ型胶原	Ⅱ型胶原
X型胶原	Ⅺ型胶原	Ⅲ型胶原

胶原是人体内含量最多的一类蛋白,占到所有蛋白总量的近 30%。不同的胶原蛋白按照发现的次序用罗马数字进行编号。这些不同类型胶原的形成和分布的不同决定了不同钙化组织的矿化进程。Ⅰ型胶原是骨基质的主要成分,占骨有机基质的 80%~90%,其主要功能是作为组织支持物,赋予组织张力。胶原的结构对矿物质沉积具有诱导作用,它的表面含有促进成骨细胞吸附、矿物质沉积的位点,可有效地增强矿化过程,使植入的人工骨支架中生成新骨。胶原分子所形成的腔带是矿物质成核作用的部位,骨盐结晶大都沉积在胶原纤维中。Ⅰ型胶原蛋白的合成:首先由Ⅰ型前胶原的 mRNA 翻译得到初级产物前 a 链(pro-a),三条前 a 链组成Ⅰ型前胶原,这一过程发生在细胞内粗面内质网膜上;前胶原经修饰后,从内质网转运至高尔基复合体,在高尔基复合体上经外加工处理,合成胶原。胶原经分泌小泡被运送到细胞外,在细胞外形成胶原基质。基质成熟后,在碱性磷酸酶、细胞因子 TGF 等的作用下,基质中的胶原发生降解,基质开始矿化,成为成熟的骨基质。此过程中,Ⅰ型胶原不但为骨矿化提供基质,而且可以促进成骨细胞进一步分化、增殖,与成骨细胞的附着和伸展排列方向也有密切的关系。

一些胶原蛋白会在骨或软骨组织中出现,而另一些可能单独在一种或两种组织中出现。通过翻译后的修饰我们可区分软硬组织中的Ⅰ型胶原,这些过程包括糖基化、交联以及磷酸化等。Ⅰ型胶原在成熟骨中出现,而Ⅱ型胶原出现在干骺端矿化的软骨中,Ⅰ型胶原、Ⅲ型胶原、Ⅴ型胶原在骨折后骨痂形成中都可以检测到。在骨痂形成早期,软骨细胞和成骨细胞产生Ⅱ、Ⅲ型胶原。成骨细胞在骨膜表面分泌Ⅲ型胶原纤维,这可以作为细胞迁移的底物。Ⅰ型胶原在骨小梁内成骨,与此同时,在软骨矿化过程中的软骨内钙化阶段有Ⅱ型胶原形成。有学者研究骨愈合过程中胶原的调节功能时发现,在软骨内钙化阶段,Ⅸ和Ⅱ型、Ⅹ和Ⅰ型胶原同时表达。

除了胶原以外,基质中纤维网架中非胶原蛋白对矿化的进程也起了很大的作用。其中的非胶蛋白有很多种,主要有:糖蛋白、羧基谷氨酸蛋白和黏蛋白。胶原上这些蛋白与矿化组织相交叠。许多研究已经揭示了单独的胶原存在不会促使羟基磷灰石结晶。对于基因敲除小鼠的研究发现,缺乏Ⅰ型胶原阻碍了骨的形成。这些研究都说明,在骨矿化初始阶段,胶原扮演了重要的角色。而其他的基质蛋白与胶原纤维的形态、结构和功能相关,两者协同作用推动了晶体的形成和生长。其中,骨钙蛋白、骨涎蛋白、骨连蛋白与羟基磷灰石形成有关。骨钙蛋白还主要与晶体的生长有关。

三、骨发育、形成与代谢中的影响因素

(一) 骨发育与代谢中力的作用

骨组织的一个重要特征是能够根据力学环境的变化而改变自身的结构以适应功能需要。在骨再生的过程中,新生骨质的形成和改造同样受生物应力的影响。骨组织对力学环境有明显的适应性。

有学者提出骨组织之所以对力学环境有很强的适应性,是因为骨组织中存在力学调控系统。在该系统中,肌肉收缩产生的外力作用引起骨组织产生应变,这是力学刺激传导的第一步。骨细胞被认为是感受流体剪切力的生物感受器。外力的应变引起骨小管内液体流动而产生的剪切力被骨细胞感受后,细胞内可发生一连串的生物化学反应,合成生物化学信号指令,传递给成骨细胞和破骨细胞等主要效应细胞,激活骨重建等生物调控机制。因此,骨组织中存在的骨细胞-骨小管三维立体网状结构是力学调控系统中的重要组成部分,而且此系统还是骨细胞生物化学信号偶联的结构,通过细胞缝隙连接来传递信息。但缝隙连接如何偶联生物化学信号、生物化学信号的组成及其转导机制目前尚不清楚,有研究显示可能与PE、NO和IGF-1等有关。

骨量的增减取决于外力作用的强度。骨重建阈值为200微应变($\mu\varepsilon$),小于此值的骨组织处于废用状态,总骨量减少;当骨组织应变值在$200\sim1000\mu\varepsilon$之间时,骨组织处于适应状态,总骨量不变;应变值大于$1000\mu\varepsilon$时,骨组织处于中度超负荷状态,骨改建被激活,骨单位骨量平衡为正,总骨量增加;骨组织应变大于$3000\mu\varepsilon$时,骨组织处于病理性超负荷状态,感受器监测到现有的骨量明显小于外力作用的需要,开始合成和分泌特定的信号,建造网状骨。所以,生物力学对骨再生的影响是双重的,在再生过程中,应在恰当的时间给予有利于骨再生的生物力学刺激,促进骨再生。

1. 应力对培养的成骨细胞的影响 实验表明,机械应力对骨细胞的生长分化起着重要作用。骨组织中的成骨及软骨细胞的结构和功能受温度、pH值、化学、生物、应力等多种因素影响。Jee1等的研究证实,成骨细胞、骨细胞等是骨骼组织内的力学敏感细胞。力学微环境是成骨细胞所处的重要微环境之一。应力对细胞和骨组织作用的研究也表明,机械载荷对骨结构和骨质量起重要的调节作用,它能引起与骨生成有关的成骨、软骨及骨细胞的反

应,即应力可以促进细胞的增殖、增加生长因子的分泌、促进细胞外基质的合成等。由于人体细胞是在机体提供的微动力学环境中生长的,在体外培养组织时,采用传统的细胞培养方式和培养条件很难满足立体组织器官的细胞生长要求,细胞经常发生去分化现象,失去正常的形态与功能。因此,研究模拟体内生理条件下组织生长的微动力学培养环境、应力与生长的关系对骨组织工程有着非常重要的意义。

（1）对细胞活性及结构的影响:实验研究表明,对骨细胞施加一定频率的周期性载荷,可促进细胞分裂,并能影响细胞的排列方向;同时,细胞外基质可以在通常不能矿化的条件下矿化。另外,在动态、静态不同载荷作用下,细胞的形变不同,即细胞的空间构象和形态发生了相应的变化。力学刺激对调控软骨代谢和维持其胞外基质的正常表型起重要作用,其中静压力刺激减少Ⅱ型胶原和蛋白多糖的合成,而正常动压力刺激则促进Ⅱ型胶原和蛋白多糖的合成。

（2）对细胞功能状态的影响:载荷对细胞功能的影响与载荷的作用方式、持续时间及大小有关。Pavlin 等人对鼠牙周组织成骨细胞施加载荷后发现,成骨细胞相关蛋白水平及基因的表达因载荷时间不同而变化。Kaspar 等在 $1000\mu\varepsilon$、$1Hz$、$30min/d$ 条件下对成骨细胞加载,结果发现,生理范围内的周期性载荷可使与基质合成有关的成骨细胞活性增加,而与分化及与基质矿化有关的特异性指标下降。Nagatomi 等在实验中发现,周期性载荷对成骨细胞的不同基因影响也不同。

（3）对骨代谢激素及细胞因子的调节:载荷对细胞功能的影响亦与载荷的作用方式、持续时间及大小有关。Cillo 等在研究机械载荷对成骨样细胞生长因子及细胞因子表达的实验中发现,拉伸应力可增加骨生长因子的表达:施加载荷 8 小时后,TGF-β、IGF-2 mRNA 表达增加,bFGF 减少,而 IL-1、IL-6 无明显变化;加载 16 小时后,TGF-β、IGF-1、bFGF 的 mRNA 表达均增加,IL-6 水平亦轻度上升;加载 24 小时后,TGF-β、IGF-1、bFGF、IL-6 的 mRNA 表达均显著增加。Akhouayri 等为了研究载荷的类型对成骨细胞表型的影响,分别施加载荷于 FRG（对照组）、TG（静态拉伸组）、DG 组（动态拉伸组）组,结果发现,三组中骨钙蛋白的变化表现为三相变化,即在加载后第 2 天出现增长,从第 4 天到第 14 天表现为下降;到了第 18 天,又出现第二次增长。

还有研究认为:剪切力能诱导 PGE_2 的产生;机械拉伸和 IL-1β 对成骨细胞合成 PGE_2 和 cAMP 有协同作用;间断性流体静压力可提高未分化骨细胞和类成骨细胞的 ALP 活性、胶原合成和肌动蛋白表达,但持续性压力对成骨细胞有抑制作用;持续高流体静压力可抑制蛋白多糖的合成和分泌,减少整合素 mRNA 的表达,从而改变高尔基复合体的形态和抑制微丝的组成等。

2. 应力对骨组织影响的基础及作用机制　主要有三个方面。

（1）细胞结构的张力完整性:张力完整性结构由承受压力构件和一系列连续的张力构件相互连接组成。这种结构的稳定性取决于结构内部完整性的保持,因而被称为张力完整性。生物学研究表明,细胞的结构符合张力完整性原理,而且细胞骨架的张力完整性影响细胞的形状及功能。细胞骨架的张力完整性是细胞形变的主要决定因素。

应力的变化可以通过细胞及其骨架内的力平衡而对细胞的生长和生化性质产生影响,即细胞受到来自体外直接的力学刺激时,它的形态和功能都会发生改变。由于张力完整性结构中存在预应力,若对该结构中的某一构件施加应力,所有相互连接的构件,包括距离很远的构件也会整体重排,从而导致线性硬化响应,即结构硬度的增加与施加应力的增加成正比。研究发现,扁平细胞比圆形细胞 DNA 合成更为旺盛,说明细胞变形是信息传递的重要环节。在应力作用下,细胞骨架的所有构件为了分散张力和压力而发生整体重排,从而导致细胞发生形变,细胞形状调节发出的调节信息以力的形式传递。另外,骨架重排可引起细胞形态的改变,细胞骨架作为细胞内的张力框架,通过与细胞膜上分子的直接联系,将力学受体上的分子扭曲力在细胞内传递分布,再经过效应分子的扭曲力将力学信号最终表现在效应点上。

（2）力学信号感受途径:研究认为,细胞膜与基质相连,基质应变牵拉细胞膜并激发细胞反应,即骨细胞直接感受应变。应力直接作用于游离的骨细胞,诱发很多反应,如 cAMP、前列腺素释放。另一种观点认为,力刺激产生的应变引起细胞间流体的流动,进而形成流动电势从而引起细胞的反应。有实验表明,循环应力作用于细胞后,主要引起细胞内液体的流动,这比细胞变形更能引起细胞的反应。流体增加了 PGE_2、cAMP、IP3 等第二信使的合成,它以两种方式对细胞产生作用,一种是由剪切力产生的剪应力,另一种是由离子流动产生的流动电势。Weinbau 提出一个假说,指出骨细胞对很大的流体压力无反应,但能被作用于骨细胞突起上较小的流体剪应力激活,释放细胞内的钙离子。这种钙离子能调节相邻骨细胞间细胞突起接头处蛋白亲水孔的开闭,从而控制通过骨细胞网络的细胞内离子流的多少,控制骨的重建过程。

（3）细胞信号转导:现已基本了解,细胞外基质、整合素、局部粘着蛋白和细胞骨架网络相互联系,彼此之间构成了一个完善的张力整合系统。上述网络从结构上保证了细胞一旦受到机械力刺激即可迅速发生反应,把机械能转化为细胞内化学能。研究表明,上述网络不仅与小 G 蛋白相联系,还与大 G 蛋白相互作用。冯兵等的研究指出,大 G 蛋白通过对其亚基上氨基酸残基的脂化修饰作用而锚定在细胞膜上,从而为其接受细胞膜结构信号提供了结构基础。而小 G 蛋白也可通过细胞外基质-整合素-细胞骨架接受细胞外机械信号。张舒等提出,力学信号在骨骼内的转导过程分 4 个阶段:力学偶联、生化偶联、信号传递、效应性细胞的反应。通过这 4 个阶段,作用在骨骼上的应力信号转导为生物化学信号。研究已经证实,整合素-细胞骨架复合体是主要的力学信号转导位点,可以传递作用在细胞表面上的应力到细胞内各区。有学者指出,依附于骨骼的成骨细胞谱系中细胞的 95% 是骨细胞和骨衬细胞,它们作为主要的力学感受性细胞,与成骨细胞一起,在骨的功能性适应变化启动之前,将力学信号整合加工,并通过缝隙连接和旁分泌的形式将相应的电、化学信号传给效应性细胞。而在感受性细胞和效应性细胞之间所进行的细胞通讯中,起主要作用的化学信号因子是 PGs(蛋白多糖)和 NO。

（二）生长因子在口腔颌面骨发育及代谢中的作用

骨基质中包含多种生长因子,在骨的形成、吸收和重建中起重要作用,因此在讨论骨发育和骨代谢的时候就不能不研究与应用这些发挥重大生物学作用的生物因子。不同生长因子作用于骨形成的不同阶段,根据其生物学特性可分为 4 类:①促进靶细胞趋化、增殖和分化的有 BMP、TGF-β、bFGF、PDGF、VEGF 和 IGF;②促进靶细胞内基质合成的有 BMP、IGF;③与血管生成有关的有 bFGF、VEGF、PDGF;④偶联骨形成和骨吸收的有 TGF-β、IGF。它们的结构不同、靶细胞不同,但互相影响。

1. 骨形态形成蛋白(bone morphogenetic proteins,BMPs)　　BMP 是正常胚胎时期骨、牙

体组织形成和成年骨修复中最主要的诱导分化因子,也是目前已知的活性最强、唯一能单独促进干细胞向骨细胞方向分化的生长因子。BMP 包括多种亚型,BMP-2 最常见,利用人工重组 DNA 技术提纯 BMP,得到的重组人骨形态形成蛋白 2(rhBMP-2)骨诱导作用最强。rh-BMP-2 主要作用机制为:①促进未分化间充质细胞和成骨前体细胞的有丝分裂;②诱导成骨细胞表型的表达(增加碱性磷酸酶的活性);③对间充质细胞和单核细胞有趋化作用。BMP-4 是转化生长因子 β 超家族的成员,其氨基酸序列与 BMP-2 有 83% 的同源性,在胚胎发育和骨折愈合中具有重要作用,可诱导成骨细胞的前体细胞分化为成骨细胞。

2. 转化生长因子 β(transforming growth factor-β,TGF-β)　TGF-β 具有广泛的生物学活性及多种调节功能,能促进成骨细胞增殖和分化,促进成纤维细胞分泌纤连蛋白和胶原,并能抑制破骨细胞的活性,对骨细胞的生长、分化和免疫功能都有重要的调节作用。TGF-β 是损伤反应过程中的重要生物递质。TGF-β1 是 TGF-β 的重要亚型之一,在胚胎软骨形成过程中,TGF-β1 可以诱导原始的间充质干细胞分化形成软骨组织,并具有促进软骨细胞增殖和成熟的作用。在骨组织中,TGF-β1 的含量最为丰富,其对骨再生的作用表现为:①对骨基质的形成和吸收有多效性,是骨形成与吸收的双重因子;②促进骨膜下间质细胞增殖分化为成骨细胞和成软骨细胞,成骨细胞合成大量胶原,最终导致新骨形成;③诱导人胚成骨细胞合成胶原蛋白,增加骨形成过程中胶原蛋白的含量,从而加速新骨基质的形成及新骨的沉积;④刺激成骨细胞不断增殖并由不成熟型向成熟型转化。

3. 成纤维细胞生长因子(basic fibroblast growth factor,bFGF)　FGF 是一组广泛存在于机体组织内具有相似结构特征的多肽,通过诱导成骨,促进新生血管形成以及与其他因子相互作用等方式引导骨再生。目前在口腔领域研究较多的为酸性成纤维细胞生长因子(aFGF)、碱性成纤维细胞生长因子(bFGF)和 FGF-9。bFGF 是一种广谱有丝分裂原,对来源于中胚层及神经外胚层的细胞具有明显的促增殖作用,也可以促进骨祖细胞、原始干细胞的增殖。现已证实,bFGF 可以刺激间充质细胞、骨髓间充质干细胞分裂。在众多生长因子中,bFGF 对骨髓间充质干细胞具有最强的促增殖作用,不仅能提高骨髓间充质干细胞的增殖速度以及寿命,并且能在增殖过程中保留骨髓间充质干细胞的多向分化潜能。bFGF 亦对成纤维细胞有明显的促增殖及分化作用,参与纤维骨痂阶段,促进骨折愈合。bFGF 不仅分布于脑和神经组织中,亦可表达于骨内成骨细胞和间充质细胞,并沉积在骨基质中,发挥骨生长因子的局部调节作用,刺激骨细胞增殖和毛细血管生成,促进骨形成和骨愈合。改善局部血液供应状况对促进骨愈合、加快骨再生是非常重要的环节,而 aFGF 在多种组织、细胞中均可表达,它能与相应受体结合,刺激血管内皮细胞和平滑肌细胞增殖,诱导血管新生。

4. 血管内皮生长因子(vascular endothelial growth factor,VEGF)　VEGF 通过自分泌或旁分泌与血管内皮细胞表面受体结合,可促进内皮细胞增殖,诱导新生血管形成,为局部骨再生及代谢提供有利的微环境;VEGF 作为一种特异性促血管内皮细胞增生及血管生成因子,对正常生理及病理过程中的血管再生起着关键性作用。

5. 胰岛素样生长因子 1(insulin-like growth factors-1,IGF-1)　IGF-1 是间叶组织来源细胞的促分裂原和趋化因子,是骨细胞系列中重要的有丝分裂原和生物趋化因子,可在创伤骨组织中高度表达。IGF-1 不仅可刺激骨髓基质细胞的有丝分裂,增加骨细胞的数量,还可刺激内皮细胞的有丝分裂,促进移植区毛细血管的生长,而且可使成骨细胞趋化增殖并且增加胶原蛋白合成的能力。IGF-1 不仅以自分泌、旁分泌的形式调节成骨细胞的生长、增殖及骨基质形成,还可介导生长激素成骨。

(三) 激素与口腔颌面骨发育及代谢的关系

激素水平的变化与颌骨的发育和代谢密切相关。激素由细胞分泌以后,进入外周血液循环,促进骨骼等相关脏器的发育以及分化。体内某些激素的缺乏常伴有颌面部发育的异常,直接或间接地对颌骨发育及骨代谢产生影响。影响颌骨发育和代谢的主要激素有生长激素、甲状腺素、甲状旁腺激素、降钙素、糖皮质激素、性激素等。

1. 生长激素 生长激素(GH)对骨骼的发育、生长和成熟均有影响。GH 可直接作用于前软骨细胞、软骨细胞、成骨细胞、破骨细胞、骨髓基质细胞、骨基质蛋白等,也可通过 IGF-1、局部黏附性激酶及基质细胞介导而发挥作用。临床上,GH 过多可致巨人症、肢端肥大症,GH 缺乏可致垂体性矮小症。GH 进入外周血液循环后,通过与生长激素受体(growth hormone receptor,GHR)或生长激素结合蛋白(growth hormone binding protein,GHBP)结合,促进人体肌肉、骨骼和软骨等多种组织细胞的增生和分化。

2. 甲状旁腺激素 甲状旁腺激素(PTH)是维持机体钙磷代谢平衡的一种重要的调钙激素,骨骼是其主要的靶器官之一。PTH 在骨代谢中具有促进骨形成与骨吸收的双重效应,蛋白激酶 A(protein kinase A,PKA)和蛋白激酶 C(protein kinase C,PKC)信号转导通路在介导这两种效应中发挥着关键性调节作用。

PTH 通过反馈机制调节血钙含量,血钙水平的高低对甲状旁腺有着直接的影响。当血钙水平下降时,可刺激甲状旁腺分泌增强。一般认为,PTH 增多可引起骨溶解,释放骨钙入血。PTH 首先激活骨细胞的溶骨作用,若血钙仍不能上升到正常水平,则 PTH 继续升高,激发破骨细胞的溶骨作用,使血钙恢复到正常水平。PTH 激发骨细胞和破骨细胞溶骨作用的机制还不清楚,曾有报道称 PTH 能提高这两种细胞内的 Ca^{2+} 浓度。胞质内 Ca^{2+} 来源于两条途径:一是从细胞外液渗透入胞质;二是从线粒体(为细胞内含钙最多之处)进入胞质。胞质中 Ca^{2+} 浓度增加到一定水平时,即可产生溶骨的生理效应。PTH 也能使骨祖细胞和成骨细胞内的 Ca^{2+} 含量增大,但产生的生理效应与骨细胞和破骨细胞不同。骨祖细胞内的 Ca^{2+} 增加,可积极地向破骨细胞分化;成骨细胞内 Ca^{2+} 增多,可使其 RNA 合成减慢,以致骨的有机质产量减少。某些甲状旁腺功能亢进的患者,大量骨钙被重吸收,含有大量破骨细胞的纤维组织取代骨组织,形成纤维性骨炎。

研究报道 PTH 能促进成骨祖细胞(osteoblast progenitor)或未成熟的成骨样细胞增殖分化。目前认为,PTH 可能先作用于成骨细胞,使之分泌生长因子类物质如 IGF,后者进一步以旁分泌的方式刺激衬里细胞的表型转换。PTH 对破骨细胞调节主要由成骨源性细胞介导。PTH 小剂量间断注射具有骨合成效应,在 PTH 间断注射的早期,破骨细胞有短暂的活化,表现为体积增大和功能增强,基质金属蛋白酶-9(MMP-9)的表达水平也有轻度升高。破骨细胞激活和 MMP-9 上调的意义可能在于,通过适当的骨吸收,为新的骨基质形成提供附着面,以利于成骨细胞进一步发挥成骨作用。当 PTH 大剂量应用时,一方面可引起破骨细胞广泛活化,另一方面成骨细胞内特异性转录因子(specific transcription factor)、OCN、BSP 和 I 型胶原蛋白的表达水平均有不同程度的下调,反映了当 PTH 发挥骨吸收作用时,成骨细胞的功能受到抑制。上述现象体现了 PTH 在骨代谢中的整体性调节的特点。

3. 雌激素 雌激素(estrogen)是骨代谢的重要调节因子。雌激素受体的发现,证明骨是雌激素靶组织,在成骨细胞和破骨细胞中均有雌激素受体存在。雌激素一方面可以直接作用于成骨细胞,提高成骨细胞的活性,促进骨形成;另一方面可通过抑制破骨细胞的活性,抑制骨吸收。雌激素还可通过细胞因子途径促进成骨细胞的分化及破骨细胞的凋亡。IL-6具有破骨细胞激活因子作用,可促进原始或未分化的破骨细胞前体的形成和分化,从而增加破骨细胞数量、增强骨吸收代谢,同时可能抑制成骨细胞功能,抑制骨的形成。很多体外研究发现,骨组织中的IL-6多由成骨细胞、骨髓基质细胞合成和产生,而且其微环境中的动态平衡依靠雌激素调控。17-β雌二醇通过抑制IL-6的基因转录,从而抑制其合成和分泌。有研究认为,雌激素水平下降,对PTH的抑制作用减弱,导致PTH与成骨细胞上的PTH受体结合,刺激成骨细胞大量产生和释放IL-6,增强骨吸收。

4. 雄激素　雄激素对成骨细胞的调控是直接通过成骨细胞上的AR实现的,并且睾酮(T)、双氢睾酮(DHT)与AR具有较强的亲和力。成骨细胞、破骨细胞、骨细胞、骨髓基质细胞、巨核细胞、血管内皮细胞的表面均有雄激素受体(AR),最近的研究证实,破骨细胞中也存在AR。雄激素在骨吸收方面的作用可能与雄激素对破骨细胞前体细胞分化成破骨细胞的抑制作用有关。雄激素参与成骨细胞的一系列功能,包括骨细胞的增殖、合成与分泌各种生长因子和细胞因子,产生骨基质蛋白。同雌激素相似,雄激素可能通过激活Src/Shc/ERK信号传导通路抑制细胞凋亡,增加成骨细胞的寿命,促进骨形成。不同之处在于,雄激素增加骨膜骨形成,而雌激素抑制骨膜骨形成。雄激素在骨骼的生长发育和维持内环境的稳定中有重要作用。研究显示,雄激素通过刺激成骨细胞的增殖和发育,从而促进儿童骨骼增长、增粗,促进青春期骨骼生长高峰和骨成熟;成年后,与其他骨代谢激素共同维持骨量和骨成熟。雄激素在体内维持骨骼自身稳定的作用机制可能是:①直接与AR结合;②睾酮在5α还原酶作用下转化成双氢睾酮后与AR结合;③芳香化转变成雌激素,然后与雌激素受体结合。目前认为雄激素可能通过骨微环境中的局部调节因子介导骨代谢的调控。

5. 降钙素　降钙素的主要生理作用是抑制骨盐溶解,使血钙含量减少。正常生理情况下,骨不断摄取血钙,以供类骨质矿化所需;同时骨盐又不断溶解,将骨钙释放入血。大量骨钙入血是通过骨细胞或破骨细胞的活动,血钙入骨则依靠降钙素刺激成骨细胞分泌类骨质使钙沉积于类骨质。当降钙素刺激成骨细胞活动时,还刺激大量骨祖细胞分化为成骨细胞。

6. 糖皮质激素　肾上腺皮质分泌的糖皮质激素,既抑制小肠对钙的吸收,也抑制肾小管对钙的再吸收,同时影响骨的形成。根据临床报道以及动物实验研究,低剂量的糖皮质激素能促进骨祖细胞分裂,但很少形成成骨细胞;高剂量的糖皮质激素仍能促使骨祖细胞分裂,但骨祖细胞很少出现调整活动,几乎不分化为成骨细胞。因此,总的结果是骨形成障碍。糖皮质激素过少往往引起骨质疏松。

7. 甲状腺素　甲状腺素对骨代谢的影响主要是起调节作用。甲状腺素一方面能使骨钙素、骨碱性磷酸酶等活性升高,另一方面又能使成骨细胞和破骨细胞的功能恢复动态的平衡。有学者研究表明,甲状腺素在细胞水平对成骨细胞和破骨细胞进行调节,T3可刺激骨钙素和胶原的产生,还可促进成骨细胞生长因子和结合蛋白的合成和分泌。另外,人的破骨细胞上存在着甲状腺素核受体的mRNA,因此甲状腺素能直接促进破骨细胞活性的增强和数量的增加。

(四) 维生素D对口腔颌面骨发育及代谢的影响

维生素D是一类调节钙磷代谢和骨代谢的内固醇类化合物,1,25-(OH)$_2$D$_3$是维生素D的主要活性形式。随着研究的进一步深入,人们逐渐提出了维生素D内分泌系统(vitamin D endocrine system)的概念。维生素 D 内分泌系统由维生素 D 及其类似物,维生素 D 受体(vitamin D receptor,VDR),维生素 D 结合蛋白(vitamin D-binding protein,DBP)和涉及维生素 D 合成、转化及代谢的靶器官和组织(肝、肾、肠、骨、软骨、骨骼肌、平滑肌、脑、甲状旁腺、垂体、皮肤、胸腺)等组成。

全身性的 $1,25-(OH)_2D_3$ 缺乏小鼠表现出明显的骨质缺损表型,包括佝偻病和软骨病。这些骨骼畸形通常只发生在断奶之后,这表明胚胎发育和哺乳时期的 VDR 信号是多余的。同时,增加饮食中钙离子含量或者将 VDR 信号重新引入小肠可以彻底纠正上述骨质缺损表型,这表明 $1,25-(OH)_2D_3$ 最关键的作用是增加小肠对钙离子的吸收;当小肠钙离子转运正常时,骨细胞中产生的 $1,25-(OH)_2D_3$ 并不为骨骼发育和骨代谢稳态所必需,但是骨组织中存在多种表达 VDR 的骨细胞。因此目前研究提示,产生于骨细胞中的 $1,25-(OH)_2D_3$ 也可能直接调控骨和矿物质代谢平衡的某个特定环节。

1. 维生素 D 在成骨细胞骨形成中的作用 全身性的 *VDR* 敲除小鼠表现出典型的骨质缺损,包括佝偻病和骨小梁的类骨质增多症。它们与 *VDR* 敲除所导致的血清钙磷水平降低、甲状旁腺激素(PTH)和 $1,25-(OH)_2D_3$ 水平的升高密切相关。上述骨骼异常表型主要归因于 $1,25-(OH)_2D_3$ 介导的小肠钙离子吸收障碍所致的矿质和激素的代谢失衡。当通过饮食和基因的手段恢复 *VDR* 敲除小鼠的钙离子水平后,其矿质和激素的代谢异常得到明显纠正,其相应的骨骼异常的表型也几乎得到彻底的恢复。这些现象表明,$1,25-(OH)_2D_3$ 的最关键作用是促进小肠对钙离子的吸收。当小肠钙离子转运正常时,骨细胞中产生的 $1,25-(OH)_2D_3$ 并不为骨骼发育和骨代谢稳态所必需。也就是说,当肠道吸收的钙离子持续不断地灌注到血清钙离子池中而使其充盈之后,此时骨骼的 VDR 信号可能会被暂时阻断。

血清钙含量不足的 *VDR* 敲除小鼠除了存在生长板发育缺陷的骨表型外,还表现出骨重建紊乱和软骨病。此时,大量成骨细胞分布在骨内膜表面,但是矿物质的沉积受阻。因此,过量累积的未矿化骨基质导致总骨量的增加。这些改变可能与代偿性升高的 PTH 的促合成作用有关,因为 *VDR* 敲除小鼠中 Runx2(runt-related transcription factor 2,一种关键的调控成骨细胞分化和 PTH 促合成作用的转录因子)的表达增加。恢复 *VDR* 敲除小鼠的血清钙和 PTH 含量可以降低 Runx2 及成骨细胞数至正常水平。

2. 维生素 D 在破骨细胞骨吸收中的作用 众所周知,$1,25-(OH)_2D_3$ 能够通过作用于成骨细胞间接促进骨吸收。更确切地说,成骨细胞的 VDR 信号直接促进骨诱导因子(Rankl)的表达,降低骨保护蛋白 OPG(破骨细胞抑制因子)的表达。体外共培养成骨细胞和脾细胞实验表明,成骨细胞的 VDR 信号激活对于 $1,25-(OH)_2D_3$ 诱导的破骨细胞形成是必不可少的,而破骨细胞前体中的功能性 VDR 信号的存在却不是必需的。同时,$1,25-(OH)_2D_3$ 可以同 PTH 一起促进骨吸收,尤其是在机体的钙离子水平较低的情况下。钙离子摄入量不足或者肠道的 VDR 失活所造成的钙离子吸收障碍导致 PTH 和 $1,25-(OH)_2D_3$ 水平升高,从而显著的刺激骨吸收。

目前的遗传学研究表明,软骨和成骨细胞对长骨生长过程中 Rankl 的产生非常重要,而骨细胞则是骨骼重塑期间 Rankl 的主要来源。研究证实,当机体的钙离子含量充足时,成骨/骨细胞特异性 *VDR* 敲除的年幼小鼠(8 周龄)中 Rankl 的 mRNA 表达水平以及骨吸收都未改变。此外,经 $1,25-(OH)_2D_3$ 处理后的野生型和成骨/骨细胞特异性 *VDR* 敲除小鼠表现出类似程度的骨吸收增加,这表明 $1,25-(OH)_2D_3$ 作用下的成骨细胞和软骨细胞足以使年轻小鼠的骨吸收增加。因此，在年轻小鼠中骨细胞的 VDR 信号可能不参与 1,25-(OH)$_2$D$_3$ 诱导的骨吸收，但是随着年龄的增长，在生理或病理的骨重建方面，骨细胞的 VDR 信号是否会参与骨吸收调节还有待进一步的研究论证。

有研究表明，活性维生素 D 复合物能够直接作用于破骨细胞前体从而发挥抑制破骨细胞形成的效应。在培养的破骨细胞前体中（成骨细胞缺失），活性维生素 D 能够抑制 Rankl 诱导的破骨细胞分化，可能是通过抑制破骨细胞前体中 c-Fos（参与破骨细胞形成的关键转录因子）的表达。但同时有研究显示，活性维生素 D 能够刺激破骨细胞前体中干扰素 β（破骨细胞形成抑制因子）的表达。Kikuta 等人的研究表明，骨化三醇可以通过调节 S1P 受体系统从而抑制骨吸收。体外实验中 10^{-9}M 的活性维生素 D 复合物能抑制破骨细胞的形成。

（五）颌骨形成与骨代谢的相互关系

骨形成包括三个并列的过程：类骨质产生、成熟以及继发矿化。正常情况下，这些过程以相同的速率发生以保证基质矿化的平衡。最初，成骨细胞迅速分泌胶原，生成厚的类骨质层；继而矿化作用速度增加，以适应胶原的合成速度；末期，胶原合成速度下降，矿化作用持续存在直至类骨质层完全矿化。

编织骨或生长板软骨处发生矿化，需要 Ca^{2+} 和 $PO4^{3-}$ 高浓度聚集，以形成无定形磷酸钙，并进一步形成羟基磷灰石结晶。理论上讲，因为基质沉积和钙化的平衡，以及成骨细胞和破骨细胞之间的活性平衡，使每个骨塑形单位的骨形成与骨吸收的量相等。这样，总骨量保持不变。

人体正常的骨代谢是骨组织不断进行改建活动的一个复杂过程，包括骨吸收和骨形成两个方面。该过程的顺序一般认为是：激活→骨吸收→骨形成。首先，参与骨吸收的破骨细胞被大量激活，破骨细胞将基质溶解，并把骨中钙移出，形成骨吸收；随后在骨吸收的表面形成成骨细胞，成骨细胞合成非矿化的骨基质，同时把钙运至钙化区；最后，钙、磷结晶逐渐沉积在骨基质中，骨基质钙化，形成骨组织。

在骨代谢的过程中，每天都有一定量的骨组织被吸收，又有相当数量的骨组织合成，两者保持着动态的平衡。当骨吸收大于骨形成时，可发生骨质疏松、骨软化、骨吸收等；当骨形成而无相应的骨吸收时，则可出现骨质硬化。

颌骨，特别是牙槽骨，是人体中代谢最为活跃的骨组织之一。人的一生中始终经历着骨的代谢。骨代谢的过程受到体内诸多因子和因素的影响。当这些因子和因素发生异常时，就可造成骨代谢的紊乱（图 21-4）。

（六）疾病对口腔颌面骨发育及代谢的影响

除常见的唇裂、腭裂等颅面畸形、创伤、肿瘤以及一些原因不明的感染影响颌骨的发育以外，全身性疾病与颌骨发育及骨代谢密切相关，体内激素分泌异常导致的发育和代谢性疾病，直接影响颌骨的发育和代谢。遗传性内分泌代谢性疾病所致的骨病变主要为继发性的，如骨质疏松症和骨质软化症。因原发病因各异，发病机制不同，骨病变的表现和性质也各不相同。在临床上，除骨骼畸形外，多数患者表现为骨的生长发育障碍，伴矮小和骨密度降低，少数表现为骨龄和骨的生长发育提前。

遗传性内分泌代谢疾病的遗传方式可分为常染色体隐性、常染色体显性、性染色体隐性和性染色体显性遗传四种，各有其遗传规律和特征。病因可以使一个基因的点突变、缺失、插入、易位或染色体畸变。许多染色体畸变所致的内分泌代谢疾病都伴有骨发育异常和骨

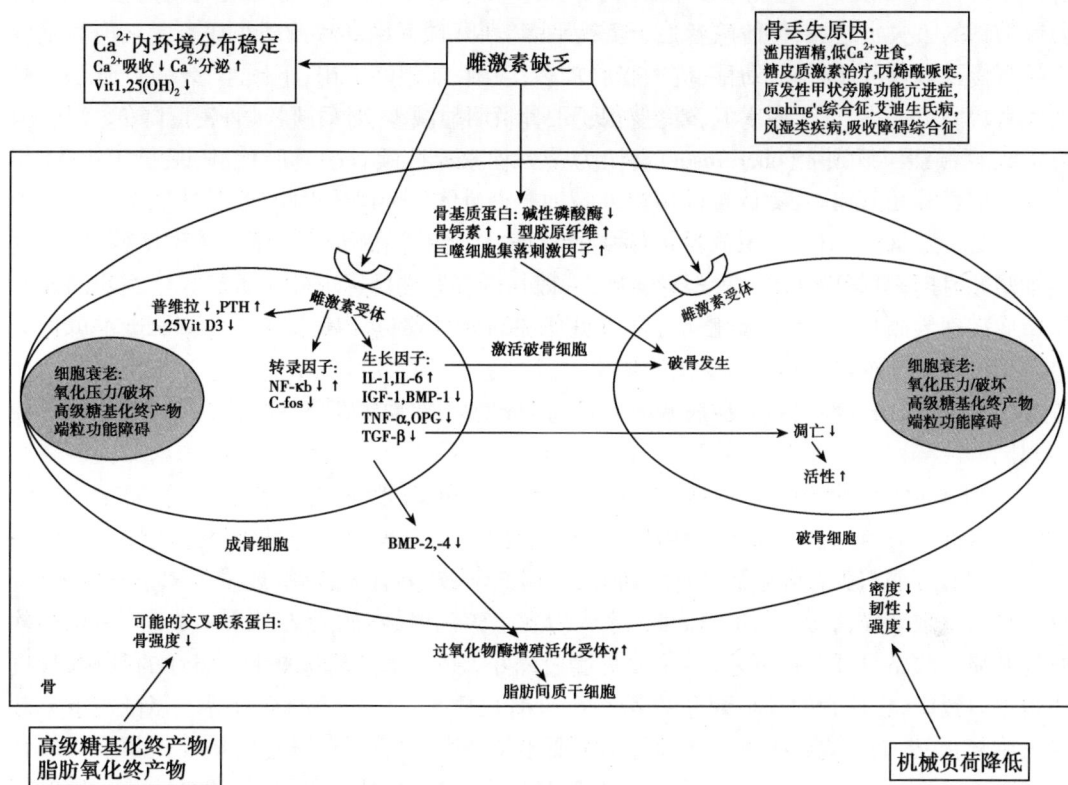

图中文字：

Ca²⁺内环境分布稳定
Ca²⁺吸收↑ Ca²⁺分泌↑
Vit1,25(OH)₂↓

雌激素缺乏

骨丢失原因:
滥用酒精,低Ca²⁺进食,
糖皮质激素治疗,丙烯酰哌啶,
原发性甲状旁腺功能亢进症,
cushing's综合征,艾迪生氏病,
风湿类疾病,吸收障碍综合征

骨基质蛋白:碱性磷酸酶↓
骨钙素↑,Ⅰ型胶原纤维↑
巨噬细胞集落刺激因子↑

雌激素受体

普维拉↑,PTH↑
1,25Vit D3↓

转录因子:
NF-κb↓
C-fos↓

生长因子:
IL-1,IL-6↑
IGF-1,BMP-1↑
TNF-α,OPG↓
TGF-β↓

激活破骨细胞

破骨发生

细胞衰老:
氧化压力/破坏
高级糖基化终产物
端粒功能障碍

凋亡↓
活性↑

成骨细胞　　BMP-2,-4↓　　破骨细胞

可能的交叉联系蛋白:
骨强度↓

过氧化物酶增殖活化受体γ↑

脂肪间质干细胞

密度↓
韧性↓
强度↓

骨

高级糖基化终产物/
脂肪氧化终产物

机械负荷降低

图 21-4 骨代谢相关因素
（南京医科大学口腔医学院供图）

代谢紊乱,如 klinefelter 综合征、Turner 综合征等。

1. 下丘脑-垂体疾病　伴促性腺激素缺乏或不敏感的下丘脑-垂体疾病很多,如 Kallmann 综合征、LH/FSHβ 亚基基因突变、LH 受体或 FSH 受体基因突变、Prader-Willi 综合征、Laurence-Moon 综合征、Bardet-Biedl 综合征、Cohen 综合征、Mobins 综合征等。

下丘脑-垂体遗传性疾病可由基因突变或一些不明原因的先天性因素所致。这类疾病主要表现为下丘脑-垂体的单一激素或多种激素分泌不足(如 Kallmann 综合征、*TRH* 基因突变或 TRH 受体基因突变所致的下丘脑-垂体性甲减和垂体先天性发育不全所致的垂体功能减退症等)。由于 GH、LH、FSH、ACTH、TSH 等的缺乏,导致靶腺功能不全,引起继发性性腺功能减退症、继发性(垂体性)甲减及垂体性矮小症。在这类遗传性疾病中,以促性腺激素(LH、FSH)缺乏为多见,少数表现为家族性性早熟,个别为靶腺对促性腺激素不敏感。

骨骼的纵向生长主要依赖于 GH 的作用。青春发育期的躯体纵向生长是性腺激素和 GH 共同作用的结果,其中雌激素是引起男女性青春期突发生长(puberty growth spurt)的关键性激素,雌激素通过骨骺生长板中的雌激素受体 α 和 β 而发挥作用。雌激素还可以通过 GH/IGF-1 轴的作用影响骨骼的生长发育。

GH 异常升高而导致的巨人症和肢端肥大症患者的面部外貌变化明显。颅骨变形,头颅变长,眶上嵴、颧骨及下颌骨增大突出,额骨增生肥大,前额斜度增长、眉弓外突、下额突起,前牙反𬌗,后牙咬合紊乱,鼻窦及额窦可显著增大,枕骨粗隆凸出。巨人症和肢端肥大症患者常伴发骨质疏松,进一步加重骨骼的病变。过量的 GH、IGF-1 可使肠道对钙的吸收增加,但尿中钙的丢失也增加,仍使患者处于负钙平衡。GH 缺乏而导致的矮小症患者表现为躯体生长缓慢,体形较实际年龄幼稚,皮下脂肪较多,脸圆、前额略突出,下颌小,牙发育延迟。蝶鞍发育较同龄人小,骨代谢率低,骨更新低下,骨量明显减少、骨质疏松、骨密度降低。

2. 巨颌症 巨颌症(cherubism)被认为是一种家族性颌骨多囊腔疾病,最早于 1933 年由 Jones 报道。目前认为家族性巨颌症是一种常染色体显性遗传性疾病,其外显率在男性为100%,女性为 50%~70%。家族性巨颌症的特征是上颌骨和(或)下颌骨对称性膨隆,多发生于幼儿时期,呈渐进性增大直至青春期,一般在青春期之后逐渐停止生长。巨颌症的放射学影像表现为颌骨的多房囊性膨胀,常可见牙和牙胚的移位。病变区的组织学检查可见大量富于血管的纤维组织和多核巨细胞增生。这些组织学特征与巨细胞肉芽肿很难区分。但曾有报道,某些家族性巨颌症在病变区血管周围有嗜酸性物质环绕、呈袖口状沉积的特异性表现。

3. 骨硬化病 骨硬化病(osteopetrosis)又称为大理石骨病,是一种少见的遗传性骨病,可分为良性常染色体显性型和恶性常染色体隐性型,主要表现为全身骨骼弥漫性骨密度增高。其发病可能与破骨细胞活性低下所导致的骨吸收缺陷有关,钙盐过量沉积于骨内,外观呈大理石或象牙样,脆性增加。Caffey 等认为发生该病时,在软骨内骨质形成时,钙化的软骨性基质吸收不良并保持下来,结果使骨髓腔缩小甚至闭塞,形成硬化和脆性的骨质,骨皮质也增厚致密,松质骨的骨小梁也增多增厚,使骨皮质与骨松质无明显分界。显微镜下见破骨细胞异常,失去不规则边缘。在颅骨中主要累及颅底,严重者颅盖也可被广泛累及。颌骨可出现弥漫性硬化,骨皮质增厚,髓腔变窄容易出现骨髓炎,牙槽骨硬板不明显。

4. 成骨不全症 成骨不全症(osteogenisis imperfecta)又称脆骨症,是常染色体显性遗传疾病。其特征为骨质脆弱、蓝巩膜、耳聋、关节松弛等,是一种由于间充质组织发育不全、胶原形成障碍而造成的先天性遗传性疾病。广泛的间充质缺损,使胶原纤维成熟受抑制。在软骨化骨过程中,骨骺软骨及软骨钙化区均正常,但在干骺端成骨细胞及骨样组织稀少,形成的骨小梁纤细稀疏,呈纵向排列、无交叉的骨小梁。膜内化骨过程亦受影响,骨膜增厚但骨皮质菲薄,且缺少板层状结构,哈佛氏管腔扩大,骨髓腔内有许多脂肪及纤维组织,骨较正常短,周径变细,两端膨大呈杵状。颌骨皮质骨变薄,常有微小骨折发生。

5. 糖尿病 胰岛素被称为"促骨合成药"是因为骨细胞含有胰岛素受体,如软骨细胞、前成骨细胞、成骨细胞和破骨细胞。体内外实验都证明胰岛素能够刺激骨的生长和形成。糖尿病往往伴随着低水平的骨重塑,这在Ⅰ型糖尿病动物模型以及人类Ⅰ型和Ⅱ型糖尿病中都被证实。受到影响最大的是循环的骨钙素,并且在糖尿病患者中是降低的。受损的成骨细胞的分化和凋亡都归因于成熟成骨细胞缺陷。

Ⅰ型糖尿病动物模型中,糖尿病对骨形成的影响大于对骨吸收的影响,从而表现出小梁骨和皮质骨骨量的减少。小梁骨厚度减少,成骨细胞活性降低。皮质骨骨量减少导致骨变薄。骨的大小和密度也轻微减少,但这一减少的趋势直到停经期也没有进一步加大。Ⅰ型糖尿病常伴随着血清 IGF-1 水平降低和皮质醇水平升高。很可能低水平的 IGF-1 和增多的皮质醇共同作用,最终导致了糖尿病骨表型。与Ⅰ型糖尿病不同,Ⅱ型糖尿病前期或早期常伴随着轻微的骨大小和密度的增加(约 3%~5%)。

骨强度在Ⅰ型糖尿病动物中明显受损。糖尿病诱导的胶原基质的变化,包括酶促胶原交链减少而糖化胶原增多,与生物机械性能是相关的。糖化胶原的集聚对成骨能力产生影响。Ⅰ型糖尿病动物和患者中都出现了新生骨形成受损,究其原因到底是糖尿病导致的微损伤聚集还是骨强度降低尚不明确。

四、软骨发育、代谢及其相关因子

(一) 细胞因子在软骨发育及代谢中的作用

研究发现,细胞因子参与软骨细胞的增殖、分化和基质代谢活动,同时作为信号物质参与调节软骨修复,其在软骨修复的过程中的作用越来越受到人们的关注。

1. 成纤维细胞生长因子(FGF) 研究发现 FGF 在软骨的生长、发育、分化、骨化过程中有重要的调节作用。在体外培养的软骨细胞,当局部不加 FGF 时,关节软骨细胞迅速表现为透明、肥大、钙化,或分化成为成纤维细胞,失去软骨表型,合成硫酸软骨素、Ⅱ型胶原的能力大大降低。而加入 FGF 后,能促进关节软骨细胞 TGF-β1 的表达及基质合成,推迟了关节软骨细胞的成熟,维持细胞的软骨表型。FGF 能明显促进胶原和蛋白多糖的合成,并且与剂量、时间呈正相关,能通过促进软骨细胞合成蛋白多糖来抑制软骨的钙化。动物实验表明,一旦缺乏 bFGF,培养中的软骨细胞会呈现成纤维细胞形态,丧失合成与释放硫酸软骨素糖蛋白和Ⅱ型胶原的能力;而一旦加入 bFGF,可使软骨细胞恢复上述物质合成释放的能力,同时细胞分裂增殖明显加快。bFGF 对软骨细胞作用的强度随细胞的生长状态而起变化:bFGF 对幼稚软骨细胞可起到明显抑制分化作用,抑制肥大细胞形成,使碱性磷酸酶的合成减少,抑制软骨细胞对钙的吸收;当肥大细胞形成后,bFGF 抑制分化的作用明显减弱。

2. 转化生长因子-β(TGF-β) 将外源 TGF-β 注射进机体的关节内,TGF-β 在软骨上刺激蛋白多糖合成,同时也导致滑膜炎,使关节发生继发性软骨退变。TGF-β 能促进软骨细胞有丝分裂,拮抗 IL-1β 和 TNF-α 作用,刺激软骨细胞合成胶原、蛋白多糖,上调金属蛋白酶组织抑制剂(TIMP),对骨形成或骨吸收有双重作用。一般认为,TGF-β 对于未分化的细胞是一种促分化生长因子,诱导间质细胞转化为软骨细胞,能促进软骨细胞的复制;但对于比较成熟的软骨细胞,则抑制其分化和增殖。把 TGF-β 加入到静息培养的关节软骨细胞中,抑制 G0/G1 期细胞进入 S 期,而软骨细胞同步处于 S 期时,TGF-β 刺激 DNA 复制率增加,同时 G2/M 延期,结果出现短时期的细胞数量增加。

3. 胰岛素样生长因子(IGF) IGF 由两种具有相似结构和生物学效应的多肽 IGF-1 和 IGF-2 组成。IGF 是一种既有促进细胞增殖活性,又具有胰岛素样作用的多肽。关节软骨细胞可以分泌、合成 IGF,并且表达相应的受体。IGF 不仅能刺激细胞分裂增殖,而且能增强细胞功能,促进蛋白多糖(PG)及Ⅱ型胶原的合成。尤其对于 IL1 等造成的蛋白多糖减少,IGF 能明显地加速 PG 合成,降低 PG 分解,从而提高蛋白多糖量,利于软骨修复。IGF 可促进软骨细胞 DNA 合成、细胞分化增殖和提高细胞成熟度。

4. 表皮细胞生长因子(EGF) EGF 对多种组织来源的上皮细胞具有较强的促有丝分裂活性,同时刺激各种间充质细胞的增殖分化。研究发现,EGF 和 IGF 都可促进兔关节软骨组织细胞存活和分裂增殖,但以协同作用效果最佳。

5. 白细胞介素-1(IL-1) 目前研究已证实 IL-1 可能的作用机制为促进滑膜细胞及软骨细胞合成前列腺素及基质金属蛋白酶,参与了病变软骨破坏;同时还改变软骨细胞的表型,抑制关节软骨细胞Ⅱ型胶原的合成及Ⅱ型前胶原 mRNA 的表达。

6. 肿瘤坏死因子-α（TNF-α）　在软骨组织中，TNF-α 选择性地抵制蛋白多糖的合成，同时促进其降解，与软骨破坏有一定关系。TNF 与 IL-1 均是体内主要的炎性细胞因子，参与并介导多种炎症过程。体外的研究证实，TNF-α 能促进软骨细胞 IL-1 的表达，两者产生协同作用，使软骨基质降解大于合成，从而导致软骨的损伤。

7. 软骨生长因子（CDGF）　CDGF 可刺激鼠成纤维细胞或其他来源的软骨细胞、内皮细胞增殖，并以剂量依赖性的方式刺激成纤维细胞的 DNA 与胶原的合成和刺激牛毛细血管内皮细胞的增殖。通过研究细胞内 Ca^{2+} 的变化证明了 CDGF 对细胞增殖是没有作用的，但对蛋白多糖的合成则有促进作用，可能与细胞增殖的拮抗调节和蛋白多糖合成的分化功能的表达有关。

（二）激素与软骨发育及代谢的关系

1. 甲状旁腺激素　细胞实验证明，甲状旁腺激素（PTH）在增殖细胞中有明显的促有丝分裂作用，并且影响其向正常成熟软骨细胞分化。用 PTH 分别刺激髁突软骨、蝶骨软骨、鼻中隔软骨，可以十分明显地提高髁突软骨中环腺苷酸（cyclic adenosine monophosphate，cAMP）的水平，而鸟氨酸脱羧酶活性、葡萄糖胺聚糖复合物在鼻中隔软骨中最少，这说明髁突软骨对 PTH 最敏感。PTH 对髁突软骨的不同时间强度的刺激也产生截然不同的结果。将体外髁突软骨暴露于 PTH 中 6~12 天，最表面的增殖细胞层明显变大且从典型的间充质样细胞形态变成了多边形富含糖原的细胞，细胞通过基质纤维紧密连接，直到第 12 天，这个区域还是健康细胞。在矿化区的软骨细胞则发生了巨大变化，肥大软骨细胞被富含分泌泡和突触的细胞取代。这说明增殖区细胞最早被刺激增殖并被抑制分化为成软骨细胞，而肥大软骨细胞被去分化。低浓度的 PTH 可刺激软骨细胞的分化和增殖，并且可防止酸中毒对生长中心软骨内成骨的不良反应。蛋白激酶 C 途径有可能介导了这种对生长中心软骨细胞分化的有益作用。基础生长因子对培养小鼠的髁突软骨形成有局限性的抑制作用，但其局限在髁突始基细胞外基质、软骨膜和细胞增生区。基础生长因子还可降低髁突软骨区的肥大软骨细胞及其 PTHrP 的表达。

2. 甲状旁腺激素相关蛋白　大量研究表明，甲状旁腺激素相关蛋白（PTHrP）存在于髁突软骨等不同的软骨组织中，其蛋白和 mRNA 的表达受时间和空间的影响。作为一个自分泌/旁分泌因子，PTHrP 主要作用是通过抑制软骨细胞向肥大型分化，保持软骨细胞的增殖，并且通过抑制肥大型细胞的凋亡来影响软骨细胞分化的终末过程，从而保持软骨内成骨的进程。值得注意的问题有：①缺乏 PTHrP 时，软骨细胞的分化加速，使骨化提前，扰乱生长板的生长和骨伸长；②通过转基因动物模型使 PTHrP 过表达时，会使生长板软骨细胞的分化减慢，引起软骨发育不良和延迟软骨内成骨而形成短肢表现型；③除了在胚胎时期软骨内成骨的作用外，PTHrP 在出生后对骨的形成仍然有重要的作用，研究认为其在后天的骨生长和骨修复中仍有相似的分子机制；④在软骨分化的晚期活动中，PTHrP 抑制 X 型胶原合成、ALP 的表达、软骨基质的矿化和细胞增殖，使凋亡细胞减少，但不抑制 I 型胶原的细胞增殖和表达，表明 PTHrP 抑制的是软骨样基质的矿化和凋亡而非骨样基质。

3. 雌激素　研究表明，雌激素能影响髁状突软骨细胞的增生与分化，其作用依剂量不同而具有双向性。在生理剂量范围内表现为促进作用，且与剂量呈正相关；而超出生理浓度范围时，这种作用减弱，甚至出现抑制效应。基质金属蛋白酶（matrix metalloproteinases，

MMPs)是关节软骨代谢的主要参与者,组织金属蛋白酶抑制物(tissue inhibitor ofmetallopro-teinases,TIMP)是 MMPs 主要的拮抗剂。有研究认为,雌激素可以通过滑膜细胞内雌激素受体介导调节 MMPs 的产生及活性,并促进 MMPs 的表达,软骨降解大于合成,导致软骨降解破坏。与软骨代谢密切相关的细胞因子目前研究最多的是 IL-1β,它在软骨破坏中起重要作用。IL-1 可以刺激软骨细胞和滑膜细胞分泌前列腺素 E2 和胶原酶,促进软骨细胞合成 MMPs,加速软骨基质中蛋白多糖和 Ⅱ 型胶原的降解,并抑制其合成。雌激素可以减轻 IL-1β 对软骨基质中蛋白多糖的降解作用,减少软骨细胞 MMP-1、3、13 的 mRNA 表达,改善软骨细胞分泌 MMPs 和 TIMP 的不平衡状态,达到保护关节软骨细胞的作用。与细胞因子不同,大多数生长因子对软骨具有保护作用,其中密切相关的是转化生长因子 β(TGF-β)。雌激素可以促进成骨细胞和破骨细胞合成 TGF-β,刺激软骨细胞的增殖与分化,促进软骨细胞外基质的合成。

(三)　维生素 D 对软骨发育的影响

维生素 D 在 25-(OH)D_3-1a 羟化酶和 25-(OH)D_3-24 羟化酶的作用下,形成有活性的 1,25-(OH)$_2$D$_3$ 或者 24R25-(OH)$_2$D$_3$。1,25-(OH)$_2$D$_3$ 大多数生理活性需要维生素 D 受体(vitamin D receptor,VDR)的参与。全身性 1,25-(OH)$_2$D$_3$ 缺乏的主要骨骼症状是佝偻病,一种以生长板膨大变宽、软骨细胞排列紊乱为主要特征的病理学病变;在颞下颌关节表现为关节软骨厚度变薄,关节表面组织破坏。血清中 1,25-(OH)$_2$D$_3$ 水平不足还会造成踝或膝关节软骨出现发育性或渐进性关节炎。还有研究表明软骨细胞的细胞核中能够检测到 VDR。血磷酸盐水平正常的 *VDR* 和 *Cyp27b1* 敲除小鼠(哺乳期或给予纠正饮食)的佝偻病发生发展得到有效抑制。软骨细胞特异性的 *VDR* 或 *Cyp27b1* 缺失突变体并未出现佝偻病的症状。

第三节　科研方向与选题

一、口腔颌面骨与软骨发育与代谢研究的科学问题

目前口腔颌面骨与软骨发生过程中的众多分子生物学机制尚不清楚,这方面悬而未决的难题也就成为影响再生研究的关卡。现阶段的研究要进一步明确口腔颌面骨与软骨发育的基因分子调控机制,结合已有的分子调控机制诱导干细胞分化为成骨细胞或软骨细胞,在通过组织工程手段模拟骨与软骨的形成过程,最终实现口腔颌面骨与软骨的再生。同时各生长因子在体内外的调控机制、生长因子作用细胞后遗传物质发生何种改变,以及进一步临床应用时的给药途径及安全性需进一步研究。

二、研 究 案 例

案例一

研究名称:缺乏 DMP1 引起软骨病和骨软化症及其在矿物质代谢中对骨细胞的作用(from *Nature Genetics*,2006,38(11):1310-1315)

选题:1993 年,George 等在筛选 3 周龄 S-D 大鼠切牙成牙本质细胞牙髓复合体的 cDNA 文库时发现了牙本质基质蛋白-1(dentin matrix protein 1,DMP1)。DMP1 富含天门冬氨酸、

丝氨酸和谷氨酸,是一种分泌性磷酸化蛋白,其组成介于骨酸性蛋白和牙本质磷蛋白之间。诸多研究证实,DMP1 是骨、软骨、釉质、牙骨质和牙本质生物矿化所必需的一种非胶原蛋白。临床上发现人类 *PHEX* 基因的突变可导致磷酸盐和骨矿化的紊乱,引起 X 连锁低血磷性佝偻病,同样的表型可以在 *PHEX* 突变的 Hyp 小鼠上发现,同时该小鼠成纤维细胞生长因子-23(FGF-23)在骨细胞中的表达升高。*Fgf23* 的突变亦可以引起常染色显性遗传的低血磷性佝偻病。但在临床上还发现一类遗传性疾病(与 *PHEX* 和 *FGF23* 突变无关的常染色体隐性遗传低磷性佝偻病 ARHR),其临床表现与前两者类似。实验证实 DMP1 具有多方面功能,不仅是生物矿化的信号分子,同时也是调节因子,对成骨细胞和成牙本质细胞的成熟至关重要。DMP1 具有钙结合能力,可调节羟基磷灰石的成核作用,从而启动其矿化过程。DMP1 的特异性结合以及其他非胶原蛋白在胶原纤维上的沉积,是胶原基质的形成和矿化的关键步骤。DMP1 在组织中的表达十分广泛,在骨细胞中也呈高表达,其基因结构已基本明确。DMP1 对牙和骨的发育有重要的作用,提示我们 ARHR 发生可能与其 DMP1 的功能异常相关。

设计:作者发现临床上两个常染色体隐性遗传低磷性佝偻病及骨软化症的家系,收集患者的血样、尿样进行检测,并以正常人作为对照,筛查可能出现突变的基因。将筛查到的突变基因转染入细胞,观察基因的表达以及细胞分泌功能的变化。接着构建候选基因敲除小鼠观察小鼠骨量、骨细胞和类骨质的变化以及相关蛋白的表达。最后以高磷饮食模拟临床治疗以观察小鼠的骨量变化以及疗效。

思路:本研究从发现的临床问题入手,筛查出引起 ARHR 的突变基因。体外在细胞水平模拟了体内突变情况,探讨蛋白质的合成及分泌功能的变化以证实该突变的功能性。同时为更好地模拟人体,构建了 *DMP1* 基因敲除小鼠动物模型,以观察动物体内蛋白质合成、骨细胞及骨量变化,并模拟临床对于低磷性佝偻病的治疗,给予基因敲除小鼠高磷的饮食,以观察疗效,探讨可能的影响机制。

结果:作者通过对两个家系的研究,翻阅两者治疗前后的档案,发现两个家族出现了相似的临床表现,以低血磷酸盐以及高肾磷流失为特征。血浆中磷酸盐浓度下降,肾小管重吸收以及肾小球滤过磷酸盐的能力下降。血中碱性磷酸酶略增高,PTH 和血钙正常。测序结果发现两者的 *DMP1* 基因出现了突变。将突变的基因转染入 HEK293 细胞,发现细胞内 DMP1 蛋白的合成以及分泌功能发生了变化。通过构建 *DMP1* 基因敲除小鼠,发现血清及骨细胞中 FGF23 的表达升高。通过组织学、X 线以及扫描电镜发现,类骨质生成增加,骨细胞形态和结构发生异常,钙磷盐的沉积发生障碍。同时模拟人体治疗,给予 *DMP1* 基因敲除小鼠高磷饮食,症状有所改善,鼠胫骨体积增加,但骨密度仍低于正常。该研究发现 DMP1 对于骨细胞的成熟有重要作用。DMP1 缺失的患者会出现常染色体隐性遗传低磷性佝偻病,并伴随肾磷流失与 FGF23 水平的升高。常染色体隐性遗传性低磷性佝偻病 *DMP1* 基因的突变,影响其起始密码子,子代 7 个碱基对的缺失打乱了 DMP1 高度保守的 C 末端,可引起牙生成缺陷和高骨量表型。故推测其可能存在一个引导矿化机制的骨-肾轴,但对于 DMP1 如何调节磷的自身稳定的机制还有待进一步研究。

意义:原发性低磷酸盐血症性佝偻病是肾小管功能障碍性疾病,本病中肾小管对磷重吸收障碍,有尿磷增多、血磷下降,故又有家族性低磷血症之称。检测中血磷低,尿磷增多,血钙正常或偏低,血碱性磷酸酶在活动期升高。以往研究指出 *PHEX* 以及 *FGF23* 的突变可能导致了该疾病。但临床上存在两基因结构正常的常染色体隐性遗传低磷性佝偻病。为深入探讨该疾病的发病机制,该研究从临床出发,用测序技术检测发现两个家系的 *DMP1* 发生突变。并且采用了报告基因技术将突变基因转入细胞,体外研究突变基因的功能,同时构建了基因敲除小鼠,验证了临床的研究结果,并探讨了可能的机制,为我们更好地了解和治疗该疾病提供了理论和实验基础。

案例二

研究名称:基于间充质干细胞的组织再生是通过受体 T 淋巴细胞经 IFN-γ 和 TNF-α 调控的(from *Nature Medicine*,2011,17(20):1594-1601)

选题:骨髓间充质干细胞具有分化成间充质和非间充质细胞的能力,如成骨细胞、脂肪细胞、软骨细胞。大量临床前期研究及临床研究表明,外源性给予骨髓间充质干细胞能够产生新骨和骨相关组织,同时也伴随着外源性细胞带来的缺陷。然而,在基于骨髓干细胞组织再生中,宿主细胞,尤其是宿主免疫细胞发挥的功能尚不清楚。有研究表明,骨髓间充质干细胞降低炎症因子是通过与免疫细胞的几个亚群相互作用来实现的。骨髓间充质干细胞的免疫调控能力对干细胞运用于临床疾病的治疗具有重要意义。反之,白细胞介素 2(IL-2)激活的 NK 细胞和 CD3 以及 CD28 激活的 T 细胞能够通过 Fas-Fas 配体诱导骨髓间充质干细胞凋亡。因此,供体骨髓间充质干细胞和受体免疫细胞之间的关系可能在骨髓间充质干细胞介导的组织再生中具有重要作用。

设计:作者构建了在体骨髓间充质干细胞移植体系:$4×10^6$ 个骨髓间充质干细胞与 HA-TCP 颗粒混合,分别移植到 C57BL/6 小鼠和裸鼠皮下,观察骨髓间充质干细胞在两种小鼠体内的成骨情况,并探索内在机制。依据机制研究,作者通过补充免疫细胞促进骨髓间充质干细胞介导的骨再生。为了进一步应用于临床,作者通过药物来促进骨髓间充质干细胞介导的骨再生,并取得了良好效果。

思路:本课题从临床研究存在的问题入手,分析可能存在的原因,通过对机制的探索,明确了存在的问题。针对问题,对症下药,达到良好的治疗效果。

结果:首先,作者证明了受体 T 细胞能够调控骨髓间充质干细胞介导的骨再生。进一步对于 T 细胞调控骨髓间充质干细胞介导的骨形成的机制研究发现,新骨形成少的组中 IFN-γ 和 TNF-α 的表达水平显著增高。体外实验证实,IFN-γ 能够抑制骨髓间充质干细胞骨形成。同时,IFN-γ 还能与 TNF-α 协同诱导骨髓间充质干细胞凋亡。由于 T_{reg} 细胞能够抑制 IFN-γ 和 TNF-α 的浓度,作者给予颅骨缺损动物模型注射 T_{reg} 细胞,并向缺损处移植骨髓间充质干细胞。结果发现 T_{reg} 细胞处理后能够促进骨髓间充质干细胞介导的颅骨修复。有文献报道阿司匹林能够抑制 IFN-γ 和 TNF-α 的功能。作者使用阿司匹林治疗的结果显示,阿司匹林治疗能够促进骨髓间充质干细胞介导的颅骨修复。

意义:培养骨髓前体细胞联合支架的组织工程骨的临床运用早有报道。本研究发展了一个有效方法来促进骨髓间充质干细胞介导的组织工程骨,该方法是通过运用位点特异性阿司匹林治疗来抑制 IFN-γ 和 TNF-α 的功能,从而发挥促进骨形成的作用。

三、口腔颌面骨与软骨发育与代谢的研究方向

1. 口腔颌面骨与软骨发育与代谢的相关因子及其信号通路;

2. 口腔颌面骨与软骨发育与代谢的影响因素及其机制；

3. 口腔颌面骨与软骨组织工程中种子细胞的来源与优化；

4. 理想的支架材料的选择与构建；

5. 组织工程骨的血管神经化和功能替代；

6. 组织工程颌面骨与软骨的形态控制、商品化和抗老化；

7. 组织工程颌面骨与软骨与周围组织的一体化；

8. 口腔颌面骨与软骨移植材料和方法的难点和解决的策略。

（陈　宁）

参 考 文 献

1. 成令忠,钟翠平,蔡文琴主编. 现代组织学. 上海:上海科学技术文献出版社,2003.

2. 付小兵,王正国,吴祖泽主编. 再生医学—原理与实践. 上海:上海科学技术出版社,2008.

3. 金岩主编. 口腔颌面部组织胚胎学. 西安:陕西科学技术出版社,2002.

4. 廖二元,谭利华主编. 代谢性骨病学. 北京:人民卫生出版社,2003.

5. 于世风,高岩主编. 口腔组织病理学. 北京:北京大学出版社,2005.

6. BRITO J M,TEILLET M A,LE DOUARIN N M. An early role for sonic hedgehog from foregut endoderm in jaw development:ensuring neural crest cell survival. Proc Natl Acad Sci USA,2006,103(31):11607-11612.

7. BRUGMANN S A,GOODNOUGH L H,GREGORIEFF A,et al. Wnt signaling mediates regional specification in the vertebrate face. Development,2007,134(18):3283-3295.

8. FENG J Q,WARD L M,LIU S G,et al. Loss of DMP1 causes rickets and osteomalacia and identifies a role for osteocytes in mineral metabolism. Nature genetics,2006,38(11):1310-1315.

9. HUTMACHER D W. Scaffolds in tissue engineering bone and cartilage. Biomaterials,2000,21(24):2529-2543.

10. KITOH H,KITAKOJI T,TSUCHIYA H,et al. Transplantation of marrow derived mesenchymal stem cells and platelet-rich plasma during distraction osteogenesis—a preliminary result of three cases. Bone,2004,35(4):892-898.

11. KLOSS F R,GASSNER R. Bone and aging:effects on the maxillofacial skeleton. Experimental Gerontology,2006,41(2):123-129.

12. SPERBER G H. Craniofacial Development. Ontario:BC Decker Inc,2001.

13. SPINELLA-JAEGLE S,RAWADI G,KAWAI S,et al. Sonic hedgehog increases the commitment of pluripotent mesenchymal cells into the osteoblastic lineage and abolishes adipocytic differentiation. J Cell Sci,2001,114:2085-2094.

14. ULRICH M,HANS P W. Bone and Cartilage Engineering. Heidelberg:springer,2006.

15. LIU Y,WANG L,TAKASHI K Y,et al. Mesenchymal stem cell-based tissue regeneration is governed by recipient T lymphocytes via IFN-γ and TNF-α. Nature Medicine,2011,17(20):1594-1601.

16. YUYA T,NORIO A. A histological evaluation for guided bone regeneration induced by a collagenous membrane. Biomaterials,2005,26(31):6158-6166.

17. ZELZER E,OLSEN B R. The genetic basis for skeletal diseases. Nature,2003,423(6937):343-348.

第二十二章　口腔颌面部组织工程骨的研究

第一节　概　　述

一、口腔颌面部骨组织缺损的原因与危害

口腔颌面部骨组织缺损是临床上常见的一种疾病,缺损的原因有多种,但基本上可分为先天性和后天性两大类。在先天性因素中,以牙槽突裂、腭裂造成的骨组织缺损最为多见。在后天性因素中,颌骨肿瘤或炎症造成颌骨骨缺损较为常见,此外,交通事故、自然灾害(如地震)等也可造成颌面部骨缺损。

口腔颌面部是人体呼吸道和消化道的起始部位,管理着多种重要的生理功能。在这个特殊的部位,骨组织的缺损常会给患者造成严重的并发症,如下颌骨缺损不仅仅影响面部容貌,还可以引起如言语、咀嚼、吞咽等功能障碍。尤其是大块的下颌骨缺损,在严重的情况下甚至会影响呼吸,从而危及生命。因此,口腔颌面部骨组织缺损的修复一直是口腔临床医学的重要课题。

二、口腔颌面部骨组织再生与重建的方法及策略

目前口腔颌面部骨组织再生与重建的方法及策略主要包括骨移植、引导骨再生、牵张成骨、组织工程方法等。

(一)骨移植

颌骨缺损传统的治疗方法主要是骨移植,包括自体骨移植、异体、异种骨移植,或应用人工骨代用品。自体骨移植由于成骨能力强、没有免疫排斥反应,并具有可靠的临床效果成为骨缺损治疗疗效评价的"金标准"。然而这仍然是一种以创伤修复创伤的模式,不仅给患者增加了手术的痛苦,而且会引起供区一定的并发症,有报道称并发症发生率高达8%~8.6%,包括:血肿、感染、伤口不愈、瘢痕形成、感觉丧失、迁延性疼痛、运动障碍等。异体骨移植存在着病原体感染的潜在可能性。金属、陶瓷、聚合物等虽然被广泛应用,但是其主要起充填、支持和骨传导作用,缺乏足够的骨诱导作用,通常无法直接形成具有生命力的活体组织。

(二)引导骨再生

引导骨再生(guided bone regeneration,GBR)技术的基本原理源于牙周病领域的引导组织再生技术(guided tissue regeneration,GTR),基于骨修复过程中成骨细胞与非成骨细胞存

在的竞争抑制现象,利用生物隔膜在骨面形成屏障,封闭骨缺损或预期成骨的空间,将非成骨细胞彻底隔离在骨缺损区以外,保证成骨细胞由骨床长入,经过增殖、分化,最终完成骨缺损的成骨修复。GBR 技术有良好的骨组织再生效果,使其在口腔颌面部骨缺损修复和种植治疗等领域广泛使用,但易造成二次感染,且对颌骨大块缺损修复效果有限。

(三) 牵张成骨

牵张成骨(distraction osteogenesis,DO)是通过对切开后的骨段施加特定大小的牵引或扩张力,使骨骼间隙内再生新骨以延长或扩宽骨骼,达到矫治骨骼发育不足或修复骨缺损的一种外科技术。牵张成骨在口腔颌面部的应用越来越广泛,主要涉及下颌骨、上颌骨各种不同类型的发育不全和缺损畸形,如小颌畸形、半侧颜面萎缩综合征、牙槽嵴高度不足等。它不仅可以矫治严重的骨骼畸形和缺损,同时也使伴随的各类软组织(肌、血管、神经、皮肤等)得以延长,提高了术后疗效的稳定性。但是牵张成骨对颌骨骨缺损大小及形状有严格要求、修复周期比较长,并可造成一定并发症。

(四) 组织工程方法

近年来,随着分子生物学、细胞生物学、生物材料学的发展,利用组织工程方法,有望形成新生骨组织,对缺损骨组织进行形态和功能重建,并达到永久性替代,因而成为理想的骨修复方法。

组织工程的基本概念是指应用生命科学和工程学的原理与技术,在正确认识哺乳动物正常及病理两种状态下结构与功能关系的基础上,研究、开发用于修复、维护、促进人体各种组织或器官损伤后的功能和形态的生物替代物的科学。组织工程技术修复骨缺损具有损伤小、可以准确重建缺损部位形态等优点,已经显示出广阔的应用前景。目前已成功利用组织工程方法在大鼠、兔、犬、山羊、小型猪、猴等动物模型上开展了颌面部骨缺损修复研究。在临床应用方面,2004 年,Warnke 等利用组织工程骨肌皮瓣对 1 例 56 岁的患者因肿瘤切除造成的下颌骨长达 7 厘米的缺损进行了重建。近年来也有多种组织工程骨产品,已经获批或正在进行临床试验。虽然骨组织工程已有临床应用报道,但还有众多的技术难题需要攻克,距离临床的推广应用还有较长的路要走。

第二节　骨组织工程理论要点

一、骨组织工程的基本要素

1995 年 Crane 等系统提出了骨组织工程(bone tissue engineering)的基本概念,其基本方法是根据生物学和工程学的原理,将具有特定生物学活性的骨组织细胞与生物材料相结合,通过体外或体内构建的方法,进行骨组织修复。而利用组织工程学方法制备的骨替代物称为组织工程骨(tissue-engineered bone)。种子细胞、支架材料、生长因子构成了骨组织工程的3 个基本要素。

(一) 种子细胞

种子细胞在骨组织工程中起着重要的作用,理想的种子细胞应具备:取材容易,对机体损伤小;体外培养时增殖能力强、能够稳定表达成骨细胞表型;植入体内后能耐受机体免疫,并继续快速产生成骨活动;无致瘤性等特点。目前骨组织工程中的种子细胞主要包括成骨细胞和各类干细胞。

1. 成骨细胞 成骨细胞(osteoblast)是骨形成的主要功能细胞,可合成、分泌骨基质,并促进基质矿化形成骨组织,细胞内碱性磷酸酶含量较高,分泌Ⅰ型胶原、骨结合素、骨钙素、骨桥蛋白、纤连蛋白等骨基质,具有较强的成骨潜能,可作为骨组织工程种子细胞。相对于干细胞,成骨细胞来源较少、体外增殖能力有限、所需培养时间较长等缺点限制了其应用。此外,近年来有学者对深低温冻存骨进行了初步研究,发现冻存骨组织块体外培养可爬行出具有一定成骨能力的细胞。笔者所在课题组首次探索了冻存颌骨来源成骨细胞的生物学活性及在骨组织再生中的应用。研究发现,冻存颌骨来源成骨细胞具有良好的增殖和成骨分化能力,在裸鼠皮下异位成骨和上颌窦提升动物模型中均显示良好的成骨效果。

2. 干细胞 干细胞是指从胚胎、胎儿或成体组织中分离的,具有自我复制能力的多潜能细胞。在一定条件下,该类细胞可以分化成多种功能细胞,因此可被用于组织再生。干细胞主要包括胚胎干细胞、成体干细胞以及重编程干细胞等。

(1) 胚胎干细胞:胚胎干细胞(embryonic stem cells,ESCs,简称ES细胞)是当受精卵分裂发育成囊胚时的内细胞团(inner cell mass)或原始生殖细胞(primordial germ cells,PGCs)经体外分化抑制培养筛选出的细胞,它具有体外培养无限增殖、自我更新和多向分化的特性。无论在体外还是体内环境,ESCs都能被诱导分化为机体几乎所有的细胞类型。目前,已报道成功从啮齿类、灵长类和人类中分离出胚胎干细胞等。研究人员已成功将胚胎干细胞诱导为心肌细胞、内皮细胞、神经元、软骨细胞、胰岛素细胞;在骨组织工程中,可利用地塞米松等药物诱导胚胎干细胞分化为成骨细胞。尽管胚胎干细胞在组织工程和生物医学方面具有良好的应用前景,但因为致瘤性、免疫原性,特别是伦理学的原因,人类ES细胞的研究工作曾引起世界范围内的争议。

(2) 成体干细胞:成体干细胞(adult stem cells,ASCs)是指存在于成体分化组织中的未分化细胞,目前已成功从骨髓、骨膜、肌肉、脂肪、皮肤、牙周膜、牙髓等组织分离出成体干细胞。该类细胞也具有自我更新和多向分化的特性。可分化成其来源组织中的细胞成分或者其他组织中的细胞成分,如分化为成骨细胞、软骨细胞、脂肪细胞、成纤维细胞等多种细胞。目前骨组织工程中应用最多的就是骨髓间充质干细胞(bone marrow-derived mesenchymal stem cells,BMSCs)和脂肪干细胞(adipose-derived stem cells,ADSCs),但是对其两者成骨能力的比较研究较少,且结论不一,而对于两者在颌面部骨再生方面的应用比较尚缺乏系统报道。笔者所在课题组将两种细胞同时用于提升犬的上颌窦底,比较两者快速成骨的能力。体外研究显示,BMSCs的成骨相关基因和蛋白的表达水平均明显高于ADSCs。在犬上颌窦底提升动物模型中,BMSCs具有比ADSCs更快速、更明显的成骨能力。研究提示,BMSCs较ADSCs有更强、更快的成骨能力,适合用于颌面部骨再生。

相对于胚胎干细胞,成体干细胞较少涉及伦理学问题,使之在骨组织工程中具有良好的应用前景,目前已开展相关的临床试验。但成体干细胞在组织中含量较少,较难分离和纯化,且数量随年龄增长而降低,这些潜在的缺点也在一定程度上限制了成体干细胞的应用。

(3) 重编程干细胞:重编程干细胞是指通过细胞重编程技术获得的多能干细胞,其基本方法是通过基因重组或者细胞融合等方法,影响染色质的表观遗传修饰,调控基因的沉默与表达,使得成体细胞逆分化成为多能干细胞,从而赋予该细胞多能性,实现细胞返老还童。细胞重编程技术的策略主要包括以下4种:核移植、细胞融合、多能细胞的提取物与体细胞共孵育、诱导性多能干细胞(induced pluripotent stem cells,iPSCs)技术。由于伦理学问题及效率低等原因,前三种技术发展受到了限制,而近年来采用成体细胞诱导获得干细胞技术,即诱导性多能干细胞技术有望解决上述问题,具有广泛的应用前景。但相关机制及诱导途径还需要进一步研究和改进。

(二) 生物材料

任何组织都是由一种或几种细胞和细胞间质组成。在体内,细胞间质相当于细胞的一个3D支架,为细胞提供特定的内环境和结构,而且可储存水、营养物质、生长因子等。因此,组织工程方法重建骨组织及其功能就需要一个生物支架,作为细胞停泊、生长、分化与繁殖的临时基质,直到新骨完全形成和再生。同时,还可作为骨组织血管化的支架以及组织再生中生长、分化因子控释系统中重要的组成部分。

合适的骨组织工程支架材料对于组织工程骨形成具有至关重要的作用,需要具备以下一些特征:良好的生物相容性,具有三维多孔立体结构,良好的材料-细胞界面,良好的机械性能和生物降解性。常用的骨组织工程材料按照其来源,可分为天然支架材料和人工合成的支架材料。

1. 天然生物可降解材料 是指动、植物中获得的可降解材料,主要包括胶原(collagen)、纤维蛋白原(fibrinogen,FIG)、淀粉(starch)、透明质酸(hyaluronic acid,HA)、丝蛋白(silk fibroin)等。该类材料具有较高的生物相容性及生物活性,且原料来源广泛,是骨组织工程中广泛应用的材料。

2. 人工合成生物可降解材料 与天然材料相比,其化学多样性和加工性主要由材料的特性和结构决定。骨组织工程中常用的人工合成可降解材料主要有:聚 α-羟基酸,如聚乳酸(polylactic acid,PLA)、聚羟基乙酸(polyglycolic acid,PGA);聚 ε-己内酯(polycaprolactone,PCL);聚丙烯延胡索酸盐(polypropylene fumarate,PPF);聚碳酸酯(polycarbonate);聚偶磷氮(polyphosphazenes);聚酸酐(polyanhydrides)等。

(三) 生长因子

生长因子是指存在于生物体内,对生长、发育具有广泛调节作用的活性蛋白质或多肽类物质。生长因子与其受体结合从而启动细胞内信号通路,导致不同的细胞反应,如可上调或下调一些功能蛋白的合成与分泌,从而促进或者抑制细胞黏附、增殖、迁移和分化。因此,生长因子及其受体对于组织形成必不可少,在组织工程中起着重要的作用。

骨组织中存在着众多的生长因子,常见的包括骨形成蛋白家族(bone morphogenetic proteins,BMPs)、转化生长因子 β(transforming growth factor-β,TGF-β)、成纤维细胞生长因子(fibroblast growth factors,FGFs)、胰岛素样生长因子1和2(insulin like growth factor 1 and 2,IGF 1/2)、血小板源性生长因子(platelet derived growth factor,PDGF)等。此外,血管内皮生长因子(vascular endothelial growth factor,VEGF)是一类在高度血管化组织中均有表达的生长因子,对组织工程骨的血管化起调控作用。Nel 样Ⅰ型分子(nel-like molecule-1,NELL-1)可以促进成骨细胞或骨髓基质细胞的矿化。上述各类生长因子均已经被应用于骨组织工程研究。

二、组织工程骨构建

(一) 组织工程骨构建的概念

依照组织工程技术的基本原理与方法,应用种子细胞与可降解生物材料复合,形成或再生骨组织的过程称为组织工程骨构建。

（二）组织工程骨构建的方式

1. 体内构建 种子细胞与生物支架材料复合后，组织尚未完全形成时即植入体内，组织形成与生物支架材料降解在体内完成。由于植入体内时组织尚未完全形成，生物支架材料存在较多的孔隙，有利于周围组织液与营养物质的渗入，也有利于血管的长入，从而为新骨形成提供所必需的物质及营养。

2. 体外构建 是指在体外模拟体内环境，应用生物反应器（bioreactor）形成组织。体外组织工程方法构建人体组织时，应用传统的组织细胞培养方法和系统很难满足三维组织器官细胞生长所需的要求。天然机体细胞都是处于机体提供的动力微环境中生长的，通过生物反应器模拟体内组织生长所处微环境动力学特征及体内生理条件的三维环境，是体外构建基本的培养系统和培养方法。

（1）生物反应器概念及特点：组织工程生物反应器是指模拟体内组织形成或存活时的生物化学、生物力学等生理环境，进行细胞培养与组织构建的体外培养装置与系统。通过应用生物反应器不仅可以调整反应器培养室中的流体剪切力，而且可使培养细胞与载体或支架材料结合得更加均匀、充分，且能更好地控制物质交换速率使培养环境保持稳定，并能够维持恒定的营养水平及酸碱环境，同时还能及时地将代谢产物排出培养体系。研究还表明，外部流体力学刺激能够明显增加细胞增殖，刺激细胞 DNA 的合成。因此，生物反应器应用可以为种子细胞的体外扩增提供适宜的机械应力刺激和优良的培养环境。

（2）骨组织工程生物反应器类型：目前骨组织工程中应用的生物反应器主要有旋转瓶生物反应器和旋转壁式生物反应器两种类型。

1）旋转瓶生物反应器：是一类能够持续进行培养液搅拌的生物反应器。其功能主要通过以下两种方法实现：通过电机的旋转带动培养液的转动；利用磁力作用带动小铁棒旋转，产生流体的运动。旋转瓶的结构简单，易于制造，比较实用。缺点是必须以手工操作的方法进行培养液的更换，不能进行细胞的接种和大规模的培养，不能模拟体内特定组织的微环境。搅动时可能使培养液上方和下方的流动不完全均匀，影响细胞-支架复合物的黏附数量。

2）旋转壁式生物反应器：是一种改良的直接灌流式生物反应器，基本原理是利用液体流动力和重力形成的低水平剪切力，促进悬浮细胞的成熟分化及功能表达。商用产品还包括一套灌流系统，方便长期观察研究。旋转壁式生物反应器的低剪切力作用甚微，其成功的关键在于物质的传输作用。此种反应器能将充足的氧气和营养成分输送到支架中央，保证内部细胞的生长代谢，最终形成大块骨组织。

（3）生物反应器在骨组织工程中的应用：由于生物反应器应用可保持细胞活性，增强细胞增殖及成骨分化能力，因而在骨组织工程中具有良好的应用前景。研究人员进行了相关研究，如 Hwang 等将小鼠胚胎干细胞与藻酸盐材料复合在旋转微重力生物反应器进行体外培养，可明显促进胚胎干细胞向成骨方向分化，并可见骨样组织形成。Zhang 等将胎儿间充质干细胞与聚己酸内酯-磷酸三钙材料复合在双轴旋转生物反应器体外培养，实验结果证实生物反应器应用可促进间充质干细胞增殖及向成骨方向分化，体内异位成骨实验显示其具有较强成骨能力。但目前生物反应器在口腔颌面部组织工程骨中应用较少，如何利用生物反应器在体外构建组织工程颌骨将是未来口腔颌面部骨再生重要的研究方向之一。

第三节　口腔颌面部组织工程骨的研究与应用

口腔颌面部的骨性支架由 14 块骨组成,除单个的下颌骨及犁骨外,还包括成双、对称排列的上颌骨、鼻骨、泪骨、颧骨、腭骨、下鼻甲骨,上述相邻诸骨互相连接,构成颌面部的基本轮廓,并作为软组织的支架。上、下颌骨及腭骨缺损所造成面部支架的破坏不仅影响到患者的面容,而且还会妨碍正常口腔功能的发挥。颌骨大块缺损的修复之所以成为当前研究的重点和难点,不仅在于所需重建骨体积的大小,而且还在于口腔颌面部解剖结构的特殊性。在颌面部诸骨中,下颌骨运动灵活,髁突所构成的颞下颌关节更是结构精密、功能复杂,这就要求在下颌骨修复过程中应力求精确,否则容易带来下颌运动受限、颞下颌关节功能紊乱、咀嚼功能不良等并发症,影响口腔功能的恢复。与下颌骨相比,上颌骨相对固定,虽然没有复杂的运动,但却面临恢复与眼球、鼻咽部等毗邻关系以及正常上颌窦的生理功能,功能性修复仍然存在许多困难。颌骨的这些解剖特点,使之较其他部位骨组织缺损修复的难度更大,因此,从形态、结构和功能上修复颌骨缺损是一项十分棘手的工作。由于自体骨移植存在的种种缺点,组织工程技术已成为颌骨大块骨缺损以及局部骨量不足修复的发展方向。针对颌骨修复的复杂性,国内、外学者已经对大块颌骨缺损开展了个体化组织工程骨的构建,同时进行了组织工程骨血管化的尝试,取得了一定的效果,为今后临床广泛的应用奠定了一定的基础。

牙周组织疾病或牙缺失所导致的牙槽骨吸收是一种持续的、不可逆的过程,失去牙的依存,牙槽骨将持续吸收,直至出现临床上常见的低平或凹陷的颌骨,这不仅影响患者的咀嚼功能,而且还会造成口颌功能的紊乱。严重萎缩的牙槽骨还会影响到义齿的固位和稳定,或造成种植区骨量不足,成为种植义齿失败的重要原因。这种骨量不足临床上常常采用自体骨、异体骨以及人工骨移植治疗,但效果还不能完全满足临床的要求,仍然有必要探索新的治疗方法。

一、颌骨大块缺损的修复

利用组织工程的原理和技术修复大块颌骨缺损,不仅需要来源方便、安全、具有成骨潜能的种子细胞以及与新骨形成相匹配的可降解生物活性支架材料,而且还需考虑提高组织工程骨血运等诸多问题。组织工程骨修复骨缺损虽然已有个别的临床报道,但总的来说仍然处在实验研究阶段。而这些难点问题的解决仅靠医学科研人员的努力是不够的,还有待多学科的交叉联合、共同研究才能完成。

研究大块颌骨缺损的修复,首先要建立标准的动物颌骨缺损模型,这就要求在制备骨缺损时必须达到一定的体积,使骨缺损两端虽然有骨生长,但不能桥接,且终生处于骨不连的状态。这种不能自己修复的最小骨缺损,我们常称之为标准骨缺损(critical size defect, CSD)。大动物,如犬、羊、猪以及猴等可作为实验对象制作下颌骨节段性缺损模型,由于灵长类模型与人类最接近,其缺损长度可达 2~3 厘米,故能够容纳较大块的组织工程骨进行观察研究。

无机钙磷陶瓷材料,如 β-磷酸三钙(β-tricalcium phosphate, β-TCP)、羟基磷灰石

（hydroxyapatite，HA）等由于良好的生物学特性，是一类广泛应用的骨缺损修复材料，可作为组织工程生物支架应用于颌骨大块缺损修复的研究。β-磷酸三钙复合骨髓基质细胞可修复犬下颌骨大块节段性缺损，而单纯 β-磷酸三钙植入由于缺乏种子细胞，缺损区骨端只有很少的新骨形成，提示依靠材料本身尚无法修复大块节段性的骨缺损。在此基础上，通过 CT 扫描进行数据采集，应用计算机辅助设计和辅助制作（computer-aided design/computer-aided manufacturing，CAD/CAM）技术，将个体化的颌骨缺损修复材料构建组织工程骨修复犬下颌骨 3cm 大块节段缺损也取得了初步的成功。另外，也有尝试利用有机材料胶原、混旋聚乳酸等进行颌骨大块缺损修复的研究报道。

在种子细胞的选择方面，虽然脂肪来源干细胞（adipose derived stem cells，ADSCs）、牙髓干细胞（dental pulp stem cells，DPSCs）、牙周膜干细胞（periodontal ligament stem cells，PDLSCs）等成体干细胞均具有成骨的潜能，但是此类细胞应用于颌骨再生的研究报道较少，最常用的仍然是骨膜、骨来源的成骨细胞以及骨髓间充质干细胞。其中，BMMSCs 经过体外分离、扩增和诱导分化成为成骨细胞，成骨潜能强，是组织工程常用的种子细胞。笔者课题组将经成骨诱导的 BMSCs 作为种子细胞，成功修复了犬下颌骨 2cm×1cm 的部分缺损和 3cm 的节段性缺损。另外，采用骨组织来源的成骨细胞进行组织工程骨的研究发现，少量骨组织培养扩增的成骨细胞，也基本能够满足所需种子细胞的数量要求，而且此细胞无论是体外成骨表型的鉴定，还是体内用来修复骨缺损，均显示出较强的成骨能力。为了提高组织工程骨的体内骨缺损修复能力，常还可应用生长因子进行骨缺损修复的研究，报道较多的是骨形成蛋白家族的成员。

在大块颌骨缺损修复时，常需要使用相当数量的种子细胞，这些植入的种子细胞往往集中在一个相对缺氧的环境里，早期在植入区中心由于不能及时形成新生毛细血管，而种子细胞的耗氧量又相对较高，常有大量植入细胞因缺氧死亡，在术后 3 天尤为明显。因此有学者尝试构建血管化的组织工程骨，来探索解决种子细胞的营养供给问题。Chen 等通过将具有人下颌支形状的天然珊瑚、骨髓基质细胞以及重组人骨形成蛋白 2 复合，孵育后植入兔腹部大血管附近，成功构建了带有大血管蒂的组织工程下颌支，这为血管化组织工程颌骨的应用提供了一些有益的借鉴。2004 年，Warnke 等在 *Lancet* 报道，应用组织工程技术构建出带有血管蒂的大块组织工程下颌骨，修复了下颌骨长 7cm 的大块缺损。作者通过快速成形技术预制缺损下颌骨模型，并根据下颌骨的外形制作个体化钛网支架，将复合骨髓细胞和重组骨形成蛋白 7 的 Bio-Oss 置于钛网内，然后将其植入于患者背阔肌内，7 周后以胸背动静脉为血管蒂移植于下颌骨缺损部位，恢复了下颌骨的连续性。虽然 13 个月后因钛网断裂导致创口感染而失败，但该报道仍然展示了组织工程技术修复颌骨大块缺损的前景。大块颌骨缺损修复材料的选择十分关键，如果材料降解速度过慢，构建的组织工程骨就不能如期改建为正常骨组织，长时间过分集中的应力，往往容易造成继发性骨折。因此，如何开发新型支架材料，并使其降解速率与种子细胞增殖、分化、成骨速率之间建立理想的匹配关系，如何保证材料中心种子细胞的营养供给等，是颌骨大块缺损修复需要解决的重要问题。

二、牙槽嵴增高

组织工程技术是继自体骨、异体骨、人工骨以外重建牙槽嵴的新兴手段，是治疗种植区骨量不足的发展方向之一。与构建大块组织工程颌骨的原理类似，牙槽嵴升高同样需要具有良好生物相容性的支架材料、适宜的种子细胞以及具有促进成骨作用的生长因子。为了探索组织工程技术应用于萎缩牙槽嵴修复的可行性，课题组将颌骨组织来源的成骨细胞经过体外培养、扩增后，与块状 β-TCP 复合，通过构建组织工程骨，修复萎缩吸收的犬牙槽嵴。X 线、CT、荧光标记、组织学等一系列观察表明，组织工程骨增高的牙槽嵴，无论高度还是厚度均优于单纯材料，效果与自体髂骨相当，组织工程骨组新骨的矿化沉积更早、更明显。研究同时提示，材料表面矿化沉积的新骨层可能降低体液对材料的降解，早期的新骨形成有助于提高新生牙槽嵴的抗力，从而提高牙槽嵴提升的效果。在此基础上，开展了组织工程骨牙种植的初步尝试，并获得了一定的效果，为今后的临床应用积累了经验。

三、上颌窦底提升

上颌窦提升是上颌后牙区骨量不足需开展种植手术采用的重要手段，利用组织工程原理进行上颌窦提升，也受到了越来越多国内外学者的关注。其中探索开发新型组织工程生物活性材料仍然是当前研发的重点，笔者课题组将含有钙、磷、硅的生物活性材料复合骨髓基质细胞进行兔上颌窦提升，结果显示组织工程骨能较好地维持上颌窦提升的高度，并且其新骨形成面积也明显高于对照组。为了进一步对组织工程骨提升上颌窦的效果进行全面的评价，课题组应用 β-TCP 颗粒复合骨组织来源的成骨细胞进行大动物犬上颌窦提升，根据提升高度、体积、骨形态计量参数以及新骨形成面积等进行综合分析发现，组织工程骨组上颌窦提升的高度、体积、新骨形成面积均优于单纯材料和自体骨组。动态骨形成参数显示，组织工程骨组的新骨矿化表面积和骨形成率显著增强。此外，课题组进一步对犬和山羊上颌窦解剖位置及结构进行系统评价，以确定牙种植体植入解剖位置，从而建立上颌窦提升同期牙种植体植入动物模型，并研究证实 BMSCs 复合磷酸钙骨水泥（calcium phosphate cement，CPC）构建组织工程骨在上颌窦提升及同期牙种植骨结合效果优于自体骨移植，这些均提示了组织工程技术在上颌窦提升中的优势。临床虽有利用组织工程方法提升上颌窦的个别报道，但其评价方式仍过于简单，长期、序列、综合评价以及种植体植入的效果尚需深入探讨。

四、其他口腔颌面部骨组织再生

（一）牙周骨缺损的修复

牙周病是指发生在牙支持组织的疾病，在治疗方面，除了清除菌斑控制局部的炎症外，如何重建恢复吸收的牙槽骨是重要环节。Weng 等曾将犬骨髓基质细胞复合藻酸钙修复水平性牙槽骨缺损，获得了进展，其效果明显好于单纯材料组。而 Mizuno 等通过体外培养犬骨膜成骨细胞构建人工骨膜（cultured periosteum，CP），并将其缝合固定于所制备的根分叉骨缺损处，术后发现牙周骨缺损处完全得以修复。这些为将来组织工程技术恢复萎缩吸收的牙槽嵴高度进行了初步的尝试。

（二）颞下颌关节骨缺损的修复

颞下颌关节是人体最复杂的关节之一，在解剖上具有其他负重关节所没有的特殊构造，这为关节髁突的重建带来很大的难度。有报道称通过将大鼠骨髓来源的成软骨细胞和成骨细胞分别与支架材料复合,然后分两层固定在下颌髁突模型上,在裸鼠皮下构建出具备软骨、骨复合结构的髁突,为组织工程技术治疗退行性的髁突病变提供了新的依据。为了提高髁突外形精度,Williams 等尝试将 CT 或 MRI 的数据与快速成型技术结合起来,通过选择性激光烧结技术(selective laser sintering,SLS)制作出可吸收聚己酸内酯的个体化髁突模型,其不仅具有精确的髁突外部形态,而且获得了接近正常骨松质的力学性能指标。还有学者将所构建的个体化的髁突支架复合兔骨髓基质细胞,在裸鼠皮下构建组织工程的髁突,髁突上不仅有大量的新骨形成,而且还保持特定的髁突形态。

(三) 先天性颌骨缺损畸形的修复

对于唇腭裂、面裂等颌骨缺损畸形,虽然软组织皮瓣移行能够修复软组织的缺损,但对于骨性裂隙的修复还存在诸多问题需要解决。Gimbel 等将骨髓基质细胞复合胶原成功修复了患者牙槽嵴裂,与传统骨移植手术方法相比,组织工程技术明显减少了患者手术的创伤痛苦。有研究建立犬牙槽裂动物模型,在双侧侧切牙及尖牙之间建立延伸至鼻底牙槽突裂缺损(10mm×5mm×15mm),并通过 β-TCP 和 BMSCs 构建组织工程骨修复牙槽突裂。结果证实组织工程技术可明显促进新骨形成和矿化,取得良好的修复牙槽骨高度。更重要的是,组织工程骨可取得相当于自体骨的功能,即可使相邻牙齿通过正畸方法移动至新形成的骨移植区。相关研究表明组织工程的方法将来有望更多地应用于颌骨缺损畸形的修复。

在组织工程颌骨的再生研究方面,上海交通大学口腔医学院、空军军医大学口腔医学院、四川大学华西口腔医学院等多所院校进行了许多相关的研究,取得了一系列令人瞩目的成果,在某些领域的研究达到了国际水平。然而,从近年国际上发表的论文来看,我们还主要集中在基础研究领域,很多成果还停留于实验室,临床应用方面仍明显滞后。因此相关研究仍需要多学科合作推动,早日让科研成果应用于临床实践,从而达到造福患者的目的。

第四节 口腔颌面部组织工程骨的热点与前景

一、新型生物材料的开发策略

相对于颌面骨再生,理想的骨生物材料应该可以相应地替代骨组织功能,即具有与宿主骨相匹配的机械性能,具有可调节细胞与基质生物学和促进骨再生和重塑相关刺激因素的作用。这些材料应由于其自身孔隙度、渗透率和扩散系数性能而具有先天的骨传导性能,并允许细胞或生物因素的整合。此外,植入的生物材料的降解率应与新的基质沉积率之间相匹配和平衡。而到目前为止,尚未开发出满足上述所有条件的临床骨替代材料。近年来,不同生物材料设计策略已经开始应用于颌面骨修复研究,而材料微纳结构设计和化学成分参数设计是其中最重要的材料设计策略。

(一) 生物材料微纳结构

从层次结构上看,骨组织是由纳米、微米及大孔多层次结构高度组装而成。从仿生的角度来看,借助多级层次结构设计支架材料较单层次设计支架材料更有利于新骨形成。大量文献报道三维大孔支架可为周围组织细胞迁移、增殖和分化以及后续骨组织长入提供暂时性细胞外基质,而孔径大小、孔隙率和连通性均可影响支架生物学性能。体内研究证实,150~500μm 支架大孔和超过 50% 孔隙率可直接诱导新骨矿化。此外,孔隙率与新骨血管化密切相关,高孔隙率有利于血管形成。

近年来,借助材料表面微纳结构设计可提升支架材料生物学性能。研究发现,纳米纤维支架材料在体外可促进细胞成骨分化,体内可促进新骨形成。碳纳米管作为一类新型纳米材料在骨组织再生中得到广泛研究。研究发现,碳纳米管可促进成骨细胞和 BMSCs 黏附、增殖及分化,而在兔皮下及股骨缺损动物模型中,碳纳米管可促进体内新骨长入。但是对于碳纳米管的细胞毒性目前尚存在较大争议。支架材料表面微纳结构形貌设计,由于具有特有的物理和生物学性能,在骨修复先进功能材料研发中展现出巨大的潜能,如传统陶瓷材料HA 表面形貌修饰可显著提升材料生物学性能。笔者所在课题组与中国科学院上海硅酸盐研究所进行医工交叉合作,创新地通过水热反应合成表面纳米片、纳米棒及微纳米棒(微米棒与纳米棒)组合结构修饰 HA 陶瓷,体外研究发现形貌设计可明显促进材料对血浆蛋白如纤维蛋白原(Fg)、纤维连接蛋白(Fn)吸附,细胞学研究发现其可明显促进 BMSCs 黏附、增殖及成骨分化,其中微纳米棒组合结构具有最强刺激作用,其作用与 ERK 和 P38 信号通路有关。体内大鼠颅骨缺损模型研究证实,微结构修饰 HA 陶瓷可明显促进体内新骨形成和矿化,而微纳米棒组合结构具有最强的体内诱导新骨形成作用。此外,研究还发现微纳米棒组合结构修饰 HA 可明显促进脂肪干细胞(ASCs)成骨和血管生长因子表达,而微纳米组合结构修饰 HA 复合 ASCs 有望构建血管化组织工程骨,用于大块骨缺损修复。

(二) 生物材料化学(离子)组分

由于人体骨骼组织的主要无机成分为钙和磷,因此含钙磷的无机支架材料可为成骨细胞增殖提供一个类似人体骨骼组织的内环境。近年来,无机离子用于骨缺损修复的相关研究已有大量报道。除了钙和磷以外,大量研究证实硅(silicon,Si)元素对成骨细胞的增殖、分化和矿化以及 BMSCs 成骨分化具有明显促进作用。

研究证实,硅酸钙(calcium silicate,CS)类陶瓷具有优良的生物活性、降解性和生物相容性,其生物活性和降解性明显优于磷酸钙类生物陶瓷。

镁(magnesium,Mg)是一种人体必需的元素,65%的 Mg 分布在骨骼和牙齿上。体内研究表明,掺镁磷酸钙骨水泥(CMPC)在上颌窦底提升动物模型中,较单纯 CMPC 显示出更优越的生物降解性和骨诱导活性。此外,以 Mg 作为重要离子组分的磷酸镁骨水泥和玻璃组合物已经被应用于临床。

锶(strontium,Sr)作为一类非必需的元素,约占骨骼钙含量 0.035%。大量研究已经证实,在骨修复支架材料中掺入 Sr 能显著提升骨再生效果。目前研究表明,Sr 促进骨修复的主要机制为通过激活成骨类细胞钙敏感受体(calcium sensing receptor,CaSR),从而促进骨保护素(OPG)表达,同时抑制核因子 κβ 受体活化因子配基(RANKL)表达。近期课题组证实掺锶硅酸钙(SrCS)生物陶瓷支架可促进骨质疏松疾病状态下 BMSCs 成骨分化,同时抑制其破骨分化,体内研究可显著促进骨质疏松大鼠颅骨标准骨缺损修复。

众所周知,锌(zinc,Zn)参与大量蛋白的合成并维持其稳定,因此在多种生理过程中发挥重要的作用。体外研究证实 Zn 在组织培养系统中可明显抑制骨吸收,并抑制骨髓中成骨样细胞破骨分化。大量体外研究证实在钙磷材料基础上掺入锌元素可对成骨和骨改建相关生理过程产生生物学效应,如在 HA/TCP 生物陶瓷中掺入 Zn 元素,随着 Zn 质量分数增加(1.3 wt.%),BMSCs 的 ALP 表达水平明显升高。

此外,铜(copper,Cu)和锂(lithium,Li)也被证实在成骨和骨改建过程中发挥重要作用,其可掺入到生物支架材料应用于骨再生。如在 CPC 中掺入 Cu 可明显促进成骨样细胞增殖和活化,而在介孔生物玻璃中掺入 Cu 可具有多重生物学功能如成血管、成骨及抗菌作用。而最新研究证实,在钙磷材料基础上掺入 Li 可明显促进 MG-63 细胞黏附和增殖。

二、组织工程骨血管化研究

骨组织是一种富含血管的组织,丰富的血管系统为骨组织细胞提供了必需的氧气和各种养分,并为代谢产物的运输建立了通道。因此临床上利用自体骨移植的方法治疗骨缺损时,往往辅以带蒂血管,以保证移植骨块的营养供应,提高存活率。对于组织工程骨来说,血管化是提高其质量的重要途径,也是目前骨组织工程领域研究的热点之一。为解决组织工程骨血管化这一棘手的问题,人们进行了大量的尝试。到目前为止,研究主要集中在血管化相关因子、生物材料、细胞以及外科辅助方法等方面。

(一)组织工程骨血管化相关因子的研究

在组织工程骨血管化研究中常用的促血管形成因子有:血管内皮生长因子(VEGF)、成纤维细胞生长因子(FGFs)、缺氧诱导转录因子-1(hypoxia-inducible transcription factor-1,HIF-1)、血管生成素 1(angiogenin-1,ANG-1)和血小板源性生长因子(PDGF)等。①VEGF 不仅是血管生成的主要调节因子,还具有一定的促成骨作用,在组织工程骨血管化研究中的应用也最多。②FGFs 则通过促进内皮细胞的增殖和组织内皮细胞形成管样结构发挥血管再生的作用。③HIF-1 一方面可以通过调控包括 VEGF、PLGF、ANG-1、PDGF 等在内的多种促血管形成因子的表达,而表现出较强的促血管生成的作用;另一方面,可通过激活下游的调控因子 BMP 或 Runx-2,从而促进成骨细胞的募集与分化,也能够直接或间接地促进成骨。

血管再生过程的不同阶段是由多因子协同调节完成的,例如 VEGF 能够促进内皮细胞的增殖、迁移和管腔的形成;而 ANG-1 以及 PDGF 则在随后阶段促进血管周细胞的聚集以及基底膜的生成。至于生长因子的应用,起初采用快速浓注的方法,可通过静脉注射在全身范围内起作用,或肌内注射在局部起作用,但到体内后会很快被降解,副作用也较多。随着生物材料技术的发展,可以将生长因子与组织工程骨支架材料以一定方式结合,通过缓释作用以促进组织工程骨的血管化,并希望通过调整材料的组成成分和孔径大小来控制因子释放速率和作用时间。如课题组构建丝蛋白凝胶来负载 VEGF 与 BMP-2 的双因子局部缓释系统,体外检测证实丝蛋白凝胶系统能够起到缓释生长因子的作用,更重要的是其所释放出的生长因子的功能活性并没有受到影响;在体内将该缓释系统通过注射应用于兔上颌窦提升模型,通过序列荧光、Micro CT、免疫组织化学等方法检测,结果发现,VEGF、BMP-2 双因子组与单独 BMP-2 组相比较,成骨效果得到了一定程度的提升,说明 VEGF 的引入可明显增加血管的形成。用基因修饰的方法促进组织工程骨的血管化,成骨效果显著。Peng 等用 *VEGF* 和 *BMP-4* 基因共同修饰肌肉来源干细胞(muscle derived stem cells,MDSCs)并与胶原海绵复合,植入小鼠颅骨缺损处,成骨效果优于单独使用 *BMP-4* 基因组。控制多因子时空表达的新型蛋白控释系统或转基因方法是目前研究的两个方向。

(二)组织工程骨血管化种子细胞的研究

Koike 等将人脐静脉内皮细胞和 C3H/10T1/2 细胞一起植入三维支架材料,可以诱导微血管产生。动物体内植入内皮细胞和 BMMSCs 比单纯植入 BMMSCs 形成更多的新骨,其中一方面的原因就是内皮细胞的存在促进了再生骨组织的血管化,进而增加再生骨量。血管化的关键环节在于内皮细胞的迁移、增殖和聚集。由于自体血管内皮细胞来源有限,在体外培养时间过长容易老化,故研究者将目光投向内皮祖细胞(endothelial progenitor cells,EPCs)。获得EPCs的经典方法是外周血密度梯度离心法,新近研究发现,EPCs还可从脐带血和骨髓中获取。BMMSCs在VEGF作用下也可以向内皮细胞分化,将BMMSCs在含VEGF的培养液中培养,数天后细胞会有vWF因子表达。通过体外基因治疗的方法促进组织工程骨血管化的研究中,外源基因转染的靶细胞多应用BMMSCs。ADSCs也可以向内皮细胞诱导分化,并能释放VEGF等促血管形成因子。ESCs、IPSCs和其他成体干细胞则是血管再生潜在的种子细胞来源。

(三) 组织工程骨血管化支架材料的研究

骨组织工程支架材料的高孔隙率和相互连通的结构,有利于种子细胞的植入、增殖、细胞外基质的形成、氧气和营养的传输、代谢物的排泄以及血管的长入。组织工程骨支架材料孔径大小影响血管化程度。Kuboki等研究发现,多孔HA材料促进成骨细胞的黏附和增殖,并且血管化的最佳孔径是$300\sim400\mu m$。孔径$90\sim120\mu m$的HA,先诱导软骨形成然后骨化;而大于$350\mu m$的HA可以直接诱导骨组织形成;$300\sim400\mu m$孔径也是最适合血管长入的孔径范围。早期的研究着重于寻找能够被动吸收,或简单复合生长因子的多孔可降解材料,如纤维蛋白、胶原、凝胶、藻酸盐和PLGA/PEG等,目前更多地投向新型生物活性材料,尤其是微纳结构和无机离子掺杂支架材料研究开发上,根据需要进行离子成分及多级微纳结构的设计,以接近于天然的细胞外基质,更有效地调控细胞的各种活动和血管的生成。

(四) 外科手术方法促进组织工程骨血管化

临床上辅以带蒂血管用于自体骨移植,以提高愈合速度、增强抗感染能力,从而大大提高修复效果。受此启发,人们进行了大量的尝试,旨在利用外科手段促进组织工程骨的血管化。组织工程骨包绕血管预构法就是利用组织工程骨包被血管,促进血管生成,如复合材料中应用促血管生成因子,血管化效果更好。此外,用筋膜瓣包裹组织工程骨或借助显微外科技术在移植物上构建动静脉环,也可以促进血管生成,在再生骨组织中诱导出大量新生血管。

虽然现在有多种方法可促进组织工程骨的血管化,但均有不足之处。如生长因子局部或全身应用时,不可避免地会有超生理剂量使用带来的副作用;转基因方法在生物安全性方面还有待完善;支架材料如何结合生长因子,如何调整因子释放的周期、速率以及多种生长因子的比例等,都是亟待解决的问题;同样,外科辅助方法可造成自体畸形或创伤。因此,对组织工程骨血管化问题仍需进一步的深入研究。

三、生物力学与组织工程骨

(一) 生物力学概念

生物力学是应用力学原理和方法,结合生理学、医学和生物学,定量研究生物体中的力学问题,特别是研究人体的功能、生长、消亡及运动规律的一门学科。骨骼是人体的重要器官,骨所具有的重要生理功能,如运动、负重和保护内脏等均与骨的力学性能密切相关。因此,骨的生物力学是生物力学这门学科的一个重要研究领域。近年来随着科学技术的不断发展和研究手段的不断进步,骨生物力学在以下四个方面取得了突飞猛进的发展:①在研究水平方面,从宏观的器官水平研究和组织水平研究,逐步发展至微观的分子水平研究;②在研究手段方面,随着数字成像技术、计算机辅助生物力学分析等先进研究方法的应用,现已经进入以实验研究数据为基础的对骨力学性能进行计算机模拟全新阶段;③在研究内容方面,已从对骨基本生物力学性能的研究发展至骨的力学生物学研究,即从骨对力学响应的分子机制层面,揭示骨发育、骨塑形、骨重建与骨适应的过程;④在应用研究方面,骨组织工程,尤其是生物支架材料以及体外力学环境的加载在骨组织工程中的应用,已成为骨生物力学应用研究的要点。

(二)骨组织工程中的力学调节因素与作用

骨组织工程主要满足临床上因创伤、骨肿瘤手术、先天性异常等原因造成的骨缺损的修复与功能重建。人体骨组织的基本功能在本质上具有生物力学特性,因此骨组织工程替代物的主要实现目标是恢复缺损骨组织原有的正常生物力学性能。针对目前许多组织工程构建物虽在组织学与生物化学特性上已接近天然组织,但却不能恢复其正常力学性能的发展现状,功能组织工程学应运而生。功能组织工程学强调生物力学因素在组织再生过程中的作用,其总体目的是发展一系列合理的设计原理,尤其是用生物力学原理去指导组织工程的研究与临床应用。骨组织工程主要涉及种子细胞、支架材料和培养微环境要素,其中力学调节因素对这三要素的功能实现具有重要作用。

1. **种子细胞** 成功构建组织工程骨有赖于对种子细胞进行一定的力学刺激,力学刺激可通过加力培养装置实现。目前在骨组织工程中,对离体培养细胞的加力装置主要有以下几种:①压应力系统,通过气体或液体使放置于密闭容器培养基中的细胞受压;②张应力系统,主要有单向或双向的轴向拉伸模型、四点弯曲模型、Flexrcell加载系统;③剪切力系统,主要有平行平板流动腔、板板流动腔、锥板流动腔、圆柱管流动腔和径向流动腔;④离心力系统,主要是旋转生物反应器;⑤微管吸吮技术等。人体细胞所处的力学环境十分复杂,往往受多种力学因素的综合作用。采用单一加力方式的装置很难反映细胞在体内真实的力学状态,因此综合多种力学加载形式,有望更好地模拟细胞在体内的力学环境。

2. **生物材料支架** 支架材料的力学性能和降解速率对支架的作用效果及其调节应力-应变环境(细胞或组织水平上的)的功能是非常关键的。支架的力学强度通过影响细胞骨架张力,从而实现对细胞形状和功能的控制。随着支架材料降解的进行,其力学特性也会变化,若力学特征不足以抵抗生理应力,则会发生塌陷致使构建失败。此外,生物支架材料结构与组成显著影响骨再生的动力机制。大量研究证实大多数聚合体和陶瓷支架可作为骨传导表面,如可支持骨祖细胞从支架表面向内生长,并致骨形成。而支架化学性质、微孔径大小、降解特性和力学完整性等特性均可影响细胞的趋化性、黏附性、形态和后继的基质合成,从而影响最终骨修复效果。

3. **生物反应器** 组织工程骨的构建方法现已日趋成熟,从早期的二维细胞扩增、简单的细胞接种、静态的细胞/支架复合物培养,直至发展到模拟体内生理状态下的三维动态组织培养系统——生物反应器。生物反应器能够为细胞培养提供一个模拟体内微环境的体外培养环境,使分离出的细胞在三维支架上快速、有序地构建成功能性组织;更重要的是,生物反应器可提供生理上相关的力学信号,如间质的流体流动、剪应力、压应力和力学压缩,从而使组织工程骨质和量得到明显改善和提高。

四、组织工程骨与牙种植体骨结合

各种原因造成的牙列缺损或牙列缺失,给患者带来了咀嚼、言语等功能障碍。牙种植体是利用生物相容性优良的材料作为人工牙根植入上下颌骨,并通过骨结合后形成牢固基桩来支持义齿的一种新技术。种植义齿修复后,能全面恢复牙颌缺损患者的咀嚼、语言等功能,其咀嚼效率可达正常人的 60%~90%。

(一) 种植体周围骨缺损

人工牙种植体美观舒适、咀嚼效率强,从形态到功能上都接近天然牙,已为越来越多的临床医师所推崇,也被越来越多的缺牙患者所接受。现代口腔种植学公认的成功标准有 6 项:①种植体无任何松动;②X 线上种植体周围无密度减低区或阴影;③垂直骨吸收<3mm;④无上颌窦及鼻腔神经的损伤;⑤各个方向上牙周袋深度<5mm;⑥10 年成功率>80%。随着种植学的发展,对种植体成功率的要求不断提高,但由于部分缺牙患者颌骨缺损或牙槽骨骨量不足,限制了种植牙的开展。种植体周围存在的骨缺损是影响种植体稳定性和骨界面有效结合的重要原因,当种植区牙槽骨骨量、骨密度不佳时,种植义齿的成功率将受到极大影响。目前使用的自体骨或各种骨替代品都有其局限性,仍需寻找理想的植骨方法。

(二) 种植体-骨结合界面

1. 种植体-骨界面的形式　种植成功的关键在于形成良好的种植体-骨界面。常见的种植体-骨界面分为纤维-骨性结合及骨结合两种形式。

(1) 纤维-骨性结合:纤维-骨性结合界面的种植体与周围骨组织之间不直接接触,而是由一层纤维结缔组织包绕,随时间延长种植体动度会逐渐增大直至脱落。有学者认为这种纤维组织界面可视为生物相容性界面,起着假性牙周膜的作用,但事实证明,这种结合对长期维持种植体的稳定有一定的副作用。

(2) 骨结合　骨结合(osteointegration)是指种植体与具有活性的骨组织产生持久性的骨性接触,界面无纤维介入。咀嚼压力能通过种植体和骨组织之间的直接接触,持续不断地传递并分散到骨组织中,使种植体长期保持稳定。随着体内骨组织的生长和吸收,种植体-骨界面的紧密接触处于一种动态平衡。

2. 种植体-骨结合的参数指标　评价种植体骨结合有以下参数:骨密度、种植体周围骨体积(bone volume,BV)、种植体-骨接触率(bone implant contact,BIC)和各种生物力学参数等,可以通过影像学、组织学检测、共振频率分析(resonance frequency analysis,RFA)等方法来测定。

(三) 组织工程骨与种植体的骨结合

种植体周围骨量的不足通常通过植骨来增加,与传统植骨材料相比,构成组织工程骨的细胞、材料及生长因子各要素可能更有利于促进种植体的骨结合:①骨结合过程中成骨细胞首先在植入体表面黏附、丛集,然后分泌骨基质,启动种植体表面上的新骨直接生成,新骨从种植体表面逐渐向骨创面生长、延伸。组织工程骨是附载较高密度成骨细胞的细胞支架复合体,由于在体外模拟了体内的立体生长环境,当植入动物体内时,所植入的细胞有望迅速迁移和黏附到种植体表面,分泌矿化基质,在植骨早期就能生成新骨,从而促进骨结合;②由于待修复的部位是上颌窦底和牙槽骨表面,形状不规则,为使组织工程骨与宿主骨及植入的种植体达到紧密结合,支架材料的选择十分重要。可注射凝胶具有良好的塑形性,纳米羟基磷灰石胶原的高比表面积和孔隙率有利于细胞接种、迁移和增殖,可用来构建组织工程骨修复种植体周围骨缺损,增加种植体-骨界面的结合率;③组织工程骨含有的 rhBMP-2 等成骨生长因子,能促进早期骨-种植体界面的骨生长,明显提高种植体周围骨结合的速率。蛋白缓释技术及转基因技术的发展,使其在新骨形成和骨结合过程中能更充分地发挥其诱导成骨作用。组织工程骨在种植后早期就能促进骨结合,在其基础上采用即刻种植,大大缩短了疗程,免去了二次手术创伤,因此种植结合组织工程骨将成为种植领域中的热点方向(彩图22-1,见书后彩色插页)。

目前临床上种植体多为钛类材料,钛具有优越的机械性能和出色的生物相容性,但是其表面不理想的骨传导性能会导致植入后松动时有发生。大量研究表明,具有粗糙微观表面的种植体可以减少种植术后早期纤维包裹的发生率,并提高种植体-骨界面的结合强度,加快骨整合的速度。所以,对钛种植体表面进行改性,改变其表面结构、成分、形态等方面,才能提高其生物活性,促进钛种植体在体内早期、快速地诱导界面的骨整合能力,以满足临床应用的需求。在表面结构方面,用一定浓度的双氧水处理纯钛表面,通过控制处理时间分别获得纳米锯齿、纳米棒及微/纳米结构等不同微纳结构表面修饰的钛材料。体外研究纳米图案修饰可明显促进 BMSCs 黏附、增殖及成骨分化,从而有望提升钛类种植体体内骨结合能力;进一步在微纳结构基础上通过掺入 Ca、Sr、Zn 和 Sr 元素(掺锶锌黄长石,Sr-HT),体外研究发现表面微纳结构促进细胞黏附,而离子成分掺入可进一步促进细胞成骨分化,体内实验进一步证实 Sr-HT 涂层钛种植体表面骨结合率(BIC)以及力学效果均优于其他对照组。

种植体骨结合是一个复杂的过程,因此需要从提升种植体周围骨量和种植体表面骨传导性这两个方面进行突破。在提升骨量方面,研发和优选新型支架材料、新型种子细胞和成骨/成血管刺激因素,有望提高组织工程骨与种植体的骨结合;在提升种植体表面骨传导性方面,可借助种植体表面形貌及无机离子协同提升种植体骨传导/骨诱导活性;从而双管齐下,最终实现理想的骨-种植体骨结合效果。

五、组织工程骨临床应用的免疫及伦理学问题

(一) 组织工程骨临床应用的免疫问题

组织工程骨作为外来移植物,移植到体内可能会带来以下移植免疫问题:①支架材料中的异种、异体天然骨衍生支架材料及天然多聚物支架材料都存在着潜在的免疫原性;②应用同种异体种子细胞可带来的移植免疫反应;③种子细胞培养基中的异种成分可能带来免疫问题风险。在未来组织工程临床应用中,可通过生物支架材料的改性、免疫隔离、使用免疫抑制剂、使用无异种来源的培养基替代物等方法减少免疫问题。

(二) 组织工程骨临床应用的伦理问题

组织工程临床试验及应用中,外源性支架材料植入、自身种子细胞获取及同种异体细胞的应用都可能存在着伦理学问题。因此在临床应用过程中,应遵守尊重原则、有利不伤害原则和公正原则等相关伦理学原则。①尊重原则,主要体现在参与研究的受试者应该有知情同意权、自主的决策权和隐私的保密权,在参与试验过程中,受试者受到充分的尊重;②有利不伤害原则,强调研究者应该从受试者的角度出发,以认真负责的态度,全面权衡利弊,进行

风险分析,保证利益最大化,风险最小化,为受试者谋利;③公正原则,指应该保证试验的参与者有同等的获得医疗资源的机会。

第五节　科研方向与选题

一、研究热点与科学问题

为促进组织工程骨的研究与临床应用,科研人员可从以下方面努力:①口腔颌面部骨组织工程种子细胞的来源及优化,包括 iPSs 细胞应用于颌面部骨组织的再生研究;新型组织/细胞冻存技术优化;干细胞获取、分离及培养临床标准的建立等;②新型生物材料的研发,特别是借助材料微纳结构及无机离子协同作用,构建具有多重诱导活性的新型材料支架,成为口腔颌面部骨组织工程支架材料研究的热点;③口腔颌面部组织工程骨血管化研究,如可通过基因治疗的方法或蛋白缓释途径,应用促血管生长因子促进组织工程骨血管化,特别是近年来借助转基因技术过表达或者沉默 MicroRNA(miRNA)可促进新骨形成及血管化;④基于组织工程骨的口腔功能重建研究,可在提升组织工程骨形成的质和量的基础上进一步借助种植体表面改性提升组织工程骨与种植体骨结合,为最终临床实现组织工程颌骨功能重建提供更为理想的综合策略。

二、研究范例

研究名称:脂肪来源干细胞修复小鼠颅骨缺损(*Nat Biotechnol.* 2004,22:560-567)

作者:Catherine M Cowan 等

选题:由于先天性因素及外伤造成的口腔颌面部骨缺损是临床上亟待解决的难题,组织工程再生医学方法为骨组织缺损再生修复提供了一种新的选择。骨组织工程支架材料常使用磷酸钙陶瓷类无机材料或 PLGA 等有机聚合物材料,但陶瓷、高分子聚合物等单一材料各有利弊,达不到理想支架材料要求。研究发现,通过磷酸钙对 PLGA 等有机聚合物材料进行仿生涂层,可以兼具磷酸钙材料的生物活性和高分子材料的韧性,而具有更好的特性。脂肪来源干细胞具有多向分化潜能,易于获取,数量大,易黏附、增殖及培养等特点,在体外已被证实可向成骨细胞分化。但体内修复骨缺损效果目前尚未进行相关研究。

思路:论文作者以新型仿生矿化 PLGA 作为骨组织工程支架材料,以骨组织工程常用的种子细胞(成骨细胞及骨髓基质细胞)作为对照,利用已有的标准小鼠颅骨缺损模型,评价脂肪来源干细胞成骨分化能力及修复标准小鼠颅骨缺损效果,为脂肪来源干细胞在骨组织工程中的应用提供实验依据。

设计:取小鼠自体脂肪来源干细胞、骨髓基质细胞、成骨细胞、脑膜细胞进行体外培养扩增,并比较脂肪来源干细胞、骨髓基质细胞的黏附与增殖能力;将成骨细胞与未涂层 PLGA 及仿生矿化的 PLGA 材料复合,修复标准小鼠颅骨缺损,4 周后组织学检测新骨形成情况;再将上述 4 种细胞与仿生矿化的 PLGA 材料复合植入标准小鼠颅骨缺损,分别于 2、4、8 和 12 周 4 个时间点处死动物,通过放射学检查新骨矿化程度,组织学及组织形态学检测各组新骨形成量。

结果:在成骨细胞与未涂层 PLGA 及仿生矿化的 PLGA 材料复合修复标准小鼠颅骨缺损研究中,组织学检测结果显示,成骨细胞与矿化的 PLGA 材料复合组在 4 周可见新骨形成,但成骨细胞与未涂层 PLGA 材料复合组未见新骨形成。脂肪来源干细胞、骨髓基质细胞、成骨细胞、脑膜细胞与仿生矿化的 PLGA 材料复合植入标准小鼠颅骨缺损实验中,脂肪干细胞及骨髓基质细胞复合 HA 仿生涂层 PLGA 材料组在第 2 周有明显的膜内骨形成,并且在 12 周的放射学、组织学检查显示有成熟的骨桥形成。通过染色体检测证实 84%~99% 新骨由植入的种子细胞形成。

结论:对 PLGA 材料进行仿生矿化涂层,可明显地改进材料生物活性及成骨作用。在本实验条件下,脂肪来源干细胞体内成骨能力与骨髓基质细胞相当,且体外黏附与增殖能力较强,可用作骨组织工程的种子细胞。

(蒋欣泉)

参 考 文 献

1. 曹谊林. 组织工程学理论与实践. 上海:上海科学技术出版社,2004.

2. 金岩. 组织工程学原理与技术. 西安:第四军医大学出版社,2004.

3. 毛天球. 骨组织工程的研究. 中华口腔医学杂志,2001,36:158-160.

4. 杨志明. 组织工程基础与临床. 成都:四川科学技术出版社,2004.

5. CHRISTENSON E M, ANSETH K S, VAN DEN BEUCKEN J J, et al. Nanobiomaterial applications in orthopedics. J Orthop Res,2007,25(11):11-22.

6. CRANE G M, ISHAUG S L, MIKOS A G. Bone tissue engineering. Nature Medicine,1995,1:1322-1324.

7. HE Y, ZHANG Z Y, ZHU H G, et al. Experimental study on reconstruction of segmental mandible defects using tissue engineered bone combined bone marrow stromal cells with three-dimensional tricalcium phosphate. J Craniofac Surg,2007,18(4):800-805.

8. JIANG X, ZHAO J, WANG S, et al. Mandibular repair in rats with premineralized silk scaffolds and BMP-2-modified bMSCs. Biomaterials,2009,30(27):4522-4532.

9. KIM S, KIM S S, LEE S H, et al. In vivo bone formation from human embryonic stem cell-derived osteogenic cells in poly(d,l-lactic-co-glycolic acid)/hydroxyapatite composite scaffolds. Biomaterials, 2008, 29(8): 1043-1053.

10. KOIKE N, FUKUMURA D, GRALLA O, et al. Tissue engineering:creation of long-lasting blood vessels. Nature,2004,428:138-139.

11. SHI S, WANG C Y. Bone marrow stromal stem cells for repairing the skeleton. Biotechnol Genet Eng Rev, 2004,21(1):133-143.

12. TAKAHASHI K, YAMANAKA S. Induction of pluripotent stem cells from mouse embryonic and adult fibroblast cultures by defined factors. Cell,2006,126(4):663-676.

13. WANG A Z, GU F, ZHANG L, et al. Biofunctionalized targeted nanoparticles nanoparticles for therapeutic applications. Expert Opin Biol Ther,2008,8(8):1063-1070.

14. WANG S, ZHANG W, ZHAO J, et al. Long-term outcome of cryopreserved bone-derived osteoblasts for bone regeneration in vivo. Biomaterials,2011;32(20):4546-4555.

15. WANG S, ZHANG Z, XIA L, et al. Systematic evaluation of a tissue-engineered bone for maxillary sinus augmentation in large animal canine model. Bone,2010,46(1):91-100.

16. WANG S, ZHANG Z, ZHAO J, et al. Vertical alveolar ridge augmentation with beta-tricalcium phosphate and autologous osteoblasts in canine mandible. Biomaterials,2009,30(13):2489-2498.

17. WARNKE P H,SPRINGER I N,WILTFANG J,et al. Growth and transplantation of a custom vascularised bone graft in a man. Lancet,2004,364:766-770.

18. WENG Y,WANG M,LIU W,et al. Repair of experimental alveolar bone defects by tissue-engineered bone. Tissue Eng,2006,12(6):1503-1513.

19. XIA L,LIN K,JIANG X,et al. Enhanced osteogenesis through nano-structured surface design of macroporous hydroxyapatite bioceramic scaffolds via activation of ERK and p38 MAPK signaling pathways. J Mater Chem B, 2013;1(40):5403-5416.

20. YANCOPOULOS G D,DAVIS S,GALE N W,et al. Vascular-specific growth factors and blood vessel formation. Nature,2000,407:242-248.

21. YUAN J,CUI L,ZHANG W J,et al. Repair of canine mandibular bone defects with bone marrow stromal cells and porous beta-tricalcium phosphate. Biomaterials,2007,28(6):1005-1013.

22. ZENG D,XIA L,ZHANG W,et al. Maxillary sinus floor elevation using a tissue-engineered bone with calcium-magnesium phosphate cement and bone marrow stromal cells in rabbits. Tissue Eng Part A,2012;18(7-8): 870-882.

23. ZHANG D,CHU F,YANG Y,et al. Orthodontic tooth movement in alveolar cleft repaired with a tissue engineering bone:an experimental study in dogs. Tissue Eng Part A,2011;17(9-10):1313-1325.

24. ZHANG W,WANG X,WANG S,et al. The use of injectable sonication-induced silk hydrogel for VEGF(165) and BMP-2 delivery for elevation of the maxillary sinus floor. Biomaterials,2011;32(35):9415-9424.

25. ZHANG W,ZHANG X,WANG S,et al. Comparison of the use of Adipose tissue-Derived and bone Marrow-Derived stem cells for rapid bone regeneration. Journal of dental research,2013;92(12):1136-1141.

26. ZHANG Z. Bone regeneration by stem cell and tissue engineering in oral and maxillofacial region. Front Med, 2011;5(4):401-413.

27. ZHAO J,ZHANG Z,WANG S,et al. Apatite-coated silk fibroin scaffolds to healing mandibular border defects in canines. Bone,2009,45(3):517-527.

28. ZOU D,GUO L,LU J,et al. Engineering of bone using porous calcium phosphate cement and bone marrow stromal cells for maxillary sinus augmentation with simultaneous implant placement in goats. Tissue Eng Part A, 2012;18(13-14):1464-1478.

29. ZOU D,ZHANG Z,HE J,et al. Blood vessel formation in the tissue-engineered bone with the constitutively active form of HIF-1alpha mediated BMSCs. Biomaterials,2012;33(7):2097-2108.

第二十三章　组织工程皮肤的研究

组织工程皮肤产品为治疗皮肤的急性和慢性损伤提供了一个极有前景的治疗方法。总的来说,组织工程皮肤可以针对各种病理情况(烧伤、瘢痕、深度溃疡和先天畸形等)提供皮肤产品,同时还可以在组织工程皮肤产品中整合各种有针对性的治疗因子,从而大大降低皮肤缺损的发病率和死亡率。急性大面积皮肤损伤的患者往往难以获得足够的自体皮肤移植,而自体皮肤移植无论对受皮区和供皮区都会造成损伤。因此,如果能够通过组织工程方法提供大量的皮肤替代物,将极大地改善传统治疗方法的缺陷。可以减少自体供皮区的损伤、缩短皮肤缺损的外科治疗过程,减少患者的住院时间;可以为无法进行自体皮肤移植的患者植皮;减少大面积皮肤缺损的发病率和死亡率;此外,还可以对种子细胞进行修饰,实现基因治疗。

第一节　皮肤的组织结构与再生

皮肤是人体最大的器官,主要承担着屏障、排汗、感觉冷热和压力等功能。皮肤覆盖全身,它使体内各种组织和器官免受物理性、机械性、化学性和病原微生物性的侵袭。人和高等动物的皮肤由表皮、真皮、皮下组织三层组成(图 23-1)。

一、表　皮

表皮(epidermis)是皮肤的浅层,由角化的复层扁平上皮构成。表皮主要由两类细胞组成:一类是角质形成细胞(keratinocyte),占表皮细胞的绝大多数,它们在不断增生分化过程中合成大量的角蛋白,使细胞角化并脱落;另一类为非角质形成细胞,数量少,分散存在于角质形成细胞之间,包括黑(色)素细胞、朗格汉斯细胞和梅克尔细胞,它们各有特别的功能,与表皮角化无直接关系。

(一) 表皮角质形成细胞

手掌和足跖的厚表皮结构较典型,从基底到表面可分为 5 层:

1. 基底层　基底层(stratum basale)位于基膜上,由一层矮柱状或立方形基底细胞(basal cell)组成。胞核相对较大,呈圆形,染色较浅。胞质呈强碱性,内含丰富的游离核糖体,并有分散和成束的角蛋白丝(keratin filament),也称张力细丝(tonofilament),电镜下,其直径为

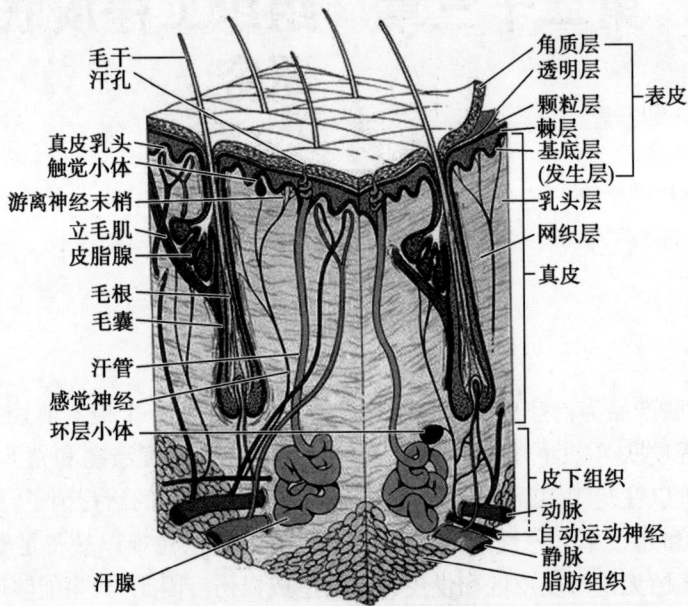

图 23-1　皮肤结构示意图

7~8nm,走向很规则,常与表皮表面垂直,是形成角蛋白的前身物质之一。基底层细胞之间及其与上方的棘层细胞间有桥粒相连,细胞基底面通过半桥粒与基底膜相连。基底细胞是角质形成细胞的干细胞,有活跃的分裂增生能力。新生的细胞向浅层移动,分化成表皮其余几层的细胞。

细胞间桥粒有两个电子致密的附着板(attachment plaque),位于桥粒连接的两相邻细胞膜的内侧。张力细丝的一端附着于附着板上,另一端则游离在近核的胞质内。桥粒中心处可见细胞间黏合质,靠近胞膜外叶层电子密度最大,中央部分为电子透明区,其正中处有一条细的电子致密线,因此,桥粒也称为细胞间接触层(intercellular contact layer)。基底细胞底部的胞膜内只有一个附着板为胞质内张力细丝所附着,称为半桥粒(hemidesmosomes),半桥粒使基底细胞依附在致密板(lamina densa)上。

2. 棘层(stratum spinosum)　位于基底层上方,一般由4~10层细胞组成。细胞较大,呈多边形。胞核较大,呈圆形,细胞向四周伸出许多细短的突起,称为棘突(prickle)。相邻细胞的棘突由桥粒相连。胞质丰富,含有较多的游离核糖体,故为嗜碱性。胞质内含有许多角蛋白丝,常成束分布,并附着到桥粒上。光镜下能见到成束的角蛋白丝,称为张力原纤维(tonofibril)。电镜下,可见胞质内有多个卵圆形的电子致密颗粒,称为板层颗粒(lamellated granules),直径为0.1~0.5μm,有界膜包被,内有明暗相间的平行板层,其内容物主要为磷脂和酸性黏多糖。

3. 颗粒层(stratum granulosum)　位于棘层的上方,通常由3~5层较扁的梭形细胞组成。颗粒层的厚度与角质层的厚薄有关,在角质层薄的部位,颗粒层只有1~3层,而在角质层厚的部位如掌跖,则可多达10层。颗粒层细胞的胞核和细胞器已退化。细胞的主要特点是胞质内含有许多透明角质颗粒(keratohyalin granule),在HE染色的切片上呈强嗜碱性,形状不规则,大小不等。电镜下,颗粒没有单位膜包被,呈致密均质状,主要成分为富有组氨酸的蛋白质,可见角蛋白丝伸入颗粒中。颗粒层细胞亦含有较多板层颗粒,板层颗粒常位于细胞周边,其包膜与细胞膜融合、破裂,将其内容物释放到细胞间隙内,在细胞外面形成多层膜状结构,构成阻止物质透过表皮的主要屏障。

4. 透明层(stratum lucidum) 位于颗粒层上方,只在无毛的厚表皮中明显可见,此层由几层更扁的梭形细胞组成。在 HE 染色的切片上,细胞呈透明均质状,细胞界限不清,被伊红染成红色,胞核和细胞器均已消失,胞质内充满角蛋白丝。细胞的超微结构与角质层细胞相似,组织化学方面较其上的角质层富有结合蛋白的类脂。此层在角质层厚的掌跖皮肤最为明显。

5. 角质层(stratumcorneum) 为表皮的表层,由多层扁平的角化细胞(horny cell)组成。这些细胞干硬,是已无细胞核和细胞器的完全角化的死细胞。在 HE 染色切片上,细胞呈均质状,轮廓不清,易被伊红着色。在电镜下,可见胞质中充满密集平行的角蛋白丝,浸埋于透明角质颗粒分散形成的匀质状物质之中,其中主要是富有组氨酸的蛋白质。细胞膜内面附有一层厚约 12nm 的不溶性蛋白质,故细胞膜明显增厚而坚固。细胞表面褶皱不平,相邻细胞相互嵌合,细胞间隙中充满板层颗粒释放的脂类物质。靠近表面的细胞间的桥粒解体,细胞彼此连接不牢,呈片状脱落,即为皮屑。若因先天性透明角质颗粒合成缺陷,缺乏降低黏着作用的类固醇硫酸酯酶,角质层细胞之间的桥粒消溶变慢,虽表皮细胞增生速度正常,但却导致角质层剥落延迟,过度角化,表皮变干,并出现色暗厚鳞片与裂缝,称为鱼鳞癣。

表皮由基底层到角质层的结构变化,反映了角质形成细胞增殖、分化、向上推移和脱落的过程,同时也是细胞逐渐生成角蛋白和角化的过程。表皮角质形成细胞不断脱落和更新,其更新周期约为3~4周。表皮角质形成细胞定期脱落和增殖,使表皮各层得以保持正常结构和厚度。表皮是皮肤的重要保护层,特别是角质层,细胞干硬,胞质内充满角蛋白,细胞膜增厚,因而角质层的保护作用尤其明显。棘层到角质层的细胞间隙内充满类脂,构成阻止物质出入的屏障。因此表皮对多种物理和化学性刺激有很强的耐受力,能阻挡异物和病原体侵入,并能防止体内组织液丧失。也有证据表明,身体各部表皮的通透性有差异,并且并不完全取决于角化层细胞的层数,表皮中的脂类含量也有重要意义。角化层的通透性与皮肤表面用药的效力和接触性皮炎有关。

(二)非角质形成细胞

1. 黑色素细胞(melanocyte) 是生成黑色素的细胞,有一小而深染的核和透亮的胞质,多分散于表皮基底细胞之间,真皮中可有少数。在 HE 染色的切片上不易辨认,用特殊染色法可显示细胞的全貌,为有多个较长并分支的突起的细胞,其突起伸入表皮基底层及棘层细胞之间。电镜下,可见胞质内含有丰富的核糖体和粗面内质网、发达的高尔基复合体。其特征性结构是胞质内有多个长约 0.6μm,宽约 0.2μm 的长圆形的黑素小体(melanosome),黑素小体有界膜包被,内含酪氨酸酶,能将酪氨酸转化成黑色素(melanin)。黑素小体充满色素后成为黑素颗粒(melanin granule)。黑素颗粒移入突起末端,然后被输送到邻近的基底细胞,故基底细胞常含有较多的黑素颗粒。黑素颗粒为棕黑色物质,是决定皮肤颜色的一个重要因素。黑色素细胞合成色素的速度不同及表皮细胞中黑素颗粒的数量和大小的差异,决定了不同种族和个体不同部位皮肤颜色的差异。黑色素能吸收和散射紫外线,可保护表皮深层的幼稚细胞不受辐射损伤。日照能增强黑色素细胞内酪氨酸酶活性,增加黑色素的合成。遗传性白化病患者缺乏酪氨酸酶,日照也不能增加黑色素的合成。若因先天缺乏形成色素的酪氨酸酶,则全身性的皮肤和毛发色素缺乏,虹膜与视网膜因无色素而呈红色,称为白化病。

2. 朗格汉斯细胞(Langerhans cell) 由胚胎期的骨髓发生,以后迁移到皮肤内,分散在表皮的棘细胞之间。它们在身体各部位的数量不等。它是多突起的细胞,这些突起又分出许多树枝状的细突起,穿插在棘细胞之间。电镜下可见细胞具有以下特点:①胞核呈弯曲形或分叶状;②胞质内密度低,无角蛋白丝和桥粒;③胞质内有特殊形状的伯贝克颗粒(Birbeck granule),有膜包裹,呈盘状或扁囊形,长15~30nm,宽4nm,一端或两端常有泡,颗粒的切面为杆状或球拍形,内有纵向的致密线,颗粒的意义尚不清楚。朗格汉斯细胞与免疫系统的树突状细胞很相似,能识别、结合和处理侵入皮肤的抗原,并把抗原传送给T细胞,是皮肤免疫功能的重要细胞,在抵抗侵入皮肤的病原体和监视表皮细胞癌变方面起重要作用,也是在异体组织移植中起免疫排斥作用的主要细胞。

表皮内朗格汉斯细胞不断更新,一些朗格汉斯细胞衰老或损伤死亡,一些携带抗原移入周围淋巴器官的胸腺依赖区,将抗原传递给T细胞。

3. 梅克尔细胞(Merkel cell) 是一种具有短指状突起的细胞,数量很少,大多存在于毛囊附近的表皮基底细胞之间。在HE染色标本上不易辨认,须用特殊染色法显示。电镜下可见细胞的胞核很小,呈不规则形,胞质内有许多有膜的含致密核心的小泡,直径约80nm,与肾上腺髓质细胞内的分泌颗粒很相似。常见一些细胞的基底面与盘状的感觉神经末梢紧密接触,而且胞质中的小泡也多聚集在细胞基底部,形成类似于突触的结构。这种细胞的功能还未完全了解。细胞具有突触样结构,并且生理学研究结果提示这种细胞是感觉细胞,能感受触觉刺激。

二、基 底 膜

基底膜由表皮基底层角质形成细胞和真皮共同参与构成,包括半桥粒、透明板、基板和纤维层。基底膜用HE染色不能显示出来,但如用PAS染色,则在表皮与真皮连接处可见一条0.5~1μm厚的均质带,表明该带内含有相当多的中性黏多糖;如用硝酸银浸染,在真皮最上部显示网状纤维网;如再用阿新蓝染多糖带和网状纤维网,则可见多糖带位于网状纤维网之上。

电镜下可见在半桥粒部位有细的固着纤维穿过透明板垂直连接基底层细胞膜和基板。基板下的纤维层有固着纤维、真皮微原纤维束和Ⅲ型胶原纤维三种纤维成分,大多一端连于基板,另一端伸入乳头层。

基底膜主要在真、表皮之间起连接作用,对表皮起机械支持作用,对细胞分化起调节作用,并作为半透膜还对表皮与真皮间物质运转和细胞穿行起调节作用。

三、真 皮

真皮位于表皮的下方,由结缔组织组成,借基底膜与表皮牢固相连。真皮深部与皮下组织连接,但两者之间没有清楚的界限。身体各部位真皮的厚薄不等,一般厚为1~2mm。真皮又分乳头层和网织层两层。

（一）乳头层（papillary layer）

是真皮的浅层，为紧邻表皮的薄层结缔组织。真皮与表皮交界面凸凹不平，真皮结缔组织向表皮底部突出，形成许多嵴状凸起，称为真皮乳头（dermal papilla），使表皮与真皮的连接面扩大，有利于两者牢固连接，并便于表皮从真皮的血管获得营养。乳头层内胶原纤维和弹性纤维较细密，含细胞较多，毛细血管丰富，有许多游离的神经末梢，在手指等触觉灵敏的部位的乳头内常有触觉小体。

（二）网织层（reticular layer）

位于乳头层的下方，较厚，是真皮的主要部分，与乳头层无明显的分界。网织层由致密结缔组织组成，粗大的胶原纤维束交织成密网，并有较多弹性纤维，使皮肤有较大的弹性和韧性。此层内有许多血管、淋巴管和神经；毛囊、皮脂腺和汗腺也多见于该层，其深部常见环层小体。有的婴儿骶部皮肤真皮中有较多的黑色素细胞，使局部皮肤显灰蓝色，称胎斑（monogolian spot）。

四、皮下组织

皮下组织，即解剖学中所谓的浅筋膜，由疏松的结缔组织和脂肪组织构成。皮下组织和真皮间无明显的分界。皮下组织将皮肤与深部的组织连接在一起，并使皮肤有一定的可动性。皮下组织的厚度因个体、年龄、性别和部位而有较大的差别。腹部皮下组织中的脂肪组织丰富，厚可达 3cm 以上。眼睑、阴茎和阴囊等部位皮下组织最薄，不含脂肪组织。分布到皮肤的血管、淋巴管和神经由皮下组织中通过，毛囊和汗腺也常延伸到皮下组织中。

五、皮肤的附属器

皮肤除了表皮和真皮外，尚有由表皮衍生而来的毛发、皮脂腺、汗腺以及指（趾）甲等附属器。

（一）毛发

除手掌和足跖外，人体大部分皮肤都长有毛（hair）。毛的粗细和长短不一。头发、胡须和腋毛等较粗较长，并富有黑色素；其余部位的毛较细软而短，含色素少。人类的毛已相当退化，但毛囊有丰富的感觉神经末梢，能敏锐地感受触觉等刺激。

1. 毛发的结构　毛囊是表皮下陷，包围在毛根周围的部分，分为上皮根鞘和玻璃膜两部分。上皮根鞘由表皮转化而来，紧贴毛根，由多层角化上皮细胞组成，由内向外可分为内根鞘和外根鞘，内根鞘在皮脂腺开口水平与内陷的表皮相连，类似于表皮的透明层和角化层，外根鞘的细胞类似于表皮基底层和棘层的细胞。玻璃膜及其周围的致密结缔组织由真皮转化而来，相当于表皮下基膜。

伸在皮肤外面的毛称毛干（hair shaft），长在皮肤内的称毛根（hair root）。毛根包在由上皮和结缔组织组成的毛囊（hair follicle）内。毛根和毛囊的下端合为一体，成为膨大的毛球（hair bulb），毛球是毛和毛囊的生长点。毛球底面向内凹陷，容纳毛乳头，毛乳头（hair papilla）是富有血管和神经的结缔组织，对毛的生长起诱导和维持作用（图 23-2）。毛根和毛囊长在皮肤内，在它们与皮肤表面呈钝角的一侧，有一束平滑肌连接毛囊和真皮，称立毛肌（arrector pili muscle）。立毛肌受交感神经支配，收缩时使毛竖立。

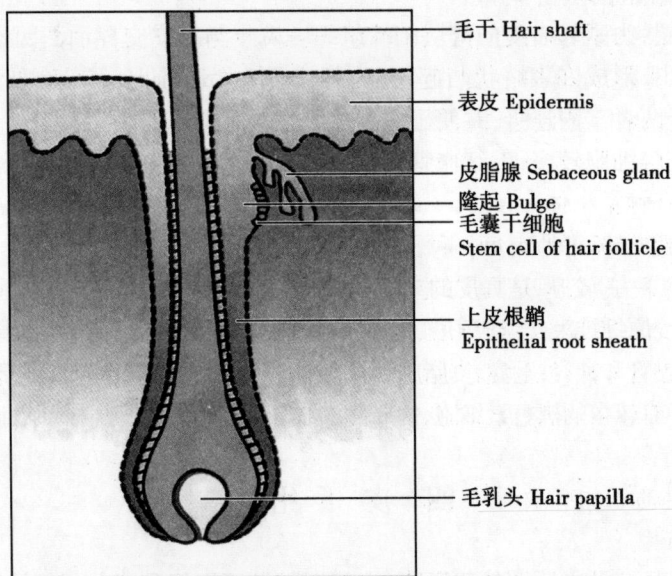

毛干 Hair shaft

表皮 Epidermis

皮脂腺 Sebaceous gland

隆起 Bulge

毛囊干细胞
Stem cell of hair follicle

上皮根鞘
Epithelial root sheath

毛乳头 Hair papilla

图 23-2　毛囊结构示意图

毛干和毛根由排列规则的角化上皮细胞组成,细胞内充满角蛋白,并含有黑色素。毛囊分内外两层。内层为上皮根鞘,紧包毛根,与表皮相连续,其结构也与表皮相似。外层为结缔组织鞘,由致密结缔组织构成。毛根和上皮根鞘与毛球的细胞相连。毛球的上皮细胞为幼稚细胞,称毛母质。这些细胞分裂活跃,能增殖和分化为毛根和上皮根鞘的细胞。毛的色素由分布在毛母质细胞间的黑色素细胞生成,然后将色素输入新生的毛根上皮细胞中。

2. 毛发的再生　毛的生长有一定周期性,身体各部位毛的生长周期长短不等。生长期的毛囊长,毛球和毛乳头也大,此时毛母质细胞分裂活跃,使毛生长。由生长期转入退化期后,毛囊变短,毛球缩小,毛乳头聚成一个小团,连在毛球底端,同时由毛床形成新的毛球及毛乳头,开始生长新毛。新毛长入原有的毛囊内,旧毛母质细胞停止分裂并发生角化,毛根与毛囊连接不牢,新毛将旧毛推出,新毛伸到皮肤外面。

（二）皮脂腺（sebaceous gland）

皮脂腺大多位于毛囊和立毛肌之间,为泡状腺,由一个或几个囊状的腺泡与一个共同的短导管构成。导管为复层扁平上皮,大多开口于毛囊上段,也有的直接开口在皮肤表面。腺泡外层是一层较小的幼稚细胞,有活跃的分裂增生能力。新生的腺细胞逐渐向腺泡中心推移,胞质中形成越来越多的小脂滴,细胞变大。腺泡中央细胞更大,呈多边形,胞质内充满脂滴,细胞核固缩,细胞器消失。最后,腺细胞解体,连同脂滴一起排出皮脂（sebum）,称为全浆分泌。皮脂腺的发育和分泌受性激素的调节,青春期分泌活跃。皮脂是几种脂类的混合物,可能有润泽皮肤、毛发及杀菌的作用。

（三）汗腺（sweat gland）

汗腺遍布全身的皮肤中,但不同部位皮肤内的汗腺数量有明显差异。汗腺是单曲管状腺,分泌部位于真皮深层和皮下组织中,盘曲成团,为较细的管,管腔小。分泌部由单层锥体形细胞组成,胞核呈圆形,位于细胞近基底部;胞质着色较浅。导管较细而直,由两层染色较深的立方形细胞组成,由真皮深部上行,穿过表皮,开口于皮肤表面的汗孔。汗腺细胞分泌汗液时,形态学上很难看到细胞质损失,称为局浆式分泌。细胞间分泌小管使分泌面积扩大。在腺细胞与基膜之间有肌上皮细胞(myoepithelia cell),其收缩有助于汗液排出。导管中汗液除含大量水分外,还含钠、钾、氯、乳酸盐和尿素。导管能重吸收汗液中部分钠和氯。出汗是机体散热的主要方式,外界温度高时汗腺分泌旺盛,可散发大量的热,对调节机体体温起重要作用。

在腋窝、乳晕和阴部等处有另一种所谓大汗腺,其分泌部为粗管,管腔大,也盘曲成团。腺细胞呈立方形和矮柱状,胞核圆形,胞质内含有许多分泌颗粒和溶酶体。大汗腺细胞分泌时,富含分泌颗粒的细胞顶部突向腺腔,从细胞脱落,分解为分泌物,这种分泌方式称为顶浆分泌。腺细胞与基膜间也有肌上皮细胞。导管较细而直,也由两层上皮细胞组成,开口于毛囊上段。分泌物为黏稠的乳状液,含蛋白质、碳水化合物和脂类等,分泌物被细菌分解后产生特别的气味。分泌过盛而导致气味过浓时即为狐臭。这种腺体在性成熟前呈静止状态,青春期后由于受性激素的刺激,分泌活跃。

(四) 指(趾)甲

指(趾)甲为坚硬透明的长方形角质板,由多层排列紧密连接牢固的角化细胞构成。露在外面的为甲体(nail body),埋于皮肤内的为甲根(nail root)。甲体下面的组织称甲床(nail bed),由未角化的复层扁平上皮和真皮组成。甲体两侧嵌在皮肤所构成的甲襞(nail fold)内。甲根周围为复层扁平上皮,其基底层细胞分裂活跃,称甲母质(nail matrix),是甲体的生长区。甲母质细胞不断增生和角化,并向甲体方向推移,成为甲体细胞,使甲体生长。指(趾)甲受损或拔除后,如甲母质保留,甲仍能再生。各指(趾)甲的生长速度不同,并受年龄、外界温度等因素影响。

六、皮肤的血管、神经和淋巴管

(一) 血管

从肌肉来的动脉穿过皮下组织,在真皮与皮下组织之间形成皮网,由此向下分支,营养脂肪细胞、汗腺和毛囊深部,形成皮下层;向上进入真皮,在乳头层和网状层之间形成乳头下网,由此网发出细支到乳头,每一乳头有上行动脉和下行静脉组成的独立血管袢。乳头静脉经乳头下静脉网及真皮与皮下组织之间的皮静脉网注入皮下静脉网。在指(趾)尖处,动静脉吻合较多,当其开放时局部血流量增多,有助于调节体温。

(二) 神经

皮肤内有丰富的神经末梢,包括游离神经末梢和有被囊的神经末梢,大多为脑、脊神经。有髓神经纤维的感觉神经末梢感受触、压、痛、温度等刺激。皮肤内也有无髓的自主神经末梢,分布于血管、腺体和平滑肌,调节腺体的分泌和平滑肌的收缩。动静脉吻合处有较多的运动神经末梢。

感觉神经除在少数部位有特殊神经末梢器官外,其末梢与自主神经末梢一样,呈细小树枝状分支。在毛囊,特别是大的毛囊,也有感觉神经网围绕在皮脂腺导管入口处的下方,在近外根鞘处失去髓鞘,形成许多细小无髓纤维的树枝状终末。

特殊的神经末梢器官种类繁多,大小不一。在神经末梢的外面都有结缔组织被囊包裹。

1. 触觉小体(tactile corpuscles) 或称 Meissner 小体,分布于真皮乳头内,在掌跖特别是指尖处密度最大,大约每 4 个乳头中有一个触觉小体,主要感受触觉。小体呈椭圆形,平均 30μm×80μm 大小,表面包有结缔组织被囊,内部有几层扁平横列施万细胞。数条有髓神经进入被囊前失去髓鞘,进入小体后,在小体内向上盘曲进行。

2. 环层小体(lamellar corpuscles) 或称 Pacini 小体,位于皮下组织内,在掌跖特别是指(趾)尖处最多,主要感受压觉。小体呈圆形或卵圆形,直径可达 1mm,因此光镜下极易见到。小体的中心为一条无结构的圆柱体,称内核(inner core),周围是由许多扁平结缔组织细胞构成的同心板层的被囊。有髓神经纤维进入小体后失去髓鞘,在内核中心形成神经终末。

3. Ruffini 终末(Ruffini ending) 是位于皮肤真皮、皮下组织的神经末梢,为梭形小体,长约 1~2mm,可能感受热觉。其被囊的结缔组织板层很少,内含充满液体的间隙,并有成束胶原纤维穿行。有髓神经纤维在中段处进入囊后即失去髓鞘,并分支为许多无髓小枝环绕胶原纤维束。

4. Krause 终球(Krause end bulb) 其构造与触觉小体相似,为球形或卵圆形小体,被囊由不规则排列的施万细胞组成,可能感受冷觉。也有人认为是被囊神经末梢的退化和再生时的过渡形态,并非一个特殊器官。

(三) 淋巴管

毛细淋巴管网或盲端旁支始于真皮乳头,汇集成小淋巴管进入皮下组织,在此又汇集到附近皮肤附属器的毛细淋巴管,形成较大的淋巴管,与静脉伴行。

七、皮肤的再生

(一) 皮肤的生理性再生

皮肤的生理性再生以表皮的生理性再生最为显著,正常成人表皮基底层细胞分裂指数约 10%,表皮每 15~30 天更新一次,最表层的角化细胞不断脱落,基底层细胞不断增生补充。表皮细胞的增生受一些内外因素的调节,表皮生长因子和维生素对促进表皮细胞增生亦有重要影响。正常成人表皮厚度基本保持稳定,取决于基底细胞的增殖率和角质形成细胞成熟率的协调,牛皮癣患者的表皮中两者明显失调。

(二) 皮肤的病理性再生

皮肤受损后,其再生过程和修复时间,因受损的面积和深度而有很大的差别。小而浅的损伤,通过表皮细胞的迁移和增殖,数天就能愈合,多不形成瘢痕;较大而深的损伤,再生过程则较长。创伤后首先表现为凝血和止血的过程,并出现炎症反应,大量的中性粒细胞进入局部,清除细菌。随后出现许多巨噬细胞,清除坏死组织,并释放几种生物活性物质,促进成纤维细胞的增殖和毛细血管生长,生成肉芽组织。伤后不久,伤口周围的表皮细胞增殖并迁移到创面。创面残留的汗腺和毛囊的上皮也能增殖,形成覆盖创面的上皮小岛,参与表皮再生。最后创面全由新生的表皮覆盖,并逐渐形成正常的表皮。肉芽组织也逐渐由纤维致密的结缔组织替代。如创面较大,常需在创面植皮,以助修复。

第二节 组织工程化皮肤的构建原理

在传统的皮肤移植治疗中,必须要考虑供区皮肤的结构和功能对移植的影响,而组织工程皮肤则不存在这种问题。理论上,在组织工程皮肤的构建过程中,皮肤的色泽、纹理、韧度、基质成分以及细胞因子的表达,都可以得到精确的控制。不过,在这之前,组织工程专家首先要做到的是构建与正常皮肤功能与结构都接近的组织工程皮肤。在这个目标实现之后,就可以根据患者的具体要求对将要移植的皮肤进行结构和功能上的改造。

一、组织工程皮肤的成分

皮肤创口闭合的含义是指表皮屏障的形成,从而阻挡水分的丧失,并防止感染的发生。表皮屏障主要由表皮的实质细胞和角质形成细胞构成。许多学者利用体外培养的表皮细胞膜片来修复皮肤缺损,而他们也达成一定的共识,在表皮膜片下方还要有结缔组织替代物存在。血管成纤维组织为组织工程皮肤提供了机械强度,并且为表皮的附着和成活提供营养。因此,为了构建稳定可用的组织工程皮肤,就必须扩增皮肤成纤维细胞、血管内皮细胞和血管平滑肌细胞。结缔组织细胞可以从创面向组织工程皮肤中长入,不过在大多数组织工程皮肤的研究模型中,都构建了含有成纤维细胞的真皮成分。色素分泌细胞,比如黑色素细胞,也已经被培养并且用于治疗白癜风和烧伤瘢痕。创面的神经细胞可以将其突起长入到组织工程皮肤中去,但是无论是刃厚皮片还是组织工程皮肤都无法完全恢复皮肤感觉。此外,在实验研究中,已经有学者把腺体和毛囊成功移植到创面。

二、组织工程皮肤的构建过程

组织工程皮肤的构建(表23-1)是指通过进行精心的设计和制作来达到恢复某些功能的目的。组织工程产品的构建过程,实际上是通过对组织发生过程的模拟来获得结构、功能与正常组织相似的产品。在个体发育过程中,皮肤经历了以下过程:细胞的发生、形态发生、组织形成和器官发生。但是在现阶段,想在体外重演皮肤的发育的可能性不大。不过在体外培养的皮肤细胞表型,在很大程度上与创面愈合的生理状态相似,包括细胞的发生、形态发生和组织形成,但没有器官发生。因此,引导培养的细胞重现创口愈合的过程,可以最大程度地修复缺损,重建皮肤结构,包括腺体发育、毛囊形成和神经发育的器官发生过程,在成体的创伤修复过程中不再出现。在后天的皮肤创伤修复过程中,瘢痕组织的形成是一个重要特征。

表 23-1 组织工程皮肤的构建过程

过程	定　义	现有组织工程皮肤模型
细胞形成	细胞培养	可以实现
形态发生	利用培养细胞与基质构建 TE 皮肤	可以实现
组织发生	在体内形成稳定的、有功能的皮肤	可能实现
器官发生	完全恢复皮肤的结构和功能	不能实现

三、细胞扩增

皮肤创伤需要大量的细胞来封闭创面,恢复皮肤结构。优化的培养方法可以获得成几何级数增长的角质形成细胞、成纤维细胞、黑色素细胞和血管内皮细胞。因此,像角质形成细胞和成纤维细胞这样的细胞,在2~3周内就可以获得足够的细胞数量来构建组织工程皮肤。怎样快速获得状态良好的种子细胞是构建组织工程皮肤的关键,比如使用无血清角质形成细胞培养液就可以快速获得大量状态良好的角质形成细胞。

四、形态发生

当获得大量状态良好的种子细胞之后,就可以运用组织工程方法构建与正常皮肤在最大程度上相似的皮肤。培养的皮肤角质形成细胞与体外构建的真皮替代物复合之后,升至气液面以促进表皮的角化和成熟。这种培养模式使得真皮组织可以与培养液接触,从而获得足够的营养。与空气接触的角质形成细胞逐渐成熟与角化,而接近液面的角质形成细胞则继续保持增殖的能力,最终形成与在体皮肤相似的组织工程皮肤。成纤维细胞在生物材料上生长、增殖,一方面吸收降解的生物材料,另一方面生成新的细胞外基质。在形成含有高密度细胞的组织工程皮肤的过程中,发生了两个生物学变化。一个变化是与单层培养时相比,细胞的增殖能力大幅度下降,这样细胞对营养的需求也就相应减少,不过由于单位面积内细胞的数量大大增加,整体而言,培养系统的营养要求可能变得更高。另一个变化是,由于细胞密度的增大,细胞分泌的因子也大大增加。这就使得往培养体系中继续添加生长因子变得不再重要,而且额外添加的促进增殖的因子在这种高细胞密度状态下反而会对细胞产生非预期作用。角质形成细胞和成纤维细胞可以分泌各种细胞因子,包括炎症介质、生长因子、胞外基质以及一些代谢分解的酶。上皮细胞和间质细胞的复合会引发两种细胞间的旁分泌机制,例如角质形成细胞分泌的 PDGF、TGF-β 等因子以及成纤维细胞分泌的 bFGF、IGFs 等因子,都可以促进细胞的增殖。研究表明,上述因子在促进皮肤创口的愈合过程中发挥着重要作用。局部应用基因重组技术合成的上述因子虽然可以起到相同的作用,但是组织工程皮肤中的细胞可以持续分泌生长因子,从而在创口的愈合过程中发挥积极的作用。

五、组织发生

到目前为止,尚没有一种组织工程皮肤可以完全重建正常皮肤的组织结构和生理功能。移植的组织工程皮肤只有在按照体内正常机制愈合之后才能恢复皮肤的生理功能。这就要求组织工程皮肤的细胞能够存活并且长入到创口中去。因此,组织工程皮肤必须能够对创面的愈合机制产生应答反应。在愈合情况良好的创面,组织工程皮肤对创面的炎性反应产生应答,并且与创面的血管纤维组织整合,支持表皮的生长。移植成功之后两周,表皮开始生长。表皮愈合良好的特征是:水分蒸发控制在正常范围,肉芽增生得到抑制,毛细血管按压反应正常。移植后两周,表皮开始生长,表面积扩大,这时的表皮就不能称其为移植物了。

六、器 官 发 生

完全恢复正常皮肤的功能是目前组织工程皮肤修复最重要的目标。不过,就目前而言,无论是刃厚皮片还是组织工程皮肤都不能达到这个目标,只有全厚皮片移植才能恢复皮肤的结构以及流汗、毛发生长和正常的色素分泌等功能。由于皮肤附属器官的发生是在胚胎期,而在创伤愈合时不再生成附属器官,因此,在目前阶段只有通过移植才能解决这个问题,还没有方法可以用普通细胞构建皮肤附属器官。

第三节　组织工程皮肤的研究进展

一、组织工程皮肤的研究进展

小面积的皮肤创面(<3cm)通常可自行愈合,而大面积的烧烫伤患者则不能自愈,通常使用患者自体皮肤移植(split-thickness skin autograft)。大面积受伤的患者本身所剩皮肤有限,或者有的患者伤口再生能力较弱,再挖东墙来补西墙,无异于雪上加霜。伤口较深且皮肤愈合能力较差的患者,如糖尿病患者的肢体末端溃疡,就需要利用其他来源的皮肤移植,包括异种或异体皮肤。在异种皮肤来源方面,公元 1500 年即有人试图使用青蛙皮肤作异体皮肤移植,1692 年有人使用蜥蜴皮肤,1906 年有人使用兔子皮肤,1966 年有人使用狗的皮肤,1965 年到现在科学家们陆续使用猪皮经改良后作为异种皮肤移植的材料。异种皮肤移植的优点在于其来源不匮乏,且皮肤内层为生物兼容性的胶原蛋白;缺点为异种移植的皮肤含有大量引起抗原性的物质,常导致严重的排斥反应,动物来源的皮肤还可能引起感染病毒的风险。同种异体皮肤移植的来源包括人类供体皮肤或胎儿羊膜,优点在于其处理方式较不复杂,与人类皮肤组织兼容性高;缺点在于其来源严重不足;使用来自人体的异体移植用皮肤也有感染疾病的风险,此外,同种异体真皮移植也有免疫排斥的问题。

一种理想的皮肤替代物应该有以下特点:①低廉的价格;②可以长时间存储;③无抗原性;④良好的强度及弹性;⑤避免水分丢失;⑥防止病原微生物的侵袭;⑦适用于不规则伤口表面;⑧可随机体的发育而相应生长扩大;⑨不会促进瘢痕生长。针对这些特性,学者们做了大量的研究。

1975 年,Rheinwald 和 Green 提出的上皮细胞的培养技术解决了表皮细胞体外传代扩增的难题,使体外培养的人工表皮皮片成为可能。

1981 年,美国 O'Conner 首次成功地将培养的自体表皮膜片(cultured epithelial autograft,CEA)应用于治疗烧伤创面。由于真皮成分在促进创面愈合及改善愈后上起着重要的作用,而自体表皮膜片提供的只是表皮部分,移植存活率不稳定,愈后功能和外观得不到改善。

1996 年,美国 Life Cell 公司生产的 Alloderm 来自人类供体的皮肤,去除了表皮和细胞等抗原成分,保留了真皮层细胞外基质和完整的基底膜复合体。

1996 年,美国 Integra Life Science 公司开发的人工皮肤产品 Integra 获得批准用于Ⅲ度烧伤治疗,能够明显缩短创面的愈合时间。

1997 年,美国 Advanced Tissue Science 公司生产了人工真皮 Transcyte,并于 1997 年 3 月

被美国 FDA 批准用于治疗 Ⅱ 度和 Ⅲ 度烧伤。

2000 年,美国 Organogenesis 公司研制的人工皮肤 Apligraf 是目前较成熟的组织工程双层皮,2000 年 5 月被美国 FDA 批准用于治疗糖尿病性溃疡和静脉性溃疡。

2001 年,美国 Ortec 公司研制的双层皮肤 culture complex skin(CCS),于 2001 年 8 月被美国 FDA 批准用于治疗隐性皮肤异常-大疱性表皮松解症。

2001 年,美国 Advanced Tissue Sciences 公司生产的另一种人真皮替代物 Dermagraft,于 2001 年 9 月被美国 FDA 批准用于治疗糖尿病性溃疡和静脉性溃疡。

2007 年,中国空军军医大学组织工程研发中心与陕西艾尔肤组织工程有限公司合作开发的"安体肤"组织工程双层皮肤,是中国第一个组织工程产品,该产品是一种双层人工皮肤替代物。2007 年 11 月被国家食品药品监督管理总局批准用于治疗 Ⅱ 度和 Ⅲ 度烧伤。

2012 年,美国 Organogenesis 公司研制的人工皮肤 Apligraf 被标准用于口腔黏膜修复(表 23-2)。

表 23-2　组织工程皮肤替代物

皮肤替代物	真皮组分	表皮组分	适应证
AlloDerm(LifeCell Corp)	同种异体脱细胞人皮	无	烧伤,软组织缺损修复
Apligraf(Organogenesis)	含有同种异体成纤维细胞的胶原蛋白	同种异体角质形成细胞	慢性足部溃疡,下肢静脉溃疡,口腔黏膜修复
ActivSkin 安体肤(空军军医大学组织工程研发中心/陕西艾尔肤组织工程有限公司,中国)	含有同种异体成纤维细胞的胶原蛋白	同种异体角质形成细胞	烧伤
Biobrane(Bertek Pharmaceuticals)	涂布胶原的尼龙网	半渗透硅胶膜	Ⅱ 度烧伤创面,供区
Cultured Skin(Univ. Cincinnati/Shriners Hospitals)	含有自体成纤维细胞的胶原基聚合物	自体角质形成细胞	烧伤,先天性色素痣,慢性损失(使用同种异体细胞)
Dermagraft(Organogenesis)	含有同种异体成纤维细胞的丙交酯乙交酯共聚物	无	慢性/糖尿病足溃疡
Epicel(Genzyme Biosurgery)	无	自体角质形成细胞膜片	烧伤,先天性色素痣
Epiderm(MatTek Corporation)	涂布胶原的细胞培养皿	同种异体角质形成细胞	刺激、毒性的体外测试
EpidermFT(MatTek Corporation)	细胞培养皿中培养的同种异体成纤维细胞	同种异体角质形成细胞	真皮表面相互作用的体外测试模型
Epidex(Modex Therapeutics)	无	接种在硅胶膜上的自体角质形成细胞	下肢慢性溃疡
Integra(Integra Life Sciences)	胶原-GAG	涂布硅胶膜	烧伤
Melanoderm(MatTek Corporation)	涂布胶原的细胞培养皿	同种异体角质形成细胞和黑色素细胞	色素沉积的体外测试模型

皮肤替代物	真皮组分	表皮组分	适应证
Orcel(OrTec International)	含有同种异体成纤维细胞的胶原海绵	同种异体角质形成细胞	烧伤患者的供区,大疱性表皮松解症
SkinEthic (SkinEthic Laboratories)	细胞培养皿	同种异体角质形成细胞(含有或不含黑色素细胞)	体外测试模型
SureDerm(Hans Biomed)	同种异体脱细胞人皮	无	烧伤,软组织缺损修复
TranCell(CellTran Limited)	无	接种于聚丙烯酸的自体角质形成细胞	慢性糖尿病足溃疡
TransCyte(Smith and Nephew)	含有同种异体成纤维细胞分泌的真皮基质的尼龙网	无	烧伤

二、组织工程皮肤产品

(一)创面敷料

一般烧烫伤伤口处理最常用的是合成性的敷材,制造简单,获取容易,所使用的材料必须为中性材料,可贴附在伤口,具有弹性,可让伤口液体流出,又可避免细菌感染,在市面上的产品也最多,多半为水凝胶、聚氨酯、多肽或化学合成聚合体(如尼龙)为主,为非生物分解性材质,外覆以硅胶防水,内层则含有抗生素,较适合表浅性伤口,伤口愈合时间为7~15天不等,伤口愈合后可以取下。ConvaTec 的 DuoDerm(NJ,U.S.A.)为一常用在褥疮或脚部溃疡的产品,不须任何黏着剂,可以留在皮肤上7天或直到伤口愈合,在产品取下后并不会影响新生的组织,一片的价格是美金55元。以动物皮肤为人工皮肤来源者多半采用猪皮或牛皮,最常使用的为猪皮,因为其和人类皮肤构造相近。除去细胞后需要使用放射线消毒及冷冻干燥,以降低其抗原性,同时抑制细菌生长,这一类的人工皮肤常用作Ⅱ度烧伤伤口的暂时性覆盖,最长可使用10天,其缺点是放射线处理和冷冻干燥处理相当昂贵。现在已发展出以甘油保存的方法,但市面上的产品并不多,主要是 Biocore Medical Technologies(Topeka,KS,U.S.A)运用 Kollagen 技术所发展出来的 Medifil 及 SkinTemp,为将牛的Ⅰ型胶原蛋白重组后,以胶体或敷料的形式应用在伤口,使表面性伤口的愈合速度较传统方式快三周。此外,SYNTACOLL AG(Herisau,Switzerland)利用牛跟腱萃取出来的Ⅰ型胶原蛋白制造成胶原蛋白膜,已用于促进脚部溃疡或急慢性伤口愈合。

来源于人类供体皮肤的无细胞真皮已由美国 Lifecell 公司开发为产品,商品名为 Alloderm,临床应用效果良好。将 Alloderm 植入深度烧伤创面,再覆盖3:1的网状断层皮片,异体真皮基质底部有受体成纤维细胞浸入,新生血管形成,而无明显炎性细胞浸润。电镜观察到异体真皮基质表面形成完整基底膜,并生成大量弹性蛋白,免疫学检查证实,术后60天机体对异体真皮无免疫排斥反应。

人工合成的真皮采用各种材料制成,与天然真皮替代物相比,可随组织成分及交联物质的改变来改善其对胶原酶的耐受性,并且可以大量生产、长期贮存。Biobrane 是一种无细胞的人工合成的真皮替代物,主要由尼龙网和猪 I 型胶原构成,上覆盖有硅胶膜,将其用于伤后 6 小时内的清洁创面,可使创面在 10~14 天内愈合,如其仅作为一种暂时性的创面覆盖物,可使创伤治疗过程缩短 46%。

(二) 人工表皮皮片

1975 年,Rheinwald 和 Green 建立了生产活角质形成细胞(keratinocytes,KC)膜片的体外培养和连续传代的方法。1984 年 Gallico 等报道了培养的自体 KC 膜片在大面积深度烧伤中的成功临床应用,标志烧伤治疗的一个时代。目前移植培养的自体 KC 技术在烧伤治疗中已常规应用于美国、澳大利亚、欧洲等国家和地区。在肉芽创面上直接移植培养的自体 KC 膜片的接受率平均为 60%左右。美国 Genzyme 组织修复公司、日本 J-TEC 有商业化的自体培养的 KC 膜片产品。其特点为:能用自体细胞提供大面积的永久性创面覆盖,成功重建表皮,阻止水分丢失和微生物的污染;在世界上已被作为烧伤治疗常规而广泛应用。然而它也具有一系列的缺点,如:①必须取患者的皮肤活检标本和 2~3 周的准备时间;②缺乏真皮成分;KC 膜片培养后有较大的收缩,脆性大且薄,移植后耐磨性差、易起疱,对机械损伤高度敏感;③移植成功率主要与创面污染程度有关;④费用昂贵;⑤获得的临床效果较自体皮片移植差。另外,培养的异体 KC 因其可及时应用和不受限制供应等优点,已成功用于临床。许多研究表明,培养的异体 KC 发挥着刺激创面愈合的作用,为暂时性创面覆盖物,最终可被自体 KC 所替代,且不适用于深度创面。

(三) 真皮替代物

真皮在皮肤重建过程中具有重要作用,可增强创面愈合后的皮肤弹性、柔韧性及机械耐磨性,减少瘢痕增生,控制挛缩,而且真皮中的成纤维细胞可促进表皮生长分化,诱导基底膜形成。因此,人工真皮的开发亦成为皮肤组织工程中的热点。真皮组织可提高表皮细胞移植成功率和改善愈合质量。真皮成分能影响表皮细胞的迁移、分化、黏附和生长。含成纤维细胞的活真皮皮肤替代物可促进表皮细胞生长、真表皮连接形成,改善移植物的机械性能和美容效果,使其柔软度更接近正常皮肤。现有的真皮替代物主要分为 2 大类:天然的真皮替代物和人工合成的真皮替代物。其中天然的真皮替代物有无细胞真皮和去除表皮的异体真皮。

去表皮的异体真皮有可立即应用的优点,但真皮同种移植物中上皮成分的免疫反应及源于供体皮肤感染的潜在危险还未解决。用 85%甘油保存的无活性异体皮的抗原性亦降低,也可用于长期覆盖创面,且无菌、无潜在病毒性疾病传播的危险,常温下易于保存。Schiozer 报道了两例烧伤达 55.8%TBSA 的患者用这种异体皮立即覆盖削痂后的深度烧伤创面,经 2~3 周异体皮血管化,黏附牢固,然后去除异体皮表皮层部分,植入体外培养的自体表皮细胞膜片,存活率为 70%~77%;4~8 个月后,植入物存活稳定。这种保留了真皮细胞成分的异体皮,尽管经临床试验可长时间存活,但并未广泛使用,原因在于表皮层的去除较困难,如去除太浅,可残留带有强抗原性的表皮细胞,引起排斥反应;而去除太深,则破坏表皮-真皮连接结构。

人工真皮系采用各种材料制成的真皮基质,与天然真皮相比,其组成成分及交联物质可改变,以增加其对胶原酶的耐受性,且可大量生产,长期贮存。制备人工真皮的关键在于寻找合适的生物支架材料。目前,人工合成真皮主要采用胶原-GAG(glycosaminoglycan,氨基葡聚糖,主要成分为 6-硫酸软骨素)、胶原凝胶、PGA/PLA 网、尼龙网等作为真皮支架,结合成纤维细胞、表皮细胞培养成皮肤替代物,并已用于临床取得一定效果。

1. 人工真皮替代物　胶原-GAG 真皮替代物为一种双层人工复合真皮。其底层主要由牛胶原-6-硫酸软骨素(GAG)构成真皮类似物,呈多孔状结构。Integra Life Sciences Corporation(NJ,U. S. A.)的 Integra 就是这样的人工真皮,真皮部分由牛肌腱的胶原蛋白及 6-硫酸软骨素制成具有一定孔洞大小的支架,可支持成纤维细胞、巨噬细胞、淋巴球及小血管生成。表皮层则为暂时性的敷材,由硅胶模组成,可以控制伤口水分的蒸发,在伤口愈合过程中,真皮层会和伤口结合,表皮层的硅胶膜可以在真皮层愈合后除去,再进一步做自体刃厚皮片或培养的自体表皮细胞膜片覆盖,美国 FDA 已在 1996 年核准 Integra 应用于烫伤治疗。临床试验表明,此种人工真皮可永久性地修复创面,产生瘢痕少,伤口挛缩小,外形佳,异种牛胶原未导致明显免疫反应。

由戊二醛交联的胶原和硫酸软骨素构成的多孔状的无细胞真皮支架,厚约 2mm,孔径大小为 70~200μm,其表面覆盖有厚约 0.009inch 的硅胶膜,起表皮作用,可用于全厚层皮肤缺损。外层的硅胶膜一般在移植 2~3 周后由自体皮片来代替。1981 年 Burke 和 Yannas 将其作为一种永久性的皮肤替代物用于临床。1988 年,Heimbach 和同事将其用于大面积烧伤患者,并将其与自体皮片移植进行比较。在 14 天左右可见到明显的血管化,此时于其上移植薄层皮片,结果发现组织工程真皮的移植成功率明显低于对照组(80% vs. 95%,P<0. 0001,Wilcoxin 检验),但与同种异体移植物相比无明显的差异。移植表皮移植物后,其表皮移植物的成活率较好(平均为 90%),所需的供皮区的损伤程度明显低于对照组(0. 006 vs. 0. 01,P<0. 001),且供区的愈合较快。其优点为:①可立即适用;②允许移植超薄自体皮,产生的瘢痕较单纯移植的半厚自体皮少;③与胶原凝胶类相比,易于工业生产和贮存,形状、大小和厚度易于改变;④有良好的机械性能。主要的缺点为易感染,费用昂贵;使用牛胶原可能有病毒感染和免疫反应的风险,可能诱发自身免疫性疾病;市售产品只达到真皮重建。

2. 高分子合成支架网-成纤维细胞真皮替代物　胶原是皮肤中重要的组织成分,对微生物和酶消化敏感,比如创面修复过程中炎性细胞释放蛋白酶,角质形成细胞和成纤维细胞也可合成胶原酶等,这些因素均可使胶原过快地降解,使植入率下降。然而 PGA、PLA 等高分子合成材料对酶解不敏感,只能被水解,因此可提高对感染的抵抗力。

目前在美国市场上已有这种真皮替代物的成品出售,Advanced Tissue Sciences(CA,U. S. A.)生产的 Transcyte 为美国第一个获得 FDA 认可的人工皮肤替代品,真皮层采用真皮成纤维细胞,培养在 PGA 编织的真皮支架上,适用于Ⅱ度烧烫伤患者皮肤移植或Ⅲ度烧伤的暂时性覆盖用敷材,Trancyte 在 1997 年 3 月被 FDA 许可用于Ⅲ度烧伤用覆盖材,同年 10 月又被 FDA 许可使用于Ⅱ度烧伤皮肤移植,Trancyte 也被澳洲、英国、加拿大、丹麦、芬兰、挪威、荷兰及新西兰等国认可使用在糖尿病足溃疡的治疗。Advanced Tissue Sciences 接着又对人工真皮进一步改良,新产品为 Dermagraft,是将真皮成纤维细胞种植在 3 维结构的 PGA 真皮支架上,提供更良好的伤口愈合,在 2001 年 9 月已获得美国 FDA 的批准用于糖尿病所引起的足部溃疡。临床试验表明,Dermagraft 结合网状皮覆盖切痂创面,网间隙表皮再生,受体对异体成纤维细胞和 PLA 纤维无免疫排斥及炎症反应,植入 14 天后,形成连续的基底膜带,2~4 周 PLA 纤维水解,3 个月后,其网状外形较单纯网状皮移植轻。

Dermagraft 是一种冷冻保存的来源于人成纤维细胞的真皮替代物,它由成纤维细胞、细胞外基质和生物可吸收支架材料构成。Dermagraft 由来源于新生儿包皮组织的成纤维细胞构成。在制备过程中,人成纤维细胞接种于生物可吸收的聚羟基乙酸多孔支架上,异体成纤维细胞种植在网架内,分泌人真皮胶原、基质蛋白、生长因子和细胞因子,形成一种三维人真皮替代物,并且含有新陈代谢活跃的活细胞。Dermagraft 不含巨噬细胞、淋巴细胞、血管和毛囊。移植后支架成分逐渐被降解,种植的成纤维细胞则产生新的真皮基质。临床应用结果显示,Dermagraft 产品能安全有效地治疗病史长达 6 周的深达全层皮肤的糖尿病性足溃疡。将 Dermagraft 产品治疗组疗效较单独使用常规治疗的要高 98.4%。而且,对病史超过 6 周的溃疡创面,Dermagraft 治疗组和对照组分别有 22%~38% 和 12%~26% 的患者溃疡有 95%的几率闭合。Dermagraft 治疗组无严重并发症。314 个就诊患者中,Dermagraft 治疗组仅有 10.4%(17/163)患者出现感染,而对照组则有 17.9%(27/151)出现溃疡。总体来讲,Dermagraft 治疗组的 31/163(19%)患者出现感染、蜂窝织炎、骨髓炎等并发症,而对照组有 49/151(32.5%)患者出现同等并发症。Dermagraft 在加拿大于 1997 年 8 月被批准上市用来治疗糖尿病足溃疡,在 1997 年 10 月进入美国和一些欧洲国家以及新西兰、澳大利亚。该产品在澳大利亚、加拿大、芬兰、法国、中国香港、爱尔兰、荷兰、新西兰、新加坡和美国已经进入商业销售。2012 年重新获得加拿大卫生部门的监管批准,作为 IV 类医疗器械,用于糖尿病并发症——糖尿病性足溃疡(DFUs)的治疗。

3. 人工复合皮肤　理想的皮肤代用品应该是能够将所缺失的真皮和表皮层同时修复,因为这两种成分不仅影响皮肤的功能和外形,而且具有相互影响,促进彼此分化的机制。人工复合皮肤具有真皮、表皮双层结构,两者可以相互影响,促进彼此的分化。Organogenesis(MA,U.S.A.)所生产的 Apligraf 为目前美国 FDA 唯一核准用来治疗糖尿病所引起的溃疡及静脉溃疡的活的双层人工皮肤替代品,具有双层结构:上面的表皮样结构由活的表皮细胞形成,具有分化良好的角化层,形成天然屏障,避免局部感染和伤口干燥;其真皮层的主要细胞是成纤维细胞,分泌许多人类真皮层中的基质蛋白,如:IV 型胶原、细胞黏合素、核心蛋白多糖、透明质酸和纤连蛋白。另外层黏连蛋白、层黏连蛋白 5、硫酸软骨素、蛋白多糖和 β4 整合素存在于表皮-真皮结合处。Apligraft 也表达许多人类皮肤中包含的细胞因子,包括:PDGF-A、PDGF-B、TGF-α、TGF-β1、TGF-β3、ECGF、FGF-1、FGF-2、FGF-7、IGF-1、IGF-2、CSF、IL-8 和 IL-11。Apligraft 不含人类皮肤中的其他细胞,如郎格汉斯细胞、黑色素细胞、巨噬细胞和淋巴细胞及附属结构如血管、毛囊等。通过 10 个静脉溃疡的患者来检测 Apligraft 细胞存活,研究表明,8 个患者中的 2 个在 4 周时检测出了 Apligraft 的 DNA,到第 8 周时这些患者均未检测出 Apligraft 的 DNA。

Apligraft 的制备方法是先将人类真皮成纤维细胞种植在 I 型牛胶原蛋白基质中,6 天后细胞成长并分泌细胞外基质,形成类似真皮层的组织;再将来自人类新生儿包皮的角质形成细胞种植上去,让角质形成细胞附着在真皮上;角质形成细胞开始分裂分化并形成表皮层,再将此双层人工皮肤撕下,继续培养在空气及培养基的界面(air-liquid interface),诱导表皮层更加成熟,最后再包装运送。

Apligraf 与对照治疗相比,有统计学意义上的显著差别。在慢性糖尿病溃疡的临床治疗中,12 周内 Apligraf 的封闭率是 56.3%(63/112),对照组治疗的封闭率是 37.5%(36/96)(p=0.0082)。用 Kaplan-Meier 分析,12 周内估测 Apligraf 的封闭率是 56%,对照组治疗的封闭率是 39%(p=0.0026)。用 COX 回归分析,在 12 周治愈过程的时间段内,Apligraf 组封闭率和对照组治疗分别是58%和32%（p=0.0001）。临床应用证明，经12周治疗观察，在时间及总体治疗效果上，Apligraf对创面的封闭要优于传统治疗方法。两组治疗产生的副作用基本类似，在试验过程中出现的严重感染情况也类似，其余的安全指标（住院时间长短、脓毒症的发生、危及生命的副作用以及死亡的发生）在各组间也基本无差别。临床应用过程中，免疫检测未见有明显的抗牛Ⅰ型胶原、牛血清蛋白抗体以及人真皮成纤维细胞和表皮细胞表面存在的Ⅰ型HLA抗原；也未观察到对牛Ⅰ型胶原、人成纤维细胞及人表皮细胞的T细胞特异性反应。

Ortec公司的OrCel双层人工皮肤使用牛胶原蛋白为支架，在其上下层分别培养人类表皮层角质形成细胞及真皮成纤维细胞，可以促进皮肤愈合，被FDA核准用来治疗隐性皮肤异常-大疱性表皮松解症（recessive dystrophic epidermolysis bullosa，RDEB）及静脉溃疡。

中国空军军医大学组织工程研发中心与陕西艾尔肤组织工程有限公司联合研制的"安体肤"也是一种组织工程双层皮肤（图23-3）。其表皮层由人表皮细胞构成，真皮层由人成纤维细胞和牛胶原蛋白构成，同时包含两种细胞分泌合成的细胞外基质。2007年11月被国家食品药品监督管理总局批准用于治疗Ⅱ度和Ⅲ度烧伤。

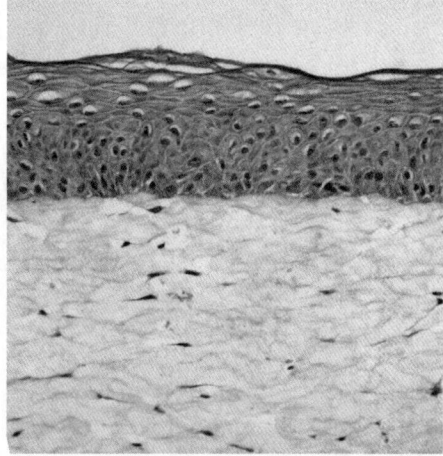

图23-3　组织工程双层皮肤组织学结构图

临床应用表明，安体肤应用于浅Ⅱ度烧伤创面，患者疼痛减轻，渗出明显减少，创面愈合后无水疱、破溃等现象；应用于深Ⅱ度烧伤创面，患者疼痛减轻，创面分泌物减少，创面愈合后无水疱、破溃、局部排斥反应，瘢痕形成减轻；应用于Ⅲ度烧伤创面，可使创面分泌物减少，能促进新生肉芽长出，加快创面愈合速度，愈合后色素沉着和瘢痕形成减轻；应用于供皮区创面，愈合后色素沉着减轻、瘢痕增生减轻，无不良反应；用于慢性溃疡创面，可减少创面分泌物，抑制创伤周围炎症，疗效显著。总的来说，应用安体肤可明显缩短患者创面平均愈合时间，在特定时间点提高创面愈合率。

（四）含色素细胞和血管的组织工程皮肤

如上所述，目前所报道的复合皮肤包括两种细胞成分，即位于表层的表皮细胞和位于真皮层的成纤维细胞，但是没有正常皮肤的毛囊、血管、汗腺以及黑色素细胞、朗格汉斯细胞等成分，而尽量建立与正常在体皮肤结构相近的复合皮肤是目前组织工程皮肤研究的方向。

现阶段对于含有色素的组织工程皮肤的研究较多，但是尚未见到成熟的产品问世，大多尚处于实验研究阶段，一般的思路是在体外扩增培养黑色素细胞，将其按照一定比例混合到前述所构建的全层组织工程皮肤中，持续培养以获得有颜色的皮肤，该研究基本尚处于动物实验阶段，要实现临床应用，还需要大量工作。

由于组织工程皮肤具有厚度小的先天优势，所以其在组织工程产品的研制中最先获得成功并已经应用于临床。但是在实际应用中依然存在一些问题，如：容易感染、移植成功率不高、以及对移植条件要求较高等。要解决上述问题，首先必须解决组织工程皮肤的血管化。该研究目前报道不多,因为组织血管化涉及问题较多,机制复杂,是目前研究的热点和难点。尽管目前组织工程已经成功构建并应用了类似皮肤这样的较薄的器官,将来组织工程的巨大挑战来自如何构建具有更大体积、更为复杂的器官,比如肾脏等,这样的大器官需要完整的血管网络结构来把组织生长所需的营养运送到每一个细胞。找到一种行之有效的方法来促进组织工程产品的血管生成势在必行。

目前已经有前述三种促进组织工程产品血管化的方法问世。要想实现组织工程产品的血管化,必须执行以下几个原则:①所使用的材料必须适合血管内皮细胞的生长,并可以促进血管的生成,材料必须有一定的孔隙以利于外部血管的长入;②无论是采用直接应用还是基因改造的方法,必须要有促血管新生因子的存在,因子不仅可以促进内皮细胞的生长和血管的形成,而且还可以诱导外周的内皮细胞前体到移植区,进一步促进血管化的过程;③可以在体外将内皮细胞或其前体细胞复合到组织工程产品中,最好是同时与促血管生成因子一起复合;④血管新生的过程必须得到有效的控制,避免血管的过度增生,以形成功能良好的器官;⑤最后,为了避免过度血管化的出现,也可以使用一些抑制血管新生的措施(比如加入抑制血管生成的因子等)。

第四节　组织工程皮肤的临床应用与评估

组织工程产品是由活细胞与可降解生物材料制作的人工细胞外基质复合构建而成,经体外培养成为有生命的组织,然后植入体内,发挥修复组织缺损、替代人体组织和器官的功能。在 10 多年的研究过程中,已有组织工程皮肤被美国 FDA 批准用于临床,并已经形成产品在市场上销售。因此,研究组织工程化组织的临床应用技术已成为现在组织工程研究、应用的重要课题。

组织工程学研究虽然仅有 10 多年历史,但发展极为迅速。继组织工程皮肤上市之后,又有一批组织工程产品进入临床前研究阶段,预计在不长的时间内将会有新的组织工程产品用于临床。然而,组织工程学毕竟是一项新生的学科,从发源到形成产品有一段发展历程,即从低级到高级、从初代产品逐渐完善直到成为成熟产品。在这一发展时期中,组织工程产品用于临床应符合一些基本条件。

一、组织工程产品的基本条件

(一) 对种子细胞的要求

可靠的细胞来源是组织工程的首要前提。组织工程中的种子细胞可来自同种异体细胞或自体细胞。组织工程产品的产业化,最理想的形式是建立同种异体标准细胞系。在实验研究中,用标准细胞系的细胞完成实验研究的过程,使研究结果更有可比性和科学性,在临床应用中,用标准细胞系构建的组织工程产品才能做到批量生产,便于检验及评价临床效果。但这种细胞需要阐明移植免疫问题,降低其免疫性,使其产生的免疫反应不至于影响组织的愈合、再生及功能发挥。自体细胞构建的组织工程产品只能用于个体化治疗,即从患者身体某一部位获取组织,分离培养功能细胞,经过扩增,达到相当数量后,与支架材料联合培养,构建成为组织工程产品,再植入患者体内,修复组织缺损,重建功能。完成这一过程需

4~6周。对于某些病例,如陈旧性骨折不愈合、骨缺损、关节软骨损伤、神经损伤等是适应的,而对于新鲜损伤病例则不能适用。由于种子细胞来自于同一个体,所以,从不产生免疫排斥反应这一点上看,仍有很好的临床应用意义。

随着干细胞研究的进展,人类胚胎干细胞及成体干细胞的定向分化为组织工程提供了新的细胞来源。但是从能够操纵培养中的干细胞到能够生产可用于创造或修复特定器官的完全分化细胞,目前还有很长的路要走。

(二)　对支架材料的要求

1. 组织相容性好,无排斥反应　组织相容性是植入物能否长期存留体内的决定因素。目前常用的羟基磷灰石、注射性胶原、硅橡胶等都有因发生排斥反应而被排除的报道。聚乳酸(PLA)、聚乙醇酸(PCA)等相容性虽有所提高,但也有发生排异反应且无长期随访的最终报道,并时常有不同材料及其降解产物在体内产生致癌性、炎性和毒性反应的报道。

2. 生物可降解性、降解可调性及降解无毒性　一种好的基质材料应能在体内适时地降解,并逐渐由新生组织替代形成新的有功能的器官而最终完成其使命。应当指出,降解的可调性须引起重视,即基质的降解应能根据移植细胞的类型进行调整,且与新生组织的生长速度形成一种平衡,可视新生组织的生长快慢而调整自我的降解速度。再者,降解产物应对机体及微环境无毒。某些降解产物因造成局部过酸或缺氧而对细胞产生毒性作用,这对种子细胞的扩增是极为不利的。

3. 易于塑型　由于临床个体差异及病损不同等原因,植入物要求高度个性化,以便于塑型,避免脆性过大、过硬,利于剪裁。复合材料要解决断面封闭的问题,同时也要视不同的修复组织而具备不同的强度,使其在植入部位能承受相应的外力而不致变形。目前,科学家已将计算机和三维成像技术应用于生物材料的制备及个性化设计,使其趋于服从量化指标而非依赖于研究者的个人经验。

4. 易于消毒　可耐受常规的高压、熏蒸、浸泡等消毒方法,结构及性状不至于因消毒而发生改变。

5. 易于保存　可于常温、常湿等自然条件下长期保存而不发生变化。

6. 易于血管化　现有的细胞外基质分为封闭式和开放式两种。封闭式系统现有3种类型:①细胞被植入一个管状的膜支架周围(直径1mm),管内可流血液;②细胞被植入一些鞘状、杆状或圆盘状的大胶囊(直径≥0.5~1.0mm)之中;③细胞被包埋于一些被称为微型胶囊(直径<0.5mm)的可注射的球状小珠中。若能将其改进为一种新的封闭式系统,使其具备可供套接血管的进出口,内部有独立的类似毛细血管的网状结构,细胞可植于系统的网状结构之外,接受来自进口的动脉血的直接营养,同时,排泄物也可直接从出口排出,那么这个系统将会是最佳系统。

7. 材料的表面修饰性能好　材料的处理应有利于细胞的贴附,为细胞在其表面生长繁殖和分泌基质提供良好的环境。

8. 材料的物理结构性能好　材料所具备的空间和面积应最大限度地容纳细胞贴附,这就需要材料的多孔率应达90%,同时要能保证材料的强度。

9. 诱导性好　能与各种促进细胞定向分化、分裂的生长因子复合,而且不影响其活性,共同诱导新生组织的生成。

（三）对生长因子的要求

在组织工程研究中，已证明多种生长因子对形成工程化组织是有重要作用的，如 BMP 对成骨的作用，bFGF 对形成上皮组织的作用，NGF 对形成神经组织的作用等。然而外源性生长因子常常仅能一次性给予，且不能做到同时应用多种生长因子，更无法使其达到在组织形成的不同时期发挥有序的作用及调控。已有研究将生长因子基因导入细胞内，以增强细胞功能，但尚未进入临床应用阶段，这是一个尚需深入研究的课题。就临床实际需要而言，对生长因子寄予很高的期望。但目前生长因子的使用仍存在下面一些问题：

1. 对于多数生长因子的作用机制及它们相互之间的作用机制目前还不太清楚，如何确定作用明确可靠的生长因子十分必要。因此，迫切希望发现作用于不同细胞的效果肯定的生长因子。

2. 研究生长因子特殊启动子和转录子水平上的基因调节，通过对细胞特定分子序列的认识，使得靶基因设计成为可能。

3. 如何使生长因子有效地作用于靶细胞，避免在植入体内后无谓流失，建立完善的缓释系统已成为必要。

4. 生长因子的生产成本过高，应尽量降低产品的价格并使其产业化，以利于推广使用。

（四）安全性、有效性评价

安全性、有效性评价是在基础研究获得阳性结果之后进行的，人体内植入物的临床调查（clinical investigation）需遵循 1964 年第十八届世界医学会上发布并经后续多次修改、补充的赫尔辛基宣言："医生进行人体生物医学研究指南"（world medical association declaration of Helsiki：recommendation guiding physicians in biomedical research involving human subjects）。

临床调查是组织工程产品在临床广泛应用前必须进行的一项步骤。人体实验研究组织工程的目的是将体外构建的有生命的组织植入体内，修复组织缺损，重建或替代组织（器官）功能，治疗伤病。这将极大地促进医学进步，最大限度地减少伤残、病残，提高生活质量，保障人民健康，与纯粹出于获取科研资料而进行科学研究的目的进行的人体实验不同。

美国食品药物管理局（FDA）最早注意到组织工程产品安全性评价和监督管理，在 1994 年组建了 FDA 组织工程工作组（TEWG），该工作组由 FDA 的 5 个中心人员组成（CDRH、CBER、CDER、CFSAN 和 CVG），研究组织工程产品的安全性和监督管理问题。1996 年在加拿大召开第五届世界生物材料大会期间，FDA 主办了"生物技术生物材料：对组织工程产品的全球管理"研讨会，强调了组织工程产品安全性评价的重要性。1997 年 FDA 颁布了基于人体细胞和组织的产品的管理办法。

TEWG 认为细胞和组织培养技术、生物材料、工程、计算机和外科领域的进展将有助于组织工程的发展，将为临床提供更好的医疗产品。目前有些产品处于不同开发阶段，例如用于创伤处修复和覆盖的人造皮肤、骨形态发生蛋白（胶原）等组成的骨修复材料、血液代用品等正在进行临床研究。目前对组织工程产品还没有整体的管理办法及评价方法，仍按医疗器械管理的三个阶段进行安全性评价。

1. 临床前评价　临床前安全性评价包括：生物或生物材料产品成分的来源，遵守与使用自体组织有关的安全预防措施；对异体和异基因细胞或组织采用适当的捐献人的筛选程序，防止病毒的传播；毒性试验（局部与全身的急性和慢性试验）；对被同种抗原和异种抗原或对生物、生物材料化合作用的免疫反应造成的潜在致癌或免疫性试验，生物降解产品的毒副作用,灭菌对产品的影响等。其中特别要注意:①对生物或生物材料成分的结构和功能特性及生物相容性进行评价,其评价依据主要是 ISO 10993 系列标准;②体外和动物模型必须适用于产品的治疗模型,并必须考虑免疫性和药理不相容性交叉物种问题。鉴于同种异基因和异种细胞和组织的应用,必须确保免疫相容性,最大限度减少或清除不利的免疫反应或炎症反应;③对于组织工程产品的分子或细胞成分,必须考虑对细胞增生、分化的控制和所需表达的调节,并有监测的适当试验方法。

2. 临床研究 FDA 的新药临床研究(IND)为三期,新医疗器械临床研究(IDE)为二期,TEWG 认为 TE 临床研究可为二期,在临床研究设计过程中,应考虑对疾病或疾病过程的发展史以及交替治疗手术的情况,例如合适的受试对象、确保安全的监控方法、临床功效的确定、有关对照组的选择等。

3. 上市后监督 由于组织工程产品的特殊性,应加强产品上市后的监督,生产企业应尽可能建立细胞或组织捐献者与最终产品接受者的详细记录及保持相关联系的记录,并且及时提供不良反应或不良事件报告。

FDA 认识到组织工程产品的复杂性会涉及器械、药物、生物制品等的评价,因此需要跨部门的合作审查,以保证产品的安全性。

(五) 符合医学伦理学原则

组织工程产品的产业化需要应用人胚胎或其他组织来源的组织分离培养同种异体细胞。将人胚胎作为实验材料、临床治疗材料是利用社会性原因或医生建议终止妊娠的人类胚胎或胎儿的组织或器官,由于其分裂增殖能力强,可连续传代培养,具有抗原性低等特点,较成人来源的同种异体细胞有更多优越性,但有些国家将流产视为非法,将采用胚胎组织或其制品视为"不道德",提出了医学伦理学问题。然而世界各国应用胚胎组织或其制品作为研究或用于治疗某些疾病有较长的历史,如从胎盘中提取胶原和多种生长因子,从脐血中提取干细胞用于治疗血液病。

赞成使用人胚胎的人认为,科学家并没有杀死胚胎,而只是改变了其命运,尤其是那些治疗生育疾病过程中剩余的胚胎,与将其抛弃相比,利用它进行研究以利于科学发展和人类健康是更可取的做法,因此使用这些细胞并不违反伦理道德。反对者则认为,从胚胎中收集细胞是不道德的,因为人的胚胎也是生命的一种形式,无论目的如何高尚,破坏胚胎是对生命的不珍重,是无法容忍的;有些人担心,为获得更多的细胞系,公司会资助体外受精获得囊胚及人工流产获得胎儿组织,可能导致人工流产的泛滥;有人认为,如果人胚胎可以通过买卖获取,将会对传统伦理道德产生巨大冲击。

从生命伦理学角度讲,胎儿虽属于人类,但不是真正意义上的人,因为他们没有社会行为能力,没有道德权威,他们只是人的生物学行为的产物。在一般的世俗道德条件下,妇女可以出于任何理由来寻求堕胎,世界上大多数国家也有相关的法律对堕胎有相应的规定。美国就明文规定,在胎儿用作移植材料来源时严禁有经济往来,妇女不能为出让胎儿组织去治疗另一个人的疾病而获得经济利益。应用人胚胎组织细胞或其他同种异体细胞作为组织工程种子细胞,并不违反人权及医德,这与世界各国都在提倡和鼓励人死后捐献组织或器官用于治疗疾病一样,是一种十分值得敬仰的人道主义精神。

(六) 符合国家政策法规和国际法规

按我国和国际上有关法规,组织工程产品属于第三类医疗器械,可长期植入人体,可能对人体产生不良反应。由于组织工程产品植入体内后,最终将与自体组织融为一体,并参与生理功能及新陈代谢,因此对其临床应用、生产、市场准入等有严格的审批制度,对产品也有可参考的相应标准,但尚无单个组织工程产品质量标准。在临床应用时,必须做到"合理"、"合法",切不可为了获取临床资料而不顾国家相关法律法规,损害患者利益。目前我国对组织工程产品尚未制定系统的法规,现在应遵循的相关法规有:《医疗器械生物学评价》《中国生物制品规程(2000年版)》《新生物制品审批办法(局令第3号)》附件八、《人的体细胞治疗申报临床试验指导原则(1999)》及《中国药典》的相关条款。

二、组织工程皮肤的临床应用

(一)烧伤

自体皮肤移植是治疗烧伤的首选,但是对于大面积烧伤,自体皮肤不能满足需求,异体皮肤会引起明显的免疫排斥,组织工程皮肤无疑是较为理想的替代物。烧伤创面治疗是应用组织工程皮肤技术最早的领域,特别是Ⅱ度以上需要进行皮肤移植的烧伤患者,包括早期创面覆盖及后期瘢痕修整。我国第一个组织工程皮肤-安体肤临床试验表明:组织工程皮肤应用于浅Ⅱ度烧伤创面,患者疼痛减轻,渗出明显减少,创面愈合后无水疱、破溃等现象;应用于深Ⅱ度烧伤创面,患者疼痛减轻,创面分泌物减少,创面愈合后无水疱、破溃、局部排斥反应,瘢痕形成减轻;应用于Ⅲ度烧伤创面,创面分泌物减少,能促进新生肉芽长出,加快创面愈合速度,愈合后色素沉着和瘢痕形成减轻;应用于供皮区创面,愈合后色素沉着减轻、瘢痕增生减轻,无不良反应(彩图23-4,见书后彩色插页)。

(二)慢性溃疡

对于慢性皮肤溃疡,组织工程皮肤也具有非常理想的效果,国外组织工程产品 Apligraf、Dermgraft 的主要适应证都是慢性糖尿病溃疡,疗效显著。糖尿病足溃疡是糖尿病患者下肢远端神经病变和不同程度的外周血管病变导致的足部感染、溃疡和(或)深层组织破坏的一种病变。研究表明63%的糖尿病足溃疡患者同时存在神经病变、损伤和足的畸形,缺血、胼胝形成、水肿也是糖尿病足溃疡的重要原因。在正常的创面,成纤维细胞可分泌胶原、纤连蛋白、细胞黏合素、修饰蛋白等基质蛋白促进创面愈合。

组织工程皮肤治疗慢性溃疡的主要作用机制是,组织工程皮肤中含有的成纤维细胞可分泌多种生长因子,从而促进创面皮肤中细胞的生长游走。有研究发现,体外培养的具有双层结构的皮肤活性物中有 IL-6、IL-8、TGF-β1、层黏连蛋白、透明质酸及Ⅰ、Ⅲ型胶原等成分,且随培养时间延长,除 TGF-β1 外的其余物质的分泌量增多。IL-6 是表皮细胞的一种丝裂原,可加速创面表皮化,IL-8 作为一种炎性细胞因子,也可促进表皮细胞生长增殖,同时促进创面血管化。TGF-β1 在体内可刺激血管内皮细胞、成纤维细胞增殖,加速肉芽组织形成,促进表皮细胞迁移。层黏连蛋白、透明质酸作为真皮结构的重要组成部分,对表皮细胞、成纤维细胞、血管内皮细胞的黏附、迁移和生长也具有重要作用,而真皮层中的成纤维细胞可合成分泌 aFGF、bFGF 因子,两者均为血管内皮细胞生长增殖的刺激因子。研究表明,与对照组相比,用安体肤治疗慢性皮肤溃疡后创面明显缩小,平均愈合时间明显缩短(24 天 V.S. 64 天),在使用安体肤过程中患者皮肤未发现排斥反应,也未发现溃疡复发的病例(彩图23-5,见书后彩色插页)。

（三）白癜风

白癜风是一种常见病，主要表现为皮肤呈斑块状或片状脱色变白。其发病率高，约为1%甚至更高，虽对机体损害较轻，但往往给患者带来沉重的心理负担，影响工作、学习、社交等正常活动。病变皮损中黑色素细胞明显减少甚至缺失，病因复杂，治疗比较困难。因此，通过移植来补充黑色素细胞已成为白癜风治疗的一个热点，并且已经取得较好的效果。

用组织工程技术治疗白癜风时间较长，方法也较多。Plott RT 于 1989 年用胶原酶分离表皮，胰酶消化后得到单个的黑色素细胞和角质形成细胞，在胶原膜上培养成片，移植到白斑区移植床上，4 周后出现部分色素恢复，通过免疫组化和电镜检查证实恢复颜色的皮肤中重新出现黑色素细胞和黑素颗粒。通过对 3 位患者黑色素细胞移植后 1~3 年的随访，发现以胶原膜为黑色素细胞载体的患者移植部位恢复的颜色最均匀。Van Geel N 用这种方法对4 例稳定期白癜风患者移植，2~4 周后开始出现色素恢复，到 3 个月时效果更加明显，85%~100%的皮损恢复了颜色。起初有一点轻微的色素不均，至治疗后 5 个月时，和邻近皮肤颜色达到完全一致。Arenberger P 在脱细胞猪真皮上铺上 3T3 细胞饲养层，然后将表皮细胞接种其上，10 天后移植，细胞面贴向移植床，脱细胞猪真皮在外面覆盖，4~6 周后开始出现复色，最后移植区中 65%~80%恢复颜色。

Chen YF 用一小块皮肤可以分离培养出大量纯的黑色素细胞，通过一层特殊的生物膜，把细胞种植在移植床上，21 个患者移植区 95%~100%恢复了正常颜色，其余 4 例患者移植区恢复颜色 65%~94%，有效率达 100%。Lasarskin™ 是用激光在 HYAFF-11（苯酯化透明质酸处理成的膜片）上打孔制成的新型组织工程材料，1998 年用于治疗白癜风，11 例患者中 6例颜色恢复非常匹配，另 4 例移植区 40%~71%恢复颜色。

（四）大疱性表皮松解症

大疱性表皮松解症患者的皮肤在受到轻微摩擦或碰撞后出现水疱及血疱，可分为遗传性和获得性两种。病理学显示表皮基底层的上下某部位形成水疱，一般没有特效的治疗办法，仅能对症采取支持治疗来保护皮肤，预防摩擦或碰撞，防止感染。组织工程皮肤治疗大疱性表皮松解症在初步尝试中。1999 年，一例新生儿患者移植 Apligraf 后，移植区愈合明显比常规治疗快，没有继续发生水疱，对牵拉的抵抗力也较强。Falabella AF 对 15 例大疱性表皮松解症进行了开放性组织工程皮肤移植试验性治疗。按照观察时间分为 3 组：①移植后 7天组，69 个急性伤口中 63 个愈合；②移植后 6 周观察组，82%（51/62）的伤口愈合；③移植后12 周观察组，75%（27/36）的伤口愈合。9 个慢性伤口中的 4 个于术后 6 周愈合。术后愈合明显加快，没有明显的排斥反应。组织工程皮肤移植比常规的治疗效果好，痛苦小。最近Apligraf 也用于治疗退行性营养不良性大疱性表皮松解症（recessive dystrophic epidermolysis bullosa）。

（五）色素沉着

在重建皮肤中研究正常黑色素细胞和白癜风黑色素细胞，实验发现 3D 培养的黑色素细胞可自发产生黑色素，这种能力不受角质形成细胞环境的影响。

由此，欧莱雅集团已经研发了一个含黑色素细胞的模型来研究色素对受者的反馈作用。令人吃惊的是，成纤维细胞在重建皮肤上对自发产生色素沉着有重要的作用。皮肤切片显示，黑色素细胞存在于表皮的底层；而对照显示，重建皮肤的中心没有黑色素细胞种入的部位没有色素沉积。在有成纤维细胞存在的情况下,将黑色素细胞注入重建皮肤也无黑色素产生;在没有成纤维细胞存在的情况下则有了黑色素沉积。将皮片移植于免疫耐受鼠,发现人的成纤维细胞在体内也抑制黑色素的产生。这样,黑色素细胞的生物学行为将根据成纤维细胞的存在与否而有差异。这些现象很容易就可在3D模型上看到,而在2D培养中却没有,因此成纤维细胞在抑制黑色素方面的作用是在有了3D模型后才被发现的。

记录显示,烧伤后移植的人工皮肤有色素沉积不足的缺陷。如果将胶原作为真皮支架,最初时有黑色素细胞出现,而移植后则很快就消失。不管有无基底膜存在,重建皮肤中都出现这种现象。在没有基底膜存在的情况下,黑色素细胞因无法贴附而很快消失。

(六) 动物实验的替代

组织工程皮肤除了临床应用以外,已经促进了许多非临床研究工作的开展。在皮肤生物学研究领域,如皮肤屏障渗透、细胞间以及细胞与细胞外基质间的相互关系、创伤愈合、色素控制、皮肤力学性质、皮肤衰老、动物测试模型替代研究等方面,体外构建的皮肤模型具有非常高的应用价值。

通过组合不同的细胞类型实现多种皮肤功能的模拟,体外皮肤模型不断得到优化。不论是哪种类型的皮肤模型,制备的关键步骤比较相似:从表皮分离角质形成细胞,扩大细胞数量并建立便于应用的细胞库。将获得的表皮细胞接种在培养基底表面以促进细胞的增殖,然后进行液下培养获得单层的细胞结构。最后,对角质形成细胞层进行气液面培养,使角质形成细胞分化并形成复层,继而形成含有屏障作用的角质层以及全层分化细胞的表皮组织。此外,因皮肤模型满足不同细胞间的相互作用,将取代非标准化的二维细胞培养系统。

在过去20年,大量的基础研究工作致力于体外评价方法的开发。随着最近十年对几个重要模型的官方验证和监管,使得皮肤模型日益成为化妆品体外安全性和有效性检测的研究热点。比如,急性刺激性的传统检测方法是兔皮肤刺激性测试,观察受试物质单次接触后皮肤上形成的红斑、水肿等临床指标并作出判定。基于3R原则,ECVAM对几种皮肤模型预测皮肤刺激性的能力进行了充分的验证研究,并在2007年确定皮肤模型刺激性测试体系具有测试的可靠性,并且可以作为兔皮肤刺激性测试的替代方法。目前,体外皮肤模型已广泛应用于安全性和有效性的筛选分析。

总之,不管用哪一类人工皮肤,其制备过程较长、方法繁琐,价格也都不便宜,一般最快也需要1~2个月的时间使伤口愈合,而且也无法满足各种皮肤缺损患者的需要。人工皮肤本身仍有许多可以改进的空间,包括增加其对伤口的贴附性、防止细菌入侵及生长、增加弹性及延展性、增加保存期限、无免疫排斥性、水气可以渗透、内部孔径可以容许细胞移动、使用生物可分解性材质、提高生物兼容性、降低毒性、易于储存、减轻伤口瘢痕产生、缩短伤口愈合时间及降低价格。

组织工程中的主导因素—材料,应尽快从实验室走向临床应用,产品要对用户有益并且充分考虑产品成本,这样才可持续发展。尽管早期有脱离现实的商业行为和临床期望,组织工程皮肤还是在烧伤患者和溃疡患者身上起到了相当良好的作用。因此,从现实出发来看,组织工程皮肤将有着巨大的潜力。

第五节　组织工程皮肤的产业化

一、组织工程皮肤的产业化

组织工程在世界主要科技强国的发展受到了前所未有的重视。美国宇航局曾将此列为空间生物科学研究计划首选项目,美国还建立了多个组织工程研究中心,如美国宇航局所属Johnson 中心、匹兹堡组织工程中心等。

美国政府最近的调查表明,目前美国无论是在基础研究还是应用研究方面都处在该领域的首位,但是德国、英国、法国以及日本几年来一直从政策到资金上给予强有力的支持,大有迎头赶上之势。目前美国大约有 50 家公司从事组织工程产品的产业化,公司投入按22.5%增长。加拿大政府也注重组织工程产品的开发研究,仅对多伦多大学人工心脏的研究与开发一项研究的投入就达 1 亿加元。为此,美国政府正在提高本国支持力度,增加经费来维护其领先的地位。调查的结果是:①在生物材料方面,包括自然的和人工合成的生物材料研究与开发,美国一直处于领先地位,在某些方面,欧洲和日本与美国持平。②在细胞方面,除了血液细胞外还没有实质性的突破,美国总的来说虽然是霸主,但在干细胞研究中,日、欧、美基本上持平。③在信息分子方面,开发刺激组织再生的生长因子,包括用于基因治疗,美国仍处于领先地位,但在有些方面仍难分高低。④在工程设计方面,如培养装置、储存方式、生物力学的应用等,欧、美、日持平,只有个别方面美国领先。⑤在细胞治疗方面,美国具有绝对优势。此外,在生物信息学方面,美国也是领先,但欧日等国正在大力推进这方面的研究。上述结果表明国家和政府对该领域的支持是其获得迅猛发展的必要条件。

对人体替代部件的巨大需求不仅是推动组织工程或再生医学这一学科发展的动力,而且也带来巨大的市场和商机。1995 年仅在美国因为器官或组织的缺陷或功能丧失的医疗费用就达 4 000 亿美元,1999 年大概有 1 000 万美国人做过器官或体内移植,约有 14 万例人工髋关节移植和大约 2 万例膝关节假肢移植,但关节病变的人数多于 10 万。据 2012 年的有关统计,仅在美国花在治疗性移植的费用就超过 1 000 亿美元,相当于美国国民生产总值的1%。目前所用的移植仅限于部分组织和替代假肢。人们所期待的组织器官工程是生产有功能的组织和器官,随着研发的深入和各国政府及民间的大量投入,相信这一天将为期不远。现在美国大约有 7.4 万人在等待器官移植,其中只有 2.1 万人能得到移植,更多人在等待。在中国,对组织器官工程的产品需求可能会更多。

美国无论是在基础研究还是应用研究方面都处在该领域的首位,这与美国政府的政策及财政的大力资助是分不开的。组织器官工程不仅是一门新兴的学科,而且已经成为一门新兴产业,各国在大力扶持这一学科的同时,也在制定相应的政策,组织工程产品的商品化管理平行于药物管理,组织工程产品的安全性管理也至关重要。

组织器官工程的重要性已引起了我国各界、各部门尤其是科技界的高度重视,曾列入"863""973"计划并已开始了研究。国家高技术发展"十五"计划中明确将组织器官工程作为重要专题,在建立干细胞培养、分化平台的同时,将组织工程产品的实验室研究和进入中试放在极其重要的地位。中国科学院和一些科研院所以及一些大学已建立了干细胞研究的实验室和中心,有的研究中心还与公司联手,旨在将研究成果用于疾病的治疗和实现产业化。

我国组织工程研究水平基本与世界同步，甚至在某些方面已经处于世界领先地位，但是组织工程产品的产业化却远远落后于世界先进水平，更不要提组织工程产品的经济效益。不过挑战同时意味着机遇，如果我们抓住机遇，面向市场，尽快实现组织工程产品的产业化，必将获得巨大的经济效益。

我国组织工程皮肤的面世是我国产学研相结合的典范。20世纪90年代末，以原第四军医大学金岩教授领衔的科研团队开始进入"组织工程皮肤"领域，并初步掌握了关键技术。陕西艾尔肤组织工程有限公司以风险投资的形式，率先在国内组织工程领域为该项目注入资金。在此后的十年间，又先后获得国家"863计划"重大专项、国家发改委重大项目、军队和陕西省课题资助。该项目历经十几年的艰苦努力，在组织工程产品研发和产业化领域实现了一系列"第一"：2002年制定第一份组织工程产品注册标准，并通过了形式检验；2004年完成我国第一个组织工程产品临床试验；2007年获得我国第一个组织工程产品注册证书；2012年建成我国第一个组织工程产业基地，实现了中国在组织工程产品产业化领域零的突破，该产品申请发明专利15项，获得专利授权7项，牵头制订组织工程产品行业标准2项。而且，已经培养出了一支中国最大的、高水平、专业化组织工程产品产业化队伍。

作为中国首个组织工程产业基地，它的产业化进程并无先例可循，相关技术和设备尚处于空白，因此，相关科研和技术人员自主开发了自动化低温连续胶原提取纯化系统，建立了大规模细胞生产系统，研制成功了皮肤生产发生器，自主设计了机器人生产系统，最终推动了我国组织工程在产业化方面的突破，这标志着我国成为继美国之后自主掌握该项世界前沿技术的又一国家。组织工程与干细胞的研究一直以来受到国家各个部门的关注与支持，组织工程皮肤率先实现产业化将大大地推动我国该领域的研究与产业化进展。

二、组织工程皮肤的产业化的关键技术

作为全世界最成功的商业化组织工程产品，在其产业化过程中仍需要解决大量的关键共性技术，目前组织工程现有产品向产业化扩大规模的主要障碍在于：①现有方法难以实现种子细胞在体外的高效扩增；②现有构建技术尚不能达到结构与功能的完美重现；③产品规模化生产还缺乏相应的工程化技术支持；④现有的保存技术限制了组织工程产品的大范围推广；⑤进一步开发结构和功能更理想的组织工程产品，尚需要开拓新的细胞和材料来源；⑥组织工程器官的构建也需要进一步的技术突破与积累。上述这些关键技术的突破，将极大地加速现有组织工程产品的产业化规模，并有利于推出一系列具有自主知识产权的组织工程新产品，同时为逐步实现组织工程化器官的再造奠定扎实的基础。这些关键技术问题主要包括：

（一）种子细胞的规模化高效扩增的关键技术

种子细胞是组织工程的核心。目前组织工程产品的细胞培养方式劳动强度大，占地空间大，细胞生长密度低，培养时监测和控制环境条件受到限制等。例如生产100块20平方厘米大小的组织工程皮肤所需的细胞数就以百亿计（1×10^{10}）。目前国际上没有成熟的技术适合于组织工程种子细胞的体外大规模扩增。

（二）组织工程皮肤生长微环境精确控制的关键技术

目前临床实验已证明了组织工程皮肤体内植入安全，能促进自体皮肤组织有效愈合，发

挥正常生理功能,展示了组织工程皮肤产品特有的优势。但是,体外构建的组织工程皮肤,在组织微观结构、力学性能上仍与正常组织有一定差异。另外组织工程皮肤植入后与受体组织存在整合和重塑的问题。皮肤组织器官局部存在的物理、化学、生物学等微环境,是维持人体生命活动和特定功能必不可少的因素。因此模拟体内的微环境系统,才能确保组织工程皮肤体外生长微环境的精确控制。

(三) 组织工程皮肤产品规模化生产的关键技术

目前组织工程皮肤产品的制备过程仍以人工操作为主,质量难以稳定,制约了大规模的工业化生产。需要集中解决组织工程皮肤产品规模化生产中自动化、标准化和在线监测的关键技术问题。

(四) 组织工程皮肤产品的保存与运输的关键技术

建立组织工程皮肤产品储存运输的技术体系,实现更长时间的保存和"随取随用",是组织工程产品市场化过程中必备的关键技术,目前国内外都没有成熟的技术。需要建立一套系统的组织工程皮肤产品保存和运输方法,使保存后的组织工程皮肤产品具有完好的生物活性功能和安全的使用性能。从目前研究看,玻璃化保存可能是组织工程皮肤产品比较理想的保存方法。

(五) 应用于组织工程皮肤的干细胞和新材料研究

随着组织工程的发展,需要开拓来源更加广泛、可塑性更强的种子细胞,以构建具有复杂结构的组织或器官,如脂肪干细胞、毛囊干细胞、骨髓干细胞、外周血干细胞、胚外组织干细胞(胎盘干细胞、脐血干细胞、羊水干细胞等)、iPS 等。

目前应用较多的组织工程皮肤支架材料主要有天然材料、合成可降解高分子材料以及它们相互之间形成的复合材料等。这些材料尚不能完全模拟细胞外基质,需要通过关键性技术的突破,逐步达到理想的状态。包括:①研发具有自主知识产权的,具有良好生物相容性、降解性,与细胞组织的生长相匹配的新型组织工程皮肤支架材料;②构建具有诱导组织形成或再生的组织工程皮肤支架材料;③纳米材料和材料表面纳米化改性,通过定量系统的研究纳米材料性能,批量化制备性能优越的纳米材料用于组织工程皮肤产品。

三、组织工程皮肤的研究及申报相关要求

组织工程医疗产品不同于传统意义上的医疗器械或生物制品,具有特殊的复杂性,因此国内外对该类产品进行严格、全面和科学的审评,对含有活细胞、生物活性成分等的组织工程皮肤等产品,在申请注册时,应按以下要求进行研究及申报:

(一) 研究要求

除按照医疗器械相关法规要求进行系统研究外,还应进行以下研究:

1. 对产品中的生物技术部分(包括活细胞、生物活性成分等),应参照《药品注册管理办法》中对生物制品的相关要求进行系统研究,按照《中华人民共和国药典》(第三部)制定并执行相应的质检规程。

2. 因该类产品作用原理和制造工艺尚未成熟,应对其进行系统的临床试验。临床试验的病例数应当符合统计学要求,并且最低病例数(试验组)不低于 300 例。对于含有创新性生物制品的产品,其临床试验应包含Ⅰ期、Ⅱ期、Ⅲ期。

（二）申报资料要求

除按照医疗器械相关法规要求提交申报资料外，还应提交以下研究资料：

1. 对产品中的生物技术部分，应按照《药品注册管理办法》附件三中对治疗用生物制品的药学研究资料的要求提供技术资料，并单独立册。具体内容包括：

（1）药学研究资料综述。

（2）生产用原材料研究资料：①生产用动物、生物组织或细胞、原料血浆的来源、收集及质量控制等研究资料；②生产用细胞的来源、构建（或筛选）过程及鉴定等研究资料；③种子库的建立、检定、保存及传代稳定性资料；④生产用其它原材料的来源及质量标准；⑤原液或原料生产工艺的研究资料，确定的理论和实验依据及验证资料；⑥制剂处方及工艺的研究资料，辅料的来源和质量标准及有关文献资料；⑦质量研究资料及有关文献，包括参考品或对照品的制备及标定，以及与国内外已上市销售的同类产品比较的资料；⑧样品的制造和鉴定记录及三批产品的自检报告；⑨制造和鉴定规程草案，附起草说明及鉴定方法验证资料；⑩稳定性研究资料，即直接接触制品的包装材料和容器的选择依据及质量标准。

2. 由于该类产品大都含有动物源性和（或）同种异体材料，因此申报资料中应包括与病毒和（或）传染性病原体传播、免疫原性相关风险的分析、控制措施及相应的验证性资料、证明性文件、控制标准及检验报告等。

第六节　组织工程皮肤的展望和科研选题

一、展　望

近年来组织工程皮肤已取得可喜的进步并初步应用于临床。所应用的组织工程皮肤移植后并不引发临床可见的排斥反应，但一般认为它将最终为受体自己的组织所取代。另一方面，目前的体外培养过程周期仍较长，难以及时满足临床需要。移植中也发现由于组织工程皮肤没有血管系统供给营养，表面的上皮容易坏死脱落。理想的人工皮肤应具备以下特点：①经济、易获得，体外可保存较长时间；②耐用且可随时得到，具有柔韧性和一定的机械强度；③有防细菌侵入及水分丢失的屏障功能；④移植后能随创面生长，但不会过度增生；⑤安全、不携带病毒。

组织工程皮肤的韧性及机械性能同正常在体皮肤仍有较大的差距，另外，如前所述没有正常皮肤的毛囊、血管、汗腺以及黑色素细胞、朗格汉斯细胞等成分。此外，由于组织工程皮肤缺乏血管成分，与正常皮肤移植相比，愈合较慢，容易失败。因此，未来组织工程皮肤的发展方向应该是建立与正常在体皮肤结构和功能相近的组织工程复合皮肤，该复合皮肤不仅具有正常皮肤的附属器官，而且可以促进皮肤移植后的快速血管化，提高移植成功率。

二、经典研究

Boyce 等利用从青少年包皮获得的表皮细胞、成纤维细胞和黑色素细胞，成功构建出了含有黑色素细胞的组织工程皮肤，并且利用该人工皮肤修复了裸鼠的皮肤缺损，在裸鼠身上形成了黑色的皮肤。

利用皮肤分离液,将包皮环切术获得的青少年包皮表皮和真皮分开,分别消化之后,用表皮细胞、成纤维细胞和黑色素细胞培养液持续培养,获得表皮细胞、成纤维细胞和黑色素细胞;将成纤维细胞接种到胶原-GAG支架内,构建组织工程真皮,培养一段时间后,把表皮细胞和黑色素细胞按照1∶30的比例混合,接种到组织工程真皮表面,持续培养获得含有黑色素细胞的双层组织工程皮肤;在裸鼠背部制作皮肤缺损,用构建好的组织工程皮肤修复缺损,21天后缺损完全恢复,在裸鼠背部形成了黑色的皮肤。

Boyce认为,构建组织工程皮肤是一个复杂的过程,其制作和应用过程对操作者的技术要求很高,原因可能是由于现阶段的组织工程皮肤和真正的在体皮肤有较大差别,因此构建更接近于在体皮肤的组织工程皮肤是目前发展的趋势。

三、科 研 选 题

组织工程皮肤的研究虽然很多,但是仍有许多问题有待深入探索,下面列出几个方向,仅供参考:

(一) 种子细胞的规模化高效扩增的关键技术

①适于种子细胞规模扩增的微载体技术;②建立可实时监控的、具有精确调控功能的大规模灌注式培养技术;③结合微载体及灌注式培养技术,确定不同类型细胞扩增的适宜条件,实现种子细胞的规模化高效扩增。

(二) 组织工程皮肤生长微环境精确控制的关键技术

①针对表皮、真皮组织的构建条件进行优化,确定相应组织培养的适宜参数;②模拟多细胞间的相互作用关系;③支架材料与细胞间相互作用;④多种生物活性因子及生物活性材料在组织修复不同阶段的重要调节作用。只有满足上述条件,才能最终研究开发出具有引导组织再生、多种生长因子共同有序作用的组织工程皮肤产品。

(三) 组织工程皮肤产品生产的关键技术

①建立组织工程皮肤产品质控体系,开发组织工程皮肤产品在线监测的软、硬件,确保组织工程皮肤产品生产的稳定性及合格率;②研制开发组织工程皮肤产品的专用生产设备、自动化机器人及其他自动设备;③重点开展组织工程皮肤产品的自动化生产工艺设计,建立具备精确的传感和软件控制系统,提供精确的控制和在线实时监控;④开发先进的工程技术,如高准确度的原型及组织打印等技术,用于组织工程皮肤产品的制造。

(四) 组织工程皮肤产品的保存与运输的关键技术

①针对组织工程皮肤产品低温冷冻保存前的预处理技术;②研究毒性小、保存性能好的新型冷冻保存液;③研究细胞浓度与活力降低之间的定量关系,确定组织工程皮肤产品的最优化细胞浓度;④研究冷冻速率对细胞活力的影响和温度对储藏时间的影响,确定最佳的冷冻工艺和储藏温度;⑤研究组织工程皮肤产品复苏后处理技术。

(五) 应用于组织工程皮肤的干细胞和新材料研究

①培养和鉴定方法,有效维持干细胞的增殖能力和传代次数;②在三维支架上的定向诱导分化;③植入体内后的转归及安全性;④干细胞筛选和应用的技术标准和体系。

（张勇杰）

参 考 文 献

1. 金岩. 组织工程学原理与技术. 西安：第四军医大学出版社. 2004.

2. ANTHONY A, ROBERT L, JAMES A T, et al. Principles of Regenerative Medicine, 2nd edition. Academic Press. 2011.

3. FUCHS E, RAGHAVAN S. Getting under the skin of epidermal morphogenesis. Nature Reviews Genetics. 2002; 3(3):199-209.

4. LI H, CHU Y, ZHANG Z, et al. Construction of bilayered tissue-engineered skin with human amniotic mesenchymal cells and human amniotic epithelial cells. Artif Organs. 2012;36(10):911-919.

5. LIU P, DENG Z, HAN S, et al. Tissue-engineered skin containing mesenchymal stem cells improves burn wounds. Artif Organs. 2008;32(12):925-931.

6. LIU Y, LUO H, WANG X, et al. In vitro construction of scaffold-free bilayered tissue-engineered skin containing capillary networks. Biomed Res Int. 2013;2013:485-496.

7. NIE X, ZHANG J Y, CAI K J, et al. Cosmetic improvement in various acute skin defects treated with tissue-engineered skin. Artif Organs. 2007;31(9):703-710.

8. PHAM C, GREENWOOD J, CLELAND H, et al. Bioengineered skin substitutes for the management of burns: a systematic review. Burns. 2007;33(8):946-957.

9. SABOLINSKI M L, ALVAREZ O, AULETTA M, et al. Cultured skin as a 'smart material' for healing wounds: experience in venous ulcers. Biomaterials. 1996;17(3):311-320.

10. STEINBERG J S, EDMONDS M, HURLEY D P, et al. Confirmatory data from EU study supports Apligraf for the treatment of neuropathic diabetic foot ulcers. J Am Podiatr Med Assoc. 2010 ;100(1):73-77.

11. TRENT J F, KIRSNER R S. Tissue engineered skin: Apligraf, a bi-layered living skin equivalent. Int. J. Clin. Pract. 1998;52(6):408-413.

12. WAINWRIGHT D J. Use of an acellular allograft dermal matrix (AlloDerm) in the management of full-thickness burns. Burns. 1995;21(4):243-248.

13. WHITE R, MCINTOSH C. A review of the literature on topical therapies for diabetic foot ulcers. Part 2: Advanced treatments. J Wound Care. 2009;18(8):335-341.

14. WOOD F M, KOLYBABA M L, ALLEN P. The use of cultured epithelial autograft in the treatment of major burn wounds: eleven years of clinical experience. Burns. 2006;32(5):538-544.

15. ZHANG X, YANG J, LI Y, et al. Functional neovascularization in tissue engineering with porcine acellular dermal matrix and human umbilical vein endothelial cells. Tissue Eng Part C Methods. 2011;17(4):423-433.

第二十四章　组织工程化周围神经的研究

自 20 世纪初以来,周围神经损伤后的修复、再生和功能恢复一直是神经科学研究领域中的难题和热门课题之一,直到近年来,随着显微外科技术的发展,对损伤神经进行显微修复,其治疗效果才有了显著改善,但对于距离较长的神经缺损,仍难以通过外科手段将其直接吻合。自体神经移植修复的方法由于存在来源受限和牺牲供区感觉功能等问题,不能满足长段神经缺损修复的需要,异体神经移植由于存在免疫排斥反应,长期应用免疫抑制剂引起严重的副作用,同时也影响神经再生,在免疫反应问题未得到有效解决之前,尚难广泛应用。

近年来,随着组织工程学的兴起,提倡利用生物学和工程学原理,开发能够修复、维持和改善组织功能的生物代用品,将可能为周围神经缺损的修复探索出一条解决问题的捷径。

第一节　周围神经解剖结构与功能

周围神经的基本组成单位是神经纤维,多个神经纤维集合组成神经束,若干神经束又组

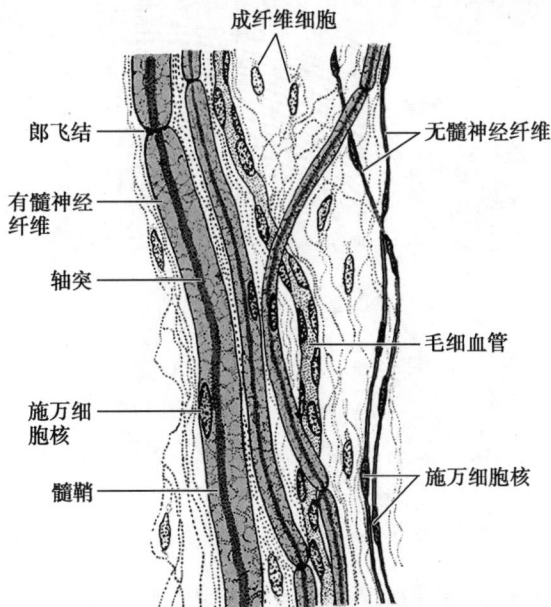

图 24-1　周围神经解剖结构示意图

成神经干。神经干内的神经纤维束,并非始终沿着单一神经束走行。周围神经内还有大量的由胶原纤维、弹力纤维、脂肪组织、营养血管及淋巴管等组成的间质组织,间质组织主要分布于神经束间,少数存在于神经束内(图 24-1)。

一、神 经 纤 维

神经纤维由神经元的轴突和包绕轴突的鞘膜组成。鞘膜来源于胚胎期的神经外胚层,主要由施万细胞组成。轴突是神经元上最长的突起,其余较短的突起称为树突,表面的细胞膜称为轴膜。轴突内含有神经微丝、神经微管、线粒体、粗面和滑面内质网。神经微管在轴突中起着细胞骨架作用,对顺行和逆行轴浆运输均起重要的作用,微管在神经损伤后的再生过程中生长锥的形成起重要作用,微丝对维持轴突的外形起主要作用。线粒体和内质网主要起能量代谢和物质传递作用。

二、施 万 细 胞

施万细胞(Schwann cell)是神经纤维的主要结构细胞,呈梭形,胞体较小,有两个较长的突起,在神经生长、发育和再生过程中,细胞膜螺旋状卷曲包绕轴突,从而形成多层鞘状结构,称为髓鞘,细胞核位于一边(图 24-2)。施万细胞内含有高尔基复合体、线粒体和内质网等细胞器,能合成和分泌多种物质,对神经生长起着重要作用。

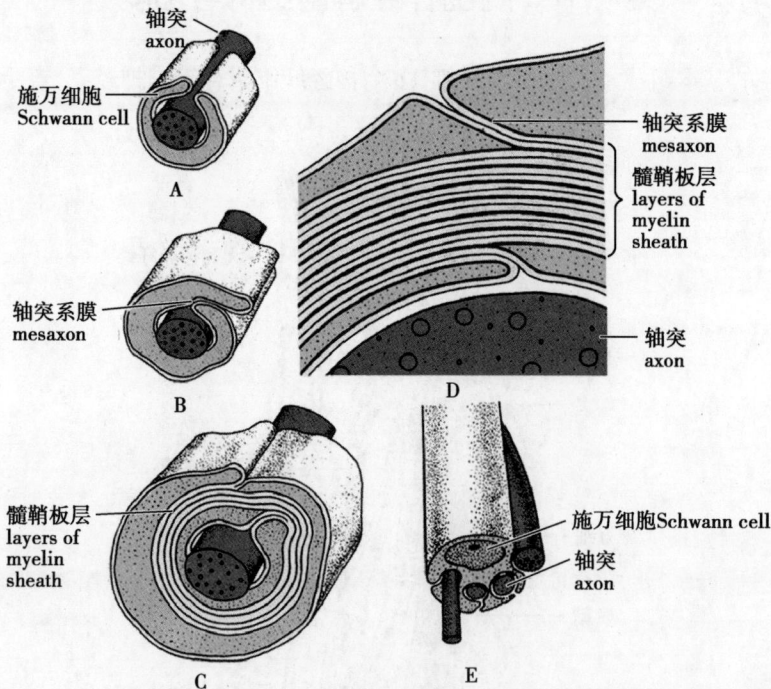

图 24-2 周围神经纤维髓鞘形成及其超微结构模式图

三、神 经 包 膜

周围神经有神经内膜、神经束膜和神经外膜 3 层支持性鞘膜,分别包裹神经纤维形成不同的束状结构,神经纤维通过这些结缔组织膜获得血液供应。神经内膜是围绕施万细胞外面的一层薄膜,由少量结缔组织构成,其内有网状的微血管网为神经纤维提供营养。神经束膜将数量不等的神经纤维分别包裹,形成神经束,其厚薄差别较大,韧性较好,对神经显微修复中的束膜缝合起重要的支持作用。神经外膜主要是由纵行的胶原纤维束组成的疏松结缔组织层,它不仅分布于神经表面,还深入到神经束间,其内有神经营养血管和淋巴管,厚薄不等。

第二节　周围神经损伤后的病理变化及再生机制

神经损伤后的再生机制是一个异常复杂的病理生理过程,一个多世纪以来,国内外学者们进行了大量的研究,取得了不少的成就,但仍然有许多问题尚未解决,对神经损伤后的再生机制的研究仍是当前神经科学研究热点课题之一。研究表明,无论是中枢神经还是周围神经,受损伤后能够成功再生的首要条件是:①神经的细胞体必须得到保护,防止不可逆损伤的发生,并维持可生长的状态;②再生的神经元突起能受到刺激而延伸,并通过引导作用穿越损伤部位;③轴突前端的生长锥能够寻找和识别相应的靶器官,建立起新的有功能的突触。神经再生的三个步骤缺一不可。

一、周围神经损伤后的病理生理改变

神经损伤后,神经远侧断端轴突发生降解,髓鞘溃变、裂解,施万细胞分裂、增殖、吞噬溃变的髓鞘,这一现象称为瓦勒变性(Wallerian degeneration)。轴突与神经元胞体断离后,轴浆内细胞器肿胀、溶解而消失,最后导致整个轴突的破碎溶解,线粒体聚集在郎飞结两旁,肿胀、结构模糊,同时产生较多的髓样小体。轴浆中的微管、微丝聚集、变粗而断裂。如神经元胞体未受破坏,则损伤近端轴浆运输继续进行,使近端肿胀和回缩,轴膜封闭断端,导致更多的细胞器聚集、形成回缩球,为损伤神经纤维再生奠定基础。

周围神经损伤后不仅损伤局部将发生瓦勒变性,而且受损伤轴突的神经元胞体也可能发生逆行性改变,神经元胞体肿大,尼氏体溶解或消失,最后神经元死亡,称为轴突反应。轴突反应的强度与受损轴突的部位与胞体之间的距离和损伤程度相关,轴突受损部位距胞体距离越近,则反应越强,反之则愈轻;神经损伤程度越重,轴突反应也愈强。周围神经损伤后轴突反应引起的神经元死亡的数量多少对神经再生影响重大,设法保护神经元胞体在神经损伤后免于死亡或减少其死亡,是提高神经再生能力的重要环节。

二、神经纤维的再生

周围神经损伤后,发生瓦勒变性,髓鞘溃变,轴突降解,导致巨噬细胞聚集,吞噬溃变溶解碎片,为再生轴突扫清障碍和提供物质基础,施万细胞大量增殖,可达正常的 4~17 倍,增殖的施万细胞除部分转变为巨噬细胞参与清除溃变物质外,大部分细胞沿着基底膜管纵行排列,相互结合,形成一条实心的细胞带,称为 Büngner 带,再生的神经轴突沿 Büngner 带生长入神经损伤远端或靶器官内(图 24-3)。当神经缺损后,由于没有基底膜管支架材料,施万细胞不能形成 Büngner 带,轴突难以生长。

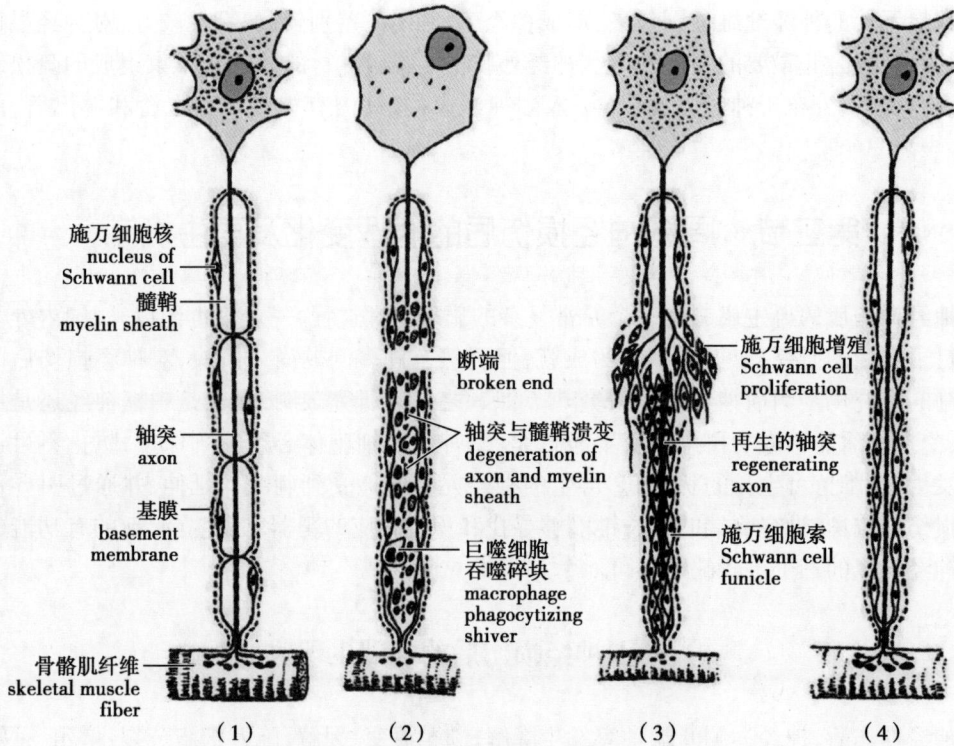

施万细胞核
nucleus of
Schwann cell

髓鞘
myelin sheath

断端
broken end

轴突
axon

轴突与髓鞘溃变
degeneration of
axon and myelin
sheath

基膜
basement
membrane

施万细胞增殖
Schwann cell
proliferation

再生的轴突
regenerating
axon

施万细胞索
Schwann cell
funicle

巨噬细胞
吞噬碎块
macrophage
phagocytizing
shiver

骨骼肌纤维
skeletal muscle
fiber

(1)　　　(2)　　　(3)　　　(4)

图 24-3　周围神经的溃变与再生模式图

　　周围神经损伤后,轴突断裂,神经元胞体合成的蛋白质和轴突再生所需的物质通过轴浆运输到达断端回缩球后,在回缩球表面生长出许多再生的轴突枝芽,轴突有许多分支,其末端膨大形成丝足,当丝足长入 Büngner 带后,伸入其中央,由施万细胞包裹后形成生长锥。生长锥在施万细胞分泌的 LN 等多种 ECM 的诱导下生长。此外,施万细胞还分泌 NGF、BDNF、CNGF 等多种神经营养因子,对轴突生长锥的延伸起调节作用。生长锥一般以 2~3mm/天的速度生长,一根神经纤维只能形成一条新的轴突,其余的枝芽逐渐退化消失,再生的轴突在生长过程中逐渐由施万细胞膜包裹形成板层状的髓鞘,最后形成有髓神经纤维,这种再生途径称为终末再生机制,是神经再生的主要途径。

　　周围神经损伤后,除了受损神经再生通过终末再生机制再生外,邻近未损伤的神经纤维也可通过侧支再生机制形成新的再生神经纤维。神经损伤后,邻近未受损伤的轴突在损伤神经中施万细胞分泌的 N-CAM、髓鞘相关糖蛋白、LN 以及多种神经营养物质形成的微环境的诱导下,可于郎飞结处生长出新的轴突侧支枝芽,伸入 Büngner 带后生长延伸,最后到达效应器官。

三、神经元的保护与神经再生

周围神经损伤后发生轴突反应,引起神经元死亡,特别是损伤部位距神经元较近时,将引起相当数量的神经元死亡,严重影响神经修复的再生效果。目前的研究表明 NGF、BDNF、bFGF 等多种神经营养因子以及 LN 等 ECM 成分和施万细胞能在神经损伤后保护神经元,使之免于死亡。

NGF 是发现最早也是研究最多的神经营养因子,它的生物效应主要有两大类:一是促进神经细胞存活,二是促神经细胞伸出的突起延伸。NGF 能促进体外培养的交感神经元和感觉神经元突起的长出,诱导突起向 NGF 浓度高的地方生长,决定神经纤维生长的方向,具有趋化性,表现为胞体细胞器增大,酶合成活性增加。

BDNF 在结构上与 NGF 相似,它在体内能支持某些对 NGF 无反应的感觉神经元的成活。神经离断以后,BDNF 表达增高,其升高缓慢,只有一个高峰期,最高浓度为 NGF 的 70 倍,在体内的合成依赖于施万细胞,Novikov 发现 BDNF 能使 43% 的鼠坐骨神经撕脱伤引起的脊髓前角运动神经元免于死亡。

bFGF 具有广泛的生物学效应,它能维持体外培养的神经细胞成活,促进施万细胞分裂、增殖。裴福兴等认为局部应用 bFGF 能促进神经损伤后的再生,神经损伤后 bFGF 的表达增强,且 bFGF 能通过逆行轴浆运输到达神经背根节和脊髓相应节段,对神经细胞起保护作用。

总之,周围神经损伤后的轴突反应将引起神经元死亡,多种神经营养物质和施万细胞对轴突及受损害的神经元起保护作用,对神经再生起促进作用。

四、周围神经再生与功能重建的评价

神经缺损修复动物实验模型主要采用大鼠、犬、山羊等为实验动物,制造一定大小的尺神经、正中神经、桡神经、坐骨神经或腓总神经缺损,采用显微手术方法将移植材料与神经缺损断端缝合,形成桥接,引导神经组织再生。植入一定时间后采用植入部位大体观察、动物活动情况、组织学观察、生物力学、神经感觉恢复检查等方法进行评价。

临床上主要采用英国医学研究会 BMRC 的运动功能恢复等级及周围神经损伤后感觉功能恢复等级进行评定。分为:优(M4S3 以上)、良(M3S3)、中(M2S2)、差(M0-1S0-1)4 级。基本功能评定:M4:功能恢复如 M3,除此之外,能进行所有协同和独立运动;S4:完全恢复;M3:无论在近端还是远端肌中,所有重要肌肉均恢复至有足够力量以对抗阻力的程度;S3:在支配区内皮肤痛觉和触觉完全恢复,以前可能出现的反应过度现象消失;M2:在近端和远端肌肉中均恢复到有可觉察到的肌肉收缩;S2:在支配区内皮肤痛觉和触觉有一定程度的恢复;M1:在近端肌肉中恢复到有可觉察到的肌肉收缩;S1:在支配区内皮肤痛觉恢复;M0:无肌肉收缩;S0:在支配区内仍无感觉,感觉无恢复。神经感觉恢复检查方法有音叉皮肤振动觉定性检查、振动觉阈的振动器定量测定、Semmes-Weinstein 尼龙单丝或 Pressure-Specifying-Discriminator 行皮肤压觉阈的测定、用 Disk-Criminator 进行静止和运动的两点辨别觉测定、茚三酮试验、O'Rain 指腹皮肤皱缩试验、捡物试验、Tinel's 征电生理检查等。

动物安全性评价主要参考 ISO 10993 标准进行评价。临床安全性评价方法有观察免疫排斥反应、进行免疫学检测和相关并发症的观察与分析。

第三节　组织工程化周围神经种子细胞的研究

生物材料的发展以及多种神经支架导管陆续的出现，促进了周围神经损伤组织工程修复的研究。然而仅仅凭借生物材料导管不足以提供足够的神经再生环境，因此通过种子细胞直接参与或以旁分泌的方式保护神经元存活、促进施万细胞增殖分化、诱导轴突延伸，最终促进损伤周围神经的功能再生势在必行。

一、施　万　细　胞

施万细胞（Schwann cell）是周围神经系统中特有的一种胶质细胞，它与周围神经的发生、发育、形态以及损伤后的再生有着密切的关系。施万细胞对轴突起着支持、保护、营养和物质代谢的作用，维持轴突良好的微环境，形成髓鞘。施万细胞是周围神经发育再生中引导轴突生长的最为关键的细胞。施万细胞可与损伤的神经轴突相互作用，分泌神经营养因子、神经细胞黏附分子、细胞外基质等促进周围神经再生重要的成分。神经细胞黏附分子可影响细胞间粘着。体外研究证实，神经细胞黏附分子在神经突起生长过程中发挥重要的作用，如促进轴突的再生、已再生的轴突髓鞘化。神经细胞黏附分子存在于轴突末端的生长锥（growth cone）和施万细胞的表面，对轴突特异性增长可能起作用。包绕轴突的施万细胞外有一层富含 ECM 的基底膜层，其主要成分由施万细胞产生。反之，细胞外基质对施万细胞的功能也有调节作用，刺激施万细胞增殖与分裂。当周围神经受损时，轴突变性，而基底膜保持完整，为轴突再生提供通道，同时起到引导作用。体外培养研究中，层黏连蛋白和纤连蛋白对神经突起生长具有强大的促进作用，层黏连蛋白可促进周围神经和中枢神经元突起的生长，而纤连蛋白对周围神经元突起的生长起促进作用。研究表明，神经元延伸时对与其接触的底物是非常具有选择性的，而且一旦与施万细胞接触，神经纤维的延伸就会严格限制在 Büngner 带内。神经营养因子在神经细胞的存活、生长、分化、迁移以及功能可塑性方面起着重要的作用，其失常或不足可能导致某些患者的神经再生失败。迄今为止，已发现施万细胞可以分泌十余种神经营养因子，这些因子包括神经生长因子（nerve growth factor）、神经营养素-3、脑源性神经营养因子、睫状神经营养因子、胶质细胞源性神经营养因子、转化生长因子 β 等。此外，白血病抑制因子、碱性成纤维生长因子和胰岛素生长因子也能促进一些神经元的存活，在神经损伤修复中具有重要的作用，也被称为神经营养因子。研究表明，神经损伤后，施万细胞可由静止期重新进入细胞循环，开始大量增殖，能合成和分泌神经营养因子。这些营养因子通过轴膜的胞饮作用，进入轴突内，又通过轴浆的逆行运输转运到神经细胞体进而发挥营养作用。

由于施万细胞在周围神经再生中发挥重要作用，研究者们将体外培养的施万细胞用于修复周围神经缺损，取得了良好的效果。学者们使用不同的神经导管桥接神经缺损，如在这些导管中加入施万细胞，能更有力地促进周围神经再生，施万细胞可促使轴突延伸速度加快、距离更长。实验表明，施万细胞对再生轴突有趋化作用，这种作用取决于远端是否存在，神经组织对神经近端产生特异性刺激作用，诱导近端生长，并且这种趋化作用受到距离的影响。研究发现，两个神经断端相距 5~10mm 时，这种趋化作用表现明显；超过 10mm 时，近端生长则受到影响；在相距 20mm 时，如果加入取自远端的一小块神经，近端轴突就成功地生向远端。这也说明来自于施万细胞的趋化作用也存在于施万细胞膜上。由于细胞膜更新，其不断脱落到神经外间隙中，产生一个能吸引轴突的扩散梯度，并且这种吸引能力有明显的特异性，吸引近端相应的感觉或运动神经轴突向远端延伸。

在周围神经损伤中，外源性的施万细胞可以替代神经远端退变、凋亡的细胞支持神经再生的环境。并且外源性注射施万细胞已被成功用来促进损伤的脊髓与周围神经的再生以及再髓鞘化。然而，人类施万细胞的获取对供体的侵害非常大，并且获取量有限，扩增效率也不高，无法在临床上推广使用。因此需要鉴定出更多更容易获取的干细胞用于移植治疗。

二、神经干细胞及嗅鞘细胞

神经干细胞(neural stem cell)是未分化的、可自我更新的细胞，具有分化为神经元和胶质细胞的潜能。神经干细胞主要集中在脑室外侧的室管膜区、脑室下区、海马结构、嗅球、脊髓、小脑和大脑皮层以及发育过程中脑变化的各种区域。神经干细胞不像神经元细胞，它可以在体外培养、增殖，并且在适宜的诱导条件下可以向不同的方向进行分化。研究显示，胎鼠的海马神经干细胞可在体外分化为施万细胞，将这些细胞与神经支架复合形成组织工程神经，移植入体内后可促进受损的周围神经形态和功能的恢复。当植入胚龄 14~15 天的大鼠脊髓前角细胞在受损的大直径神经部位中，同样能促进神经的再生并减轻肌肉萎缩。而将新生大鼠的颗粒层神经干细胞移植到损伤 6 个月的胫神经远端中，结果显示神经干细胞能提高轴突的再生数量，并改善损伤神经的电生理功能。移植后 4 个月，胫神经仅存活少量的外源性细胞，并且没有向神经元方向分化，仅有少数分化为胶质细胞，因此神经干细胞可能主要是通过旁分泌的作用促进周围再生。将脊髓前角神经前体细胞植入损伤大鼠的坐骨神经的远端，结果显示这些前体细胞能向运动神经元方向进行分化，能伸出轴突，与骨骼肌形成功能性突触。虽然神经干细胞已经被证明具有良好的促神经再生能力，但是来源有限、取材损伤大等特点限制了其在临床上的应用。

嗅鞘细胞(olfactory ensheathing cells)起源于嗅板，并具有自我更新和分化能力。嗅鞘细胞是一种嗅神经的支持细胞，它包被神经轴突迁徙入脑，在颅底和嗅球的僧帽细胞相结合。嗅鞘细胞具有施万细胞和星形胶质细胞的特性，但更趋于前者，它有两个独特的特征。第一，它不仅存在于外周神经，而且存在于中枢神经；第二，嗅黏膜具有终生再生能力，包括人类的嗅鞘细胞。据报道嗅鞘细胞也能促进周围神经再生，如仅用充填层黏连蛋白的硅管套接大鼠缺损 15mm 的坐骨神经断端，神经不能再生通过此缺损间隙；如添加嗅鞘细胞，则有50%的大鼠神经能成功再生。并且含嗅鞘细胞的硅胶管可缩短下肢复合肌肉动作电位的潜伏期，加快神经传导速度并增加其波幅，提高再生神经纤维的数量和髓鞘厚度，从而促进周围神经损伤后的功能恢复。嗅鞘细胞可表达大部分施万细胞的特异标志分子，如 p75、S100、GFAP 等。尽管嗅鞘细胞可促进轴突再生通过脊髓断端，然而周围来源的嗅鞘细胞在脊髓背根损伤后却不能促进初级传入神经纤维的再生；也有研究表明植入嗅鞘细胞至脊神经后根，能促进脊髓星形胶质细胞突起向嗅鞘细胞的伸展，并引导背根轴突经嗅鞘细胞和星形胶质细胞突起进入脊髓后角，还可在脊髓后索中至少生长 10mm。与施万细胞相比，嗅鞘细胞在神经功能恢复方向更具优势,但由于临床应用的实际困难,目前以嗅鞘细胞替代施万细胞治疗周围神经损伤仍未有报道。

三、间充质干细胞

作为可用于周围神经损伤治疗的干细胞应具备以下特性:容易获取,增殖速率高,能够与宿主整合并存活。间充质干细胞由于其明显的可塑性和获取的便利性,在取代施万细胞治疗周围神经损伤方面受到了越来越多的关注。间充质干细胞可以从长骨中获取,培养在含神经诱导因子的培养液中可以转分化为施万细胞,并表达 S100 和 GFAP(glial fibrillary acidicprotein)等施万细胞标志性蛋白。当将施万细胞与神经支架或脱细胞支架复合后可作为周围神经损伤的修复体。许多的研究工作已显示,通过移植 BMSC 修复的神经损伤,其髓鞘化的轴突、电生理水平、动作能力恢复都较未移植 BMSC 组优。尽管至今仍没有在体内找到 BMSC 形成髓鞘化细胞的证据,但是至少在体外与 PC12 细胞共培养的条件下,骨髓间充质干细胞诱导分化成的施万细胞能实现髓鞘化。最近,比骨髓间充质干细胞获取损伤程度更小的脂肪间充质干细胞也已经被鉴定出来,并且与 BMSC 有着相似的细胞表型和多向分化潜能。通过与神经支架材料复合后,已经证明其也具有促进周围神经再生的能力。脂肪间充质干细胞在神经诱导相关因子的作用下,也能分化为施万细胞,呈现出与施万细胞相似的外形并表达 p75(低亲和力神经营养因子受体)、GFAP(胶质细胞纤维酸性蛋白)、S100 等胶质细胞标志性蛋白。体外研究证明,脂肪间充质干细胞能促进运动神经元轴突锥的延伸。研究者将基于异种脱细胞神经支架与脂肪间充质干细胞的组织工程周围神经移植到 1cm 大鼠坐骨神经缺损处,其修复效果与自体神经移植的修复效果相当。研究者进一步利用该组织工程周围神经在 TGF-β1 因子协同作用下,完成了 5cm 坐骨神经缺损的修复。

四、皮肤来源的干细胞

皮肤组织由于面积大、再生能力强是另外一个能较易获取干细胞的重要来源。研究者在毛囊隆突部位中发现了大量的神经嵴来源的干细胞,并证明其可向神经元、平滑肌细胞、施万细胞、黑色素细胞等方向分化。利用毛囊隆突干细胞可修复周围神经缺损,并且可在体内检测到其分化为胶质细胞,促进神经功能再生。利用皮肤干细胞与神经导管复合后修复 16mm 神经缺损,皮肤干细胞能够提升神经的形态与功能的恢复,并且研究中所用的皮肤干细胞未经施万细胞诱导。皮肤真皮中也含有大量神经嵴来源的前体细胞——真皮前体细胞,该类细胞能在体外分化为神经嵴细胞样,包括神经元与施万细胞。新生或成年皮肤中的真皮前体细胞在相同的诱导条件下,表现的细胞生理功能没有显著的差异,如采用胚胎神经嵴前体细胞的增殖和施万细胞诱导分化剂 neuregulin-1β 处理后,两种细胞的施万细胞诱导分化效率相当。同时研究表明,将真皮前体细胞植入神经中,真皮前体细胞可能与施万细胞前体细胞一样具有促进神经元存活、施万细胞增殖、迁移的能力,并分化为功能性的施万细胞。当在体外将真皮前体细胞诱导分化为施万细胞后注射入损伤神经的远端,移植的细胞出现髓鞘化的表型。在体外研究中,真皮前体细胞可在与背根结神经元共培养中形成髓鞘化的施万细胞。而采用患脱髓鞘病的小鼠作为动物模型,也能观察到移植后的真皮前体细胞在轴突上分化为成髓鞘的施万细胞。

第四节 组织工程化周围神经的支架材料

目前周围神经缺损修复中所使用的材料主要分为两类:一类是取自于自体的神经、骨骼肌、血管、膜管等的天然生物活性材料,此类材料虽然具有与机体极好的相容性,但是存在塌陷、再生不良和黏连、吸收、瘢痕组织增生等问题;另一类是如脱钙骨管、尼龙纤维管、硅胶管、聚氨酯管等非天然生物材料,这些材料虽然能为神经再生修复起到通道作用,但由于它们不能在体内被降解和吸收,在神经再生修复后又会成为异物而对神经产生刺激,使神经产生异物反应,所以都存在必须再经二次手术将其取出以及因神经导管取出手术而使神经再次受到损伤危险的弊病。

近十年来,随着材料科学和分子生物学的发展,用于神经修复研究的材料品种越来越多。周围神经缺损修复经历了神经移植、自体非神经组织移植、合成材料替代等阶段。

一、神经组织移植

来源于神经纤维组织的桥接材料主要有自体神经、同种异体神经、异种神经。在周围神经缺损修复过程中,受损神经远端的病理和生理环境是以适应神经再生的需要而改变的,其中神经内膜管、施万细胞基底膜、施万细胞及其分泌的神经营养因子,在神经再生过程中起着非常重要的作用。从这些方面来看,自体神经无疑是最理想的神经移植修复材料,衡量各种神经移植桥接材料应以自体神经移植体为"金标准"。同种异体神经、异种神经移植修复周围神经缺损需要解决免疫排斥的问题。许多研究者尝试多种措施来降低供体神经的抗原性,包括:冷冻、冻干、放疗、预溃变和乙醇浸泡以及胚胎神经移植,对宿主使用免疫抑制剂等方法,但尚无一种十分理想的方法。

宋修竹等用70%乙醇浸泡异体神经桥接体8小时,灭活了桥接体中的高抗原性的细胞成分,而神经基底膜管完整无损,为再生轴突提供了定向通道,神经再生和功能恢复良好。近年来,动物实验及临床应用胎儿组织同种异体移植已有成功的报道。Agaoglu等比较了胎兔和成年兔异体神经移植的免疫反应,认为胎儿缺乏成熟的免疫机制,胎儿组织桥接体只产生轻度免疫反应,能够存活,效果与自体神经移植无显著性差异。随着免疫药理学的进步,通过使用免疫抑制剂,使异体、异种神经桥接体不被宿主排斥,神经再生获得成功。Takata等在异体神经移植实验中,对宿主使用免疫抑制剂后,宿主施万细胞迁移入异体神经桥接体,诱导轴突再生,并在再生轴突外形成髓鞘;停止使用免疫抑制剂后,移植神经桥接体仍将被排斥。因而,进一步阐明异体神经、异种神经移植的免疫排斥反应机制,寻找一种长效、低毒的免疫抑制剂,是今后的研究方向。总之,如果能解决好排斥反应问题,那么同种异体神经临床应用前景非常乐观。

二、非神经组织移植

自体神经移植方法也存在许多弊病。首先,供体神经切取后,必然引起供区感觉障碍,且有可能发生创伤性神经瘤,引起局部疼痛;其次,附加的神经切取术使手术时间延长,增加供区瘢痕,而且神经粗细的变异使切取的神经未必适合与受区匹配,加之供体神经来源有限也大大限制了自体神经移植术的临床应用。人们开始寻找自体神经桥接移植的替代物。这些组织包括动脉、静脉、肌腱腱管、羊膜管、筋膜管、硬脊膜、小肠、骨骼肌桥接体等。使用这些非神经组织移植体的主要理论依据是它们都含有基底膜,其基底膜与施万细胞的基底膜相似,内含有层黏连蛋白(laminin,LN)、纤连蛋白(fibronectin,FN)和胶原蛋白等,这些成分能促进轴突生长,为施万细胞的迁入提供了有利的环境。所以非神经组织都能引导神经良好再生,使神经纤维近端较好地进入神经远端,到达终器官。

单纯的静脉桥接体修复周围神经缺损在近二十年中从动物实验逐渐过渡到临床应用。Chiu 等认为,自体静脉桥接体对小于 3mm 的周围神经缺损能起到有效的管道作用,并以此作为调节神经再生的细胞和分子环境的通道,引导神经再生纤维的生长。静脉壁在一定时期内可以阻挡周围组织的侵入,同时周围营养物质可透过静脉壁向内扩散;静脉管腔有利于神经的趋向再生;但静脉管壁易于塌陷或撕裂,使管腔狭窄或破坏。

骨骼肌的取材部位广泛,规格随意,且局部的切取并不会造成骨骼肌功能的明显损害。研究发现,液氮冷冻之后置于蒸馏水经反复冻融处理后,肌浆平行劈裂改性成无定形碎片和相互交通的肌肉基底膜管,类似于变性的远端神经基膜管,其所形成的支架结构允许再生神经生长锥在神经诱导和趋化作用下自由选择延伸生长的方向。骨骼肌通过基底膜上存在的附着分子、神经突促进因子(如 LN、FN 等)可以为延伸的轴突提供适当的附着支持。

三、生 物 材 料

随着组织工程研究的进展,在实验研究和临床应用方面均取得了可喜的成果,为周围神经损伤和再生提供了新方向。生物材料可作为自体或异体神经移植物的替代品,并构建神经再生的三维空间支架,即把此类材料制成薄膜包绕于神经周围,或将神经断端缝入预先制好的管腔内,制成神经导管,构建神经再生室。其主要功能是引导再生的轴突长向远端。此外,还要求材料的降解速度与神经的再生速度相匹配以及降解所形成的小分子不对细胞繁殖产生不利的影响。因此组织工程的细胞支架材料必须具有生物降解性和一定的降解速度、良好的生物相容性及细胞亲和性。

依据制成材料的不同,神经导管可分为 3 大类:①天然高分子材料:主要包括生物膜、静脉、动脉、神经外膜管、骨骼肌、小肠衣、透明质酸管、羊膜、壳聚糖等;②非生物不可降解合成材料:主要有硅胶管;③生物可降解合成材料:主要包括聚乳酸、聚羟基乙酸及它们的共聚物等。

(一) 天然高分子材料

天然高分子材料已见报道的有静脉、动脉、羊膜管、骨骼肌、胶原等。使用这些生物移植体的主要理论依据是它们都含有基底膜,其基底膜与施万细胞的基底膜相似,内含有 LN、FN和胶原蛋白等,这些成分能促进轴突生长,为施万细胞的迁入提供有利的环境。所以非神经组织都能引导神经良好再生,使神经纤维近端较好地进入神经远端到达终器官。静脉容易塌陷,而且其中的成纤维细胞易形成瘢痕,阻碍神经生长,用静脉桥接多在 5mm 左右。羊膜具有排异反应小、可吸收、存储方便的特点,适合临床应用。

　　胶原蛋白是由动物细胞合成的一种天然高分子材料,具有生物相容性好、促进细胞黏附、增殖、加快创面愈合、无抗原性、降解产物无毒性等优点,可参与组织愈合过程,在烧伤创面敷料、骨移植替代材料、组织再生诱导方面得到广泛应用。韩岩等发现,Ⅰ、Ⅳ型胶原在体内对神经再生均有促进作用。

　　壳聚糖即 N-乙酰氨基葡萄糖多聚体,N-乙酰氨基葡萄糖是其组成单位,通过糖苷键相连接。近年来,壳聚糖及其衍生物作为生物材料获得了广泛的重视。壳聚糖可作为基质桥对神经生长有接触引导作用,缩短神经近端在再生室的生长过程。同时它具有促进内皮细胞束膜的上皮细胞性结构的生长,使再生室内接触引导因素提早形成,加快了细胞迁移。此外,壳聚糖在促再生过程中抑制了成纤维细胞的生长,防止瘢痕组织形成。所以,壳聚糖作为一种非神经组织代替自体神经组织修复周围神经损伤是较为理想的新型生物材料。

(二) 非生物不可降解合成材料

　　由于硅胶管具有一定的强度和生物惰性,因此是使用得最早、最多的人工合成再生管道。但术后会产生致命的神经卡压现象及炎性刺激,另外需要再次手术取出,所以并不适合临床应用。硅胶管主要用于神经再生过程的理论研究,使我们对再生管道内神经再生的过程有了深入的理解。

(三) 生物可降解合成材料

　　这类材料在神经连接后,在体内可逐渐降解吸收,避免了神经再生晚期管壁对神经再生的不利影响。它既可用于实验研究,又可用于临床。常用的可吸收性导管有聚乙醇酸管、聚乳酸管、聚四氟乙烯等。此类导管具有如下优点:①具有良好的生物相容性;②选择适当材料和制作工艺可使导管缓慢降解,管的外形保持一定的时间,直至缺损神经近端长入远端;③管壁利于吸附和释放神经营养因子。如管壁有利于碱性成纤维细胞生长因子的弥散和释放,利于髓鞘生长和轴突生长。它要求导管在体内无异物和炎症反应,并随神经再生的完成而逐渐消失,材料具有一定的机械强度,管的内径要比神经外径略大,以便套接或避免管壁降解性膨胀压迫神经。国外有人实验研究,移植神经导管壁由两层不同材料组成,内层是具有渗透性的生物薄膜,外层为多孔的可吸收材料支持层。此导管能对神经再生起良好的支持、趋化作用,有利于营养物质的交换,保持类似神经外膜的性能。总之,可吸收性神经桥接体既可人工合成,又可由天然动、植物中提取,其来源广泛,又可降解吸收,生物相容性好,是理想的神经桥接体。

　　聚乳酸(polylactic acid,PLA)、聚羟基乙酸(polyglycolic acid,PGA)及它们的共聚物 PLGA 是一类可生物降解的高分子聚合物,其代谢产物易从体内排出而不蓄积。它有一可控降解速率来匹配神经再生的速度,再生完成以前,它能保持良好的近远端机械连续性,既可防止室内各种活性分子向室外逃逸,又可阻挡周围纤维细胞进入断端间增生形成瘢痕组织,干扰或阻碍再生,甚至导致神经瘤形成;再生完成以后,它逐渐降解吸收以避免慢性神经压迫,是理想的细胞支架材料。Medinaceli 曾证实 PLA 管及其代谢产物对神经再生无不良影响。

　　可降解材料的最大特点是当履行完再生管道的功能后便逐渐降解。因此,对神经再生的长期预后较好。在这类管道的设计上,除了考虑生物兼容性外,还要考虑管道的降解速率、管壁的厚度、管壁微孔的大小和口径大小等。降解所需时间应由再生神经通过损伤所花费的时间决定,只有当轴突完全通过缺损处后,再生管道才开始降解,而再生神经通过损伤处所需时间与动物的种属、年龄、缺损处的长短等因素有关。另外,管壁应有一定的支持性能,不能塌陷;而且管壁应有一定的通透性,以便与再生管道内外的物质交换,为再生神经提供一个良好的生长环境。再生管道的口径应与缺损处神经的口径大小相配,如口径太小,当再生神经长入再生管道内时,会受到压迫而产生损害,从而影响再生;若口径太大,则会导致成纤维细胞的大量侵入,形成瘢痕,阻止轴突前进,再生管道内的营养物质也会向外大量弥散。由于便于处理、易于获得,PLA、PGA及其共聚物较早应用于这方面的实验研究,取得了预期的实验效果。倘若能加入一些其他有利于神经再生的因素,如神经营养因子,可能会进一步提高神经再生的效果。

四、支架材料的表面微结构

良好的纳米拓扑特性,包括沟槽、褶皱、孔隙率、结节等通过影响细胞黏附、迁移、扩增、分化,都能影响细胞与基底的相互作用。例如在 poly(methyl methacrylate)(PMMA)和 poly(dimethylsiloxane)(PDMS)的支架上制备纳米片状排列的结构能诱导平滑肌细胞的定向排列与迁移。至今已经报道了多种支架制备技术,如溶解性成型(solvent casting)、颗粒浸提(particulate leaching)、溶解模型(melt molding)等技术用来制备不同表面形态伴随着所需的孔隙率与表面积为细胞的诱导与控制。在不同形式的支架材料中[纳米纤维(nanofibers),烧结矩阵(sintered matrix),纳米泡沫(nanofoams),水凝胶(hydrogels),纳米管(nanotubes)等],水凝胶与纳米纤维类的支架已经被广泛应用于神经再生的研究。

最近,水凝胶作为神经组织工程的适宜生物材料越来越受到研究者的关注。水凝胶通过提供合适的化学、机械、空间微环境,支持细胞的增殖、分化与轴突的延伸,从而支持神经锥的延伸。同时,水凝胶具有良好的生物相容性与软组织相似的机械性能,如低的界面张力、良好的可注射性。在慢性压榨损伤后,生物相容性良好的高分子水凝胶已经显示出诱导大鼠脊髓重建的性能。生物相容性良好的 poly[N-(2-hydroxypropyl)methacrylamide](PHP-MA)水凝胶的神经诱导和神经传导特性已经被广泛用来修复中枢神经损伤,其作用为促进组织基质的合成及轴突的生长。另一种水凝胶材料 Poly(2-hydroxyethyl methacrylate)(PHE-MA)也已经被用来制备组织工程神经。由于具有相似的网状尺度,细胞比较容易进入液状的凝胶。基于细胞的水凝胶聚合物的生物相容性、稳定性、多孔性、亲水性、生物可接受性、表达生物特异性的表面受体和生物活性的分子等,已经被设想用来修复中枢神经系统。现已有文献报道通过利用 polyethylene glycol(PEG)水凝胶作为细胞载体可以支撑神经前体细胞的存活、扩增、分化。将施万细胞复合进壳聚糖中也显示出壳聚糖良好的生物相容性。将三维高分子水凝胶移植入损伤部位已经显示可促进轴突的恢复。三维多聚赖氨酸多糖水凝胶系统也被认为是良好的组织工程神经支架材料。含透明质酸的三维多肽管也被证明可作为神经损伤后的修复材料。至今不同的高分子水凝胶导管已经被设计出来并研究其作为神经支架的适宜性,尤其是在与软组织相似的机械性能以及支持神经延伸方面。同时,水凝胶显示出了与天然轴突非常匹配的传导速率的特点。

五、纳米纤维材料特性及电纺丝技术

由于具有与天然细胞外基质相似的结构与特性,纳米纤维材料被认为是最具潜力的组织工程支架材料之一。通常纳米纤维是指直径小于 1 微米的纤维结构。由于纳米纤维具有优良的机械强度及比表面积,所以被认为是最适宜神经组织的工程材料之一。利用液相-液相分离方式制备的 poly(L-lactic acid)(PLLA)多孔纳米纤维支架与天然胶原支架一样可支持神经元的分化以及神经锥的生长。然而,液相-液相分离法很难稳定地维持纤维的直径与排列。与水凝胶一样,现在已经开发出了如模板合成、相分离、自组装、电纺等多种技术用来制备纳米纤维。在这些技术中,电纺法由于制备过程简单,被认为是最具优势的技术。由 poly(D,L-lactide-co-glycolide) 和 poly(ε-caprolactone)(PCL/PLGA)组成的纳米纤维已经被证实可促进大鼠坐骨神经 10mm 缺损的再生。PLGA 纳米与微米混合的纤维及膜片也可在体外沿着纤维排列的方向维持 C17.2 神经干细胞的培养和神经元的分化。利用电纺技术制备的 PLLA 纳米纤维支架可以支持神经干细胞的黏附、延伸、分化。排列规则的电纺 PLLA 纳米纤维与随机排列的纳米纤维相比,促神经再生的能力更显著。因为研究发现,规则排列的纳米纤维可支持细胞的定向迁移,并提高神经椎体的延伸效率,所以规则排列的 PLLA 纳米纤维支架是良好的细胞载体,是优良的组织工程支架材料。在制备电纺材料的时候,需要考虑黏稠性、传导率、表面张力、电压、流速、电极间距等不同的参数,它们直接决定制备出的电纺材料的物理性能。例如,当点放丝收集时间长于三十分钟,电压持续在电纺丝上会导致电纺材料上层的纤维排列混乱。良好的组织工程神经支架用的电纺纳米纤维可用以治疗神经缺损。如采用胶原/PCL 制备的定向排列的电纺纤维可以促进细胞的增殖、胶质细胞的迁移、神经椎体的定向延伸,这些特点对神经再生至关重要。而定向排列的电纺 PCL 也被证实通过上调施万细胞特异性基因 *P0* 和 *NCAM-1* 的表达可促进施万细胞的成熟,并且定向排列的 poly(acrylonitrile-co-methylacrylate)(PAN-MA)纤维与非定向纤维相比可显著性促进施万细胞的迁移和神经锥的生长。

六、组织工程支架材料的电生理特性

人体的电生理反应以及神经元交流的关键成分是由突触部位的动作电位产生的,因此理想的神经元支架应该具有可促进神经锥延伸的的电传导性。由于其可裁剪特性,电导多聚物在生物医学方面的应用越来越多。具有电传导特性的 Polypyrrole(Ppy)材料已被证明可通过电刺激性来增强神经再生效率。此外,Ppy 和 polyaniline 的抗氧化特性可以清除损伤部位产生的阻止神经再生的自由基,这使其作为组织工程支架的应用越来越受到关注。研究者采用 Ppy/PDLLA/PCL 制备的电传导材料被证明可修复 8mm 大鼠坐骨神经损伤,并可促进神经细胞的增殖以及轴突的再生,该实验大鼠的手术腿在 2 个月内便恢复了生理功能。此外,免疫组织化学以及透射电镜分析结果显示,新生的髓鞘化轴突与施万细胞及天然神经相比没有显著性差异。为改善聚吡咯(Polypyrrole)的细胞黏附性,研究者也可在 Polypyrrole 上连接 RGD 多肽。表皮细胞黏附与扩增评价结果显示 poly ethylenedioxythiophene(PEDOT)是适于细胞黏附的电活性生物材料。尽管电刺激促神经再生的机制不是很清楚,但是如细胞表面受体的电泳性的再分布、激活神经调控转运过程、改变蛋白吸附与黏附特性等假说已陆续被提出,并且最后蛋白吸附假说已经得到初步的证明,该实验中利用电刺激 Polypyrrole 材料桥接的神经,可促进血清中的纤连蛋白向材料贴附。但是这些电传导高分子材料都是不可降解材料,因此它们在临床应用中的安全性还需进一步研究,这也阻止了该类材料的在神经支架材料中的广泛应用。

七、生物支架材料与生长因子的转运

生长因子在神经组织修复与再生中发挥着关键的作用。除了增强内源性前体细胞的再生潜力，生长因子也用来调控外源性干细胞的分化与生长。大量的研究已经报道了利用生长因子来促进神经支架导管的再生性能。尽管神经生长因子能促进病变的神经元再生修复，然而在特定的损伤部位中，维持因子的最佳作用浓度非常困难。在神经导管中复合一定量的神经生长因子可以降低胶质瘢痕的形成。在损伤的神经中稳定维持一定浓度的 lipoplexes 释放可以促进神经营养因子的表达，从而促进神经的再生。尽管 Poly（D,L-lactic-co-glycolic acid）（PLGA）微球已经被证明可作为生长因子的载体，但是 PLGA 的酸性降解产物会导致生长因子的变性，而使用聚磷酸酯（polyphosphoesters）载体则不会产生这类问题。不采用载体技术，而直接将神经因子连接在支架上是另一种解决方案。如将神经生长因子 β 连接到神经细胞外基质上可显著促进大鼠坐骨神经损伤后的功能恢复。在中枢神经中使用该类材料同样可以促进其部分功能恢复。目前，由于能以一种可控、持续的方式释放生长因子，同时可作为良好的组织工程神经支架导管诱导轴突延伸，电纺纳米纤维支架已经被认为是一种成功的、安全的载体。

八、脱细胞神经

自体神经移植被认为是修复周围神经损伤的"金标准"，但自体神经存在供区有限、二次损伤、神经尺寸不匹配等缺点，导致其无法在临床上大范围使用。而同种异体神经和异种神经移植由于免疫排斥反应，不能达到修复周围神经损伤的效果。异体与异种神经的免疫排斥反应主要由神经上的细胞引起。天然神经的主要抗原成分是施万细胞、组织间隙细胞及髓鞘，其中施万细胞的抗原性最强。神经干的其他组成部分，包括神经细胞外基质成分（神经外膜、束膜和内膜、糖蛋白）组成的施万细胞基底层，神经纤维周围的无细胞基质及神经干周围的筋膜组织的抗原性非常微弱。因此，采用脱细胞方法制备的、不含细胞的周围神经基质成分免疫原性非常低，作为神经缺损的移植物取得了良好的神经再生效果。脱细胞神经基质是将正常周围神经进行脱细胞处理，将施万细胞、神经外膜细胞、束膜细胞、神经纤维的髓鞘和轴突、蛋白多糖和糖蛋白等均质状态基质和细丝状胶原纤维清除后，得到的以施万细胞基底膜为主，以神经束膜基质和外膜基质为外套的完整三维立体支架，其成分主要为Ⅰ型胶原，包括层黏连蛋白、纤连蛋白、Ⅳ型胶原、Ⅴ型胶原。天然神经基底膜主要成分是层黏连蛋白，层黏连蛋白可通过施万细胞的黏附组成促进轴突延伸的基础神经再生单元。研究者将脱细胞神经移植到大鼠体内，28 天后组织学检测发现虽然能检测到 CD8 阳性的 T 细胞，但远远低于新鲜神经移植组，说明经脱细胞处理的神经移植物的免疫原性非常低，可以避免由细胞介导的免疫排斥反应。在不适用免疫抑制剂的情况下，将脱细胞神经移植体进行同种移植，已在大鼠、兔、猴等神经损伤模型中被证明其神经修复性能。

脱细胞神经的方法通常可以分为物理去细胞法、化学去细胞法、生物去细胞法三种。其中物理法通常包括冻融、机械搅拌、超声波、高渗或低渗溶液处理等方法。Krekoski 等用液氮将大鼠坐骨神经反复冷冻融解制成去细胞神经移植体,移除施万细胞和其他细胞成分,同时完整地保留施万细胞基膜管的神经支架。尽管这些方法都能使神经细胞发生破裂,但是破裂的细胞成分释放并黏附在细胞基质上同样会导致宿主产生较强的免疫反应,而物理法通常不能很好地去除细胞中的成分,因此通常只能作为脱细胞主要工艺的辅助,并且反复冻融与超声波也会导致基底膜不同程度的断裂以及包被轴突的结构蛋白管破裂,因此需要根据具体情况使用该方案。

化学脱细胞法是最彻底,也是使用最为广泛的脱细胞方法,化学试剂可选用酸、碱、去垢剂等。其中离子型去垢剂十二烷基磺酸钠(SDS)、脱氧胆酸钠以及非离子型去垢剂 TritonX-100 是应用最多的脱细胞化学试剂。Sondell 等用 3% 的 TritonX-100 和 4% 的脱氧胆酸钠溶液等对大鼠坐骨神经进行脱细胞处理,神经细胞和髓鞘等崩解产物清除完全,并保留了完整的 SCs 基底膜。化学去细胞神经的免疫原性显著降低。Haase 等模仿 Sondell 法制备了大鼠脱细胞异体神经,并修复了 2cm 长的大鼠腓神经缺损,结果显示脱细胞异体神经有利于神经再生和功能重建。衷鸿宾等也采用 Sondell 法,成功制备了犬的长段去细胞神经移植物,并修复了 5cm 长的周围神经缺损,其早期神经再生、电生理和功能恢复与自体神经移植无明显差别。Hudson 等使用温和除垢剂 Triton X-200、SB-10、SB-16 的处理优化了神经脱细胞方案,并就神经移植体的 ECM 保留和细胞成分的移除方面与 Sondell 脱细胞方案进行了比较。结果显示,在去除细胞成分方面,优化方法与 Sondell 脱细胞方法相当,但优化方法对 ECM 破坏的程度更低。

酶处理法通常采用的酶有胰酶、脱氧核糖核酸酶、核糖核酸酶三种。其中脱氧核糖核酸酶和核糖核酸酶可协助去除残留在细胞外基质上的核酸成分,进一步降低其免疫原型,但其本身不能作为独立的脱细胞方法。胰酶是一种对神经结构破坏较强的酶,通常在异体神经中不需要使用。但是在异种脱细胞神经中,由于髓鞘的残片结构免疫原性较强,采用胰酶联合 TritonX-100 处理能达到比较彻底的去抗原目的。采用此方法,研究者成功利用猪的肋间神经作为原料制备了免疫相容性良好的脱细胞神经,并成功用于异种大鼠的坐骨神经修复。

第五节　组织工程化周围神经修复神经缺损的研究

在神经导管的研究过程中,人们发现单腔导管有很大的不足,与自体神经移植相比,缺乏纵行排列的基膜管,不利于再生轴突和施万细胞的接触引导和生长;即使向管内注入施万细胞悬液,由于管内缺乏立体支架,细胞会沉积在管壁上形成细胞团块,难以保证有序的排列。因此一些学者对神经导管的结构和内容做了改良。

不少学者研究发现,在一大的中空神经导管(内径稍大于神经干的外径)的基础上,结合一种众多可吸收性线样材料所制成的三维支架结构,能很好地与施万细胞黏附,起着引导轴突再生的作用。由于神经施万细胞基膜管的特点,要求用类似的三维支架来黏附施万细胞,并作有序的排列(büngner 带)。Lundborg 等用含有 8 根直径为 250μm 的多聚酰胺(polyamide)纤维丝平行置于 1.8mm 内径的硅胶管内,修复大鼠 15mm 神经缺损,4 周时通过疼痛实验(pinch test)和神经微丝免疫组化染色证明再生感觉纤维已经通过移植体,在整个移植体内,多聚纤维之间可见再生的有髓纤维,而不含纤维丝的空管内只有液体或少量组织。同一研究小组又进一步尝试了在硅胶管内放入肠线、聚二氧六环酮(polydioxanone)和聚羟基乙酸(polyglactin)等合成纤维,3个月后均获得一定功能恢复,提示导管内含有纵行丝状引导物的重要性。

Yoshii用纵行排列的2 000根22μm直径的胶原纤维束代替导管,直接修复大鼠20mm神经缺损,8周时再生轴突数量为5 500根,高于自体神经移植组(4 800根),12周时步态分析和肌电图检测证明有功能恢复。

戴传昌等报道一种非管状、开放的、含施万细胞的组织工程神经的方法。作者将多根直径为15μm的、可吸收性PGA单丝纤维纵向平行排列构成纤维条索,然后在体外与施万细胞悬液共培养。孵育半小时后见细胞开始向PGA纤维聚集,24小时细胞黏附于支架上并伸出突起,之后沿着PGA纤维生长、繁殖、延伸,细胞突起首尾相连,类似于Büngner带。培养2周后,将之移植修复大鼠15mm神经缺损,术后12周神经再生效果与自体移植没有明显差异。

当然,组织工程化人工神经研究刚刚起步,目前的研究还比较肤浅,现在的神经导管只能促进较短距离神经缺损的神经再生,尚需我们作更多的深入探索。如适宜生物材料的选择,施万细胞与生物材料的黏附,生长因子的作用,不同性质施万细胞的功能差异,施万细胞、细胞外基质与可降解吸收生物材料经体外培养、体内预制成类似神经样施万细胞基膜管结构的方法,人工神经的血管化或预制带血管蒂的方法,其中最主要的是要保证施万细胞存活、增殖并有活性,这将成为今后的研究热点。为使其能应用于较长的缺损和使神经纤维生长的方向更具特异性,今后在组织工程周围神经构建方面应该考虑:①管壁具有微孔,以保证有利于周围微环境中营养物质的交换;②导管匹配神经再生的速度,及时降解;③加入能控制释放的神经营养因子或可以通过管壁控制性释放神经营养因子;④含有能分泌生长因子和为轴突生长提供基质的支持细胞(例如施万细胞、可诱导分化的干细胞);⑤具有多孔性和有序排列的管腔内基质,有利于细胞的黏附和迁移;⑥导管内有小的管道有利于神经束能正确连接。相信随着研究的深入,最终将会研制成功更接近临床应用的、具有生物活性、可以促进和支持长距离周围神经缺损后再生的桥接物。

第六节　组织工程化周围神经的展望和科研选题

一、面临的主要问题

组织工程化人工神经研究刚刚起步,目前的研究还比较肤浅,当前的人工神经只能促进较短距离缺损的神经再生,距离临床应用还有一定差距,尚需要我们作更多的深入探索。如适宜生物材料的选择,施万细胞与生物材料的黏附,生长因子的作用,不同性质施万细胞的功能差异,施万细胞、细胞外基质与可降解吸收生物材料经体外培养、体内预制成类似神经样施万细胞基膜管结构的方法,人工神经的血管化或预制带血管蒂的方法,其中最主要的是要保证施万细胞存活、增殖并有活性,这将成为今后的研究热点。

相信随着研究的深入,最终将会研制成功更接近临床应用的、具有生物活性、可以促进和支持长距离周围神经缺损后再生的桥接物。

二、经 典 研 究

Matsumoto 等尝试了用涂有 LN 的胶原纤维束置入 PGA 管内修复狗腓神经 80mm 缺损的研究。术后 3 个月可检测到肌肉复合动作电位和体感诱发电位,之后峰电位和潜伏期逐渐恢复。术后 12 个月见大量再生纤维通过移植体,但直径和髓鞘厚度小于正常神经,动物非负重时行走步态几乎接近正常。Suzuki 等报道将冻干处理的、呈网眼状结构的藻酸盐(alginate)置入 PGA 管内,修复猫 50mm 长度坐骨神经缺损,术后 13 周复合肌肉动作电位和体感诱发电位检查有运动和感觉功能恢复,组织学检查显示术后 7 个月移植物被降解,只有轻微的炎症,再生有髓纤维直径低于正常侧神经。上述实验显示在没有施万细胞种植的情况下,具有特定物质和结构的人工神经移植体也有可能修复较长距离的神经缺损。

另外,Hadlock 等报道了用可吸收性的 PLGA 材料制作多腔性人工导管的实验。他们用 PLA 和 PGA 按 85∶15 的比例,采用新的泡沫处理程序和低压注射模式,制作出由多个纵行排列、连续的细小管腔组成的导管,最多者含 45 个管腔,直径为 60～550μm,管腔壁有孔率达 90%。聚合成的棒状移植物直径 2.3mm,其中有 5 条纵向排列的小管腔,管腔经 laminin 溶液表面修饰后,引入浓度为 $5×10^5$ 个/ml 的施万细胞,移植入大鼠坐骨神经 7mm 缺损区。术后 6 周形态学检测到再生神经纤维。Brown 等(1996)以充满胶原与施万细胞混悬液的 PLA 管桥接兔后腿坐骨神经 3cm 缺损,术后 16 周各项指标并不比对比组(PLA 管充满胶原,无施万细胞的混悬液)好。

三、科 研 选 题

组织工程化神经的研究已经进入临床应用阶段,取得了可喜的进展,但是在种子细胞、支架材料等多方面还存在许多亟待深入研究的课题:

1. 可用于组织工程神经的种子细胞的研究,如神经嵴干细胞、外胚间充质干细胞、脂肪干细胞等;

2. 支架材料的研究,包括各种高分子合成材料以及近年来研究较多的异种脱细胞支架材料等;

3. 组织工程神经用于修复长距离神经缺损的研究;

4. 组织工程神经修复神经缺损机制的研究。

(张勇杰)

参 考 文 献

1. ANGIUS D,WANG H,SPINNER R J,et al. A systematic review of animal models used to study nerve regeneration in tissue-engineered scaffolds. Biomaterials. 2012,33(32):8034-8039.

2. CAO H,LIU T,CHEW S Y. The application of nanofibrous scaffolds in neural tissue engineering. Adv Drug Deliv Rev. 2009,61(12):1055-1064.

3. CHEN P R,CHEN M H,LIN F H,et al. Release characteristics and bioactivity of gelatin-tricalcium phosphate membranes covalently immobilized with nerve growth factors. Biomaterials. 2005,26(33):6579-6587.

4. GUERTIN A D,ZHANG D P,MAK K S,et al. Microanatomy of axon/glial signaling during Wallerian degenera-

tion. J Neurosci. 2005,25(13):3478-3487.

5. HAILE Y,HAASTERT K,CESNULEVICIUS K,et al. Culturing of glial and neuronal cells on polysialic acid. Biomaterials. 2007,28(6):1163-1173.

6. HOANG T X,NIETO J H,TILLAKARATNE N J,et al. Autonomic and motor neuron death is progressive and parallel in a lumbosacral ventral root avulsion model of cauda equina injury. J Comp Neurol. 2003,467(4):477-486.

7. HUDSON T W,LIU S Y,SCHMIDT C E. Engineering an improved acellular nerve graft via optimized chemical processing. Tissue Eng. 2004,10(10):1346-1358.

8. LEE J W,SERNA F,NICKELS J,et al. Carboxylic acid-functionalized conductive polypyrrole as a bioactive platform for cell adhesion. Biomacromolecules. 2006,7(6):1692-1695.

9. MAKWANA M,RAIVICH G. Molecular mechanisms in successful peripheral regeneration. FEBS J. 2005,272 (11):2628-2638.

10. MA P X,ZHANG R. Synthetic nano-scale fibrous extracellular matrix. J Biomed Mater Res. 1999,46(1): 60-72.

11. NAVARRO X,VIVÓ M,VALERO-CABRÉ A. Neural plasticity after peripheral nerve injury and regeneration. Prog Neurobiol. 2007,82(4):163-201.

12. PANSERI S,CUNHA C,LOWERY J,et al. Electrospun micro-and nanofiber tubes for functional nervous regeneration in sciatic nerve transections. BMC Biotechnol. 2008,8(1):39.

13. RIVERS T J,HUDSON T W,SCHMIDT C E. Synthesis of a Novel,Biodegradable Electrically Conducting Polymer for Biomedical Applications. Adv Funct Mater. 2002,12(1):33-37.

14. ROSBERG H E,CARLSSON K S,DAHLIN L B. Prospective study of patients with injuries to the hand and forearm:costs,function,and general health. Scand J Plast Reconstr Surg Hand Surg. 2005,39(6):360-369.

15. SUBRAMANIAN A,KRISHNAN U M,SETHURAMAN S. Development of biomaterial scaffold for nerve tissue engineering:Biomaterial mediated neural regeneration. J Biomed Sci. 2009,16(51):564-576.

16. ZHANG Y,LUO H,ZHANG Z,et al. A nerve graft constructed with xenogeneic acellular nerve matrix and autologous adipose-derived mesenchymal stem cells. Biomaterials. 2010,31(20):5312-5324.

第二十五章　间充质干细胞与组织再生

第一节　间充质干细胞与再生医学的联系

间充质干细胞(mesenchymal stem cells,MSCs)最早发现于骨髓,因此又称为骨髓间充质干细胞(bone marrow mesenchymal stem cells,BM-MSCs)。经过长期研究发现,脂肪、肌肉、肺、肝、滑膜、牙髓、牙周等组织以及羊水、脐带血中均能分离出间充质干细胞。

早在20世纪70年代,Friedenstein等在分离骨髓细胞时,发现有一群能贴壁生长的纺锤形成纤维样细胞,呈克隆生长,并且可以形成类似成纤维细胞的集落,由此命名为"成纤维细胞集落形成单位"(colony-forming unit-fibroblastic,CFU-F)或"骨髓基质成纤维细胞"(marrow stromal fibroblasts,MSF)。它们具有分化为中胚层和神经外胚层多种组织的能力,故命名为骨髓间充质干细胞。1985年,科学家们提出了"基质细胞系统"的概念,指骨髓腔环境内能够为造血系统提供结构及功能支持的结缔组织,它不仅可以保持自我更新的能力,而且能够分化为中胚层和神经外胚层来源的细胞(图25-1)。随后,Majumdar MK等利用流式细胞仪分析表明MSCs和传统概念的骨髓基质细胞具有同源性,两者间生物学特性差异很小。唯一的区别就是缺乏造血系细胞,并且不表达造血细胞的相关表面标志。

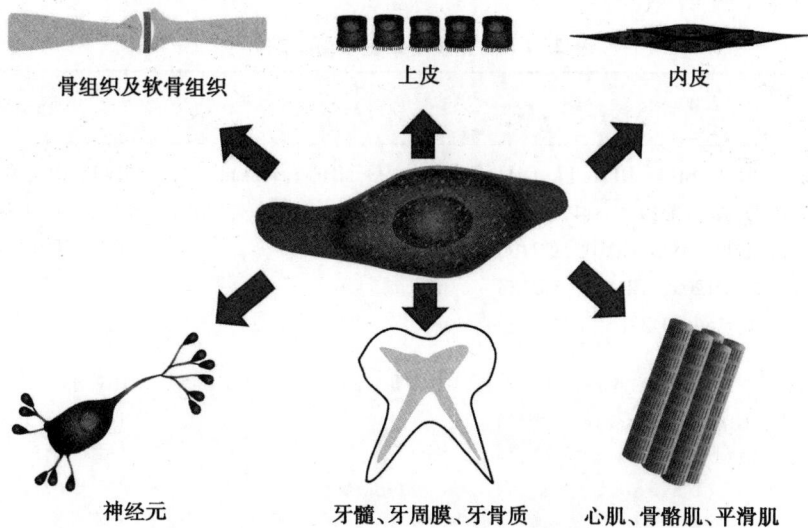

骨组织及软骨组织　　上皮　　内皮

神经元　　牙髓、牙周膜、牙骨质　　心肌、骨骼肌、平滑肌

图 25-1　间充质干细胞多向分化潜能模式图

血管外周细胞

创伤及炎症

未活化的MSCs

活化的MSCs

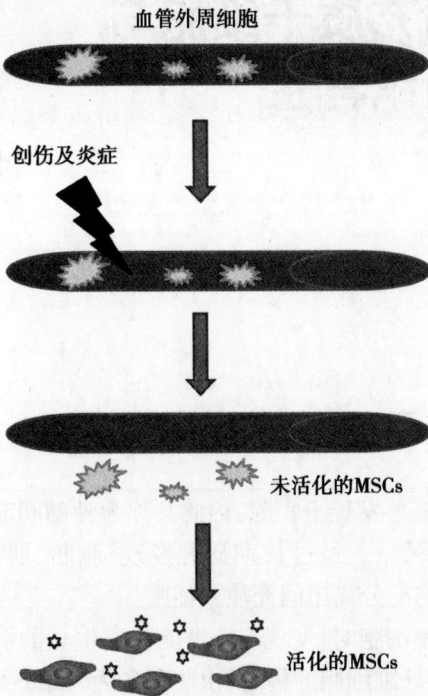

图 25-2 血管外周细胞-间充质干细胞模式图

综上所述,间充质干细胞是一类具有多向分化潜能的成体干细胞,来源于中胚层或神经外胚层,高表达间充质源性标志物,低表达或不表达造血系源性标志物。近年来,诸多学者认为 MSCs 是一种血管外周细胞(perivascular cells)(图 25-2),当局部或全身受到损伤或发生炎症时,血管外周细胞脱离血管壁,此时尚为静止状态的 MSCs,在受到局部微环境的作用之后,逐渐成为激活状态的 MSCs,从而在组织修复与再生的过程中发挥重要的作用。

一、间充质干细胞的生物学特点

(一)细胞表面标志

MSCs 表面可表达多种分子,但目前尚无一种特异性的标志物能够准确标记 MSCs,因此研究中常用多种阳性和阴性标志物的表达情况来综合判断。大量研究显示,MSCs 低表达或不表达造血系标志物,如 CD14、CD34、CD45 等;可以表达大量的干性分子、黏附分子、整合素、选择素家族标志物,如 Stro-1、nestin、CD29、CD44、CD73、CD90、CD146 等(表 25-1)。2006 年,细胞治疗国际协会(ICT)制定了判断 MSCs 免疫表型的基本标准:阳性标志物为 CD73、CD90、CD105,阴性标志物为 CD34、CD35、CD14 或 CD11b、HLA-DR、CD19 或 CD79。

表 25-1 间充质干细胞表面标志分子

	hMSCs	rMSCs	mMSCs
+	Stro-1, SH2, SH3, HLA-Ⅰ, GD2, NGFR, D7Fib, CD29, CD44, CD49a, CD71, CD90, CD73, CD105, CD106, CD117, CD120a, CD124, CD133, CD146, CD166, CD271	Sca-1, SH3, MHC-Ⅰ, Vimentin, Fibronectin, CD44, CD49a, CD54, CD90, CD106, CD117	Sca-1, SH3, MHC-Ⅰ, nestin, CD44, CD49a, CD54, CD90, CD106, CD140b
-	HLA-Ⅱ, ESA, Osteopontin, CD1a, CD11b, CD14, CD19, CD31, CD34, CD45, CD56, CD79a	MHC-Ⅱ, CD11b, CD34, CD45	MHC-Ⅱ, CD11b, CD34, CD45
+/-		CD80	CD80

（二）自我更新能力

MSCs 具有极强的自我更新能力（self-renewaling），主要是通过不对称分裂维持干细胞特性并行使分化功能。虽然生理条件下，相当数量的 MSCs 处于静止期，但分离后，一旦获得适宜的环境，MSCs 就可以很快贴壁生长，并且迅速分裂增殖，经过传代之后，就可以渐渐形成性质均一的 MSCs 群体。研究显示，人和动物的 MSCs 都能够在体外分裂数十次，并且能够保留一定的干细胞特性。以 BM-MSCs 为例，其数量仅占骨髓全部细胞的 0.001%～0.01%，并且随年龄的增加，数量随之减少。但是，全骨髓贴壁法培养后可以获得呈集落生长的细胞克隆，经传代，可以扩增出大量同源性的细胞。有学者报道，人的 BM-MSCs 可以在体外分裂约 38±4 次，并且能够维持其纺锤形态。

（三）多向分化潜能

研究显示，MSCs 具有多向分化潜能（multi-lineage potential），能够分化为骨、软骨、肌肉、神经及牙髓牙周等组织。并且在体外扩增数十代后仍然能够保持这种多向分化潜能。正因为干细胞的这种潜能，使得成体组织修复与再生成为可能。MSCs 可以受多种条件诱导向成骨细胞分化，能够形成钙化的骨样组织，并且检测到有羟基磷灰石结构的存在。虽然 MSCs 向软骨的分化较为困难，但通过 TGF-β、IGF-1、维生素 C 联合 CDMP-1 及整合素，不仅能够有效地诱导软骨向分化，还能部分抵消 TGF-β 的成骨效应。研究发现，用两性霉素-B 或 5-氮杂胞苷诱导 MSCs 肌向分化，不仅获得了较好的宏观及微观形态，更具有自主搏动的功能。人和动物的 MSCs 经过特异性神经向诱导，大部分细胞可以出现神经细胞表型表达相关分子，例如神经细胞标志 Nestin、神经元特异性烯醇化酶、神经纤维丝蛋白及一定量的神经细胞生长因子受体等。

1. 成骨分化（osteogenic differentiation）　MSCs 经过条件诱导后可以向成骨细胞分化并产生骨基质，从而形成新骨。它还可以分泌多种因子，诱导周围结缔组织中的间充质细胞向成骨细胞转化。有学者很早就通过 X 线衍射分析鼠的 MSCs 在体外培养形成的钙化骨样组织，发现羟基磷灰石结构的存在，从而证明骨髓基质细胞可以向成骨细胞分化并形成类骨样结构。研究发现，MSCs 可以受多种条件诱导向成骨细胞分化，例如骨形态发生蛋白（bone morphogenetic protein，BMP）、地塞米松（dexamethasone）、转化生长因子-β（TGF-β）、β-甘油磷酸钠等，是目前研究较为集中的几种因子。有研究表明，BMP-2 能够快速诱导骨髓基质细胞向成骨细胞分化，并且 BMP-2 联合地塞米松的成骨诱导效果明显高于单独使用 BMP-2，所以学者们普遍认为，在成骨诱导过程中可能需要激素的参与。另有研究者发现，在体外诱导 MSCs 成骨分化的过程中，必须加入地塞米松才能形成矿化结节（目前应用较为广泛的成骨诱导液配方为地塞米松、维生素 C 以及 β-甘油磷酸钠），且矿化结节形成的时间、形态及数量与地塞米松加入的时间和剂量有关。值得注意的是，地塞米松在促进 MSCs 骨向分化的同时，也能够激活其表面糖皮质激素受体，使其在一定程度上呈现脂向分化的迹象，从而减少向确定性骨组织细胞分化的比例。科学家们发现，MSCs 经 TGF-β 处理后，增殖能力明显受到抑制，而碱性磷酸酶（alkaline phosphatase，ALP）的表达量却显著升高，并且脂向分化能力相应减弱，提示 TGF-β 具有促进成骨分化的能力。可通过茜素红染色及钙化结节定量对于成骨诱导情况进行检测（彩图 25-3，见书后彩色插页）。

2. 成软骨分化（chondrogenic differentiation）　软骨（cartilage）是一种主要由氨基葡聚

糖、Ⅱ型胶原和位于软骨陷窝中的软骨细胞构成的、富有弹性的半透明组织。研究表明，TGF-β 能促进未分化的 MSCs 分化为软骨细胞，并能促进其增殖，但对于比较成熟的软骨细胞，TGF-β 则抑制其分化和增殖。但是，前面提到 TGF-β 具有潜在的成骨活性，因此在体外诱导分化中，大多联合采用 TGF-β、IGF-1 和维生素 C，不仅可以增大诱导成软骨效应，还能抵消 TGF-β 潜在的成骨效应，从而获得较大的促增殖和软骨诱导效应。此外，软骨来源的形态形成蛋白-1（cartilage-derived morphogenetic protein-1，CDMP-1）及整合素（integrin）也具有促进 MSCs 软骨向分化的作用。目前对于 MSCs 软骨向分化的鉴定，主要通过检测所诱导的细胞中Ⅱ型胶原及大分子量蛋白多糖的表达情况来判断，其分化程度与以上两种分子的表达量呈正相关。

3. 成脂分化（adipogenic differentiation） 将分离的 MSCs 用吲哚美辛、IBMX、胰岛素和较高浓度的地塞米松处理，可诱导细胞成脂分化，诱导成功的标志是细胞内出现富集的透亮的脂质小泡，并且表达过氧化物酶增殖激活的受体-2（PPAR-2）、脂蛋白脂酶及脂肪酶结合蛋白 Ap2。在这种培养条件下，95% 以上的细胞向脂肪系分化，脂质小泡持续增加直至充满整个胞体。可通过油红 O 染色对脂滴形成进行判断（彩图 25-4，见书后彩色插页）。

4. 成肌分化（myogenic differentiation） 目前研究认为，MSCs 在体内和体外均可分化为肌细胞（myocytes），但难度很大。有学者用两性霉素 B 或 5-氮杂胞苷（5-AZA）诱导兔来源的BMMSCs，发现可产生含多个长核肌管的细胞。另有研究者试图用 5-AZA 诱导小鼠的BMMSCs 向心肌细胞（cardiomyocytes）分化，他们发现诱导 1 周后，BMMSCs 从短小的纺锤形逐渐变为纤维样形态，并且互相连接形成肌管样结构，2 周后能够自发搏动，检测发现心肌细胞特异性基因的表达明显增强，肾上腺素能受体和胆碱能受体的表达量也相应升高。电镜下可见典型的心肌细胞样超微结构，包括典型肌小节，核居中，富含大量糖原颗粒和线粒体等。此外，有学者发现，在羊胚的腹膜腔后植入的人 BMMSCs 可以部分分化为胎羊的心肌细胞，并且在幼羊出生后也不发生排斥反应。以上例子都说明 MSCs 具有向肌细胞分化的潜能（彩图 25-5，见书后彩色插页）。

5. 成神经分化（neural differentiation） MSCs 在体内局部以及全身因素作用下可被诱导分化成为神经系统的细胞。如在新生鼠的侧脑室内注射特异性标记的 MSCs，2 周后发现注射的 MSCs 迁移至大脑、海马嗅觉小岛、嗅球及小脑内颗粒层等神经元分布丰富的部位，并且部分 MSCs 能够表达神经胶质纤维酸蛋白（GFAP），在中脑的网状结构还发现 MSCs 能最终分化为成熟的星形胶质细胞（astrocytes）。学者们用含 bFGF 的培养基体外培养人和鼠的MSCs，发现 2 周后培养的细胞中产生一定比例的神经元细胞（neurons）。体外培养的人和大鼠 MSCs 经过诱导，约 80% 的细胞可以出现神经细胞表型，表达神经元特异性烯醇化酶（neuron specific enolase，NSE）、神经纤维丝蛋白（neurofilament-M，NF-M）及神经细胞标志 Nestin，并且可以表达一定量的神经生长因子受体。

6. 成表皮分化（epidermal differentiation） 研究者发现，BMMSCs 还可以发生间充质-上皮的转化。在对骨髓移植患者的检测中发现，BMMSCs 在体内可分化为表皮细胞（epidermal cells）。另有学者将人羊膜负载培养猪 BMMSCs 重建皮肤真皮替代物，发现接种的猪BMMSCs 有向成纤维细胞分化的趋势。中国的学者将体外培养扩增纯化后的猪 BMMSCs 用5-溴脱氧尿嘧啶（5-BrdU）进行标记后注射回骨髓供体猪的皮内及皮下，行组织切片免疫组织化学染色发现,少数 5-BrdU 阳性细胞出现在表皮的棘层和颗粒层,并同时表达角蛋白(keratin)。说明在皮肤微环境下,BMMSCs 具有分化为表皮细胞的潜能。

7. 成牙分化(odontogenic differentiation)　牙髓干细胞和脱落乳牙牙髓干细胞均属于 MSCs 范畴,具有向牙髓组织分化的能力。例如,将犬的牙髓干细胞膜片植入去髓后的犬年轻恒前牙的根管内,结果发现牙根继续生长且根尖口逐渐闭合,组织学切片观察到根尖部形成了新的包含血管的牙本质牙髓复合体结构。

综上所述,MSCs 的多向分化潜能,尤其是组织特异性 MSCs 高度特异的定向分化潜能,将会是再生医学研究的基础与核心。

(四) 低免疫原性

机体的免疫反应依赖于正常细胞表面的主要组织相容性复合体Ⅰ分子(MHC-Ⅰ),MHC-Ⅱ和协同刺激分子 B7-1、B7-2、CD40、LFA-3 等,而 MSCs 低表达或不表达 MHC-Ⅱ和协同刺激分子,因此,无法激活 CD4+和 CD8+的 T 细胞。学者们发现,常态下人的 MSCs 不能激活淋巴细胞反应,甚至在上调 B7-1 和 B7-2 后,MSCs 仍然不能有效刺激淋巴细胞产生免疫效应。虽然 IFN-γ 能够上调 MSCs 表面的 MHC-Ⅱ,但是在解除刺激后,很快就检测不到 MSCs 表面的 MHC-Ⅱ。这提示 MSCs 可能在某些疾病状态下或特定微环境中可以表现出一定的免疫原性,但是一旦离开此种环境,仍然可以恢复到原有的低免疫原性状态。

(五) 免疫调节性

对 MSCs 免疫调节能力(immunomodulation)的认识起源于 MSCs 异体移植后的免疫逃脱现象。虽然 MSCs 具有低免疫原性,不易引起免疫反应,但是大量的基础和临床研究表明,MSCs 的免疫调节性在免疫逃脱中发挥了重要作用。免疫系统是一个极其复杂而精细的网络,MSCs 通过细胞-细胞接触和旁分泌作用,几乎可以影响到免疫系统的每一种细胞。干细胞的免疫调节机制主要表现在以下几个方面:①细胞因子参与干细胞的免疫调节能力;②细胞的免疫调节和细胞间的直接接触有关;③干细胞参与免疫调节与抗原呈递细胞(Antigen-presenting cells,APC)有关。

辅助型 T 细胞(help T cells,Th)有多个亚群,生理情况下和适应性免疫应答中,体内的 Th 细胞相互制衡,处于平衡状态。但是,在病理情况下,Th 细胞之间的平衡被打破,通常偏向于一种 Th 细胞,我们称之为漂移(shifting)。MSCs 可以通过促进免疫平衡体系中某种 Th 细胞的凋亡或者抑制其增殖及活性,逆转漂移现象。此外,MSCs 还可以对 B 淋巴细胞、细胞毒性 T 细胞、自然杀伤细胞、树突状细胞行使免疫调节功能:①MSCs 能够抑制 B 细胞增殖和抗体的分泌来抑制体液免疫;②MSCs 能够抑制细胞毒性 T 细胞(cytotoxic T cell,CTL)的增殖效应,并且能够抑制穿孔素等细胞毒素的产生,从而起到免疫调节的作用;③MSCs 可能通过增强 *HLA* 基因的表达或加强其与抑制型受体的作用来抑制自然杀伤细胞(nature killer-cells,NK cells)的活性,从而一定程度上抑制免疫应答;④树突状细胞(dendritic cells,DCs)是机体功能最强的抗原提呈细胞,MSCs 可以通过影响 DCs 的成熟、活化和抗原呈递来发挥免疫调节功能。MSCs 可以促进 Th0 向调节性 T 细胞(regulatory T cell,Treg)方向分化,并促进分泌免疫调节因子,从而直接或间接地负向调节 CD4+和 CD8+T 细胞的活化与增殖(图25-6)。

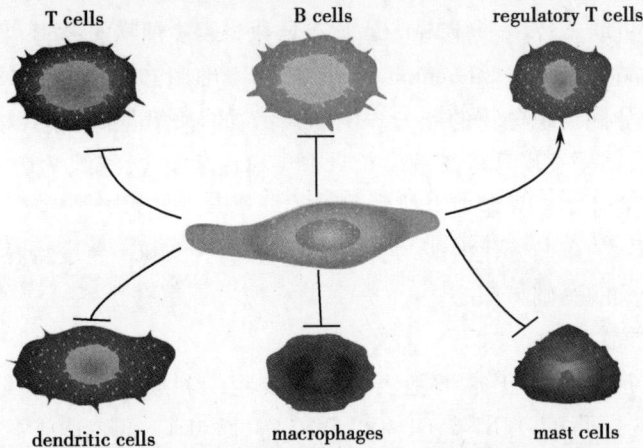

图 25-6　间充质干细胞与各免疫细胞的关系示意图

二、间充质干细胞与再生医学的关系

生物体的整体或器官受外力作用发生创伤而导致部分损伤或丢失，在剩余部分的基础上又生长出与丢失部分在形态与功能上相同的结构，这一修复过程称为再生。再生医学（regenerative medicine）是以分子科学和干细胞再生潜能为基础的一门边缘学科，通过研究生物体的修复与再生过程，利用人工手段修复或替代损伤或缺失的组织器官。

再生医学的主要方法包括干细胞疗法、克隆技术、组织工程技术、药物或基因疗法。其中，前三种疗法都与干细胞紧密相关，足见干细胞在再生领域中举足轻重的地位。正常情况下，生物体受到创伤后，会行使自我修复功能。这种修复功能在很大程度上依赖于体内的干细胞，它们可以通过迁移、分化、分泌等作用完成组织器官的自我修复。低等动物，如线虫、蝾螈等均具有强大的组织再生能力，而人体的自我修复功能则非常有限，无法在严重器质性损伤的情况下修复组织器官的功能，更无法在组织器官缺失的情况下再生一套组织器官。这就需要通过组织工程与再生医学的手段进行干预。虽然胚胎干细胞（embryonic stem cell，ESC）的"全能性"备受瞩目，然而其研究受到伦理学的限制，而 MSCs 作为成体多能干细胞，虽然干性相比于 ESCs 较弱，但是仍具有很强的多向分化潜能和免疫调节能力，在生理和病理条件下发挥着重要作用，并且可以有效规避伦理学问题，从而具有广泛的临床应用价值。

目前，已开展的基础与临床方面的研究包括：①利用人工手段，将 MSCs 向我们需要的方向诱导；②利用生物材料结合 MSCs 构建出我们需要的组织器官；③利用 MSCs 的免疫调节作用治疗一些免疫相关疾病。研究表明，在皮肤组织缺损修复中，围绕毛囊周围的真皮鞘含有维持和再生真皮乳头的祖细胞。这些祖细胞在皮肤损伤后能转换成为创伤愈合过程中需要的成纤维细胞，在损伤后皮肤的修复中具有重要作用；也有研究发现，毛囊干细胞不仅能转换成毛囊组织内的多种类型细胞，而且能迁移到皮肤表面，形成表皮细胞；肌肉的再生可以来源于骨髓源性的多能干细胞及神经干细胞，它们均具有转化为成肌细胞的潜能；神经干细胞能够被诱导成星形胶质细胞，重建损伤前的微环境，也可以被诱导成少突胶质细胞，促进髓鞘化的再形成；中国学者研究发现，将牙周膜干细胞制备为细胞膜片，可以用于牙周缺损的修复与再生。利用成体干细胞的多向分化潜能进行的治疗性研究已经开展,并在心肌梗死、充血性心功能衰竭以及牙周再生等治疗方面获得初步成功。MSCs与再生医学的有机结合将是对传统修复与再生理念的挑战,为疾病的机制研究和临床应用带来革命性变化。再生一直都是人类的梦想,因此MSCs与再生医学领域的竞争日趋激烈,已成为衡量一个国家生命科学与医学发展水平的重要指标。

干细胞研究的核心科学问题是生命起源与个体发育,涉及干细胞分离纯化、分析鉴定、体外培养、定向诱导、组织工程、器官发育与移植等关键技术。以MSCs为代表的干细胞替代或再生治疗为让人束手无策的、严重危害人类健康的各种慢性或退行性疾病的治疗与康复带来了希望;同样,以MSCs为代表的干细胞为载体的基因治疗则是各种遗传缺陷性疾病的治疗发展的新方向,将带动一门再生医学的发展和产业化,促进医学的革命。

第二节　间充质干细胞参与再生的作用方式

一、迁移/归巢后替代作用

迁移(migration)是指细胞受到分子信号或浓度梯度的趋化而产生的一种生物学移动,细胞通过细胞突起的牵引力完成迁移过程。当细胞接收到迁移信号后,各功能蛋白会在特定的时期被激活并发挥功能,这些蛋白的活化有着严格的时空顺序,精确地调控迁移的每一个步骤。细胞迁移需要具备以下几个条件:迁移方向的确定和极化准备,趋化的准备,极化,路标信号指引,细胞前端突出,粘着斑的形成,胞体前移,带动尾部向前,最终完成一次迁移过程(图25-7)。

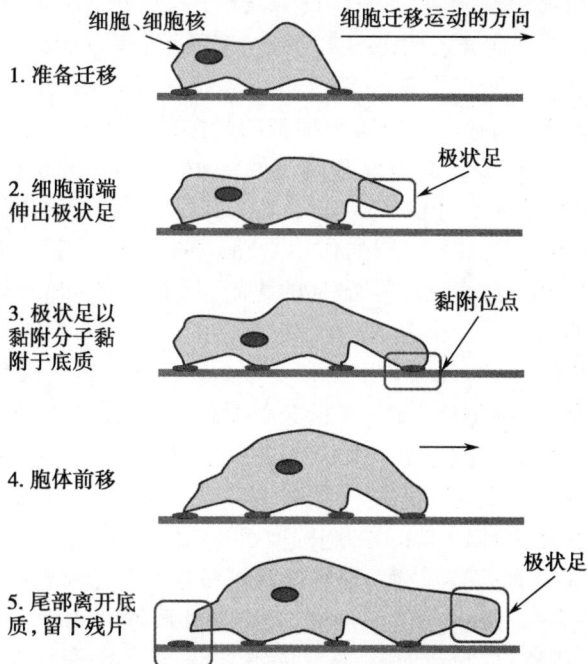

图25-7　间充质干细胞迁移模式图

1983 年，Gallatin 等在 *Nature* 杂志上首次报道血源性淋巴细胞能选择性地进入二级淋巴器官，这个过程他们用淋巴细胞"归巢（homing）"进行定义。后来，"归巢"被逐渐用于形容细胞趋向性迁移并定植到特定靶向组织的过程。移植的自体干细胞，按机体需要迁移到体内所需的位置，自行定位于各个组织器官的干细胞巢当中，这一过程就称为干细胞的迁移归巢能力。干细胞迁移归巢可以分为四个过程：①干细胞的动员与植入；②干细胞渗出；③干细胞向梗死区移行；④干细胞的分化。有学者发现，在干细胞的培养过程中，适当的加入一些炎性因子改变其微环境，能有效地增强干细胞向靶向组织的归巢效应。干细胞能分泌大量的具有生物活性的因子，同时其表面也表达大量的趋化因子。现在普遍认为，趋化因子家族及其受体除了介导白细胞在正常或炎症条件下的迁移和体内重分配外，也是操控干细胞迁移和归巢的重要因子。中国学者研究发现，对正常 4 周 C57/BL6 小鼠进行 8.5Gray 放射线照射，破坏其骨髓再生能力（为了构建嵌合鼠模型），并在此基础上建立牙周缺损模型，24小时内注射 GFP+全骨髓细胞（包含造血干细胞、骨髓间充质干细胞等），于注射后 1 个月、2个月及 4 个月观察。结果表明，GFP+细胞能够迁移至缺损牙周组织处，并且分化为牙周特异性干细胞，参与修复该处缺损。大量研究表明，MSCs 的迁移/归巢具有缺血或者受损的组织器官特异性，体内移植 MSCs 后可以在损伤组织处检测到高信号的 MSCs。系统注射或局部动脉注射 MSCs 逐渐成为干细胞治疗的重要方法，因此有关 MSCs 归巢机制的探索对于明确 MSCs 功能及临床应用至关重要。

迁移和归巢是一个有机连续的过程，相伴相随，没有绝对的界限。迁移/归巢现象在免疫系统中较为普遍，因此可以借鉴对免疫细胞迁移/归巢的研究方法和策略，来研究 MSCs 的迁移/归巢。其中涉及了整合素、细胞外基质元件、CXCR4 和 SDF-1 的相互作用以及炎症微环境对归巢的影响。

1. 整合素　整合素在细胞迁移/归巢中发挥着不可替代的作用。在整合素家族中，integrin α4/β1 可以通过与血管细胞黏附分子-1（VCAM-1）和 fibronectin 相互黏附从而介导细胞-细胞/细胞外基质作用。研究表明，MSCs 可表达多种整合素，而整合素家族也与 MSCs 的黏附、迁移、凋亡密切相关。研究发现，抗 integrin α4 抗体处理动物的骨髓后，MSCs 就无法归巢并定植于骨髓，说明 integrin α4 对于干细胞向骨髓的归巢具有重要作用。此外，MSCs 表面表达 fibronectin，可以与多种细胞外基质元件（extracellular matrix components，EMC）结合。当组织器官受伤时，血浆中的 fibronectin 会随着纤维蛋白一起沉积在损伤部位，促进血凝块的形成，起到止血和保护相关组织的作用。Fibronectin 可以促进 MSCs 表面的 integrin α4/β1 的表达并且与之相互结合，促进 MSCs 的黏附，从而增强 MSCs 与细胞外基质的相互作用，完成整个归巢过程。

2. 基质细胞衍生因子-1（stromal cell-derived factors-1，SDF-1）　又称趋化因子 CXCL12，属于趋化因子蛋白家族。CXCR4 是 SDF-1 的公认受体，但是最近有人认为 CXCL12 还可以与 CXCR7 受体结合。大量研究显示，MSCs 可以表达 CXCR4 和 CX3CR1，因此 SDF-1 和 CX3CL 能够趋化 MSCs，促进迁移/归巢。SDF-1 的主要功能有：①高效趋化炎性细胞；②为 CD4$^+$T 细胞的共刺激因子，刺激 CD4$^+$T 细胞的增殖；③诱导肿瘤细胞转移；④调控造血干细胞归巢和维持胚胎正常发育；⑤在缺血、缺氧以及机械损伤等应激情况下，是调节组织器官损伤修复的关键细胞因子。由此学者们推测，无论是外源性的 MSCs 还是内源性的 MSCs，SDF-1-CXCR4 轴都在其迁移/归巢过程中发挥重要作用。有研究表明，虽然 MSCs 表面 CXCR4 的表达水平较低，而胞内的 CXCR4 表达水平则可以达到 80% 以上，同样能够对

MSCs 的迁移/归巢产生影响。进一步研究发现,CXCR4 的胞内储存有利于 MSCs 对细胞因子的刺激产生效应。此外,有学者证明,SDF-1-CXCR4 轴的效应具有剂量依赖性,因此胞内 CXCR4 在细胞因子的刺激下向 MSCs 表面易位对于其迁移/归巢有着重要意义。

3. 炎性微环境　多项研究显示,组织损伤后局部炎性因子浓度急剧增高,MSCs 表面可以表达这些炎性因子的受体,因此局部高浓度的炎性因子可以更有效地使 MSCs 迁移/归巢到该损伤部位。体外实验证明,MSCs 的迁移/归巢还受控于血小板源性生长因子(platelet-derived growth factor,PDGF)、胰岛素样生长因子-1(insulin-like growth factor-1,IGF-1)以及 CCR2、CCR3、CCR4 或者 CCR5 等。当受到 TNF-α 或 IL-1β 刺激后,以上因子对迁移的促进作用有明显提升。以上现象表明,组织受伤后 MSCs 的动员和归巢都在一定程度上与局部炎症微环境的作用相关。

当 MSCs 迁移/归巢到损伤部位后,受到局部微环境的影响,会向该部位组织特异性的方向分化,最终修复或替代损伤的组织细胞。研究显示,MSCs 归巢到骨折部位后可以向成骨细胞分化,归巢到损伤的心肌组织后可以向心肌方向分化,归巢到受损的大脑皮层后可以向神经元方向分化,归巢到胰腺后可以向胰岛细胞方向分化,这些都说明 MSCs 的替代修复是其生物治疗的重要部分之一。

二、细胞间相互作用

细胞间相互作用是一种常见的细胞行使功能的途径。首先,细胞间需要通过黏附分子紧密结合,涉及整合素、选择素、钙粘素以及细胞外基质元件等。其次,细胞表面的功能配体和受体结合。最后,启动下游信号通路,发挥功能。MSCs 在体内有其特异的微环境,包括周围的干细胞、体细胞和各种因子(图 25-8)。MSCs 的干性维持、增殖、迁移以及分化都依赖于与周围细胞的相互作用。MSCs 与其他细胞相互作用的结果有两种:

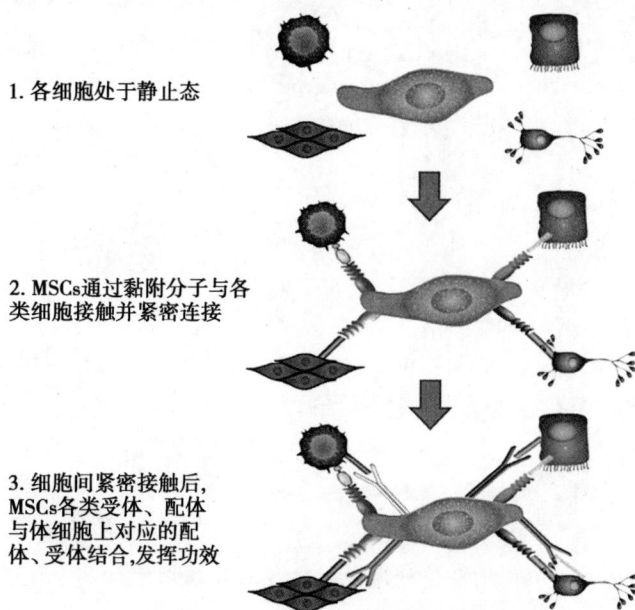

1. 各细胞处于静止态

2. MSCs通过黏附分子与各类细胞接触并紧密连接

3. 细胞间紧密接触后,MSCs各类受体、配体与体细胞上对应的配体、受体结合,发挥功效

图 25-8　细胞间相互作用模式图

一是 MSCs 的生物学特性发生改变,常见于 MSCs 的组织损伤修复。前面一部分提到,MSCs 归巢到损伤组织后会向该组织特异性方向分化,正是组织特异性细胞与 MSCs 相互作用,导致了 MSCs 的定向分化。有研究将鼠源性 MSCs 细胞系 C3H10T1/2 和鼠源性成骨细胞系 MC3T3-E1 以不同比例直接共培养,发现当两者比例为 1∶4 时,C3H10T1/2 的成骨活性最强,ALP 活性、钙化结节形成量及成骨相关基因 *Runx2*、*Col-I* 和 *OCN* 的表达量也成比例升高,而间接共培养实验则显示 C3H10T1/2 成骨活性无明显变化。进一步研究发现,经典WNT 和 cadherin 信号通路在鼠源性成骨细胞-MSCs 相互作用中发挥重要功能,成骨细胞可以高表达 WNTs 蛋白,在与 MSCs 直接共培养后,MSCs 的 WNT 信号通路被激活,而 cadherin信号通路受到抑制,表现出成骨活性增强。软骨细胞在体外培养难度较高,且容易出现去分化现象,因此有学者考虑用软骨细胞与 MSCs 直接共培养,结果发现,共培养体系中的软骨细胞特异分子以及软骨基质的表达量均显著升高,不仅软骨细胞的去分化现象减少,MSCs 也表现出软骨细胞特性。此外,MSCs 与外周血单个核细胞直接共培养后,可以检测到 MSCs 高表达血小板内皮细胞黏附分子-1(PECAM-1)和内皮因子,培养液上清中血管内皮生长因子1 的表达量也显著增高,并且培养体系中出现管样结构,说明此种细胞间相互作用促进了MSCs 向内皮细胞方向的分化。另有学者将 MSCs 与大鼠心肌细胞共培养,发现 MSCs 细胞内的线粒体数量明显增多,并且可以表达大量肌球蛋白,说明 MSCs 在心肌细胞的影响下,出现了心肌向分化现象。而这些研究表明,MSCs 的多向分化潜能受到微环境的影响。

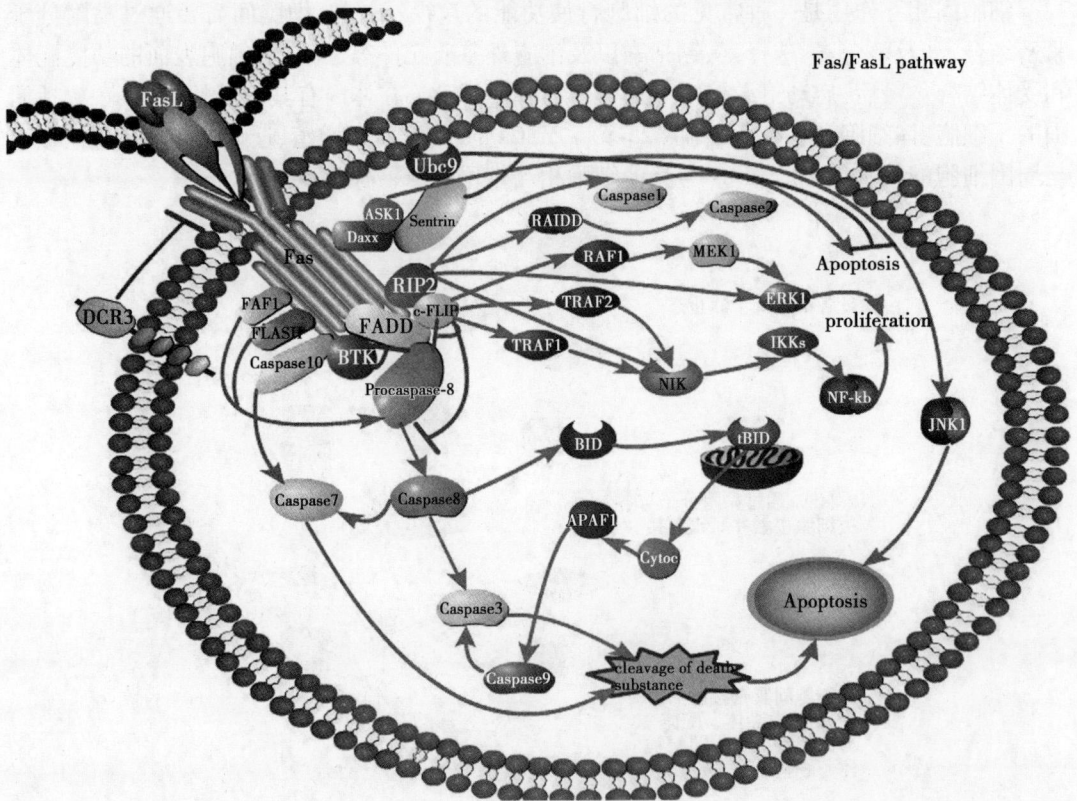

图 25-9 Fas/FasL 通路模式图

二是与 MSCs 共培养的细胞发生改变,常见于 MSCs 无法分化替代的组织器官。最多见的就是 MSCs 对免疫细胞的作用。大量研究显示,MSCs 可以通过直接接触免疫细胞,影响免疫细胞的功能。前面提到,MSCs 对免疫细胞的影响之一是促进其凋亡,Fas/FasL 途径是最经典的凋亡途径之一(图 25-9)。众所周知,免疫细胞尤其是淋巴细胞表面高表达 Fas。近年来有研究显示,MSCs 表面可以表达 FasL,当 MSCs 与淋巴细胞直接接触后,FasL 与 Fas 结合,启动淋巴细胞的凋亡途径。

Th17 是辅助型 T 细胞的一个亚群,由 Th0 分化而来,高表达 IL-17,是一种免疫效应细胞。当 MSCs 与 Th0 相互接触后,Th17 特异性诱导条件无法将 Th0 转变为 Th17,CD25 和 IL-17 的表达量也非常低。MSCs 通过与 B 细胞直接接触,将 B 细胞阻滞在细胞周期的 G0/G1 期,从而抑制 B 细胞增殖和其抗体的分泌(图 25-10)。MSCs 可能通过增强 *HLA* 基因的表达或加强其与抑制型受体的作用来抑制自然杀伤(NK)细胞的活性,从而一定程度抑制免疫应答。树突状细胞(DCs)是一种抗原提呈细胞,幼稚的 DCs 具有识别和吞噬抗原的能力,而成熟的 DCs 则具有抗原提呈功能,MSCs 通过细胞接触可以影响 DCs 的成熟、活化和抗原提呈,抑制免疫反应。正因为 MSCs 的这些作用,使得 MSCs 移植成功治疗了一系列免疫相关疾病,如系统性红斑狼疮、硬皮病等。

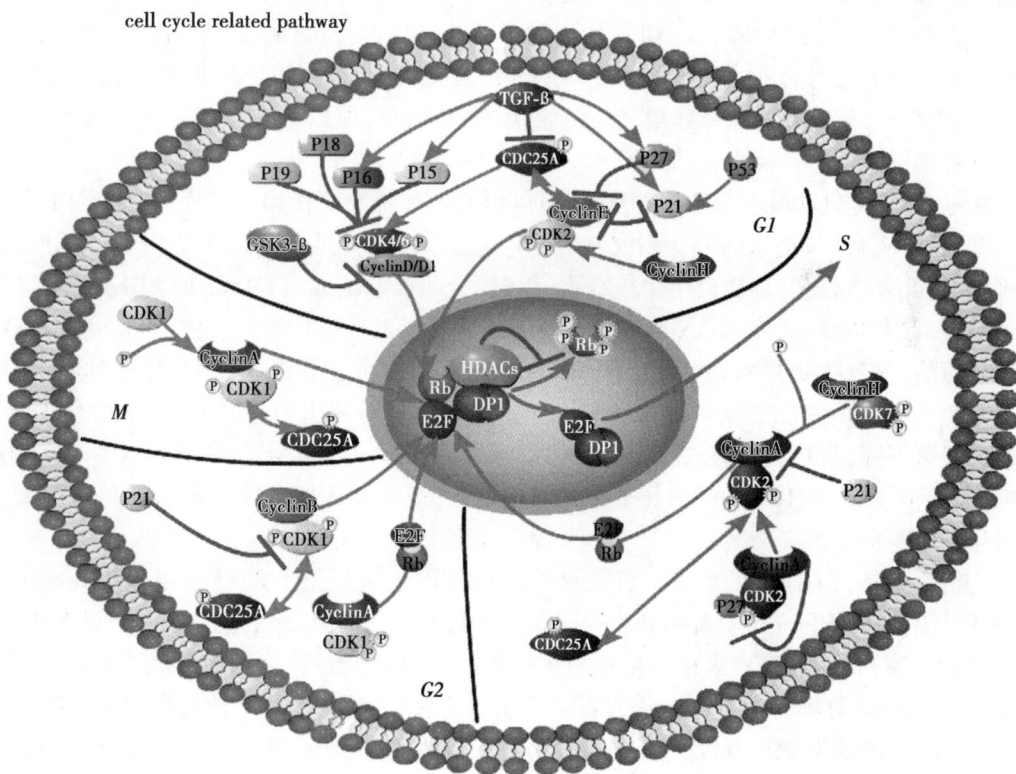

图 25-10　细胞周期相关通路模式图

此外,肝细胞移植后细胞的存活与状态一直是医学的难题,然而一项研究显示,脐带脂肪组织来源的 MSCs 与肝细胞直接接触后,肝细胞的功能、生存能力均得到显著提升,而间接培养体系和对照体系中的肝细胞的功能和生存能力无明显改变。近年来,许多研究表明,

MSCs 可以通过与肿瘤细胞接触,抑制肿瘤细胞的增殖和功能,包括乳腺癌、卵巢癌、肝癌和结肠癌等,是肿瘤治疗新的里程碑。

三、旁分泌作用

大量研究发现,MSCs 进入机体后很快便无法检测到活细胞信号,但是却能够发挥较为持久的功效,这是"细胞间相互作用"理论所解释不了的。因此,有学者提出了"旁分泌"(paracrine)理论,他们指出,MSCs 很可能是通过分泌各种因子,影响周围或通过体液循环影响远处的组织细胞,才能有较为持久的效应。

MSCs 的旁分泌作用可以影响到体内的两种细胞,一种是干细胞,另一种是体细胞。在全部骨折病例中,约有 10% 的患者无法正常愈合,研究发现,植入特异性分泌胰岛素样生长因子-1(IGF-1)的 MSCs 能够通过自分泌作用促使自身向成骨细胞分化,也能通过旁分泌作用促进周围的 MSCs 骨向分化,最终获得了较好的愈合效果,而不特异性表达 IGF-1 的 MSCs 植入后的骨愈合效果较差。一项研究发现,将脂肪来源的 MSCs 系统注射入膀胱过度活跃症大鼠的体内,虽然在大鼠膀胱处检测不到外源性 MSCs 的信号,但是,膀胱组织内干细胞相关基因 $Oct4$、$Sox2$ 和 $Stella$ 的表达量显著提升,且干性功能相关通路 SDF-1/CXCR4、HGF/cMet、PDGF/PDGFR 和 VEGF/VEGFR 均得到了活化,这提示 MSCs 的旁分泌作用可能对内源性干细胞产生一定的影响。我们知道,MSCs 具有支持造血系的功能,但是与庞大的造血系相比,MSCs 的数量可谓凤毛麟角,仅占 0.001%~0.01%,所以许多学者将其归功于 MSCs 的旁分泌作用。

MSCs 除了可以动员内源性干细胞,还可以影响体细胞发挥作用。免疫系统渗透于全身每一个角落,从 MSCs 进入的那一刻就开始了与免疫系统的交流。研究发现,MSCs 能分泌前列腺素 E_2(PGE_2),在与外周血单个核细胞(PBMCs)间接共培养后,MSCs 的 PGE_2 的分泌量显著提升,且 PBMCs 向活化的淋巴细胞转变的能力明显减弱。IDO 是一种抑制淋巴细胞活性的限速酶,在高浓度 IFN-γ 的条件下,MSCs 分泌 IDO 的量显著提升,有学者将 MSCs 与以 Th1(IFN-γ)为主的淋巴细胞间接共培养,发现 MSCs 大量分泌 IDO,Th1 的增殖、分泌 IFN-γ 的能力显著下降,细胞凋亡增多。另有研究显示,在 IFN-γ 和 TNF-α 主导的炎性环境中,MSCs 分泌 TGF-β 和 HGF 的能力显著提升,这两种因子联合作用可以明显抑制 T 淋巴细胞的增殖活力与免疫效应功能。

心脏再生是目前研究的热点。研究发现,在 $WNT11$ 转基因的 MSCs 中可以更高水平地表达 TGF-β,该种 MSCs 与缺血的心肌细胞间接共培养后,心肌细胞的功能得到了显著改善。体内注射该种 MSCs 后虽然未检测到有 MSCs 的长期定植,但心脏功能却得到了一定程度的恢复,说明 MSCs 分泌的 TGF-β 的确发挥了作用。另有一项研究显示,给心肌梗死的大鼠局部注射 MSCs,检测发现仅有极少部分 MSCs 分化为心肌细胞或血管内皮细胞,而大鼠的心肌功能却大幅提升,这高度提示 MSCs 可能是通过旁分泌作用修复损伤心肌。MSCs 的旁分泌作用还可以在多种疾病中发挥作用,例如:人脐带血来源的 MSCs 可以通过分泌 TGF-β1 减轻糖尿病肾病细胞的损伤;用鼠源性 MSCs 的培养液再培养急性缺血的肺组织细胞,发现可以有效减少肺组织细胞炎性物质及过氧化物的产生;MSCs 分泌的因子种类繁多,对各系肿瘤也有不同的作用,研究发现 MSCs 与多种肿瘤细胞间接共培养后,肿瘤细胞生长与增殖明显减慢,凋亡增加,成血管作用显著下降,分泌炎性因子的功能减弱,远处转移能力减弱,对正常组织细胞的侵袭能力变弱,这些都说明 MSCs 的分泌物质对肿瘤的生长和功能有一定的抑制作用。

因此,MSCs 不仅可以通过分泌细胞因子影响内源性干细胞,增进干细胞的动员,促进组织再生,还可以通过修复损伤的体细胞,加速组织修复,甚至可以抑制肿瘤细胞的增殖和功能,发挥抗肿瘤作用。但是 MSCs 分泌的因子数不胜数,调控网络极其精确,需要我们更深入的研究来明确其旁分泌效应。

四、间充质干细胞的免疫调节作用

虽然早期已经有研究发现 MSCs 具有低免疫原性和抑制免疫细胞的功能,但并未受到广泛关注。当 Le Blanc 等首次应用 MSCs 治疗了一例重症急性移植物抗宿主病并获得成功后,人们才逐渐重视 MSCs 的这种免疫调节能力,并开始尝试利用其这方面的特性治疗各种免疫相关的疾病。

MSCs 能够抑制初始 T 淋巴细胞和记忆性 T 淋巴细胞的增殖、分化及相关炎性因子的分泌;能够抑制 B 淋巴细胞增殖、分化为成熟的浆细胞以及分泌抗体的功能;能够抑制 CTL 的增殖及细胞毒素的产生;能够抑制 NK 细胞增殖、炎性因子的分泌及其对细胞的杀伤作用;能够抑制 DCs 的增殖、成熟、趋化及抗原提呈能力;能够抑制 Th0 分化为 Th17 细胞及其炎症因子的分泌;能够促进 Th0 向 Treg 分化。

虽然 MSCs 可以通过与免疫细胞直接接触发挥免疫抑制效应,但是外源性 MSCs 的数量对于庞大的内源性免疫细胞来说真是杯水车薪。目前的主流观点认为,MSCs 的免疫调节作用主要依赖于其分泌的可溶性细胞因子,例如 IDO、NO、PGE2、HLA-G、TGF-β、HGF 和 Galectin-1 等。不同的细胞因子在不同的免疫微环境发挥不同作用。例如,Galectin-1 对 T 淋巴细胞的抑制作用较为显著,而对于 NK 细胞却无明显的作用;正常情况下,MSCs 不分泌或较少分泌 IDO,但在 IFN-γ 浓度较高的炎性微环境中,MSCs 就会大量分泌 IDO,抑制免疫细胞功能。因此 MSCs 的免疫调节功能是其自身以及分泌的细胞因子在时间和空间上的有序结合共同塑造的。

MSCs 除了抑制免疫效应细胞,还能够促进免疫调节细胞的产生。例如 MSCs 能够干扰 Th0 分化的微环境,介导 Th0 向调节性 T 细胞(Treg)方向分化,增强机体免疫耐受的能力。MSCs 也可以通过调节单核/巨噬细胞影响免疫系统。例如,MSCs 可以抑制 DCs 的成熟,使其停留在低分化阶段,从而剥夺了 DCs 的抗原提呈功能;此外,MSCs 还可以诱导单核细胞发育成具有免疫耐受特性的 DCs,使其 IL-10 分泌增多,IL-12、IFN-γ 和 TNF-α 分泌减少,抗原提呈能力减弱。在特定情况下,MSCs 能够抑制巨噬细胞向促炎型的 M1 亚型分化,同时促进巨噬细胞向抗炎型的 M2 亚型分化,介导免疫抑制反应。研究发现,MSCs 表面表达 FasL,可以通过 Fas/FasL 通路启动 T 细胞凋亡途径,进而引起巨噬细胞向 M2 型分化,分泌高浓度的 TGF-β,促进 Treg 产生,最终构建了免疫调节的微环境。

虽然 MSCs 具有免疫调节功能,但在正常条件下并不能体现,而是需要在一定的炎症微环境下才能够被激活。目前较为公认的能够激活 MSCs 的炎性因子是 IFN-γ。IFN-γ 是一种神秘的炎性因子,其浓度不同,对 MSCs 的影响也随之变化。研究发现,疾病造模前系统注射

MSCs 不能有效缓解移植物抗宿主病,而在疾病发生后进行细胞注射却能获得较好的疗效。此外,用特异性抗体中和炎性条件中的 IFN-γ,发现 MSCs 无法被激活,免疫抑制相关特性无法表达,从而导致 MSCs 的免疫抑制无能。而较低剂量的 IFN-γ 不但不会诱导 MSCs 免疫抑制效应的产生,反而使 MSCs 向抗原提呈细胞方向分化,介导免疫反应。最近研究表明,IFN-γ 可通过增强 TNF-α 信号对通路的激活效应以及直接抑制 Runx2 表达,从而抑制外源性 MSCs 的促进骨再生的作用。通过系统注射 Foxp3⁺ regulatory T 细胞降低 IFN-γ 及 TNF-α 的浓度,可显著提高外源性 MSCs 促进骨再生的能力。

因此,MSCs 的免疫调节功能不仅仅是细胞特性,更受到外界环境的影响。利用 MSCs 进行免疫调节治疗,需要把控时机,才能更好地激活 MSCs,获得更好的疗效。

五、间充质干细胞参与构建再生微环境

组织器官受到损伤时会发生不同程度的炎症反应,这种炎性反应体系中包括各种免疫细胞及相关炎性因子,在受损组织器官局部高度聚集,对组织的修复与再生产生正向或负向影响,我们称为炎性微环境(inflammatory microenvironment)。炎性微环境是再生微环境(regenerative microenvironment)的基础,各种免疫细胞和炎性因子的变化都有可能使炎性微环境向再生微环境转变。MSCs 作为一种多能成体干细胞,具有低免疫原性和免疫调节性,与炎性微环境和再生微环境的关系密切。局部或全身的炎性微环境不仅动员内源性 MSCs,还能趋化外源性 MSCs 的归巢,这是 MSCs 参与构建再生微环境的前提。

炎性微环境对 MSCs 生物学特性的影响导致组织修复与再生能力的改变,而其中发挥主要作用的为各种炎性因子。基于参与组织修复的细胞因子对修复结局的调节作用,可大致将其分为正性调节细胞因子和负性调节细胞因子。①正性调节细胞因子通常是指一些促炎细胞因子,如低浓度的 TNF-α、IL-1、IL-6、IL-8 和一些趋化因子等,可以通过促进细胞增殖和迁移来加速创伤的愈合过程;②负性调节细胞因子多为抗炎细胞因子,如 IL-4、IL-10 和高浓度的 TNF-α、IFN-γ 等,这些细胞因子会影响炎性细胞的增殖和迁移,从而抑制创伤修复与再生。这两类炎性因子的平衡影响着组织修复再生的进程。我们知道,炎性微环境中的炎性因子浓度过高或过低,均对组织的修复不利,而 MSCs 的介入可以调整这些炎性因子至适宜的浓度,促进修复与再生。

1. MSCs 与 TNF-α 组织损伤后早期,TNF-α 表达迅速上调并达到较高浓度,与 IL-1 协同趋化炎性细胞迁移至受伤组织,并刺激炎性细胞使其分泌炎性细胞因子和生长因子,在损伤部位形成循环级联反应,炎性因子的水平不断升高,此时内源性或外源性 MSCs 会迁移归巢到该部位。有学者利用 MSCs 修复下颌骨创伤骨不连,发现创伤局部 TNF-α 水平显著降低,并且骨折修复效果强于对照组。另有实验发现,MSCs 能降低局部 TNF-α 水平,缩短愈合过程。同样,高浓度 TNF-α 促进肝细胞凋亡,低浓度 TNF-α 促进肝细胞增生,急性肝损伤后肝动脉内注射 MSCs 后,肝脏组织内 TNF-α 浓度降低,急性损伤症状缓解。虽然体内研究尚不能明确 MSCs 与 TNF-α 的关系,但足以提示 MSCs 对于再生微环境的意义。体外研究显示,高浓度的 TNF-α 不仅能通过 TNFR 1 活化传递程序性死亡信号,抑制细胞增生,也会过度刺激免疫细胞,继而过度释放胶原酶、明胶酶、基质降解素、基质溶解素等金属蛋白酶,过度降解细胞与细胞外基质,引发愈合延迟和愈合不良,不利于组织修复;而 MSCs 介入后,

TNF-α 浓度显著降低,以此微环境处理成纤维细胞,发现细胞增殖加快,合成胶原及细胞外基质的能力提升,形成的胶原具有较好的机械强度。机制研究发现,可能是低浓度 TNF-α 活化了 JAK/STAT 的信号途径,引发下游效应,促进成纤维细胞增生与胶原的合成。

2. MSCs 与 IFN-γ　IFN-γ 是一种更为复杂的炎性因子,一方面抑制细胞增殖、胶原合成,另一方面对于组织修复又起着促进作用,但在不同物种、不同组织甚至不同条件下,在形成损伤组织中都发挥截然不同的作用。研究发现,IFN-γ 在骨质疏松小鼠体内的表达量较高,能够影响成骨-破骨平衡,使平衡向破骨方向偏移;而在骨质疏松大鼠及一些大动物体内,IFN-γ 的表达水平较低,但正常机体的 IFN-γ 浓度较高,学者们猜测高浓度的 IFN-γ 可能对骨具有一定的保护作用。颌面部软组织损伤时,局部 IFN-γ 浓度升高,如果此炎性微环境持续下去,将严重影响肉芽组织生长及新生血管的形成。局部或全身应用 MSCs 后,局部或全身的 IFN-γ 水平都得到了一定程度的逆转,并且组织修复效果也得到了提升。IFN-γ 对组织修复与再生的功能双重性效应主要体现在它的抗增殖、抗纤维化特性上。IFN-γ 能促进胶原酶合成并且减少胶原合成和交联,以便正常组织重塑,防止伤口裂开和瘢痕形成。但是因为对成纤维细胞增殖的抑制,IFN-γ 又会抑制伤口愈合。最近研究表明,IFN-γ 可通过抑制 Runx2 通路及增强 TNF-α 信号,从而抑制外源性 MSCs 促进骨再生的作用。通过系统注射 Foxp3[+] regulatory T 细胞降低 IFN-γ 及 TNF-α 的浓度,可显著提高外源性 MSCs 促进骨再生的能力。

3. MSCs 与局部微环境中的体细胞　前面提到,MSCs 可以通过细胞-细胞接触或者旁分泌作用影响到周围或远处的体细胞,体细胞及组织内的干细胞动员是 MSCs 调节免疫微环境、启动机体修复与再生过程的落脚点。诸多研究发现 MSCs 能够将局部损伤组织的细胞向好的方向引导,并且可以动员内源性干细胞参与修复与再生,例如 MSCs 与损伤的心肌细胞共培养后,心肌细胞的形态和功能趋于好转;虽然 MSCs 修复软骨的效果不尽如人意,但是却可以在体外有效延长软骨细胞的培养时间,且能够抑制软骨细胞去分化;MSCs 与成骨细胞共培养后,成骨细胞分泌骨基质的能力增加,矿化后的骨基质形态及机械强度更好;与 MSCs 共培养的 PDLSCs 和 DPSCs 的干性能够维持更长的时间。

虽然机体自身具有一定的修复与再生功能,但毕竟效果有限,对于较大或较严重损伤的修复仍需要依赖外源性 MSCs。MSCs 对炎性微环境和微环境中体细胞的作用是构建再生微环境的充分非必要条件,并且以再生微环境为研究切入点也能够更好地明确 MSCs 的功能及相关机制。

第三节　间充质干细胞在再生医学中的应用

组织修复(tissue repair)包括了创伤愈合(wound repair)和组织再生(regeneration)两个层次。创伤愈合是一种不完全再生,即通过结缔组织增生来关闭创面或者填补缺损,以修复损伤部位的组织,完全丧失损伤组织器官的结构和功能或者仅能部分恢复其结构功能。而再生是指成体动物在机体受到严重创伤或者丢失部分组织器官后能够完全恢复到伤前的结构和功能,多见于低等动物。据大量的文献报道,免疫调节机制的不同是导致不同种属动物之间再生能力差异的主要原因,即在生物界存在着越是低等的动物再生能力越强,而随着生物物种的进化其再生能力逐渐消失的现象。干细胞的发现是现代生物发展中的里程碑,其独特的生物学特性在再生医学研究中发挥重要作用。根据干细胞的来源可将其分为胚胎干细胞、成体干细胞和诱导多能干细胞(induced pluripotent stem cells，iPS)。

一、胚胎干细胞与再生医学

胚胎干细胞(embryonic stem cells，ESCs)是从人类桑葚胚或囊胚阶段的胚胎内细胞团内发现的，具有无限自我更新和多向分化能力的干细胞，比成体干细胞具有更加强大的分化能力和自我更新的能力。此外，ESCs 还具有遗传上的可操作性，被称为生命能量的永久发动机。1998 年，*Science* 报道 James A Thomson 首次从胚胎中分离出人 ESCs，并在体外培养 4~5 个月后，发现其仍具有形成滋养层和三胚层衍生物的能力，提出该细胞可能在发育生物学、药物研究以及移植医学中起到重要作用。ESCs 的发现在生物医学界引起了巨大的反响，并被作为一种先进的治疗手段进行研究。迄今为止，在美国国立卫生研究院(National Institutes of Health，NIH)注册且可利用 *NIH* 基因进行研究的人胚胎干细胞株已有 90 多株。2007 年生理学或医学诺贝尔奖授予了美国犹他大学医学院的 Mario R. Capecchi、英国卡迪夫大学医学院的 Martin J. Evans 和北卡罗莱纳大学医学院的 Oliver Smithies，获奖理由是"在涉及胚胎干细胞和哺乳动物 DNA 重组方面的一系列突破性发现"，主要是为基因靶向技术(gene targeting)奠定了基础。

ESCs 应用于再生医学中具有其相应的优点和缺点。优点包括：①全能性：ESCs 在特定的诱导条件下可分化为任何一种类型的细胞，优于成体干细胞；②增殖能力强：ESCs 能在体外无限增殖，保证了细胞量；③遗传上可操作性：即可导入异源基因、报告基因或标志基因；可诱导基因突变；可进行基因打靶等，利用该特性可制作各种实验模型并进行相应基因功能的分析。

而其缺点也极大地制约了 ESCs 的临床应用，包括：①来源受限：胚胎干细胞来自于早期胚胎，不可能大规模获得，虽然一些生殖中心提供冷冻胚胎技术，但是不能大规模用于治疗；②组织相容性问题：供体胚胎和受体之间存在组织相容性差异，且随着体外培养其特性也随之改变；③存在伦理、法律方面的争议；④生物安全性受到质疑：动物实验发现胚胎干细胞治疗具有不可控性，可能会导致畸胎瘤。然而，随着生命科学领域的发展，ESCs 制备技术逐渐完善，由单囊胚细胞建立稳定的 ESCs 细胞系成为可能，从而在技术层面保证了胚胎的"生命"存在，广受争议的伦理问题得以部分解决。因此，胚胎干细胞临床应用出现复苏趋势。

1999 年，John W. Mcdonald 将神经方向诱导分化后的 ESCs 移植进脊柱损伤 9 天的大鼠体内，2~5 周后发现实验组大鼠后肢功能部分恢复。2010 年 10 月，美国政府批准了美国杰龙生物医药公司(Geron Corporation)展开全球首宗人类 ESCs 治疗的人体临床试验，以评估该公司生产的 GRNOPC1 人体胚胎干细胞用在治疗脊髓损伤方面的安全性与耐受性。2011 年 11 月，在 4 位患者接受治疗后，该公司宣布终止这项试验，理由是缺少资金和监管问题。2011 年，美国洛杉矶朱尔斯·斯坦眼科研究所几位医生在卫生部指导下实施视网膜手术，将在体外由人 ESCs 分化而成的色素细胞滴入患者视网膜内，使一位老年性黄斑变性患者和一位黄色斑点状眼底合并黄斑变性的患者恢复了视力，这是科学家首次利用人的 ESCs 来修复视网膜，显示出人体持续更新的希望，因而意义重大。

目前人类 ESCs 临床应用可分为 3 个层次：细胞、组织以及器官的修复和移植治疗。利用干细胞或人工改变后的干细胞替代是 ESCs 最快可能开展临床应用的层次,如对脊髓损伤、帕金森病、视网膜病变、糖尿病等的治疗;而组织替代治疗和器官移植治疗需要组织工程学的配合,且受到伦理学及安全性的限制,其使用还需要长时间客观的观察和评价。

二、脐带血干细胞与再生医学

脐血又被称为脐带血或胎盘血,是在足月胎儿娩出之后,经结扎脐带断脐,通过脐静脉穿刺或切开引流收集到的残存在胎盘和脐带中的血液。脐带血中含有多种类型的干细胞,如造血干细胞(hematopoietic stem cell,HSC)、间充质干细胞、内皮祖细胞(epithelial progenitor cell,EPC)、单核细胞来源干细胞(monocyte-derived stem cells)等。脐带中主要含有脐带间充质干细胞(图 25-11)。

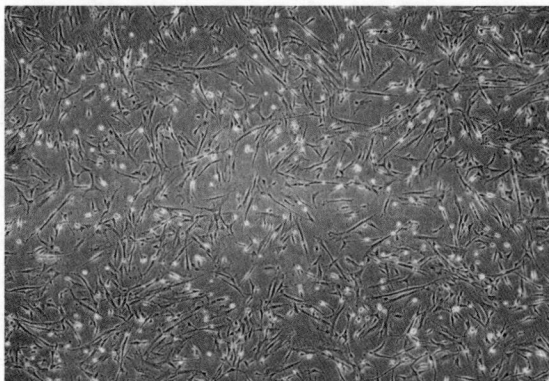

图 25-11 脐带间充质干细胞倒置显微镜图
(空军军医大学口腔医院供图)

脐带血首次作为一种临床治疗手段的前景展望报道发表于 1939 年的 *Lancet* 上,报道中提议用输血方式进行疾病治疗,但是这一概念并没有被广泛接受。直到 1988 年,Gluckman 及其同事实施了首例用同胞脐血移植治疗严重范可尼氏贫血症患儿后,人们意识到脐带血作为一种具有广泛来源但是往往被废弃的资源,具有巨大的治疗潜力。于是,脐带血/脐血干细胞以其对捐献者无危害性、无伦理问题、低免疫排斥反应和易获得性等特点成为再生医学中一类重要的干细胞,在临床上得到越来越广泛的应用。

脐血干细胞最早用于移植治疗,如白血病、恶性淋巴瘤、多发性骨髓瘤、再生障碍性贫血、骨髓衰竭等,随着脐血中非造血相关的干细胞如 MSCs 等的发现,脐血干细胞可在体内和体外水平产生造血、上皮、内皮以及神经组织等,其治疗的疾病范围逐渐扩大至神经系统疾病、心血管疾病、免疫系统病变、代谢疾病等。虽然部分临床试验仍处于初期研究水平,但多项研究成果及动物实验已表明脐带血干细胞具有治疗多种疾病的可能,包括:①血色素与血液异常:如巨细胞缺乏性血小板减少症、再生障碍性贫血、先天性血球细胞缺乏症、镰状细胞性贫血等;②恶性疾病:如急性淋巴细胞性白血病、急性骨髓性白血病、多发性骨髓瘤等;③实体性肿瘤:如脑瘤、何杰金病、神经母细胞瘤等;④先天性代谢性缺陷疾病:如脑白质肾上腺营养不良症、淀粉样变性等;⑤免疫缺陷病变:如腺嘌呤去氨酵素缺乏、严重性联合免疫缺陷疾病等;⑥自体免疫疾病:如多发性硬化症、风湿性关节炎、红斑狼疮等;⑦其他疾病:如脊髓损伤、糖尿病外周血管病变、冠心病等。

目前脐带血干细胞移植仍处于研究阶段,有望未来实现治疗的疾病包括:糖尿病、帕金森病、阿兹海默病、自闭症、卒中、肝病、皮肤移植、肌肉营养不良症、骨病以及整形等,上述研究已在动物模型中取得良好的治疗效果,有望在不久的将来为广大患者带来治愈的希望。

三、间充质干细胞与组织缺损修复

MSCs 作为一种成体干细胞,具有自我更新和多向分化潜能,来源广泛易获得,且不受伦理等限制,被越来越广泛地应用于组织修复与再生的临床治疗中。20 世纪 50 年代,E. Donnall Thomas 完成了首例骨髓移植并获得诺贝尔奖,成为干细胞临床治疗中的一座里程碑。1995 年,第一例培养的 MSCs 被应用于临床,15 例白血病患者接受自体 BMMSCs 注射治疗,临床效果显著。此后,应用 MSCs 治疗的研究越来越多。到 2012 年 10 月,国际上共 218 例将 MSC 应用于临床的试验,目前,大部分临床试验停留在第一阶段、第二阶段,即安全性研究和治疗有效性研究;只有一小部分实验(骨关节炎、心肌梗死、克罗恩病、移植物抗宿主病)进行到了第三阶段,即比较全新的治疗手段是否优于传统治疗手段的研究。

MSCs 的临床应用可分为:①细胞移植治疗:在骨髓中,红细胞、粒细胞等的分化与成熟都依赖于 HSCs 及 EPCs 与 MSCs 周围的微环境相接触,MSCs 可以作为 HSCs 的"niche",对维持其功能至关重要;②基因治疗:多种外源目的基因可整合至 MSCs 基因组 DNA 中并能长期表达,因此,MSCs 作为一种理想的靶细胞可用于基因治疗;③生物组织工程:MSCs 可作为种子细胞直接参与组织工程中,如组织工程骨、组织工程肌腱等,均取得了体内有效成骨;④免疫治疗:MSCs 无免疫原性,不刺激同种异体反应性,能逃避细胞毒性 T 细胞和自然杀伤细胞(NK)的溶解,且成体 MSCs 具有免疫抑制性。具体应用如下:

(一) 颅颌面部组织

颅颌面骨缺损主要包括颅骨和颌面部骨的缺损。对于颅颌面骨缺损的常规疗法为利用其他部位的自体骨进行缺损修复,这种方法会对患者造成二次损伤,并且来源有限。近年来,MSCs 复合生物降解性材料的问世,给颅颌面缺损修复带来新的曙光。如果没有生物支架材料的骨向诱导,植入的 MSCs 会在骨缺损处形成非特异性的结缔组织。早在 1998 年,就有学者利用 MSCs 修复动物的颅骨缺损,与其他类型的细胞相比,MSCs 具有更好的疗效。此后,学者们用 MSCs 复合各种生物相容性材料修复颅骨缺损,均获得了较好的疗效。不仅如此,此种修复方法还被应用于临床研究中,研究者利用患者自体的 MSCs 分别复合胶原包被的生物材料修复成人的颅骨缺损,利用 MSCs 复合羟基磷灰石和多聚体修复儿童的颅骨缺损,经过大体和影像学分析,均获得不错的疗效。这些研究均表明,MSCs 介导的颅骨缺损修复明显强于自体骨移植的修复效果。此外,利用 MSCs 能够成功修复犬和山羊的下颌骨缺损。有学者将含有 MSCs 的可注射人工骨充填于 14 位患者的下颌骨后部骨折部位,在术后 2 年的回访中,他们发现骨折愈合速度加快,并且具有较好的机械强度。颅颌面骨的骨折及缺损有自己的特点,颅骨与中枢神经密切关联,颌骨与面部形态紧密相关,是全身骨骼系统中最为复杂的部分,所以这两类骨的修复显得尤为重要,不仅要修复,而且要保持与原有组织的形态和功能尽量接近。通过以上诸位学者的研究证实,MSCs 的确是一种理想的组织再生种子细胞。

众所周知,牙髓炎和牙周炎是不可逆性疾病,一旦发病,最终的结果就是牙髓坏死以及牙齿松动、脱落,因此牙髓和牙周再生对于口腔健康至关重要。目前,从口腔中分离出的 MSCs 主要有牙髓干细胞(dental pulp stem cells,DPSCs)、牙周膜干细胞(periodontal ligament stem cells,PDLSCs)以及脱落乳牙牙髓干细胞(SHED)等,它们具有与 BMMSCs 相似的性质。

有研究表明,将人阻生齿来源的 PDLSCs 和牙乳头干细胞植入小型猪体内,发现能够形成牙根-牙周复合物类似物,部分行使正常功能。有研究报道,应用 PDLSCs 治疗小型猪的牙周缺损,获得了较好的效果。另有研究报道,DPSCs 和 SHED 在适宜的条件下,均有向牙髓组织分化的潜能,但是要形成功能稳定而全面的牙髓,还需要进一步的研究。

(二) 骨及软骨组织

骨再生很早就成为医学界关注的焦点,脊柱损伤、骨不连、大面积骨缺失、骨质疏松的治疗都需要骨再生的支持。想要利用 MSCs 在体内促进骨再生,往往涉及生物支架,将 MSCs 作为种子细胞(seed cells)(图 25-12)以单细胞或者细胞膜片(cell sheet)的形式接种在支架上,植入体内修复骨缺损。如果没有生物支架材料的骨向诱导,植入的 MSCs 会在骨缺损处形成非特异性的结缔组织。许多研究者利用不同种属来源的 MSCs 接种在生物陶瓷上,继而用此修复动物模型的骨缺损,获得了较好的疗效,例如科学家用犬自体 MSCs 修复股骨的极限缺损,发现动物没有产生免疫排斥反应,而且缺损处形成的新骨是植入的自体 MSCs 来源的;同样,绵羊自体 MSCs 可以修复较大的骨缺损。鉴于动物实验的经验及充足的实验证据,有学者尝试用此种方法修复三个患者较大的骨缺损,在随访的 6 年内没有发生其他相关问题,并且至少在 5 年之内,生物陶瓷支架没有发生吸收的现象。

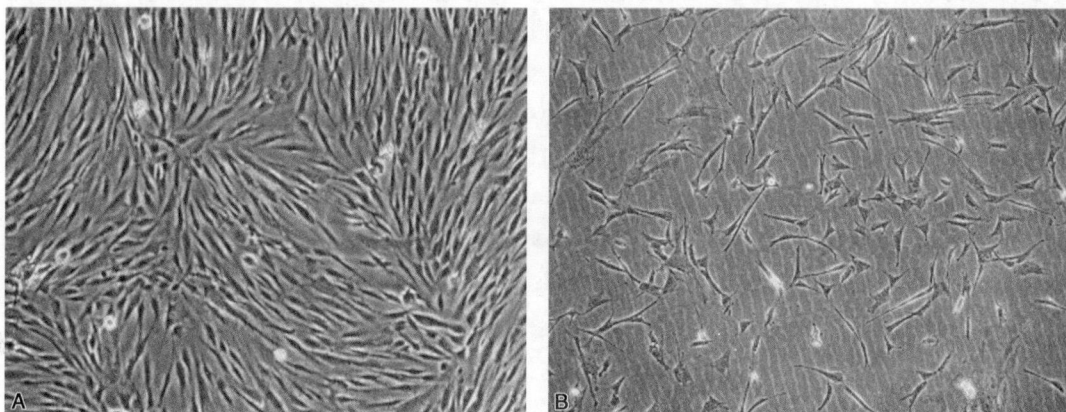

图 25-12   常见种子细胞倒置显微镜图
A. 骨髓间充质干细胞   B. 脂肪干细胞
(空军军医大学口腔医院供图)

众所周知,关节软骨的修复和再生能力极其有限,因此软骨损伤后的再生是骨科临床面临的巨大挑战。许多研究者利用 MSCs 的软骨向分化潜能进行软骨再生的研究,但是其效果仍存在较大争议。有学者在绵羊和兔软骨损伤模型中,将 MSCs 加载到生物降解支架上,发现可以再生出类似的软骨组织。另有科学家证实,在体外将 MSCs 加载到多种聚合材料上,能够明显促进其成软骨能力。细胞加载支架的方式已经是软骨再生的常用方法,许多研究者仍在继续探寻何种支架可以更有效地激发 MSCs 的成软骨潜能,达到更好的软骨再生效果。

(三) 肌腱及韧带组织

肌腱和韧带组织损伤是最为常见的软组织损伤。MSCs 向肌腱和韧带组织分化过程中不需要添加诸多因子,而是需要在支架材料和细胞的复合体上加载一个外源性的应力或者是在支架材料上加载透明质酸。研究发现,将加载了 MSCs 的生物材料植入肌腱、韧带缺损处,可以一定程度上修复组织缺损,并恢复一定的生物性能。此外,使 MSCs 特异性高表达肌腱、韧带相关的功能蛋白,可以促进其对损伤肌腱及韧带的修复功能。然而另有观点认为 MSCs 诱导再生出的肌腱和韧带组织与胶原诱导出的组织在形态学上没有明显的区别。

(四)非骨骼系统组织

1. 心脏再生　许多研究者将 MSCs 应用于心脏、骨骼肌、神经、肝及胰腺组织再生,其中心脏再生是研究的热点。学者们利用小鼠 MSCs 在体外成功诱导出心肌细胞。另有科学家将人 MSCs 移植到成年小鼠心脏后,发现移植后的 MSCs 可以分化为心肌细胞。此外,科学家用单克隆来源的人 MSCs 体外再生出了心肌细胞和其他三胚层来源的细胞。他们进一步发现,将人 MSCs 移植入梗塞的心肌后,这些细胞可以共表达心肌细胞、平滑肌细胞以及内皮细胞的标志。不仅如此,移植入心肌组织的 MSCs 还高表达血管生成因子和抗凋亡因子,并且同时增强宿主内皮细胞和心肌细胞的增殖活性。科学家们提出,MSCs 移植之所以可以促进心肌再生,不仅是通过成肌和成血管等分化作用,还通过抗凋亡、促进分裂以及抑制心肌纤维化而获得综合效果。

2. 神经再生　MSCs 在中枢神经的修复领域也独占鳌头。传统认为中枢神经损伤后极难再生,然而研究发现,体内注射 MSCs 可以明显增加动物脑损伤后神经元的活力,从而促进疾病的愈合。此外,在脊髓损伤的局部注射 MSCs,可以明显改善神经纤维的功能。另有学者发现,MSCs 可以通过促进髓鞘修复和神经元传导速率,达到缓解局部脊髓脱髓鞘病变的效果。多向研究共同显示,MSCs 很可能是通过分化替代作用完成神经组织的修复与再生。

3. 胰岛再生　糖尿病在我国的发病率居高不下,其病理基础为发挥正常功能的胰岛素 β 细胞数量减少。有研究表明,MSCs 在体外经过培养环境的诱导,或者经胰腺提取物处理后,可以分化为类胰岛细胞。随后又有研究发现,基因修饰后的 MSCs 在体外特定的培养条件下,可以有效分化为具有分泌胰岛素功能的细胞。但是,目前对于 MSCs 对胰岛 β 细胞的修复作用仍争论不休。

4. 肝脏再生　体外培养的肝脏细胞生命周期短,且极易丧失细胞功能,所以肝实质细胞的体外构建与培养对于肝再生至关重要。研究发现,骨髓源性干细胞在体外特异性诱导条件下可以分化为肝细胞样细胞,这种特异性诱导条件包括细胞因子类,如成纤维细胞生长因子-4(fibroblast growth factor-4,FGF-4)和肝细胞生长因子(hepatocyte growth factor,HGF);此外,在条件培养体系中加入新鲜的肝脏细胞同样可以诱导出肝细胞样细胞。有研究显示,将 HGF 诱导分化的 MSCs 移植到肝脏受损的大鼠体内,可以有效提升血清白蛋白水平,降低转氨酶活性和肝纤维化程度。虽然目前无法再生出完整的肝脏,但是,以上的研究成果给肝脏疾病的治疗带来了新的曙光。

MSCs 临床应用具有广阔的前景,但是也存在一些问题,如获得纯化 MSCs 的培养体系并不成熟;MSCs 归巢至损伤部位并发挥作用的机制仍不明确;细胞定向分化机制并不清楚等。因此,MSCs 应用于组织修复与再生还需要学者们进行深入的研究和探讨,以期发挥其更大的应用潜能。

第四节　科研方向与选题

一、研究热点与科学问题

MSCs 被认为在组织再生和炎症控制方面发挥重要作用,已经得到生命科学领域和医学领域的广泛关注,并将其作为组织损伤修复与再生过程中重要的种子细胞以及潜在的治疗手段治疗退变性和炎性疾病。目前,MSCs 已经被广泛应用于临床上治疗各种组织损伤修复,如骨、软骨、关节损伤、心脏损伤及肝脏损伤等,以及一些系统性疾病,包括糖尿病、系统性红斑狼疮、系统性硬化症、克罗恩病、炎性肠病、中风和神经系统疾病等。根据初步的临床报告,MSCs 对这些疾病的治疗都取得了明显的疗效。2008 年著名杂志《自然》报道了一篇关于干细胞治疗艾滋病的文章,通过给患有艾滋病和白血病的患者移植来自艾滋病先天免疫捐赠者的干细胞,两种疾病均被"治愈"。

尽管 MSCs 在临床应用上取得一些令人振奋的成果,但是还存在许多问题亟待解决和完善。MSCs 在治疗系统性疾病或炎性疾病过程中是如何发挥其免疫调节作用? 如治疗系统性硬化病(systemic sclerosis,SS),施松涛教授研究团队发现 BMMSCs 通过 Fas 蛋白调控 MCP-1 蛋白的分泌,募集 T 细胞,再利用自身分泌的 FasL 诱导 T 细胞凋亡,随后巨噬细胞吞噬凋亡的 T 细胞,释放高水平的 TGF-β,使调节性 T 细胞增加,最终导致机体免疫耐受,使得硬化症得到缓解。MSCs 在其他系统性疾病的治疗过程中是否以相同的机制发挥作用仍不清楚,对于不同疾病是否存在其他的作用方式还有待进一步研究。其次,研究表明,机体内注射 MSCs 后大部分细胞会在短时间内迅速死亡,而消失如此迅速的干细胞又是如何发挥治疗作用呢? 研究人员推测可能存在小部分干细胞逃脱了死亡命运,并迁移到损伤部位或炎症部分进而发挥作用。也有研究人员认为干细胞可能通过快速分泌特殊的细胞因子作用于其他细胞而发挥组织修复和免疫调控作用。最后,MSCs 的特异性表面标记分子以及至关重要的关键调控因子目前仍不清楚。因此 MSCs 在临床上的广泛应用还需要大量基础研究和临床试验,只有很好地解决了这些问题才能真正将 MSCs 应用于再生医学中。

口腔-颌面部由于先天畸形、肿瘤切除、创伤破坏和病理损伤需要大量组织工程再生修复技术。目前,已从颌面部组织中分离出多种干细胞,如 BMMSCs、PDLSCs、DPSCs、牙龈干细胞(gingiva-derived mesenchymal stem cells,GMSC)、牙囊干细胞(dental follicle stem cells,DFC)、牙乳头干细胞(stem cells of the apical papilla,SCAP)、脱落乳牙干细胞(stem cells from human exfoliated deciduous teeth,SHED)、脂肪干细胞(adipose-derived stem cells,ADSC)等。虽然目前临床上应用 MSCs 治疗颌面组织损伤修复仍处于起步阶段,但很多修复方法已经在大动物疾病模型上取得成功。王松灵教授团队利用 MSCs 完成了多个小型猪颌面组织损伤模型的修复,如利用小型猪自体的 PDLSCs 移植到牙周缺损处,治疗 12 周后可以有效地修复牙周组织缺损。该团队还发现采用牙根形状的羟基磷灰石作为支架材料,内部植入异体 DPSCs,外周用 PDLSCs 包裹,种植于小型猪新开的牙槽骨窝中,移植 6 个月后,经组织学、放射性和机械力学评估发现,该移植物再生出具有正常牙根特征的结构。此外,研究证实在大鼠中利用系统注射 BMMSCs 可以有效地缓解或修复急性射线造成的头部和颈部放射性骨坏死。大量研究表明,MSCs 在治疗颌面损伤修复过程中发挥重要作用,但应用于临床治疗时还需充分考虑 MSCs 的免疫抑制或旁分泌特性,这些作用是否会破坏个体自身内环境稳定等方面仍需要大量研究。

二、研究范例

研究名称:Stem Cells from Deciduous Tooth Repair Mandibular Defect in Swine. (J Dent Res. 2009,88(3):249-254)

作者:Zheng Y. 等

选题:基于 MSCs 的组织工程观念被广泛研究并期望利用组织工程手段构建和再生出牙周组织、牙本质-牙髓复合物和颌骨等,可用于临床上治疗口腔内的组织缺损和丢失。脱落乳牙牙髓干细胞(Stem cells from human exfoliated deciduous teeth,SHEDs)具有分化为多种细胞类型的特性,包括在体内再生出矿化组织。然而,利用口腔颌面的 MSCs 进行体内骨缺损的修复仍未有相关报道。

思路:本研究利用小型猪作为大动物模型,评估自体 SHEDs 是否具有高效的再生修复极限颌骨缺损的能力。

设计:本研究选用 4~6 个月的小型猪 16 只,对 10 只小型猪下颌骨(mandible)进行极限缺损(critical-size defect)造模,大小面积为 $2.5 \times 1.5 \times 1.5 cm^3$ 便于长期观察(24 周)和评估骨再生情况;在另外 6 只小型猪下颌骨双侧造成相对较小的颌骨缺损模型,大小为 $1.0 \times 1.0 \times 0.5 cm^3$,分别在 2 周和 4 周进行短期术后随访。分离自体 SHEDs,经体外培养扩增并使用 GFP 标记后接种于 β-TCP 支架材料上,在体外继续培养 7 天后移植于损伤处。

结果:在干细胞移植 2~4 周,荧光显微镜观察发现有新的网状原始骨形成,并且新生骨来自 GFP 标记的 SHEDs。肉眼、显微 CT 和组织学检测发现,干细胞组较单纯材料组再生骨组织能力更强,修复更快。干细胞移植 4 周后,部分材料已经降解,取而代之的是大量新生骨的形成。在移植 6 个月时,结果表明干细胞移植组的缺陷处基本已经被新生骨替代,修复效果良好;相反,未治疗组和单独材料组仅有少量骨形成,在缺损处形成大量的肉芽样结缔组织。

结论:本研究首次证明 SHEDs 具有修复再生颌骨极限缺损的能力,尤其对大动物模型。该研究为临床上治疗牙槽骨和颌骨缺损提供了一种理论基础和治疗策略。

三、科研选题

1. 间充质干细胞通过何种方式参与骨组织的修复与再生?
2. 在牙周组织修复与再生过程中,如何调控内源性间充质干细胞促进其再生能力?
3. 微环境对间充质干细胞的生物学特性有何影响?

(刘文佳　金岩)

参考文献

1. AKIYAMA K,CHEN C,WANG D,et al. Mesenchymal-Stem-Cell-Induced Immunoregulation Involves FAS-Lig-

and-/FAS-Mediated T Cell Apoptosis. Cell Stem Cell,2012. 10(5):544-555.

2. DE MIGUEL M P,FUENTES-JULIÁN S,BLÁZQUEZ-MARTÍNEZ A,et al. Immunosuppressive properties of mesenchymal stem cells:advances and applications. Curr Mol Med,2012. 12(5):574-591.

3. DING D C,SHYU W C,LIN S Z. Mesenchymal stem cells. Cell Transplant,2011. 20(1):5-14.

4. DUFFY M M,PINDJAKOVA J,HANLEY S A,et al. Mesenchymal stem cell inhibition of T-helper 17 cell-differentiation is triggered by cell-cell contact and mediated by prostaglandin E2 via the EP4 receptor. Eur J Immunol,2011. 41(10):2840-2851.

5. FENNO L E,PTASZEK L M,COWAN C A. Human embryonic stem cells:emerging technologies and practical applications. Curr Opin Genet Dev,2008. 18(4):324-329.

6. FITZPATRICK E,WU Y,DHADDA P,et al. Co-culture with mesenchymal stem cells results in improved viability and function of human hepatocytes. Cell Transplant,2013. 24(1):73-83.

7. GLASS G E,CHAN J K,FREIDIN A,et al. TNF-alpha promotes fracture repair by augmenting the recruitment and differentiation of muscle-derived stromal cells. Proc Natl Acad Sci U S A,2011. 108(4):1585-1590.

8. HOWARD C M,BAUDINO T A. Dynamic cell-cell and cell-ECM interactions in the heart. J Mol Cell Cardiol,2014. 70(9):19-26.

9. KRAMPERA M. Mesenchymal stromal cell 'licensing':a multistep process. Leukemia, 2011. 25(9):1408-1414.

10. LI T,WU Y. Paracrine molecules of mesenchymal stem cells for hematopoietic stem cell niche. Bone Marrow Res,2011. 2011:353878.

11. LIU Y,LIU W,HU C,et al. MiR-17 modulates osteogenic differentiation through a coherent feed-forward loop in mesenchymal stem cells isolated from periodontal ligaments of patients with periodontitis. Stem Cells. 2011. 29(11):1804-1816.

12. LIU Y,WANG L,KIKUIRI T,et al. Mesenchymal stem cell-based tissue regeneration is governed by recipient T lymphocytes via IFN-gamma and TNF-alpha. Nat Med,2011. 17(12):1594-601.

13. LOIBL M,BINDER A,HERRMANN M,et al. Direct cell-cell contact between mesenchymal stem cells and endothelial progenitor cells induces a pericyte-like phenotype in vitro. Biomed Res Int,2014. 2014(1):234-240.

14. MONJE M L,TODA H,PALMER T D. Inflammatory blockade restores adult hippocampal neurogenesis. Science,2004. 302(5651):1760-1765.

15. PARK J H,HWANG I,HWANG S H,et al. Human umbilical cord blood-derived mesenchymal stem cells prevent diabetic renal injury through paracrine action. Diabetes Res Clin Pract,2012. 98(3):465-473.

16. RATAJCZAK M Z,JADCZYK T,PEDZIWIATR D,et al. New advances in stem cell research:practical implications for regenerative medicine. Pol Arch Med Wewn,2014. 124:417-426.

17. RIELLA L V,PATERSON A M,SHARPE A H,et al. Role of the PD-1 pathway in the immune response. Am J Transplant,2012. 12(10):2575-2587.

18. SHAHROKHI S,MENAA F,ALIMOGHADDAM K,et al. Insights and Hopes in Umbilical Cord Blood Stem Cell Transplantations. J Biomed Biotechnol,2012,2012(4):416-426.

19. SHARMA R R,POLLOCK K,HUBEL A,et al. Mesenchymal stem or stromal cells:a review of clinical applications and manufacturing practices. Transfusion,2014,54(5):1418-1437.

20. SYKOVA E,FOROSTYAK S. Stem cells in regenerative medicine. Laser Ther,2013,22:87-92.

21. SONG M,HEO J,CHUN J Y,et al. The paracrine effects of mesenchymal stem cells stimulate the regeneration capacity of endogenous stem cells in the repair of a bladder-outlet-obstruction-induced overactive bladder. Stem

Cells Dev,2013. 23(6):654-663.

22. TEITELBAUM S L. Stem cells and osteoporosis therapy. Cell Stem Cell,2010. 7(5):553-554.

23. UCCELLI A,PROCKOP D J. Why should mesenchymal stem cells (MSCs) cure autoimmune diseases? Curr Opin Immunol,2010. 22(6):768-774.

24. YAGI H,SOTO-GUTIERREZ A,PAREKKADAN B,et al. Mesenchymal stem cells:Mechanisms of immuno-modulation and homing. Cell Transplant,2010. 19(6):667-679.

第二十六章　基因治疗与口腔颌面部组织再生的研究

第一节　基因治疗概述

口腔颌面部是人体呼吸道和消化道的起始部位,构成人体正常的面部外形和容貌特征,管理着咀嚼、吞咽、言语、感觉等多种重要的生理功能。该部位的组织缺损可由先天性或后天性因素所致,如唇裂、腭裂、外伤、肿瘤、烧伤、感染等。口腔颌面部组织缺损及其造成的并发症,如不及时予以治疗修复,将会对患者的生理、心理产生极大影响,严重影响其生活质量。

生长因子是一类存在于体内的生物活性因子,对人体组织的发育和再生具有重要的调节作用。在口腔颌面部组织缺损的再生修复过程中,生长因子可以刺激细胞的一系列活动,包括促进趋化、增殖分化及胞外基质蛋白的表达等,从而加速组织再生修复。目前已有不少运用各种生长因子修复口腔颌面部组织缺损的研究报道。局部应用生长因子可促进组织再生修复,但其存在生物半衰期短、生物利用率低、全身毒副作用大、费用昂贵等缺点,很大程度上限制了生长因子的直接应用。

基因治疗(gene therapy)的兴起和发展,给颌面部组织缺损的修复带来了新的思路和选择。组织再生的基因治疗,是指将有利于组织修复的基因导入相应的细胞中,使其在足够的时间内高效表达,如在局部合成并释放适量的特异性治疗性蛋白,从而达到促进组织愈合、提高愈合质量的目的。口腔颌面部利用生长因子基因治疗,促进组织再生修复研究已取得了一定进展,包括骨、软骨、牙体、牙周、皮肤、神经、血管及唾液腺等方面。

一、基因治疗的简史

基因治疗的设想早在 20 世纪 60 年代就有人提出,而将遗传物质导入人体细胞中以治疗疾病的最初尝试是在 70 年代的早期。

1990 年,美国 NIH 的 French Anderson 博士开始了世界上第一个真正意义上的基因治疗临床试验。他们用腺苷酸脱氨酶(adenosine deaminase,ADA)基因治疗了一位因 ADA 基因缺陷导致严重免疫缺损(severe combined immunodeficiency,SCID)的 4 岁女孩,并获得了初步成功,促使世界各国都掀起了基因治疗的研究热潮。

美国 FDA 在 1993 年给人类基因治疗下的定义为:基于对活细胞遗传物质的改变而进行的医学治疗,这种改变可在活体外进行,然后应用于人体,或者直接在人体内进行。

基因治疗从 20 世纪 80 年代起至今经历准备期、狂热期、理性期 3 个阶段,1995 年美国 NIH 主持评估,并提出了对基因治疗关键性问题进行研究的必要性,使基因治疗转入理性化的轨道。

二、基因治疗的途径

基因治疗的基本途径主要有两种:直接体内法(in vivo)和间接体内法(ex vivo)。

(一) 直接体内法

直接体内法是将目的基因直接导入体内。这种基因治疗途径有利于产业化,但是必须证明载体和目的基因的安全性,且导入体内后的目的基因能够进入靶细胞、有效地表达并达到治疗目的。

(二) 间接体内法

间接体内法是将含有目的基因的载体,在体外导入自体/异体细胞或异种细胞,然后将细胞输回体内。这种方法的优点是靶细胞来源可严格控制,允许在移植入体内之前作安全性鉴定,避免了病毒颗粒或其他物质直接进入体内。缺点是技术复杂,仅局限于可移植细胞。

三、基因治疗的一般程序

(一) 目的基因的选择和获得

目的基因是指准备导入靶细胞内,以研究或应用为目的所需的外源基因。获得目的基因有以下途径:基因组 DNA 文库、cDNA 文库、聚合酶链式反应(PCR)、人工化学合成等。

(二) 靶细胞的选择

理论上讲,无论何种细胞均具有接受外源 DNA 的能力。再生医学中用于转基因的靶细胞要求取材方便、来源丰富、容易培养、寿命较长。在实际应用中应根据具体目的和条件选择。

(三) 将目的基因转入靶细胞内

选定目的基因和靶细胞后,怎样将目的基因安全有效地转入靶细胞内表达是基因治疗的关键。目前已发展的基因转移方法主要有两大类:第一类是非病毒基因转移方法,包括物理方法和化学方法;第二类是病毒基因转移方法,具体介绍可见本节的《基因转移系统》。

四、基因转移系统

(一) 基因转移系统的介绍

将目的基因转入真核细胞内是基因治疗的前提。由于 DNA 是超螺旋或开环结构,空间结构太大而不能主动进入细胞,因此通常必须借助一定的方法或介质将其导入。基因转移系统(gene delivery system)主要有病毒载体系统和非病毒载体系统。病毒基因转移系统通过病毒载体(viral vectors)实现基因导入,而非病毒基因转移系统通常利用各种非病毒介质或载体(nonviral vectors)来实现基因转移,各有优缺点,下面分别予以介绍。

1. 病毒基因转移系统　病毒载体早在 1968 年就被用于基因转移的实验,Rogers 和 Pfuderer 利用烟草花叶病毒 RNA 作为转运载体,将多聚腺苷酸(polyA)序列注入植株中以提高多聚赖氨酸的表达。1976 年,带有 λ 噬菌体 DNA 的 SV40 载体成功在猴的肾脏细胞内获得扩增。同期,Hamer 等组建了携带大肠杆菌抑制基因的 SV40 病毒。这一系列研究开启了病毒载体的研究热潮,随后多种病毒载体相继出现,并成为基因治疗的重要工具。RNA 病毒中的反转录病(retrovirus)、慢病毒(lentivirus)以及 DNA 病毒中的腺病毒(adenovirus)、腺相关病毒(adeno-associated virus,AAV)、单纯疱疹病毒(herpes simplex virus,HSV)及新近发展起来的 EB(epstein-Barr,EB)病毒、痘病毒(poxvirus)等都被改造后用作基因转移载体。

(1) 反转录病毒载体:基因治疗中反转录病毒应用最早,研究也相对成熟,反转录病毒的诸多优点使其成为重要的工具载体。

反转录病毒是一种 RNA 病毒,含有 *gag*、*pol* 和 *env* 3 个结构基因,分别编码病毒的核心蛋白、反转录酶和被膜糖蛋白。目前已利用反转录病毒设计构建成一些缺陷型病毒(defective virus)载体,基本原理是去除病毒复制所需的基因并用目的基因取代。缺失编码病毒外壳蛋白基因的反转录病毒,其自身不能合成外壳并包装成病毒,但它具有识别外壳蛋白进行包装的信号。辅助病毒(helper virus)能合成蛋白外壳,但缺失识别蛋白外壳进行包装的信号,因此也不能单独包装成病毒颗粒。用该缺陷反转录病毒载体感染含辅助病毒的包装细胞,在包装细胞内,反转录病毒的 RNA 与辅助病毒的外壳蛋白结合,成为完整的病毒颗粒,并从细胞内分泌至包装细胞上清液中。此时将该上清液作用于靶细胞,包装在辅助病毒外壳蛋白中的反转录病毒基因,进入靶细胞,基因的活性得到表达。由于靶细胞中没有辅助病毒,因此也就无法再扩增出病毒颗粒。

(2) 慢病毒载体:慢病毒属于反转录病毒中的一类,该载体可以将外源基因有效地整合到宿主染色体上,达到持久性表达,并且能够感染分裂细胞和非分裂细胞,尤其是可有效地感染干细胞、内皮细胞、神经元细胞等多种类型的细胞,从而达到良好的基因治疗效果,具有广阔的应用前景。

常用的慢病毒载体主要来源于人免疫缺陷病毒(HIV)、猫免疫缺陷病毒(FIV)和猴免疫缺陷病毒(SIV)。慢病毒具有较复杂的基因组结构,除了含有 *env*、*gag*、*pol* 3 个基因外,还有 *tat*、*rev*、*vpr*、*vpu*、*nef* 和 *vif* 6 个调节基因,其表达产物以各种方式调节病毒基因的表达。

慢病毒载体的设计经历了数代,从最初的复制缺陷型载体;到利用其他病毒包膜蛋白基因代替;然后采用 HIV 基因转染的最小遗传组分,缺失与病毒包装和感染无关的序列;而最近在 HIV-2 基础上改建的慢病毒载体则将 3′LTR 中所有参与病毒复制的非必需序列缺失,子代重组病毒完全失去复制能力,安全性得到了进一步提高。

(3) 腺病毒载体:腺病毒是一种无包膜的线性双链 DNA 病毒,分布广泛。最早于 1953 年发现并分离到第 1 种类型腺病毒,目前已分离出 50 种以上的不同血清型,并依据凝血特性分为 A~F 共 6 个亚类,其中 C 亚类的 2 型(AD2)和 5 型(AD5)腺病毒基本上对人体无致病作用,适合作为基因转移载体,围绕它们进行的研究也最多。

人腺病毒基因组为约 36kb 大小的线状双链 DNA,基因组两端各有一个反向末端重复序列(inverted terminal repeat,ITR),ITR 内侧为病毒包装信号。基因组包括早期和晚期转录区域,其中早期转录区域具有重要意义,*E1*、*E2* 和 *E4* 基因编码复制必需的调节蛋白,而 *E3* 基因编码蛋白介导宿主对腺病毒的免疫反应。腺病毒载体的设计也经历了多代不断地改进,新一代更为理想的腺病毒载体缺失了大部分或全部腺病毒基因的编码区段,它们的安全性更高、装载能力更大。

腺病毒载体容易制得高滴度病毒颗粒;可感染不同类型的组织细胞,并且不受靶细胞分裂活性的限制;转染效率非常高;进入细胞内并不整合到宿主细胞基因组,仅瞬时表达,安全性高。因而,腺病毒载体在基因治疗临床试验方面也有广泛的应用。

(4)腺相关病毒载体:腺相关病毒属微小科病毒家族,是一种无被膜二十面体结构病毒。单独存在时对正常细胞不发生毒性感染,只有在腺病毒、疱疹病毒等相关辅助病毒的共同作用下,才发生毒性感染。AAV 含 4.7kb 单链 DNA 基因组,包含 *REP* 和 *CAP* 两个基因,分别编码病毒复制和装配所必需的蛋白,REP 蛋白的表达还与 AAV 的位点特异性整合有关,载体介导的外源基因可以定位整合到人 19 号染色体上进行长期稳定表达。基因组两端为 ITR 序列,是 AAV 病毒复制、整合和包装必需的顺式作用元件。AAV 复制周期由潜伏期和增殖期两个阶段构成。AAV 复制产生子代病毒颗粒依赖于辅助病毒;在缺少辅助病毒的情况下,AAV 就潜伏在 19 号染色体的 q13.3 和 qter 之间的特定位点,直至辅助因子出现才被激活。

AAV 具有位点特异性整合、免疫原性和毒性低、致病性弱的特点,使人们对将其改造为基因治疗载体产生了很大兴趣。重组腺相关病毒载体原理是利用外源基因及相应调控序列取代 AAV 的结构基因,保留 ITR 序列,并由另一个包装质粒反式提供 *REP* 与 *CAP* 基因产物。重组 AAV 载体也可感染多种类型细胞,包括分裂及非分裂期的细胞。由于成熟病毒颗粒的产生需要其他病毒的辅助,较难得到高滴度纯化的病毒液,且病毒对外源基因容量小,仅 4.1~4.9kb。

此外,疱疹病毒载体、痘病毒载体也先后被开发出来。已证实可用作外源基因转移和表达载体的其他病毒还有 EB 病毒、辛德毕斯病毒(sindbis virus)、委内瑞拉马脑炎(venezuelan equine encephalitis,VEE)病毒等,人巨细胞病毒(human cytomegalovirus,HCMV)载体、流感病毒(influenza virus)载体等新型载体也在开发中。

2. 非病毒基因转移系统　与病毒基因转移系统相比,非病毒基因转移系统具有低毒性、低免疫原性,且携带基因大小及类型不受限制等优点,受到人们的广泛重视,已成为基因治疗中的热点和药剂学研究的前沿之一。早期人们利用磷酸钙沉淀、电穿孔、"基因枪"(微粒子轰击)、直接注射等物理化学方法直接转染裸 DNA,但效果不甚理想。后在研究中发现,DNA 分子在高浓度或在加入乙醇、脂质体、阳离子多聚物或特定蛋白后体积会缩至原来的百分之一以下,从而增加穿膜的效率。基于上述发现,设计了一系列非病毒载体,这些载体通常利用携带阳离子的介质来聚集并包装 DNA 或质粒,利用疏水性介质通过胞膜等磷脂双分子膜。常用的非病毒载体有脂质体和脂质复合物、高分子聚合物、部分蛋白、多肽等。

(1)脂质体和脂质复合物(liposome and lipoplexes):脂质体是由类脂质双分子层组成的微型泡囊颗粒,直径 25~1000nm 不等,可介导基因穿过细胞膜。依据脂质体携带的电荷性质可将其分为中性脂质体、负电性脂质体、正电性脂质体。

脂质体分散在水等极性介质中,可形成亲水基在外疏水基在内的类脂双层结构,以保护分子内疏水部分。暴露在水中的氨基等亲水基利用静电引力与 DNA 结合,并将 DNA 大分子压缩为三明治状,可运输小单元,形成脂质体复合物。生理状态下外界物质经内吞作用进入细胞后,形成内体。内体与溶酶体融合,经初级溶酶体、次级溶酶体、残余小体,最终被分解并排出体外。理论上内吞发生后 DNA 必须尽早释放以逃离溶酶体，否则 DNA 将被溶酶体裂解。利用一些辅助成分如多聚物、多肽等，通过渗透作用等使溶酶体破裂，可显著提高脂质体转染效率。

有体外细胞试验表明，增加分子中氨基数目或增加氨基与疏水链的距离有利于基因转移。物理因素如电位、粒子大小、DNA/脂质体比例和介质离子强度等都能影响脂质复合物的稳定性、复合物的形成和转染效率。

（2）高分子聚合物：目前使用的大部分高分子聚合物载体多为阳离子聚合物，这是由于 DNA 含有大量携带负电荷的磷酸基团，利用阳离子聚合物-氨基基团所带正电荷，通过静电荷相互作用可以使 DNA 缩合形成稳定的多聚复合物（polycomplex），可以使 DNA 不易被核酸酶降解，并可防止大的复合体在短时间内沉淀，从而提高转染效率。可作为非病毒载体的阳离子多聚物包括：聚乙烯亚胺（polyethyleneimine，PEI）、树状聚合物（ployamidoamine dendrimer，PAMAM）、壳聚糖（chitosan）、多聚赖氨酸（poly-L-lysine，PLL）等。随科学技术尤其是高分子材料学的发展，也出现了依据特定条件激发的新型载体材料，如依 pH、温度、离子强度、电磁场等刺激改变构象的高分子聚合物载体等。

1）聚乙烯亚胺：聚乙烯亚胺由于聚合反应条件及原料不同，主要有线状和分枝状两种结构。PEI 中带有大量的仲氨基团和叔氨基团。生理条件下，PEI 中每 5~6 个 N 原子中就有一个是质子化，这使得 PEI 具有更高的电荷密度和更强的缓冲能力，有利于保护 DNA 免受溶酶体裂解。另外，PEI 具有独特的"质子海绵"效应，能促进溶酶体裂解、辅助 DNA 复合物的释放。此外，PEI 的结构屈曲性、PEI 分子质量及其 N/P 值（聚合物中含氮量与 DNA 中磷酸基的量比值）对 DNA 转移都有重要作用。

另一方面，正是由于 PEI 带有大量的正电荷导致其具有较大的细胞毒性，此点也成为限制其体内应用的重要因素之一。一般说来，PEI 的转染效率随着分子质量增加而增高，但毒性也同时增大。有学者利用可生物降解的二硫键交联小分子 PEI，能极大地提高转染效率，且将其毒性降低到中等程度。目前，人们仍在改进 PEI 载体，主要集中于进一步降低毒性、提高转染效率等（彩图 26-1，见书后彩色插页）。

2）树状聚合物：树状聚合物因其位于中央的核心有序对称地反复发出大量高度分支的树枝状臂而得名，具有低黏度、高溶解性、可混合性以及高反应性等独特的理化特点。

典型的树状聚合物的结构分为 3 部分：中心核区（C），支链单元（B）和表面基团（S）。树状聚合物的合成步骤决定了树状聚合物精确的代数（generations）与体积，G0~G10 代其直径范围分别为 10~130nm，合成方法有发散法和会聚法。树状聚合物具有精确的纳米构造，可以合成许多结构特殊的树状聚合物；其分阶段的合成方式也可方便调控聚合物的大小；高密度的末端基团则可提供众多的连接位点并赋予高表面体积比，可与核苷酸络合形成纳米级粒子，生物相容性良好，故可以作为转基因的载体。相对于其他 DNA 载体而言，树状高分子、DNA 复合物在干燥后仍保有转染的能力，且在血清存在时仍不丧失转染活性。不过，树状高分子具有一定的生物毒性，其毒性受其分子量大小及浓度影响，分子和浓度越大，细胞毒性越强。

3）多聚赖氨酸：多聚赖氨酸是赖氨酸的共价多聚物，聚合键主要依赖于氢键。多聚赖氨酸长短对载体颗粒大小、电荷、转染效率影响很大，长链多聚赖氨酸比短链所形成的颗粒更小更稳定。一般认为，只有分子量大于 3000 的才能有效地结合并浓缩 DNA。但目前也有报道用赖氨酸低聚物,如 16 个赖氨酸的低聚物进行转染研究。

在细胞体内,单纯多聚赖氨酸的使用并不理想,且高分子量的多聚赖氨酸有一定的细胞毒作用,人们多对其进行改性后使用,以降低其毒性、增加 DNA 释放等。较为成熟的研究多应用赖氨酸与聚乙二醇(PEG)共价结合,以去除高分子聚合物毒性。

除了之前介绍的一些高分子聚合物外,常使用的聚合物还有聚丙交酯乙交酯、多聚乙胺等,它们的作用机制与上述部分高分子聚合物相似,由于篇幅限制不多做介绍,感兴趣的同学可以查阅相关文献及书籍。

4) 壳聚糖:甲壳素(chitin)又名几丁质、甲壳质、壳多糖、壳蛋白等,广泛存在于自然界中。甲壳素脱去分子中的乙酰氨基就可以转化为可溶性甲壳素(chitosan),又称壳聚糖(壳聚胺、几丁聚糖),此时它的溶解性大为改善,具有安全无毒、生物相容性好等优点。

壳聚糖作为基因转移载体时,首先要充分包裹治疗基因以形成纳米粒,后者的大小、稳定性、转染效率等与下列因素有关:壳聚糖的分子质量、壳聚糖中氨基与 DNA 磷酸基比例(N/P)、DNA 浓度、pH、血清浓度等。壳聚糖纳米粒直径在 100nm 以下能够很好的实现细胞对粒子的内吞,适度分子质量的壳聚糖聚合物可充分保持有效转染和悬浮稳定。为了提高壳聚糖的基因转移性能,目前的重点放在壳聚糖的改性和修饰上。壳聚糖用脱氧胆酸改性后,可与 DNA 共聚成壳聚糖-DNA 纳米粒子,作为 DNA 输送载体介导 DNA 在多种细胞中的转染。

(3) 多肽、蛋白类

1) 鱼精蛋白(protamine):鱼精蛋白又称精蛋白,是一种小而简单的球形碱性蛋白,一般由 30~50 个氨基酸组成,其中以精氨酸为主,主要存在于各类雄性动物成熟精巢组织中。在哺乳动物精子发生过程中,细胞核内鱼精蛋白逐步取代组蛋白与 DNA 结合,形成高度浓缩的 DNA-鱼精蛋白复合体,使 DNA 处于稳定的状态,这一特性可应用于转染基因。

人们利用鱼精蛋白的这个特性,使用鱼精蛋白或组蛋白来源的多肽压缩 DNA 并将蛋白/DNA 复合物包裹在脂质囊内部,形成脂质/鱼精蛋白/DNA 复合物以提高转染效率。该复合物粒子大小介于 100~250nm 之间,比传统脂质复合物小 3~4 倍,介导基因转移的效果优于传统脂质复合物,是研究中的热门系统之一。

2) 细胞膜穿透肽(cell penetrating peptides,CPPs):1988 年,由 Green 和 Franke 各自领导研究小组分别发现 HIV-1 的 TAT 短肽蛋白具有穿越细胞膜进入细胞的特性,随后研究者相继发现了一批能跨膜的短肽蛋白,如 Antp、VP22、Transportan 等,这类具有穿膜功能的短肽蛋白统称为细胞膜穿透肽。其最大的优点不仅是自身可以穿透细胞膜,还可介导其他各种载体材料进入细胞,这一点对某些难以穿透细胞膜的载体材料意义重大,但 CPPs 介导穿膜功能需要与其他载体材料结合。因此,开展的研究主要是建立短肽蛋白介导的穿膜体系,目前已经筛选出许多具有靶向功能的短肽蛋白,可用于未来的基因治疗。

除此之外,还有应用亚精胺蛋白、组蛋白等蛋白作为转运载体,由于篇幅原因不做赘述。

非病毒类转移载体发展至今天,已经大为丰富,转运效率也得到提高,但各个体系仍然存在各自缺点,尚难达到理想转运载体的要求。人们仍在现有基础上不断研制新型非病毒类转移系统,具体可见本章第三节的介绍。

(二) 基因转移系统的选择

病毒基因转移系统与非病毒基因转移系统具有各自的特点,两者基因转染原理迥异,穿膜途径、表达方式等方面更是千差万别,应用时应根据实际情况加以选择。

1. 病毒基因转移系统 病毒类载体用于基因治疗时间较长,应用也较广泛,作为基因治疗载体具有以下优点:种类丰富、转染范围广、转染效率高;不同载体可提供瞬时转染和稳定转染等不同转染方式,而慢病毒载体等可转染处于不同分裂周期的细胞。

病毒类载体的缺点:许多病毒无法特异性的感染靶细胞,从而可能引起较为严重的系统毒性;由于病毒自身结构限制,容量通常有限;大规模制备要求高,需依赖特定的包装细胞,病毒滴度也是限制应用的重要因素;机体对病毒感染的免疫反应影响治疗效果;对机体有致畸、致癌和自然突变产生野生型病毒或辅助型病毒的可能。

2. 非病毒基因转移系统 非病毒载体随着高分子生物化学的发展有了很大进步,该类载体制备方便,可一次性大量获得足量载体,尤其是一些高分子聚合物可以工业规模化合成以降低成本;携带的基因大小通常不受载体容量限制,单次转染携带的基因种类通常也不受限制,可用做多基因的共转染体系;具有低细胞毒性、低免疫原性、低致瘤性,安全性较病毒类载体高。同时非病毒载体系统也有自己的缺点,比如由于基因载体复合物需要进入细胞内,过程复杂,转染效率通常较病毒载体低;基因载体复合物有时难以稳定保存;大分子物质可能会引起部分患者的超敏反应;基因载体复合物靶向性不足,如何增加非病毒载体系统的靶向性也是目前的研究热点问题。

综上所述,现有的基因治疗载体尚不能达到理想载体标准。我们应在现有条件下选择合适的载体以达到基因转移所需的目的,同时仍需不断探索、改造、完善现有基因治疗载体系统,以获得更加优秀的基因治疗载体,最终在对抗疾病的斗争中拥有更加有力的武器。

第二节 基因治疗在口腔颌面部组织再生中的研究

利用基因治疗手段治疗的疾病包括遗传性疾病、感染性疾病、肿瘤以及心血管疾病等,随着研究、应用的逐步深入,基因治疗也开始用于组织再生研究。口腔颌面部组织独特的解剖生理结构,导致该部位的组织再生尤为复杂,如何利用基因治疗手段促进组织修复是口腔颌面部再生医学的重要组成部分。

一、口腔颌面部组织再生的相关生长因子

(一)转化生长因子 β

转化生长因子 β(transforming growth factor-β,TGF-β)在哺乳动物体内有 3 种亚型,即 TGF-β1、TGF-β2 和 TGF-β3。TGF-β 能够双向调节细胞的增殖和分化。具体来说,TGF-β 与骨的发育和修复过程密切相关,维持骨形成与骨吸收的动态平衡,对成骨细胞的作用,取决于骨细胞的来源、实验条件和所用剂量。对软骨细胞也有双向调节作用。TGF-β 还参与到牙胚发育过程中,调节牙胚细胞的分化、基质形成和牙胚形态发生。

(二)骨形态发生蛋白

目前骨形态发生蛋白(bone morphogenetic proteins,BMPs)家族成员除 BMP-1 外,都属于 TGF-β 超家族。BMPs 在骨、软骨、神经和心脏的发育过程中起到重要作用,是目前发现的促成骨作用最强的生长因子之一,在各种骨缺损动物模型中促进骨修复效果明确。BMPs 在牙

的发育过程中也起到了重要的信号转导作用。研究还发现 BMP 的活性对维持 SHH 的表达是必需的,而 SHH 又是牙早期发育过程中必需的调节因子之一。

(三) 血管内皮生长因子

血管内皮生长因子(vascular endothelial growth factor,VEGF)家族中有 VEGF-A、B、C、D、E 和胎盘生长因子(placental growth factor,PLGF)6 个结构相关蛋白,VEGF 是一种血管内皮细胞有丝分裂原,特异性地作用于内皮细胞,促进其生长,进而诱导血管生成。除了在成血管方面的功能外,VEGF 的高表达还有促进骨组织矿化作用。BMP、bFGF 和 TGF-β 等成骨诱导因子具有刺激 VEGF 合成的作用,VEGF 反过来又促进新骨形成。

(四) 血小板衍生生长因子

血小板衍生生长因子(platelet-derived growth factor,PDGF)是由 A、B 两条多肽链通过二硫键连接而成的同型或异型二聚体,有 PDGF-AA、PDGF-BB、PDGF-AB 3 种同分异构体。PDGF 可以作用于多种细胞,尤其是间充质来源的细胞。PDGF 对细胞的增殖、迁徙、趋化和基质合成有重要的刺激作用,还可以抑制细胞凋亡。在成熟血管网形成的后期,PDGF 通过诱导聚集血管平滑肌细胞和其他周细胞(pericyte),以达到稳定新生血管的作用。另外,还发现 PDGF 能够刺激胶原和非胶原蛋白的合成,从而促进软骨和骨的再生。

(五) 成纤维细胞生长因子

在人体,成纤维细胞生长因子(fibroblast growth factor,FGF)已被发现的亚型有 23 个。其中 FGF-1 又称为酸性 FGF(acidic FGF,aFGF),FGF-2 称为碱性 FGF(basic FGF,bFGF)。FGF 是一组多功能蛋白,为最常见的有丝分裂原,同时还具有调节、塑形(morphological effects)和内分泌功能。FGF 可以促进血管的生长;刺激骨细胞的增殖和毛细血管新生,共同促进骨组织再生;FGF 还可以促进软骨细胞的增殖;FGF 家族中的不少成员在早期牙胚中就开始表达,并且在牙发育的整个过程中都发挥着不同的功能;FGF 还是星形胶质细胞的趋化剂,并可以刺激星形胶质细胞释放神经营养因子;FGF 在皮肤发育时可以刺激毛囊的形成,KGF(FGF 家族成员之一)是迄今发现的皮肤角质形成细胞最有力的有丝分裂原。

(六) 胰岛素样生长因子

人胰岛素样生长因子(insulin-like growth factor,IGF)有 IGF-1 和 IGF-2 两种同分异构体。IGF-1 是多种中胚层来源细胞的强有力有丝分裂素;IGF-1 和 IGF-2 在骨组织中含量丰富,能够刺激骨祖细胞增殖和分化,并在骨的改建和骨量的维持方面起到重要作用;IGF-1 可以促进软骨细胞的增殖和分化,增加蛋白聚糖和胶原的合成;IGF-1 还可以通过刺激毛囊细胞分化,参与到皮肤发育过程中。

(七) 血管生成素

血管生成素(angiopoietin,ANG)存在 4 个已知亚型,即 ANG-1、ANG-2、ANG-3 和 ANG-4。其中,ANG-1 在调节内皮细胞与周围基质、间充质的相互作用过程中起到重要的作用,可以抑制内皮细胞凋亡,维持内皮细胞存活和生长,诱导内皮细胞出芽、迁移和趋化,稳定血管和防止渗漏,以促进血管的成熟和稳定。

(八) Nel 样 I 型分子

Nel 样 I 型分子(nel-like molecule-1,NELL-1)是一种分泌型蛋白,人类编码基因位于染色体 11p15.1～p15.2。研究显示 *NELL-1* 优先表达于颌面区域和神经组织,并且在人类颅缝早闭(craniosynostosis,CS)患者过早闭合的颅缝处表达明显上调。NELL-1 能够促进颅骨成骨细胞及骨髓基质细胞的分化和矿化,从而加速颌面部骨组织的再生和修复。

（九）　表皮生长因子

人类表皮生长因子(epidermal growth factor,EGF)由 53 个氨基酸残基组成,编码基因定位于第 4 号染色体。EGF 在皮肤的发育和再生过程中的作用十分重要;EGF 可以刺激角质形成细胞的增殖和迁移、促进成纤维细胞合成胶原蛋白,并参与调节毛囊形态的发生,启动毛囊的早期生长。

二、microRNA 调控的颌骨组织再生

（一）　概述

MicroRNA(miRNA)是一类广泛存在于各类生物体内的内源性非编码小 RNA 分子,通过与靶基因 mRNA 的碱基配对导致其降解或翻译阻遏,从而对基因进行转录后的调控,广泛参与包括信号转导、细胞增殖、分化、凋亡、器官发育等生理过程。miRNA 是骨形成基因的重要调节因子。它能够通过对靶基因 mRNA 的调节,进而调节骨形成过程中各种信号通路的转录因子、信号分子及其相关受体,达到对干细胞成骨的精确调控。

（二）　颌骨组织再生涉及的相关 miRNA

miRNA 在骨形成和成骨细胞分化过程中起到重要的调控作用。miRNA 主要通过两种方式调节骨代谢:①以促进成骨分化的因子为靶基因从而抑制成骨细胞分化和骨形成;②以抑制成骨分化的相关因子为靶基因从而促进成骨细胞分化和骨形成。实验证明,miR-23a、miR-135、miR-218、miR-338 等诸多 miRNA 均参与调控成骨细胞的分化和骨形成。

（三）　miRNA 调控的颌骨再生研究进展

近年来,大量研究表明,条件性地敲除成骨细胞 *Dicer* 基因阻滞 miRNA 生成,细胞能出现过度矿化的现象。2011 年,Zhang 等人利用 miRNA 芯片技术,研究前成骨细胞 MC3T3-E1 成骨分化过程中 miRNA 表达谱的改变,发现有些 miRNA 表达特异性改变,将这些与成骨分化相关的 miRNA 称为"ostoe-miRNA",认为这些 miRNA 对成骨细胞分化及骨形成的调控密切相关。

Mizuno 等人研究发现,mib-125 在间充质干细胞 ST2 经骨形成蛋白 BMP-4 诱导,向成骨细胞分化过程中表达逐步减弱,导入外源性 miR-125b 后,碱性磷酸酶和骨钙素被抑制,提示过表达 miR-125b 可抑制 ST2 细胞向成骨细胞分化。Itoh 等人发现 miR-141 和 miR-200a 能够显著下调 BMP-2 诱导的 MC3T3-E1 细胞的分化。Li 在 BMP2 诱导的 C2C12 细胞成骨分化中,发现在 miR-133 直接作用于 RunX2,而 miR-135 作用于 Smad5,两者协同作用抑制骨形成。

这些研究为临床上通过抑制 miR-133 和 miR-135,从而增加间充质干细胞分化成为成骨细胞的能力,为最终达到重建骨组织提供理论依据。同时,Li 等也发现在 ST2 细胞中 miR-2861 通过作用一个促进 RunX2 降解的增强子—组蛋白脱乙酰基酶(histone deacetylase 5,HDAC5),从而促进 BMP2 介导的成骨细胞形成。

在 miRNA 中,miR-30 家族是由位于人类 1,6 和 8 染色体上的基因编码,包括 miR-30a、miR-30b、miR-30c、miR-30d 和 miR-30e,共计 5 个成员。由于 miR-30 家族的 microRNA 的核苷酸种子序列有较高的保守性和重叠的表达模式,提示其在生物功能上可能发挥关键作用。

相关研究表明,miR-30 的家族成员在成骨细胞分化过程中起到重要作用。Wu 等人深入研究了 miR-30 家族下调 BMP-2 诱导的成骨细胞分化的作用机制,发现其靶作用点位于 Smad1 和 Runx2。在实验中,Wu 等利用碱性磷酸酶染色,发现 miR-30 家族成员可以降低碱性磷酸酶活性,但是抑制其作用后发现碱性磷酸酶活性增强。RT-PCR 技术和 Western blot 分析发现 miR-30 家族成员是通过抑制 Smad1 的转录途径从而达到抑制该基因表达的作用,而双重荧光素酶实验进一步证明了 Smad 是 miR-30 家族成员的直接靶作用点。通过补救实验发现过表达 Smad1 和 Runx2 可以有效消除 miR-30 家族对细胞成骨分化能力的抑制作用,间接证明 miR-30 家族成员可通过调控降低 Smad1 和 Runx2 基因的表达,进而抑制细胞成骨分化。

目前对于 miRNA 和骨代谢的相关研究仍处于初级阶段,但是现有研究已经发现一些 miRNA 对成骨分化的调节并不是单一方向的。进一步深入研究明确 miRNA 的作用机制,可以为从基因调控层面治疗颌面部骨再生修复提供新的思路和方法。

三、基因治疗与颌骨组织再生

（一）概述

为了实现颌骨组织再生,在颌骨缺损处不仅需要募集到成骨前体细胞或干细胞,还需要合适的信号分子调节上述细胞的增殖和分化等功能。多种蛋白因子具有诱导间充质干细胞向成骨细胞分化的作用,并可诱导新骨形成。然而,直接利用蛋白因子诱导颌骨再生往往需要超生理剂量使用,并且还存在引发机体免疫排斥反应的风险。基因治疗方法为颌骨组织工程中生长因子的使用提供了新的选择。

（二）颌骨组织再生涉及的相关因子

在颌骨生长发育过程中,有多种生长因子共同参与复杂的调控,起重要作用的包括 BMPs、TGF-β、FGF 等。BMPs 可以诱导多种干细胞、成骨前体细胞向成骨细胞的分化;TGF-β 具有较强的调节成骨细胞增殖和形成骨基质的能力;FGF 可调节早期软骨内成骨过程。

（三）基因治疗与颌骨组织再生的相关研究

在过去的十几年里,人们利用基因治疗的方法开展了大量颌骨再生的研究。在 In Vivo 途径研究中,Li Z 等利用腺病毒载体分别携带 *BMP2*、*BMP4*、*BMP6*、*BMP7* 和 *BMP9* 蛋白因子的编码基因,注射到实验动物的皮下或肌肉内,都可以诱导异位骨产生。Dunn 构建 *ADBMP7* 重组体并结合于 I 型胶原基质材料上修复牙槽骨缺损,获得了一定的治疗效果。但体内途径需要大剂量地使用重组载体,这是因为在体内重组载体转染效率低,而且会被逐渐降解或者被机体免疫系统清除。

在目前的颌骨组织再生基因治疗研究中,体外途径相对应用得更多,我们利用腺病毒载体携带 *BMP2* 基因,转染骨髓间充质细胞,将这种转染后的细胞植于裸鼠肌肉组织内,组织学结果提示 AdBMP2 转染的骨髓基质细胞成骨效果显著。在动物体内,利用 AdBMP2 转染的骨髓基质细胞结合相应的支架材料可以对下颌骨缺损进行修复,能够获得矿化密度较高的新生骨(图 26-2)。除了 BMP 以外,其他一些生长因子也具有较强的促进骨组织再生的能力。TGF-β1 用于急性骨损伤治疗时,促进了间充质干细胞的增殖和 I 型胶原的分泌。VEGF、FGF 也有一定的促进骨组织再生的能力,但单独使用 *VEGF*、*FGF* 基因修饰的细胞,促进骨再生的效果较为有限。

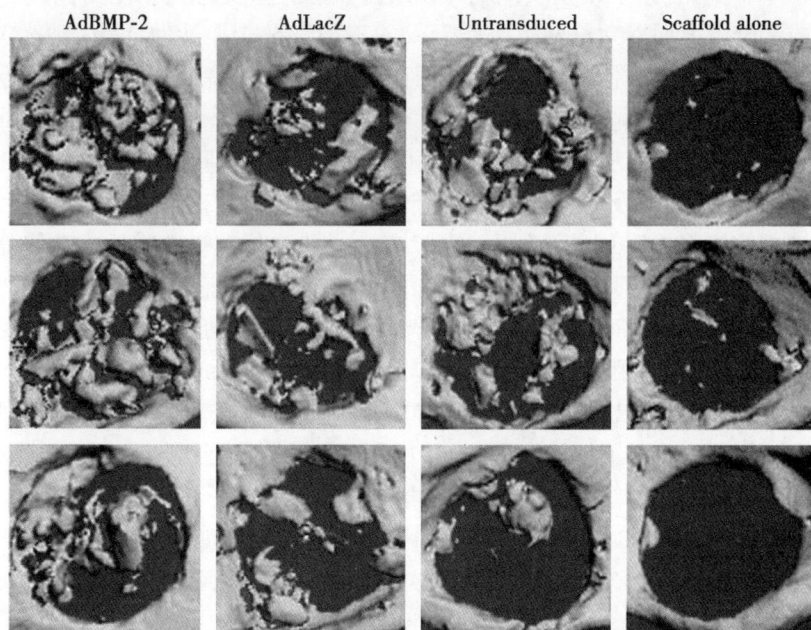

图 26-2　Micro-CT 显示 *AdBMP-2* 转染的 BMSCs 加速
大鼠颌骨缺损的修复

颌骨的生长发育是一个多因子协同作用的过程,通过基因治疗方法同时或序贯表达两种或以上的成骨因子,表现出了更强的骨组织再生能力。Zhao 等探讨了 BMP2、BMP4 和 BMP7 因子之间的协同作用,比较其促进成骨细胞分化和体内成骨的能力。*AdBMP2~7* 转染的 C2C12 细胞 ALP 表达水平是单独用 *AdBMP2* 和 *AdBMP7* 表达量之和的 30 倍,而 *AdBMP4~7* 协同作用,ALP 表达水平也提高了 20 倍。将 *AdBMP2*、*AdBMP7* 和 *AdBMP2~7* 转染的 BLK 细胞分别植于 C57BL/6 小鼠皮下,4 周后 *AdBMP2~7* 组产生的骨量显著大于其他两个阳性对照组。利用 *AdBMP2* 和 *AdNELL-1* 共同注入裸鼠肌肉内,结果较 *AdBMP2* 组产生更多、更致密的新生骨。另外一些因子则通过不同的机制参与调节骨的再生,如 VEGF、FGF 等因子可以通过血管再生促进骨组织再生,将它们的编码基因与 *BMP* 等成骨基因联合使用,可以更好地协同促进颌骨组织再生。Peng 等将 *VEGF* 和 *BMP4* 基因共同修饰的 MDSC 与明胶海绵复合植入小鼠颅骨缺损处,协同促进骨组织再生的效果更加明显。

四、基因治疗与软骨组织再生

(一) 概述

造成软骨组织损伤或缺损的原因多种多样,如外伤、炎症和肿瘤等。受损的软骨组织缺乏自我修复及再生的能力,如何实现软骨缺损的再生是需要解决的难题。通过基因治疗可以刺激相关细胞的增殖、分化、成熟及细胞外基质的合成,从而有望获得更好的治疗效果。

(二) 软骨组织再生涉及的相关因子

多种因子与软骨的发育及再生有关,如 BMPs、TGF-β、IGF-1、FGF-2 及 SHH 等。BMPs

及 TGF-β 对软骨细胞的分化、增殖及细胞外基质合成均有重要的调控作用；IGF-1 在平衡蛋白多糖的合成和分解方面发挥重要作用；FGF-2 具有有丝分裂原活性，能够刺激软骨细胞的增殖和分化及细胞外基质的合成；SHH 参与调控细胞的增殖和凋亡，维持 II 型胶原的表达。

（三）基因治疗与软骨再生的相关研究

上述因子在多种动物模型上促进了软骨组织的再生，其中通过体外途径的研究较多，如 *BMP7*、*SHH*、*IGF-1*、*TGF-β1* 及 *FGF-2* 等基因转染自体软骨细胞或软骨骨膜细胞后能够促进兔关节软骨缺损的修复。Hidaka 等利用 *BMP7* 基因转染自体软骨细胞后成功修复了马关节软骨 15mm 直径缺损，缺损部位的蛋白聚糖和 II 型胶原合成明显增多，此外 *BMP2* 及 *IGF-1* 基因转染软骨膜来源的间充质细胞并复合支架材料，能够有效促进大鼠关节软骨组织的再生，但不足之处是 *BMP2* 基因处理的缺损内有异位骨及骨赘形成。另外体内基因治疗也有相关报道，例如 Pagnotto 等以 AAV 为载体将 *FGF-2* 基因直接转移至兔的关节软骨缺损内，*FGF-2* 基因在缺损部位获得了持续性表达，4 个月后发现缺损有明显的软骨组织再生，且未发现不良反应。虽然基因治疗实现软骨组织再生的研究取得了积极进展，但是某些基因如 *BMPs* 在促进软骨再生的同时，可能产生软骨内骨化等副作用，如何避免产生类似的副作用是我们需要考虑的问题。对于口腔颌面部的软骨组织（如颞下颌关节软骨）再生而言，同样需考虑如何利用基因治疗安全有效地达到治疗的目的。

五、基因治疗与牙体组织再生

（一）概述

如何实现受损牙体组织的有效再生是口腔颌面再生医学的难题。牙本质与富含血管和神经的牙髓形成牙本质-牙髓复合体，该复合体受到外部刺激时成牙本质细胞可以形成修复性牙本质。某些基因可以调控牙本质的再生，基因治疗近来被用于牙体组织的再生研究，并已取得一定进展。

（二）牙体组织再生涉及的相关因子

BMPs 与牙的发育密切相关，在原发性牙本质形成过程中正常表达，如 BMP-7、BMP-11 等均在受损牙体组织的修复和再生方面起重要作用，能够诱导牙髓干细胞向成牙本质样细胞分化以及形成修复性牙本质。血小板衍生生长因子（PDGF）是从血小板中提取纯化的生长因子，具有强大的促进间充质细胞增殖的能力。PDGF 家族包括五位二聚体组成的成员，其中 PDGF-BB 不仅作为促进有丝分裂素，发挥其促进细胞增殖的功能，而且在组织再生和修复过程中发挥重要的作用。

（三）基因治疗与牙体组织再生的相关研究

Rutherford 等以腺病毒为载体将 BMP-7 基因转染大鼠自体成纤维细胞后植入炎症牙髓部位后有明显的修复性牙本质形成。此外 BMP-11 基因治疗也可促进牙体组织的再生，并已在犬等大动物模型上取得进展。Nakashima 等的研究显示基于 *BMP-11* 的体内及体外基因治疗，能够明显促进犬自体牙髓干细胞向成牙本质细胞分化，增加修复性牙本质形成，其中管状牙本质的再生尤为明显。Xia 等通过转染 *hShh* 至人牙髓干细胞（hDPSCs），复合多孔磷酸钙骨水泥（CPC）植入裸鼠皮下形成牙髓牙本质复合体的再生研究。结果显示：*hShh* 基因能显著提高 hDPSCs 的组织再生能力，新生组织与正常牙体组织非常相似。

尽管发育生物学及再生医学的发展非常迅速,并且研究表明基因治疗在一定程度上有助于实现牙体组织的再生。但调控牙体组织的基因和信号非常复杂,如何确定合适的目的基因,并实现多种基因之间的协同调控,仍需要进行进一步的深入研究和探讨。

六、基因治疗与牙周组织再生

(一) 概述

实现受损牙周组织的有效再生是口腔医学的一个重要目标。基因治疗能够在牙周缺损局部实现目的基因产物的表达,从而促进牙周组织缺损的再生。

(二) 牙周组织再生涉及的相关因子

多种生长因子都能不同程度地促进牙周组织的再生,如 BMPs 及 PDGF 等。BMPs 及 PDGF 对于细胞的分化、细胞外基质合成均有重要的调控作用,BMPs 还能促进骨组织的形成及再生,PDGF 在创伤愈合以及组织再生中也起到一定作用。

(三) 基因治疗与牙周组织再生的相关研究

一些动物实验表明上述基因能够促进牙周组织的再生。例如 Jin 等学者以腺病毒为载体,将经过 *BMP-7* 基因转染的大鼠自体成纤维细胞复合支架材料,植入下颌牙槽骨缺损后,发现有快速的软骨形成及随后的牙周膜、牙骨质及牙槽骨的再生;而用 *BMP-7* 基因的阻断剂处理缺损后,则发现牙骨质及牙槽骨的再生被明显阻断;另外基于 *PDGF* 基因的体内基因疗法,在大鼠的牙周组织骨缺损模型中也能够明显促进牙周膜、牙骨质及牙槽骨的再生。

尽管相关研究已取得一定进展,但是仍有一些问题需要我们解决和完善,例如如何进一步增强疗效、如何提高基因的转染效率及安全性等。

七、基因治疗与口腔颌面部其他组织再生

(一) 皮肤和口腔黏膜

1. 概述　临床上皮肤和口腔黏膜缺损主要由烧伤、创伤、慢性溃疡及肿瘤手术切除等原因造成。研究证明多种生长因子在伤口愈合过程中发挥了重要作用,它们由参与伤口愈合的多种细胞产生,以自分泌或旁分泌的形式作用于靶细胞(上皮细胞、成纤维细胞及血管内皮细胞等),可以促进上皮的增殖、迁移,肉芽组织的形成,细胞外基质的沉积。以此为基础,研究人员致力于通过将特定生长因子基因转入种子细胞,即通过基因治疗的方法,用于组织工程皮肤及黏膜组织的构建。

2. 皮肤和口腔黏膜再生涉及的相关因子　皮肤和口腔黏膜再生涉及的生长因子有很多种。如 EGF 家族及 FGF 家族的角质形成细胞生长因子(keratinocyte growth factor,KGF)。其中 EGF 家族中的 EGF、TGF-α、肝素结合 EGF(HBEGF)可有效促进角质形成细胞的增殖。KGF 则是新近发现的一种有较强的、促皮肤创口愈合潜能的生长因子。另外,研究发现 PDGF、VEGF 和 TGF-β 可以促进成纤维细胞的增生和血管的形成,从而起到促进伤口愈合的作用。

3. 基因治疗与皮肤、口腔黏膜再生的相关研究　初期研究中 Mizuno 等学者成功运用含 *LacZ* 基因的反转录病毒转染人口腔黏膜细胞,用于皮肤的修复再生,这为组织工程皮肤的基

因治疗提供了一种新的思路。目前选用作为该领域基因治疗的种子细胞主要有成纤维细胞和角质形成细胞。Eming 等学者将经 *PDGF-A* 基因修饰的人角质形成细胞,接种在异体去表皮化真皮组织上,修复动物全层皮肤缺损,发现其可有效促进细胞增殖和胶原形成,减少组织收缩。

临床上还有一种称为 gene-activated matrix(GAM)的制品,是一种基因增强型皮肤移植替代物。这种制品内含有编码特定生长因子的基因治疗载体,可同时作为细胞长入及后续基因导入的承载基质。有研究将胶原作为一种 GAM 承载基质,编码 PDGF-B 的腺病毒以一定滴度比例分布其中,修复动物皮肤损伤疗效明显,临床上用于治疗糖尿病溃疡已进入二期临床试验阶段。

(二) 神经

1. 概述 神经再生是一个复杂的生物学过程。与中枢神经系统相比,周围神经在轴突断伤后有一定的再生修复能力。经研究证实周围神经在横断伤后会发生特征性生理反应,局部微环境中的细胞外基质成分和施万细胞分泌的生长因子,均可促进轴突的再生和延伸,多项研究也证明神经营养因子与神经再生中细胞的生存、迁移、增殖和分化密切相关。为了获得长时间及空间特异性神经营养因子的释放,研究者将基因治疗引入此修复领域,通过外源性营养因子相关基因的持久表达以期获得更好的神经功能恢复效果。

2. 神经再生涉及的相关因子 目前研究最多的神经再生相关因子是神经营养素家族,包括神经生长因子(nerve growth factor,NGF)、源性神经营养因子(brain-derived neurotrophic factor,BDNF)、神经营养素-3(neurotrophin-3)、神经营养素-4/5(neurotrophin-4/5)、神经营养素-6(neurotrophin-6)等。其中 NGF 在神经系统的发生和再生方面发挥了重要作用,也是研究最多、最透彻的一种神经营养因子。胶质细胞源性神经营养因子(glia cell line-derived neurotrophic factor,GDNF)家族、睫状神经营养因子(ciliary neurotrophic factor,CNTF)、白血病抑制因子(leukemia inhibitory factor,LIF)、FGF、IGF 等也有不同程度的促神经再生作用。

3. 基因治疗与神经再生的相关研究 实验研究发现对周围神经胶质细胞如施万细胞和远侧靶组织,如肌肉细胞进行基因修饰可有效促进再生轴突的延伸。Li、Haastert 等研究者分别将载有 *Gdnf* 的反转录病毒或借助脂质体将 *Fgf-2* 基因导入施万细胞,植入硅胶导管,修复动物周围神经 10~15mm 缺损,形态学和功能检测发现可改善神经再生效果。

由于面神经撕脱伤可导致面神经运动神经元的死亡,所以 Sakamoto 等的研究将载有神经营养因子编码基因,如 *GDNF*、*BDNF*、*TGF-β2* 的腺病毒载体注入茎乳孔处,发现病毒载体可被逆行转运至同侧损伤运动神经元,使之表达外源性营养因子,通过自分泌或旁分泌的方式减少神经元的死亡,促进神经修复再生。这也是某些神经退行性疾病(如脊髓侧索硬化)的一种有效的治疗方法。Araki 等将载有 *GDNF* 的腺病毒直接注射入挫伤后的喉返神经,也可使运动神经元表达外源基因,并有效促进神经功能的恢复和再生轴突的髓鞘化。非病毒载体体系研究方面,Barati 等学者利用神经元和施万细胞均表达神经生长因子低亲和力受体 p75NTR 的特点,将载有鼠 *Gdnf* 的质粒与抗 p75NTR 的抗体结合,以凝胶作为载体置于大鼠舌下神经损伤近端部位,抗体复合物与细胞表面 p75NTR 受体结合,内吞入细胞,成功阻止了受损运动神经元的死亡。

(三) 血管

1. 概述 目前研究发现,血管生长包括血管发生(vasculogenesis)、血管生成(angiogene-

sis)和动脉生成(arteriogenesis)3种机制,这些过程都是多因子协同调控的复杂过程,正常情况下血管生长的正向和负向调节因子处于平衡状态,目前人们也正对参与这些过程的分子机制进行深入研究。

2. 血管再生涉及的相关因子　VEGF被认为是最重要的促血管生成因子,在基础研究中应用得最多。生理和病理条件下其他参与血管生长的正向调节因子还有FGF、PLGF、ANG-1、PDGF和HIF-1等。

3. 基因治疗与血管再生的相关研究　体内途径在血管组织再生中的应用主要集中在心血管缺血疾病的治疗和研究上,*VEGF*和*FGF*基因在此方面的应用较多。现在临床上直接应用*VEGF*基因治疗梗死性血管病,已取得满意效果。在利用In Vivo途径治疗缺血性疾病时,载体的选择也很关键,例如缺血状态下局部内皮细胞活性受抑制,这种情况下使用反转录病毒载体效果欠佳,因为反转录病毒只作用于分裂期细胞。

血管再生中体外途径的研究目前还处在实验阶段。VEGF能够诱导胚胎干细胞、骨髓间充质干细胞和内皮祖细胞向内皮细胞分化。VEGF的多种亚型中,VEGF165的促血管形成的能力最强,应用的也最多。Rufaihah等将*VEGF165*基因转至人胚胎干细胞内,能够诱导其向内皮细胞大量分化。FGF可以促进内皮细胞的增殖,并组织内皮细胞形成管状结构,进而促进血管生成。Chen等将*FGF-1*基因导入EPC,然后植入慢性局部心肌缺血的猪模型中,4周后,实验组原缺血区的血管密度可得到显著增高。PLGF与VEGF-A有53%的同源性,尽管PLGF诱导内皮细胞增殖的能力较弱,但它能够增强VEGF-A的功能。在低氧环境下,HIF-1作为一种重要的转录因子,可以促进包括VEGF、PLGF、ANG-1、PDGF等在内的多种促血管形成因子的表达,从而表现出较强的促进血管生成作用。Zou等将*HIF-1α*导入大鼠骨髓间充质干细胞后,利用明胶海绵支架植入大鼠颅骨缺损处观察其修复效果。术后8周结果显示*HIF-1α*能明显上调成骨成血管因子的表达,骨缺损区有明显新生血管形成。*PLGF*和*HIF-1*基因在血管再生研究中具有较好的应用前景。

另外,多基因联合表达在血管再生方面也具有重要的意义。例如,尽管VEGF是血管生成过程中必不可少的生长因子,但其单独使用常不能促进成熟血管的生成,一些学者发现VEGF单独诱导新生血管往往导致管壁渗透性过高。VEGF主要在血管生成的前期阶段起作用,促进内皮细胞的增殖、迁移和管腔的形成;而ANG-1以及PDGF等则在后期阶段调节血管外周平滑肌细胞的结合以及基底膜的生成。ANG-1和VEGF的协同作用可以减少血管的渗透,促进新生血管的成熟和稳定。Arsic等将携带人*VEGF165*基因和*ANG-1*基因的腺病毒载体注入大鼠胫骨前肌内,实验组不仅单位面积肌组织内血管数量较VEGF165基因组多;其血管壁稳定性也与正常肌组织相似,而VEGF165基因组血管渗透率则是正常对照组的6倍。

(四) 唾液腺

唾液腺的发生是胚胎期间上皮和间充质相互作用的结果,其主要功能为分泌唾液。口腔颌面外科手术、舍格伦综合征、外伤以及头颈部恶性肿瘤的放射治疗等多种原因,均可对唾液腺组织造成损害而引起唾液分泌功能障碍。唾液腺的修复重建较为困难,将基因治疗的方法应用于唾液腺组织工程,有望成为治疗此类疾病的新途径。可以利用病毒等载体将某些治疗基因转入受损腺体内剩余的无分泌功能的导管细胞,使其变为具有唾液分泌功能的细胞来分泌唾液,从而实现唾液腺功能的重建。用腺病毒载体介导的水通道蛋白基因治疗唾液腺放射性损伤，已在美国获批准进入临床实验。

唾液腺组织工程主要涉及的基因有水通道蛋白基因（aquaporins，AQPs）和多种离子通道蛋白基因。

1. 水通道蛋白基因　目前哺乳动物中发现的水通道蛋白共有 11 种，分别为 AQP0～AQP10。其中 AQP1 主要分布于血管内皮细胞和肌上皮细胞，能够改变细胞对液体的渗透性，用腺病毒载体介导的人 AQP1 对唾液腺放射性损伤患者进行临床治疗在美国已经获得 FDA（食品药品管理局）批准。AQP5 分布在腺泡细胞的顶膜侧，与唾液分泌功能密切相关，Aqp5 基因敲除的小鼠唾液分泌量下降 60%。另外，AQP3 主要分布在腺泡细胞的基底膜和侧膜，可能与 AQP5 共同构成水分子跨细胞移动的通路。而人体内的唾液腺导管细胞不表达水通道蛋白，所以没有跨膜转运水分子的功能，如果能通过转基因的方法使导管细胞顶膜表达水通道蛋白，就有可能再造导管细胞分泌唾液的能力。

2. 离子通道蛋白基因　多种离子通道蛋白与唾液的分泌有关，主要有钠、钾、氯协同转运体 1（NKCC1）、钠泵、成对存在的钠、氢和氯、碳酸氢根交换器和钙激活钾通道等，敲除 Nkcc1 的小鼠唾液分泌下降超过 60%，说明 NKCC1 是氯离子进入细胞的最重要的转运体。

用于唾液腺组织工程的种子细胞主要有人唾液腺（human salivary gland，HSG）细胞、自体唾液腺上皮细胞和多种干细胞等。HSG 细胞是在软琼脂中克隆出的 1 例口底鳞状细胞癌放射治疗患者组织学良性的下颌下腺细胞，具有良好的增殖活性，能长期保持细胞分泌功能，但该细胞具有无法控制的生长潜能因而存在安全问题，另外，HSG 细胞在体外不能形成细胞间紧密连接。相比 HSG 细胞，唾液腺上皮细胞可表达多种内源性紧密连接相关蛋白及其他一些膜蛋白，形成细胞间紧密连接结构，从而形成极性单层上皮细胞层。唾液腺上皮细胞在研究中经历了培养方法的改进，弥补了唾液腺上皮细胞增殖传代活性较差的不足，可以更好的作为唾液腺组织工程的种子细胞。关于干细胞在唾液腺组织工程的应用方面，尚无成功分离出唾液腺干细胞的报道，而胚胎干细胞尽管具有多向分化潜能，但被成功诱导分化为腺泡上皮细胞尚有距离。

目前很多研究希望通过将水通道蛋白基因以及多种离子通道蛋白基因，转入以上种子细胞的方法来解决和完善唾液腺的功能重建问题。国内王松灵研究组对唾液腺功能修复的研究较多，包括经动物腺体内导管逆行投递基因载体的方法研究，用小型猪建立理想的唾液腺疾病模型的研究，用水通道基因治疗小型猪腮腺放射损伤的研究等，均取得一定效果。水通道蛋白改变了导管细胞对水的通透性，因而增加了唾液的分泌量，但其所分泌液体的成分与人体正常唾液在离子浓度上仍有差异，因而需要同时改变导管细胞细胞膜上离子通道的构成，使其能定向分泌电解质，制造跨细胞膜的渗透梯度以驱动水的单向移动，形成完整的唾液分泌。所以，转导水通道蛋白基因的同时联合导入 NKCC1 等氯离子通路相关基因会是一种更好的方式，应用腺病毒介导的 AQP1 与 NKCC1 联合转染人下颌下腺原代培养细胞（HuSMG）和恒河猴腮腺原代培养细胞（RPG）的实验发现，这两个基因联合应用能在体外重建唾液腺细胞分泌水和电解质的能力，这种基因联合应用的方法进一步推动了唾液腺组织工程研究的发展。

另外，唾液腺组织自身的生物学特性使其能够作为人体局部和全身基因疗法的靶器官。唾液腺基因疗法与唾液腺基因治疗不同之处在于，前者是利用外源基因治疗唾液腺以外的疾病，而后者是治疗唾液腺自身的疾病。O'Connell 等利用富组蛋白 3 基因转导唾液腺细胞,产生的生物学效应成功治愈口腔念珠菌病。还有学者将胰岛素基因转入大鼠唾液腺细胞后,发现其全身血液中胰岛素浓度明显升高,可用于糖尿病的治疗。

第三节　口腔颌面部组织再生基因治疗存在的问题和展望

基因治疗于 1990 年正式进入临床试验,从它诞生的第 1 天起就备受各界的关注。这是一种从基因层次进行疾病治疗的新策略,为人类攻克疑难疾病开拓了一条崭新的道路。尽管基因治疗还不成熟,存在一些不足和缺陷,但是其所展示的全新策略和美好前景却是其他治疗方案不能代替的。

随着生命科学特别是组织工程再生医学理论与实践的发展,基因治疗在口腔颌面部组织再生中,也得到进一步的重视和发展。同时,基因治疗的安全性问题也是迫切需要解决的问题。非病毒载体生物安全性良好,开发新型非病毒载体是今后基因治疗载体的重要发展方向。口腔颌面部缺损组织的再生,涉及细胞和细胞外基质的相互作用,包括多种生长因子的协同调控,理论上来讲,多基因联合作用比单基因作用效果更明显,而基因增强的组织工程是有利于促进组织再生的修复模式。新型非病毒载体的研发、基因的联合治疗、基因增强的组织工程等将进一步加快口腔颌面部组织再生的研究步伐。

一、基因治疗的安全性问题

自 1999 年 9 月美国少年 Jesse Gelsinger 接受病毒载体介导的基因治疗不幸死亡以来,基因治疗的安全性问题更加受到人们的重视。从理论上以及近 20 年来基因治疗临床试验的实践来看,基因治疗的安全性问题及可能存在的潜在危险主要表现在:①病毒载体的安全性;②免疫的反应问题;③癌基因的活化;④生殖细胞受到浸染的可能性。

(一) 基因治疗临床应用的免疫及毒性问题

转移遗传物质的重组 DNA 是基因治疗的组成部分,基因治疗载体的构建按照制备其他生物制品时,采用的类似重组 DNA 技术进行,应该参考其指导性文件,例如,《中华人民共和国药品管理法》《中华人民共和国药品管理法实施办法》《用于生产生物制品的细胞系的鉴定应考虑的要点》(1993),《人用重组 DNA 制品质量控制技术指导原则》《人基因治疗研究和制品技术指导原则》等。

(二) 基因治疗临床应用的伦理问题

基因治疗的伦理原则要考虑各国不同的历史文化背景和传统习俗,因而合理的伦理原则应是多方面的统一。基因治疗的临床应用必须强调安全、知情同意、公正和保密等原则。可参考我国卫生部颁布的《人的体细胞治疗及基因治疗临床研究质控要点》(1993 年),以及药监局颁布的《人基因治疗申报临床试验指导原则》(1996)、《人基因治疗研究和制剂质量控制技术指导原则》(2003 年)。

二、新型非病毒载体的研发

基因治疗的关键之一是获得安全有效的基因转移系统。病毒基因转移系统的安全性问题在现有条件下尚难以迅速解决,从长远看,非病毒基因转移系统具有更好的临床应用前景。非病毒载体有低免疫原性、低成本、易规模化等病毒载体所没有的优点,引起学者们极大兴趣并逐渐成为基因治疗载体研发的热点之一。

非病毒载体需要克服以下几个问题:①转染效率低,不能达到有效的治疗目的;②表达时间短暂,一般在 24~48 小时达峰值,随之快速下降;③全身应用不稳定;④载体 DNA 长期保存不稳定。针对非病毒载体的研究,目的就是制备出具有低免疫原性、靶向性、无毒高效的理想基因治疗载体。

(一) 非病毒载体研发的策略

尽管对非病毒基因转移系统的设计及转染机制的理解已经取得了较大的进步,但非病毒载体的临床治疗应用还相当局限,仍需继续改进现有的非病毒基因转移系统和开发新的非病毒基因转移系统。就目前工作来说,找出限制现有非病毒基因转移系统的重要参数,才能设计更好的非病毒载体。加深对不同类型的 DNA 复合物在不同细胞内运输的研究,关注基因转移过程中的生物反应和细胞反应,应用物理学、化学、生物学原理开发安全有效的基因转移系统是非病毒基因治疗突破的关键。对某个特定基因转移系统来说,不同组织、器官的胞内胞外结构不同,对载体系统的反应也不同,理解并利用这些特点是开发有效的非病毒基因转移系统所必需的。

(二) 新型非病毒载体研发的热点及方向

基因治疗的原理是将正常外源基因导入靶细胞或组织并整合至染色体中,使其正常表达生成相应的蛋白质,从而达到补充缺失基因或关闭异常基因,消除产生疾病症状的内在因素的目的。但是在将外源基因引入细胞的过程中,载体与细胞的结合靶向性不足、转染效率低下等大大制约着非病毒载体系统的应用,如何提高靶向性以及转染效率已成为目前新型非病毒载体研发的热点及方向。

1. **靶向性** 靶向性是指在治疗过程中,把治疗作用或药物效应限定在特定的靶细胞、组织或器官内,而不影响其他正常的细胞、组织或器官的功能。传统非病毒载体在体内难以精确定位靶细胞,如何精密调控非病毒载体转染特定靶细胞,正成为非病毒基因载体研发的热点与难点。

通过配体与细胞表面物质(如受体、抗原、特定底物等)之间的特异性结合,非病毒靶向性载体可以将 DNA 高效地转运至特定的靶细胞。常用的配体有去唾液酸糖蛋白、半乳糖、甘露糖、表皮细胞生长因子、纤维细胞生长因子、转铁蛋白、RGD 肽、叶酸及各种单克隆抗体等。郭晓东等设计合成了一种新型寡肽 K16GRGDSPC(K:赖氨酸、G:甘氨酸、R:精氨酸、D:天冬氨酸、S:丝氨酸、P:脯氨酸、C:半胱氨酸),利用该寡肽的短肽链通过特有的 RGD 三肽结构域与细胞表面的整合素受体(integrin)靶向性的结合,促进了载体的靶向黏附及摄入,最终介导外源基因导入骨髓间充质干细胞(BMSCs)内部,并在宿主细胞内有效表达。Wakeba-yashi 等合成 α-半乳糖基-聚乙二醇-聚[2-(二甲氨基)乙基甲基丙烯酸酯]嵌段(lactose-PEG-PAMA),与编码荧光素酶的质粒 DNA(pGL3-Luc)形成 PIC 胶束,选择性转染表面带有识别半乳糖残基 ASGP 受体的肝细胞。结果显示,与未半乳糖化的 PIC 胶束相比,半乳糖化的 PIC 胶束对 HepG2 细胞的转染效率仍较高。

2. **纳米颗粒** 纳米颗粒(nanoparitcle)是粒径在 10~100nm 之间的超微粒子,具有表面效应、量子尺寸效应、体积效应和宏观量子隧道效应等,以纳米颗粒作为基因治疗的载体就是将

DNA、RNA、PNA(肽核甘酸)、dsRNA(双链 RNA)等基因治疗分子包裹在纳米颗粒中或吸附在其表面,通过与细胞作用,纳米颗粒进入细胞内,释放基因治疗因子并发挥基因治疗效能。

一定范围内的纳米颗粒对细胞的生长及活性无明显影响,细胞和遗传毒性以及免疫原性较低。应用无机纳米颗粒作为基因载体,能够包裹、浓缩、并保护核酸避免核酸酶的降解,制备方便,比表面积大,具有良好的生物相容性和可降解性,因此具有广阔的前景。Mansouria 等研究叶酸修饰的超纯壳聚糖(ultrapure chitosan, UPC)纳米颗粒复合物对 HEK293 细胞毒性时,发现细胞存活率为 80%,远远高于转染脂质体 Lipofectamine™ 2000 的 30% 的细胞存活率。孙虹等应用羟基磷灰石纳米颗粒(hydroxyapatite nanoparticles, HAp)载体将神经营养素-3 基因转染小鼠耳蜗神经元和活体豚鼠的耳蜗神经元内,发现其能够表达基因产物神经营养素-3。此外,研究表明:通过纳米颗粒的理化性质的改性如大小、形状、表面电荷量以及制备方法,将会影响细胞对纳米颗粒的吸收以及后续的生理结果。目前,中孔硅纳米颗粒(mseoporous silica nanopaticles),磁性氧化铁纳米颗粒(iron oxide nanoparticles),壳聚糖、明胶纳米颗粒等多种无机或有机纳米颗粒载体已成为研究热点,势必成为今后基因载体的主导。

3. 脂质-多聚物-DNA 复合体　脂质-多聚物-DNA 复合体,简单来说,先用多聚阳离子浓缩 DNA,然后用阳离子或阴离子脂质体,含或不含无脂质辅助的两性聚合物包被浓缩物。目前研究中应用的非病毒载体一般采用阳离子多聚物作为 DNA 浓缩结合的骨架,通过偶联靶向配体与细胞受体结合从而转染细胞。线性聚赖氨酸、鱼精蛋白、组蛋白和一些合成多肽都可以作为浓缩 DNA 的组分,DNA 在这些脂质包被的复合体中得到较好的保护。就转染效率来讲,脂质-多聚物-DNA 复合体在体外有比 DNA 脂质体复合物更高的转染效率。

在实际应用中,可将富含 DOPE 的阴离子脂质体添加到 DNA-多聚阳离子复合物中,脂质重组,形成阴离子脂质包被的脂质体-聚合物-DNA 复合体。这种复合体的细胞毒性明显降低,无非特异性的电荷-电荷之间的相互作用,使受体介导的靶向性成为可能。Mahato 等通过支化 PEI 中的仲胺基团共价键合胆固醇,形成水溶性的基因载体,其中 PEI 中含有的自由伯胺有效浓缩 DNA 分子,且其"质子海绵效应"有利于基因体系逃离溶酶体;而胆固醇有利于复合物穿透细胞膜,结合脂质体和多聚物的各自优点可提高基因转染率。

4. 拟病毒载体　拟病毒载体试图将病毒载体与非病毒载体优势结合,用中性或阴性脂质体包裹耦联有核定位肽、两性分子肽的阳离子多聚物-DNA 复合物,再加入末端有跨膜型疏水区的配体寡肽,插入脂质体双分子层中,形成一个功能齐全且有保护作用的穿梭载体,类似于病毒颗粒,例如采用呼吸道综合病毒(ReSV)的表面蛋白,可使脂质体靶向导入呼吸道上皮细胞,而掺有 ReSV 的依附蛋白和融合蛋白的脂质体被膜可以在 1 小时内进入所有培养的呼吸道上皮细胞。复制病毒载体中的经典结构,从而提升非病毒载体的转移效率也是一研究热点,如将外源 DNA 通过静电作用的方法将其缩合至原体积的 $10^{-3} \sim 10^{-4}$ 大小,形成一聚离子络合物 polyion complex(PIC),(该结构类似病毒中的 DNA 缩合于核之中的经典结构)该状态下的 DNA 可在体内显著提高针对 DNA 酶降解的抗性。

三、基因的联合治疗

(一) 基因联合治疗概述

基因联合治疗是指将两个或两个以上目的基因共同转入靶细胞进行表达,将多个基因转入细胞时可使用单一载体或者多个载体。人体内环境是相当复杂的,颌面部组织的发生及发育过程受体内多种基因之间协同作用的影响,理论上讲,运用基因治疗促进颌面部组织再生时,多基因联合治疗的方法应当比应用单基因更为合理,诸多研究也表明多基因联合治疗在修复颌面部组织缺损中具有协同作用,其效果优于单基因。也有研究利用携带不同生长因子的多种基因载体各自转染靶细胞后进行联合培养,使联合应用的多种生长因子能够在细胞外基质中较长久的维持浓度并发挥协同作用。

(二) 口腔颌面部组织再生中基因联合治疗的现状与策略

以骨组织再生为例,可由 BMPs 家族内部如 *BMP-2*、*BMP-4*、*BMP-7* 等基因之间的共表达,或由 BMPs 家族基因(以 *BMP-2* 为主)与诸如 *VEGF*、*FGF-2*、*NELL-1* 等基因共表达组成,上述基因之间的联合应用能够产生协同促进成骨作用。

1. BMPs 家族的协同成骨作用 一些研究证实,BMPs 家族内不同分子之间的联合应用具有协同促进间充质干细胞向成骨方向分化以及新骨形成的作用,这些研究包括 BMP2 和 BMP7 的联合应用,BMP4 和 BMP7 的联合应用以及 BMP2/4/7 三者的联合应用等。

2. BMPs 和 VEGF 骨缺损的修复是一个复杂的受多种生长因子调控的过程,骨组织的血管再生是其中关键环节之一。VEGF 是机体促进血管生长重要的生长因子,在 *BMPs* 介导的成骨过程中起重要作用。*VEGF* 主要通过促进局部血管增生和成骨细胞分化而参与了 *BMPs* 诱导的成骨活动,且 *BMPs* 还通过提高成骨细胞 *VEGF* 的表达在骨的形成和修复中发挥作用,两者的联合具有协同促进成骨的作用。

另外,有研究用 RUNX2 和 BMP2 联合作用诱导成骨细胞的分化,体内、外试验均证实其成骨分化能力较应用单基因显著。利用携带 *BMP2* 和 *NELL1* 的腺病毒系统转染骨髓间充质干细胞(BMSC)可促进其向成骨方向分化,在体外将 BMSC 与 b-TCP 复合用于兔的上颌窦提升,结果发现共转 *BMP2* 和 *NELL1* 的 BMSC 所构建的组织工程骨促进新骨形成的效果最佳,优于单独转染 *BMP2* 或 NELL1 组。类似的组合还包括,*BMP2* 和 *FGF2*、*BMP7* 和 *VEGF*、*BMP7* 和 *IGF-1* 等。

在口腔颌面部组织再生领域,基因协同作用的研究还有待深入。目前的研究大多局限于两种基因间的组合,随着携带多个目的基因载体构建技术的日趋成熟,以及多因子间相互作用量效关系更加明确,多基因协同的效果会更加明显,并将进一步改善颌面部组织再生的效果。

四、基因治疗与组织工程相结合

组织工程和基因治疗研究都在促进组织缺损修复方面取得可喜进展。近年来,把这两种方法结合起来的新方法,称作基因增强的组织工程(gene enhanced tissue engineering),将编码特定功能因子的目的基因转移到种子细胞或附着在支架材料上,使其能在体内表达,发挥促进种子细胞的增殖和分化、促进血管化等作用,进而促进组织修复。

基因增强的组织工程在修复软硬组织缺损方面较传统方法有以下优势:①靶细胞可表达目的基因以调控其自身及其他效应细胞的生长、分化,从而获得所需的特定功能;②靶细胞位于需要修复的部位,合成分泌的蛋白在效应部位的浓度和活性更高,所需产物量更小,减少了外源性重组蛋白大剂量反复使用所致的副作用;③载体稳定性好、半衰期长、持续表达的时间能满足组织缺损修复的需要等。

基因增强的组织工程技术在促进组织缺损修复方面已经显示出其特有的优越性,是组织再生修复发展方向之一。Krebsbach 等通过腺病毒将 *BMP7* 基因转染成纤维细胞,复合明胶海绵,植入大鼠颅骨 9mm 骨缺损处。结果发现,实验组骨缺损的修复时间早,成骨速度快。

Bonadio 等将生物材料与质粒 DNA 相结合,形成一个基因局部释放系统。将该基质材料植入组织缺损处,当内源细胞长入后,细胞被质粒转染,分泌质粒编码的促进组织修复的蛋白因子成为体内局部生物反应器(local in vivo bioreactor),从而促进组织的重建。这种载有质粒 DNA 的生物材料,可以省去细胞培养或诱导的繁琐,可省略常规基因转染的复杂步骤,实现目的基因在损伤部位的体内局部表达,是基因治疗的一个重要发展方向。

第四节 科研方向与选题

一、研究热点与科学问题

目前,基因治疗的临床试验在全世界范围内开展,近 220 种治疗基因在各医疗领域如肿瘤、心血管疾病、遗传性单基因疾病得到了应用,特别是针对遗传性单基因疾病,数据显示其应用基因治疗的成功率十分理想。我国是世界上较早开展基因治疗临床试验的国家,基因治疗基础研究和临床试验基本与世界同步。20 世纪 80 年代以来,国家"973 计划""863 计划"、国家自然科学基金持续资助基因治疗研究,我国在遗传病、肿瘤、神经系统疾病等基因治疗的临床研究取得一定成绩,2003 年,一种携带 p53 基因的腺病毒载体系统用于肿瘤的治疗获得了中国食品药品监督管理局的通过,成为第一个基因治疗产品。在口腔颌面部组织再生方面,从单纯骨、软骨、牙周膜韧带的再生到复杂的颞下颌关节的修复,基因治疗研究也取得了较大进展。其中,BMPs 家族是基因治疗用于口腔颌面部再生研究的主要因子,此外,Shh、PDGF-B、constitutively active activin-like kinase 2(caALK2)等也都受到了广泛的关注,并且在动物实验上得到了良好的骨缺损修复效果。

基因治疗需要解决有效性和安全性问题,基因转移系统的选择与改进是基因治疗的重要内容。为了得到更高效的载体,许多学者致力于综合各病毒优点的复合载体的构建,例如综合了野生型 AAV 的位点特异性结合与腺病毒的核靶向性的复合载体能够提高基因治疗的成功率,此外,研究还通过一些诱导性启动子(inducible promoters)促进相关转入基因在体内时序性与组织特异性的表达,用以解决基因治疗所带来的安全问题。针对非病毒载体,可将基因治疗中的目的基因看作药物,并从药剂和药理学角度考虑如何将基因导入靶细胞或组织、器官进行表达。在众多利用非病毒载体的方法中,配体介导的基因转移系统受到广泛关注,利用如寡核苷酸、脂质体复合物、多聚物等化学方法修饰转移系统能够促进外源 DNA 进入细胞内。理论上来讲多基因联合作用比单基因有更好的组织再生效果,但是多基因联合治疗离实际应用还有很大的距离,基因联合治疗的机制仍需进一步阐明,基因联合治疗的载体及精确调控仍需深入研究。基因增强的组织工程,仍需从目的基因转移到种子细胞或附着在支架材料两个策略深入研究。

二、研 究 范 例

Park 等 2003 年在 *Gene Therapy* 上发表 Bone regeneration in critical size defects by cell mediated BMP2 gene transfer：a comparison of adenoviral vectors and liposomes。实验通过应用脂质体 Metafectene/真核表达质粒 pCMV*BMP2* 复合物（1.5mg DNA/6mL Metafectene）或腺病毒 AdCMV*BMP2*（500PFU/cell）转染大鼠骨髓基质细胞，研究两种转染方法的体内、体外成骨性能。

荧光显微镜显示，Ad*GFP*（500PFU/cell）组的转染效率是 Metafectene-p*GFP*（1.5mg DNA/6mL Metafectene）组的 2 倍；转染后 3 天 BMP2 免疫组织化学结果显示，AdCMV*BMP2* 组阳性染色细胞分布均匀，而 Metafectene-pCMV*BMP2* 组阳性细胞呈局灶性分布；ELISA 结果显示，转染后第 2 天，24 小时内 AdCMV*BMP2* 组上清液 BMP2 的含量为 125ng/mL，而 Metafectene-pCMV*BMP2* 组中的含量为 65ng/mL；Transwell 共培养 7 天后，Metafectene-pCMV*BMP2* 组和 AdCMV*BMP2* 组的 Ⅰ型胶原 mRNA（RT-PCR）和碱性磷酸酶（免疫组织化学）表达均较未转染骨髓基质细胞组增强。

将 Metafectene-pCMV*BMP2* 和 AdCMV*BMP2* 转染的骨髓基质细胞接种到大鼠颅骨骨膜组织上（离体组织，2×10^5 cells/cm^2），体外培养，接种后 3 天 Metafectene-pCMV*BMP2* 组和 AdCMV*BMP2* 组骨膜组织均有 *BMP2* mRNA（原位杂交）和 BMP2 蛋白（免疫组织化学）表达；接种后 7 天，BMP2 蛋白（免疫组织化学）表达扩展到基因转染细胞下层的临近骨膜细胞，但是在未转染骨髓基质细胞组则几乎无表达；接种后 2 周，BMP2 蛋白（免疫组织化学）的表达主要在骨膜细胞中而不是接种细胞中，未转染骨髓基质细胞组也是同样的结果，且阳性细胞区域的大小无明显区别；RT-PCR 结果显示，接种后 3 天、7 天、14 天，Metafectene-pCMV*BMP2* 组和 AdCMV*BMP2* 组骨膜组织中均有 *BMP2* mRNA 的表达，未转染骨髓基质细胞组几乎无表达。然而，接种后 2 周，骨钙素（免疫组织化学）在 Metafectene-pCMV*BMP2* 组和 AdCMV*BMP2* 组的表达主要在接种细胞周围，未转染骨髓基质细胞组则较少；接种后 4 周，骨膜下有新骨形成，Metafectene-pCMV*BMP2* 组和 AdCMV*BMP2* 组的新骨量明显较未转染骨髓基质细胞组多（茜素红染色和Ⅰ型胶原、骨钙素免疫组织化学）。

AdCMV*BMP2* 和 Metafectene-pCMV*BMP2* 转染自体 1×10^6 骨髓基质细胞，复合明胶海绵植入大鼠下颌骨直径 6mm 圆形骨缺损处。结果发现 Metafectene-pCMV*BMP2* 和 AdCMV*BMP2* 转染骨髓基质细胞植入体内后，*BMP2* 表达 2 周以上，促进下颌骨骨缺损的修复。4 周时，AdCMV*BMP2* 组缺损几乎完全愈合，可见成熟骨小梁结构，无纤维结缔组织，大体标本上可见骨融合。6 周时，缺损部位全部由新骨组成；Metafectene-pCMV*BMP2* 组和 AdCMV*BMP2* 组比，新骨形成时间则较长，4 周时缺损边缘有成熟的骨小梁形成，中央是未成熟骨基质和纤维组织。6 周时，成熟骨基质充满骨缺损部位，而且，AdCMV*BMP2* 组和 Metafectene-pCMV*BMP2* 组新骨的量也有所不同，AdCMV*BMP2* 组的新骨明显较周围骨厚，而 Metafectene-pCMV*BMP2* 组则和周围骨的厚度相似；至第 8 周时，骨髓基质细胞组、Ad*LacZ* 组、明胶海绵组骨缺损边缘仅有少量新骨形成，未达到完全的骨愈合。

AdCMV*BMP2* 组 4 周骨缺损愈合，Metafectene-pCMV*BMP2* 组 6 周骨缺损愈合，未进行 *BMP2* 基因转染的 3 个对照组则在 8 周时仍未见骨愈合，这表明 Metafectene-pCMV*BMP2* 和

AdCMV*BMP2* 基因转染骨髓基质细胞是修复大鼠临界骨缺损的可行途径。脂质体等非病毒转移载体具有易制备、低免疫原性等优点,是未来临床骨缺损修复 *BMP2* 基因治疗较好的载体选择。

（蒋欣泉）

参 考 文 献

1. 付小兵. 再生医学原理与实践. 上海:上海科学技术出版社,2008.

2. 顾健人,曹雪涛. 基因治疗. 北京:科学出版社,2001.

3. 黄文林. 分子病毒学. 北京:人民卫生出版社,2002.

4. R. P. 兰扎,R. 兰格,J. 瓦康提,杨志明等译. 组织工程原理. 第 2 版. 北京:化学工业出版社,2006.

5. 王松灵,颜兴. 基因转导及组织工程重建涎腺功能. 口腔颌面外科杂志,2008,18(3):153-157.

6. ALSBERG E,HILL E E,MOONEY D J. Craniofacial Tissue Engineering. Critical Reviews in Oral Biology and Medicine,2001,12(1):64-75.

7. ANDERSON W F,BLAESE R M,CULVER K. The ADA human gene therapy clinical protocol:points to consider response with clinical protocol. Human Gene Therapy,1990,1(3):331-362.

8. CUCCHIARINI M,MADRY H. Gene therapy for cartilage defects. Journal of Gene Medicine,2005,7(12):1495-1509.

9. EGUCHI A,AKUTA T,OKUYAMA H,et al. Protein transduction domain of HIV-1 tat protein promotes efficient delivery of DNA into mammalian cells. Journal of Biological Chemistry,2001,276(28):26204-26210.

10. FRANCESCHI R T. Biological Approaches to Bone Regeneration by Gene Therapy. Journal of Dental Research,2005,84(12):1093-1103.

11. HAASTERT K,GROTHE C. Gene therapy in peripheral nerve reconstruction approaches. Current Gene Therapy,2007,7(3):221-228.

12. HU J Z,ZHANG Z Y,ZHAO J,et al. An ectopic study of tissue-engineered bone with Nell-1 gene modified rat bone marrow stromal cells in nude mice. Chinese Medical Journal,2009,122(8):972-979.

13. JIANG X,GITTENS S A,CHANG Q,et al. The use of tissue-engineered bone with human bone morphogenetic protein-4-modified bone-marrow stromal cells in repairing mandibular defects in rabbits. International Assoxiation of Oral and Maxillofacial Surgeons,2006,35(12):1133-1139.

14. JIANG X Q,ZHAO J,WANG S Y,et al. Mandibular repair in rats with premineralized silk scaffolds and BMP-2-modified bMSCs. Biomaterials,2009,30(27):4522-4532.

15. LEE L K,WILLIAMS C L,DEVORE D,et al. Poly(propylacrylic acid) enhances cationic lipid-mediated delivery of antisense oligonucleotides. Biomacromoleotides,2006,7(5):1502-1508.

16. MANSOURI S,CUIE Y,WINNIK F,et al. Characterization of folate-chitosan-DNA nanoparticles for gene therapy. Biomaterials,2006,27:2060-2065.

17. MINTZER M A,SIMANEK E E. Nonviral Vectors for Gene Delivery. Chemical Reviews,2009,109:259-302.

18. SCHELLER E L,KREBSBACH P H. Gene Therapy:Design and Prospects for Craniofacial Regeneration. Journal of Dental Research,2009,88(7):585-596.

19. TEMPLETON N S. Gene and Cell Therapy:Therapeutic Mechanisms and Strategies,Third Edition. Florida:Taylor & Francis Group,2009.

20. ZHAO M,ZHAO Z,KOH J T,et al. Combinatorial gene therapy for bone regeneration:cooperative interactions between adenovirus vectors expressing bone morphogenetic proteins 2,4,and 7. Journal of Cellular Biochemistry,2005,95(1):1-16.

21. WU T, ZHOU H, HONG Y, et al. miR-30 family members negatively regulate osteoblast differentiation. Journal of Biological Chemistry, 2012, 287(10):7503-7511.

22. JIANG X, ZHAO J, WANG S, et al. Mandibular repair in rats with premineralized silk scaffolds and BMP-2-modified bMSCs. Biomaterials, 2009, 30(27):4522-4532.

23. AGHALOO T, JIANG X, SOO C, et al. A study of the role of nell-1 gene modified goat bone marrow stromal cells in promoting new bone formation. Molecular Therapy, 2007, 15(10):1872-1880.

24. CHANDLER L A, MA C, GONZALEZ A M, et al. Matrix-enabled gene transfer for cutaneous wound repair. Wound Repair and Regeneration, 2000, 8(6):473-479.

25. ZOU D, ZHANG Z, HE J, et al. Blood vessel formation in the tissue-engineered bone with the constitutively active form of HIF-1α mediated BMSCs. Biomaterials, 2011, 33(7):2097-2108.

第二十七章 免疫与颌面组织再生

第一节 概 述

机体受到创伤后存在修复和再生,包括创伤愈合和组织再生的过程。在正常情况下,机体内的凋亡细胞被吞噬细胞清除而不引起炎症反应,但当组织发生急性损伤或缺损时通常会伴发局部或全身的炎症反应,即使是发生非感染性损伤。缺损组织在修复和再生的过程中有大量的免疫/炎症细胞参与,坏死细胞释放的细胞成分和微血管损伤会引起血管通透性增强以及固有免疫系统的巨噬细胞和中性粒细胞渗出。除此之外,获得性免疫系统的 B 细胞、CD4$^+$T 细胞和 CD8$^+$T 细胞等也与组织损伤和修复过程密切相关。一方面,这些免疫/炎症细胞会被缺损部位血小板释放的炎性因子和细胞因子等招募至组织缺损部位,发挥吞噬细菌和排除感染的作用;另一方面,免疫细胞也可以分泌炎性因子,如 TNF-α、IL-1β、自由基、趋化因子、白三烯等,导致缺损部位细胞的凋亡。这些炎性因子与组织损伤部位的免疫细胞、内皮细胞和成纤维细胞等共同构成组织损伤过程中的局部微环境,这个微环境可以影响从远处迁移至缺损处的干细胞或移植的干细胞的存活和定向分化,从而影响再生效果。当组织发生缺损时,邻近或骨髓来源的间充质干细胞(mesenchymal stem cells,MSCs)可以归巢至受损组织,除了发挥干细胞的再生能力,还通过分泌一系列细胞因子,包括干细胞因子 SCF、巨噬细胞集落刺激因子 M-CSF、趋化因子和各种酶类等,控制局部炎症反应,引发组织的修复和再生过程。尽管由于缺乏可靠的跟踪标记,MSCs 迁移、分化和存活的机制仍不明确,但是现已明确 MSCs 在损伤部位与各类基质细胞和炎症细胞间密切的相互作用决定组织再生的效果和稳定性。因此,了解再生过程中干细胞与宿主免疫系统间的相互作用,探寻调控宿主免疫反应的有效手段,对基于干细胞的颌面组织再生意义深远。

第二节 颌面部间充质干细胞的免疫学功能

除了具有强大的自我更新能力和多向分化潜能之外,MSCs 还具有独特的免疫调节功能,在体内和体外都能够抑制免疫反应,并具有抗炎功能,因此,间充质干细胞作为一种免疫调节手段,目前被广泛应用于一些炎症相关疾病、自身免疫性疾病和移植物抗宿主病(GvHD)等的临床治疗。

近 30 年来,大量体内、外研究对间充质干细胞的免疫调节功能及相关机制进行了探讨。研究表明,间充质干细胞具有很强的免疫抑制能力,其作用对象涉及几乎所有的免疫细胞,包括 T 和 B 淋巴细胞、自然杀伤细胞（NK cells）、抗原递呈细胞如树突状细胞（dendritic cells，DCs）和巨噬细胞等。MSCs 可通过直接接触或通过释放可溶性因子，如前列腺素 E_2（PGE_2）、转化生长因子 β（TGF-β）、一氧化氮（NO）、吲哚胺 2，3 二氧化酶（IDO）、肝细胞生长因子（HGF）和人类白细胞抗原 G（HLA-G）等影响免疫细胞的命运和功能。下文针对 MSCs 对各种免疫细胞的作用进行简要的概述。

一、间充质干细胞对 T 细胞的作用

T 淋巴细胞是机体适应性免疫系统重要的组成部分，包括 $CD8^+$ 细胞毒性 T 淋巴细胞（cytotoxic T-lymphocytes，CTLs）和 $CD4^+$ 辅助性 T 淋巴细胞（helper T-cells，Ths）。早在 2002 年，骨髓来源的间充质干细胞被发现能够通过分泌 TGF-β 和 HGF 来抑制 T 细胞的增殖，自此，间充质干细胞的免疫调节功能开始受到广泛关注，现有研究证实 MSCs 能够作用于所有的 T 细胞亚群。

不同的 T 细胞亚群在免疫反应中发挥的作用不同，$CD4^+$Th 细胞可以通过影响其他免疫细胞，如巨噬细胞的活化来调控或辅助其他免疫细胞发挥功能；$CD8^+$CTL 细胞介导主要组织相容复合体（major histocompatibility complex，MHC）介导的对外来细胞或自身感染细胞的杀伤。MSCs 可以有效地抑制 $CD4^+$Th 和 $CD8^+$CTL 细胞的增殖。MSCs 和 T 细胞间的直接接触是其发挥免疫抑制功能的途径之一，MSCs 缺乏 MHC-Ⅱ 和共刺激分子 CD40、CD80 和 CD86，其表达的 PD-L1 和 PD-L2 可以和 T 细胞表面的 PD-1 结合，传递免疫抑制信号，抑制 T 细胞的增殖和活化。同时，在 MSCs 对 T 细胞的免疫抑制过程中，可溶性因子的作用也十分重要。目前研究较多的相关因子包括 PGE_2、TGF-β、NO、IDO、HGF 和血红素加氧酶 1（HO-1）等。在 MSCs 和 T 细胞的共培养体系中加入上述因子的中和抗体或阻断剂，可以减轻或抑制 MSCs 对 T 细胞增殖的抑制作用。

除此之外，MSCs 对 T 细胞的免疫抑制作用还体现在促进 T 细胞的凋亡和影响 T 细胞的分化上。初始 $CD4^+$Th 细胞接受抗原刺激后，在不同的条件下可分化为不同亚型的 T 细胞，执行不同的功能。除了 Th1 和 Th2 细胞外，$CD4^+$Th 细胞还能分化为 Th17 和 Treg 细胞。Th17 细胞是新近发现的一类产生 IL-17 的 $CD4^+$Th 细胞亚群，与许多炎症反应和自身免疫性疾病的发生发展相关。IL-17 能够刺激多种细胞产生炎症因子，产生和放大炎症反应。调节性 T 细胞（regulatory T-cells，Tregs）是一个特殊的 T 细胞亚群，它能抑制自身免疫反应，帮助维持对自身抗原的耐受和避免免疫反应过度损伤机体，特征标志是高表达转录因子 Foxp3。Th 细胞的分化受抗原性质和局部微环境中的细胞因子等因素的调控，其中细胞因子的种类和相互作用对其分化起关键作用。TGF-β 和 IL-6 共同诱导 Th17 细胞的分化，其中 TGF-β 使 $CD4^+$Th 细胞分化为 Treg 细胞。MSCs 能够影响 Th 细胞的分化，MSCs 表达的 FAS 配体（FASL）可与 T 细胞表面的 FAS 结合，最终诱导 T 细胞凋亡，凋亡的 T 细胞能促使巨噬细胞分泌大量的 TGF-β，从而促进 Treg 细胞的分化。MSCs 还可以阻止 Th17 的增殖活化并诱导 Th1/Th2 向 Th2 细胞偏移来发挥免疫抑制作用。

二、间充质干细胞对 B 细胞的作用

B 淋巴细胞通过产生抗体来参与体液免疫应答，MSCs 对 B 细胞的作用尚存在争议。现

有的大多数研究认为,MSCs 能够抑制 B 细胞的增殖和分化,还能抑制 IgM、IgG、IgA 等抗体的产生。可溶性因子如 TGF-β、PGE$_2$、IDO 和 HGF 同样参与 MSCs 对 B 细胞的免疫抑制过程。然而,也有研究持相反观点,认为 MSCs 可以促进 B 细胞增殖,并能刺激外周血和脾脏来源的 B 细胞分泌 IgG。由此推测,MSCs 对 B 细胞的作用可能因 B 细胞所处的发育阶段和局部微环境的不同而有所不同。

三、间充质干细胞对 NK 细胞的作用

NK 细胞是固有免疫应答的主要细胞,活化的 NK 细胞可以合成和分泌多种细胞因子,发挥直接杀伤靶细胞的作用。MSCs 能够抑制静止和活化的 NK 细胞的增殖、细胞因子的分泌以及细胞毒性作用的发挥,该抑制效应与 NK 受体 NKp30、NKp44 和 NKG2D 表达的下调相关。在体外的共培养体系中,随着 MSCs 比例的增加,MSCs 不仅可以抑制 NK 细胞的增殖,还能改变 NK 细胞的表型,减少细胞因子的分泌。细胞间的相互接触和可溶性细胞因子(TGF-β1 和 PGE$_2$)参与 MSCs 对 NK 细胞的调节作用。

四、间充质干细胞对 DC 细胞的作用

树突状细胞(DC)是专职抗原递呈细胞,同时也是最强的刺激 T 淋巴细胞增殖的细胞。一方面 DC 细胞可为 T 细胞递呈抗原及第二共刺激信号,进一步活化淋巴细胞参与机体免疫反应;另一方面,DC 细胞可分泌细胞因子,诱导产生调节性 T 细胞,从而介导免疫耐受,同时它通过直接分泌可溶性细胞因子或间接地经由 Th 细胞,参与 B 细胞的激活。因此,DC 细胞对细胞免疫以及体液免疫都较为重要。研究表明,MSCs 和 DC 细胞共培养后能够抑制 DC 细胞的分化、成熟以及活化。比如,MSCs 可以抑制 CD14$^+$ 单核细胞分化为成熟的 DC 细胞;抑制 DC 分化过程中 CD1a、CD40、CD80、CD86 的表达和 DC 成熟过程中 CD40、CD86、CD83 的表达,并能诱导 DC 细胞成为耐受性 DC。此外,MSCs 还可以改变成熟 DC 分泌细胞因子的模式,降低成熟 DC1 分泌炎性因子 TNF-α、IFN-γ 和 IL-12 的能力,上调成熟 DC2 分泌抗炎因子 IL-10 的能力。MSCs 通过改变细胞因子的水平来抑制 DC 的成熟和迁移,从而抑制 T 细胞的活化增殖。

五、间充质干细胞对巨噬细胞的作用

巨噬细胞在固有免疫和适应性免疫反应中都起着关键作用,是炎性反应中主要的调节细胞。在炎症阶段,活化的巨噬细胞具有吞噬和清除异物、坏死细胞的作用,而在组织修复过程中,巨噬细胞能通过释放各种细胞因子调节创伤修复。因此,在疾病的不同时期,组织内在环境的改变以及细胞因子的变化将会诱导产生不同类型的巨噬细胞来分别介导促炎性或抑制炎性反应。巨噬细胞可分为经典活化和选择性活化的巨噬细胞,通过 IFN-γ 和细菌脂多糖(LPS)活化的经典巨噬细胞,即 I 型巨噬细胞(M1),M1 分泌炎症因子,起促炎作用;而通过 Th2 细胞因子,如 IL-4、IL-13 及免疫复合物等活化的巨噬细胞为非经典巨噬细胞,即 II 型巨噬细胞(M2),M2 分泌一系列细胞因子,包括高水平的 IL-10 和 TGF-β 以及低水平的

IL-1、IL-6、TNF-α 和 IFN-γ,起抑制炎症反应及组织修复作用。

MSCs 的免疫抑制功能除了表现在对 T 细胞、B 细胞、NK 细胞和 DC 细胞的作用外,还表现为能够使巨噬细胞获得免疫调节的表型。MSCs 与巨噬细胞(Mo)共培养,促使替代性活化的巨噬细胞(MSC-Mo)生成,MSC-Mo 表达高水平的 CD206 和 CD163,分泌与 M2 型巨噬细胞类似的细胞因子,比如分泌抗炎因子 IL-10 和 IL-6,而少分泌炎症因子 IL-12 和 TNF-α 等。细胞间的直接接触和可溶性因子,如 IDO、PGE$_2$ 和 GM-CSF,参与介导 MSCs 对巨噬细胞的免疫调节作用。同时,在此基础上,MSCs 还可通过直接分泌 TGF-β、PGE$_2$ 和可溶性因子 sHLA-G 或间接诱导 M2 细胞释放 CCL-18 促使 T 细胞分化为 Treg 细胞,进一步发挥免疫抑制作用。另一方面,当局部微环境中缺乏 IL-6 时,MSCs 诱导 Mo 分化为 M1,后者分泌 TNF-α 和 IFN-γ,并表达共刺激分子 CD86,促使 T 细胞活化,活化的 T 细胞产生大量炎症因子,又通过负反馈机制刺激 MSCs 发挥抗炎作用。因此,局部微环境和炎症因子的浓度对于 MSCs 发挥致炎作用还是抗炎作用以及 M1 和 M2 的相互转化起重要的决定作用。

从现有研究可知,MSCs 的免疫调节功能涉及多种免疫细胞和相关机制,简单概括来说,MSCs 主要是通过抑制 T 细胞、B 细胞、NK 细胞、M1 型巨噬细胞或 DC 细胞的活化、成熟和功能,同时促进 Treg 细胞、M2 型巨噬细胞和耐受性 DC 细胞的分化,来发挥其免疫抑制功能。

六、颌面部间充质干细胞的免疫调节功能

与骨髓来源的间充质干细胞一样,颌面部间充质干细胞同样具有强大的免疫调节功能。

(一)牙髓干细胞(dental pulp stem cells,DPSCs)

研究发现,牙髓干细胞具有强大的抑制活化 T 细胞增殖的能力,TGF-β 参与介导牙髓干细胞的免疫抑制作用。同时,牙髓干细胞也可以通过 Fas/FasL 途径诱导 T 细胞凋亡。体内实验进一步证实牙髓干细胞可用于治疗炎症性疾病,全身注射牙髓干细胞可有效改善肠炎小鼠的症状。

(二)牙周膜干细胞(periodontal ligament stem cells,PDLSCs)

牙周膜干细胞也具有低免疫原性和免疫调节功能,有研究利用异体牙周膜干细胞治疗小型猪牙周炎骨缺损,在不使用免疫抑制剂的情况下取得良好的骨修复和再生效果。体外研究证实,异体牙周膜干细胞可通过调节 PGE$_2$ 的分泌抑制 T 淋巴细胞的功能,通过 PD-1 蛋白抑制 B 淋巴细胞的活化,从而抑制宿主的免疫应答促进牙周膜干细胞介导的组织再生。另有研究发现,牙周膜干细胞在体外能够通过分泌 TGF-β、、HGF 和 IDO,抑制外周血单核细胞的增殖。

(三)牙龈干细胞(stem cells from gingiva,GMSCs)

牙龈干细胞是发现较晚的一种牙源性干细胞,但对其免疫调节功能的研究却相对较多,现有研究表明,牙龈干细胞可以和多种免疫细胞,如固有免疫系统的巨噬细胞、树突状细胞和适应性免疫系统的 T 细胞等相互作用,并且能用于治疗多种炎症相关性疾病。牙龈干细胞能够抑制 PHA 诱导的 T 细胞增殖,同时,活化 T 细胞分泌的 IFN-γ 又促使牙龈干细胞分泌抗炎因子 IDO 和 IL-10,进一步抑制 T 细胞的功能。牙龈干细胞还可通过合成 PGE$_2$,影响树突状细胞的成熟和活化。此外,炎症条件下巨噬细胞分泌的 TNF-α 可刺激牙龈干细胞产生免疫抑制或抗炎因子,如 IL-6 和 GM-CSF,使得巨噬细胞由促炎的 M1 型转变为抗炎的 M2

型。体内实验进一步发现,向皮肤缺损的小鼠体内输入牙龈干细胞可显著促进缺损部位发生再上皮化、形成新的胶原和血管,在这个过程中,牙龈干细胞通过抑制炎症细胞的浸润、降低炎性因子 IL-6 和 TNF-α 的水平以及促使巨噬细胞向 M2 转化来减轻局部的炎症反应。

(四) 其他牙源性间充质干细胞

根尖牙乳头干细胞(stem cells from apical papilla,SCAP)和口腔黏膜干细胞(oral mucosa stem cells,OMSCs)被证实能够抑制 T 细胞的增殖或功能;牙囊干细胞(stem cells from dental follicle)可以抑制外周血单核细胞的增殖;而脱落乳牙干细胞(stem cells from exfoliated deciduous teeth,SHED)则可用于治疗系统性红斑狼疮,可能的机制是 SHED 能够抑制 Th17 细胞的活性并降低炎性因子 IL-17 的分泌。

综上所述,颌面部的多种间充质干细胞均具有免疫调节功能,该功能使得干细胞成为治疗免疫和炎症相关疾病的潜在的强有力手段。但是与骨髓来源的间充质干细胞相比,我们对颌面部间充质干细胞发挥免疫调节功能的机制了解尚浅,还需要进一步深入的研究。

第三节 颌面组织修复再生的特点

颌面部组织血运丰富,组织抗感染与再生修复能力较强,有利于创伤和缺损的恢复。但其解剖形态及组织结构复杂,兼有软、硬组织且腔窦较多,要再生出理想的外部形态和生理功能存在较大困难。而且口腔内环境复杂,定植着大量微生物,是人体最复杂的微生物集群之一,口腔微生物之间以及微生物与宿主间存在着广泛而复杂的相互制约、相互依赖关系,共同维持着口腔微生态的动态平衡状态,也与多种口腔疾病的发生发展密切相关。当口腔内发生病变或出现缺损,如牙周炎时,口腔微生态的平衡被打破,那么,在组织修复的过程中,失衡的微生态除了导致或加剧损伤的发生和发展,也势必会影响修复再生的效果。早期的组织工程研究仅将干细胞/种子细胞单独或与支架材料进行简单的混合后植入组织缺损区,忽视了局部微环境对干细胞存活和分化调控机制的系统研究。因此,了解宿主移植微环境和口腔微生态,包括微生物和宿主对干细胞及其介导的组织再生的作用是进行颌面组织修复再生的前提。此外,有研究发现,干细胞介导的颌面组织再生过程中宿主免疫所发挥的作用与其他部位存在差异,这些都显示出颌面组织修复再生的独特性以及对其再生机制进行深入探讨的必要性。

第四节 免疫与干细胞介导的颌面部组织再生

如前文所述,间充质干细胞自身所具备的生物学性状,如良好的多向分化能力、低免疫原性、归巢能力、旁分泌能力和免疫调节能力等,可以充分体现它在组织器官修复重建应用中的巨大潜力和价值。现在已有大量研究利用间充质干细胞作为种子细胞,探寻并改善其分离纯化、体外大量培养以及定向分化诱导条件,并结合现代生物学和组织工程技术,成功诱导分化出机体各种软、硬组织,包括皮肤、肌肉、关节、神经和骨等组织器官。在口腔医学领域,间充质干细胞,尤其是牙源性干细胞已被用于治疗和修复颌骨缺损、牙周组织缺损以及进行牙齿再生治疗,并且取得良好的修复和再生效果。

然而,尽管间充质干细胞介导的颌面组织再生取得了一些研究成果,且大量研究表明组织工程技术对于缺损组织的再生与重建具有巨大的推进作用,但目前真正成功应用于临床实践的还比较少,关键的瓶颈问题在于组织工程促进组织再生修复的效果不稳定,归根结底是由于对基于干细胞的组织再生的机制及调控因素仍不明确,尤其是对干细胞移植入宿主体内后的转归及其与宿主微环境之间的相互作用尚不清楚。长期以来,在组织工程三要素中,大部分研究主要集中在对干细胞的修饰、对支架材料的改进等。常规的思路包括:①通过基因修饰的方法增强干细胞定向分化的能力或改造干细胞增殖分化所依赖的基质细胞;②单独或综合添加各种生长因子,以改善局部微环境;③对生物材料进行改造,使其提供干细胞在体内生存和分化所需的微环境。这些方法对于提高组织再生的效率,改善再生效果均有促进作用。除此之外,在组织再生过程中,还有一个重要的环节决定再生效果,即宿主局部微环境和全身免疫系统与干细胞之间的相互作用。干细胞在植入宿主体内后经过动员、增殖与分化几个相互交错的阶段,每个阶段都受到宿主免疫及局部微环境的影响与调节。而组织在修复和再生的过程中也经历几个相互重叠的过程,包括炎症阶段、增殖阶段和重建/再生阶段,干细胞参与所有的过程并通过直接或间接的作用影响再生结果。

一、间充质干细胞在组织修复/再生过程的作用

MSCs 在组织修复的所有阶段均发挥重要作用。在组织损伤的炎症阶段,MSCs 能够抑制炎症反应,从而促使损伤组织尽快越过炎症阶段,而不是迁延成为慢性炎症状态。MSCs 的抗炎作用体现在两方面:一是直接作用,MSCs 可以分泌抗菌因子如 LL-37 清除细菌感染;二是间接作用,通过释放抗炎因子 IL-10 和 IL-4 以及减少促炎因子 TNF-α 和 IFN-γ 来促进免疫细胞发挥吞噬作用。MSCs 的抗炎特性使它们特别有利于慢性损伤的治疗,因为它们可以推动处于停滞状态的缺损从慢性炎症阶段进展至下一阶段,进而重启组织修复过程。在增殖和再生阶段,MSCs 分泌大量介导组织修复的细胞因子,特别是血管内皮生长因子(vascular endothelial growth factor, VEGF)、血小板源性生长因子(platelet-derived growth factor, PDGF)、碱性成纤维细胞生长因子(basic fibroblast growth factor, bFGF)、胰岛素样生长因子 1 (insulin-like growth factor 1, IGF-1)、HGF 和 TGF-β 等,这些旁分泌的信号分子具有抗凋亡、促血管生成、抗纤维化、免疫调节和趋化功能,在组织修复再生过程中调控多种细胞(如上皮细胞、内皮细胞、成纤维细胞等)的生物学行为,参与细胞的存活、增殖、迁移和基因表达过程,并且趋化宿主自身的干细胞至损伤部位参与组织修复。

二、局部微环境与间充质干细胞的功能

缺损组织的局部通常会出现大量的炎症细胞及其分泌的细胞因子,它们可在极大程度上影响移植干细胞的命运和功能。NK 细胞具有很强的溶细胞作用,但新鲜分离的 NK 细胞不能裂解杀伤 MSCs,而 IL-15 激活的 NK 细胞则可杀伤 MSCs。活化 NK 细胞表达的受体 NKp30、NKG2D 和 DNAM-1 与 NK 细胞介导的细胞毒性作用密切相关。活化的 T 细胞也可通过 Fas-FasL 和 CD40-CD40L 途径诱导 MSCs 凋亡。一项将小鼠的淋巴结 T 细胞与骨髓间充质干细胞共培养的体外研究发现:当正常小鼠的骨髓间充质干细胞与来自免疫功能正常小鼠淋巴结的 T 细胞共培养后,淋巴结 T 细胞能促使骨髓间充质干细胞凋亡;而当正常小鼠

的骨髓间充质干细胞与来自 T 细胞免疫功能缺陷小鼠淋巴结的 T 细胞共培养后,骨髓间充质干细胞则不发生凋亡,这表明 T 细胞可改变 MSCs 的命运。现在已知的另外一种可以影响 MSCs 功能的免疫细胞是巨噬细胞。使用分化的巨噬细胞培养上清液刺激后,MSCs 和成骨祖细胞的骨向分化能力明显受到抑制,这个过程中巨噬细胞分泌的 TNF-α 和 IL-1β 起重要作用。除了免疫细胞外,高剂量的炎症因子对干细胞的功能也会产生负面影响,比如,TNF-α 是损伤部位释放的主要细胞因子之一,可强烈增强 hMSCs 穿过细胞外基质的能力;高浓度的 TNF-α 在体外可诱导骨髓间充质干细胞发生神经向分化,抑制其骨向分化。体内研究发现,TNF 转基因(TNF transgenic, TNF-Tg) 小鼠的间充质干细胞成骨分化能力减弱,向野生型小鼠体内注射 TNF 也能破坏间充质干细胞的骨向分化。这些结果提示 TNF 可以调控 MSCs 在组织损伤修复过程中的浸润和分化。高浓度的 IFN-γ 可通过影响成骨过程中关键转录因子 Runx2 的表达来抑制 MSCs 的成骨分化。而且研究发现,炎症因子间常常以协同作用的方式影响 MSCs 的功能,比如,TGF-α 是创伤愈合和损伤反应的重要调控因子,hMSCs 能释放 VEGF,通过旁分泌途径促进创伤愈合,研究发现 TGF-α 通过 MEK 和 PI3K 途径使 MSCs 产生的 VEGF 增加,并且 TNF-α 可以使这一效果更加明显;又如,TNF-α 单独作用时,随浓度的增加到一定程度开始诱导 MSCs 凋亡,而 IFN-γ 和 TNF-α 联合作用则显著加剧 MSCs 的凋亡。

　　除了影响间充质干细胞的分化能力,免疫细胞及其分泌的炎症因子对干细胞免疫调节功能的启动和发挥也至关重要。在正常情况下,间充质干细胞处于静止状态,并不具备抑制免疫反应的能力,只有在受到相关炎症因子的刺激,它们才启动其免疫抑制作用。使用活化的 T 细胞的培养上清液或 IFN-γ 与 TNF-α 或 IL-1 联合刺激后,MSCs 会分泌大量 T 细胞趋化因子,并大幅上调局部可溶性因子,如 TGF-β、IL-10 或 NO 等,来抑制 T 细胞的增殖或诱导其凋亡,从而诱导免疫抑制。此外,炎症因子还可以通过影响 MSCs 表面 MHC 和共刺激分子的表达,而使其表现出不同的免疫状态。低浓度的 IFN-γ 使 MSCs 表达 MHC-Ⅱ 和 TLR4,成为抗原递呈细胞;而高浓度的 IFN-γ 和其他的炎症因子如 TGF-β,则使 MHC-Ⅱ 表达降低、TLR3 和负共刺激分子 PD-L1 表达增加,因而赋予 MSCs 免疫抑制能力,这一现象进一步说明局部炎症环境对 MSCs 功能的重要影响。另外,在 MSCs 与纯化的 T 细胞共培养时,向共培养体系中加入抗原递呈细胞(如单核细胞或树突状细胞)可以抑制 T 细胞增殖和应答,这种抑制作用是细胞接触依赖性的。当加入促使抗原递呈细胞成熟的因子(如 LPS) 时,MSCs 对 T 细胞的抑制作用被部分削弱,这说明 MSCs 对 T 细胞的抑制效应可间接通过与抗原递呈细胞的接触而诱导产生,而抗原递呈细胞数量的增殖又受控于局部组织的微环境。

　　上述研究结果提示,在将 MSCs 应用于临床实践时,有几个关键环节需要重视。首先是 MSCs 植入体内的时机,鉴于 MSCs 免疫调节功能的启动机制,移植 MSCs 的最佳时机应该在炎症性疾病的发病起始阶段。对小鼠 GvHD 疾病模型的研究发现,当 MSCs 在骨髓移植的同一天植入体内,其并没有发挥免疫调控作用,而当在骨髓移植后的 3 天、8 天和 20 天后再用 MSCs 处理时,GvHD 症状显著改善,且存活周期明显延长。同时,另有研究发现,当 GvHD 发病进入稳定状态时,MSCs 的治疗作用也不明显。这表明,一方面,MSCs 的免疫调节作用需要适当浓度的炎症因子来激活,另一方面,当疾病进展到一定程度时,受体体内的炎症因子水平降低又不足以启动 MSCs 的功能,因此,治疗时机的把握至关重要。其次,使用炎症因子预处理 MSCs 可能会增强治疗效果。有报道称 IFN-γ 预处理的 MSCs 能够完全避免 GvHD 引起的死亡。

三、宿主免疫与 MSCs 介导的组织再生

由于免疫细胞与 MSCs 间的相互作用会影响 MSCs 的命运和功能,自然也会影响 MSCs 介导的组织再生。将 MSCs 与支架材料混合后植入 T 细胞功能缺陷的裸鼠皮下后可形成明显的骨基质和骨髓样结构,而如果将 MSCs 植入免疫功能正常的小鼠皮下则无法生成骨/骨髓样结构,这说明宿主 T 细胞参与调节 MSCs 介导的组织再生。进一步研究发现,不同的 T 细胞亚群在基于干细胞的组织再生中发挥的作用各不相同。在 MSCs 植入裸鼠皮下之前,分别将总的 T 细胞、CD4$^+$或 CD4$^+$CD25$^-$的 T 细胞经尾静脉注入裸鼠体内,结果 MSCs 在皮下形成骨基质的能力被完全阻断,究其原因是 T 细胞分泌的 IFN-γ 和 TNF-α 引起干细胞凋亡并抑制其分化,从而影响干细胞体内成骨分化能力。相反,若在 MSCs 植入裸鼠皮下之前,将 CD4$^+$CD25$^+$的 Treg 细胞注入裸鼠体内,那么 MSCs 仍可生成骨样结构,这提示通过调节和改善宿主的免疫反应,可以控制干细胞介导的组织再生效果。深入的研究证实了这一推论,在用 MSCs 修复小鼠颅骨缺损的过程中,通过全身注射 Treg 细胞和局部应用阿司匹林来调节宿主的免疫反应,可以抑制宿主免疫细胞释放炎症因子,降低局部 IFN-γ 和 TNF-α 的浓度,减轻它们对干细胞的负面作用,最终显著提高间充质干细胞介导的颅骨缺损的再生效果。

综上,免疫细胞与 MSCs 通过细胞间的直接接触或分泌可溶性因子改变宿主微环境,进而影响 MSCs 的迁移、定植、增殖和分化等,从而影响干细胞治疗的效果和转归,免疫与 MSCs 介导的颌面组织再生的关系。但是,这个领域还存在诸多未知信息,许多重要问题还有待于进一步探索。今后在基于干细胞的组织工程领域的研究应更加关注免疫对干细胞生物学和组织再生的作用,这对干细胞治疗最终应用于临床具有重大意义。

第五节 科研方向与选题

一、研究热点与科学问题

在颌面组织再生领域,宿主免疫所扮演的角色至关重要,但目前我们对此却知之甚少,鉴于此,免疫与组织再生的相关研究将成为该领域重要的新关注点,对推动再生医学的发展和临床应用具有里程碑的意义。从了解免疫在再生中的作用到最终通过免疫手段促进再生效果的任何一个环节都亟待深入探索,具体的可包括以下几方面:

(一) 体内微环境对 MSCs 功能的影响

在组织损伤处的炎症环境中,MSCs 是固有免疫和获得性免疫的重要调节因子。局部微环境中免疫细胞释放的细胞因子、趋化因子和生长因子等参与启动 MSCs 潜在的免疫调节作用。体外研究发现,细胞因子的种类和浓度可极大地影响 MSCs 免疫调节功能的获得,甚至决定 MSCs 成为促炎细胞还是抗炎细胞。在体内,组织缺损和修复要经历几个阶段(参考本章第四节),每个阶段局部微环境中细胞因子的种类、浓度和存在时间均不相同,MSCs 的功能也随之发生变化,然而,关于这方面的体内研究到目前为止仍然十分罕见。因此,MSCs 在不同的体内微环境中功能的启动和转变尚需要我们去深入探讨。

（二）MSCs 对免疫系统的影响

在 MSCs 介导的组织再生过程中，MSCs 与宿主的免疫系统间存在相互作用。以往针对 MSCs 免疫调节功能的研究主要采用全身应用 MSCs 的方法，在此基础上，MSCs 对 T 细胞、B 细胞、NK 细胞和巨噬细胞等的作用有不少报道。但是在组织再生的范畴内，关于 MSCs 免疫调节功能的研究仍然存在很多空白。比如，在组织再生过程中，MSCs 对各种免疫细胞的作用尚无系统性研究，而且，在修复组织缺损时，MSCs 常常被局部应用于缺损部位，那么，局部应用 MSCs 时，它是否发挥免疫调节功能？如果发挥，其效应与全身应用时是否一致？这些问题都有待于系统研究以给出科学的答案。

（三）通过免疫手段促进 MSCs 介导的颌面组织再生

充分了解宿主微环境与 MSCs 之间的相互作用，最终目的是为了获取改善宿主局部微环境或全身免疫应答的手段，以此促进 MSCs 介导的组织修复再生。我们通过研究宿主免疫与 MSCs 间的相互作用，发现关键的免疫分子或信号分子，采用局部或全身的免疫干预措施，找到便于临床实际操作的促进 MSCs 介导的颌面组织缺损再生的方法，为临床转化应用打下基础。

二、研究范例

2011 年，一项由美国南加州大学颅颌发育及分子生物研究中心华人科学家施松涛教授领导的，由首都医科大学口腔医学院刘怡教授作为第一完成人的研究首次发现，在 MSCs 介导的骨修复和再生过程中，宿主免疫系统是如何与植入的 MSCs 发生相互作用。他们发现，将自体骨髓来源的 MSCs 与 HA/TCP 支架材料混合后植入免疫缺陷的裸鼠皮下后可以形成明显的骨样结构，而将同样的细胞/支架混合物植入正常小鼠的皮下后却完全没有骨样结构出现，初步表明宿主免疫影响 MSCs 的成骨能力。在随后的研究中，他们继续利用 BMMSCs 小鼠移植模型进一步分析不同的宿主免疫成员对骨再生的影响。在回植细胞与支架材料之前向裸鼠体内输入总的 T 细胞或 $CD4^+T$ 细胞都明显抑制 BMMSCs 的成骨分化，相反，预先输入 Treg 细胞却对 BMMSCs 在裸鼠体内的成骨能力没有影响，并且能够显著挽回 BMMSCs 在正常小鼠体内的骨形成能力。深入的研究发现，以 IFN-γ 和 TNF-α 为主导的宿主免疫反应会在组织工程修复过程中发挥重要作用。当细胞与支架材料回植于体内时，宿主的 Th1 细胞分泌大量 IFN-γ，巨噬细胞分泌大量的 TNF-α，这些炎性因子不仅抑制移植 MSCs 的成骨能力，同时 IFN-γ 和 TNF-α 还具有协同促进移植 MSCs 凋亡的作用，从而抑制 MSC 介导的骨修复能力。而在这一过程中，通过预先全身注射 Treg 或局部应用阿司匹林来调节宿主的免疫反应，可以抑制宿主释放大量炎症因子，降低局部 IFN-γ 和 TNF-α 的量，从而极大地促进 MSCs 介导的组织修复能力。该研究成果发表于当年的 *Nature Medicine* 杂志上，其重要意义在于，首次阐明了 MSCs 和宿主免疫系统间的相互作用直接决定了移植的间充质干细胞的命运，最终影响 MSCs 介导的组织工程的修复效果。开创了基于宿主全身或局部的免疫调节以促进组织工程再生效果的新的发展方向。

三、科研选题参考

1. 组织再生过程中，MSCs 归巢的机制。

2. MSCs 在局部应用时的免疫调节作用。

3. MSCs 与免疫细胞相互作用的深入研究。

4. MSCs 介导的组织再生过程中，B 细胞、巨噬细胞、树突状细胞和 NK 细胞等与 MSCs 的相互作用。

5. MSCs 对宿主免疫系统的影响。

6. 炎症因子在体内对 MSCs 分化的作用。

7. 不同组织来源的 MSCs 免疫调节功能的研究。

8. MSCs 在组织再生的各个阶段中功能的变化。

9. 口腔微生态对 MSCs 介导的颌面组织再生的影响。

10. 应用局部或全身免疫调节手段改善组织再生效果。

（刘　怡）

参 考 文 献

1. AKIYAMA K, CHEN C, WANG D, et al. Mesenchymal-stem-cell-induced immunoregulation involves FAS-ligand/FAS-mediated T cell apoptosis. Cell Stem Cell. 2012;10(5);544-555.

2. ALNAEELI M, PARK J, MAHAMED D, et al. Dendritic cells at the osteo-immune interface; implications for inflammation-induced bone loss. J Bone Miner Res. 2007;22(6);775-780.

3. CHEN C, ULUDA H, WANG Z, et al. Macrophages inhibit migration, metabolic activity and osteogenic differention of human mesenchymal stem cells in vitro. Cells Tissues Organs. 2011;195(6);473-483.

4. ENGLISH K. Mechanisms of mesenchymal stromal cellimmunomodulation. Immunol Cell Biol. 2013;91(1); 19-26.

5. FRENETTE P S, PINHO S, LUCAS D, et al. Mesenchymal stem cell; keystone of the hematopoietic stem cell niche and a stepping-stone for regenerative medicine. Annu Rev Immunol. 2013;31(5);285-316.

6. GUIHARD P, DANGER Y, BROUNAIS B, et al. Induction of osteogenesis in mesenchymal stem cells by activated monocytes/macrophages depends on oncostatin M signaling. Stem Cells. 2012;30(4);762-772.

7. LEE S S, SHARMA A R, CHOI B S, et al. The effect of TNFα secreted from macrophages activated by titanium particles on osteogenic activity regulated by WNT/BMP signaling in osteoprogenitor cells. Biomaterials. 2012;33 (17);4251-4263.

8. LIU Y, WANG L, KLKUIRI T, et al. Mesenchymal stem cell-based tissue regeneration is governed by recipient T lymphocytes via IFN-γand TNF-α. Nat Med. 2011;17(12);1594-1601.

9. REN G, ZHANG L, ZHAO X, et al. Mesenchymal stem cell-mediated immunosuppression occurs via concerted action of chemokines and nitric oxide. Cell Stem Cell. 2008;2(2);141-150.

10. SPAGGIARI G M, CAPOBIANCO A, BECCHETTI S, et al. Mesenchymal stem cell-natural killer cell interactions; evidence that activated NK cells are capable of killing MSCs, whereas MSCs can inhibit IL-2-induced NK-cell proliferation. Blood. 2006;107(4);1484-1490.

11. SPAGGIARI G M, MORETTA L. Cellular and molecular interactions of mesenchymal stem cells in innate immunity. Immunology and Cell Biology. 2012;91(1);27-31.

12. SU W R, ZHANG Q Z, SHI S H, et al. Human gingiva-derived mesenchymal stromal cells attenuate contact hypersensitivity via prostaglandin E2-dependent mechanisms. Stem Cells. 2011;29(11);1849-1860.

13. YAMAZA T, KENTARO A, CHEN C, et al. Immunomodulatory properties of stem cells from human exfoliated deciduous teeth. Stem Cell Res Ther. 2010;1(1);1-10.

14. YAMAZA T, MIURA Y, BI Y, et al. Pharmacologic stem cell based intervention as a new approach to osteopo-

rosis treatment in rodents. PLos One. 2008;3(7):907-911.

15. ZHANG Q,SHI S,LIU Y,et al. Mesenchymal stem cells derived from human gingiva are capable of immuno-modulatory functions and ameliorate inflammation-related tissue destruction in experimental colitis. J Immunol. 2009;183(12):7787-7798.

16. ZHANG Q Z,SU W R,SHI S H,et al. Human gingiva-derived mesenchymal stem cells elicit polarization of m2 macrophages and enhance cutaneous wound healing. Stem Cells. 2010;28(10):1856-1868.

第二十八章 用于口腔颌面的组织工程支架材料研究

第一节 概　述

多种因素造成的口腔颌面部组织缺损的修复是现代医学、口腔颌面外科学、生物材料学、生物学等多领域面临的难题。器官移植和赝复体修复虽然在一定程度上恢复了少数病例的全部或部分组织缺损，但器官来源有限、赝复体功能较差以及免疫排斥等因素，严重制约了器官移植和赝复体修复的广泛临床应用。日益增长的病例需求和有限的组织器官资源都在表明一个事实，移植器官供与求的差距还在继续加大。正是由于移植器官的缺乏，用组织工程方法构建可供移植的人工组织和器官，已经成为现代再生医学的研究核心。其基本思路是从患者身上取得相应组织器官的少量组织，在体外将其分散成单细胞，扩增培养以获得足够量的细胞，再将细胞接种在合适的载体(carrier)和支架(scaffold)上，直接或体外培养后再移植到相应的组织器官缺损处，达到组织器官修复再生的目的。此思路经过近30年的发展，已经形成一门新兴的学科，这就是所谓的组织工程学(tissue engineering)。

组织工程学是一门应用工程学与生命科学原理的边缘学科，是材料学、工程学和生命科学共同发展并相互融合的产物，是细胞生物学、组织培养技术、材料科学和移植医学领域进展的必然结果。由于细胞培养技术的突飞猛进，现在只需从供体取得极少量的组织，就可以获得足够的可供移植的细胞。因为大部分体外培养的细胞都是贴壁生长的，所以并不能自己形成具有一定形状和功能结构的器官和组织，而是需要特殊的生长环境，其中包括要有合适的支撑材料作为其生长的支架，并在一定的刺激因子作用下，才有可能形成具有一些特定结构和功能的组织或器官。

理想的细胞支架材料在体内、体外都能够很好的支持细胞的黏附生长，并能融入一些特定的细胞因子而促进细胞的定向分化、直至形成新的组织和器官。它是体内、外细胞生长分化的微环境的重要组成部分，是组织工程三要素的基础。目前可供选择的很多生物材料远远没有达到作为细胞支架材料的理想要求。因此，组织工程支架材料具有广阔的研究前景和应用空间，已经形成为组织工程学的一大分支——组织工程生物材料学(biomaterials)。

近年来，组织工程支架材料领域的研究极为活跃。运用不同来源、不同合成方法的生物材料，人们不仅在组织工程的最早产品——人工皮肤领域进行了更为完善的研究和开发，同时，在诸如人工骨、软骨、神经、血管材料等各系统，都进行了大量的研究和探索。组织工程支架材料是根据材料用于不同人体组织，并根据具体替代组织具备的功能所设计的，包括骨、软骨、血管、神经、皮肤和人工器官，如肝、脾、肾、膀胱等的组织支架材料。下面分别对这些组织工程支架材料,在口腔颌面部组织工程中的应用情况加以叙述。

第二节 支架材料的性能要求

现代组织工程学的研究主要包括以下几个方面的内容:细胞的培养与生长的研究;支架材料及其改良、产业化的研究;生长因子的开发和应用研究;体内外组织工程组织的形成与功能化研究。其中所谓的支架材料,多指由不同的生物材料合成的具有多孔结构的细胞外基质(extracellular matrix,ECM),其基本功能是作为细胞的载体,刺激并支撑细胞的生长,同时引导、协助细胞在三维支架结构上分化并形成新的组织或器官。

组织工程器官的研究和应用已经十分广泛。其范围涉及皮肤、肝脏、胰脏、肠、膀胱、食管、神经、心脏瓣膜、骨、软骨、韧带和肌腱等多个领域。早在1990年,就已经有组织工程皮肤产品应用于临床烧伤的治疗。其他应用于临床的研究有骨和软骨组织的修复,造血干细胞的分离以及对癌症的免疫调节治疗等等。近年来,组织工程的研究已经取得突飞猛进的发展,给许多组织缺损、退行性疾病的治疗带来曙光。但是目前应用于组织工程的三维支架材料,仍然达不到组织工程的理想要求,从某种意义上说,这制约了组织工程应用于临床研究的进程。深入进行性能稳定、结构精良、适应不同组织器官特殊要求的支架材料的合成与开发研究,有助于推进组织工程的产业化发展,架起从基础研究走向临床、服务于患者的桥梁。

一、支架在组织工程中的作用

在组织工程中,支架占据着非常重要的地位。它不仅起支撑作用,保持原有组织的形状,而且还起到模板作用,为细胞提供赖以寄宿、生长、分化和增殖的场所,从而引导受损组织的再生和控制再生组织的结构。支架的具体作用可以概括为以下几个主要方面:①细胞载体:支架可以作为细胞输送的工具,把种子细胞传递到特定的部位;②支持营养细胞:大多数哺乳动物的细胞都是固着型细胞,如果不给它们提供一个附着的基质,它们就难以存活,支架具有高负载性和高效性,可以作为模板,使细胞到达并固着于特定部位;③组织形成、再生空间支持:为工程化的组织提供一个赖以存在的空间,可引导组织的再生和成长,并能控制再生组织的结构、尺寸和形貌,还能诱导再生组织中血管的形成;④机械支撑保护:可抵抗一定的外来压力,并维持组织原有形状和组织的完整性;⑤物理屏障:作为宿主免疫系统分子或细胞的物理屏障,从而避免了人体的免疫反应;⑥调节细胞相互作用:理想的支架能诱导特定的细胞功能,引导和调节细胞间的相互作用;⑦活性因子的载体:支架可以负载一些生物活性物质,如生长因子,为细胞的生长、分化和增殖提供信号分子刺激,从而有效调控组织再生。

二、组织工程对支架材料的要求

细胞的生长和组织的综合形成对支架的要求很高,因此在选择支架材料时,首先应考虑到以下的性质,这也是组织工程对支架材料最基本的要求。

（一）良好的细胞相容性和组织相容性

生物相容性包括细胞相容性和组织相容性，是对支架材料的最基本要求，它取决于材料与活体系统间的相互作用。这种作用包括两个方面：一方面是宿主反应，即材料对活体系统的作用，它是由于材料的分子或其降解产物在体内环境作用下，进入邻近组织甚至整个活体系统而造成的。宿主反应可能是消极的反应，如细胞毒性、凝血、刺激性、全身毒性、致敏、致癌、致诱变、致畸形以及免疫反应等，其结果可能导致材料对组织和机体的毒副作用以及机体对材料的排斥作用；宿主反应也可能是积极的反应，如新骨组织长入多孔材料的空隙，其结果有利于组织的再生和生长。另一方面是材料反应，即活体系统对材料的作用，主要表现为材料在生物环境中的腐蚀、降解和吸收。活体细胞与周围环境相互作用很复杂，来自材料方面的影响因素有材料的类型及组成、表面形态及结构、物理化学性质、亲水性、材料的表面粗糙度、表面能、表面电荷状况及材料表面负载的活性因子等。这些因素会显著地影响细胞的黏附、铺展、生长、繁殖、生物化学活性与导向等生长方式，细胞的生长方式反过来又直接影响到材料的生物相容性。因此，聚合物表面改性或功能化是目前一个非常活跃的研究领域。

（二）具有三维立体结构和多孔性与孔隙率

组织工程支架的多孔结构特征包括孔径、多孔性、孔隙率、孔的取向和表面积与体积比，它应与受损组织或器官的生理需求和代谢需求相匹配。大的表面积有利于细胞的附着和生长，而大的孔体积有利于更多细胞的寄宿和传递。一般疏松多孔支架具有较大的表面积与体积比，从细胞培养的角度讲，它能满足细胞在基质上的滞留量、均匀分布和黏附，有利于养分和代谢物的运输及交换，从而有利于细胞的生长。

（三）具有生物可降解性及良好的机械性能

生物支架降解是由体液作用、自由基所引起的氧化降解以及酶、细胞、微生物所引起的分解或吞噬作用所造成的。降解过程的第一阶段为物理变化，材料吸收水分子而溶胀，同时渗出低分子量的物质（单体或低聚物），此过程破坏了材料的氢键和范德华力；第二阶段发生化学键的断裂。可降解性聚合物支架只起暂时性的支撑作用，当产生的细胞外基质足以给细胞提供自然生长环境时，它就应当消失掉，以免引起组织的不良反应。降解速度可通过调节聚合物的结构与组成，如结晶度和疏水性而加以控制。可见，生物可降解材料在组织工程中显示出独特的优势。在构造硬骨组织支架时，高分子支架的机械性能必须加以考虑。对可降解聚合物支架材料，如何控制其降解速度，保证在新组织完全取代支架起支撑作用之前支架仍能承受适当的外作用力是个关键问题，也是骨组织工程面临的一个难点。体外构建的组织最终还是要移植到体内，因此要求使用的支架材料必须具有一定的机械强度，对于构建骨和软骨等受力的硬组织尤其重要。大多移植物的生物稳定性依赖于材料的强度、弹性、表面吸收和化学降解。用于构建不同的组织器官的支架还需要有一定的结构和形状，所以要求材料有一定的可加工性，以满足构建各种不同组织的技术指标要求。此外，支架的加工重复性也是保持其三维结构稳定的重要因素。材料中可以加入促进组织生长和成熟的因子或生长因子，比如在构建骨移植物时，可以复合磷酸钙材料或者是加入骨形成蛋白之类的生长因子，从而达到活化支架材料的作用，即所谓的功能性支架材料。在这种情况下，支架材料还充当着生长因子缓释载体的角色。

（四）具有一定的表面生物活性

支架材料与生物活性分子的结合可以改善支架材料的表面活性。生物活性分子主要是蛋白质、多肽或糖类，在支架中加入活性分子能加强组织的再生和细胞的增殖。ECM 是由复杂的蛋白质、生物大分子和小分子组成的混合体系，其中含有对细胞黏附、生长、繁殖起促进作用的多种活性因子，因此把活性因子固定到材料表面，或对材料进行预涂沉积处理，可以为细胞的黏附生长提供理想的条件。常见的生长因子、贴壁因子有纤连蛋白、玻璃粘连蛋白、层黏连蛋白、骨形态发生蛋白、GP3、胶原、多聚赖氨酸等。多数细胞具有贴壁生长的特性。生物学研究表明，贴壁性细胞的细胞膜表面存在称为整合素家族的受体，能特异性地识别多肽中氨基酸的次序及血清和 ECM 中的生长因子、贴壁因子、激素。细胞以这些蛋白质为媒介，贴壁于基质材料表面，然后才能铺展生长。

（五）具有一定的负载、缓释外源性生长因子的能力

支架材料同时作为细胞和生长因子的载体，可以有效促进细胞在支架材料上的黏附、增殖和分化，从而形成新的组织和器官。生长因子载体与缓释系统研究是生物材料研究的一个重要内容，将在后面的章节里详细论述。

（六）材料的宏观和微观结构

从材料工程学的角度来看，所谓组织是一种含有细胞的复合体，里面包含多个系统。这种复合体被认为具有以下 3 种结构：①由细胞组成的功能单位；②细胞外基质；③支架结构。支架结构在组织构建和生长过程中发挥着重要作用，为细胞提供合适的营养通路，引导细胞的生长和成熟分化。

研究证实，在组织工程器官的构建过程中，支架材料的孔隙率和孔隙的大小，对于引导组织的再生极其重要。孔隙率增加，则材料的表面积必然增加，更加有利于细胞的贴附和生长。孔隙有利于营养物质的运输和代谢废物的排出，此外孔隙的存在对于新生血管的长入也是十分必要。孔隙密度和大小的不同，导致材料表面积和体积比例的变化。孔隙的大小至少要能够让细胞进入，并且依细胞种类的不同，要求也不同。研究结果表明，血管长入的最佳孔隙大小是 $5\mu m$，成纤维细胞是 $5\sim15\mu m$，肝细胞是 $20\mu m$ 左右，$20\sim125\mu m$ 的孔隙利于成年皮肤的再生，$40\sim100\mu m$ 的孔隙利于类骨质的长入，$100\sim350\mu m$ 利于骨的形成。含有丰富纤维和血管的组织要求大于 $500\mu m$ 的孔隙，以利于血管的长入和细胞的成活。

另一个需要考虑的因素是孔隙的连续性。即使材料有足够的孔隙，如果互相没有交通的话，细胞的爬行、营养的运输和代谢都会受到影响。目前在支架材料上接种大量细胞的最大限制就是营养不足。厚度超过 $200\mu m$ 的无血管细胞组织会由于营养不足而无法成活。软骨中不含血管，而且组织的代谢率较低，所以可以用组织工程方法在体外构建较大体积的软骨。当材料接种到体内之后，如果材料是可降解的，那么随着时间的延长，孔隙就会变大，孔隙率增加，原来相互之间没有交通的孔隙也会产生交通；如果材料是不可降解的，那么随着时间的延长，孔隙就会由于纤维结缔组织长入以及非特异性蛋白的黏附而变小。除了孔隙之外，材料的形状和扭曲度等因素也会影响组织的生长。对支架材料的基本要求就是既能促进细胞的分化和成熟，又不影响细胞的生长和增殖。

第三节　组织工程常用支架材料的种类

常用的组织工程材料主要包括天然生物材料、合成聚合物材料、金属和陶瓷材料和复合

材料等。根据不同材料的优点和缺点以及不同的用途,可以进行材料的复合、加工与修饰,从而最大限度地满足组织再生的需求。

一、天然生物材料

同种异质脱钙骨基质(demineralized bone matrix,DBM)和松质骨基质(cancellous bone matrix,CBM)是最早研究的天然生物材料。DBM 具有诱导成骨和成软骨作用,它能在体内诱导血管和周围游走间充质细胞和骨髓基质细胞(bone marrow stromal cells,BMSCs)转化为软骨细胞和骨细胞。DBM 内含有骨形态蛋白(bone morphogenetic protein,BMP),其成骨性能与所含 BMP 的量呈正相关,通过软骨内成骨的方式成骨,其成骨能力可与自体骨相当,并受局部环境的影响。大剂量使用 DBM 虽对肾功能有影响,但由于 BMP 无种属特异性,且为局部生长因子,因而其引起局部和全身的自身免疫炎性反应都非常小,是一种较理想的组织工程支架材料。CBM 常用于骨移植替代材料,大量文献报道其具有骨诱导性(osteoinduction)和骨传导性(osteoconduction),以及具备充当细胞载体的三维支架的性质。在多种研究中发现,CBM 作为牙周组织工程支架材料,牙周膜细胞(periodontal ligament cells,PDLCs)在 CBM 上的生长伸展充分,生长旺盛,为牙周骨移植技术的临床开展提供了依据。

天然聚合物材料,比如胶原、黏多糖、淀粉、甲壳素和壳聚糖等,作为组织缺损的替代品,已经广泛应用于修复神经、皮肤、软骨和骨缺损。天然聚合物具有良好的生物相容性和降解性能,可以满足多种组织缺损修复的要求。但提取过程可能会造成不同批次之间差别大,因此该类材料性能稳定性相对较差。此外,作为组织工程支架材料,天然聚合物的机械性能也不理想。而且像胶原和甲壳素等材料都存在塑型困难的缺点,需要特殊的溶剂处理才能达到要求。

胶原凝胶和胶原海绵是经典的组织工程支架材料,但它们的缺点就是力学性能差。美国 Integra Life Science 公司开发的人工皮肤产品 Integra 的下层是 2mm 厚的牛胶原和氨基多糖多孔膜,上层是 0.22mm 厚的有机硅橡胶膜。这种产品已经在Ⅲ度或更重的烧伤治疗中得到广泛的临床试验,它能够明显缩短创面的愈合时间。Organogenesis 公司研制的人工皮肤 Apligraf 是以牛肌腱胶原提取的胶原蛋白为支架材料,其中培养了成纤维细胞,它是具有双层结构的人工皮肤,其缺点依然是力学性能差,不易于手术操作。国内,杨珺等用新鲜猪皮提取的胶原与硫酸软骨素混合,经真空干燥方法制备胶原海绵膜片,并以此为支架材料进行了表皮细胞的体外培养实验,结果显示人表皮细胞可以在此种胶原海绵支架材料上生长、增殖和融合成片。人们对胶原膜的研究重点主要在用交联或与聚合物膜复合的方法来提高它的力学性能,最近 Sang Bong Lee 等制备了含 β-葡聚糖的胶原海绵,用 1-乙基-3-(3-二甲氨基丙基)碳二亚胺交联,并研究了它对成纤维细胞与表皮细胞生长情况的影响。Suzuki 等将一层硅胶附在一层胶原海绵上,制备的人工皮肤厚度只有 0.2mm 就能达到较高的机械强度,且术后引起的皮肤收缩较小。值得一提的是,很多临床引导牙周组织再生(GTR)技术(图 28-1)中使用的生物膜,都是以胶原为主要成分而合成的。

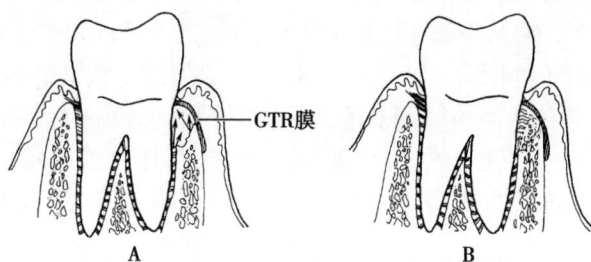

图 28-1　牙周引导性组织再生术（GTR）
A.在术区放置屏障膜,引导具有形成新附着能力的牙周膜细胞
优先占领根面　B.愈合后形成牙周组织的再生

二、合成聚合物材料

为解决天然聚合物的缺点,人们研制了许多可溶性的合成聚合物材料。目前,合成类支架材料中主要是聚交酯、聚内酯、聚羟基烷酸酯、聚碳酸酯类等聚酯类支架材料,其中聚乳酸（PLA）、聚 L 乳酸（PLLA）、聚羟基乙酸（PGA）、乳酸和乙醇酸的共聚物（PLGA）是研究的热点,并已被美国 FDA 批准用于人工皮肤中。这些聚合物在体内可通过化学水解作用降解,对酶作用耐受,因此其在体内的降解过程没有显著的个体差异。它们在外科领域的应用已经超过 20 年,取得了良好的实际效果。目前为止,PLA 家族是应用最广泛的合成聚合物。通过改变聚合物中乳酸和乙醇酸的比例,可以使聚合物具有不同的理化性质和降解时间,从而满足不同的实际需要。

低分子量的 PLA 和 PGA 可以通过直接浓缩乳酸和乙醇酸而获得。由于浓缩过程中的可逆反应等因素,用直接浓缩法来制备高分子量的 PLA 和 PGA 难度较大。因此,PLA 和 PGA 的制备通常是通过开环聚合反应来实现:浓缩乳酸和乙醇酸单体获得低分子量 PLA 和 PGA,加热形成含有 6 个环二酯的聚合物,结晶之后,经过蒸馏、再结晶而高度纯化,然后利用开环聚合反应获得高分子量的 PLA 和 PGA。

（一）聚羟基乙酸

所有的乙交酯都能以高结晶化聚合体的形式获得,其玻璃化温度为 25℃～65℃,融化温度 185℃～225℃。所有的乙交酯都可以通过融化模压法处理。作为一种可吸收的材料,其热稳定性良好,其融化性十分有利于模压成型处理。与其他可生物降解的聚合物相比,聚羟基乙酸（PGA）的结晶能力较强,大多报道的结晶率为 35%～75%。由于 PGA 的高结晶化,一般不溶于有机溶剂中（除了一些氟化的有机溶剂,比如六氟异丙醇）。由于 PGA 具有良好的亲水性,在移植后 2 周,其机械强度可丧失 50%,4 周后出现吸收,4～6 个月可完全吸收。

（二）聚乳酸

聚乳酸（PLA）尽管在结构上与 PGA 十分相似,但是由于 α 碳链甲基的存在,其在理化以及机械性能等方面都与 PGA 有较大差异。这个结构在 α 碳链处引起手征性,导致出现 L、D 和 DL 异构体。PLLA 是一种半结晶体,有一定硬度,玻璃化温度为 65℃,融化温度为 170℃～180℃。一般来说,PLLA 的结晶性弱于 PGA,结晶率约为 35%。根据分子量的不同,其加工处理的温度在 200℃~250℃ 之间。PDLLA 的三维结构松散,是一种透明的无定型晶体,玻璃化温度为 50℃~60℃,降解速度比 PLLA 稍快,其他性能相似。由于 PDLLA 的大小以及厚度的不同,其降解时间为 2~12 个月。需要说明的是,尽管已经知道分子量、结晶度等可以影响 PLA 及其异构体的降解,但它们在体内、外的降解机制依然有许多不明之处。在 PLA 的处理过程中,必须注意避免温度过高而使产品中单体含量过高。过多的单体会作为一种可塑剂改变产品的机械性能,引发水解,改变产品的降解性能。因此,PLA 的处理应该在融化温度的下限进行。

(三) 聚己酸内酯

聚己酸内酯(PCL)为己酸内酯经开链聚合反应后,形成的一种半结晶聚合物,其融解温度为 58℃~63℃。PCL 具有良好的生物相容性和生物降解性,在欧洲被用于制作可吸收手术缝合线。其同聚物的降解时间较长,约为 2 年,因此有研究将其和其他合成材料混合形成异聚体来改善其降解性。比如,PCL 和 D,L-乳酸混合形成的异聚体具有较快的降解速度。

(四) 聚 L 乳酸和 PLA、PGA 的共聚物

聚 L 乳酸(PLLA)和 PLA、PGA 的共聚物(PLGA)的生物相容性好,连接 PLA 和 PGA 的酯键易于水解,降解产物无毒。Nam 等以碳酸氢铵为致孔剂,制备出了高孔隙率的 PLLA 多孔海绵支架,其内部的贯穿孔平均尺寸约为 200μm。他们还以二噁烷水溶剂体系调控热诱发相分离的各种参数,制备出不同孔径的 PLLA、PLGA、PDLLA 等支架材料。美国 Advanced Tissue Science 公司以聚乳酸为支架材料,通过在其中培养新生儿包皮分离的成纤维细胞,制造出活性人工真皮 TransCyte,并已经 FDA 批准用于 II~III 度烧伤。国内,王新文等在多孔聚乳酸海绵中接种皮肤成纤维细胞,构建组织工程真皮,观察细胞在材料上的生长、增殖及分泌情况,实验证明聚乳酸能支持皮肤成纤维细胞正常的生理代谢和分泌。王身国等通过分子设计,采用一定比例的乳酸(或丙交酯)与乙交酯、己内酯进行无规或嵌段共聚,合成了聚乙交酯-丙交酯(PLGA)、聚丙交酯-己内酯-聚乙二醇(PCLE)等聚酯类支架材料,经本体和表面改性后,其细胞亲和性明显提高。

高度多孔 PLGA 泡沫为组织工程提供三维生长空间,是一种理想的结构形式。采用气体发泡技术,利用二氧化碳热不稳定性制备的 PLGA 泡沫,避免了有机溶剂的细胞毒作用和高温处理的影响,是一种较理想的细胞种植载体,尤其有利于负载生长因子,作用于种植细胞。但它也有许多不足:亲水性不足,细胞吸附力较弱;引起无菌性炎症;机械强度不足;聚合物中残留的有机溶剂的细胞毒性作用;可能引起的纤维及周围组织的免疫反应等。它们虽有很好的生物相容性,但因在局部降解时产生酸性环境吸引外周的巨噬细胞,损害了新生组织。PLGA 支架能引起小的急性免疫反应,然而一旦材料被吸收,该反应便消失且不造成慢性免疫反应。相反,最近人们发现高密度富含结晶的 PLA 能诱发慢性免疫反应,这可能是由于富集的结晶使 PLA 在组织内存留的时间相对变长、体内 PLA 的堆积及长期向体内环境中释放酸性物质引起,但经过纯化后,其致炎性、毒性降低甚至得到消除。

合成支架材料抗张强度高、降解速率和微结构容易在合成过程中控制,而且容易大规模生产,但其最大的缺点是缺乏细胞识别信号,不利于细胞黏附及特异基因的激活。随着对细胞与细胞外基质相互作用的认识,人们已经认识到整联蛋白在细胞与支架材料的黏附与迁移、细胞的生死和形貌等方面中起重要作用。合成类支架材料新的研究方向是通过生物材料的表面仿生工程技术,实现增强其细胞表面活性。如用一定的方法将细胞膜表面受体的

特异识别位点(甘氨酸-精氨酸-天冬氨酸序列)即 RGD 序列接枝到合成材料表面,以增加合成支架材料表面的细胞生物活性。

聚合物的另一不足之处是有的酯类聚合物在降解过程会产酸,从而影响材料的生物相容性。酯类聚合物一般硬度较大,在构建承力组织或器官时较为理想,但是不利于构建质地柔软的组织或血管。此外,这类聚合物还缺乏可以结合药物或其他分子的高活性垂链结构。因此,这些简单的聚合物可以构架良好的组织工程支架,却远远达不到组织工程的理想要求。其他可以用于构建组织工程支架的聚合物材料有酪氨酸的碳酸盐聚合物和多芳基聚合物以及减水乳酸的多种有机聚合物。但是这些聚合物都尚未被 FDA 批准或出现在市场上。

三、金属和陶瓷材料

在 20 世纪,各种生物相容性好的材料,包括金属、陶瓷和聚合物材料都在外科移植手术中得到了广泛的应用。金属和陶瓷材料在医学,特别是整形外科学领域起到了至关重要的作用。常用的金属材料有不锈钢、钴合金和钛合金等,常用的陶瓷材料有氧化铝、氧化锆、磷酸钙和生物玻璃陶瓷等。但是,金属和陶瓷材料具有一些难以克服的缺点,首先是难以降解(除了部分可生物降解的陶瓷材料,如 α 磷酸三钙和 β 磷酸三钙),另一个缺点是加工困难,不能制备成一些特殊的形态和结构。

陶瓷类材料,如羟基磷灰石、生物玻璃、磷酸钙陶瓷等都具有良好的生物活性和生物相容性,已经作为治疗骨缺损的填充材料得到了广泛的应用。生物陶瓷可以划分为以下 3 类:①惰性生物陶瓷,如氧化铝、氧化锆等;②具有表面活性的陶瓷,如烧结的羟基磷灰石(s-HA)、生物玻璃、氧化铝-硅酸钙玻璃陶瓷(AW-GC);③可吸收的陶瓷,如煅烧或不烧结的羟基磷灰石(u-HA)、α 磷酸三钙(α-TCP)、β 磷酸三钙(β-TCP)、磷酸四钙(TTCP)、磷酸八钙(OCP)。

如果要求移植后的材料最终降解,就要选择上述第三类材料。不同组织又要求不同降解速率的材料。上述材料的降解速率依次为:OCP>α-TCP>β-TCP>u-HA>s-HA。降解速率加快的相关因素:①表面积增加;②结晶度下降;③结晶的完整性下降;④结晶体体积变小;⑤羟基磷灰石中 CO_3^{2-}、Mg^{2+} 和 Sr^{2+} 等的置换反应。降解速率减缓的相关因素:①羟基磷灰石的 F^- 置换;②β-TCP 的 Mg^{2+} 置换;③材料中 β-TCP/HA 的比例下降。

四、复合材料

聚合物材料柔韧有余、强度不足,而陶瓷类材料硬度过高、脆性太大。现在的研究试图将聚合物材料与生物陶瓷相结合,从而克服两者的缺陷。复合材料是由两种或两种以上材料复合而成的,是在发扬各自材料的长处、克服各自材料的短处的优选化材料。根据基体的不同,可分为:①无机机体复合材料,主要以陶瓷、玻璃或玻璃陶瓷为基体,通过引入颗粒、晶艺、晶须或纤维等增强材料而获得的一类复合材料。如 HA-TCP 多孔复合材料,就是在 HA 基体上加入 TCP 粉末,该材料植入动物体后,其性能起初类似于 β-TCP,而后具有 HA 的特征,通过调整 HA 与 TCP 的比例,达到满足不同临床的要求。纳米 SiC 增强 HA 复合材料较纯 HA 陶瓷的抗弯强度提高了 1.6 倍,断裂韧性提高了 2 倍,抗压强度提高了 4 倍,与生物硬组织的性能相当;②金属基生物复合材料,常以金属材料为基体,表面涂覆生物活性陶瓷、生物玻璃和生物玻璃陶瓷。如在钛合金上涂覆 HA,制备人工骨、人工齿根应用于临床;③高分子基生物复合材料,是目前发展最快的复合材料。如聚乳酸具有良好的生物相容性、可降解性,但材料还缺乏骨结合能力,对 X 线具有穿透性,不便于临床上显影观察。将聚乳酸与 HA 颗粒复合,有助于提高材料的初始硬度和刚性,延缓材料的早期降解速度,便于骨折早期愈合,随着聚乳酸的降解吸收,HA 在体内逐渐转化为自然骨组织。

纳米技术作为新兴技术近来得到飞速发展,利用纳米技术制得的纳米骨组织工程支架材料具有优良的降解性能和力学特性。较早研制的纳米材料是羟基磷灰石纳米晶粒,其化学组成与骨的无机质成分相同,形态学特征和晶体结构特征也十分相似,通过将其与不同的物质复合可生成较为理想的骨支架材料。用低钙羟基磷灰石晶粒与 PLA 共混制成复合物,经检测发现其弹性模量随羟基磷灰石增多而增大,但弯曲特性并不降低。崔福斋、冯庆玲等采用仿生法制备的纳米羟基磷灰石和胶原复合材料,其力学性能表现为各向同性,显微硬度可达到骨皮质的下限,将其植入骨髓腔 3 个月,观察发现其表面和内部有巨噬细胞通过吞噬和胞外降解方式吸收植入物,同时伴有新骨的沉积。尽管纳米技术在组织工程中还没有突破性进展,但由于是在原子尺度水平进行操作,所以纳米复合骨组织工程支架材料具有独特的降解和力学特性,显示出十分美好的应用前景。

第四节　材料的处理和支架的构建

支架材料作为组织工程的关键要素之一,影响着所接种细胞的分布和增殖以及新组织的形成。传统的方法虽然可以制造出各种孔隙率的支架,但缺乏对支架多孔结构的控制。近年来,快速成形技术发展迅速,并成功应用于组织工程支架的制造,实现了组织工程支架内部多孔结构与复杂外形的精确控制,从而使得构建理想的组织工程结构体成为可能。制作含孔隙支架材料的方法有多种,主要有纤维网固定技术、溶剂浇铸-粒子沥出法、熔融成型、高压成型、聚合物微球聚集法、高分子溶液热诱导相分离法,以及冷冻-干燥技术等。其中溶剂浇铸-粒子沥出法对实验设备及条件要求较低,所以应用较为广泛。构建组织工程器官所用的材料,大多是以固体颗粒的形式存在,必须经过一定的处理才能用于组织工程。材料处理方法的选择极其重要,因为不同的处理会导致材料的机械性能和降解率的变化。下面简单介绍一些常见的材料处理和支架构建的方法。

一、纤维材料的粘接或编织

研究表明,PGA 材料的粘接或编织处理工艺,使得支架材料的性能非常利于组织的再生。经这种方法处理的材料孔隙率和孔径大小都较理想,非常利于细胞的贴附和生长以及营养物质的进入和代谢废物的排出。但是其最大并且难以克服的缺陷是当移植到体内后,缺乏足够的结构稳定性。

纤维粘接技术可以获得良好的孔隙连通。简而言之,就是把 PGA 材料先按要求的形状摆好,然后包埋到 PLLA 二氯甲烷溶剂中,等溶剂挥发干净之后,将 PLLA-PGA 混合体加热到融解温度,然后在逐渐降温的过程中,通过选择性溶解去除 PLLA,剩下的 PGA 纤维以点交叉的方式结合在一起。显而易见的是,用这种方法仍达不到对孔隙的理想控制。溶剂的选择、两种聚合物的混合、融解温度的差异等因素都限制了该技术的广泛应用。此外,材料中残存的溶剂对细胞也有一定的毒害作用。

二、相分离技术

该技术是在低温下,将聚合物溶解在苯酚、二氧杂环乙烷等有机溶剂中。在逐渐降低温度的过程中,逐渐实现液-液相分离或固-液相分离,然后通过升华作用去除凝固的溶剂,最后得到含有孔隙的支架。这种方法的好处之一是可以很容易地将生物活性因子整合到材料上,而且不会降低因子的活性。其缺点是工艺参数的轻微改变,比如材料的种类、聚合物的浓度、融解物、非融解物的比率以及热压缩方法的变化等都会极大地影响孔隙的形成。

三、成孔剂析出法

该方法是将筛选过的氯化钠、酒石酸盐和柠檬酸盐等颗粒或蔗糖等有机物颗粒均匀混合到聚合物溶液中,然后通过熔铸法或冻干法去除溶剂。颗粒成分通过选择性溶剂溶解析出,得到多孔聚合物支架。用这种方法可以得到93%以上的孔隙率,孔隙直径可以达到500μm,缺点是只能制备厚度不大于3mm的支架。不过也有研究者先制备多个这种支架,然后将这些支架叠加,制成具有一定形状、厚度较大的支架。

四、层 压 法

按照组织的立体解剖形状,以一定厚度将其等分,预先制备出轮廓铸模。利用成孔剂析出法,依照这些模型制作高孔隙率的PLLA或PLGA膜。然后利用三氯甲烷把相邻的膜黏结在一起,从而形成具有一定形状、体积较大的三维支架。

五、熔融铸型法

将细小的PLGA粉和明胶微粒的混合物放进聚四氟乙烯铸模中,加热到玻璃化温度以上。然后溶解去除明胶,形成高孔隙率的PLGA支架。孔隙的大小可以通过调整明胶颗粒的大小来控制,孔隙率可以通过改变聚合物/明胶的比例来控制。通过改变铸模可以获得不同外形的支架。

六、聚合物和陶瓷颗粒复合法

将羟基磷灰石颗粒和发泡剂一起混合到液态PLGA中,灌模成型,然后将发泡剂析出,获得多孔隙支架。该方法的特点是由于含有羟基磷灰石晶体颗粒,大大提高了支架的强度。

七、高压处理法

将固体 PLGA 暴露在高压 CO_2 中,使得液态 PLGA 中的 CO_2 饱和。逐步将 CO_2 的压力降到与周围环境持平,从而导致 CO_2 发泡形成孔隙。该方法的优点是不使用任何化学溶剂;缺点是:材料表面孔隙少,材料内部孔隙交通性差,不利于细胞的生长。

八、快速成型技术

随着计算机技术和制造技术的发展,出现了一种将多种处理工艺结合起来的新技术:快速成型技术(rapid prototyping,RP)(图 28-2)。其特点是通过计算机辅助设计,可以快速构建大体积的结构复杂的支架。快速成型的基本原理是将计算机辅助设计生成的三维实体,通过处理转换成特定的文件格式(如 STL 标准格式),再从其中切出有特定厚度的一系列片层,即分层,将这些片层的信息依次传到快速成型机中,通过光固、烧结、粘接等工艺,将材料逐层添加上去,最终转化成实体物理模型,采用这种方法可以制造出任意形状的物体。实际上在医学领域,该技术早已经应用于 CT 扫描、制作钛种植体等。传统的支架制作方法不能很好地控制支架的内部结构和外形,而快速成型技术可以按预想的方案构建支架。由于可以很好地控制材料的外形和内部孔隙,该技术是制作组织工程支架的理想工艺。下面简单介绍几种快速成形技术。

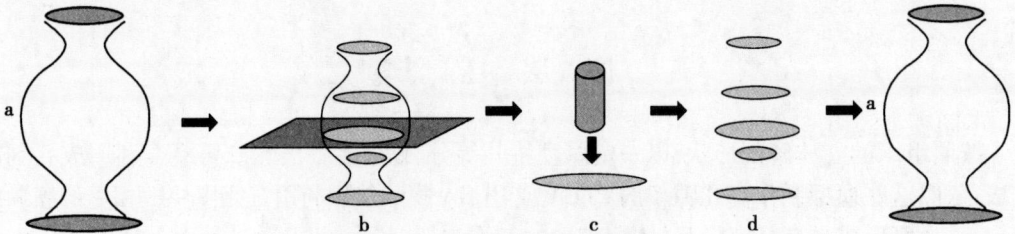

图 28-2 三维-二维-三维的转换

(一) 片层添加法

将薄层材料切成所设计支架的轮廓形状,并用热敏的粘接剂将其叠加起来,从而得到三维实体的方法称为片层添加法。其最大优点是激光束仅需沿支架的轮廓扫描,加工效率好,生成的零件不易变形。但该工艺产生的废料多,而且在支架孔隙内部残留的碎片难以清除。Steidle 等使用该方法,利用羟基磷灰石颗粒为原材料,磷酸钙玻璃为粘接剂,构建了一种具有良好生物相容性的组织工程骨材料。该材料内部几乎是完全致密的,这使得它完全不适合作为组织工程的支架材料。片层添加法可以完美地再现构建组织的外形,但是由于每个横截面的内部结构都不同,所以仍无法实现对支架内部结构的控制。

(二) 光敏液相法

光敏液相法又称立体平板印刷法,缩写为 SLA。其原理是将激光照射在树脂溶液中,被照射部分立即凝固。成型的第一步是先搭网格形支架,主要在零件悬空及"孤岛"结构中作支撑或制约零件的变形。计算机控制激光束沿 x 和 y 方向运动,有选择地局部固化一层光敏树脂,被固化的切片层随工作台下降,新一层溶液覆盖在固化层上,激光再次按轨迹照射,新的固化层与第一层黏结在一起,如此重复直到生成整个物体。

(三) 选区激光烧结

选区激光烧结的原理是在一封闭成型室中装有 2 个或 3 个活塞筒,分别用于供粉和成型。开始时,供粉活塞上移一定距离,铺粉滚筒将粉均匀地铺在加工面上,激光束扫过之处,粉末烧结成一定厚度的片层,未扫过的地方仍然为松散的粉末。成型活塞下移一定距离,而供粉活塞上移一定距离,铺粉滚筒再次将粉末铺平后,激光束开始依照零件的下一层信息扫描。激光扫描之后的一层同时也烧结在上一层上。如此反复,即可制造出一个三维实体。

(四) 选区粘接法

选区粘接法又称三维打印法。其过程与选区烧结法相似,只是激光束被电控喷头所喷出的粘接剂替代。喷头在粉末层表面有选择地施加粘接剂。每粘完一层,便重新铺粉,一层层喷洒,得到一个凝固的支架模型,再放到控温炉中加热,进一步固化黏结剂,增强零件强度。

(五) 选区挤塑法

选区挤塑法的原理与选区粘接法有类似之处,但在喷头中喷出的是半熔状热塑性材料。当喷头在 x、y 平面中按轨迹运动时,喷出的热熔性材料迅速凝固,堆积在已有材料表面上。层层堆积便构建成了一个支架。该方法的优点是所有喷出的材料都用在零件上,材料利用率高。但对于近乎水平的悬空平面,需要搭支撑架,对于较高的零件,其成型时间会很长。

(六) 固基光敏法

固基光敏法的原理是将每一层粉末在紫外光下曝光,不曝光部分用掩膜遮住。由于是层层曝光,光固化速度比光敏液相法快,但步骤比较繁琐。只有在制作大的支架或者是多个支架时,才能体现其优越性。

不同种类的快速成型系统因所用成型材料的不同,成型原理和系统特点各有不同。但是,其基本原理都是一样的,那就是"分层制造、逐层叠加",类似于一台立体打印机,实现一种由点到线、由线到面、由面组成立体结构的过程。成型材料有 3 种基本类型,即液相、固相、粉末。快速成型系统导致最终模型从纸、聚合物到金属的多种多样。快速成型新技术还在迅速发展,新的成型方法层出不穷,其在医学领域以及组织工程支架的研究和制作中具有广阔的前景。

如上所述,制作组织工程支架的方法很多,但是我们也可以看到,上述方法都存在一定缺陷:有机溶剂的残余、结构不稳定、机械强度不够、微观结构难以控制等。组织工程要求支架材料具有合适的降解速度、孔隙直径、孔隙率、外形和一定的机械强度,这些因素都会大大影响细胞的生长和组织的形成。而上述方法难以达到这些要求,因此人们必须寻找一种新的材料处理工艺,目前看来,快速成型技术就是一个不错的选择。

第五节　口腔颌面部几种常见组织工程支架材料

一、骨组织工程支架材料

人的骨头在人体中起支撑人体重量、维持人体力学平衡的功能,因此,人工骨的组织工程支架材料必须具备以下两个功能：①有一定机械强度以支撑组织的高强度材料，以保证材料植入人体后，有支撑体的重量，不改变骨骼形状；②有一定生物活性可诱导细胞生长、分化，并可被人体降解吸收。在组织工程出现以前的第一种功能的材料为非降解性材料，仅起到支撑固定的作用。存在的一个问题是在骨头愈合后，必须进行第二次手术取出这种材料。第二种功能的材料主要是给细胞提供三维生长空间，其本身具有生物活性，可诱导细胞分化生长和血管的长入以形成活的骨组织，使其具有人骨的功能和作用。以上对骨支架材料要求的条件可以总结为：组织工程支架材料是具有一定强度并具有生物活性的可降解材料。目前研究的人工骨支架材料可分为两类，即生物降解和非生物降解型。早期的人工骨支架材料都是非生物降解型的，这类材料有高聚物（碳素纤维、涤纶、特氟隆）、金属材料（不锈钢、钴基合金、钛合金）、生物惰性陶瓷（氧化铝、氧化锌、碳化硅）、生物活性陶瓷（生物玻璃、羟基磷灰石、磷酸钙）等。这些材料的特点是机械强度高（耐磨、耐疲劳、不变形等），具有生物惰性（耐酸碱、耐老化、不降解）。但存在二次手术问题，因此人们开始研究使用可生物降解并具有生物活性的材料，这类材料有纤维蛋白凝胶、胶原凝胶、聚乳酸、聚醇酸及其共聚体、聚乳酸和聚羟基酸类、琼脂糖、壳聚糖和透明质酸等多糖类。目前研究和使用的骨组织支架材料是降解材料或降解和非降解材料的结合。

二、神经组织工程支架材料

理想的人工神经是一种特定的三维结构支架的神经导管，可接纳再生轴突长入，对轴突起机械引导作用，Schwann 细胞在支架内有序地分布，分泌 NTFs 等发挥神经营养作用，并表达 CAM、分泌 ECM，支持引导轴突再生。以往用于桥接神经缺损的神经套管材料有硅胶管、聚四氟乙烯、聚交酯、壳聚糖等，如以硅胶管为外支架，管内平行放置 8 根尼龙钱作为内支架的"生物性人工神经移植体"。目前用于人工神经导管研究的可降解吸收材料有聚乙醇酸（PGA）、聚乳酸（PLA）及它们的共聚物（PLGA）等。也有人用聚丙烯腈（PAN）和聚氯乙烯（PVC）的共聚物制作神经导管，其内壁具有半透膜性质，仅能允许分子量小于 50kDa 的物质通过，使再生轴突能从导管外获取营养物质和生长因子，并避免纤维瘢痕组织的侵入。但因其不能降解，在完成引导再生轴突通过神经缺损段之后，仍将长期留存于体内，有可能对神经造成卡压。戴传昌、曹谊林制备了聚羟基乙酸（PGA）纤维支架，其上接种体外培养扩增的 Schwann 细胞（SC），形成一种组织工程周围神经桥接物。沈尊理等则利用生物可吸收纤维 PDS 作为胶原神经导管内部的三维支架结构，种植 Schwann 细胞，形成一种人工神经。叶震海、顾立强利用自行研制的 PLA 管作为外围的神经导管，以生物可吸收缝线 PGA 纤维作为内部纵行三维支架结构种植 SC，结果发现 SC 可以贴附于 PLA 管壁、PGA 纤维生长，引导再生轴突生长向前。选择适宜的生物材料，使 SC 与生物材料黏附，加入生长因子，对细胞外基质与可降解吸收生物材料在体外培养，在体内预制成类似神经样 SC 基膜管结构（众多纵行中空管状结构），使人工神经血管化或预制带血管蒂，并保证 SC 存活、增殖并有活性，这些将成为今后的研究热点。

神经修复的组织工程支架材料一类是取自于自体的神经、骨骼肌、血管、膜管的天然活性材料，另一类是非生物活性材料，例如脱钙骨管、尼龙纤维管、硅胶管、聚氨酯等。神经支架材料的功能有两种：①必须为神经的恢复提供所需的三维空间，即要保证神经导管具有合适的强度、硬度和弹性，使神经具有再生的通道；②要保证其有理想的双层结构：外层提供必要的强度，为毛细血管和纤维组织长入提供营养的大孔结构；内层则形成紧密结构，可起到防止结缔组织长入的屏障作用。因此，神经修复所用支架材料一般外层是强度大、降解速率慢的可降解材料，内层为具有细胞生长活性的降解材料。用于神经修复的内层材料多为胶原和多糖。目前研究和使用的多为胶原和聚乳酸的杂化材料。

三、血管组织工程支架材料

血管支架材料类似于神经支架材料，其结构也分为双层，但不同于神经支架材料的是，其内层为与血液相容性好的生物活性材料，该类材料不仅要具有生物活性，同时还要具有抗凝血和抗溶血作用。这类材料一般为经过表面修饰的降解材料，外层材料必须为保证内层材料细胞生长提供一定的支撑强度、抗拉强度和韧性。最早的外层材料一般为尼龙、聚酯等无纺布或无纺网等。目前，该类材料应用较多的为胶原或明胶蛋白包埋的或表面处理的可降解材料的无纺网，例如：聚乳酸、聚羟基酸和多肽等的无纺布或无纺网等。20世纪50年代问世的 Dacron 是最早应用的人工血管，由于它对凝血系统有激活作用而只能对大口径血管有较短的替代作用。以后又开发利用聚四氟乙烯（PTFE）、聚氨基甲酸乙酯（poroussegmented polyurethane）、膨体聚四氟乙烯（e-PTFE）等，并通过多种方法改变材料的物理性状、表面特点，以达到血管植入的要求。

第一种方法是在人工材料上打孔，使之形成多微孔结构，一者提高材料的顺应性，与自体血管弹性相匹配，二者使周围毛细血管内皮细胞通过微孔长入内膜层，覆盖内表面。Alexanderw Clowes 证实60 pePTFE 移植后形成内皮细胞层，主要依靠周围毛细血管微孔处长大，而不是吻合口两端内皮细胞的延伸生长（两端的延伸仅约2cm），并指出完整的内膜层会减少平滑肌的过度增加。Matsuda 采用激光在聚氨基甲酸乙酯膜上打孔，促进内皮细胞的爬行覆盖。

第二种方法是采用各种可降解涂层以减轻血小板及血细胞的粘集，并希望随着涂层逐步降解，内皮细胞逐步爬行覆盖。Satoshiniu 等采用多聚环氧化合物做交联剂，在人工血管上形成明胶-肝素涂层，抑制血小板的聚集、纤维素的形成，同时利于吻合口内膜的长入。Himyukinkito 在血管假体内表面涂布硫酸软骨素（CS）及透明质酸（HA），外表面涂以明胶层，以达到内表面抗血小板、血细胞吸附，外表面吸引周围组织长入的目的。Aruma 在内膜剥脱的血管周围放置浸有内皮细胞的明胶海绵，利于内皮细胞的迁移及旁分泌等作用，减少内膜的增生。

第三种方法是促进人工血管内皮化。由于内皮细胞在抗血栓形成、抑制血小板聚集、分泌血管活性因子等方面的重要作用，人们很早就设想在人工血管内表面形成内皮细胞的衬里，以达到模拟自体管的目的。宿主内皮细胞由吻合口向人工血管内迁徙仅限于吻合口周2cm，而毛细血管通过管壁的长入、循环内皮在人工血管表面的沉积这两种途径的原因、机制不清，有待进一步研究。于是将新鲜获取或体外培养的内皮细胞直接种植于人工血管的内表面，成为首选的努力方向。

四、牙周组织工程支架材料

应用组织工程技术修复牙周组织缺损是目前牙周病学研究的热点。组织工程技术治疗牙周缺损的修复、再生有着巨大的潜力和广阔的前景,但要获取理想的支架材料仍是一个亟待解决的难题。多种材料复合并形成复层材料是未来牙周组织工程支架材料的研究方向,需要多学科、跨专业的技术联合与协作,最终实现由基础实验到临床应用的转变这一目标。牙周组织工程中多将体外处理、扩增的特定细胞,植入体内(原位),使细胞增殖、分化,从而形成新的牙周组织,因此支架材料在牙周组织工程中起到重要作用。例如,Beyoung 将 PDLSC 接种到 HA/TCP 后,移植在免疫耐受小鼠背侧皮下,发现移植处有牙骨质-牙周膜样结构。鲁红等将体外培养的动物自体牙周膜成纤维细胞接种到纳米羟基磷灰石材料三维支架上,再植入动物人工牙周组织缺损中,观察新生牙槽骨、牙周膜和牙骨质,也取得了良好的效果。近年来,组织工程牙周膜研究出现了细胞膜片工程(cell sheet engineering),该技术无需使用支架材料,而是采用温度感应式培养皿培养牙周膜细胞或其他种子细胞,在温度低于32℃时,无需酶消化,培养皿内的细胞即可自行脱落形成细胞膜片,将获得的膜片植入牙周缺损区,贴附于处理过的根面上,可形成含有无细胞牙骨质层的牙周膜样组织,修复牙周缺损。

五、牙组织工程支架材料

目前,在牙组织工程领域有关支架材料方面的研究不多,采用的支架材料主要有天然生物衍生材料、人工合成材料和复合材料,其中以 PGA、PLA、PLGA、TCP、HA 等较为常用。与 HA 相比,TCP 具有较好的可降解性,β-TCP 与 HA 的混合材料可集中两者的优点。Gronthos 等以 HA/TCP 为支架,将体外扩增的牙髓干细胞(DPSCs)植入裸鼠背侧皮肤下,可获得牙本质和牙髓样结构。此外,在由组织工程支架材料 PLGA 或 PGA/PLLA 构成的牙型支架中,植入打散的猪胚磨牙牙胚或大鼠的磨牙牙胚,均能形成一个包含牙本质、成牙本质细胞、界限清晰的牙髓腔、Hertwig 上皮根鞘(HERS)和成釉器的结构。Kazuhisa Nakao 等将打散的小鼠胚胎第 14.5 天的上皮和间充质添加到用胶原做成的支架上,在体内和体外均培养出了完整的并富含血管和神经纤维的牙结构。Otaki 等将人牙髓细胞和 HA/TCP 粉末混合移植入免疫缺陷小鼠皮下 7 周后,可观察到网状新生骨在 HA/TCP 的表面形成,成骨细胞丰满嗜碱性,显示出活跃的骨形成,但并未形成牙本质;移植 15 周后,则形成由规则平行排列的薄板构成的板层骨,而在对照组(单纯 HA/TCP 支架)移植物中未发现骨形成。该研究不仅表明牙髓细胞是成牙本质细胞和成骨细胞共同的祖细胞,且牙髓细胞本身含有间充质干细胞,并拥有修复损伤或疾病组织的潜能;同时证实 HA/TCP 可以作为牙组织工程的理想支架材料。Batouli 等将人将 DPSC 与 HA-TCP 牙本质片复合培养,并进行裸鼠皮下接种,8 周后分别形成了牙本质牙髓复合体和修复性牙本质样结构。传统的牙组织工程是在体内构建细胞支架复合体。体内构建是将细胞-支架复合体植入体内,修复组织缺损。这种方法的明显优点就是能够利用体内独特的生长环境,为牙的再生提供条件适宜并无菌的环境。但随着组织工程的进一步发展,体内重建已经不能满足实际工作的需要而必须能够实现在体外重建的模式。体外构建是通过体外组织培养的方法将种子细胞接种到支架材料上,在体外进行组织构建。体外重建具有一些较体内构建容易控制条件、利于实验观察等优点,然而在传统的静态培养条件下,体外重建却很难达到真正的组织重建,但随着生物反应器和灌注培养系统的先后出现,体外构建条件也有了明显改善。

六、口腔黏膜组织工程支架材料

为了构建合适的黏膜替代物,国内外学者在支架材料领域进行了大量的研究,取得了一定的进步,但还未找到理想的支架材料,新近有学者报道在纤维琼脂膜上植入种子细胞构建了组织工程口腔黏膜,但是理想的黏膜替代物应具有连接紧密的上皮和上皮下层双层结构。口腔黏膜支架材料的研究方向应该是尽量优化已有的多聚物,或者研究新的多聚物,使材料具有更好的生物相容性和一定的诱导性,能够诱导创面新生血管的长入,并促进上皮细胞或成纤维细胞的增殖,提高组织工程口腔黏膜的存活率,使其更好、更广泛地应用于临床。脱细胞真皮基质(acellular dermal matrix,ADM)是通过特定理化方法处理,脱去供体皮肤中的表皮角朊细胞和真皮成纤维细胞得到的异体真皮基质,由 Livesey 等开发研制,Lifecell 公司生产,商品名为 AlloDerm,已应用于临床。由于完全脱去了真皮中包括附件上皮细胞和微血管内皮细胞等细胞成分和可溶性蛋白,最大限度降低了免疫原性,但却保留了天然真皮细胞外基质的微观构架,其主要成分包括胶原、弹性蛋白、蛋白多糖及糖胺多糖等不溶性基质成分,并可保留完整的基底膜结构,可以为组织细胞的再生提供一个良好的支架,近几年在烧伤和整形外科领域中得到了广泛的应用和发展。Izumi 等将人口腔黏膜上皮细胞移植于ADM 上培养,开始出现分层现象时植入裸鼠,以无上皮细胞植入培养的 ADM 为对照组,术后分期处死裸鼠,可以发现实验组的 ADM 有大量新生血管形成,并且其血管化的密度明显高于对照组。Iida 等将口腔黏膜上皮细胞接种至脱细胞真皮基质上培养,产生上皮层,形成与口腔黏膜相似的替代物,将此组织工程口腔黏膜移植到烧伤创面上,最后有大约30%的移植物存活。在临床试验中,Izumi 等以 AlloDerm 为支架材料,与人口腔黏膜上皮细胞在体外构建组织工程口腔黏膜,然后将其移植于 15 例因肿瘤手术而致黏膜缺损患者的口内,以单纯用 AlloDerm 移植的患者作为对照组,结果发现实验组中 ADM 表面有大量的上皮细胞存活以及新生血管长入,明显加快了上皮生长,缩短了黏膜缺损的修复时间。但是,ADM 使用同种异体皮为原料,存在着不可预料的免疫排斥反应和潜在病毒感染的风险,相对于其他材料,ADM 价格较高,孔径均匀程度和可控性均较差。国内武志强等以壳多糖-胶原凝胶为网架,以大鼠口腔黏膜成纤维细胞为种子细胞,体外构建壳多糖-胶原凝胶口腔黏膜固有层,然后移植于大鼠口腔黏膜的缺损区,在修复重建大鼠黏膜缺损、限制创口收缩方面明显优于对照组,提示该黏膜固有层替代物是可用的。

七、用于组织工程的新肽生物材料

细胞外基质为构成组织提供了支架,而组织的 3D 结构是由细胞-基质和细胞-细胞间的相互作用决定的。过去的 20 年已研究了许多基质支架蛋白和它们构成的生物活性黏附基序。发育生物学的研究增加了我们对这些基序的时空表达方面的知识——生物活性黏附或抗黏附作用,在组织发育过程中短暂发生或在器官的整个生命过程中永久存在,以确保成体组织的结构。许多在发育阶段负责组织构成的分子信号在成体动物体内是不存在的。因此,在胞外基质中组织构成的信号存在与否决定组织的再生能力。这些分子信号也负责例如轴突再生的特定细胞功能。对组织修复的需要已经刺激能用于人造组织的诸如生物传感器的可移植装置的生物材料支架的发展。

理想的候选生物材料支架应严格符合以下标准:①有易于设计和修饰的基本单元;②该材料的生物降解速度可调控;③没有细胞毒性;④具有能特异促进或抑制细胞-材料相互作用的特性;⑤不易引发免疫反应和炎症;⑥材料的生产、纯化和处理容易并可升级;⑦具有与水溶液和生理条件的化学相容性。与这些条件中的任何一项不符都将限制该候选生物材料的潜在应用。

从蛛丝到胞外基质蛋白来源的材料给生物材料支架提供了良好的样本。自然产生的生物材料支架(如胶原蛋白)能经化学修饰而授予合意的特性。但是,自然界仍然是最完美的材料工程师,而对可塑性的需求又鼓动人类材料工程师。生物相容性的合成材料正越来越多用作生物材料支架。自我组装的多肽、有机多聚物、无机材料或混合的同聚物已用于制造人工的生物材料支架。最近在组织工程方面的文献报道强调了控制生物材料几何特性的重要性。为了控制合意的细胞分化,就必须存在具有促进细胞-基质和细胞-细胞间几何结构形成的物理特性的基质。从基质传导来的机械力的几何分布影响细胞的形状,甚至决定细胞是死还是活。显然,这些现象与基质蛋白本身的类型无关。

(一) 自然来源的材料

基于细胞的治疗方法是治疗许多疾病的另一种替代治疗方法。在一些病例中,疾病对小分子药物具有抵抗性。几种自然来源的动物产物,如基于胶原蛋白的生物支架、它们的衍生物和生物相容性同聚物,已用于细胞吸附的支架。但是,对所有动物来源的生物材料来说,一个潜在的问题是它们能携带危险的病原菌。传播性海绵状脑病(TSE)是能够跨物种传播的最令人担心的病原菌。伴随朊病毒跨物种传播到人类的朊病毒介导的海绵状脑病的出现,更加重了这种担心。尽管用极端的 pH 或温度可以摧毁许多致病因子,但是朊病毒(TSE 的病因)对化学或物理降解具有极端的抵抗力。因此,现在正在进行巨大的努力来加强动物来源产品的 TSE 检验及创造人工重组胶原蛋白。其他病毒也可能在动物来源的生物材料中作为病原体而携带。

(二) 合成的肽生物材料支架

所有合成的生物材料有一个优点,即它们能将携带生物源性的病原体或污染物的危险降低到最低程度。在控制药物释放、组织修复和组织工程等方面合成的生物材料存在一些吸引人的特性。最近发展的合成生物材料展示了体内生物兼容性的可喜进步。合成生物材料的最大优点是它们能被设计成符合特定的需要的东西。通过插入能促进细胞吸附的生物活性基序的例子表明了这样设计的可塑性,例如细胞黏附基序精氨酸-甘氨酸-天门冬氨酸(RGD)是整合素即细胞黏附受体的配体。在某些情况下,合成的生物材料由自然产生的诸如氨基酸等小生物分子的多聚物组成。合成的生物材料的碱性单元表现出良好的生理兼容性和最小的细胞毒性,并且来自生物分子的生物材料,其降解产物能插入至新合成的生物分子,或在宿主体内被代谢掉。其他合成的生物材料由体内不存在的诸如陶瓷等物质分子组成,这些材料(例如骨组织替代材料)展示出高抗拉性等令人满意的特性。

最近在组织工程的各个方面的研究强调了协助正确的细胞分化的生物材料支架的几何和物理性质的重要性。如果能如同控制非肽生物材料,如 PGA 和(或)PLGA 共聚物一样成功控制肽生物材料的编织,那将是令人满意的。未来在合成生物材料支架的工作中,将注重具有更复杂的几何构象和更强的抗拉能力等特性的生物材料的设计。将生物活性基序插入肽生物材料中将刺激这些材料向编织成良好结构的过程发展。在自我组装肽支架过程中,有可能限制多肽自我组装成 2D 结构。这种方法可与半胱氨酸末端修饰的 RAD 寡肽和以前发展的微接触印刷术联合使用。网格表示半胱氨酸末端修饰的 RAD 寡肽或乙烯乙二醇硫醇盐的交替形式。通过它们各自的 SH 基团,这些分子将与金单层表面形成共价连接。细胞与网格的 RAD 肽包被区牢固结合,但与乙二醇硫醇盐包被的表面结合不牢。令人感兴趣的是,这些方法是否能用于翻译更复杂的自我组装肽的 3D 几何构象。插入合成生物材料支架的细胞吸附基序(如 RGD 基序)的特定形式将是另一种控制吸附于支架的不同类型细胞的分组,从而模仿组织,其最终目的是合成影响细胞黏附、分化和特定类型的细胞迁移而产生人造组织的生物材料支架。蛋白-蛋白相互作用的基序,而不是细胞吸附基序,也可能应用于合成的生物材料支架。例如,正如蛋白的嵌合插入一样,富含脯氨酸结合在同系序列 3(SH3)结构域的配体授予(SH3)结构域与被修饰蛋白的相互作用。更好的合成生物材料支架设计的未来目标,包括构建包含能导致生物材料更强的抗拉能力的无机分子或金属结合基团的混合材料。材料设计者能从自然获得灵感,具有高抗拉能力和硬度的自然材料鲍鱼壳是一种有机和无机材料的混合物,生物矿物化的支架对骨修复和其他硬组织修复来说是物理基础。沿着这条线,Hecht 及其同事构建了来自组合肽文库的自我组装单层。这个文库中的肽的入选标准是具有能折叠成 6 链两性 β 片层的特性,这些两性肽的单层自我组装发生在空气与水的交界面。这些令人兴奋的结果表明了构建由有机蛋白和无机矿物质片组成的片状生物材料的可能性。正在涌现的技术包括细胞治疗的新支架、组织工程和硬组织修复的生物矿物化。这些具有生物兼容性和生物可降解性的新肽生物材料支架可能在新医药方面具有广泛的应用前景。

第六节　生物支架材料与药物控释技术

组织再生依赖于生长因子,更好地开发和利用生长因子是获得更多组织再生的关键。外源性生长因子半衰期短,局部使用很快被稀释和代谢,故需反复大剂量使用,而且价格非常昂贵。因此,如何使生长因子持续高效发挥作用,一直是组织工程学研究亟待解决的关键问题之一。绝大多数载体材料,虽然对生长因子有不同程度的缓释,但其缓释效果离组织再生要求还差之甚远。因此许多学者利用不同的载体材料进行适当的加工、改性,制备出不同的生长因子缓释系统,以期达到最佳的缓释效果。所谓缓释系统,是指生长因子与之结合后植入体内时,可持续保持其活性并延长作用时间。这时缓释系统起到了负载生长因子使之与周围组织均匀接触、利于诱导周围细胞的增殖分化、可作为组织生长支架促进组织生长的三重作用。生物活性磷酸钙陶瓷、磷酸钙骨水泥和胶原是最早用作生长因子载体的天然生物材料,目前报道的其他缓释载体材料还有脱钙骨基质、纤维蛋白、珊瑚等。将不同材料相互组合,可以获取更佳性能的生长因子复合载体材料。

一、生物支架材料作为生长因子载体

生长因子与许多骨支架材料复合后都可以达到一定的缓释效果,其中最主要的就是生物活性磷酸钙陶瓷(calcium phosphate ceramic,CPC),包括生物活性玻璃陶瓷(bioactive glass ceramic,BGC)、磷酸三钙陶瓷(tricalcium phosphate ceramic,TCPC)和双相磷酸钙(biphase calcium phosphate,BCP)等。20世纪80年代中期Urist等就报道了将具有微孔结构的β-TCPC与生长因子结合,制成TCPC和生长因子复合人工骨,在动物实验中诱导出同剂量单纯生长因子12倍的新生骨;在鼠骨缺损修复中,8天分化出软骨,12天生成编织骨,21天出现板层骨和骨髓,显示出良好的促进骨再生的能力。近年来不少学者致力于这方面的研究,Laffague等将不同剂量的重组人骨形成蛋白2(recombinant human BMP2,rhBMP2)吸附在具有传导性成骨作用的TCPC三维结构之上,植入兔骨缺损部位,结果显示新骨生成量与类骨质中钙盐沉积量与rhBMP2的剂量正相关;Alam等将BCP与羟基磷灰石按不同比例配成5种骨替代材料,并与rhBMP2复合后植入Waster大鼠颅骨骨膜下,也得出相同的结论;Minamide椎体融合实验证明,具有与骨相似的微孔结构的陶瓷类材料作为rhBMP2载体较凝胶片作为载体时诱导成骨快且量多,说明CPC是一种良好的生长因子载体材料。20世纪80年代就有人发现胶原制成膜状结构与BMP复合后,可在骨缺损部位产生较单纯BMP更加明显的新骨生成。随后关于胶原与生长因子复合促进组织再生的研究日益增多,并且发现其成骨与自体骨相当或更好,成骨量同样对生长因子有剂量依赖关系。脱钙骨基质为多孔三维结构,具有低免疫原性,可在体内降解吸收,因此也可以作为生长因子载体诱导组织再生;Lee等利用纤维蛋白来控制神经生长因子(nerve growth factor,NGF)的释放,结果发现神经再生能力显著增强,在较短神经缺失修复中起到十分重要的作用;珊瑚是一种外骨骼组织,具有彼此相连的微孔结构,主要成分是碳酸钙,其化学成分及结构和无机骨相似,具有良好的生物相容性、生物降解性和传导成骨活性,也可以吸附生长因子使其缓慢释放。另外HA、石膏也有作为BMP缓释载体的报道。

将不同材料相互组合,可以获取更佳性能的生长因子复合载体材料,Winn等在聚乳酸(PLA)和Ⅰ型胶原组成的复合材料中引入rhBMP作为细胞基质材料复合人成骨母细胞,修复鼠颅盖骨缺损,2周和4周放射学及组织学检查结果,发现成骨量均高于其他对照材料组;陈富林等采用几丁质作为BMP载体,胶原作为缓释系统,制备出几丁质/rhBMP2/胶原复合植骨材料,并对其诱骨活性进行观察,结果表明几丁质不影响rhBMP2的诱骨活性,几丁质/rhBMP2/胶原复合植骨材料植入小鼠股部肌间隙,1周时有软骨围绕材料表面形成,2周时有较多编织骨形成,3周时改建为小梁骨,并有骨髓腔形成,且材料周围无明显的炎细胞浸润,无变性和坏死的组织学表现。近来有学者发现复合生长因子的诱导组织再生膜更能促使骨质再生,将生长因子缓释技术引入膜引导组织再生术(guided tissue regeneration,GTR)和膜引导骨再生术(guided bone regeneration,GBR),将为GTR/GBR带来新的研究空间。

二、生长因子微球缓释系统

微球缓释系统具有传统缓释载体材料无可比拟的优良性能,主要包括:微球结构可以保护药物免受外界环境的破坏,将不可混合的化合物隔离,使不同类的材料具有良好的亲和性;作为生长因子的释放体系时,还可以调节微凝胶内药物的释放;生物相容性好,在生物体内易吸收、易游走;原材料一般比较便宜,降低了生产成本;对外界非响应因素的稳定性好,易功能化,制备简单。更为重要的是,生长因子微球缓释系统可以进行体外释药的动态观察研究,根据不同需要制备不同缓释效果的缓释系统,从而适应不同组织再生的要求。用来制备生长因子微球缓释系统的材料很多,目前国内外研究最多的有以下几种:

(一) 多聚体

PLA 和 PGA 具有良好的生物相容性,在体内可以降解。研究表明 PLA、PGA 以及它们的共聚物 PLGA 均可以作为生长因子的载体材料,达到对生长因子的缓释,例如 PLGA 微球包裹生长因子,在 7 天左右还可以见到活性因子的释放。Isobe 等以 PLGA 小囊复合 3μg rh-BMP2 植入 5mm 长的大鼠股骨缺损内,4 周、8 周时取材,结果发现 8 周时实验组骨缺损发生桥连,而对照组则无此现象发生;Saito 等用分子量相同的 PLA 和 PEG 按不同比例混合做成不同的复合多聚体,将其作为 BMP-2 载体观察其成骨能力,发现 PLA、聚乙烯醇(PEG)分子量大小及比例不同,成骨能力也各异,其中以 PLA-650/PEG-3000 成骨能力最强。在此基础上,Oldham 等发现 PLGA 胶囊包裹 BMP2 可使其缓慢释放以保持局部有效浓度,并保持其生物活性;Meinel 等报道用 PLGA 携带胰岛素样生长因子,在骨缺损区新骨形成更多、更快,提示 α-聚酯作为生长因子缓释载体具有广阔的应用前景。

(二) 明胶

明胶可与多种生长因子复合,Yamamoto 等认为等电点为 5.0 的酸性明胶可与碱性的碱性成纤维细胞生长因子(basic fibroblast growth factor,bFGF)、转化生长因子 β(transforming growth factor-β,TGF-β)结合,而等电点为 9.0 的碱性明胶可与显酸性的 BMP-2、血小板源性生长因子(platelet-derived growth factor,PDGF)结合,从而达到生长因子的生物缓释。因此国外许多学者利用明胶制备了不同生长因子的缓释系统,均取得满意结果。Kawai 等将负载 bFGF 的微球分散于人工真皮支架中,用于皮肤缺损修复,结果表明明胶微球的加入能够显著增加成纤维细胞与毛细血管的量;Ulubayram 等利用明胶微球包裹表皮生长因子也得出相同的结论。Holland 等最近研究了 TGF-β 从可生物降解、可注射的聚乙烯醇延胡索酸(OPF)包裹的负载 TGF-β 明胶微球中释放,表明系统地改变溶胀平衡比例、弹性模量、折变系数和水凝胶的网目参数,TGF-β 从 200ng/ml 上述复合材料中的体外释放可由 13-170 pg/1～3d 变化为 7～47pg/d×6～21d,指出这种复合物可以持续小剂量释放 TGF-β。

(三) 多糖基水凝胶

多糖是自然界中含量最丰富的多聚物,多糖水溶胶无毒副作用,具有制备药物释放系统良好的物质基础;通过改变凝胶特性,如溶胀度、扩散性能等,可以控制药物与载体的结合(结合方式包括共价偶联、静电吸附和微胶囊包容等)与释放,达到可控释药。通过化学修饰的多糖水凝胶具有环境敏感特性,在受到温度、pH 等外界环境的变化刺激后,某些物理化学性质就会发生突变,是目前智能生物材料(smart materials or intelligent materials)中的一种,在医学、生物材料学等方面得到了广泛的应用。右旋糖酐,即葡聚糖(dextrans),是一种水溶性的多聚糖,来源丰富,无毒,具有良好的生物相容性,是由葡萄糖经 1,6-α-D 吡喃葡萄糖苷连接而成的大分子聚合物。作为载药系统,由于右旋糖酐基微凝胶载药量大、易吸收、给药方便、性能稳定,是目前控释给药和组织工程领域研究的热点。右旋糖酐基水凝胶可以作为活性蛋白药物的载体,既控制药物释放,又能避免药物在体内因为体液和酶的作用而失活,其作为生长因子缓释系统载体材料将可能达到生长因子可控释放,这需要进一步研究。

三、生长因子纳米缓释系统

随着纳米材料和纳米技术的发展,纳米药物控释系统逐渐显示出比其他缓释载体较为明显的优势。纳米控释系统是一种非常有前途的控释系统,但目前大多数研究还处于体外和动物体内实验阶段,要想用于临床,还需要大量的研究和人体试验。纳米控释体系用于生长因子缓释以及作为蛋白和基因的载体的研究和应用是控释材料重要的研究课题,目前还有很多问题没有解决,包括纳米粒载体材料的筛选与组合、组织和细胞黏附性、表面组织相容性与靶细胞的识别和结合能力等等。活性组分(药物、生物活性分子等)通过溶解、包裹作用位于粒子内部,或者通过吸附、附着作用位于粒子表面,可以避免体内酶的分解,延长作用时间;因其体积超微小($d = 20 \sim 50nm$),可直接作用于细胞,缓释药物,减少给药剂量,具有广泛应用前景。

目前大部分关于生长因子载体系统的研究集中于支架性载体材料。对于微载体系统和可控制系统的研究很少,原因可能有以下几点:支架性载体可直接应用于骨和软骨缺损修复,且可早期承担部分力学功能,对软组织也能起着一定的支撑作用;该类载体材料与生长因子复合简单易行且工艺较为成熟,一般通过载体浸液,负压冻干,即可使生长因子依靠吸附作用与载体材料复合。而纳米载体材料要求较高,除了要具有一般载体材料所必需的无毒、可生物降解及缓释外,还需要具有规整的微观形态,因为这是其良好性能的基础。纳米载体有支架载体系统无法取代的一些优点:包封率高、缓释时间长,方便保存、可以较好维持生长因子的活性;具有可注射性,可较理想地控制生长因子的最终使用浓度。Ohya 等利用水溶液中聚乙二醇与壳聚糖的分子内氢键作用制作了聚乙二醇修饰的壳聚糖纳米粒子,可与含有极性阴离子基团的水溶性药物通过氢键或静电相互作用结合,利用它与胰岛素的结合治疗糖尿病;Constatcis 等利用亮氨酸和谷氨酸聚合制成了聚氨基酸的纳米粒子,该纳米粒子在 pH7.4 时可直接从水溶液中吸取胰岛素。国内也有 BMP 纳米缓释系统的报道。

四、生长因子缓释系统与支架材料复合

将生长因子缓释系统与支架材料复合,可以制备功能性复合支架材料,实现药物载体与细胞支架一体化。以水凝胶类生物材料为例,传统水凝胶类生物材料作为药物载体,具有独特的优势,通过控制其理化性能可以控制药物的释放。然而,由于此类生物材料的孔隙率等性能又不能满足细胞支架的要求。通过改性后的大孔型水凝胶虽满足了支架材料的条件,其药物控释效果却很差。因此,我们设计将不同的缓释系统复合到大孔型水凝胶体系中,同时满足细胞、组织支架的要求。总之,通过缓释系统控制生长因子的释放来延长生长因子在体内的作用时间,是促进组织再生最直接而又可以得到广泛应用的方法,国外对多种材料、多种生长因子的控释系统进行了大量的尝试和研究,并在引导组织再生方面取得了令人鼓舞的结果。这些研究虽然达到了生长因子缓释的效果,但在控释时间和携带生长因子数量方面远不能达到组织修复的要求,如何将不同材料的特性结合起来考虑,取长补短,并寻找

最佳组合的复合生长因子构建缓释系统,这方面的研究还处于摸索阶段。目前生长因子缓、控释系统研究已经从传统载体到微载体甚至纳米载体,缓释时间不断延长,载药量和包封率不断提高,但仍然有许多问题亟待解决:一方面是缓释方面虽然取得了较大成功,但控释方面还刚刚起步;另一方面在缓释时间和载药量、包封率方面还远远没有达到理想的目标,离临床应用还有较长的距离。深入进行生长因子缓释载体材料的开发和改性,制备可以包含多种生长因子、释药高度可控的缓释系统是未来生长因子缓释载体的研究方向。

第七节　科研方向与选题

一、研究热点与科学问题

口腔颌面部组织工程支架材料的研究,可以作为几乎全身所有组织的模型,包括骨、软骨、血管、神经、肌肉、皮肤等。加强对支架材料表面与细胞的相互作用机制的研究,采用表面仿生技术在其表面接枝细胞黏附识别多肽序列,以提高支架表面生物活性是未来的研究重点。制造可生物降解并且不会诱导瘢痕组织形成的新材料是组织工程的一个新兴领域,它提出了许多挑战。目前用于组织工程载体的大多数材料可分为两种:合成材料,如可生物降解缝合材料;天然材料,如胶原或藻酸盐(源于藻类的凝胶样物质)。合成材料的优点是它们的强度、降解速度、微结构和渗透性均可在生产过程中进行控制,而天然材料的优点则在于它们通常更易于使细胞附着在其上。现在,研究人员试图综合两类材料的最佳优点来设计具有特别需要的特性的新一代材料。例如,有人正在制造具有模拟特定组织的、自然细胞外基质的、生物活性区域的可生物降解聚合物。其中有一种包含 RGD,即细胞外基质蛋白质纤维连接素的一部分。RGD 是用构成它的 3 种氨基酸,即精氨酸(R)、甘氨酸(G)和天冬酰胺(D)的单字母缩写命名的。许多类型的细胞通常都通过附着 RGD 而附着到纤维连接素上,因而包含 RGD 的聚合物能够为生长细胞提供更自然的环境。而另一些科学家则打算制造导电的聚合物(这对培育组织工程神经是有用的),或者制造能迅速胶化的聚合物。这些快速成形的聚合物在可注射生物人工产品中是有用的,这些产品包括可用来填充断骨的产品。诱导血管生长,也就是所谓血管发生过程,是维持许多组织工程器官生存的关键——特别是需要大量血液供给的胰、肝和肾脏。研究人员通过利用促进血管形成的生长因子,包裹支持组织的多聚物载体而成功地促进了在实验室里生长的生物人工组织的血管发生。今后的研究必须考察释放生长因子与控制其活性的最佳途径,以便只在需要的时候和需要的地方形成血管。在组织工程支架材料中复合生长因子的策略和技术,也是未来此领域研究的一个重要方向。

二、研　究　范　例

外源性生长因子的开发和应用在组织工程研究和引导软、硬组织再生中有十分重要的地位和作用。将控释给药技术引入组织工程支架材料的研制与改性,让生物支架材料同时承担药物控释系统的功能,负载生长因子,向种子细胞定量、持续释放,将有利于促进种子细胞的生长和分化,为组织工程学的完善和发展开辟了新的研究空间。天然生物材料来源的水凝胶无毒副作用,具有制备药物释放系统良好的物质基础;通过改变凝胶特性(如溶胀系数、扩散性能等)可控制药物与载体的结合(结合方式包括共价偶联、静电吸附和微胶囊包容等)与释放,从而达到可控释药。通过化学修饰的多糖水凝胶具有环境敏感特性,在受到温度、pH 等外界环境变化刺激后,其某些理化性质就会发生突变,是目前智能生物材料中的一种,在组织工程和再生医学研究领域得到广泛的应用。然而,传统水凝胶类生物材料在机械性能,特别是孔径和孔隙率等方面,不能满足组织、细胞支架的要求。通过改性后的复合材料虽能获得理想的微观结构,其药物控释能力却受到极大的破坏,因此,如何实现组织、细胞支架与药物控释载体的一体化是组织工程研究的一个重点与难点。加拿大学者 Shoichet 等2005 年首次报道通过一定的改性制备出大孔径的右旋糖酐基水凝胶生物支架满足组织工程要求,证实了水凝胶作为组织、细胞支架的可行性,其孔径、孔隙率等重要指标在一定范围内可以自由调节,可以满足多种组织再生的要求。在此基础上,我们在 2007 年报道了将生长因子微球控释系统复合到大孔型水凝胶支架材料(右旋糖酐复合明胶)中,为实现支架与载体一体化提供了一种可供选择的方法,可以用于促进牙周组织再生的研究。虽然动物实验得出令人满意的结果,但这种生物支架真正用于临床还有很多工作需要完善,其大规模生产工艺的优化、临床前期实验是决定未来产品开发的重要步骤。

组织再生是多种生长因子协调作用的结果,因此双重或多重生长因子协调释放是组织工程支架材料设计和药物控释技术的一个重点内容。美国密歇根大学 Mooney 教授和他的课题组 2001 年在 *Nature Biotechnology* 上报道了一种实现双重生长因子协调释放的方法。该方法采用多项控释的原理,在聚合材料支架上吸附一种生长因子(VEGF),同时复合另外一种微囊化生长因子(PDGF),结果表明两种生长因子可以互不干扰地协调释放。这种方法至今仍指导着学者从事更加精密调控的多生长因子"时空"控释系统的设计研究,是实现多重生长因子安全有效释放的重要策略。多种生长因子的协调释放,将给组织工程与再生医学带来全新的研究时代,使更加严格、仿生化模拟生物体内的自然过程成为可能,从而真正实现多种组织的生理性、功能性再生。

药物控释技术与支架材料研制的结合,是功能化组织工程支架研制的探索。虽然不少学者在不同阶段取得了一些重要突破,但很多根本的问题还没有得到真正的解决。首先,哪些关键的细胞因子在哪些关键的阶段和步骤,对组织再生起关键作用还不是十分清楚;其次,药物控释与支架材料的完美结合还没有真正实现;双重和多重生长因子的精确"时空"控释以及生长因子的智能化控释离临床应用还有很远的距离。总之,生物支架材料的研究是组织工程研究中不可或缺的重要内容,与组织工程技术的昨天、今天和明天息息相关。深入进行支架材料的优化和选择,积极探索仿生化产品的开发,对组织工程和再生医学的发展,具有积极而又深远的影响。

(陈发明)

参 考 文 献

1. 边晓为,张莉,马宁. 牙周组织工程支架材料的研究现状与展望. 现代口腔医学杂志,2008,22(6): 647-649.

2. 陈发明,吴织芬,金岩. 牙周组织工程研究进展. 中华口腔医学杂志,2004,39(6):520-522.

3. 陈发明. 生长因子载体及缓释系统的研究进展. 国外医学口腔医学分册,2005,32:44-46.

4. 郭文锦,潘巨利.骨组织工程支架材料的研究进展.北京口腔医学.2009,17(1):55-57.

5. 金岩.组织工程学原理与技术.西安:第四军医大学出版社,2004.

6. 金岩.口腔颌组织胚胎学.西安:陕西科学技术出版社,2002.

7. 张智玲,孟雪梅.牙周组织再生研究新进展.中国修复重建外科杂志,2009,23:97-100

8. 郑先雨,何家才.组织工程口腔黏膜支架材料的研究进展.国际口腔医学杂志,2008,35(增刊):198-201.

9. ABUKAWA H,PAPADAKI M,ABULIKEMU M,et al. The engineering of craniofacial tissues in the laboratory: a review of biomaterials for scaffolds and implant coatings. Dent Clin North Am,2006,50(2):205-216.

10. CHEN F M,SHELTON R M,JIN Y,et al. Localized delivery of growth factors for periodontal tissue regeneration:role,strategies and perspectives. Med Res Rev,2009,29(3):472-513.

11. CHEN F,MA Z,WANG Q,et al. Gene Delivery for Periodontal Tissue Engineering:Current Knowledge-Future Possibilities. Curr Gene Ther,2009,9:248-266.

12. CHEN F M,JIN Y. Periodontal tissue engineering and regeneration:current approaches and expanding opportunities. Tissue Eng Part B Rev. 2010 16:219-255.

13. CHEN F M,ZHAO Y M,SUN H H,et al. Novel glycidylmethacrylated dextran (Dex-GMA)/gelatin hydrogel scaffolds containing microspheres loaded with bone morphogenetic proteins:formulation and characteristics. J Control Release,2007,118:65-77.

14. DU C,MORADIAN-OLDAK J. Tooth regeneration:challenges and opportunities for biomedical material research. Biomed Mater,2006,1:R10-17.

15. LÉVESQUE S G,LIM R M,SHOICHET M S. Macroporous interconnected dextran scaffolds of controlled porosity for tissue-engineering applications. Biomaterials,2005,26:7436-7446.

16. MOIOLI E K,CLARK P A,XIN X,et al. Matrices and scaffolds for drug delivery in dental,oral and craniofacial tissue engineering. Adv Drug Deliv Rev,2007,59:308-324.

17. NAKASHIMA M,AKAMINE A. The application of tissue engineering to regeneration of pulp and dentin in endodontics. J Endo,2005,31:711-718.

18. PRECHEUR H V. Bone graft materials. Dent Clin North Am,2007,51:729-746.

19. RICHARDSON T P,PETERS M C,ENNETT A B,et al. Polymeric system for dual growth factor delivery. Nat Biotechnol,2001,19:1029-1034.

20. SCHELLER E L,KREBSBACH P H,KOHN D H. Tissue engineering:state of the art in oral rehabilitation. J Oral Rehabil,2009,36:368-389.

第二十九章 三维打印技术与口腔颌面部再生

第一节 三维打印技术简介

三维打印(three dimensions printing,三维打印技术)是一种通过材料逐层添加制造三维物体的变革性、数字化制造技术。它将信息、材料、生物、控制等技术融合渗透,将对未来制造业生产模式与人类生活方式产生重要影响。

人类制造业的发展经历了手工时代、机械时代和智能时代。早期手工控制的局限性很大,而机械控制则很好地解决了生产标准化和规模化量产的问题;继而得益于信息技术的发展,机械控制开始变得智能化。如果将整个三维打印机看作一部机器的话,我们所追求的就是能够有效地控制它,让它制造出我们所需要的任何物体。从这个意义上讲,三维打印技术是对人类控制能力极限的挑战和展示。除了构建出复杂的几何图形,三维打印技术还可以通过新的方式将原材料加以混合,产生出不同于以往的新型材料,我们甚至有可能在将来以纳米级的精确度将多种材料嵌入和编排到复杂的微观结构中。

目前,三维打印技术已经对传统的制造工艺带来了强烈的冲击。现如今,再生医学的研究者将这项新技术引入到组织工程的探索实验中,衍生出新的支架材料相关产品,甚至是组织工程器官,这一切必将会在不远的将来攻克一系列难题,产生出可以造福人类的科研成果。

一、三维打印的基本概念

三维打印是一种采用陶瓷粉末、金属粉末等材料,通过逐层加工制造,最终烧结成型的制造工艺,属于快速成型技术(rapid prototyping,RP)的一种。准确地说,应该是增量制造(additive manufacturing,AM)技术。早在创意提出伊始,相关学者就树立了可以制作任何构造(any-composition)、任何材料(any-material)和任何几何形状(any-geometry)的实物的愿景。自此,三维打印技术改变了传统的零件设计模式,真正实现了由概念设计向模型设计的转变,又经过了十几年的发展,国外开发出了多种新材料、新工艺的成型技术,并大量投产出了相应的三维打印机。根据其使用的不同材料类型,三维打印技术又衍生出新的黏接材料三维打印成型、光敏材料三维成型和熔融材料三维成型等新的类别。

二、三维打印的发展史

三维打印最早是美国麻省理工学院(MIT)Emanual Sachs 等人在 20 世纪 90 年代开发的一种快速成型技术。近 20 年来,三维打印技术有了巨大的进步,在麻省理工学院(MIT)提出的愿景征途中攀上了第一座高峰。目前,三维打印技术不仅仅局限于制作一般的零件,还可以制造出可用的功能产品;不仅可以制造塑料产品,还可以制造金属产品;不仅可用于航空航天,也即将进入千家万户;不仅可制作现代艺术品,也可用来高仿真复制古董;不仅可以制造身外之物,还可以制造人体植入物,甚至人体器官;不仅可以制造用品,还可以盖房子,制作蛋糕和牛排;是一种具有无限可能的多用途技术,其前景极其绚丽,吸引了众多的设计师、工程师、业余爱好者和投资者参与其中,成为可能引发新工业革命的导火线,各国电视媒体和期刊杂志纷纷加以报道。

美国 Z Corp 公司与日本 Riken Institute 于 2000 年研制出基于喷墨打印技术的、能够作出彩色原型件的三维打印机。该公司生产的 Z400、Z406 及 Z810 打印机是采用 MIT 发明的基于喷射黏结剂黏结粉末工艺的三维打印设备。2000 年底以色列的 Object Geometries 公司推出了基于结合 3D Ink-Jet 与光固化工艺的三维打印机 Quadra。美国 3D Systems、荷兰 TNO 以及德国 BMT 公司等都生产出自己研制的三维打印设备。目前清华大学、西安交通大学、上海大学等国内高校和科研院所也在积极研发此类设备。三维打印技术在发达国家已经逐步向廉价化、家用化方向发展,但这项技术在国内目前尚处于研究阶段。

第二节　三维打印的工作原理

一、三维打印的技术流程

三维打印技术是一个多学科交叉的系统工程,涉及 CAD/CAM 技术(computer aided design & computer aided manufacturing,计算机辅助设计与辅助制造技术)、数据处理技术、材料技术、激光技术和计算机软件技术等,其成形工艺过程包括模型设计、分层切片、数据准备、打印模型及后处理等步骤。在采用三维打印设备制备前,必须对设计好的模型进行数据处理。由相应的图像采集软件生成 CAD 模型,并输出 STL(sereolithography,标准镶嵌语言)文件,必要时需采用专用软件对 STL 文件进行检查并修正错误。但此时生成的 STL 文件还不能直接用于三维打印,必须采用分层软件对其进行分层。层厚大、精度低,成形时间快;相反,层厚小、精度高,成形时间慢。分层后得到的只是原型一定高度的外形轮廓,此时还必须对其内部进行填充,最终得到三维打印数据文件。

在制造产品的过程中,三维打印与喷墨打印工艺相似。在进行三维打印前,先对三维模型进行分层切片,得到无数个二维横截面轮廓。在计算机的控制下,静电墨水喷嘴按照零件的二维截面轮廓,向预先铺好的粉末材料层喷射液体粘接剂,使部分粉末颗粒互相粘接在一起,形成截面轮廓。一层粉末成形完成后,再铺上一层粉末,进行下一层轮廓的粘接,同时新一层轮廓能粘接在前一层上,如此循环直至整个制件成形完毕。所以,我们可以把三维打印的成形工艺大致分成模型设计、分层切片和数据准备、打印模型和后处理四个阶段。

（一）模型设计

在三维 CAD 软件中进行原型件的几何建模，模型应该具有完整的壁厚和内部描述功能，并对模型定向，以便能够在空间方便地确定此模型。CAD 模型的输出文件格式可为 STL、VRML 和 PLY 格式。

（二）分层切片和数据准备

采用专用的分层软件对 CAD 模型进行分层切片，获得无数个二维横截面轮廓及其有关的数据，包括层厚、喷嘴到粉末层的距离、扫描速度、收缩补偿因子等，用于控制喷嘴的运动轨迹，选择合理参数，获得理想制件。

（三）打印模型

进行三维打印时，先在成形区上铺上一层粉末材料，其厚度与要打印的二维横截面轮廓层厚度相同。粘接筒通过许多个喷嘴向粉末层喷射彩色粘接液，使部分粉末粘接在一起，形成一层截面轮廓。然后进给活塞上移一个层厚，而成形活塞下降一个层厚。接着继续铺上一层粉末，进行下一层轮廓的粘接，同时新一层轮廓能牢牢粘接在前一层上。重复以上过程，可从模型底部到顶部逐层打印出这些截面轮廓，在短时间内就能获得一个完整的彩色原型制件。

（四）后处理

打印结束后，从成形区中取出原型件，进行除粉、烘干处理，接着可以把蜡、环氧树脂或其他材料渗入到原型件中，以提高原型件的强度和使用寿命。此外，还可对原型件进行抛光、油漆、着色、电镀等。对于简单零件，后处理阶段所需时间一般不到 10 分钟，对于最大型的零件，也只需 1 小时左右。

二、三维打印机的分类

一台三维打印机可以小到放入一个手提袋，也可以大到一辆微型面包车的大小，其造价也从几百美元到 50 万美元不等，它们的共同特点都是按照计算机的指示将原材料按层堆积以形成三维物体。目前，市面上流行的三维打印机主要为沉积原材料层制造物体和黏合原材料制造物体两大类。

（一）沉积原材料层制造物体

第一种三维打印机通常被称为"选择性沉积打印机"（图 29-1），正规学名为 FDM（熔融成型）打印机，出现于 20 世纪 80 年代，由美国人 Scott Crμmp 发明，Scott Crμmp 后来因此被称为"三维打印之父"。这种类型的三维打印机通过微型喷头注射、喷洒或挤压液体、胶状物或粉末状的原材料，包括软塑料或者医疗凝胶里的活细胞，来制造出立体物件。在打印工作开始前，用户要用软件设计出能够被三维打印机内置固件所识别的文件，交由打印机读取。打印机一旦开始读取文件，就即刻计算出打印头的机械路径和动作，计划出打印头该在哪里沉积出外形轮廓以及在哪里喷射多少材料等方案。待打印机内置固件将操作计划设计完毕后，再行开始物理打印过程。沉积材料的打印头通常沿着一系列的水平、垂直轨道（工程术语为"桁架"）移动，勾勒出打印物体最底层的轮廓，然后在轮廓内来回扫描进行内部充填。充填完成后，打印头略微上移，开始进行下一横截面的作业，直至到打印物件的最顶端截止，各横截面之间可相互沉积结固。这个过程可能持续数小时甚至几天不等。这种三维打印机

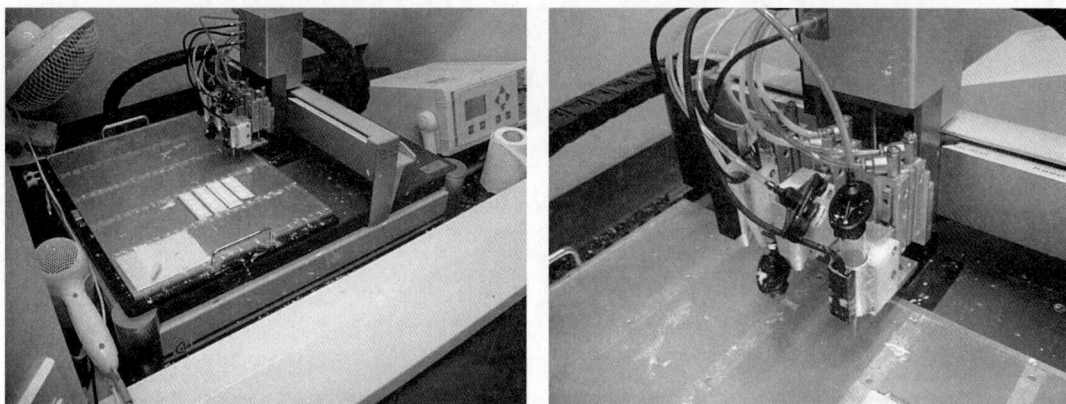

图 29-1 选择性沉积打印机

使用相对低温的打印头,与高功率的激光打印机相比,操作更为安全。但是其打印材料的选择范围很小,只能运用能够被挤压出的特制塑料。目前市面上这类三维打印机有 Polyjet、LENS(激光工程化净成形)、LOM(分层实体制造)。

1. Polyjet 打印机 由以色列的 Object Geometries 公司和 Stratasys 公司与 2012 年合作开发,属于"选择性沉积打印机"中最年轻的成员,其借用了"选择沉积"和"黏合材料"两大三维打印的分支技术,先通过打印头将液态光敏聚合物喷射成一薄层(约 16μm 厚),再通过 UV(紫外线)光照固化。Polyjet 打印精度高,因此十分适合于注重外形分辨率的医疗行业,但是其打印材料有很大的局限性,特制的"光敏聚合塑料"成本较为昂贵,且十分脆弱易碎,使用范围极为有限。

2. LENS 打印机 工作流程完全不同于 Polyjet,LENS 具有高功率的激光束,通过激光束引导打印头喷射粉末材料成型。打印头喷出的粉末材料遇到激光的焦点会立即融化并沉积到增长部分的表面,而光束周围的粉末则不会凝结,而是落到一边等待清理。就这样,随着激光焦点扫描出打印对象的轮廓,新的物件就会一层一层地逐渐增长。LENS 工艺的出现,为三维打印技术引入了金属材料(如钛和不锈钢),其加工物件的强度远远超出了以往塑料材质的产品,而且由于可以有多个打印头同时工作,喷射出的多种金属粉末按照不同的比例在激光的照射下形成合金,通过调节打印头的位置和各种金属粉末的比例,可以在物件的不同位置形成不同级别的合金,人类对制造的控制水平又上升到了一个新的层次。三维打印至此才引起了传统工业领域的重视,正式进入了航天、汽车等大型产业的生产环节。

3. LOM(分层实体制造) 虽然作为"选择性沉积打印机"的一种,但是其并不使用任何打印头,而是将材料薄片层压成一个单独的三维实体。LOM 的工作头不是打印头而是刀具或者激光束,在预先设计好的文件指引下,刀具将打印物件的横截面在纸、塑料或金属的薄片上剪切出来,放置到一边,再铺上下一张材料,进行上一层横截面的剪切,最后把全部剪切出来的薄片层叠在一起,按压融合成一个整体。有些特殊的铝箔模型,则是利用强大的超声波振动使各片材之间产生摩擦生热,直至融合成一个密实的三维实体。

(二) 黏合原材料制造物体

第二种主流的打印机,即"黏合材料工艺"打印机,则是将原材料融化或者凝固为层,主要有 SL(stereolithography,立体光刻)和 LS(laser sintering,激光烧结)两种类型。

通常这种类型的三维打印机主要由以下部件组成:微型喷头控制系统、精密平台移动装置、喷微头清洁装置、粘接剂供给装置、铺粉装置、粉末供给和回收装置。

1. SL(立体光刻)　是最早的商用三维打印方法之一,主要是通过光刻工作头,通过 UV 对液态的光敏材料进行逐层扫描,光照固化后的聚合物片层上升(或者下沉),使其底部(或者顶部)被未固化的液态材料浸没,工作头再进行下一层的固化扫描作业。打印完成后,洗涤多余材料,再进行物件的表面打磨,有时还需置于 UV 照射下"回炉",做进一步的固化。SL 的优势在于快速、精确,现阶段 SL 三维打印机的片层厚度仅为 $10\mu m$,而且多束激光可以同时工作,分辨率要高于挤压式的三维打印机。随着光敏聚合物强度的不断提升,SL 三维打印的应用范围还有望继续拓展。但是需要指出的是,光敏聚合物远不及传统的工业注塑成型的热塑性塑料那样结实耐用,再加上 SL 打印机一次只能打印一种材料,且维护成本极高,所以不适于三维打印机廉价化、民用化的发展方向。

2. LS(激光烧结)　最早由美国得克萨斯大学奥斯汀分校的 Carl Deckard 于 1989 年在其硕士论文中提出,后美国 DTM 公司在 1992 年推出了该工艺的商业化生产设备 Sinter Sation。后几十年来奥斯汀分校和 DTM 公司在此领域做了大量的研究工作,在设备研制和工艺、材料开发上取得了丰硕的成果。此外,德国的 EOS 公司也在这一领域做了很多研究工作,并开发了相应的系列成型设备。选择性 LS 技术类似与 SL 打印技术,所不同的是 LS 主要使用粉末材料进行烧结作业。这种打印机以高功率的激光束在粉末材料堆表面上进行扫描,激光照射到的粉末发生融化,打印机内部的滚筒在表面刷上一层新的粉末,同时整个粉末堆略微下降,激光再进行新一层表面的扫描作业,如此循环重复,直至打印结束。由于大部分原材料都可以制作成粉末形式,所以尼龙、钢、青铜和钛都可以引入到 LS 三维打印的制造工艺中来。但 LS 打印的物件表面往往不够光滑且多孔,而且目前 LS 打印机还不能同时打印不同类型的粉末。LS 是高温作业,为防止粉末爆炸,LS 打印机需使用氮气充填密封腔,打印完成的物件待彻底冷却后才能取出,大型物体的冷却可能需要一天的时间。

如今新型的三维打印机通过在原材料内挤入胶水生成层代替激光束,避免了激光作用所产生的高热,粉末材料的来源也更为宽泛,从淀粉、玻璃粉末、骨粉到轮胎碎片甚至是锯末,都可以用做三维打印的原材料。当胶水沉积后,一些附加的彩色墨水也会相继喷射,从而制造出全色彩的三维模型,例如 Z Corporation 公司生产的 Z510 彩色三维打印机,采用 4 个 HP 喷墨打印头进行打印,打印速度达到 2 层/分,分辨率为 600×540dpi,可快速制作 24bit 色彩的高清晰度零件。

三、三维打印机的技术优点

由于实现了直接数字化制造(direct-digital Manufacturing),三维实体模型可直接制造出产品,而不仅是零件,三维打印技术减少或省略了毛坯准备、零件加工、装配等中间工序,且无需昂贵的刀具或模具。三维打印制造的是完全定制的、个性化的独特产品,可做到仅此一件,百分之百按照订单制造。同时,在没有售出之前,是储存在计算机里的数字,无需仓库,而且可以以文件的形式在互联网上上传,费用极微。

三维打印不仅是按需制造,而且是"就地"制造(local manufacturing),即在使用地点制造,节约甚至舍弃了物流成本。

三维打印可以最大限度地发挥材料的特性,只把材料放在有用的地方,减少材料的浪费。传统的制造方法往往由于难以加工,产品的结构大多并不合理。采用三维打印无需考虑产品的工艺性,结构和形状是否复杂对三维打印来说不重要,这给设计师提供了无限的创造空间和创意遐想。

第三节 口腔颌面组织器官的生物打印技术

一、口腔组织工程支架三维打印成形

组织工程和再生医学的发展对现代医用生物材料提出了更高要求,构建理想生物材料支架是众多研究者的目标。相对于传统的支架制备方法,三维打印技术可在微观尺度下用预先设计的几何结构模型构筑和优化支架,所形成的多层网络结构可提供多个组织生长界面,更好地模拟了活性组织的微结构和孔隙梯度结构,使得对细胞生长的拓扑学研究成为可能。而且三维打印技术由于可控制支架内部的微结构,增大了支架深层物质的传输,有利于细胞生长和对材料的爬行替代,可构建一定厚度的支架,并已成功用于生物降解高聚物、生物陶瓷支架的制备中。另外,结合医学影像技术可实现用户化的植入物制造,因而三维打印技术在组织工程支架的制备中极具优势。现在常用的打印组织工程支架材料的技术主要有以下几种:

(一) 光固化立体打印技术

以光敏材料复合其他材料为原料,以电脑控制的紫外光束逐点分层固化,逐层叠加,形成立体结构。该方法制得的材料具有可控制的孔尺寸、孔隙率、贯通性和孔分布。材料包括:

1. 聚酯类材料:如聚富马酸二羟丙酯(PPF),聚丙交酯(PLA),聚乙内酯(PCL)。

2. 无机盐类材料:如 HA/TCP 复合有机高分子。

3. 水凝胶类材料:如人工合成,天然水凝胶如葡聚糖,明胶,透明质酸,复合藻酸盐等。

(二) 熔融沉积成形技术

利用热熔喷头,将熔融状态的材料挤出于支撑材料之内,逐层沉淀,凝固成型,最后去除支撑材料,得到三维结构。其优点为:成型产品精度高,表面质量好,成型机结构简单,无环境污染;缺点为:成型温度高。其材料主要包括:一些热缩性高分子材料,如聚酰胺,聚酯,聚碳酸酯,聚乙烯,聚丙烯等;复合无机材料,如磷酸三钙(TCP)。

(三) 选择性激光烧结技术

激光束按照计算机指定线路扫描,将位于平台上粉末状的材料热熔,然后粘接固化,一层完成后再铺上新的材料继续上述过程。其优点为:成型速度快,无需支撑材料;缺点为:产生污染,持续高温,会改变材料本来的性质,不能用于水凝胶等一类具有生物活性的材料。常用的材料有:塑料,陶瓷,金属粉末。

(四) 三维立体喷印技术

在基底表面涂上薄层粉末,然后喷头按照计算机指示,将液态粘接剂喷在粉末的指定区域,该层粘接后,将新的粉末喷布在上,然后重复,逐层粘接,最后将未粘接材料粉末去除,就

得到了需要的离体结构。其优点为：高孔隙率，操作简便，原料范围广；缺点为：强度较低，需要后期处理，原料必须为粉末。常用的材料为粉末状的高分子有机或无机材料。

二、细胞三维打印

Boland 等于 2003 年提出"细胞打印"技术的概念，该技术突破了传统组织工程技术空间分辨率低的局限性，可精确控制细胞的分布。在"细胞打印"过程中，细胞（或细胞聚集体）与溶胶（水凝胶的前驱体）同时置于打印机的喷头中，由计算机控制含细胞液滴的沉积位置，在指定的位置逐点打印，在打印完一层的基础上继续打印另一层，层层叠加，形成三维多细胞/凝胶体系。

由于水凝胶与天然软组织细胞外基质在结构、组成以及力学性质上的相似性，现有的细胞打印主要是基于携带细胞的水凝胶三维立体沉积技术。对于在打印中作为细胞载体的水凝胶的要求为：①沉积于基台后，能快速原位成型，并且保持成型后的形状；②保持细胞的活性和功能；③成型后容易进行后处理。常用水凝胶系统包括：

双键或甲基丙烯酸质封闭的聚乙二醇（PEG-DA，PEG-DMA）水溶液与细胞培养液混合形成具有光固化性质的高分子/细胞混合溶液，然后通过立体打印，打印出包裹细胞的立体水凝胶，还可以加入一些单体，提高细胞的存活率。该方法还可以用于原位打印修复缺损。

将藻酸盐与细胞培养液混合，打印于支撑材料内，然后经过氯化钙处理固化，得到含有细胞的三维离体水凝胶结构。

利用凝血原理，将含有细胞的凝血酶溶液作为生物墨水，喷入含有纤维蛋白原溶液为生物纸的基质中，通过原位凝固形成包裹细胞的纤维蛋白支架。

利用胶原在不同 pH 值中性状的变化，来将含有细胞的液态胶原打印出，然后通过改变环境 PH 值（碳酸氢钠）来使得胶原物理凝胶化，得到稳定的立体结构。

细胞打印的方式主要包括以下几种：

（一）喷墨细胞打印技术

是最早应用于打印细胞的技术，由传统的喷墨打印技术发展而来，不仅可用于细胞打印，在生物传感器、生物芯片、DNA 分析、电子制造业等领域也有广泛的应用。其原理是利用热技术或者压电技术，促使液体通过受计算机控制的喷嘴产生液滴，按预先设定好的三维结构喷射液滴。打印机中的"墨水"由细胞、细胞培养液或凝胶前驱体溶胶三者的混合体构成。

优点：喷头与液滴分离不易污染；液滴大小可控制，有实现单细胞打印的潜力；打印速率快，结构简单；可安装多喷头多细胞同时打印。

缺点：对细胞存在热损伤和压力损伤；喷头容易堵塞，不能连续工作。

（二）喷射细胞打印技术

是一种采用针管疏导流体的喷射术，其喷射装置通常包含两个（或三个）同轴或同心的针管：一个针管通流体（含细胞的溶液），另一个针管加载流动压力，后者促使流体从针管喷出。采用压力辅助喷射技术，可获得多分散的细胞液滴（每个液滴包含的细胞数量不同），也可以通过改变液体的流变性能获得近乎单一分散的细胞液滴（每个液滴包含的细胞数量相同）。压力辅助细胞纺织技术与压力辅助细胞喷射技术的原理大致相同，但喷射的是含细胞的线状液体(通过改变含细胞溶液的流变性能实现)。

优点:针管尺寸大,不易堵塞,打印效率较高;可打印高黏度、高浓度液体;机械力,无高温,无高压电。

缺点:液滴或液流不易控制分辨率;只能操作一组针管,即只能打印一种细胞,不能同时处理多种细胞溶液。

(三) 激光细胞打印技术

利用激光对微量物质的光摄效应和热冲击效应而沉积含细胞的液滴技术称为激光打印。经过数十年的发展,作为一种无接触、无菌、高精度和高准确度的技术,激光在细胞处理领域已经取得了重要地位。根据所采用的细胞沉积原理,激光打印可分为激光诱导直写(laser guided direct writing,LGDW)和激光诱导转移(laser induced forward transfer,LIFT)两种不同技术。

激光诱导直写技术原理是利用激光束对细胞的作用力沉积细胞。当一束激光作用于细胞或含细胞的液滴时,可在平行于激光束和垂直于激光束的两个方向上产生分力,从而使细胞在水平和垂直方向上移动。激光束对细胞的作用力大于10pN,可使细胞在几十微米至几毫米的范围内移动,进而使细胞沉积于所选物体的表面。

激光诱导转移技术是利用激光对材料的热冲击进行微量材料的转移。当一束激光透过透明基体并聚焦在薄膜(被转移材料)和基体之间的界面处时,由于激光与被转移材料(细胞悬浮液)的相互作用,微量的薄膜材料(即含细胞的液滴)被迫离开基体并沉积在基体下方的接收层。该技术通过控制基体与接收层间的距离、聚焦激光的尺寸和激光频率,可以达到预期的分辨率。激光诱导转移技术又可分为基体辅助激光脉冲蒸发直写(matrix assisted pulsed laser evaporation direct write)和生物激光打印(biological laser printing)两种。两者的主要区别是,生物激光打印时,在透明基体和被转材料之间有一激光吸收层,这样可避免激光与细胞的直接作用,使细胞免于受到激光造成的热损伤。转移后对细胞活性、增殖、分化情况的测试结果表明,转移过程中的加速度(约为 $108m/s^2$)和减速度,并不会对细胞造成明显的损伤。

优点:操控含细胞液滴的体积在 fL 至 nL 的范围内,分辨率可小于 $5\mu m$;无喷嘴、无针管、非接触的技术,可防止细胞的污染及培养基的损伤;细胞存活率高,打印精度高。

缺点:打印效率低下,细胞可能会受到热损伤。

(四) 声控细胞打印

利用声控的方法打印细胞,统称为声控细胞打印,其技术平台主要由声控液滴发生器和三维移动的液滴接收平台两部分构成。声控液滴发生器由圆形的传感器组成,并周期性排列在压电基体上,组成二维阵列。细胞悬浮液覆盖在压电基体上,传感器发出的声波在液体表面聚焦,当焦点处的声压超过液体表面张力时,即可产生液滴。在声控打印过程中,液滴的尺寸、初速度决定于传感器的尺寸和加载于传感器的能量(声波频率)。采用该技术,可获得尺寸在几微米到几百微米或体积在皮升量级的液滴,还可打印对热、压力和剪切应力敏感的细胞。

优点:无喷嘴,无细胞堵塞现象;过程简单、重复性好、可靠性强;打印后细胞的存活率高;可同时打印多种细胞和生物材料。

缺点:会出现打印出的液滴不含细胞。

虽然细胞打印技术在构建组织或器官的可行性已经得到验证,然而,如前所述,细胞打印技术在构造组织或器官的探索道路上还有很多问题亟待解决,如:生物材料的降解性与组织生长率之间的匹配问题;构建复杂组织(如肾脏和肝脏)时,细胞打印技术的分辨率和速率还远不能满足要求;对所构建的组织后期培养等。

三、控释给药系统三维打印成形

麻省理工学院的 Wu 等首先提出并研究了用三维打印成形技术制作植入式给药系统,随后 Katsta 等和 Rowe 等从材料选择、剂型设计、工艺参数确定等方面对如何应用三维打印成形技术制备口服缓、控释给药系统进行了初步的探索性研究。这些研究的主要目的为:①通过结构设计并制作出具有单药或多药复合控释特征的口服缓、控释给药系统,证明三维打印技术的有效性;②通过工艺参数调节,可方便地改变口服控释给药系统的释药特性而具有的简单实用性。总体上来说,大多数研究仍处在初级阶段。对于药物载入方式、工艺参数操作控制、剂型构建等各个方面都有待深入并拓宽研究范畴,其中特别是在具有复合释药特征的剂型设计方面,研究工作相对比较粗糙和简单。理论上,通过选用适当的聚合物和打印液,调整工艺参数,三维打印技术可以很方便地控制剂型的微观结构与宏观形状,在剂型内部进行分区划分、或分段组合,也可以使表里结构不同,结合药物与材料的分布,从而获得各种所需的释药特征。目前文献上的研究以零级控释为主。

对于药物,现在都是通过打印液载入给药系统中。一种是与打印液一起沉积,分散到 DDS 基质中;另一种是单独载入,埋在有阻释墙的离散单元之中。由于铺层粉末中空间有限、给药系统本身体积限制及药物在打印液中的有限溶解度等原因,往往使得 DDS 中载入的药量相当有限。通过打印悬浮液的方式,虽然一定程度上可以增加多达 5 倍的剂量,但依然不能满足大剂量难溶性药物的要求,因此通过粉末预先混入药物颗粒的载药方式值得探索。

三维打印技术工艺中可以调节的参数很多,如:打印液流速、喷头移动速度、打印液液滴直径、粉末铺层厚度、喷涂次数、喷涂角度、喷涂位置、滴间距、线间距、打印饱和系数、喷嘴与粉末床的距离等。目前文献上常常仅调节打印液的流速和喷头的移动速度,三维打印技术工艺的灵活性远未得到发挥。其他方面可以进一步深入研究的内容亦较多。文献上所应用的活性成分一般为用作模型的荧光染料或小分子化合物类药物,而对如何用三维打印技术制作多肽和蛋白类药物、基因、疫苗、免疫调节剂及其他有生物药用物质的给药系统的研究尚未见报道;对于打印成品的后处理上,虽有的文献对产品喷涂干燥后进行了一定的压缩,以获得较高的硬度和强度,但总体上很多文献对后处理部分并没有足够重视;辅料选择上,更多文献选用了易溶于丙酮、三氯甲烷等有机溶剂的聚 ε-己内酯、聚乳酸、聚乙交酯及聚丙交乙交酯等聚合物,对于常见的口服控制释放制剂中所用辅料的报道并不多见。在应用三维打印成形技术制备给药系统的研究深度与层次上,绝大部分仅作了一个体外释药实验以作说明,少量文献对所制备的给药系统结构情况进行了微观观察与分析,仅见一篇专利对药物的体内释放情况进行了研究报道,没有关于该技术制备给药系统的临床报道,也没有通过三维打印成形技术制备的商品化的控释给药系统;对于打印过程中粉末黏结成形机制,仅有 Wu 等对于喷涂三氯甲烷粘接聚丙交乙交酯粉末的过程进行了报道。综上所述,对于三维打印成形技术在口服控释剂型的应用研究上,不论从研究内容的广度还是从研究内容的深度上都值得进一步探索。

四、三维打印成形在颌面外科手术中的应用

3D 打印是一种直接数字化制造,由 3D 实体 CAD 模型可直接制造出产品,在口腔医学中已有大量应用,可以按照医生的要求制作出各种复杂缺损的下颌骨进行三维重建。在颌面外科最初主要是原型制造、模型外科,由此设计制作个性化修复体。1∶1 的精确模型可使医生在手术前直观地看到病变,进行精确的手术计划,辅助设计制造个性化修复体,从而使手术简单易行,时间缩短,外形和功能恢复较理想。颌面部骨骼形态不规则,金属 3D 打印技术的出现为硬组织外科植入物设计和制造提供了强大的技术支撑,它可以方便地制作各种空间结构和孔隙度的多孔钛实体,使植入物的生物学多孔表面设计更为合理,工艺更为可靠,由此改变修复假体由大块实体金属材料切削或铸造的传统模式,质量较轻,力学性能可能与人体骨组织更为匹配。

2011 年 6 月,世界上首例由 3D 打印技术制作的人工下颌骨移植手术在荷兰进行,一位83 岁的比利时女性患者下颌发生了严重的感染,由于患者年龄较大,不适合接受下颌骨重建手术,技术人员根据移植患者的具体需求来设计骨骼部件的效果图,然后利用高精度的激光枪来熔解钛粉,并将它们一层层地喷涂叠加起来,最终形成一个立体的人造骨骼部件成品,术后患者恢复状况良好,新的下颌骨并未影响她的语言表达和进食能力。显然,3D 打印技术将对未来修复颌面部骨骼植入物的设计和制造产生深远的影响,直接将计算机中的 3D 设计转化为由医用金属制成的植入物,不再需要中间繁复的工艺。

随着影像技术、计算机图像处理技术、3D 打印技术的发展,研究人员可以制造出各种材料、结构复杂的植入物。利用 3D 打印技术可以制作手术导航模板,术中模板导航辅助医生准确定位,达到术前设计的要求,提高治疗效果,导板还可用于种植外科和肿瘤患者组织间放疗的精确引导。3D 打印技术可以为口腔颌面外科带来的主要益处表现在:①辅助手术设计和实施;②研制新型颌骨修复体,使设计、优化过程简化;③在获得同样性能或更高性能前提下,可显著减轻金属修复体质量;④节约材料,昂贵的金属材料以往利用率低,多低于 10%或更低,制造过程中产生大量难以再利用的废屑,3D 打印可提高利用率至 60%~95%;⑤可制造过去无法加工的结构,完成高性能成形修复。

第四节　牙修复与三维打印技术

一、牙修复体三维打印成形

国内修复学应用 3D 打印技术较早,金树人等早在 2003 年即摸索出制作口腔修复体的技术路线,他用 CNC 镭射扫描系统扫描全冠的蜡型,再应用逆向工程软件形成全冠的数字模型,最终利用 SPS250 激光快速成型机成功制作出树脂全冠。后期经过数年发展,其在扫描精度和建模的快捷性上都进步许多。现有技术不止已经可以直接利用激光精确快速地制作纯钛冠,还可利用逆向工程技术和 3D 打印技术制作出个性化的桩核。目前德国贝格

（BEGO）公司采用选择性激光烧结技术进行冠桥的 3D 打印技术,在国内业已实现商业化,成为临床常规修复手段。3D 打印技术不仅可以制作冠桥,吕培军课题组还利用自主开发的设计软件,进行数字化模型观测及可摘局部义齿支架设计及制作,该技术不仅具有制作方便、快捷、精度高等优点,还有效地避免传统加工方式原材料浪费的缺点。

二、颌面赝复体三维打印成形

近年来,三维打印技术的发展,为颜面部缺损的快速仿真修复提供了一条新的途径。依托计算机辅助设计与制作技术（computer aided design & computer aided manufacturing, CAD/CAM）的主要流程包括:面部三维数据采集、赝复体计算机辅助设计以及赝复体模型实体的快速成型制作三部分。利用计算机辅助设计制作颜面赝复体省去了令患者不适的面部取模过程、降低了蜡型的雕刻难度,不仅保证了修复效果,也提高了制作效率,减少患者的等待时间和就诊次数,已经成为颜面缺损赝复技术的主要发展方向。

因此,自 20 世纪 90 年代开始,国内外一些学者开始探索将此技术应用于颜面赝复体的制作领域。1997 年,日本的 Tsutsμmi 首次利用非接触表面测量与 CAD/CAM 技术获取了颜面缺损患者的面部三维形态数据,并制作了眶赝复体的树脂模型,通过翻制成蜡模型,最终制作成为眶赝复体。

1999 年,英国的 Coward 利用 MRI 技术获取了一名耳缺损患者的颜面三维数据并进行重建,通过镜像翻转健侧耳廓的方法,将健侧耳廓定位于患侧缺损区,然后利用 SLA（stereo lithography apparatus,光固化立体造型）技术制作出树脂耳模型,通过翻制成蜡型的方法最终得到耳赝复体。之后,他又对 MRI、CT、激光扫描技术重建耳部形态的方法进行了深入研究,认为三种方法都可满足耳赝复体制作的需求。

2003 年,赵铱民、吴国锋等在国内首次利用激光扫描仪扫描一位单侧眶缺损患者的面部石膏模型,获取了其面部三维形态数据,经过镜像健侧眶部组织数据的方法,最终完成了单侧眶缺损的赝复体设计。焦婷等采用激光扫描的方式获取了一例石膏外耳模型,并得出结论认为三维激光扫描技术可以用来重建外耳形态。其后她又尝试使用螺旋 CT 技术重建一例单侧外耳缺失患者健侧的外耳形态,然后利用该模型完成了耳赝复体的设计和制作。

到了 2005 年,Al Mardini 与 Ciocca L 等分别采用激光扫描单侧耳缺损患者健侧耳石膏模型的方式获得了健侧耳廓的三维数据,然后利用三维打印技术制作了健侧耳廓的树脂镜像模型用于赝复体的制作。其后 Ciocca 又分别在 2007 至 2010 年陆续发表数篇文章,内容涉及单双侧耳缺损、眶颊缺损、鼻缺损的赝复体设计、种植体定位、眼镜架定位等多个方面。

2007 年,Subburaj K 等利用 FDM（fused deposition modeling,熔融沉积造型）和 3DP 技术分别制作了耳赝复体树脂模型,最后认为尽管 FDM 加工精度稍差,但两者都可满足耳赝复体模型制作的要求。

2008 年,有学者通过结构光扫描患者面部形态,经选区激光烧结的方式制作了蜡质材料的鼻、眶赝复体模型,并直接在快速成型制作的树脂面部缺损模型上制作出硅橡胶赝复体,最终获得了满意的修复效果。该研究完全省去了传统获取颜面石膏模型的方式,不仅简化了赝复体的工艺步骤,同时也避免了传统印模方法对面部软组织造成压迫变形的缺点。

2009 年,研究人员首次将 CAD/CAM 技术应用于颜面大面积缺损的赝复治疗,利用结构光扫描的方法获取了一例颜面大部分缺损患者的面部外形数据,通过镜像的方法完成了赝复体的设计,同时把直接加工的蜡质模型进行了双面浸蜡,而后在其上进行了皮纹的雕刻,制作完成的赝复体达到了满意的修复效果。同年,有研究人员将一例单侧耳缺失患者 CT 数据三维重建,经过快速成型加工树脂实体模型后,翻制成耳赝复体蜡型,最终制作成耳赝复体。

2010 年,DAVIS 等采用快速成型的方式制作了耳赝复体,并对面中部区域制作了类似面罩形态的种植辅助定位装置。Bibb 等对采用快速成型方式制作赝复体皮肤纹理的技术进行了探讨,认为快速成型技术可以满足赝复体皮肤纹理制作的需要。同年,Marafon 等将一名志愿者的 CT 数据镜像后,比较了面部各标志点的尺寸差异,认为采用镜像对侧数据的方式可以满足赝复体设计的需要。

总之,随着 CAD/CAM 技术的不断发展,已有越来越多的赝复医师将该技术应用于赝复体的制作,并且通过直接制作蜡型或负型的方式,逐步简化了手工制作的过程。

三、种植体三维打印成形

20 世纪 40 年代初期,Bother 发现钛与骨组织之间无不良组织反应,从而开启了钛在生物医学领域中的应用。钛及钛合金具有优良的机械性能、耐腐蚀性及生物相容性,使其作为医用植入材料在临床上得到广泛应用。但是它们的高弹性模量所带来的应力屏蔽效应,影响了植入体的初期稳定性和长久修复效果。为了改善这一问题,学者们提出多孔钛植入体的概念。大量开放连通的孔隙不仅降低了钛的弹性模量,使之与人体自然骨相匹配;而且其多孔的结构也有利于骨细胞的黏附生长和体内营养物的传输。因此,有关多孔钛植入体的研究,特别是其制备方法与性能的研究已成为了一个热点。目前多孔钛植入体的制备方法主要有粉末松装、烧结法、凝胶注模法、浆料发泡法等,这些方法都需要用到模具。然而医用植入材料的最大特点是尺寸因人而异、形状复杂、微小细节丰富,传统工艺在制作复杂三维形态的试件时存在不足。无需模具的三维打印技术是一项基于喷射的快速成型技术,可以成型树脂、金属、陶瓷等多种粉末材料。根据 CAD 模型,打印头在薄层粉末上喷射粘接剂形成二维平面,并逐层堆积成型,然后对初成型的模型进行烧结,获得最终的模型。它具有设备简单、精度高($40\sim50\mu m$)、成本低(无需激光系统)、体积小、工作中无污染、成型速度快等优点,适合于制作植入性假体、组织工程支架、控制释放给药系统等。上海交通大学附属九院孙健等人采用三维打印技术制备了直径 25mm×20mm 的多孔纯钛植入体,评价分析了其组织结构和力学性能。为研究三维打印技术在制备多孔纯钛植入材料方面的可行性,研究者运用三维打印技术成功制备了具有生物力学相容性的个体化多孔纯钛植入体。说明该技术在制备多孔纯钛植入体方面具有独特的优势和良好的发展前景。在今后的研究中,相关学者将对复杂形状的成型和力学性能的优化以及生物相容性作深入探讨。

第五节 三维打印技术未来展望和科研选题

一、面临的主要问题

虽然三维打印技术近年来得到了迅速的发展,但是目前为止,距离实现人类器官的三维打印还有相当遥远的距离,尽管目前日新月异的制备工艺已经能够更加逼真地模拟出移植体所需的外部形状及内部结构,但是这对于实现器官的功能来说,还是远远不够。即使是现在生物打印研究最为深入的组织工程骨,也仅停留在有限的几种生物材料的范围内,构建出具有规定尺寸的支架结构。三维打印技术在组织工程领域的应用,为实现组织工程产品的最终移植提供了重要的推动作用,现阶段除了科学技术层面上的问题外,没有一个统一的监管标准也是亟待解决的发展障碍。

软组织的三维打印发展前景目前相对于硬组织的三维打印技术,还不是那么明朗,我们还没有办法提供出柔软适合的材料。本领域面临的挑战主要在于除了水凝胶和少数的几种生物材料外,目前还没有发现既具有合适的机械性能又同时能够通过三维打印机进行作业的生物材料。

从目前所发表的文献上来看,大多数的研究还仅停留在一个较低的技术装备水平上,运用的生物材料也极为有限,基本上也就局限在海藻酸钠、各种改性的双嵌段共聚物和光敏的丙烯酸酯。此外,还有一个我们不能忽视的问题,就是这种含有细胞的"基质"在打印作业中,究竟会对内在的细胞产生多大的破坏作用,在将来产品获批投入临床使用前,这是一个不能逾越的关键问题。

此外,三维打印复杂的血管系统仍然是组织工程学需要攻克的难关。如果没有血管系统以提供养分并带走废物,三维打印的器官结构中的活细胞将迅速死亡。通过几层细胞成长起来的薄组织不存在这个问题,因为所有细胞能直接获得养分和氧气。但是如果构建的组织工程器官具有一定大小的体积,外部的养分和氧气就很难及时渗透到器官内部。尽管有可能通过三维打印技术构建出具有活性的静脉,但是仍不足以支撑整个器官的成活。高度血管化的身体部位即使可以打印,也不能直接植入人体,而是需要它直接在体内生长。新的动脉和静脉需要与身体现有的动脉和静脉融合在一起,才真正实现血液的流通。

二、经典研究

比利时的 LayerWise 公司使用 3D 打印首次构建出整个下颌骨的钛合金修复体,使患者不仅恢复了形态,下颌运动、吞咽等功能也得到保留。该实验通过计算机辅助系统绘制出所需下颌修复体的三维形态,然后利用激光三维打印技术,将钛合金粉末喷出、熔融,固化后形成钛合金下颌整体修复体,移植体内后得到了理想的效果,为下颌骨缺损的治疗提供了一种新的方法。

S. M. Allen 使用三维打印技术,为患者定制个性化钛合金部分下颌骨修复体取得了成功。他们首先对于缺损位置进行 CT 扫描,并三维重建,设计出修复体的形状。然后使用钛合金微球颗粒作为原材料,使用硝酸银作为粘接剂,在计算机控制下,按照设计好的三维形进行打印,然后烧结形成符合患者缺损形态的个性化钛合金修复体。

三、科研选题

3D 打印技术要进一步扩展其产业应用空间,目前主要的研究方向和热点有以下几点:

1. 提升 3D 打印的速度、效率和精度,开拓并行打印、连续打印、大件打印、多材料打印

的工艺方法,提高成品的表面质量、力学和物理性能,以实现直接面向产品的制造;

2. 开发更为多样的 3D 打印医用材料,如智能材料、功能梯度材料、纳米材料、非均质材料及复合材料等,特别是金属材料直接成型技术有可能成为今后研究与应用的又一个热点;

3. 3D 打印机的体积小型化、桌面化,成本更低廉,操作更简便,更加适应分布化生产、设计与制造一体化的需求;

4. 软件集成化,实现 CAD/CAPP/RP 的一体化,使设计软件和生产控制软件能够无缝对接,实现设计者直接联网控制的远程在线制造;

5. 完善活细胞 3D 打印技术,实现以细胞打印技术为基础的体外制造与人体内组织器官的三维构造体。

(张勇杰)

参 考 文 献

1. 柴岗等. 快速成型机实现人骨髓基质干细胞三维定向打印的初步研究. 上海口腔医学. 2010;19(1): 77-80.
2. 杨小玲,周天瑞. 三维打印快速成形技术及其应用. 浙江科技学院学报. 2009;21(3):186-189.
3. 张爱英等. 基于快速成型技术的组织工程支架制备进展. 化工进展. 2004;23(3):267-271.
4. 曾文,周天瑞,颜永年. 组织工程支架的快速成形制备方法. 制造业自动化. 2005;27(11):27-29.
5. CATROS S,GUILLEMOT F,NANDAKUMAR A,et al. Layer-by-layer tissue microfabrication supports cell proliferation in vitro and in vivo. Tissue Eng Part C Methods. 2012;18(1):62-70.
6. DERBY B. Printing and prototyping of tissues and scaffolds. Science. 2012;338(6109):921-926.
7. HUANG C L,LEE W L,LOO J S. Drug-eluting scaffolds for bone and cartilage regeneration. Drug Discov Today. 2013;21(24):2529-2543.
8. JONES N. Science in three dimensions:the print revolution. Nature. 2012;487(7405):22-23.
9. HOD L,MELBA K. 3D 打印:从想象到现实. 北京:中信出版社,2013.
10. KHRIPIN C Y,PRISTINSKI D,DUNPHY D R,et al. Protein-directed assembly of arbitrary three-dimensional nanoporous silica architectures. ACS Nano. 2011;5(2):1401-1409.
11. LEONG K F,CHEAH C M,CHUA C K. Solid freeform fabrication of three-dimensional scaffolds for engineering replacement tissues and organs. Biomaterials. 2003;24(13):2363-2378.
12. NISHIMURA I,GARRELL R L,HEDRICK M,et al. Precursor tissue analogs as a tissue-engineering strategy. Tissue Eng. 2003;9 Suppl 1:S77-89.
13. TAN K H,CHUA C K,LEONG K F,et al. Scaffold development using selective laser sintering of polyetheretherketone-hydroxyapatite biocomposite blends. Biomaterials. 2003;24(18):3115-3123.
14. WARNKE P H,SEITZ H,WARNKE F,et al. Ceramic scaffolds produced by computer-assisted 3D printing and sintering:characterization and biocompatibility investigations. J Biomed Mater Res B Appl Biomater. 2010;93 (1):212-217.

第一节 概 述

一、人类疾病动物模型的定义

实验动物指的是由人工饲育的、遗传背景明确的、对其携带的微生物实行控制的、用于科学实验的动物总称。实验动物必须具备实验处理的高度敏感性、个体反应的均一性和遗传稳定性等特点,从而保证实验结果的准确、可靠和可重复。

动物模型(animal model)是指用于调查和研究生理或病理状态下生物体内各种改变和转归所使用的活的非人类动物,以达到更全面地认识生命和疾病的本质,避免在人体上进行实验所带来的风险。动物的选择通常应满足生物分类所确定的对人类等价性原则,因而其对疾病的反应或治疗方法应与人类相似。在研究发育过程中所选择的代表具体生物分类群的动物模型,也称"模式动物"。

广义的人类疾病动物模型(animal models of human diseases,AMHD)是指建立在实验动物基础上的、为生物医学研究而建立的、具有人类疾病模拟性表现的动物疾病模型和相关的模型系统。狭义的人类疾病动物模型专指具有人类疾病模拟性表型的动物疾病模型,即能够把人类疾病复制出来的动物。因而把用于生物医学研究的、患有与人类或其他动物类似疾病的动物,统称为疾病动物模型。通过动物模型的建立,可以在动物身上再现和模拟具体的疾病状态,针对人类疾病过程中组织器官结构、功能、代谢、行为的改变以及相对应的体征变化进行模拟和再现,从而全面系统地反应疾病发生、发展的演进过程,为疾病的研究和治疗建立有效的载体。

疾病动物模型的建立主要是以实验动物科学为基础,结合医学研究和比较医学两大领域。其中实验动物科学是医学研究的支撑,比较医学是联系实验动物科学和医学的桥梁。通过比较医学建立各种人类疾病动物模型,包括整体动物、细胞、各种培养物以及实验动物模型的计算机模拟系统。

目前国内外较为著名的动物模型研究中心包括:南京大学模式动物研究所、上海南方模式生物研究中心、美国 NIH 实验动物资源中心和杰克逊实验室以及欧洲突变小鼠资料库等研究基地,在开展大规模诱变、转基因、基因敲除等功能基因组研究技术平台的基础上,利用小鼠、果蝇、斑马鱼等模式动物,从整体、细胞及分子等多个层面研究基因功能、基因调控及疾病发生过程的生物学机制。

二、人类疾病动物模型的意义和重要性

动物模型研究是研究疾病的重要手段,可以用来研究人类疾病发生的分子机制、组织病理、临床表现、治疗效果等。动物模型的建立,可以解决人类在疾病研究中遇到的伦理学和法律问题;可以规范致病因素,从研究动物疾病的发生入手,研究相应的发病机制;通过对结果的分析并与人类疾病相比较,可以更好地认识疾病的发生发展规律,便于制定出更加有效的防治措施。对于人类生物医学的发展而言,动物疾病模型扮演了重要的角色:

(一)疾病动物模型的建立可以避免人体实验的风险,规避实验中所遇到的伦理道德问题。

使用相应的疾病动物模型充当人体疾病研究的替身,可以确保疾病研究类型的针对性和准确性;可以避免人体实验造成的直接伤害,克服人体疾病研究中的局限性;可以解决病例和实验结果在数量和种类上不足的问题。

(二)疾病动物模型的建立有利于揭示疾病的实质,更好地认识疾病的发病机制和致病因素。

在病理状态下,获得大量的与疾病相关的生理生化指标、机体机能等相关的实验材料,及时准确地提取与疾病相关的实验数据,这些准确的实验资料,有助于揭示疾病的实质,确立诊断和治疗依据。

(三)疾病动物模型的建立,可以对整个疾病的发生和演变过程进行准确、细致的观察。

在发病过程的研究中,通过多组、分批分次的方法,收集不同疾病阶段动物模型的活体或组织标本,了解疾病的发生、发展和变化规律。

(四)疾病动物模型可以模拟一些发病率低、潜伏期长、病程长的病种。

其有利于缩短发病时间,在较短的时间内获得大量有价值的疾病材料,从而解决临床及实验中研究对象不足、数据单一的缺憾。

(五)疾病动物模型的建立,有利于实验及干预因素的控制,以确保研究结果准确、可靠。

通过分组和有效的对照研究,可以规范实验干预因素,保证了实验结果的准确性和可重复性。

因此,利用疾病动物模型进行人类疾病的研究,可以克服人体疾病研究的多种局限性,为疾病的深入研究创造有利的实验载体,进而提高实验结果的准确性。疾病动物模型的建立和应用对口腔医学研究的发展起着十分重要的作用。

第二节　动物模型的分类

经过半个多世纪的发展,动物模型品种日益繁多,形成了一个庞大的家族。为了能够更好地开发利用、更加便于科学研究,人们从不同的出发点将其分门别类,比如按照动物模型产生的原因分类,按照医学系统范围分类,按照模型种类分类,按照动物学分类种属分类等。

一、按照产生原因分类

（一）自发性动物模型（spontaneous animal model）

自发性动物模型指的是实验动物未经任何人工干预，在自然的条件下形成的某种疾病，通过人工遗传饲养、定向培育保留下来的动物模型。自发性动物模型多见于肿瘤和遗传性疾病，比如代谢性疾病、分子类疾病以及由于遗传变异导致的蛋白质合成异常类疾病。

自发性动物模型完全是在自然环境中产生的疾病，排除了人为干扰的因素，产生的疾病与人类疾病具有较高的相似性，有很高的研究价值。如自发性高血压大鼠、自发性真性糖尿病鼠以及自发性肿瘤动物模型。这些动物模型在病种上类似人类相关疾病，在临床表现上也极具模拟性，可比性强，人为因素干扰少，疾病表现与人类疾病更为接近，应用价值高，是不可多得的实验动物模型。

但是这种动物模型囿于产生条件的限制，来源范围单一局限，可靠性较低，形成周期长，发病率低，发病周期长并且不一致，数量有限，难以满足大规模实验需求。

（二）诱发性动物模型（experimental animal model）

诱发性动物模型又叫实验动物模型，指的是由研究者按照研究目的，通过使用物理、化学、生物等手段，形成不同的致病因素作用于动物，造成动物局部或全身组织、器官的病理性损伤，从而模拟人类疾病相关的形态结构和功能代谢情况。

1. 物理因素诱发的动物模型　物理因素包括击打导致的机械损伤、手术创伤、放射线辐射伤以及由于压力和温度改变导致的组织器官损伤，如手术方法形成的下颌骨骨折模型、放射线辐射导致的腮腺萎缩模型、下颌骨击打导致的颞下颌关节紊乱综合征模型、利用烧伤等方法制造的皮肤瘢痕模型等。

2. 化学因素诱发的动物模型　化学因素包括化学药物致癌、酸碱烧伤、微量元素以及激素类改变机体代谢等方面，比如应用二甲基苯并蒽（dimethylbenzanthracene，DMBA）涂抹兔舌黏膜诱发舌癌，应用 D-氨基半乳糖复制大鼠缺碘性甲状腺肿，应用糖皮质激素的大量使用诱导动物骨质疏松的形成等。

3. 生物因素诱导的动物模型　生物因素包括细菌、病毒、寄生虫、支原体、衣原体等多种因素。利用生物因素可诱导人畜共患性疾病模型。

4. 联合因素诱导的动物模型　多种因素的联合使用，往往能够更加逼真地模拟各种疾病，提高疾病实验动物诱导的成功率，例如使用胆固醇、乙醇诱导大鼠肝硬化的动物模型，使用二甲基偶氮苯胺和 ^{60}Co-γ 射线方法复制大鼠肝癌的动物模型。

（三）基因工程动物模型

基因工程动物模型指的是通过转基因、基因沉默、基因替换、基因克隆等方法人为改变动物的遗传性状而获得的动物模型。目前有大约 2000 多个转基因品种的小鼠可以用于人类疾病的研究模型，在关节病、阿尔兹海默症、骨质疏松以及冠心病等研究中得到了广泛应用。

（四）同种或异种移植动物模型

同种或异种移植动物模型多见于肿瘤研究。同种动物肿瘤移植模型多见于将肿瘤细胞移植于同系或同种动物体内，如 Walker-256 瘤株原为大鼠乳腺自发的一种癌肉瘤，可以将该瘤株注入动物腹腔内,构建肝癌动物模型;异种动物肿瘤移植模型多指将人类癌巢病灶肿瘤移植入动物体内,构建相关的疾病动物模型,如在裸鼠舌体及颊黏膜内注射接种 Tca8113 细胞,建立口腔癌的移植瘤动物模型。

此外,物种间组织器官移植动物模型的建立也是目前研究的重点,专注于免疫抑制等方向的研究,为人类器官移植的研究做出了贡献。

二、按疾病的分类和人体系统来源分类

按传统意义上的疾病分类可以分为炎症、肿瘤、损伤、畸形、代谢性疾病、免疫性疾病、遗传性疾病等类别的动物模型;人体根据功能的不同,通常划分成各个功能系统,比如心血管、泌尿、消化、呼吸、内分泌、骨骼、神经、生殖系统等等,可以建立与之相对应的各个系统疾病的动物模型。

三、按疾病模型的种类分类

疾病动物模型的种类可以包括动物细胞模型、离体组织器官模型、整体动物模型、数字模型等。细胞模型往往是研究微观领域、分子及蛋白质功能代谢的主要研究工具;而整体动物模型是最常见的动物疾病模型,可以模拟和再现动物疾病发生、发展的整个过程,也是目前疾病研究中最常用的模型;数字模型是建立在医学资料信息化基础上的,通过对疾病动物模型的数字模拟、推断而建立起来的一种动物疾病模型,具有不受客观条件限制、无创伤、无伦理学限制等优点,是实验动物模型的发展趋势之一。

四、按动物学分类位置分类

根据自然分类法,生物被分为动物和植物两大界。界以下为门、纲、目、科、属、种等。目前所用绝大多数实验动物属于脊椎动物门,该门下有六个纲:圆口纲、鱼纲、两栖纲、爬行纲、鸟纲和哺乳纲。最常用的实验动物均为哺乳纲,如啮齿目的小鼠、大鼠、豚鼠、地鼠、长爪沙鼠等,兔形目的家兔,食肉目的猫、狗、雪貂,有蹄目的羊、猪和灵长目的恒河猴、猩猩、狒狒、绒猴等。另外,鸟纲的鸡、鸭、鸽,两栖纲的青蛙、蟾蜍、蝾螈,鱼纲的斑马鱼,爬行纲的蛇等,也常被选作实验动物。

第三节　动物模型的设计原则

动物模型是研究人类疾病最常用的手段之一,动物疾病模型对于人类疾病的模拟程度越高,其在实验过程中所反映的病理变化和临床表现就越贴近人体疾病的真实情况,研究价值也就越高。如何设计疾病模型是构建动物模型的基础,好的动物疾病模型应该是能在不同的动物种群中反复再现某种疾病类型,所使用的动物在规格上符合实验要求;满足经济合理、使用方便等原则。

一、动物模型相似性

疾病动物模型的建立是为了更好地模拟和再现人类疾病。因此,动物模型中所构建的疾病模型与人类疾病的相似程度直接成为决定实验研究是否成功、获得结果是否真实有效、能否客观反映疾病过程的最主要因素之一。

在疾病动物模型中,最好的模型就是自发性动物模型,它能够在自然条件下形成,排除了人为干扰因素,相似度和研究价值较高。比如常用的大鼠自发性高血压模型就是研究人类原发性心脏病最理想的动物模型,而 A/He 近交系小鼠自发性腭裂模型则是口腔医学中研究腭裂的理想工具之一。但是自发性动物模型的品种偏少,这就需要研究人员通过物理、化学、生物和基因工程等手段构建其他疾病动物模型。在这个过程中,必须严格考虑到人类及动物机能的相似程度,构建合适的动物模型。所谓相似性,也就是疾病在动物模型中最大程度地再现人体疾病的过程,只有做到这一点,研究才有意义,结果才有效,否则,建立的疾病动物模型就会毫无研究价值。在早期的瘢痕疾病研究中,由于动物模型的限制,关于瘢痕的研究一直停滞不前。1987 年 Morris 构建了兔耳瘢痕动物模型,符合人类皮肤瘢痕形成的原理,为这一疾病的研究打开了新的篇章。

二、动物模型重复性

为了保证研究结果的真实可靠,要求实验构成能够反复进行,这就要求所使用的疾病动物必需是可重复的,同时为了保证研究因素的一致性,需要动物模型必需标准化。因此,在实验中应该选择标准化的实验动物,如动物的品种、品系、年龄、性别、体重、健康状况等必需一致;实验时的环境、条件、方法必需统一;实验中所使用的仪器和药物也要求其生产厂家、批号、纯度、规格、剂型、剂量必需一致;同时操作步骤、人员等也要求统一。只有这样,才能最大限度地再现整个实验过程,避免实验中出现较大的偏倚和误差。因此,在科学实验中,最好选用学术界公认的动物模型,一方面可以保证实验数据的准确性,另一方面也可以避免由于实验动物的不一致造成的结果差异。

三、动物模型可靠性

建立人类疾病模型要注意动物模型的可靠性,避免由于其他可能疾病的出现,导致与疾病模型相混淆。实验中选用的动物模型的背景资料必须完备,避免实验过程中其他非疾病因素的干扰。因此,在实验前期对于所选用动物模型的生物学特性必须有一定的了解。比如,大鼠易患动物地方性肺炎及进行性肾病,在构建铅中毒导致的肾病模型时,就要注意两者之间的相关性,避免大鼠自身因素的干扰和其他因素的作用。

四、动物选择的严格性

建立动物模型时,动物的选择至关重要。选择恰当的动物模型是建立疾病模型的基础,比如使用 A/He 近交系小鼠自发性腭裂疾病模型就可以比较真实地模拟人类腭裂的发病情况;使用自发性高血压大鼠对于研究人类高血压及相应的心血管疾病就可以起到很好的再现作用。

选择动物的原则有:①能够正确地复制所要研究的损伤或疾病;②动物模型可以多次或用多种方式进行实验;③实验可以被别人反复进行;④在实验中可以获得多个活检标本;⑤容易操作并与动物实验设备相适应;⑥动物模型有可供观察足够的时间。

五、动物模型建立的易行性和经济性

在建立动物模型的时候,所选用的动物、实验方法、试剂和仪器等,应该尽量做到经济、方便、易获得、易实施等原则。目前的实验研究中,除极少数使用到灵长类动物外,多采用标准一致、种属相同的小型动物,比如大鼠、小鼠、犬类、山羊、兔等动物,这类动物容易获得、比较经济、处理方便,有利于同时进行较大规模的饲养、统一实验条件及纳入标准。只有在实验的同时考虑到动物模型建立的可能性和经济性,才能保障实验的成功进行。

第四节 口腔颌面部发育研究中的转基因动物模型

20 世纪 60 年代,"动物模型"的概念正式提出,研究者们纷纷致力于动物模型的开发和研究,许多动物品系、自发性动物模型和诱发性动物模型不断涌现。

早期的口腔颌面部发育医学研究中动物模型的研究,主要通过运用实体动物,利用外力撞击、局部注射药物、外科手术创伤及肿瘤细胞植入,模拟外界干扰因素导致的口腔颌面部发育障碍及畸形,通过研究动物模型观察和检测相关疾病在口腔颌面部发育和再生的影响和作用。例如使用幼兔外科手术构建单侧完全性唇裂动物模型研究上颌骨发育障碍,利用大鼠面神经干撞击构建面瘫的实验动物模型都取得了很好的效果。

20 世纪 80 年代后,伴随着基因技术的不断发展,转基因技术、基因诱导、基因沉默技术日趋完善。外源性基因片段的植入和改变为动物模型的建立提供了崭新的空间,目的基因的分离、扩增和植入,大大简化了目的疾病动物模型建立的技术路线和过程。利用转基因等技术,通过对单个特定基因的敲除及干扰,可以获得目的基因过表达及沉默的动物模型,通过对其表型的研究更加深入地了解特定基因的功能和时空效应。

一、转基因动物的概念

(一) 转基因动物的原理

转基因动物是指一类动物的基因组中整合有外源目的基因。利用转基因技术,借助基因工程将体外重组的目的基因或基因组片段导入实验动物的受精卵,使其与受精卵 DNA 整合。然后将此受精卵转移到雌性受体的输卵管或子宫中,使其顺利完成胚胎的发育,培养出转基因动物。因此,后代的体细胞和性细胞的基因组内携带有目的基因,并能发挥功能而呈现其生物效应。转基因动物的出现是人类按照自己的意愿有目的、有计划、有根据、有预见地改变动物的基因产生。

整合入动物基因组的外源基因称转基因,建立转基因动物时,外源基因可能只整合入动物部分组织细胞的基因组,也可能整合进动物所有组织细胞的基因组中。如果动物所有的细胞均整合有外源基因,且具有将外源基因遗传给子代的能力,称转基因动物。人们可以通过分析基因和动物表现型,从而揭示外源基因的功能(图30-1)。

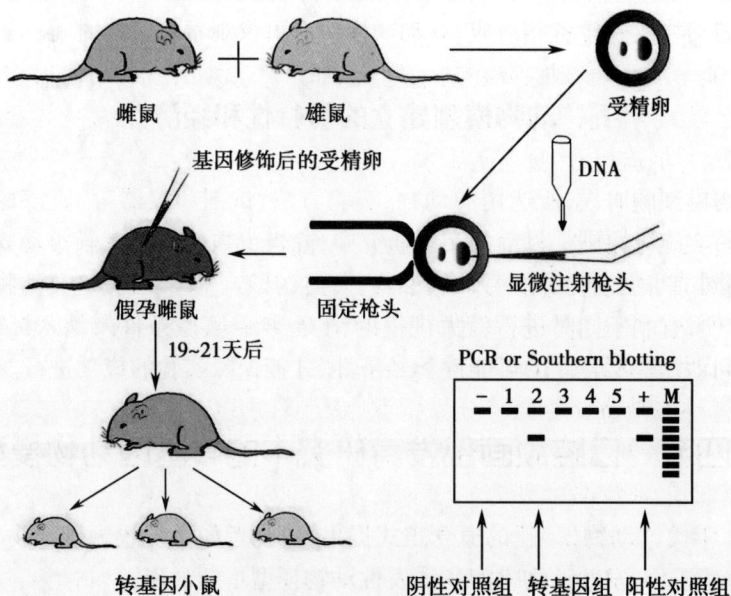

图 30-1 转基因动物
(南京医科大学口腔医学院供稿)

转基因技术可以在动物原来遗传背景的基础上,通过改变某种基因的表达水平,建立人类疾病的动物模型。这种模型产生疾病的原因清楚(由转入的外源基因引起),模型动物的症状单一,接近于患者的症状,便于甄别混淆因素,有利于疾病基因水平的研究。由此可见,转基因动物的培育包括四个步骤:①靶基因(被导入的外源基因,又称目的基因、转基因)的获得和改建;②靶基因向生殖细胞或 ES 细胞转移;③受精卵或胚胎组织的发育;④筛选、鉴定和稳定转基因动物品系。

(二) 转基因动物的制备

1982 年,Palmiter RD 等成功地将大鼠生长激素基因转入小鼠受精卵,获得的转基因小鼠的体重远远大于普通正常小鼠,被称为"超级小鼠"(super mice),显示了转基因技术人为地改造物种或生物性状的可能性。转基因动物自出现以来,获得了迅速的发展,目前,建立转基因动物的主要策略有两种:一种是让转基因在动物体内过度表达,最常用的是显微注射方法。转基因可用基因本身的启动子,也可拼接组织特异性表达的外源启动子;可转入单基因,也可转入双基因。另一种方法是让基因在体内灭活,丧失其功能,即基因敲除技术。这是近年来发展的用胚胎干细胞进行基因打靶技术,以产生基因缺陷的转基因动物。转基因动物具体的制作方法主要有显微注射法、逆转录病毒感染法、胚胎干细胞法和精子载体法等。

1. 显微注射法 该方法是制作转基因动物应用最广、效果最好的方法,由美国人 Cor-

don 发明。在显微操作仪下,用极细的微吸管直接将在体外构建的目的基因注射到处于原核时期的受精卵的雄性原核中,把外源基因整合到基因组中,然后将改造的受精卵植入假孕的雌性动物的输卵管中,发育形成胚胎。Palmiter RD"超级小鼠"就是利用这一原理将大鼠生长激素基因与小鼠金属硫蛋白 I 基因启动子相连,然后将融合基因注入受精小鼠原核中,从而获得成功。其优点是可以把不同长度的重组 DNA 片段注入原核,转基因阳性动物能有效地表达外源基因,是获得转基因动物最可靠的方法。但这项技术有许多制约因素,最主要的限制是 DNA 只能增加,不能删除或在某个位点修饰,而且外源 DNA 是随机整合的,由于整合位点的影响会导致基因表达不稳定,随机整合也可能破坏内源基因序列或激活致癌基因,这两种因素都会对动物健康产生有害影响。另外,注射法生产转基因动物一般是嵌合体,整合基因并非在所有细胞中表达。

2. 病毒感染法　将外源性的目的基因插入病毒的基因组中,制成高浓度的病毒颗粒,通过病毒感染宿主细胞,把外源基因整合到受体基因组中。目前常用的载体主要是逆转录病毒载体。具体方法是在动物早期胚胎的培养液中加入载体病毒或把胚胎放入病毒液中培养,还可以把载体病毒注入囊胚腔获得转基因动物。也可直接将胚胎与能释放逆转录病毒的单层培养细胞共育以达到感染目的。病毒感染的优点是单拷贝基因导入,不破坏目的基因,不易发生大的突变,易分析插入位点。缺点是导入的目的基因短,需经嵌合途径,试验周期长,所携带的外源基因片段的长度受限制,并且可能出现转入病毒基因的复制表达等。

3. 胚胎干细胞法　胚胎干细胞(embryonic stem cell,ES)是从早期胚胎的囊胚内细胞团中收集的多能细胞系。它本身是二倍体,能在体外培养,具有高度的全能性,可以形成包括生殖细胞在内的所有组织,并且在不同的培养条件下表现出不同的功能状态。这种细胞有两个特点,一是它本身可以分裂、增殖,形成细胞集落;另一特点是经过发育可以形成正常的动物后代。因此,借用 ES 细胞系可将人们企望的某种不完整的、无功能基因直接引入到 ES 细胞中,通过细胞增殖、筛选可得到丧失了某种基因功能的动物后代。通常利用一定方法,如脂质体介导、电击或反转录病毒感染等,把外源基因导入 ES 细胞中,将有功能的转入基因整合到 ES 细胞基因组内的非必需基因位点上,经筛选、培养,注入发育的囊胚中,参与包括生殖腺在内的各种组织嵌合体的形成,而后用于生产转基因动物。其优点是可对转化的 ES 细胞进行阳性选择,提高了转基因效率(图 30-2)。

4. 精子载体法　利用精子作为外源基因的载体来建立转基因动物,将成熟的精子与外源性 DNA 进行预培养后,使精子有能力携带外源性 DNA 进入卵中,使之受精,并使外源性 DNA 整合到染色体中。其优点是利用精子的自然属性克服人为机械操作给胚胎造成的损伤,整合率高,成本低;缺点是结果不稳定。目前该体系虽然还未完全建立,但很有发展前途,可以与体外受精、早期胚胎阳性选择和胚胎超低温保存技术相结合,使转基因技术更加实用化。

5. 体细胞克隆法　利用克隆技术,通过携带外源基因的培养细胞进行核移植。该技术主要包括 2 个步骤:首先,将外源基因插入体外培养的动物体细胞染色体的特定位点,然后筛选出阳性克隆,将阳性克隆移植到去除细胞核的卵细胞中,产生重构胚胎,再将重构胚胎移植到动物母体中,从其后代获得携带目的基因的个体。该方法产生个体的外源基因整合率为 100%,效率极高,但目前该技术还不成熟,很多技术细节还有待完善和提高。

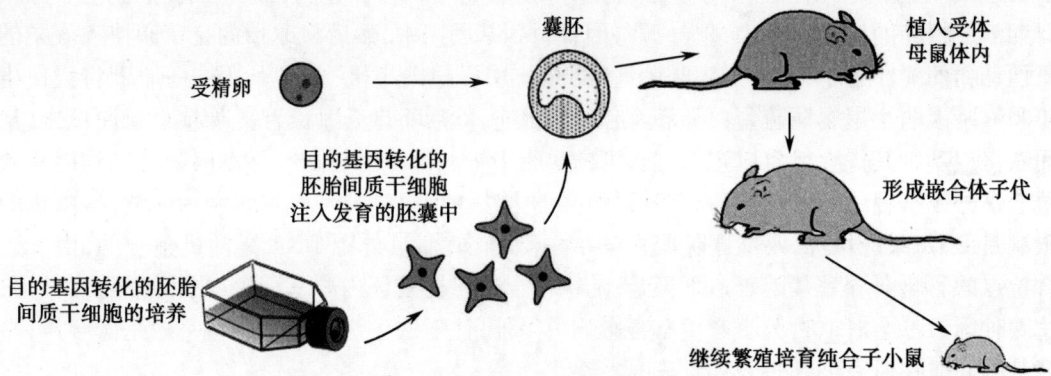

图 30-2　胚胎干细胞制备转基因小鼠
（南京医科大学口腔医学院供稿）

（三）外源性基因整合原理

按外源性目的基因的整合方式可以分为三类：基因随机插入（random insert）、基因敲除（knock out）和基因替换（knock in）。

1. 基因随机插入　在培育转基因小鼠的胚胎干细胞法中，通过改变 ES 细胞基因，将特定的外源目的基因随机插入小鼠的基因组，便可得到转基因小鼠（transgenic mice），这种在基因组中插入外源基因是随机的，有可能插入不同的基因片段中，导致部分宿主基因的异常表达。

2. 基因敲除　运用 DNA 同源重组原理，将导入的外源基因与小鼠基因组中特定的内源基因（目的基因或靶基因）发生同源重组，从而获得内源性目的基因缺失或功能丧失的转基因小鼠。

培育基因敲除小鼠的关键技术是 ES 细胞基因组操作，使外源基因能够定点整合到 ES 细胞基因组中。目前常用的外源基因定点整合正-负选择（positive negative selection，PNS）系统是由 Mansaur 等于 1988 年设计的。这套系统的基本策略是首先构建一个导向载体，其中含有一段与内源的靶基因（以 X 代表）同源的 DNA 序列，该同源序列内的一个外显子中插有新霉素抗性基因（neo），作为正选择的标志，在该同源序列附近还插有疱疹病毒胸苷激酶基因（HSV-tk），作为负选择标志。HSV-tk 基因本身没有启动子，但可接受 neo 基因启动子的调节。以一定的方法（如显微注射、电穿孔等）将构建的导向载体转入 ES 细胞，体外培养并用药物 G418 和 GANG 作双重选择。如果所导入的导向载体 DNA 在 ES 细胞基因组 DNA 之间发生的是非同源重组，则导向载体整个地随机插入 ES 细胞基因组 DNA 中，其基因型为 X、neo、HSV-tk。此时，neo 基因和 HSV-tk 基因同时表达，其中 neo 基因的产物使 ES 细胞具有 G418 抗性，但 HSV-tk 基因的产物可使 GANG 转变为一种有毒的物质，使 ES 细胞死亡。然而，如果发生的是同源重组，外源的 neo 基因便可一并整合到 ES 细胞的靶基因 X 位点上，而 HSV-tk 基因就丢失了。此时，仅有 neo 基因表达，其产物可使 ES 细胞具有 G418 抗性而存活下来。由此可见，通过 PNS 系统选择后，所存活下来的 ES 细胞都是因发生了同源重组而使内源靶基因缺失或功能丧失的工程化 ES 细胞。

3. 条件性基因敲除　条件性基因敲除指的是在特定的时期、特定的组织和器官中使某个基因获得表达，可用于研究致病基因的功能或者构建在特定的条件下、特定的组织和器官中表达某个基因的转基因动物模型。它实际上是在常规的基因敲除的基础上，利用重组酶 Cre 介导的位点特异性重组技术，在对小鼠基因修饰的时空范围上设置一个可调控的"按钮"，从而使对小鼠基因组修饰的范围和时间处于一种可控状态。目前主要包括 Cre/LoxP 和 Ftp/FRT 两套重组系统。其原理主要是运用已经将目的基因置于同向 *LoxP* 之内的打靶载体，在 ES 细胞中经同源重组及筛选，将携带该载体的转基因小鼠与受控于组织特异性启动子或诱导性启动子 *Cre* 基因的转基因小鼠交配，经重组酶 *Cre* 基因的介导重组，即可获得靶基因在某一组织器官或发育时期上特异性表达的小鼠。

4. 基因替换 是指由于外源基因与小鼠基因组中特定的内源基因发生同源重组，而相关的两个内源基因中的一个基因的编码区被另一个基因的编码区拷贝所置换的转基因小鼠。培育基因替换小鼠的做法与基因敲除小鼠相似，也是运用 DNA 同源重组原理在 ES 细胞工程化的基础上进行的，只是导向载体的设计不同。这种导向载体的特殊性，使得小鼠一个内源基因编码区被去除时，伴有另一个相关基因编码区拷贝的插入。其结果是在同一个基因组中，两个相关基因的启动子分别控制着同一个基因的编码区。

二、转基因动物模型在口腔颌面部发育研究中的应用

利用转基因动物的特异性，制备转基因动物，插入或敲除某一特定基因，有利于研究特定基因片段在口腔颌面部组织形成发育过程中的作用，以及与其他生物环境因素之间的相互作用。

（一）*Shh* 基因突变小鼠模型

Shh 基因在个体发育过程中有着重要的作用，在复杂的调控中发挥功能。研究发现，Shh 信号的短暂缺失可抑制胚胎面部原始生长，导致眶距过窄和唇腭裂。与之相反，*Shh* 基因过度表达则导致额鼻突中线侧方扩宽和眶距过大，甚至可伴面部重复。扰乱 Shh 信号将导致严重口腔颌面部畸形，阻断 Shh 蛋白在鼠胚下颌的传导可干扰下游 *Patched* 基因的表达，牙发育被阻滞在上皮增厚期，牙数量减少；牙蕾尖端上皮局部凋亡，仅少量牙能发育。

（二）*Msx1* 基因与唇腭裂

陈一平和柴杨教授在关于颌面部生理发育的研究中发现，*Msx1* 基因与非综合征性的唇腭裂发生有关，在小鼠的颌面部发育中，*Msx1* 基因的变异缺失直接导致了硬腭组织间充质干细胞的增殖减少，上皮结构之间不能融合，形成腭裂。同时 *Wnt5* 基因的缺失也可能直接导致双侧侧鼻突融合的失败，致腭裂发生。

（三）*Msx2* 转基因小鼠

1995 年，有学者培育出受巨细胞病毒（CMV）或金属蛋白酶组织抑制剂（MMP-1）强启动子调控、过表达 *Msx2Pro7His* 突变基因的转基因小鼠，这些转基因小鼠表现出颅顶骨发育加强和颅缝早闭，提示 *Msx2* 突变可导致颅缝早闭和异位骨形成，突变蛋白能启动成骨过程。1999 年，有学者发现小鼠在 *Msx2* 启动子控制下表达 *Msx2* 基因，成骨早期阶段成骨细胞数量增加，这些小鼠未发生颅缝早闭，而仅表现出颅盖骨发育的加强和颅缝狭窄；提示 *Msx2* 基因获得性突变可能短暂延迟颅缝区成骨细胞的分化，引起细胞池增生，从而保持有活力的细胞，以备接受来自颅缝下硬脑膜的分化信号，如 MMP 和 FGFR2。正常生长因子发送信号给过剩的成骨细胞群，导致颅缝骨病理性沉积过多，促使颅缝过早融合。同时，转基因鼠产生

的野生型或突变型后代中,遗传特征包括围产期死亡和不同程度的多发性口腔颌面畸形(下颌发育不全、腭裂、露脑畸形、正中面裂、顶骨发育不全和舌骨骨化减少等),提示野生型 *Msx2* 活力水平对与口腔颌面部形态发生有关的神经嵴源性细胞的生存和凋亡,具有一定的平衡作用。

(四) 甲状旁腺激素(PTH)和甲状旁腺激素相关蛋白(PTHrP)基因敲除小鼠模型

PTH 和 PTHrP 与维持机体钙、磷代谢平衡,骨和软骨的发育、形成、代谢和再生密切相关。国内外有许多有关研究 *PTH*$^{-/-}$ 和 *PTHrP*$^{-/-}$ 与骨骼发育、代谢、再生、修复的研究,其中也有与颌骨、颞下颌关节和牙发育、代谢、再生、修复以及牙萌出的研究。结果显示 PTH 和 PTHrP 与成骨细胞和软骨细胞表面的共同受体作用,受多种因子和信号通路的调控。*PTH*$^{-/-}$ 和 *PTHrP*$^{-/-}$ 的小鼠颌骨(主要是牙槽骨)、髁突软骨、牙的发育障碍,*PTHrP*$^{-/-}$ 的小鼠牙萌出异常。

(五) *Runx2* 与骨发育

Runx2 是一种成骨分化特异性转录因子,可以调控众多基因的转录。在成骨细胞形成和分化、软骨细胞的分化和成熟、破骨细胞的形成和吸收及骨基质蛋白产生中发挥重要作用。*Runx2*$^{-/-}$ 鼠的 MSCs 缺乏分化为成骨细胞的能力,Runx2 表达剂量不足时,可导致人类锁骨或颅骨的发育异常;*Runx2*$^{-/-}$ 鼠的骨骼中破骨细胞数极少;过表达 Runx2 的转基因鼠的成骨细胞数量增多,但均不成熟。Runx2 在牙发育的早期阶段表达较高,主要参与牙冠的形成和成牙本质细胞的分化。

(六) *Wnt* 与颌面部发育发育

Wnt 基因在胚胎发育中有着广泛的表达,Wnt 信号通路在动物胚胎分化、发育中起到关键调控作用。在口腔颌面部 Wnt 信号直接调节脑神经嵴的发育过程,其功能的失调将会导致颌面、骨骼及牙等发育缺陷。Wnt 涉及三条信号通路,研究表明 Wnt 系统与腭发育及唇腭裂的发生相关,*Wnt3*$^{-/-}$ 的人类和 *Wnt9b*$^{-/-}$ 突变鼠出现唇腭裂。在鼠胚胎面中份形态形成的关键阶段可见 *Wnt3* 和 *Wnt9b* 在面外胚层表达,其中 *Wnt3* mRNA 主要表达在上颌突和中鼻突区的外胚层,而 *Wnt9b* mRNA 主要表达在上颌突、中鼻突和侧鼻突区外胚。在牙发育阶段,Wnt 信号分子参与了牙胚发育的整个过程,在上皮-间充质相互诱导中占主导地位,大部分 Wnt 信号及相关受体、拮抗剂均不同程度地表达于此,而 *Wnt5a* 及 *MFrzb1* 在整个牙胚发育过程中只表达于牙乳头间充质中,这充分说明 Wnt 信号分子调控牙胚发育的过程是上皮与间充质相互诱导的结果,而且提示 MFrzb1 有可能对 Wnt 信号产生持续的强度不等的抑制作用,从而精确调控 Wnt 信号的强度。

(七) TGF-β-Smad 通路与颌面部发育

转化生长因子 β(TGF-β)是一个分泌型的多肽信号分子,在哺乳动物中主要包括 3 种亚型:TGF-β$_{1-3}$。Smad 家族是已知的唯一 TGF-β 信号的细胞质内介导者,它们可将 TGF-β 信号直接从细胞膜转导入细胞核内,可与其他转录因子形成稳定的蛋白质-蛋白质复合物从而调节靶基因对 TGF-β 的应答。研究表明 *TGF-β*$_1$ 基因敲除的小鼠在胚胎期即死亡;*TGF-β*$_2$ 基因敲除的小鼠出现颌骨发育缺陷,部分伴有腭裂;*TGF-β*$_3$ 基因敲除的小鼠多数发生腭裂。因此认为 TGF-β$_1$ 蛋白在细胞增殖和腭突生长中起重要作用,TGF-β$_1$ 蛋白和 TGF-β$_2$ 蛋白共同调节间质细胞增殖和细胞外基质的合成,而 TGF-β$_3$ 蛋白促进腭突腭中缝的融合。在牙胚发育过程中,Smad2 可能参与上皮与间充质的相互作用,在成釉细胞和成牙本质细胞分化过程中表达量逐渐增强,表明 Smad2 可能参与成釉细胞和成牙本质细胞的分化,以及釉质和牙本质的形成。

三、转基因动物存在的技术问题和应用前景

通过转基因手段建立人类疾病的各种动物模型,研究外源基因在整体动物中的表达调控规律,从而对人类疾病的病因、发病机制和治疗学起到极大的促进作用。目前,转基因动物模型主要用于疾病发病机制的研究和检测新的治疗方案并进行药效评价、药物筛选。

在进行转基因动物研究时,提高对动物基因组进行遗传修饰后的精确性、可调控性及可对比性,是转基因能否广泛用于各类生命科学研究的关键。同时,如何有效地将精确的遗传修饰在整体动物中得到表述和实现世代间的传递,则是转基因动物技术的关键。理想化的做法是在一种体外培养的永生化体细胞中实现各种精确的遗传修饰,并通过核移植介导的体细胞克隆等方法有效地将经过修饰的体细胞基因组过渡到整体动物并实现世代传递。虽然转基因动物模型具有比传统动物模型无法比拟的优点,但现已建立的疾病转基因动物模型存在着品系较少(主要是小鼠)、模型"失真"以及转基因动物技术难度大等缺点,人类疾病转基因动物模型仍需进行多方位的完善和改进。

第五节　口腔颌面部再生研究中的动物模型

目前口腔颌面部再生医学研究中动物模型的研究,主要是以细胞生物学为基础来研究干细胞的功能和诱导分化,如颌面部脑神经嵴干细胞、骨髓间充质干细胞、牙周干细胞的分离和诱导分化;口腔颌面部动物模型的建立主要侧重于唇腭裂、颌骨缺损、颌骨损伤及颞下颌关节骨关节病的动物模型研究等。

(一) 嵌合体动物模型

嵌合体动物模型指不同遗传性状嵌合或混杂表现的个体,若其遗传来源相同,称同源嵌合体;若遗传来源不同,为异源嵌合体。免疫学上的涵义则指一个机体身上有两种或两种以上染色体组成不同的细胞系同时存在,彼此能够耐受,不产生排斥反应,相互间处于嵌合状态。口腔颌面部组织移植是治疗组织缺失、再造颌面形态、恢复组织功能最有效的方法,但是由于同种器官组织的匮乏,移植修复受到很大的限制,嵌合体动物模型的建立可以跨域物种抗原之间巨大的差异,消除宿主对于异种移植组织器官的排斥,为口腔颌面部修复重建创造条件。

(二) 骨缺损与再生的动物模型

口腔颌面部骨缺损的再生研究中,建立骨缺损动物模型是研究骨组织再生的前提。实验模型应当能够操控缺陷修复模式、骨缺损的大小和位置以及各种形式的再生障碍。建立骨缺损模型必须造成足够的缺损,确保经过 2 倍于骨折正常愈合时间后,骨缺损的两断端虽有骨生长现象,但不能桥接缺损,形成骨不连。在确定的研究时间内不可能自行愈合的最小缺损即为临界缺损(critical size defect,CSD),具体为长骨周径的 2.0~2.5 倍,长骨长度(颅骨周径)的 1/10~1/8。颅骨缺损模型通常造成标准缺损直径的圆形骨缺损,不需要任何固

定,影响因素相对较少;而长骨骨缺损必须要有固定,才能保证长骨缺损处的对位、对线,规范新生骨组织生长的位置和方向。对于颌骨而言,一般多用下颌骨缺损修复重建的动物模型。①有学者在成年SD大鼠下颌骨升支部构建一直径为4mm的圆形全层骨质缺损,即可形成SD大鼠颌骨的临界缺损。②在保留骨膜的情况下,兔下颌升支部需构建15mm×10mm的全层骨缺损,方可形成临界缺损;在不保留骨膜的情况下,构建直径为5mm的圆形全层骨缺损即可形成临界缺损。③对于成年杂种犬而言,可予以拔除一侧下颌磨牙及前磨牙,待拔牙窝基本愈合后再采用口外入路的方式于缺牙区构造节段性骨缺损。有学者发现,在保留骨膜的情况下,成年杂种犬下颌骨体部需形成50mm的节段性骨缺损,并使用2块mini钛板桥接骨缺损区域才能形成临界缺损;在不保留骨膜的情况下,需形成15mm的节段性骨缺损,并同样使用2块mini钛板桥接才能形成下颌骨体部临界缺损。④另有学者在利用小型猪构建下颌骨标准骨缺损的实验中,予以拔除一侧下颌前磨牙及第一磨牙,待拔牙窝愈合后再采用口外入路的方式于缺牙区构建节段性骨缺损模型。在保留骨膜的情况下需形成60mm的节段性骨缺损,并于缺隙处植入重建钛板才能构建颌骨临界缺损模型;在不保留骨膜的情况下,只需形成20mm的节段性骨缺损,并于缺隙处植入重建钛板即可构建颌骨临界缺损模型。

实验动物可选择身体健康的成年狗或小型猪,术前两周要进行全面的口腔清洁及牙洁治。手术通常采用全麻,拔除左右下颌所有前磨牙及第一磨牙,建立一个近远中向大约5cm长的缺牙区,拔牙创愈合2~3月后,可进行颌骨局部缺损手术。采用下颌下缘切口,长度从尖牙至第一磨牙对应下颌下缘区域。掀起全厚层黏骨膜瓣,并向舌侧分离,暴露至牙槽嵴顶,然后在充分冷却下,用锯片制备一个所需长度的节段性骨缺损,再以钛板固定缺隙两侧,以维持缺隙长度,操作过程中要采用生理盐水充分冷却,以防止骨组织的热损伤。另外,各个骨缺损大小要标准化;术前、术后给予抗生素预防感染。

(三) 唇、腭裂动物模型

唇、腭裂是口腔颌面部最常见的先天性发育畸形,其发病因素复杂,可能与母体受孕期间受到的理化刺激、药物、饮食和精神因素有关。唇、腭裂动物模型的建立,可以为其发病机制的研究和治疗方案的确定提供条件。目前,唇腭裂动物模型的建立主要是通过两个方面:

1. 通过外科手术在动物机体上建模　①通过手术将动物的上唇及牙槽嵴切开,并分别将切口两侧的唇颊侧黏膜和皮肤对应缝合,制造唇裂及牙槽嵴裂;②通过手术切除部分硬腭骨组织及其相应的黏膜,形成洞穿样缺损,然后将缺损部位的口腔和鼻腔黏膜缝合即可形成腭裂。

2. 通过药物诱导建立发病动物模型　①近交系小鼠A/J、CL/Fr有发生自发性唇裂的倾向,发生的几率为8%~26%。通过小鼠妊娠期间的苯妥英钠给药,可以使后代唇裂的发生率提高到100%,其他如6-氨基尼克酰也可以显著提高后代的唇裂发生率。②TIWH小鼠腭裂的自然发生率为3.5%,A/WySn的自然发生率为20%,使用醋酸可的松诱导妊娠期的母鼠,可以显著提高其后代的腭裂发生率,TIWH小鼠腭裂发生率可以升高到65.7%。外科手术建立的唇腭裂动物模型,周期短、费用低、操作简单,多用于临床手术治疗及后天机能改变等实验研究,但无法模拟唇腭裂形成过程中的形态学发育机制。药物诱导的唇腭裂动物模型,可以较好地再现整体发病机制和发病过程,但是建模过程周期长、费用高、效果不稳定,多用于实验室关于唇腭裂形成的分子及信号通路研究。

（四）颞下颌关节损伤与再生的动物模型

髁突的组织结构包括浅表的软骨及深部的硬组织。软骨损伤按其损伤的深度及损伤后的修复反应，可分为软骨损伤和骨软骨损伤。软骨损伤又包括部分软骨损伤和全层软骨损伤。前者仅损伤表浅层及部分过渡层；后者损伤软骨全层，但不穿透软骨下骨板。骨软骨损伤是损伤其软骨全层，并穿透软骨下骨板。关节软骨损伤的修复反应与软骨损伤的深度密切相关。单纯软骨损伤仅局限于软骨层内，而软骨下骨板则保持完整，后者在一定程度上起着屏障作用，阻止了骨髓腔中的炎性细胞及多能干细胞向损伤区域的迁移，只能依靠损伤区域周围的软骨细胞进行修复。但软骨细胞深埋于软骨基质组成的陷窝内，迁移能力有限，且软骨细胞属于终末分化细胞，增殖能力远远不能满足修复所需。因此，单纯软骨损伤发生后，仅是损伤周围的软骨细胞代谢增加，而无法产生有效的自身修复。骨软骨损伤后的修复反应与此不同，由于穿透了软骨下骨板，骨髓组织中的多能干细胞、炎性细胞及各种生长因子得以进入损伤区域，激活了修复反应。然而这种修复反应所形成的大多是纤维软骨，在生物学及力学特征上与真正意义的软骨不同，随着时间的延长，修复组织逐渐发生退行性病变，其中的基质成分如蛋白多糖等含量下降，胶原纤维崩解断裂，修复组织与周围健康软骨间形成裂隙，最终导致骨关节病的发生。

1. 直接法制备髁突骨软骨损伤动物模型　较为常用的为髁突钻孔法。一般用羊或兔为实验动物。羊较接近人体，兔较简单方便。动物麻醉后，耳前切口，横行切开关节囊，仅显露关节下腔。向外侧推下颌骨，暴露髁突表面，将表面覆盖的软组织去除。用牙科钻针，在充分水冷的情况下，于髁突的中央钻孔，产生一定量的软骨缺损。构建骨软骨损伤的模型相对简单，一般以髓腔出血作为打通软骨下骨的标志。单纯软骨损伤的动物模型制作相对困难，主要是由于动物的软骨较薄，特别是小型动物，在构建软骨损伤的过程中可能已损伤软骨下骨，目前的解决方法是构建骨软骨损伤后，填补穿透的骨壁，以阻断信号物质、生长因子及细胞进入损伤部位。除上述髁突钻孔法，还有关节盘穿孔法及关节内酶注射法。

（1）关节盘穿孔法：一般选用羊、兔或猴作为实验动物，常规全麻后，耳前区剃毛，消毒铺巾。做耳前切口，横行切开关节囊，暴露关节上腔。用分离器推髁突向下，显露关节盘之上面。用电刀在关节盘的后外侧部（无血管区）做一直径 4~6mm 的全层穿孔。分层缝合（包括关节囊），冰袋加压 1.5 小时。对侧行同样手术。术后给予镇痛药及抗生素。

（2）关节内酶注射法：一般选用羊，实验前先饲养 1 周，观察无明显全身疾病，无失牙及咬合紊乱，无颞下颌关节运动异常，然后开始实验。可在一侧关节上腔注射 0.5%~1% 胶原酶（478U/mg），对照组双侧关节上腔注射 0.9% 生理盐水 2mL。注射后 24 小时、1 周、1 个月、2 个月、3 个月、4 个月及 6 个月处死动物，组织学切片用 HE 或三色法染色。组织化学染色用 PAS、阿辛蓝及甲苯胺蓝，以显示软骨中黏多糖的改变。亦可作关节内镜检查。

（3）乳酸脱氢酶（lactate dehydrogenase，LDH）或透明质酸酶（Hyaluronidase，HD）注射：通过将两种药物注射入实验用兔的颞下颌关节腔造成颞下颌关节的病损，可形成典型的早期至中期的颞下颌关节骨关节病（temporomandibular joint osteoarthrosis，TMJOA）。主要的作用机制是导致滑液成分发生改变。正常情况下颞下颌关节腔内的滑液由骨膜细胞产生，主要成分为血浆、玻璃（糖醛）酸（hyaluronic acid，HA）以及由关节软骨释出的蛋白成分等，主要起润滑、创伤力吸收、软骨保护等作用。在关节发生病变时，滑液发生改变，可以通过滑液成分了解颞下颌关节病变的情况。

（4）*adamts5* 基因与大鼠骨关节炎模型：蛋白聚糖酶-2 可以在关节内降解蛋白聚糖，导致骨关节炎的形成，而 *adamts5* 基因是蛋白聚糖酶的编码基因。有学者将 *adamts5* 基因敲除的大鼠与正常大鼠比较后，发现 *adamts5* 基因敲除对大鼠正常生理无负面效应。然而对于手术导致关节的损伤，*adamts5* 基因缺失组中的病变程度要低于对照组。体外培养同样发现，在受到细胞因子作用后，实验组检测出的软骨胞外基质的降解产物蛋白多糖明显少于对照组。结果提示在大鼠骨关节炎模型里，降解蛋白聚糖的蛋白聚糖酶-2 起着主要的作用。因此，抑制蛋白聚糖酶-2 可有效阻止关节炎的进展，对关节炎治疗有着积极的影响。

2. 间接法制备髁突软骨缺损的动物模型　使用改造的 DS_{50} 射钉枪，通过设计不同的撞击速度、撞击距离和探头直径，达到不同的撞击能量。实验动物山羊在全麻的基础上，将撞击头置于山羊的下颌角部，撞击的方向平行于下颌角与颞下颌关节凹中点的连线，即可产生颞下颌关节窝区域及髁突软骨及硬组织的损伤。通过间接撞击的方法可以模拟人体下颌骨局部外力作用对颞下颌关节的损伤。

（五）神经损伤与再生的动物模型　面神经切断再吻合模型是一种应用较早且比较成熟的神经损伤模型，是研究运动神经纤维损伤的重要模型，与其他损伤方式如压榨伤、冷冻伤相比，由于神经被切断，神经元失去了与外周肌肉组织的联系，避免了外源性生长因子对神经再生的影响，更能体现内源性各种因子的变化。实验动物可选用大鼠，常规全麻消毒处理后，沿大鼠面神经体表投影方向，分层切开颊部皮肤、皮下，解剖面神经并向上游离到茎乳孔处，在茎乳孔外 5mm 处用眼科剪切断面神经，然后将神经外膜用 11-0 眼科线进行对位缝合，最后分层缝合关闭伤口，当日及次日分别肌注抗生素预防感染。在手术中，当分离至面神经时，颊肌常出现轻微抽动，动物表现出一定的躁动。大鼠面神经切断瞬间，胡须也立即由直立变为偏向后方。之后刺激面神经不再引起颊肌的抽动。术后主要观察大鼠眼睑的闭合变化、鼻的歪斜、面肌的功能情况。由于大鼠触须的运动较易观察，还可将触须的检测作为对面神经再生的体外观察指标。

面神经节段性缺损的动物模型，一般多选用兔作为实验动物。常规全麻消毒后，于口角至耳根的连线上切开，沿浅筋膜下分离，将皮瓣向两侧牵开即可暴露走行于咬肌表面的面神经上、下颊支和后方的腮腺。一般上颊支较粗，便于手术操作。亦可根据实验设计选用面神经的下颊支。切除长约 5mm 的神经，任其回缩，可造成约 10mm 的神经缺损。根据实验设计，完成对该神经缺损的修复，于术后对缺损神经的修复处行电生理检测与分析。取缺损修复处组织行组织学分析（包括 HE 染色及甲苯胺蓝染色等）。此外，还可取损伤处神经行透射电镜检查。

（六）牙周缺损与再生的动物模型

实验动物选用 1~2 岁的健康雄性杂种犬，可选择第 2、3 前磨牙根分叉区作为实验牙，制备人工牙周组织缺损，彻底刮除暴露于根面的牙周膜和牙骨质，然后根据实验设计植入不同材料，拉拢缝合骨瓣并上塞治剂。术后 8 周处死动物，对其进行组织学测量与分析。测量指标包括：①骨缺损高度（defect height，DH）：根分叉顶至三角形底边间的垂直距离；②新生牙槽骨高度（new bone formation，NB）：三角形底边至新生牙槽骨冠方之间的垂直距离；③新生牙骨质高度（new cementum formation，NC）：三角形底角至新生牙骨质冠方的距离；④新生结缔组织附着（new connective tissue，NCT）：三角形底角至根分叉新生结缔组织顶的附着高度；同时每个牙位选取 3 个组织切片标本进行组织学分析。

后期采用牙槽骨移植术,或者引导骨再生(guided bone regeneration,GBR)技术以及牙周膜干细胞移植术诱导牙周骨组织再生。

（七）牙周炎动物模型

牙周炎动物模型的建立,一般可选用大鼠、黄金地鼠、田鼠、猫、狗、羊、猪、猴及雪貂等作为易感动物。目前多采用大鼠作为实验对象,除其切牙终生不断生长、不能进行研究以外,大鼠口腔的上下左右各有 3 颗磨牙,其牙周组织结构、组织病理学都与人类有近似之处,如牙周组织均存在牙龈上皮、结合上皮、牙周纤维、牙槽骨、牙骨质等。近年来有报道认为,大白鼠可以作为实验性骨质疏松动物模型的优选动物,因为大鼠可以发生与人类骨吸收、破坏相近似的组织病损。因此,大鼠作为牙周炎动物模型的实验对象,具有较好的应用前景,其制作方法包括:

1. 促使口腔局部菌斑形成　造成局部菌斑堆积的方法有以下四种:即单纯局部结扎法、局部结扎加涂菌法、局部接种致病菌或牙石、饲以高糖黏性食料造成菌斑滞留。

（1）单纯局部结扎法:可选用实验动物的磨牙或前磨牙进行结扎。结扎线通常选用细丝线、尼龙线、棉线、口腔正畸用细钢丝及弹性橡皮圈等。将结扎线放入游离龈内,以不损伤牙龈的结合上皮为原则,又要尽可能避免结扎后发生松扣和滑脱现象。结扎的目的主要是促使局部菌斑堆积和固着。结扎后的第 4~8 周,局部牙龈组织可见明显的炎症反应,还可出现附着丧失及轻度的牙周袋形成;在结扎后的第 16 周左右可观测到不同程度的牙槽骨吸收。随着时间的延长,牙周组织的炎症变化也进一步加重。由此表明,局部结扎可以致使菌斑堆积、固着及滋生,并可诱导、引发牙周炎的发生,是建立实验性牙周炎的简便易行的方法之一。

（2）局部结扎加涂抹细菌:结扎方法同前。在结扎部位涂抹细菌是为了增强局部菌斑的形成与固着。可涂以单一菌种,如常见的致病菌牙龈卟啉单胞菌、黏性放线菌或梭形杆菌等,也可以涂抹混合菌种,由于混合菌种的协同作用,可加强细菌的毒性,加重牙周炎的炎症程度,促进炎症的发生、发展与扩大。牙周炎的主要致病菌多为革兰阴性(G⁻)细菌,厌氧生长,菌体内毒素为 G⁻ 细胞壁的组成部分,其主要成分为脂多糖(lipopolysaccharide,LPS),对牙周组织具有高度毒性,在细胞死亡或裂解后释放出来,主要损伤细胞成分。细菌酶为细菌产生的一种毒性物质,为酶与类脂的复合体,主要破坏细胞间质及结缔组织基质成分,从而引起牙周组织的损伤和破坏,并导致宿主免疫系统局部防御功能的崩溃。

（3）单纯局部接种细菌或内毒素:即采用单纯在口腔及牙龈缘部位接种牙周炎致病菌方法建立牙周炎动物模型。可用单一菌种或混合菌种,通过在龈缘局部反复涂抹法、管饲法或龈沟局部注入冲洗法,使细菌在局部滞留、堆积和滋生。一般可每天接种 1 次,连续 3 天至 1 周。为了抑制其他内源性致病菌的生长,通常在接种致病菌之前,先给予实验动物抗生素(如卡那霉素、四环素或氨苄西林等)处理,抑制杂菌的滋生。一般情况下,在局部接种致病菌后的 6 周至 4 个月左右,可以出现牙龈红肿以及牙槽骨吸收等牙周炎的临床及病理改变。接种混合菌种比接种单一菌种的致炎作用更为明显。

（4）饲以高糖黏性食料:即通过制定牙周炎致病食谱,以达到菌斑堆积的目的。这种食料特点是高糖、具黏性的软食,易粘贴于牙面,且不利于牙自洁,从而促使菌斑的附着、堆积与滋生。唾液中存在一种含有糖蛋白的纤连素(fibronectin),在口腔内这种黏性蛋白在牙表面形成了一层后天获得性膜,常与口腔脱落黏膜上皮细胞以及食物残渣等形成牙垢、牙石,这正是菌斑堆积的基础。在此基础上,给动物饲以高糖、黏性食物,则进一步促进细菌的固着与滋生繁殖。一般在 4~6 周,即可出现牙龈炎各种表现,3 个月后,可观察到不同程度的牙槽骨吸收及牙周袋形成,随着时间的延长,炎症也愈发严重。

2. 降低宿主防御功能 通常宿主的防御能力、免疫反应对疾病的发生、发展起着重要作用。宿主对某种细菌微生物的易感性,存在明显的个体差异。例如,中性粒细胞功能低下或缺陷的患者,常同时伴有严重的牙龈炎或牙周炎,导致在青少年时期即可发生牙早失现象。宿主的防御功能健全、旺盛,可以使炎症在早期得到控制甚至逆转,恢复正常。

降低实验动物免疫系统的防御功能,可采用摘除卵巢或给予甲状腺素等方法,造成内分泌紊乱;注射甲氨蝶呤或泼尼松龙,引发代谢障碍;注射链佐霉素诱导糖尿病发生等等,再同时进行结扎或涂菌等诱发菌斑堆积。不仅可以造成牙周炎动物模型,而且加快了牙周炎的发病进程。

第六节 使用动物模型的伦理学问题

随着人类文明进步和科学社会的发展,人们对动物保护已形成共识,但对动物实验有不同看法。一些动物保护主义者和动物解放运动的组织机构认为,动物实验是非人道的,应当取消。但对科学的发展而言,动物实验是推动其不断前进的重要途径。为了协调动物保护与科学实验之间的矛盾,在使用实验动物过程中应关注动物福利,积极研究应用中对动物产生的不利因素,开展动物实验伦理和替代方法的研究。

动物实验伦理是在保证动物实验结果科学、可靠的前提下,针对人的活动对动物所产生的影响,从伦理方面研究保护动物的必要性。它主要研究人类对动物实验的伦理责任,其中包括:实验动物的自身价值研究、人类对动物实验道德原则的确立与道德行为规范的研究、现实科学研究活动中动物实验问题的研究。

动物实验替代方法研究的主要内容是以减少(reduction)、替代(replacement)和优化(refinement)为核心的 3R 原则,即通过科学的设计,减少实验中的动物数量;在满足人类科技活动最终目的的基础上,应用无知觉材料代替有知觉的脊椎动物进行实验;在必须使用动物时,优化实验程序,以降低对实验动物造成的不良影响。减少、替代和优化是彼此独立而又相互联系的,实验技术的优化和替代方法的使用,客观上都减少了动物使用量,达到了减少的目的,而减少动物使用量的要求又促进了实验技术的改良,推进了替代方法的研究进程。

动物实验伦理与 3R 研究已经在国际上形成一个相对独立的发展方向,许多国家从事动物研究的机构,都先后成立了有关动物实验的伦理审查组织和制定了伦理审查指导性原则,积极开展动物实验替代方法的研究和验证,并将成熟的替代方法纳入到有关检验规程推广使用。在我国,2006 年科技部发布了《关于善待实验动物的指导性意见》,随后各地区又相应地出台了实验动物伦理审查指南。依据上述文件,相关部门将更严格地进行审查与监督工作,更深入地开展以动物实验替代方法为核心内容的科学动物伦理观和实验动物福利观的研究。

第七节 科研方向与选题

一、研究热点和科学问题

近年来,转基因实验小鼠种类、规模不断扩大,为研究口腔颌面部的组织发生、功能重建、形态改变、疾病形成的机制以及治疗方法的应用等提供了良好的载体。

目前,口腔颌面形态性发育及口腔颌面部的功能重建日益成为口腔医学界研究的热点。利用转基因小鼠,针对 *Msx*、*Shh*、*Pth*、*Runx2*、*Smad* 等特定基因的研究表明,上述特定基因在颌面部不同发育阶段及功能重建的过程中均起到重要的作用,由于单个基因的缺失或是过表达往往会造成颌面部的发育畸形和功能障碍,尤其是在唇腭裂等先天性疾病的形成中扮演了重要的角色。如何进一步利用转基因动物探讨相关基因及其在唇腭裂发生中的相互作用将会是今后预防和治疗唇腭裂等先天性疾病的关键所在。

牙体的缺失和发育不良往往是造成口颌系统功能失调的主要原因之一。"牙再生"一直是口腔医学界关注的热点,利用胚胎干细胞、骨髓间质干细胞、神经嵴细胞、牙胚细胞等结合生物材料支架进行的定向诱导分化在这一领域的应用最为广泛。但是体外构建符合临床要求的组织工程牙仍是目前研究的难点,如何利用组织工程技术诱导重建牙体的不同结构成分,并加以组合且功能化,仍有待于进一步的研究。

二、研究范例

2012 年莱斯大学的 Patrick 等在 *Nature Protocols* 上发表关于"利用大鼠颅盖骨临界尺寸缺损模型观察骨再生"的文章。已有的研究资料表明:大鼠颅盖骨缺损的临界尺寸为 8mm,如尺寸更小,则每只大鼠可建立两处缺损区,这样不仅减少实验动物数量,也利于对照研究。大鼠颅盖骨缺损模型的制作过程如下:常规消毒麻醉后,沿颅中线切开并逐层分离皮肤、筋膜和骨膜层,充分暴露颅盖骨表面;用装有环锯车针的牙科涡轮机在颅盖骨上刻痕,操作时车针转速不超过 1500r. p. m,并用生理盐水不断冲洗术区;为防止车针对颅盖骨下方硬脑膜和脑组织造成损伤,当刻痕处骨组织非常薄弱时,换用钝性器械轻柔地将颅盖骨与硬脑膜分离并取出;此时,可在骨缺损区植入骨再生相关材料,并将术区骨膜、皮肤层分层缝合;术后将大鼠单独放置于鼠笼,并在 8～12 小时、20～24 小时、32～36 小时间给予适当剂量的吗啡止痛;术后一周左右可进行骨再生情况的相应检测。

三、科研选题参考

1. 通过转基因动物模型研究口腔疾病的发病机制和关键因子。

2. 干细胞、组织工程与口腔组织修复再生的动物模型建立。

3. 通过龋病动物模型研究龋病的病因、发病过程及预防等。

4. 通过牙周病动物模型研究牙周可疑致病菌、牙周病全身因素、牙周病药物治疗及牙周组织再生等。

5. 建立口腔黏膜癌前病变和口腔癌的模型,用于研究口腔黏膜癌变、口腔癌发生发展的机制及相关信号通路,寻找口腔黏膜癌变的生物标志物,评估药物对口腔癌形成的抑制和治疗作用。

6. 应用唇腭裂模型研究唇腭裂等颌面畸形的发生机制和预防手段。

7. 通过转基因动物模型探索口腔疾病基因治疗的机制、效果。

8. 通过建立动物模型模拟人类颌面损伤的发生发展过程,以探寻有效的干预方法来治疗或预防颌面损伤。

9. 建立牙发育和再生的动物模型,研究牙等口腔组织再生的种子细胞、关键蛋白和信号通路等。

（陈　宁）

参 考 文 献

1. 黄国钧,黄勤勉主编. 医药实验动物模型-制作与应用. 北京:化学工业出版社,2008.

2. 胡开进,王大章,朱国彪等. 间接性羊颞下颌关节损伤实验动物模型的建立. 实用口腔医学杂志,1997,13(4):243-246.

3. 施新猷,顾为望主编. 人类疾病动物模型. 北京:人民卫生出版社,2008.

4. 江宏兵,田卫东,刘磊等. 脑神经嵴干细胞成牙本质样细胞分化诱导的体内实验研究. 四川大学学报(医学版),2008;39(2):276-278.

5. 李荟元主编. 创伤研究动物模型-兔耳瘢痕模型的建立与应用. 西安:第四军医大出版社,2005.

6. 龙星主编. 颞下颌关节疾病的诊断与治疗. 武汉:湖北科学技术出版社,2002.

7. 栾明亮,陈宁,张双越等. 内源性甲状旁腺激素抑制实验性小鼠牙周炎牙槽骨的吸收. 口腔医学. 2009,29(4):186-189.

8. 王志勇,石冰. 应用于唇腭裂研究的实验模型. 国外医学口腔医学分册,2001.28(5):280-283.

9. 西德-阿里吉尔,加西亚-卡冉卡主编. 张玉静,李慎涛主译. 微注射和转基因实验指南. 北京:科学出版社,2002.

10. 张彦聪,高庆红,温玉明. *Shh* 基因和 *Nell1-1* 基因在颅颌面发育中的作用. 国际口腔医学杂志,2007,34(4):253-255.

11. 郑振辉,周淑佩,彭双清主编. 实用医学实验动物学. 北京:北京大学医学出版社,2008.

12. GOLTZMAN D. Interactions of PTH and PTHrP with the PTH/PTHrP receptor and with downstream signaling pathways:exceptions that provide the rules. J Bone Miner Res. 1999,14(2):173-177.

13. HOUDEBINE L M. Transgenic animal models in biomedical research. Methods Mol Biol,2007;360:163-202.

14. HUH J Y,CHOI B H,KIM B Y, et al. Critical size defect in the canine mandible. Oral Surg Oral Med Oral Pathol Oral Radiol Endod,2005. 100(3):296-301.

15. IMAI H,SAKAMOTO I,YODA T,et al. A model for internal derangement and osteoarthritis of the temporomandibular joint with experimental traction of the mandibular ramus in rabbit. Oral Dis,2001. 7(3):185-191.

16. ISHIMARU J I,GOSS A N. A model for osteoarthritis of the temporomandibular joint. J Oral Maxillofac Surg,1992. 50(11):1191-1195.

17. MA J L,PAN J L,TAN B S,et al. Determination of critical size defect of minipig mandible. J Tissue Eng Regen Med,2009. 3(8):615-622.

18. SPICER P P,KRETLOW J D,YOUNG S,et al. Evaluation of bone regeneration using the rat critical size calvarial defect. Nat Protoc,2012. 7(10):1918-1929.

19. TAKEDA S,TAKEDA T,OKADA T,et al. An animal model of ischemic facial palsy. Behavioral facial nerve function and ultrastructural changes of the facial nerve. J Otorhinolarynol Relat Spec,2008. 70(4):215-223.

20. WEINZWEIG J,PANTER K E,PANTALONI M,et al. The fetal cleft palate:I. Characterization of a congenital model. Plastic and Reconstructive Surgery,1999. 103(2):419-428.

21. ZERMANN D H,DOGGWEILER W R. Central autonomic innervation of the kidney. What can we learn from a transneuronal tracing study in an animal model. J Urol,2005,173(3):1033-1038.

第三十一章 口腔颌面再生相关细胞培养

第一节 概　述

　　口腔颌面部组织构成复杂,既包括骨、脂肪、皮肤、神经、血管等全身系统共有的组织,还具有特殊的组织器官,如牙齿等。与其他组织、器官相比,牙的结构最为复杂,从发育的观点来看,它由外胚层来源细胞和中胚层来源细胞共同形成;从组织学观点来看,牙由硬组织和软组织共同形成,其中硬组织又可分为釉质、牙本质和牙骨质。从牙的组织结构和生理功能来说,最理想的牙再生种子细胞就是胚胎期牙源性细胞,尤其是牙胚细胞。然而所有胚胎期细胞均具有从成体难以获得的难题。因此,学者们将注意力转向了成体牙源性干细胞,研究显示这些成体牙源性干细胞确实具有明显的牙向分化潜能。除了牙再生可以应用成体干细胞外,颌面部其他组织再生也可利用成体干细胞获得。另外,近年来发现的诱导性多能干细胞在伦理上克服了胚胎干细胞的来源问题,有望成为口腔颌面部组织再生的新的种子细胞来源。在口腔颌面组织再生的研究中,这些相关细胞的分离、纯化、鉴定是研究的基础和前提,只有对这些相关细胞有了系统的认识,才能在此基础上进一步探索口腔颌面部组织发育的规律并实现其再生。

一、口腔颌面再生相关细胞培养基本方法

　　口腔颌面再生相关细胞的培养方法与一般细胞培养方法大体相同,包括细胞培养物的准备、细胞原代培养、细胞换液及传代、细胞冻存及复苏等步骤。细胞培养的方法可参考世界图书出版社出版《细胞培养》一书。由于口腔颌面部细胞种类较多,原代培养方法各不相同,故将在后面几节具体介绍。本节主要介绍口腔颌面部细胞中普遍适用的培养方法。

(一) 细胞培养物品准备

　　口腔颌面再生相关细胞培养物品准备与普通细胞培养基本相同,需要在超净工作台中进行细胞培养的操作。细胞培养前要准备好相应的培养液和大量的液体。这些液体都有一定的要求,包括水、盐溶液、消化液、维生素液及用于检测的各种染液等。其中水是细胞培养所必需的,细胞所需的化学成分、生存环境、营养物质都必须用水溶解后才能被细胞吸收;其代谢产物也必须溶解于水,才能被排泄。平衡盐溶液是组织细胞培养中常用的基本液体,主要作用是合成培养基(液)的基础液及用于洗涤组织、细胞等。消化液的主要作用是在原代培养细胞中分散组织细胞及在传代中使细胞脱离附着的底物,常用的消化液为胰蛋白酶、二

乙烯四乙酸二钠(EDTA)及胶原酶溶液。维生素液多用于诱导细胞膜片形成,促进细胞分泌更多的细胞外基质。具体这些细胞培养液的配置方法及作用可参考《细胞培养》一书。

(二) 细胞传代

细胞在生长一段时间后由于培养液中的营养消耗需要及时更换培养液,简单地说就是吸除或倒掉培养细胞容器中的培养基,换成新的培养基,在操作过程中注意无菌。细胞继续培养生长一段时间会相互汇合,整个瓶底逐渐被细胞覆盖。这时需要进行分离培养,否则细胞会因生存空间不足或密度过大,营养障碍,影响细胞生长。细胞由原培养瓶内分离稀释后传到新的培养瓶的过程称为传代;进行一次分离再培养称为传一代。细胞生长到足以覆盖瓶底壁的大部分表面(80%)时,可以进行传代。

口腔颌面再生相关细胞多为贴壁培养,故采取消化法传代,细胞传代的基本步骤包括消化及接种细胞等步骤。以 $75cm^2$ 培养瓶为例,吸除或倒掉瓶内旧的培养液,向瓶内加入 2mL PBS,轻轻摇动培养瓶,使 PBS 流遍所有细胞表面,然后吸掉或倒掉 PBS 后,再加入 2mL 消化液(胰蛋白酶或与 EDTA 混合液)进行消化。消化最好在 37℃ 环境下进行,消化 2~5 分钟后,把培养瓶放置在显微镜下进行观察,发现胞质回缩、细胞间隙增大后,应立即加入等量含血清的培养液终止消化。用移液器或弯头吸管吸取瓶内培养液,反复吹打瓶壁细胞,吹打过程要顺序进行。且吹打时动作要轻柔不要用力过猛,同时尽量不要出现泡沫,这些都可能对细胞有损伤。细胞脱离瓶壁后形成细胞悬液,800r/min 离心 5 分钟倒掉上清液。最后计数细胞,分别接种在新的培养瓶内。

(三) 细胞冻存及复苏

培养细胞的传代及日常维持过程中,在培养器具、培养液及各种准备工作方面都需大量的耗费;而且细胞一旦离开活体开始体外培养,其各种生物学特性都将逐渐发生变化,并随着传代次数的增加和体外环境条件的改变而不断有新的变化,因此进行细胞冻存十分必要。细胞储存在液氮中,温度达-196℃,理论上储存时间是无限的。细胞冻存及复苏的基本原则是慢冻快融,实验证明这样可以最大限度地保存细胞活力。

口腔颌面再生相关细胞的冻存与普通贴壁细胞方法相同,先将细胞消化后收集于离心管并计数,去除胰蛋白酶及旧的培养液,加入配制好的冻存培养液(含 10% DMSO 的胎牛血清),轻轻吹打使细胞均匀,然后分装入无菌冻存管中,每只冻存管加液 1~1.5mL。冻存管上写明细胞名称、冻存时间、组织来源等信息。封号的冻存管即可直接冻存,可采用简易的细胞冻存盒(美国 Nalgene™ 公司出品),内部充满异丙醇,将冻存管放置其中。把冻存盒放入-70℃冰箱中,待细胞冻存 24 小时以上后将其移入液氮馆中永久冻存。

细胞的复苏应采用快速融化的手段,从保存冻存管的支架中取出冻存管后直接投入37℃水中,并轻轻摇动令其内容尽快融化。从 37℃ 水浴中取出冻存管,用乙醇消毒后开启,吸出细胞悬液,注入含有 10 倍以上培养液的离心管中,混合后低速离心,除去上清液。用培养液适当稀释后,接种培养瓶,放入 CO_2 培养箱静置培养,次日更换 1 次培养液,继续培养。

二、口腔颌面再生相关细胞培养中的研究方法

(一) 细胞活力的检测方法

1. 染料排斥法　细胞损伤或死亡时,某些染料可穿透变性的细胞膜,与解体的 DNA 结

合,使其着色。而活细胞能阻止这类染料进入细胞内,借此可以鉴别死细胞与活细胞。常用的方法包括有台盼蓝排斥实验、伊红 Y 排斥实验和苯胺黑排斥实验。

（1）台盼蓝排斥试验:

1）概述:方法简单,是最常用的细胞活力检测方法。

2）结果:镜下观察,死细胞染成淡蓝色,活细胞拒染。

3）注意:时间不宜过长,避免活细胞着色。

（2）伊红 Y 排斥试验:

1）概述:与台盼蓝排斥试验类似,但对比度不如前者。

2）结果:镜下观察,死细胞染成红色。

（3）苯胺黑排斥试验

1）概述:文献中少有报道。

2）结果:死细胞染成黑色。

2. 克隆形成实验　克隆形成实验是测定单个细胞增殖能力的最有效方法之一,基本原理是单个细胞在体外持续分裂增殖 6 次以上,其后代组成的细胞群体,称为克隆或集落。一般情况下,每个克隆可含有 50 个以上细胞,大小在 0.3~1.0mm³ 之间。通过计数克隆形成率,可对单个细胞增殖潜力做定量分析。常用方法有平板克隆形成试验和软琼脂克隆形成试验。

（1）平板克隆形成试验:适用于贴壁生长细胞。

（2）软琼脂克隆形成试验:本法常用于非锚着依赖性生长的细胞,如肿瘤细胞系和转化细胞系等。

3. 细胞增殖检测（MTT）　四唑盐比色试验是一种检测细胞存活和生长的方法。试验所用的显色剂四唑盐化学名 3-(4,5-二甲基噻唑-2)-2,5-二苯基四氮唑嗅盐,商品名是噻唑蓝,简称为 MTT。检测原理为活细胞线粒体中的琥珀酸脱氢酶能使外源性的 MTT 还原为不溶性的蓝紫色结晶物甲臜并沉积在细胞中,而死细胞无此功能。二甲基亚砜（DMSO）能溶解细胞中的甲臜,用酶联免疫检测仪在 490mm 波长处测定其光吸收值,可间接反映活细胞数量。在一定细胞数范围内,MTT 结晶物形成的量与细胞数成正比。该方法广泛用于一些生物活性因子的活性检测、大规模的抗肿瘤药物筛选、细胞毒性试验以及肿瘤放射敏感性测定等。它的特点是灵敏度高、重复性好、操作简便、经济、快速、易自动化、无放射性污染、与其他检测细胞活力的方法有良好的相关性。

（二）细胞形态学的研究方法

1. 培养细胞的免疫细胞化学染色技术　此类技术是把血清学方法和显微示踪方法结合。根据标记物种类可分为免疫荧光法、免疫酶法、免疫铁蛋白法、免疫金法及放射免疫自显影法等。它们具有较高的抗原抗体反应的特异性和灵敏性,且能对组织细胞成分准确定位及定量分析。细胞培养实验中最常用的染色方法是免疫荧光染色方法和免疫酶染色方法。

（1）免疫荧光染色法

1）概述:将已知抗体或抗原标记上荧光素,用此特异性试剂,浸染含有相应抗原或抗体的组织细胞标本,借助抗原抗体特异性结合,在抗原或抗体存在部位呈现荧光,从而可以定位标本内的抗原或抗体。

2）结果：在荧光显微镜下观察，阳性部位出现荧光。标本染色后若暂时不观察，可放入4℃冰箱保存，但过夜后特异性荧光减弱30%，1周后减弱50%。用聚乙烯醇封片，可保存较长时间。

（2）ABC 免疫酶染色法

1）概述：亲和素-生物素-酶复合物法，是目前最敏感的免疫细胞化学染色法之一。其原理是特异性第一抗体与组织细胞相应抗原结合后，通过生物素化桥抗体与第一抗体结合，借助亲和素与生物素的天然亲和性将生物素化辣根过氧化物酶连接为复合物，通过酶促反应显示组织细胞相应的抗原。此方法灵敏度高，非特异染色少，背景清晰，对比度适中。

2）结果：光镜下观察，阳性部位呈棕褐色。

2. 培养细胞的电镜检测技术　离体培养细胞用固定剂处理时容易穿透细胞并最大限度保存细胞生活状态下的超微结构，适于用电子显微镜研究细胞的超微结构及其功能。

（1）培养细胞的透射电镜样品制备技术：透射电镜利用电子束穿透样品获得样品电子信号，经多级电子放大后成像于荧光屏，适于观察细胞内超微结构。观察样品需很薄，约50~80nm。步骤分为取材、固定、脱水、浸透、包埋、切片及染色等。

（2）培养细胞的扫描电镜样品制备技术：主要特点是观察物质表面的立体微细形貌。它的成像原理是利用电子束照射样品表面时，能引起二次电子的发射，而二次电子的发射量与样品的表面形貌有关。扫描电镜适用于观察细胞的表面或断面超微结构。

培养细胞样品制备的基本过程与一般组织的扫描电镜制备过程类似，唯取材和固定步骤略有不同。

（三）细胞凋亡的检测方法

1. 形态学方法　细胞凋亡的形态学变化特征是细胞变圆，皱缩，失去微绒毛，与邻近细胞分离；核染色质固缩集聚至核膜周边，呈新月形，呈块或碎裂状改变；胞质浓缩，内质网扩张呈泡状与胞膜融合，线粒体和溶酶体保持完整；胞膜内陷将细胞分割成多个凋亡小体。借助普通光学显微镜、荧光显微镜或透射电镜可对细胞培养、细胞涂片或组织切片进行形态学观察。该方法简便、经济，可定性、定位。但在组织成分及细胞死亡类型复杂的情况下，无法定量也无法判断结果。

以碧云天生物技术公司生产的细胞凋亡—Hoechst 染色试剂盒为例，介绍一种快速简便的细胞凋亡形态学检测方法：细胞凋亡—Hoechst 染色观察。

（1）概述：细胞发生凋亡时，染色质会固缩。所以 Hoechst 染色时，细胞核会呈致密浓染，或呈碎块状致密浓染。本实验只需 25 分钟。荧光显微镜可检测到呈蓝色的细胞核。

（2）注意：荧光物质均易发生淬灭，染色后的样品宜避光保存。

2. 流式细胞术测定法　增生状态的细胞处于不同周期时相，其 DNA 含量分布在 2n~4n 之间。凋亡的细胞由于发生 DNA 裂解，小分子量 DNA 片段穿过细胞而丢失，大片段可形成一个 DNA 含量小于 2n 的分布区，称"亚 G1 峰"，而坏死的细胞则无此现象。FCM 为在大量凋亡和坏死细胞混杂的情况下快速、定量和客观确定细胞活力提供了可能。但结果应当经光镜或电镜加以确证。

以北京宝赛生物技术有限公司生产的 Annexin-v-FITC 凋亡检测试剂盒为例，介绍一种 Annexin-v-FITC 和 PI 双标记细胞凋亡检测法：

（1）概述：膜联蛋白 V（Annexin-V）是一种分子量为 35~36Ku 的钙依赖性磷脂结合蛋

白,能与细胞凋亡过程中翻转到膜外的磷脂酰丝氨酸(phosphatidylserine,PS)高亲和力特异性结合。以荧光素 FITC 标记了的 Annexin-V 作为荧光探针,利用流式细胞仪或荧光显微镜检测细胞凋亡的发生。碘化丙啶(propidium iodide,PI)是一种核酸染料,将 Annexin-V 与 PI 匹配使用,可以将凋亡早期的细胞和晚期的细胞以及死细胞区分开,即细胞中含有正常细胞膜联蛋白 V(-)PI(-),早期凋亡细胞膜联蛋白 V(+)PI(-)或晚期凋亡细胞和坏死细胞膜联蛋白 V(+)PI(+)。

(2)结果:流式细胞仪分析,获得由四个象限组成的细胞直方图,每个象限的细胞数量就是在检测细胞总数所在点的组分。左下象限代表正常细胞(An-PI-),右下象限代表早期凋亡细胞(An+PI-),右上象限代表晚期凋亡细胞核坏死细胞(An+PI+),左上象限代表细胞收集过程中出现的损伤细胞(An-PI+)。

第二节　成体牙源性干细胞培养

一、牙髓干细胞的分离和培养

(一)实验用品

1. α-MEM 培养液(Gibco,美国),含 10%胎牛血清 FBS(Gibco,美国),2mM 谷氨酰胺,100U/mL 青霉素(Amersham,美国),100U/mL 链霉素(Amersham,美国);

2. 原代培养器械盒(眼科小剪刀,直头剪刀,直头弯头镊子,刀柄等);

3. $25cm^2$ 培养瓶,培养皿,6 孔板(Coming,美国),离心管,粗细滴管,PBS 缓冲液;

4. Ⅰ型胶原酶 3mg/mL(Sigma,美国),Dispase 酶 4mg/mL(Roche,美国),胰蛋白酶溶液(Sigma,美国)

(二)实验取材

选取临床上 19~29 岁拔除的健康并完整的阻生第三磨牙,将拔下来的牙齿放置于 4℃ 的 α-MEM 溶液中。若不能立即原代培养,则需将其置于 4℃冰箱内保存不超过 2 小时。

(三)原代培养

牙齿表面灭菌处理后劈开牙冠,无菌条件下取出牙髓,0.01M 灭菌 PBS 多次冲洗后剪成约 1.0mm×1.0mm×1.0mm 小块,避光条件下,3mg/mL 的 Ⅰ型胶原酶和 4mg/mL 的 dispase 酶(1:1)37℃水浴锅内消化 1 小时,期间每隔 5 分钟晃动使之能够充分消化。1 小时后,轻轻吹打离散单细胞团块,将形成的单细胞悬液通过孔径为 70μm 的细胞筛网,800r/min 离心 6 分钟,0.01M PBS 洗一遍,将细胞沉淀用含 20%胎牛血清的 α-MEM 培养液重悬,以 $1×10^4~1×10^5$/mL 密度接种于 $25cm^2$ 培养瓶中常规培养,每 3 天换液 1 次,收集对数生长期的培养上清备用,细胞生长达 80%汇合时,用 2.5g/L 的胰酶消化传代。

将上述收集的培养上清 1500r/min 离心 10 分钟,经 0.22μm 直径的小滤器过滤后,与含 10%胎牛血清的 α-MEM 培养液培养基以 1:1比例混合作为克隆化培养的适应性培养基。取对数生长期的第一代细胞用适应性培养基倍比稀释,调整细胞密度至 10~15 个/mL,充分吹打混匀,接种于 96 孔板中,100μL/孔,培养 12 小时后标记单个细胞孔,并补液至 200μL/孔,5 天换液,当细胞数量增多时则每 3 天换液,待长满孔底后胰酶消化,扩大培养。显微镜下观察单克隆牙髓干细胞(图 31-1),约半个月克隆生长后的细胞基本长满培养瓶(图 31-2)。

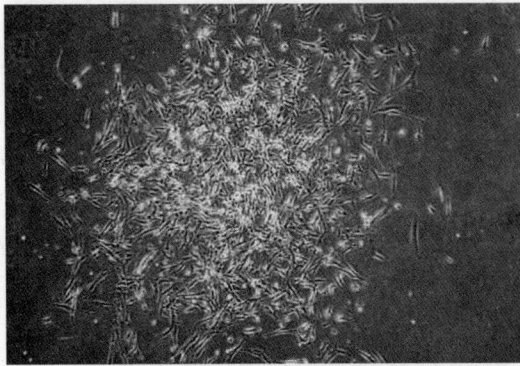

图 31-1　牙髓干细胞单克隆(×4)
(空军军医大学口腔医学院供图)

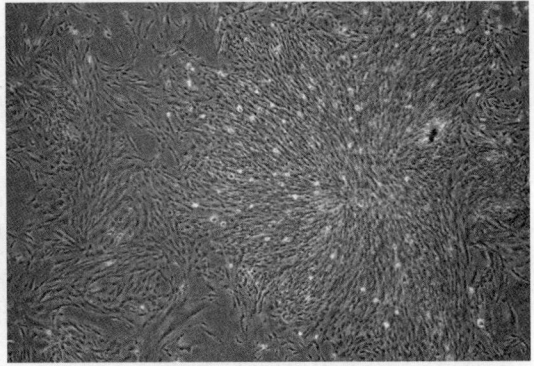

图 31-2　牙髓干细胞克隆生长后图(×4)
(空军军医大学口腔医学院供图)

二、脱落乳牙牙髓干细胞的分离和培养

(一) 实验用品

同牙髓干细胞。

(二) 实验取材

6~9 岁儿童因滞留而拔出的乳牙(乳切牙、乳尖牙),拔出前彻底消毒,拔出后立即放入预冷的含双抗的 α-MEM 培养基中并尽快进行原代培养。

(三) 原代培养

从预冷的培养液中取出牙齿,乙醇消毒牙面,用 PBS 反复冲洗 3 次,劈开牙冠,取出冠根部牙髓,切除根尖 0.5~1mm 牙髓组织。用眼科弯剪将牙髓组织剪成小块,置于无菌离心管中,加入 3mg/mL 的 Ⅰ 型胶原酶和 4mg/ml 的 dispase 酶(1∶1)37℃水浴锅内消化 1 小时,期间多次震荡,至最终看不见成形的牙髓组织。将消化好的悬液 800r/min 离心 6 分钟,弃上清,PBS 冲洗 3 遍,每次 800r/min 离心 6 分钟。沉淀物用培养液充分混匀,吹打离散单细胞团块,形成的单细胞悬液通过孔径为 70μm 的细胞筛网滤过,以获得单个离散的细胞。细胞计数,按照 $1×10^4$~$1×10^5$/mL 的密度接种到 $25cm^2$ 培养瓶中,加入含 10%胎牛血清的 α-MEM 中,37℃培养。培养 3 天后,弃去未贴壁细胞,之后每 2~3 天换液一次,待细胞生长至 80%~90%后,使用 2.5g/L 的胰酶消化并按照 1∶3 比例传代。乳牙牙髓干细胞单克隆细胞培养法同牙髓干细胞。显微镜下观察单克隆乳牙牙髓干细胞(图 31-3),约半个月克隆生长细胞基本长满培养瓶(图 31-4)。

三、牙周膜干细胞的分离和培养

(一) 实验用品

同牙髓干细胞。

(二) 实验取材

选取临床上 19~29 岁的因正畸需要拔除的健康并完整的前磨牙,将拔下来的牙齿放置于4℃的α-MEM溶液中。若不能立即原代培养,则需将其置于4℃冰箱内保存不超过2小时。

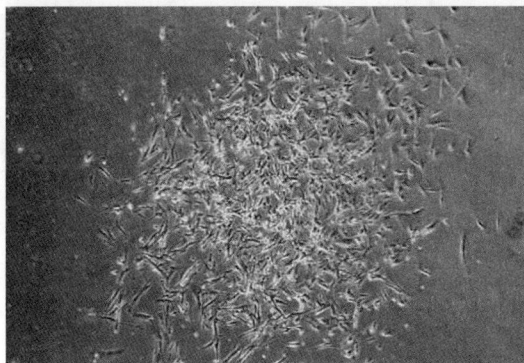

图31-3　乳牙牙髓干细胞单克隆(×4)
(空军军医大学口腔医学院供图)

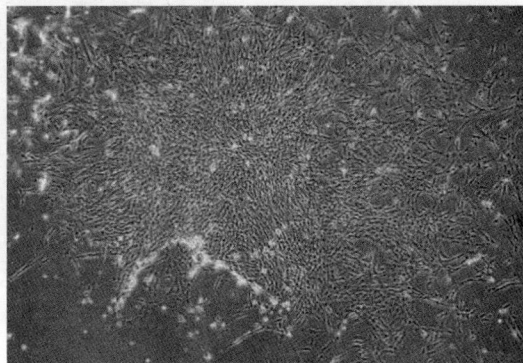

图31-4　乳牙牙髓干细胞克隆生长后图(×4)
(空军军医大学口腔医学院供图)

(三) 原代培养

牙周膜干细胞培养采用组织块法、酶消化法、组织块-酶联合法进行牙周膜干细胞的消化,方法如下:在超净台下,取出牙齿,放置在培养皿内,将牙冠部分浸入75%的乙醇内消毒约2分钟,再用PBS反复冲洗整个牙齿,除去牙齿表面的血渍。

1. **组织块法培养**　用手术刀片刮取牙根表面中1/3处的牙周膜组织,将刮取的牙周膜组织剪成$1mm^3$左右的小块,均匀的铺于无菌的$25cm^2$培养瓶底。倒置培养瓶,加入含20%胎牛血清、100U/mL青霉素和100U/mL链霉素的α-MEM培养基3.5mL,然后将培养瓶置于细胞培养箱(5% CO_2、37℃、100%湿度)孵育。3小时后翻瓶,继续培养,隔3天换液。细胞培养约10天左右可见细胞由组织块中长出,随后形成单细胞克隆(图31-5,图31-6)。待细胞长满至80%~90%时(图31-7),即可传代。

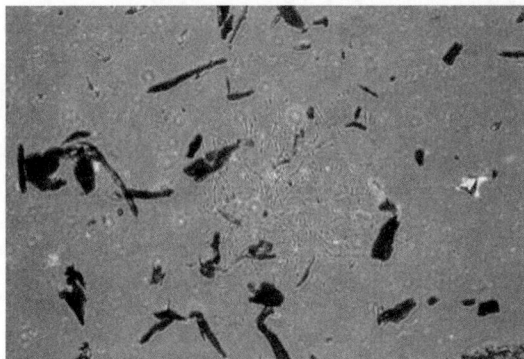

图31-5　牙周膜干细胞组织块培养(×4)
(空军军医大学口腔医学院供图)

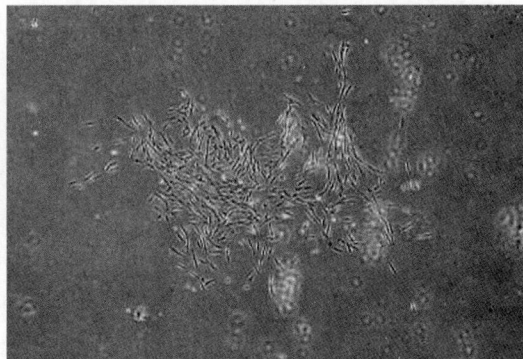

图31-6　牙周膜干细胞单克隆(×4)
(空军军医大学口腔医学院供图)

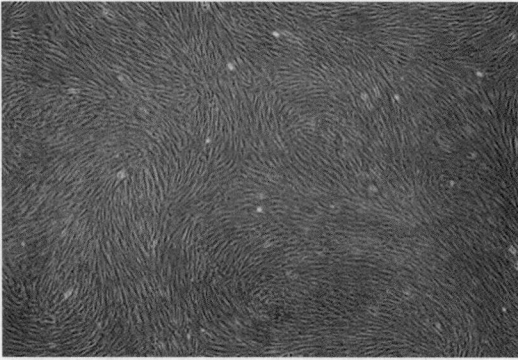

图 31-7 牙周膜干细胞单克隆生长后图(×4)
(空军军医大学口腔医学院供图)

2. 酶消化法培养 将刮取的牙周膜组织剪成 $1\sim2mm^3$ 碎块,加入 3mg/mL 的 I 型胶原酶和 4mg/mL 的 dispase 酶(1:1)37℃ 水浴锅内消化 1 小时,800r/min 离心 5 分钟,弃掉上清液,加入 5mL 含 10% 胎牛血清的 α-MEM 培养基,反复吹吸,形成的单细胞悬液通过孔径为 70μm 的细胞筛网滤过,以获得单个离散的细胞。细胞计数,按照 $1\times10^4\sim1\times10^5$/mL 的密度接种到 $25cm^2$ 培养瓶中,放置于细胞培养箱(5% CO_2、37℃、100% 湿度)进行培养,每隔 3 天换液一次,待细胞密度长至 80%~90% 时,即可进行传代。

3. 组织块-酶消化联合培养 将刮取的牙周膜组织剪成 $1\sim2mm^3$ 碎块,用细滴管将细胞转移至离心管内。将 0.2% I 型胶原酶加入至离心管内,放置在孵箱(5% CO_2、37℃、100% 湿度)内孵育 60 分钟左右,然后加入与 I 型胶原酶等量的含有 10% 胎牛血清的培养液,吹打成悬液,800r/min 离心 5 分钟,弃掉上清液。加入含 10% 胎牛血清 α-MEM 培养液,充分吹打细胞悬液,用细滴管吸取组织液后,将其上清液加到 $25cm^2$ 培养瓶内,加入 3mL 培养液,放置在孵箱内(5% CO_2、37℃、100% 湿度)静置培养,再将剩下的组织块接种至另一个 $25cm^2$ 的培养瓶中,放置在恒温的细胞培养箱(5% CO_2、37℃、100% 湿度)内倒置培养,3 小时后翻瓶,倒置显微镜下观察细胞的形态及数量,待细胞贴壁后,每隔 3 天换液一次。待细胞长至 80%~90% 时,即可传代。

4. 牙周膜干细胞单克隆细胞培养 方法同牙髓干细胞。

四、牙囊细胞的分离和培养

(一)实验用品
同牙髓干细胞。

(二)实验取材
取两岁小牛处于牙根形成时期的牙胚,用手术刀切去紧密附着于牙本质表面的牙囊组织;或取 12 岁男孩埋伏阻生下颌第三磨牙的牙囊组织。

(三)原代培养
1. 牛牙囊细胞的体外培养 取两岁龄小牛正处于牙根形成时期的牙胚,用手术刀小心切去紧密附着于牙本质表面的牙囊组织,用 3mg/mL 的 I 型胶原酶消化。消化 40 分钟后保留组织弃去消化液,继续消化 40 分钟后,置于培养瓶中,用含 10% FBS、50ug/mL 维生素 C 的 α-MEM 培养基,在 37℃、5% CO_2 条件下培养。当细胞生长达到 80% 汇合时胰酶消化传代,得到稳定培养的牛牙囊细胞系。

2. 人牙囊细胞的体外培养 取 12 岁男孩埋伏阻生下颌第三磨牙的牙囊组织,将牙囊组织用剪刀剪碎均匀铺于直径 5cm 的培养皿中,置于 CO_2 孵箱中,3 小时后加入少量

α-MEM 培养液,12 小时后再加入足量 α-MEM 培养液,5 天后更换培养液,以后每 3 天换液,15~20 天细胞长满培养皿,用 0.25%胰酶消化,按 1∶2进行传代。牙囊细胞培养低倍(图 31-8)及高倍显微镜下观察(图 31-9),细胞形态与牙髓干细胞及牙周膜干细胞相似。

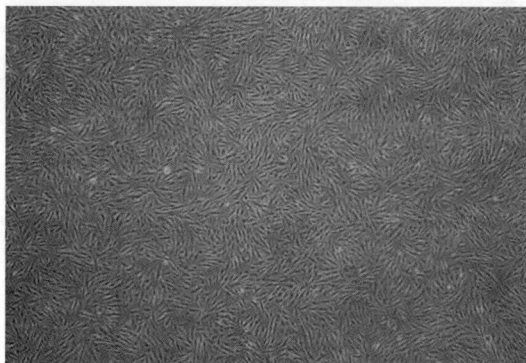

图 31-8　人牙囊细胞(×4)
(空军军医大学口腔医学院供图)

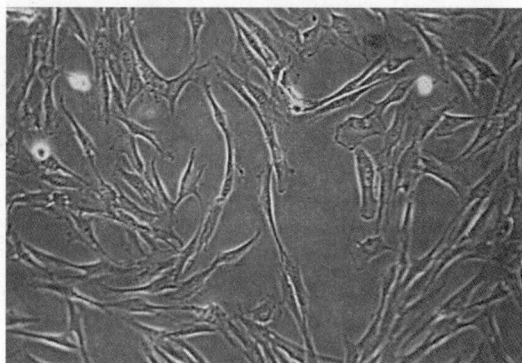

图 31-9　人牙囊细胞(×10)
(空军军医大学口腔医学院供图)

第三节　口腔颌面部非牙源性干细胞培养

一、牙龈间充质干细胞的分离和培养

(一)实验用品

同牙髓干细胞。

(二)实验取材

选取临床拔除第三磨牙时牙颈部连带少许牙龈组织的牙个体(或拔除第三磨牙后经患者同意切取少许的牙龈组织)。

(三)原代培养

用 PBS 液体冲洗离体牙龈 3~4 次,用眼科小剪刀将牙龈组织尽可能剪碎,离心,收集组织碎块,将 3mg/mL 的 Ⅰ型胶原酶和 4mg/mL 的 Dispase 酶以 1∶1比例加入并吹匀,放入 37℃、5% CO_2 培养箱中消化 50 分钟~2 小时,加入等量的培养液中止消化,收集组织,接种于 6 孔板中,加入含 10%胎牛血清的 α-MEM 培养液放于 37℃、5% CO_2 的孵箱中培养,每 2~3 天换液并观察。当细胞达到 80%时可消化传代。牙龈干细胞原代培养后贴壁(图 31-10),随后形成克隆(图 31-11)。

取对数生长的第 1 代上述细胞,消化后制成单细胞悬液,将其稀释为 10~15 个细胞/mL,接种于 96 孔板中,每孔 0.1mL,保证每个孔不多于 1 个细胞,常规培养 24 小时,待细胞贴壁后在显微镜下挑出单个细胞孔并标记,补加 0.1mL 培养基,每隔 3 天大半量换液。当孔内细胞形成克隆集落并长至孔底 1/2 后,胰蛋白酶消化,扩大培养,即得到相应的牙龈干细胞。

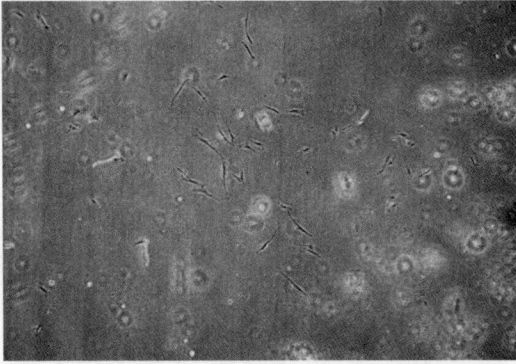

图 31-10　牙龈干细胞原代培养(×4)
（空军军医大学口腔医学院供图）

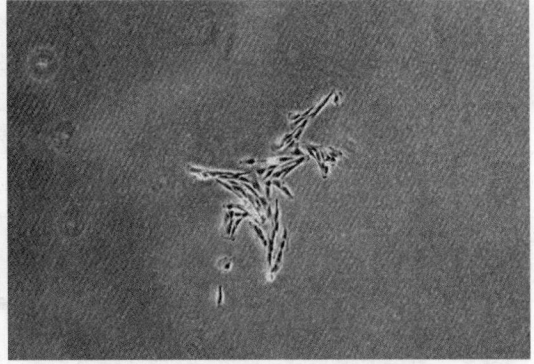

图 31-11　牙龈干细胞单克隆(×4)
（空军军医大学口腔医学院供图）

二、口腔黏膜间充质干细胞的分离和培养

以往研究多集中于口腔黏膜上皮细胞,发现口腔黏膜中具有上皮干细胞。然而近年来随着间充质干细胞研究认识的不断深入,发现在口腔黏膜固有层还存在着间充质干细胞。本段主要讨论口腔黏膜间充质干细胞的培养方法,由于人口腔黏膜不易获得,故以兔口腔黏膜间充质干细胞培养作为示范。

（一）实验用品

1. DMEM/F12 培养基（Gibco,美国）、胎牛血清 FBS（Gibco,美国）、B27（Gibco,美国）;

2. 原代培养器械盒（眼科小剪刀,直头剪刀,直头弯头镊子,刀柄等）;

3. 25cm² 培养瓶,培养皿,6 孔板（Coming,美国）,离心管,粗细滴管,PBS 缓冲液;

4. Ⅰ型胶原酶 3mg/mL（Sigma,美国）,Dispase 酶 4mg/mL（Roche,美国）,胰蛋白酶溶液（Sigma,美国）。

（二）实验取材

取出生 1~2 天的新生兔,脱颈处死,75%乙醇充分消毒后,取其颊部黏膜组织,PBS 充分冲洗。

（三）原代培养

将取好的标本,分切成 2~5mm³ 组织块,PBS 清洗 3 次;放入离心管中,加入 4mg/mL Dispase 酶,置于 37℃,消化 60 分钟;取出后机械法分离表皮、真皮,收集真皮皮片到离心管中,加入 3mg/mL Ⅰ型胶原酶,使皮片与消化液充分接触,将离心管放入 37℃,1.5~3 小时（可以将皮片剪碎,消化时间可以缩短）;取出离心管,稍加吹打后,细胞悬液过 40μm 孔径的细胞筛,冰上静置 20~30 分钟;收集滤过液,1000r/min 的速度离心 10 分钟;以含 B27 的 DMEM/F12（含 10%胎牛血清）重悬细胞,以 2×10⁵/mL 的密度接种入 25cm² 培养瓶中,置 37℃孵箱,培养 6 小时后,轻柔弃去悬浮细胞,所得贴壁细胞继续培养,即为目的细胞。隔日换液;后每 3 天换液一次。

分离接种后 6 小时,去除悬浮细胞,可见 30% ~ 50% 单个细胞贴壁,24 小时后倒置显微镜下观察可见小的细胞克隆形成,原代细胞培养过程中呈克隆样生长,细胞短梭形及多角形。第 3 代细胞,细胞形态逐渐均一,呈长梭形,克隆样生长现象减少。细胞培养过程中,生长速度较快,一般约 2 ~ 4 天即可传代。人黏膜干细胞培养方法与兔黏膜干细胞类似,人黏膜干细胞培养后高倍显微镜下可见细胞形态呈长梭形(图 31-12)。

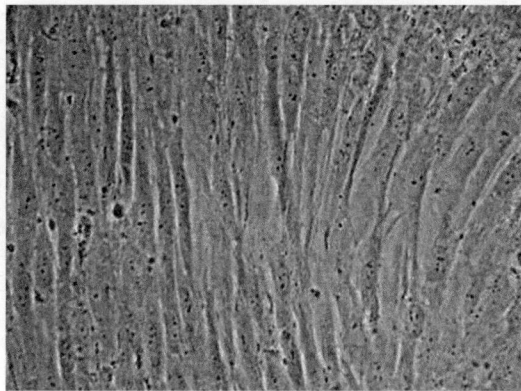

图 31-12　人黏膜干细胞(×20)
(空军军医大学口腔医学院供图)

三、骨髓间充质干细胞的分离和培养

(一)实验用品

1. DMEM 培养液(Gibco,美国),α-MEM 培养液(Gibco,美国),含 10% 胎牛血清 FBS(Gibco,美国),2mM 谷氨酰胺,100U/ml 青霉素(Amersham,美国),100U/mL 链霉素(Amersham,美国);

2. 胰蛋白酶溶液(Sigma,美国),Percoll 分离液(MP Biomedicals,美国);

3. 25cm² 培养瓶,培养皿,6 孔板(Coming,美国),离心管,粗细滴管,PBS 缓冲液。

(二)实验取材

抽取正常志愿者骨髓 5mL,立即注入加有 1mL 肝素的离心管抗凝。

(三)原代培养

用低糖的 DMEM 将骨髓稀释 1 ~ 2 倍,以 300g 离心 10 分钟,弃去含有脂肪及血小板的上清,离心后的细胞沉淀用 10mL PBS 重悬混匀。将比重为 1.073g/mL 的 Percoll 先置于试管的底部,按 1∶1 比例缓慢将细胞悬液沿试管壁加于分离液之上,注意过程中不可将分离液液面冲破。以 900g 离心 20 分钟,离心后液体分为 4 层,第 1 层为血小板,第 3、4 层分别为分离液以及红细胞和多核白细胞,小心吸取第 2 层白色云雾状层以收集单个核细胞,加 10mL PBS 充分混匀后,300g 离心 10 分钟弃上清液,重复洗涤 2 次以去除分离液。用含 10% 胎牛血清的 α-MEM 培养基重悬细胞,以 $2×10^5/cm^2$ 接种,置于 37℃、5% CO_2、饱和湿度孵箱下培养。48 小时后小心吸弃培养液和未贴壁细胞并进行首次换液,72 小时后可见纺锤样贴壁细胞,首次换液以后每 3 天换液 1 次,待细胞长满约 80% 后,胰酶消化传代。骨髓间充质干细胞培养后显微镜下观察,低倍镜下可见细胞基本长满瓶底(图 31-13),高倍可见细胞呈长梭形生长(图 31-14)。

目前用于骨髓间充质干细胞的分离方法主要有 3 种,除开上述介绍的密度梯度离心法,还有流式细胞仪以及免疫磁珠分选法。①流式细胞仪分离法主要根据骨髓间充质干细胞体积小、相对缺少颗粒的特性对它进行分选,该种方法分选速度快,可以在较短时间内对大量

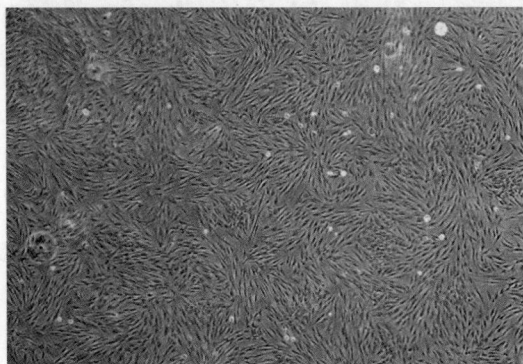

图 31-13　骨髓间充质干细胞(×4)
（空军军医大学口腔医学院供图）

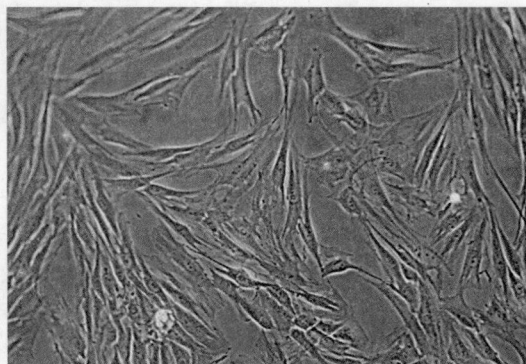

图 31-14　骨髓间充质干细胞(×20)
（空军军医大学口腔医学院供图）

细胞进行分选，但相对于其他两种方法，由于流式细胞仪操作水平的不同，会对细胞活性产生一定的影响，且获得的细胞在不同种属间差别较大，人和狗可获得较高的富含骨髓间充质干细胞的细胞群，而大鼠可有 50%黏附造血细胞污染。②免疫磁珠分选则是根据骨髓间充质干细胞表面带有特异性抗原特征，使其与连接磁珠的特异性单抗相结合，在外加磁场中，通过抗体与磁珠相连的细胞被吸附而滞留在磁场中，无特异性表面抗原的细胞由于不能与连接磁珠的特异性单抗结合而没有磁性，不能在磁场中停留，从而使细胞得以分离。该法所获得的细胞活性佳，相对于密度梯度离心法，其克隆形成率显著提高，但由于骨髓间充质干细胞尚未筛选出特有的标记分子，目前文献报道主要采用 CD105、STRO-1 等进行阳性分选，同时骨髓间充质干细胞不表达 CD14、CD31、CD45 等表面标记在分选时也可作为一定的参考依据。

四、脂肪干细胞的分离和培养

（一）实验用品

1. α-MEM 培养液(Gibco,美国),含 10%胎牛血清 FBS(Gibco,美国),2mM 谷氨酰胺,100U/mL 青霉素(Amersham,美国),100U/mL 链霉素(Amersham,美国);

2. 原代培养器械盒(眼科小剪刀,直头剪刀,直头弯头镊子,刀柄等);

3. 培养瓶,培养皿,6 孔板(Corning,美国),离心管,粗细滴管,PBS 缓冲液;

4. Ⅰ型胶原酶(Sigma,美国),胰蛋白酶溶液(Sigma,美国)。

（二）实验取材

无菌条件下取得手术遗弃皮下脂肪约 5g,用眼科剪及镊子剔除肉眼可见的血管及结缔组织,用含有双抗的 PBS 充分漂洗 3 遍。

（三）原代培养

用眼科剪将取材组织充分剪碎为 $1mm^3$ 大小的碎块,将剪碎的组织加入 0.25%的胰酶或 0.1%的胰酶和 0.1%的Ⅰ型胶原酶中,振荡混匀后,于 37℃的恒温水浴箱消化 60 分钟或于 4℃消化 12 小时,加入等体积含 10%胎牛血清 α-MEM 培养基终止消化。300g 离心 10 分钟,离心后分为 3 层,上层为油脂及未消化完全的脂肪组织,中层为上清液,下层为脂肪干细胞和红细胞等混合细胞的沉淀。弃去上层和中层,用加入含 10% 胎牛血清 α-MEM 培养基重悬细胞,用吸管吸取液体反复吹打组织使其分离为单细胞悬液后 100μm 细胞筛网过滤,将滤过后的滤液调整细胞浓度为 $1×10^6$/mL 接种,于 37℃、5% CO_2、饱和湿度的条件下培养。24 小时后首次换液,除去未贴壁细胞,以后每 2~3 天换液 1 次。待生长融合达到 90%,用0.25% 胰酶常规消化传代。脂肪干细胞培养后显微镜下观察,低倍镜下观察细胞基本长满瓶底(图 31-15),高倍镜下可见细胞生长如长梭形(图 31-16),与骨髓间充质干细胞相似。

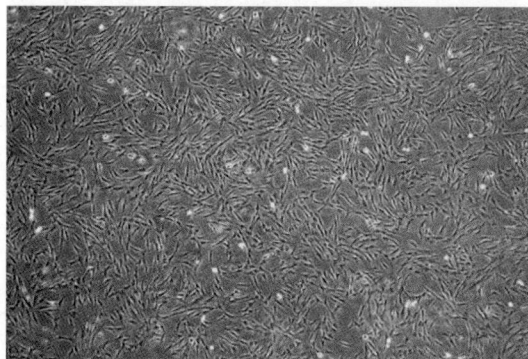

图 31-15　脂肪干细胞(×4)
(空军军医大学口腔医学院供图)

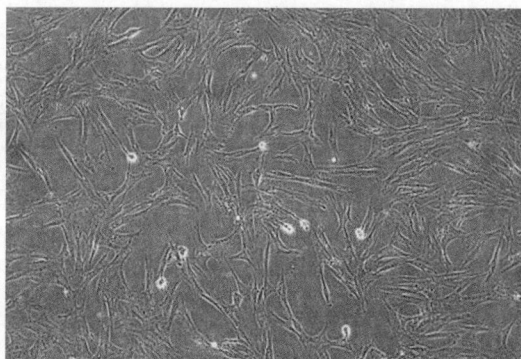

图 31-16　脂肪干细胞(×10)
(空军军医大学口腔医学院供图)

脂肪干细胞的分离培养也可采用组织块培养法,该法操作简单,成功率高。其基本方法是在去除非脂肪组织经大量 PBS 漂洗后,将脂肪组织剪切成小块接种于培养皿中,在脂肪组织贴壁 24 小时后,可见细胞从组织块中爬出。其缺点主要在于在对脂肪组织进行反复剪切和接种中对脂肪组织块产生一定的损伤,从而导致并不是所有组织块都可以成功爬出细胞,因此要求剪切过程中使用锐利刀剪以减少对边缘组织的损伤,同时在操作过程中保持脂肪组织的湿润。在接种后的 1~3 天,由于脂肪组织块的粘贴不牢固,在观察和移动过程中要注意动作轻巧,避免因为液体的震荡而使组织块脱落。新手在进行脂肪干细胞培养时,如果对消化培养法消化条件掌握不成熟,可首选组织块培养法。

五、iPS 细胞的培养

(一) 实验用品

1. 培养液　①培养液 A:含有 2mM 谷氨酰胺、100 单位 Penicillin-Streptomycin 双抗、含10% 胎牛血清的 a-MEM 培养液;②培养液 B:培养液 A 添加 50~100μM 维生素 C;③培养液C:含有 2mM 谷氨酰胺、含 10% 胎牛血清的 D-MEM 培养液;④培养液 D:培养液 C 中添加100 单位 Penicillin-Streptomycin 双抗;⑤培养液 E:含有 2mM 谷氨酰胺、0.1mM 非必需氨基酸、100 单位 Penicillin-Streptomycin 双抗、含 10% 胎牛血清的高糖 D-MEM 培养液;⑥培养液F:培养液 E 中添加 10μg/mL 的丝裂霉素 C;⑦培养液 G:含有 2mM 谷氨酰胺、0.1mM 非必需氨基酸、100 单位 Penicillin-Streptomycin 双抗、15~50μM 2-巯基乙醇、6ng/mL~10ng/mLbFGF、含 20% 血清替代品的 D-MEM/F12 培养液。

2. 慢病毒液制备　用 GP2-293 细胞进行包装病毒。转染前 1~2 小时更换新鲜培养液 C，利用磷酸钙转染试剂盒，按照说明书操作将 Oct4、Sox2、Klf4 和 c-Myc 四种逆转录病毒表达载体分别与 VSVG 载体共同转染 GP2-293 细胞，转染后 48 小时收集含各转录因子的病毒液，分装-80℃保存备用。

（二）实验取材

1. 获取体细胞　将小鼠或人皮肤或肌肉组织，用眼科剪剪成小组织块，用 0.25% 胰酶 37℃消化 5 分钟，终止消化；利用水平离心机 800~1000r/min 离心 5 分钟，将分离的细胞用培养液 A 进行培养。或选用人或小鼠成纤维细胞样细胞系，如小鼠 NIH3T3。

2. 小鼠胚胎成纤维细胞（MEF）及滋养层细胞制备　选用 E 12.5~14.5 天的 CF-1 胎鼠，用剪刀去除头、尾、四肢及内脏，预冷的 PBS 洗两遍；用眼科剪将躯体剪成小块组织约 0.1mm³，用 0.25% 胰酶（加几滴 EDTA）37℃消化 10 分钟，终止消化；利用水平离心机 800~1000r/min 离心 5 分钟，将分离单细胞用培养液 E 进行培养；制备滋养层细胞选用 3~5 代小鼠胚胎成纤维细胞，用培养液 F 处理 2~3 小时，PBS 洗两遍，更换培养液 E 继续培养（现用现制备）。

（三）iPS 细胞培养

1. 成纤维细胞诱导为多潜能干细胞　将上述获得的原代细胞或细胞系以 1×10^5 密度接种到 6 孔板中，待细胞融合度达 70%~80% 时，每孔用步骤二中获得的含四种转录因子的病毒液各 500μL 与培养液 B 等体积混合转染该细胞，24 小时后更换新鲜培养液 B；待细胞长满孔后，用胰酶消化细胞并计数，以 2000~3000 细胞重新接种到 6 孔板中，继续用培养液 B 培养；待细胞再次长满孔后，胰酶消化，同样以 2000~3000 细胞接种到含有滋养层的 6 孔板中，用培养液 G 进行培养，每两天更换新鲜培养液；疾病来源的细胞生长较慢，诱导周期较正常诱导多潜能干细胞时间长，约 1.5~2 个月左右出现典型的胚胎干细胞形态的克隆（图 31-17，图 31-18），至此完成多潜能干细胞建立。

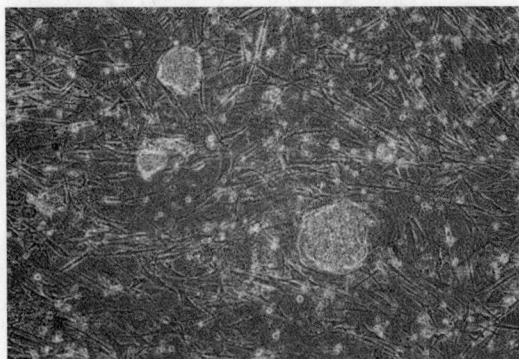

图 31-17　小鼠 iPS（×4）
（空军军医大学口腔医学院供图）

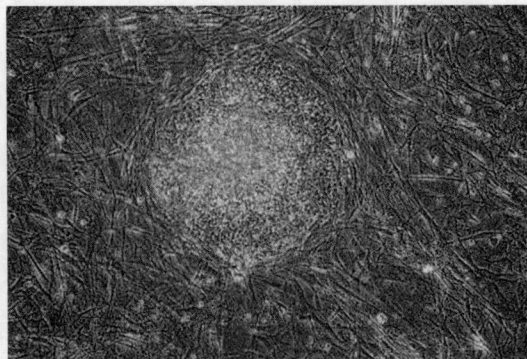

图 31-18　小鼠 iPS（×10）
（空军军医大学口腔医学院供图）

培养过程中小鼠 iPS 需要添加白血病抑制因子（leukemia inhibitory factor，LIF），人源 iPS 需要添加碱性成纤维细胞生长因子（Basic Fibroblast Growth Factor，bFGF）以防止 iPS 细胞分化。iPS 细胞需要大量营养，通常每天更换新鲜培养基，也可以在克隆较少或较小时隔天换液。当 iPS 细胞克隆生长到一定程度，并与滋养层细胞界限不清晰时表明克隆有可能分化，要及时传代防止进一步过度分化。

2. iPS 细胞传代　用预热 PBS 洗涤细胞两次,加入适量的 0.25% 胰酶,37℃培养箱内孵育 1~2 分钟,可以看到克隆边缘和滋养层细胞界限分离,此时加培养液终止消化。轻轻将 iPS 从滋养层细胞上分离下来,尽量不要吹掉滋养层细胞,收集含 iPS 的培养基到离心管中,800r/min 离心 5 分钟;弃掉上清,用适量培养基悬浮细胞,用吸管吹打细胞至均匀的小细胞团块,接种到 35mm 的培养皿内。培养 5~7 天细胞可再次传代。

3. iPS 细胞的冻存　iPS 细胞冻存原则与普通细胞冻存操作基本相同,主要区别是冻存前不能将细胞消化成单细胞,因为消化成单细胞复苏细胞生长很慢,甚至不能长成克隆。目前,市场上已经存在专门用于 iPS 或胚胎干细胞的商品化冻存液,条件允许可以直接购买用于冻存细胞。将配好的冻存液(胎牛血清∶DMSO 按 9∶1 比例配制并混匀),置于冰上备用;将消化好的胚胎干细胞用少许冻存液重新悬浮,用机械法分成大小合适的小细胞团块;补入足量的冻存液,放置于程序降温冻存盒中,−70℃保存过夜,第 2 天转移到液氮罐内长期保存。

4. iPS 细胞的的复苏　将 iPS 细胞冻存管从液氮中取出,于 37℃水浴中使其快速溶解;用吸管将细胞从冻存管中吸出,并缓慢地加到预热的人胚胎干细胞培养液中,充分混匀,800r/min 离心 5 分钟;用 iPS 细胞培养液重悬细胞沉淀后接种到 6 孔皿中,放到培养箱中培养;第二天将细胞上面漂浮的死细胞吸去并更换新鲜培养液,按常规方法继续培养。

第四节　口腔颌面部再生其他细胞培养

一、皮肤细胞的培养

皮肤内含有的细胞主要是表皮细胞、真皮成纤维细胞、黑色素细胞、皮肤附属器细胞和真皮微血管内皮细胞等。其中和组织工程皮肤构建密切相关的是表皮细胞、真皮成纤维细胞、黑色素细胞和真皮微血管内皮细胞。本实验室经过多年研究,总结了一套简单有效的方法,可以利用青少年包皮组织,一次原代培养即可获得上述 4 种细胞,方法如下(因微血管内皮细胞培养较为复杂,故在本节另行讨论)。

（一）实验用品

1. 培养液的配制　各种细胞培养液不同,具体如下:

（1）表皮细胞培养液的配制:使用 sigma 公司的 K-SFM;

（2）黑色素细胞培养液的配制(100ml):K-SFM:95mL(含有 BPE 25μg/mL 和 EGF 0.15ng/mL);FCS:5mL;TPA:10ng/mL;

（3）真皮细胞培养液的配制:DMEM+10%FCS;如果培养新生 1 天 SD 大鼠的细胞,DMEM+2%FCS+25ug/mL BPE。

注:考虑到培养液中所加因子的半衰期,所有成分都应在两周后补加。

2. 消化用液的配制　各种细胞分离液不同,具体如下:

（1）皮肤分离液:Dispase,用 D-Hanks 配制,浓度为 2.4U/mL(热消化);或者为 1.2U/mL(冷消化);

（2）表皮细胞分离液:0.25% 胰酶/0.1%EDTA(二者比例 1∶1);

（3）真皮细胞分离液:胶原酶,用 D-Hanks 配制,浓度为 625U/mL。

3. 培养用器具　主要包括细胞培养用具和组织获取用具,具体如下:

（1）培养瓶,吸管和胶帽,离心管;

（2）眼科剪,眼科镊,筛网,手术刀柄,刀片（11 号或 12 号）。

（二）实验取材

取新生儿或青少年（最好在 10 岁左右）包皮环切术后包皮组织,为保证无菌,处理前在 75%乙醇中浸泡 1 分钟。

（三）原代培养

将包皮组织转入培养皿中,用加入抗生素的 PBS 清洗,用眼科剪和眼科镊修剪,尽量去除皮下组织,用锋利手术刀片将组织分切为 2mm×10mm;取 4 块组织放入 15mL 离心管中,加入 4mL 皮肤分离液（2.4U/mL,1mL/块皮肤）,37℃,2.5 小时;如果用冷消化（推荐使用）,则用 PBS 将上述分离液稀释一半,加入 4mL（1.2U/mL 1mL/块皮肤）,4℃消化过夜（约 15 小时）;将消化后的皮肤倒入培养皿中,用眼科镊（一直一弯）将表皮和真皮仔细分离（必须极为小心,避免把真皮组织带入表皮组织中;此外,分离后的皮肤最好不要清洗,因为残留在组织内的 Dispase 有利于下一步的消化）;将分离的表皮放入离心管中,加入 4mL 表皮细胞分离液,37℃条件下消化 10 分钟;用含血清的培养液终止消化,用吸管反复吹打以获得单细胞悬液,过 200 目筛网以去除剩余残渣,收集滤液,离心去除消化液,用 PBS 清洗两次,将细胞分为两份,分别加入 K-SFM（角朊细胞）和 MC 培养液（黑色素细胞）;将真皮组织剪碎后放入离心管中,加入 4mL 真皮细胞分离液,37℃消化至大部分组织消失（个体不同,时间有所差异,大约 2~5 小时）;离心去除消化液,用 PBS 清洗两次,用真皮细胞培养液重悬细胞,接种培养瓶。培养成功的细胞:表皮细胞为卵圆形,长满后呈铺路石样（图 31-19）;真皮成纤维细胞为梭形及多角样;黑色素细胞则为树突样和长梭样。

注意尽量避免真皮细胞对黑色素细胞的污染,因为 MC 培养液对成纤维细胞无抑制作用,而正确严格的操作可以减小污染的机会;如果发生了成纤维细胞污染,可以加入 G418（200μg/mL）,作用 2~3 天;在接种黑色素细胞时,可以先

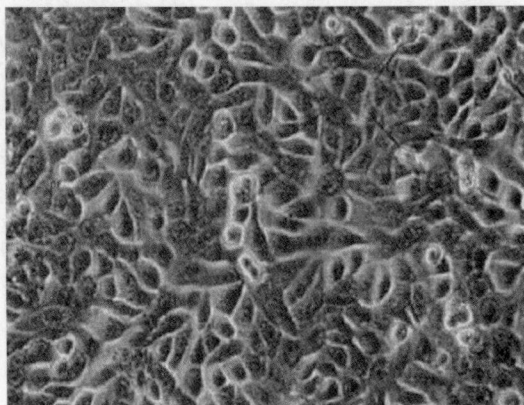

图 31-19　人表皮细胞（×20）
（空军军医大学口腔医学院供图）

用 FB 培养液重悬细胞,接种培养瓶,在培养箱中静置 45 分钟~1 小时,再换成 MC 培养液。

二、微血管内皮细胞的培养

微血管内皮细胞在组织再生、创伤愈合以及肿瘤发生发展过程中具有重要作用。研究表明其功能与特性均与大血管内皮细胞有明显区别。传统的培养大血管内皮细胞的方法难以应用于微血管内皮细胞的培养。本章节所述方法利用了微血管内皮细胞的一个特性:在 TNF-α

刺激下,微血管内皮细胞会一过性表达 E-selectin 抗体。基于此特性,利用免疫磁珠分选法,将微血管内皮细胞从混合的真皮细胞中分选出来,从而获得纯化的真皮微血管内皮细胞。

（一）实验用品

①鼠抗人 E-selectin 单克隆抗体,Dynal 公司的 M450 羊抗鼠 IgG 磁珠;②胎牛血清,微血管内皮细胞培养液;③0.25%胰酶,TNF-α(100ng/mL)。

（二）实验取材

取新生儿包皮组织,为保证无菌,处理前在 75%乙醇中浸泡 1 分钟。

（三）原代培养

1. E-selectin 抗体包被的免疫磁珠的准备　10μg 鼠抗人 E-selectin 单克隆抗体和 500μL 的 M450 羊抗鼠 IgG 混合,4℃,振荡过夜。混合好的磁珠上分选器,用含 1%胎牛血清的 PBS 清洗 4 次,4℃保存备用(可保存一月)。

2. 细胞的分离　按照上一节方法获得去除表皮的真皮组织,将真皮组织放入含有少量培养液的培养皿,用钝的手术刀片反复刮真皮表面,从而获得成纤维细胞和微血管内皮细胞的混合体。收集细胞,100 目滤网过滤去除碎片,离心清洗,接种。37℃培养 2 小时后,PBS 清洗 2 遍去除未贴壁细胞。2~3 天换液一次,直至细胞长满 60%~70%。

3. 微血管内皮细胞的纯化　待细胞长至 60%时,加入人重组 TNF-α(100ng/mL),继续培养 6 小时,以特异性地刺激微血管内皮细胞表达 E-selectin。然后将步骤 1 准备好的磁珠加入培养液中(5μL/mL),室温轻微振荡孵育 5 分钟。PBS 清洗 4 次,0.25%胰酶将细胞消化下来,上磁珠分选架,将特异性表达 E-selectin 的微血管内皮细胞分选出来,接种新的培养瓶。待长到 80%时,重复上述纯化分选步骤,从而获得纯化的微血管内皮细胞。

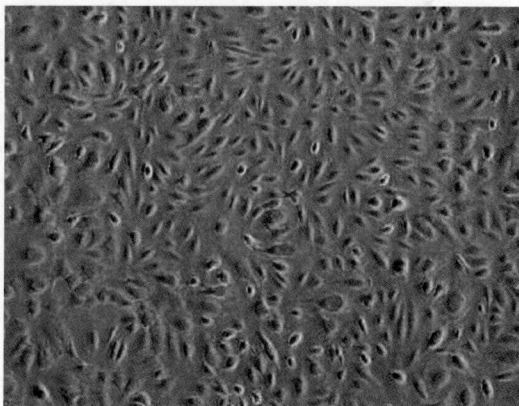

图 31-20　人真皮微血管内皮细胞(×10)
(空军军医大学口腔医学院供图)

4. 真皮微血管内皮细胞的鉴定　倒置显微镜下细胞呈卵圆形铺路石样(图 31-20),免疫组化染色显示Ⅷ因子阳性,透射电镜可见特异性的 W-P 小体。

三、骨及软骨源性细胞的培养

骨组织由钙化的细胞间质与多种细胞组成,骨组织的细胞包括骨细胞、成骨细胞、破骨细胞及骨祖细胞。软骨组织由细胞间质与软骨细胞组成。滑膜是关节囊的组成部分,滑膜细胞属于骨及软骨源性细胞的范畴。本小节将主要介绍成骨细胞及软骨细胞的培养。

（一）骨内成骨细胞的培养法

1. 实验用品　①消化酶溶液:0.25%胰蛋白酶溶液、1mg/mL Ⅰ型胶原酶溶液;②培养液:含 15%新生小牛血清的 RPMI 1640 培养液(用 5.6% NaHCO 调节 pH 至 7.2);③25cm² 培养瓶,培养皿,离心管,粗细滴管,PBS 缓冲液。

2. 实验取材　新生或胚胎大鼠、兔或人手术切除的骨组织。

3. 原代培养　原代培养有两种方法。一种是植块培养法。在培养过程中,成骨细胞从植块中迁移出来,并不断增殖;另一种是分离细胞培养法。所有取材及种植过程均须在无菌条件下进行。

（1）植块培养法:取得骨块,放入盛有 PBS 的培养皿中,去除骨膜及周围结缔组织,再用 PBS 洗 2 次;将清洁的骨片置于含少量新生小牛血清的培养皿中剪碎成 1mm³ 大小的骨片植块;将骨片植块直接接种于培养瓶内;反转培养瓶,使种植有植块的一面朝上。加入 3mL 培养液,盖上培养瓶盖,但不得拧紧,以利于与外界进行气体交换。将培养瓶置于 37℃、5% CO₂、饱和湿度的培养箱中培养;2 小时后,植块黏附较为牢固,此时轻轻翻转培养瓶,使组织浸没于培养液中,继续培养。每 3 天换液 1 次。

（2）分离细胞培养法:取材及清洗同植块培养法;将清洗后的骨片置于培养皿中,加入 1mg/mL Ⅰ型胶原酶溶液或 0.25% 胰蛋白酶溶液,在 37℃、5% CO₂、饱和湿度的培养箱消化 15~20 分钟。取出经消化的骨片置于另一培养皿中,剪成 1mm³ 的骨片,再用 1mg/mL Ⅰ型胶原酶溶液于 37℃、5% CO₂、饱和湿度的培养箱中消化 90 分钟,使细胞从骨基质中解离开来;将上述所有消化液及骨片移入离心管,1000r/min、离心 5~10 分钟,弃上清。用培养液重悬沉淀物,再离心,弃上清。此清洗过程重复 1~2 次;加入 3mL 培养液于上述离心管,重悬沉淀物,制成细胞悬液,调节细胞密度至 10⁶ 个/mL。将细胞悬液接种于培养瓶内;将接种好的培养瓶放入

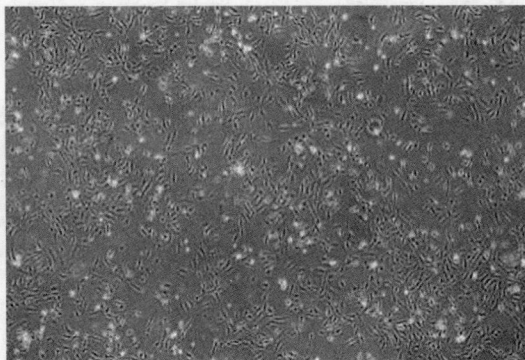

图 31-21　大鼠成骨细胞(×4)
(空军军医大学口腔医学院供图)

37℃、5% CO₂、饱和湿度的培养箱中培养,每 3 天换液 1 次。大鼠成骨细胞原代培养后显微镜下观察,低倍可见成骨细胞呈短梭形(图 31-21),生长一段时间后高倍镜下可见细胞伸展呈长梭形(图 31-22,图 31-23)。

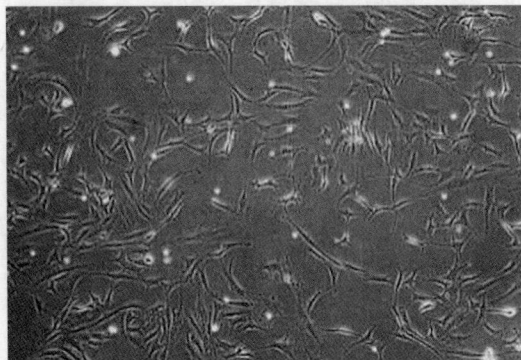

图 31-22　大鼠成骨细胞(×10)
(空军军医大学口腔医学院供图)

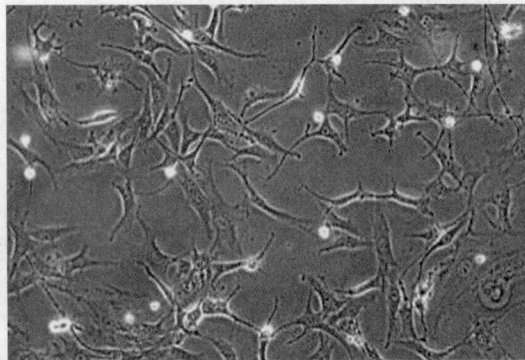

图 31-23　大鼠成骨细胞(×20)
(空军军医大学口腔医学院供图)

（3）传代培养过程：待原代细胞长满瓶壁80%时，弃培养瓶内培养液，PBS浸洗3次，加入0.25%胰蛋白酶溶液，于37℃、5% CO_2、饱和湿度的培养箱中消化1.5分钟，显微镜下见细胞收缩变圆并部分漂浮，加入等量培养液，用弯头吸管吹打贴壁细胞，使之脱落并分散成单细胞悬液，离心、重悬后接种于2个培养瓶。

（二）骨膜内成骨细胞培养法

1. 实验用品　①消化酶溶液：0.25%胰蛋白酶溶液、1mg/mL I 型胶原酶溶液；②培养液：含15%新生小牛血清的 RPMI 1640 培养液，并用5.6% $NaHCO$ 调节 pH 至7.2；③ $25cm^2$ 培养瓶，离心管，粗细滴管，PBS缓冲液，0.1% EDTA。

2. 实验取材　新生或胚胎大鼠、兔、人或手术切除的骨组织；

3. 原代培养　所有取材及种植过程均须在无菌条件下进行。取得骨块上的骨膜，放入盛有PBS的培养皿中，去除附于骨膜上的结缔组织；将清洗后的骨膜剪碎成1~2mm^3大小的组织块；加入0.1% EDTA 与等量0.25%胰蛋白酶溶液的混合消化液，于37℃、5% CO_2、饱和湿度的培养箱中消化20~30分钟；将上述所有消化液及骨膜移入离心管，1000r/min、离心1~2分钟，弃上清。用PBS重悬沉淀物，再离心，弃上清。此清洗过程重复1~2次；于上述离心管中再加入1mg/mL I 型胶原酶溶液，在37℃、5% CO_2、饱和湿度的培养箱中消化90分钟；将上述所有消化液及骨膜移入新的离心管，1000r/min、离心5~10分钟，弃上清。用培养液重悬沉淀物，再离心，弃上清。此清洗过程重复1~2次；加入3mL培养液于上述离心管，重悬沉淀物，制成细胞悬液，调节细胞密度至10^6个/mL。将细胞悬液接种于培养瓶内；将接种好的培养瓶放入37℃、5% CO_2、饱和湿度的培养箱中培养，每3天换液1次。传代培养过程同骨内成骨细胞培养，形态同骨内成骨细胞。

（三）软骨细胞的培养

软骨由软骨细胞和软骨基质构成。软骨细胞包埋于由软骨基质形成的软骨陷窝内，软骨基质由软骨细胞产生和分泌。

1. 实验用品　①消化酶溶液：0.2%胶原酶 II 溶液（用 D-Hanks 液配制）；②培养液：（含20%新生小牛血清或15%胎牛血清）的 Ham's F12、DMEM 或 RPMI 1640 等基础培养液；③ $25cm^2$ 培养瓶，离心管，粗细滴管，PBS缓冲液，200目铜筛网。

2. 实验取材　未成年兔膝关节、鸡胚胸软骨、人手术切除软骨。

3. 原代培养　用手术刀从关节面表面削下软骨组织片，收集在盛有PBS的培养皿中，反复清洗除去软骨表面的血液及滑膜组织；将清洗后的软骨剪碎成1mm^3大小的组织块；按组织块与消化液的体积比例为1∶10的量加入消化液，将组织块与消化液放入50mL离心管，置于37℃水浴中震荡消化5小时以上，直至软骨组织块基本消失。或采用分阶段消化，每消化1小时即用筛网过滤、离心1次，将过滤出的软骨细胞放入培养液中保存。如此反复，直至软骨组织块完全消失；1500r/min、离心10分钟，弃上清。用PBS重悬沉淀物，再离心，弃上清。此清洗过程重复1~2次；加入3mL培养液于上述离心管，重悬沉淀物，制成细胞悬液，调节细胞密度至10^5个/mL。将细胞悬液接种于培养瓶内；将接种好的培养瓶放入37℃、5% CO_2、饱和湿度的培养箱中培养，每2天换液1次。传代培养过程同成骨细胞培养。兔软骨细胞显微镜下观察可见细胞呈多角形，贴于瓶壁（图31-24，图31-25）。

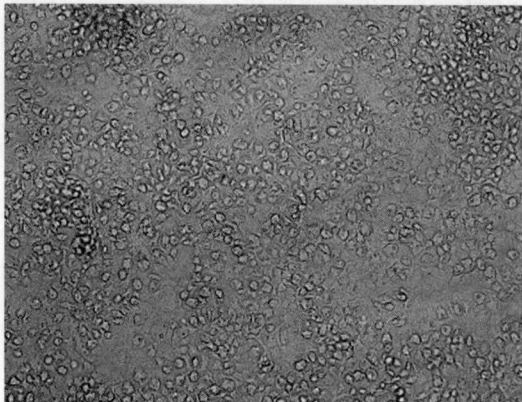

图 31-24　兔软骨细胞(×4)
(空军军医大学口腔医学院供图)

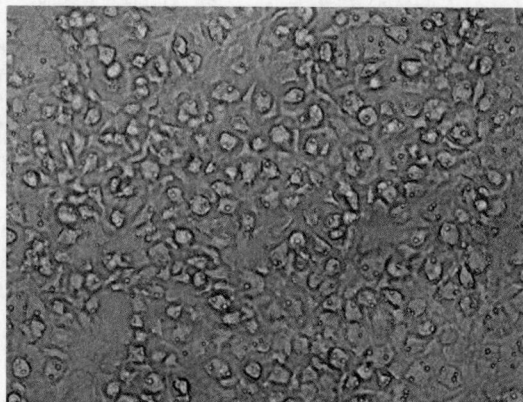

图 31-25　兔软骨细胞(×10)
(空军军医大学口腔医学院供图)

四、细胞膜片的培养

细胞膜片技术(cell sheet engineering)是采用非酶解的方式获取种子细胞,以膜片中种子细胞自身分泌的细胞外基质作为载体,利用细胞及细胞外基质中的生长因子和信号分子发挥生物学功能。细胞膜片具有可塑性,同时不需要支架材料。细胞膜片的制备,需要多种方式刺激种子细胞的基质分泌,提高细胞间以及细胞-细胞外基质间的有机结合。常用的膜片制备方法为温度敏感式培养法也称温敏法,以及机械分离法。在牙周再生研究中,多用细胞膜片进行牙周再生实验,尤其是牙周膜干细胞膜片,本小节以牙周膜干细胞膜片为例介绍细胞膜片的培养方法。

(一)温敏法

温度敏感式培养法是利用聚异丙基丙烯酰胺具有温度响应(即以 32℃ 为界,在疏水性-亲水性间可逆变化)的特性,将 PNIPAAm 以共价键形式固定在培养皿底壁表面进行细胞培养。然后通过温度调节,材料在低于一定温度时呈亲水性,聚合物暴露亲水基团形成一层水化层,使其表面形成的融合细胞和细胞外基质自动从培养皿底壁分离释放。整体细胞群在保持细胞间连接状态下以片状形态得以脱附,并保持完整的呈膜片状结构。与传统酶消化法相比,温度敏感式培养法获得的细胞膜片,可以最大限度地维持细胞间的正常连接,保持细胞外基质的完整性,而且还具有完整的对胰酶-EDTA 敏感的整合素。采用该方法形成的膜片由单层细胞构成,其细胞外基质含量较少,形成的细胞膜片厚度有限。

1. 实验用品　①牙周膜干细胞、温敏培养基、镊子;②含 10%胎牛血清的 α-MEM 培养液、透明质酸膜片(面积 5mm×5mm、厚度 1mm、孔直径 30μm)。

2. 培养方法　常规方法将细胞消化,于离心管离心、去上清后,用含 15%新生小牛血清的 DMEM 培养液重悬,将 $1×10^5$ 数量的细胞种植于温敏培养基中;将种植好的温敏培养基置于 37℃、5% CO_2、饱和湿度培养箱中培养 2 周,每 2 天更换一次含 10%胎牛血清的 α-MEM 培养液;待细胞生长至成膜时,吸净培养液,将透明质酸膜片平铺于生长完成的细胞表面,此时把温敏培养皿放入 20℃、5% CO_2、饱和湿度培养箱培养 30 分钟;用镊子将细胞膜片从温敏培养皿取出即可进行下一步实验(图 31-26)。

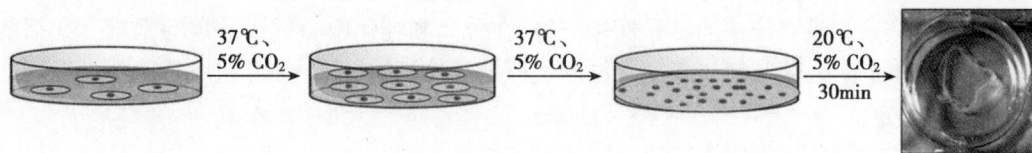

图31-26 温敏法细胞膜片培养
（空军军医大学口腔医学院供图）

（二）机械分离法

细胞膜片是由细胞及其分泌的细胞外基质包裹形成的细胞片层结构，其细胞外基质分泌能力是形成细胞膜片的关键。研究结果表明，维生素C可以促进细胞外基质的分泌。研究发现通过含有维生素C的培养基连续培养数周，可以获得细胞外基质含量较多的细胞膜片，由于其具有一定的韧性，可以用细胞刮刀等将其机械分离获得。通过连续培养和细胞刮治技术获得薄层细胞膜片，简便易行并省时，无需特殊材料或设备，增加了可操作性。

1. 实验用品 ①牙周膜干细胞、细胞刮刀；②含10%胎牛血清的α-MEM培养液、维生素C。

2. 培养方法 常规方法将细胞消化，于离心管离心、去上清后，用含10%胎牛血清的α-MEM培养液重悬，将$2×10^5$数量的细胞种植于培养皿中，置于37℃、5% CO_2、饱和湿度培养箱中培养，每2天更换一次培养液，待细胞生长至80%时，将培养液更换至含50μg/mL维生素C、10%胎牛血清的α-MEM培养液，继续培养10天；用细胞刮刀将细胞膜片刮下即可进行下一步实验（图31-27）。

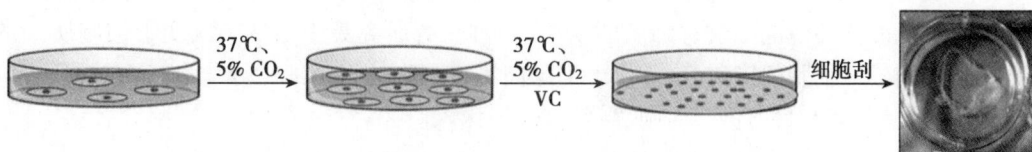

图31-27 机械分离法细胞膜片培养
（空军军医大学口腔医学院供图）

第五节 科研方向与选题

一、研究热点与科学问题

在口腔颌面部再生这一研究领域，再生的关键细胞无疑是首要的研究问题之一。近年来，大量的研究报告集中于该领域中，学者们取得了丰富的研究成果。然而，随着研究的日益深入，需要研究的科学问题也日益增多，这些研究热点和科学问题主要集中于以下研究方向：

（一）成体干细胞的来源

在口腔颌面部再生相关细胞研究过程中，仍有许多亟待解决的科学问题。成体干细胞来源问题仍是需要明确的首要问题之一，如牙源性成体干细胞，究竟是来源于间充质还是神经嵴，或者近年来有研究表明还有一类牙源性干细胞来源于神经。此外，由于成体干细胞来源不明确，故其表面没有统一的特异性标记物，在分离和纯化中会造成一定的困难。如果能够明确成体干细胞来源，从而寻找到其细胞表面特异性标志分子，便可利用其达到对细胞的精确分离和鉴定。

（二）定向分化及调控机制

在口腔颌面部再生相关细胞研究中，细胞的定向诱导分化及其调控机制无疑是引人瞩目的问题。大量研究表明，多种因子参与细胞的定向诱导分化调控，且这些因子形成调控网络，共同决定细胞分化的方向，其中包括细胞外的分子及细胞内的转录因子等。然而，细胞定向分化调控的机制仍未明确，尤其是各因子之间的复杂关系仍未完全明了。近年来，伴随人 iPS 的发现，其定向诱导分化也是研究热点之一，如何将 iPS 细胞向需要再生的组织细胞分化诱导仍需要进一步研究明确。

（三）免疫调节

近年来，大量研究表明间充质干细胞具有低免疫原性，不表达或仅表达可忽略的主要 MHC-Ⅱ类分子和 T 细胞共刺激分子 B7-1、B7-2、CD40、CD40L，不易被宿主 T 细胞识别，因此可以逃避同种异基因反应细胞的识别，或者至少拥有低免疫原性的特性。同时间充质干细胞具有调节体内多种免疫细胞的作用，这说明可以利用间充质干细胞的同种异基因逃避机制开展人类同种异基因干细胞移植。此外，间充质干细胞能够调节体内多种免疫细胞，如 T 细胞、B 细胞、巨噬细胞等，因此可以被用于移植治疗多种免疫疾病。但是间充质干细胞对免疫调节的作用机制仍未明确，需要进一步深入研究。

（四）微环境对干细胞的影响

研究表明细胞所处的微环境对细胞的分化、增殖等基本细胞生物学特性有显著影响。调整细胞所处的微环境能够改善细胞的功能。因此，有研究集中于试图改变干细胞所处的微环境从而诱导干细胞的定向分化，使干细胞向需要再生的组织细胞分化。然而，微环境调控干细胞的机制复杂，目前仍不明确，需要进一步深入研究。

二、研究范例

2012 年施松涛课题组报道发现小鼠骨髓间充质干细胞经鼠尾经脉注射入硬皮病小鼠体内后，能够有效改善小鼠的硬皮病症状。同时将小鼠骨髓间充质干细胞经鼠尾经脉注射入肠炎小鼠体内后能有效治疗小鼠肠炎。进一步研究发现，间充质干细胞能够治疗这些自身免疫性疾病的机制是由于间充质干细胞表面能够表达 Fas 及 FasL 这一对凋亡诱导因子。其中 FasL 能够发挥杀伤与间充质干细胞相接触的 T 细胞，凋亡的 T 细胞被巨噬细胞吞噬后释放 TGF-β，从而诱导免疫耐受。另外，Fas 能够控制间充质干细胞释放 MCP-1 从而发挥诱导 T 细胞向间充质干细胞趋化的功能，使 FasL 能够诱导 T 细胞凋亡。这项研究首次明确了 Fas/FasL 这一受体及配体在干细胞免疫调节中所发挥的作用，发表于 *Cell Stem Cell* 杂志。该研究不仅明确了间充质干细胞免疫调节的一种新机制，即干细胞能够通过诱导 T 细胞凋亡发挥免疫调节作用，还明确了凋亡受体和配体 Fas/FasL 的新的功能，即协同作用。Fas 不仅能够发挥受体配体的作用，还能控制细胞内因子的释放，对干细胞的研究具有深远的意义。

（李 蓓）

参 考 文 献

1. 金岩. 组织工程与再生医学原理与技术. 第 2 版. 北京：人民卫生出版社，2013.

2. 司徒镇强，吴军正. 细胞培养. 第 2 版. 西安：世界图书出版社，2006.

3. BEX M，BOUILLON R. Growth hormone and bone health. Horm Res，2003. 60 Suppl 3（2）：80-86.

4. BUEHRER B M，CHEATHAM B. Isolation and characterization of human adipose-derived stem cells for use in tissue engineering. Methods Mol Biol，2013. 1001（1001）：1-11.

5. GRONTHOS S，MANKANI M，BRAHIM J，et al. Postnatal human dental pulp stem cells（DPSCs）in vitro and in vivo. Proc Natl Acad Sci USA，2001. 97（25）：13625-13630.

6. MARYNKA-KALMANI K，TREVES S，YAFEE M，et al. The lamina propria of adult human oral mucosa harbors a novel stem cell population. Stem Cells，2010，28（28）：984-995.

7. MIURA M，GRONTHOS S，ZHAO M，et al. SHED：stem cells from human exfoliated deciduous teeth. Proc Natl Acad Sci USA，2003. 100（10）：5807-5812.

8. MORSCZECK C，MOEHL C，GÖTZ W，et al. In vitro differentiation of human dental follicle cells with dexamethasone and insulin. Cell Bio Int，2005. 29（7）：567-575.

9. SEO B M，MIURA M，GRONTHOS S，et al. Investigation of multipotent postnatal stem cells from human periodontal ligament. Lancet，2004. 364（364）：149-155.

10. TAKAHASHI K，YAMANAKA S. Induction of pluripotent stem cells from mouse embryonic and adult fibroblast cultures by defined factors. Cell，2006. 126（4）：663-676.

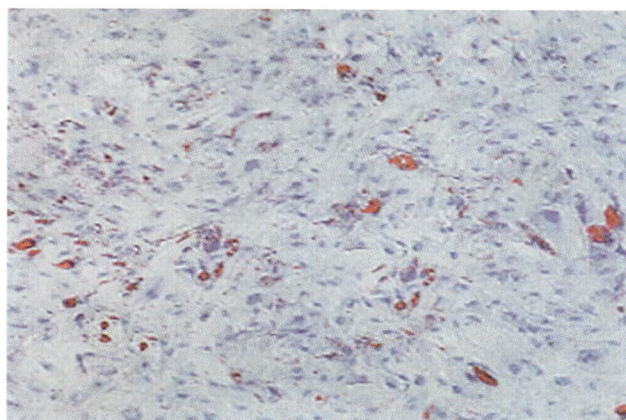

彩图 3-3　成脂诱导 EMSC 细胞后油红"O"染色可见脂滴形成

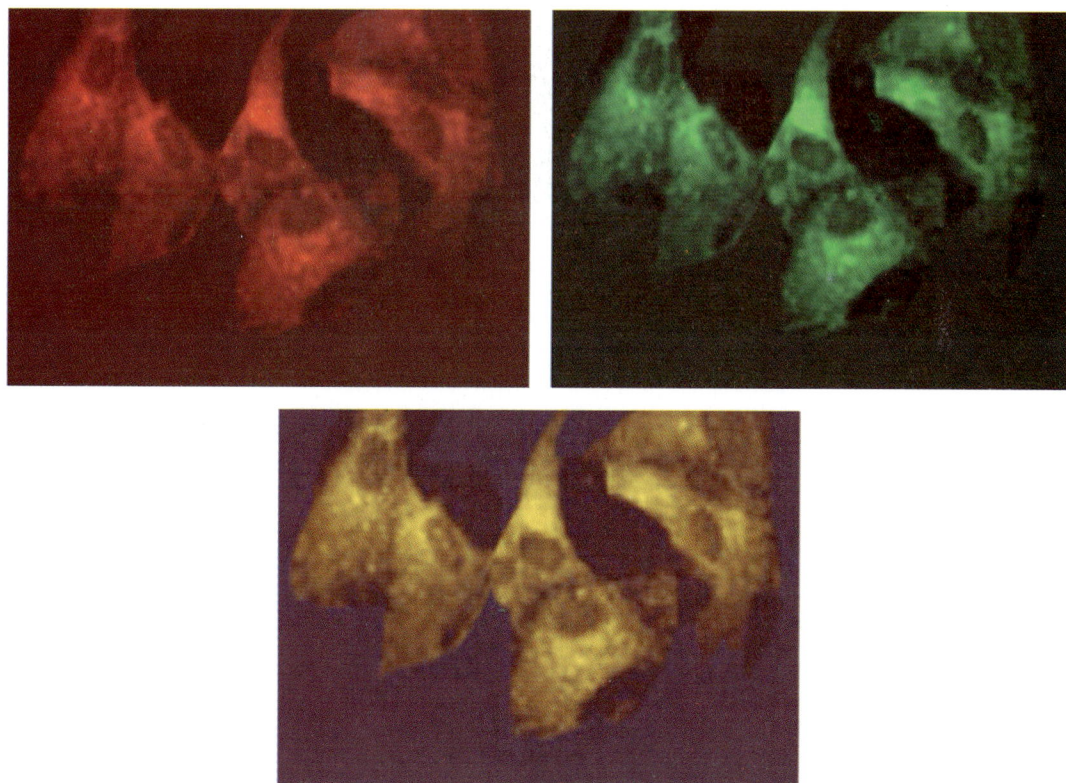

彩图 3-4　STRO-1 阳性的 EMSC 免疫荧光检测显示也同时表达 HNK-1、Nestin，HNK-1 位于细胞胞膜的绿色荧光(++)，Nestin 位于细胞胞膜的红色荧光(++)

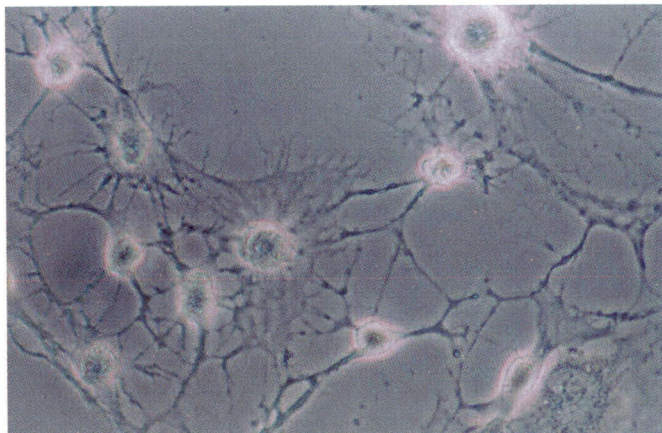

彩图 3-5　EMSC 神经诱导后细胞呈神经胶质样细胞形态

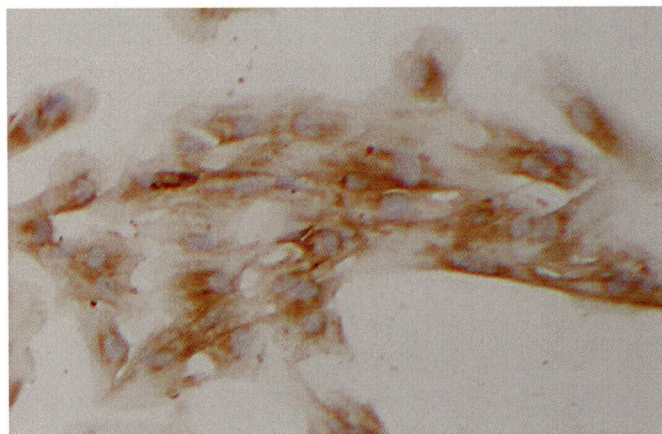

彩图 3-6　成肌诱导 EMSC 免疫组化 Des 阳性

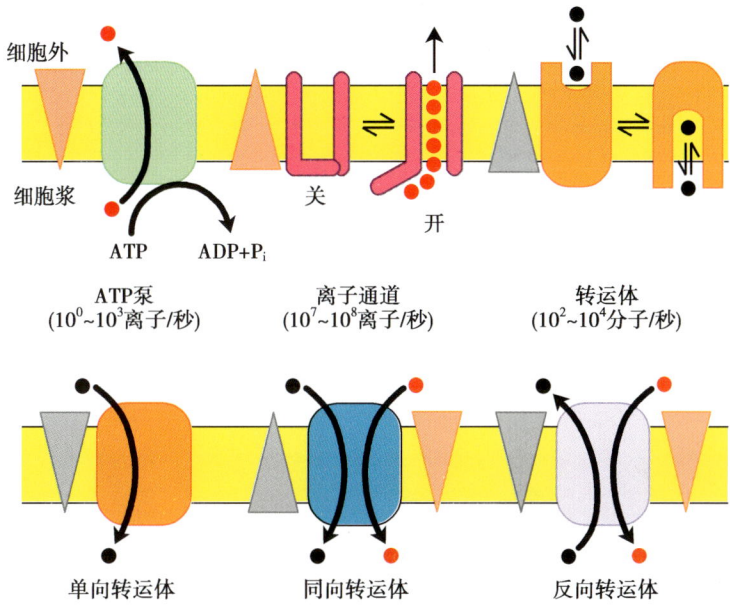

细胞外

细胞浆

ATP　　　ADP+P$_i$

ATP泵
(10^0~10^3离子/秒)

关

开

离子通道
(10^7~10^8离子/秒)

转运体
(10^2~10^4分子/秒)

单向转运体　　　同向转运体　　　反向转运体

彩图 5-4　常见离子通道结构示意图

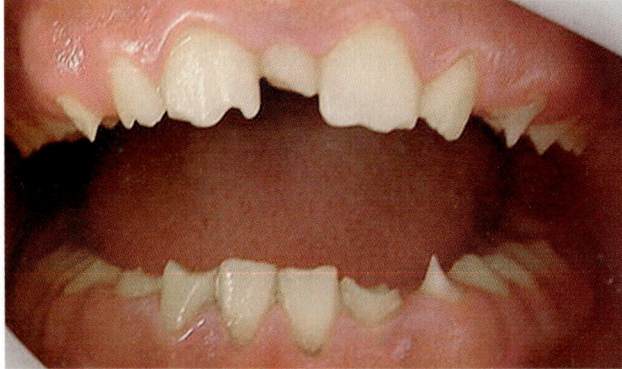

彩图 9-5　遗传性釉质发育不全

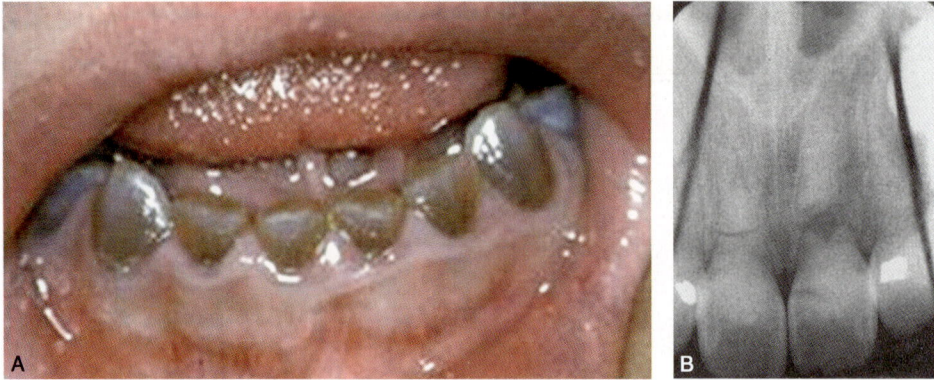

彩图 9-9　遗传性牙本质发育不全

A. 患牙呈棕色半透明样改变,牙本质重度磨耗,牙冠变短　B. X 线检查显示患髓腔容积缩小或
完全堵塞,伴有根折

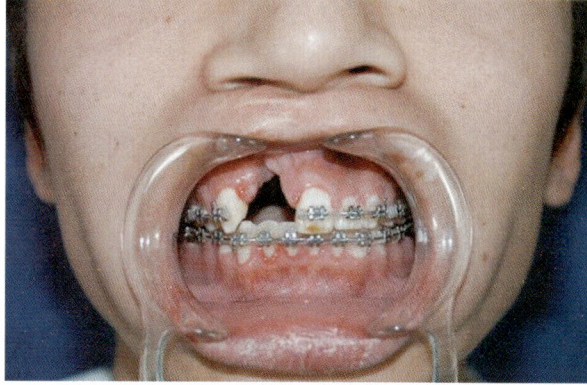

彩图 10-2　单纯性唇腭裂的缺牙症表型

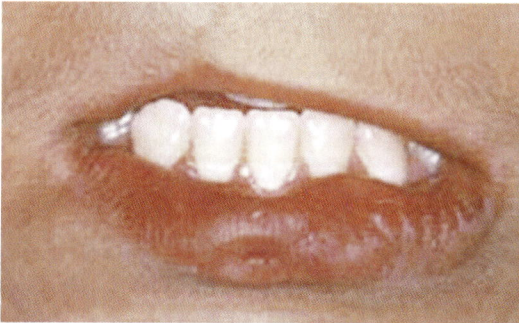

唇腭裂

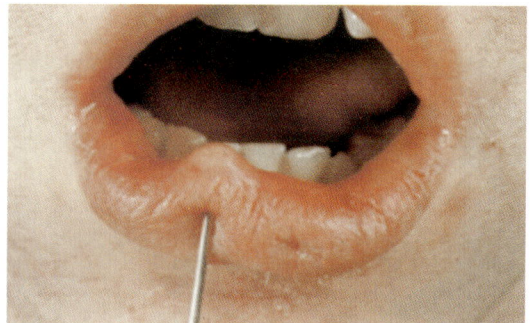

下唇部瘘管

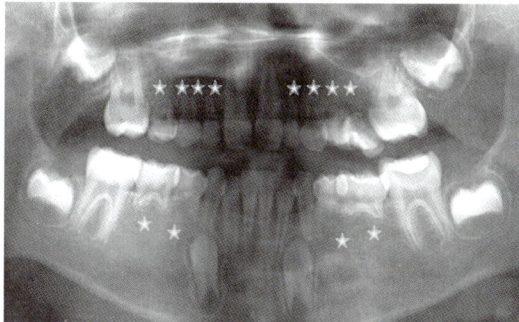

缺牙症

彩图 10-3　Van der Woude 综合征的临床表型
（空军军医大学口腔医学院供图）

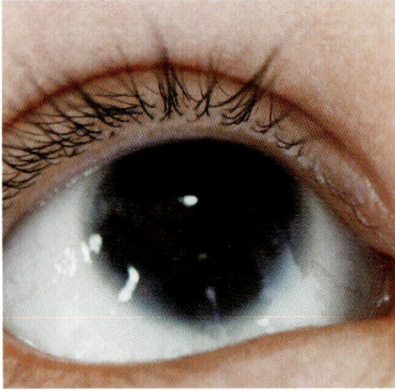

<table>
<tr><td>眼睛前房发育异常</td><td>多生牙缺失</td></tr>
</table>

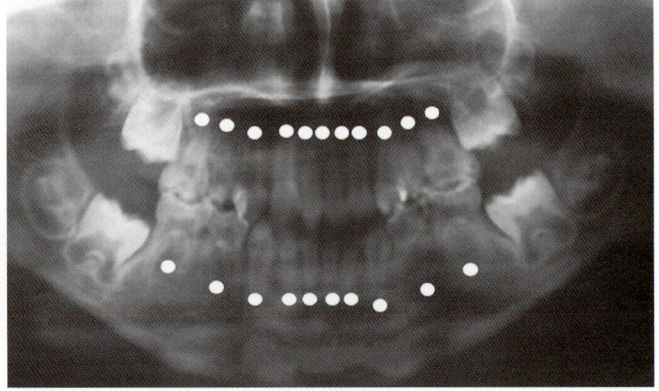

彩图 10-4 Axenfeld-Rieger 综合征的临床表型
（空军军医大学口腔医学院供图）

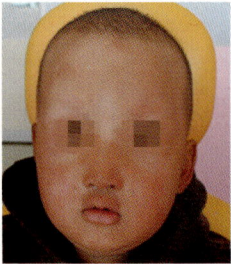

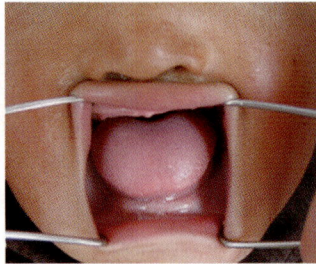

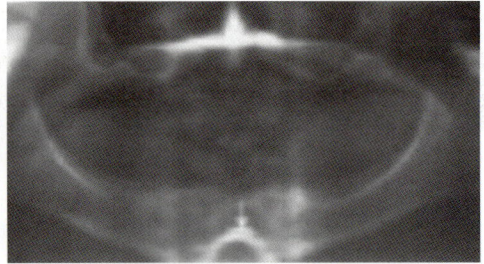

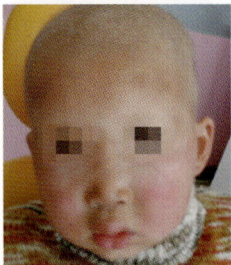

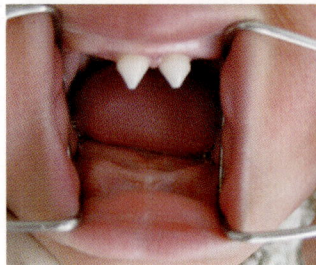

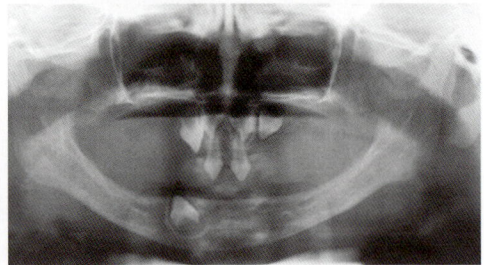

彩图 10-5 外胚叶发育不全综合征的临床表型
（空军军医大学口腔医学院供图）

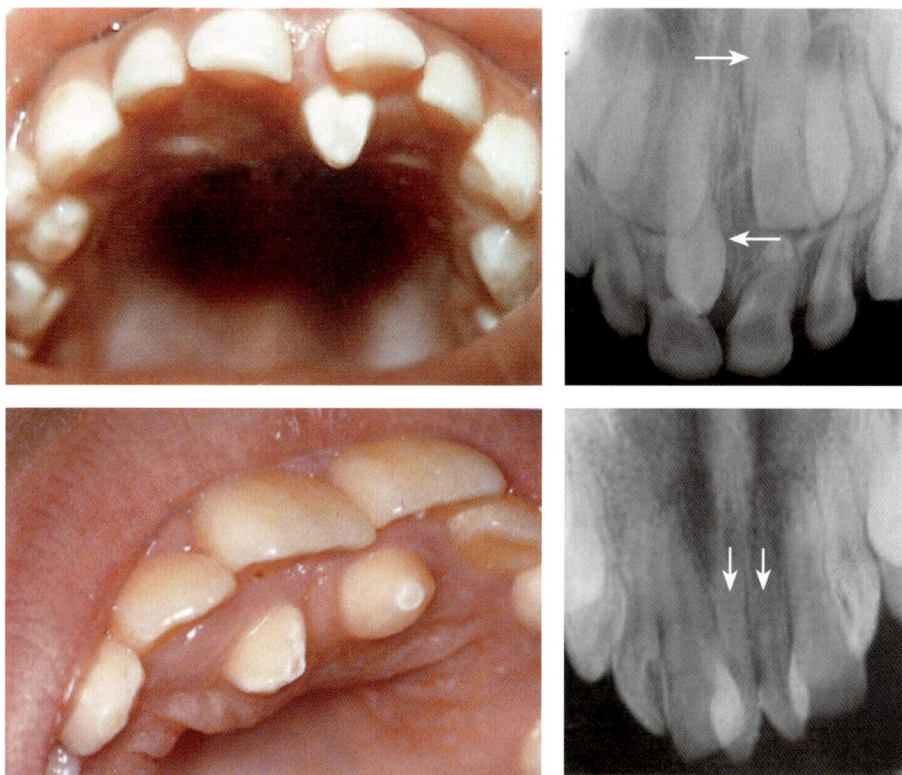

彩图 10-8　多生牙的临床照片
（空军军医大学口腔医学院供图）

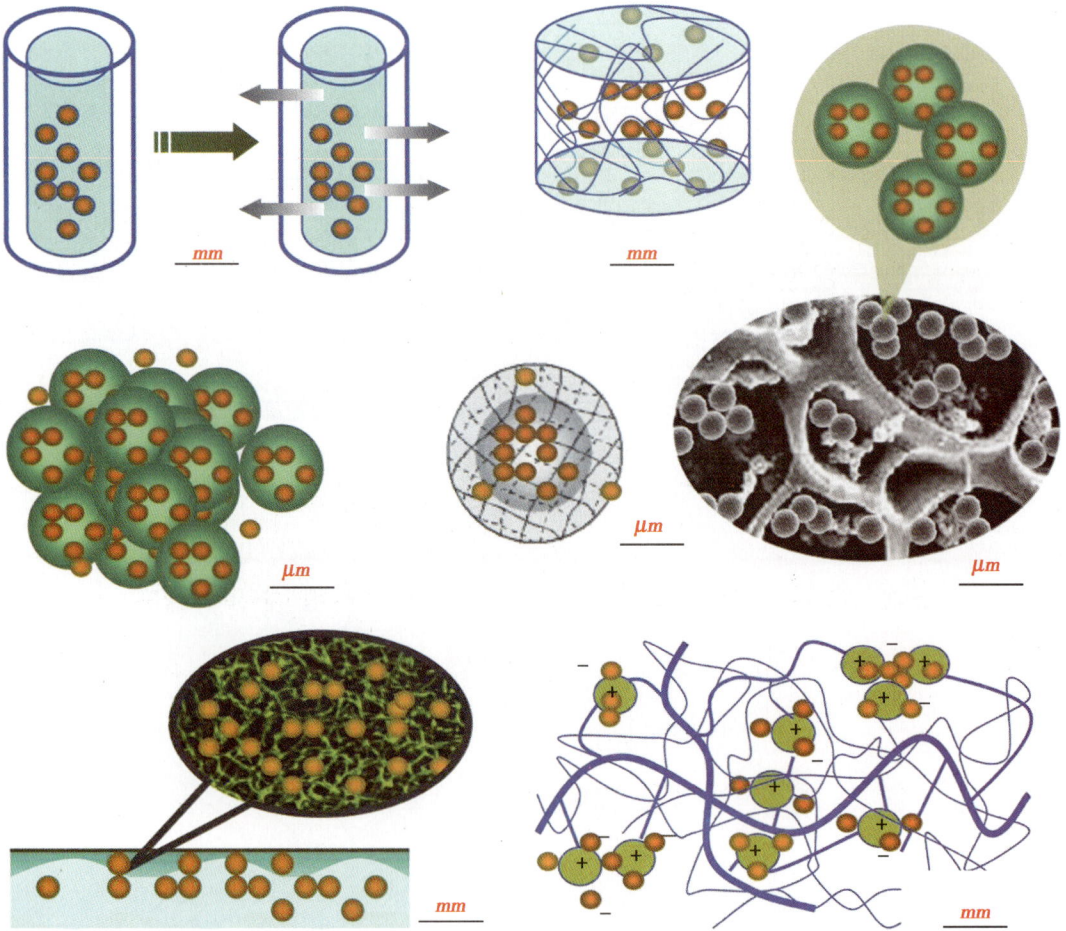

彩图 16-10　几种可用于牙周组织再生的生长因子载体

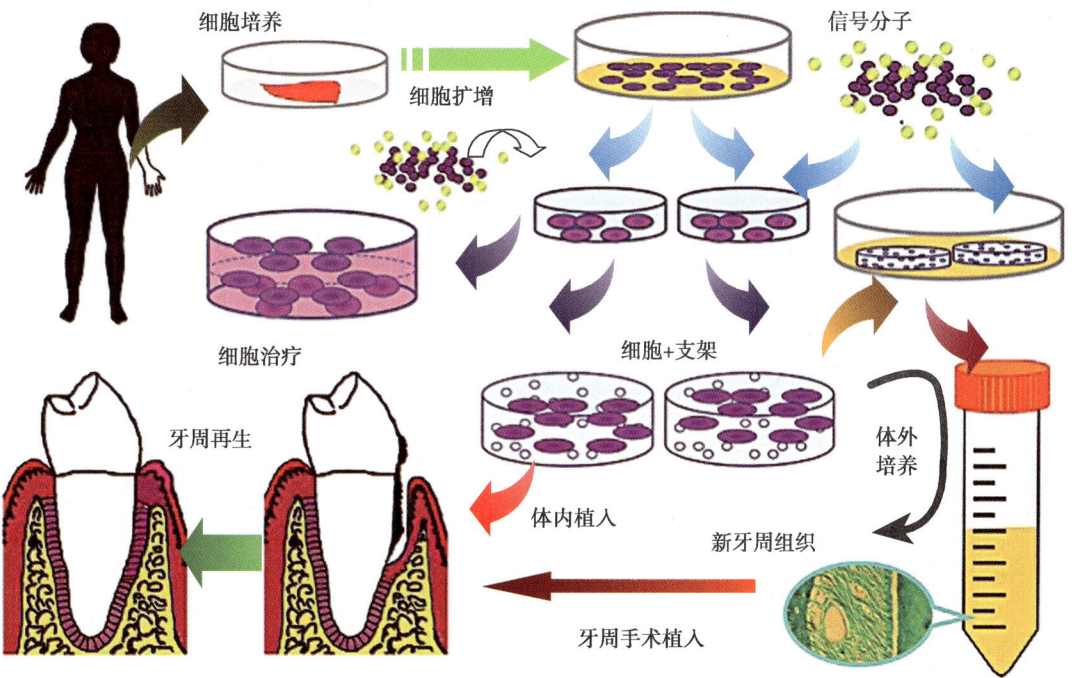

细胞培养

细胞扩增

信号分子

细胞治疗

牙周再生

细胞+支架

体内植入

新牙周组织

体外培养

牙周手术植入

彩图 16-11　利用组织工程方法促进牙周组织再生示意图

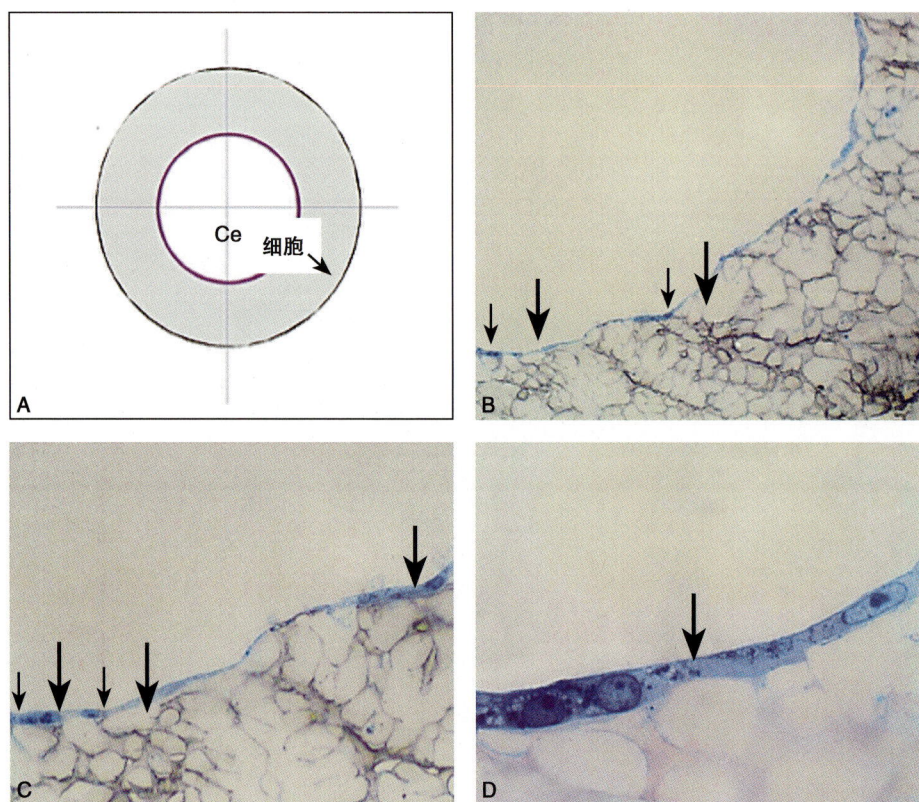

彩图 18-8　种子细胞在管道内壁排列,形成单层、有分泌功能的极性排列

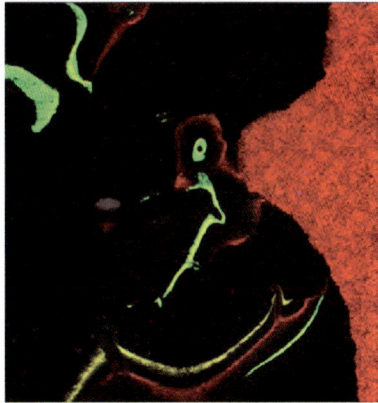

A. 单纯材料组

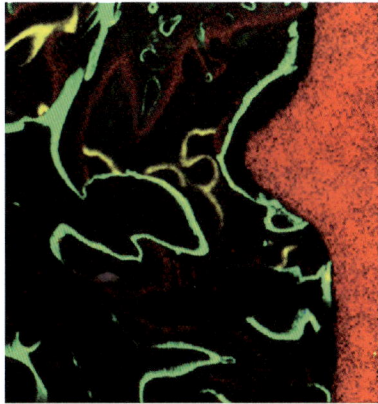

B. 组织工程骨组

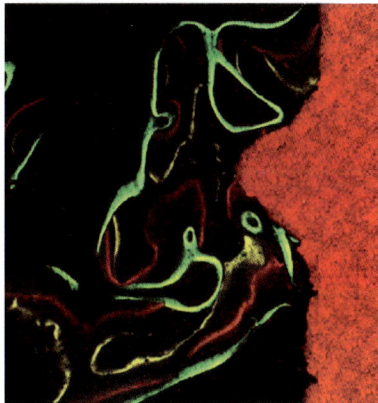

C. 自体骨组

彩图 22-1　组织工程骨基础上牙种植研究序列荧光标记
A、B、C 组右侧为种植体，左侧三种荧光分别代表不同时期的骨矿化沉积，组织工程方法新骨形成与矿化更早更强，与种植体具有良好的骨整合
（上海交通大学口腔医学院供图）

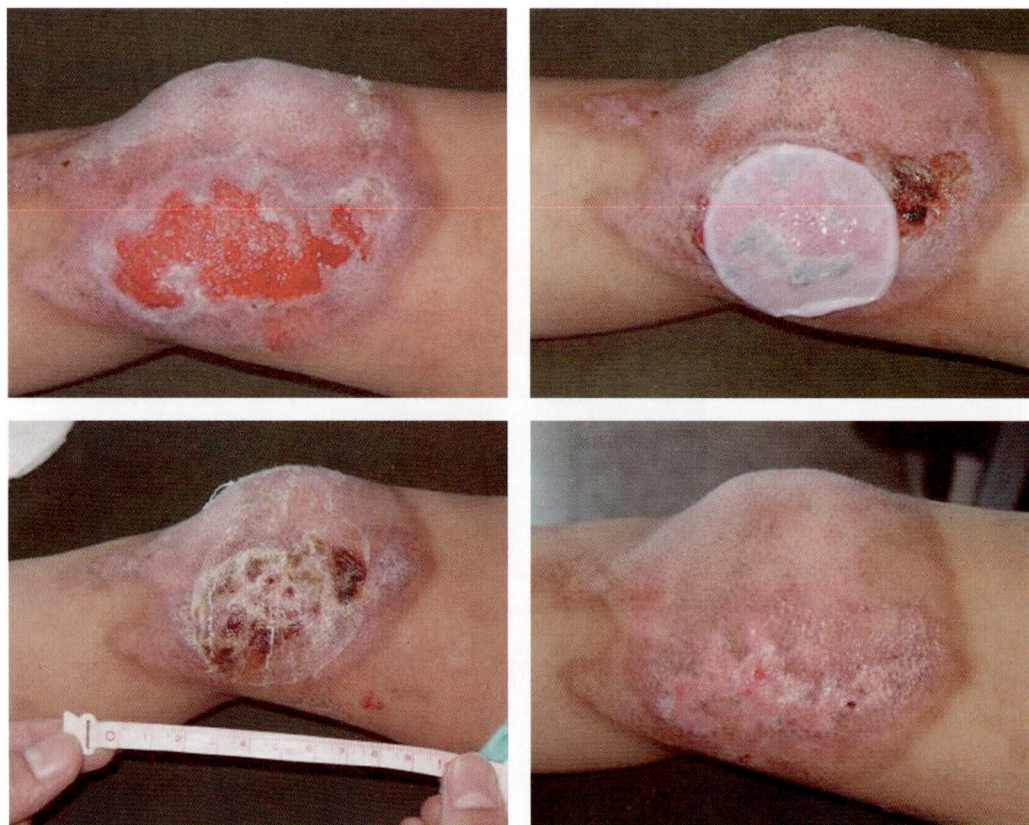

右膝部深Ⅱ度开水烫伤创面,伤后20天应用组织工程皮肤,
应用后9天创面愈合,13天后创面无异常

彩图 23-4　组织工程皮肤治疗烧烫伤

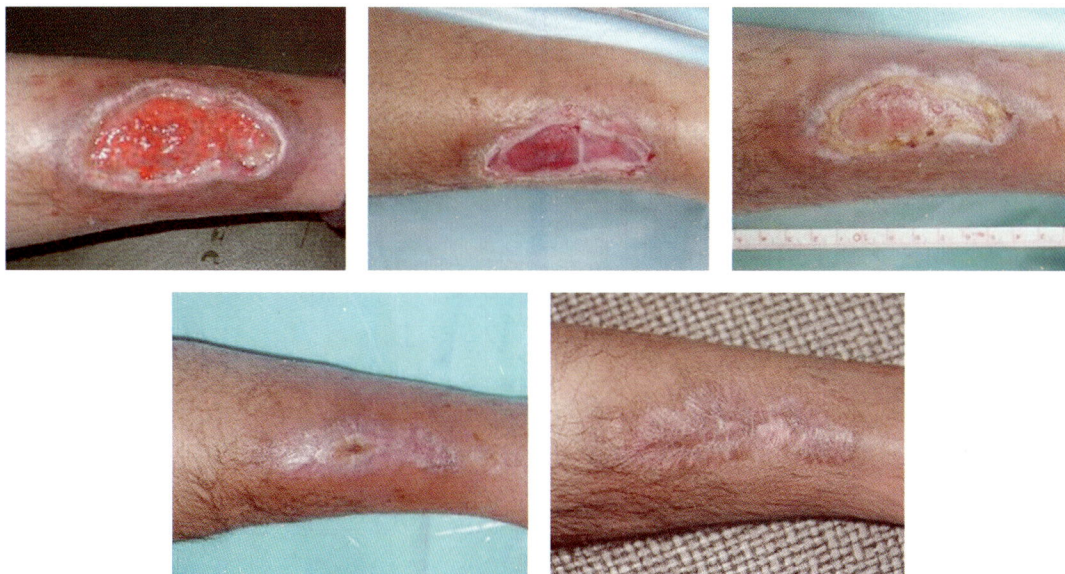

左小腿胫前糖尿病溃疡,伤后32天应用组织工程皮肤,
创面逐渐缩小,29天后愈合,随访无异常

彩图 23-5　组织工程皮肤治疗难愈性溃疡

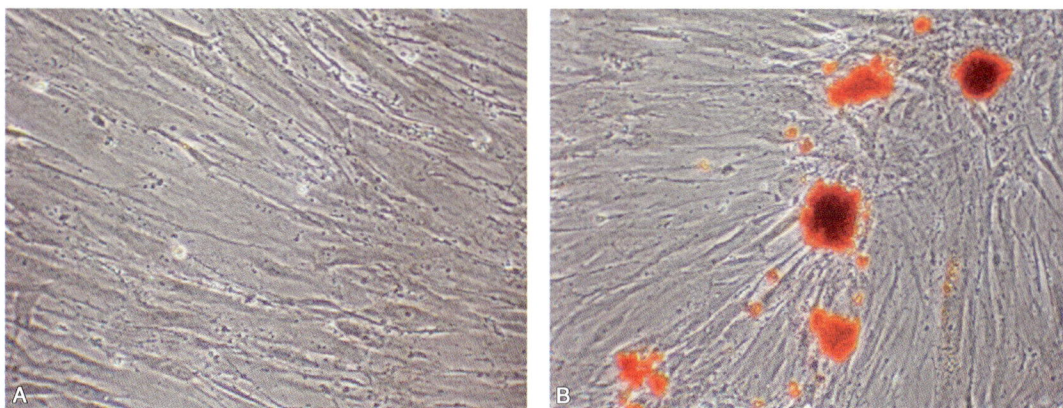

彩图 25-3　间充质干细胞茜素红染色示意图
A. 对照组　B. 成骨诱导
（空军军医大学口腔医院供图）

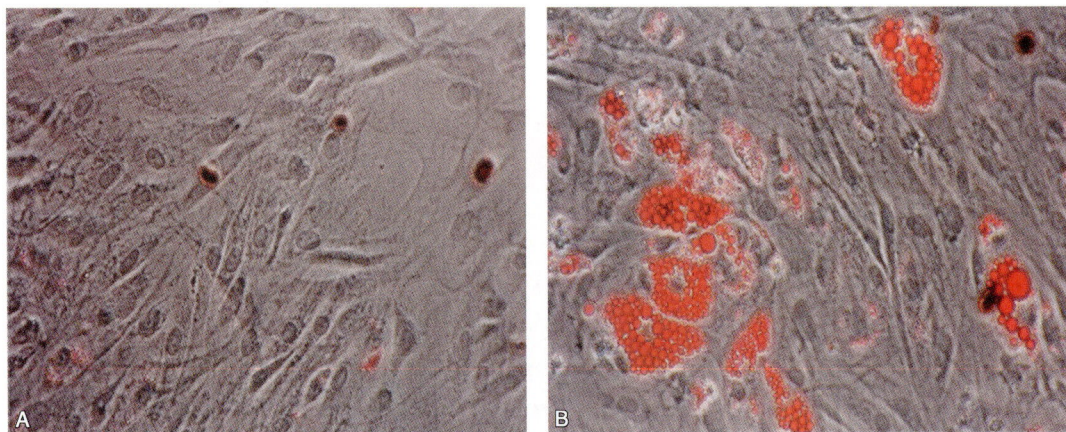

彩图 25-4　间充质干细胞油红"O"染色示意图
A. 对照组　B. 成脂诱导
（空军军医大学口腔医院供图）

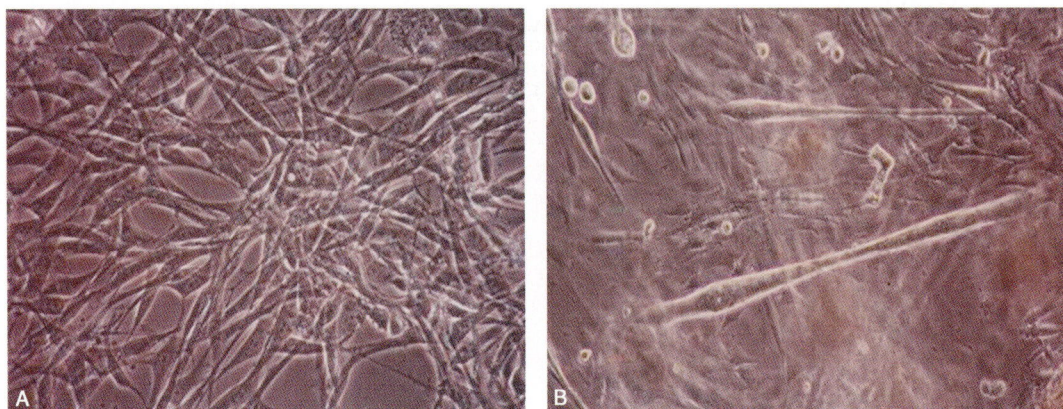

彩图 25-5　间充质干细胞成肌诱导倒置显微镜图
A. 对照组　B. 成肌诱导
（空军军医大学口腔医院供图）

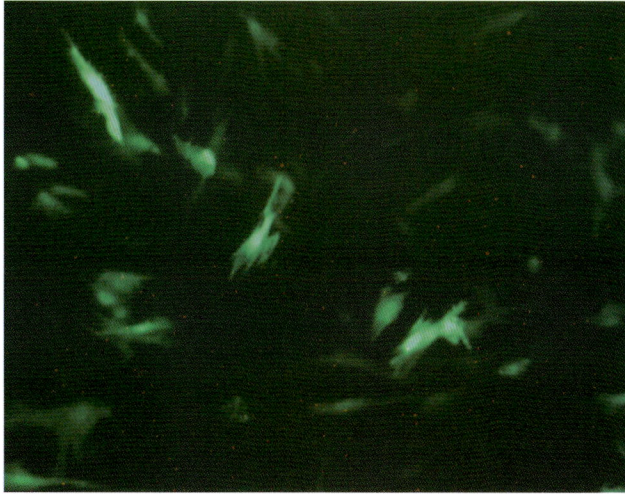

彩图 26-1　改性 PEI 阳离子聚合物介导 pEGFP 转染 BMSCs